国家出版基金项目
NATIONAL PUBLICATION FOUNDATION

# 产前遗传病诊断
## （第二版）下册

## Prenatal Diagnosis of Genetic Disorders
### （Second Edition）Volume Ⅲ

陆国辉　张　学　主编

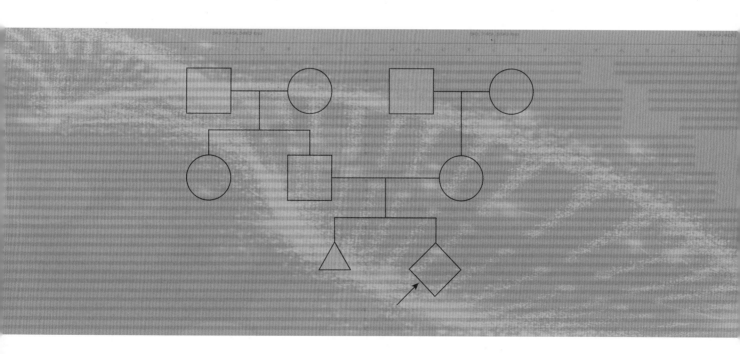

SPM 南方出版传媒
广东科技出版社 | 全国优秀出版社
·广　州·

# 目录
Contents

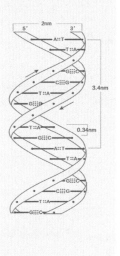

目录
Contents

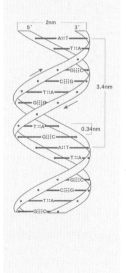

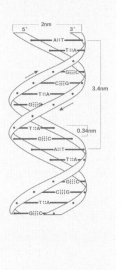

# 目录
Contents

责任编委：袁慧军

# 第二十五章

CHAPTER 25

# 耳科遗传性疾病

人类从外界获取的信息中30%来自听觉，听力损伤无疑将严重影响人类的生存质量，并且伴随人的一生。人类的听觉器官为深藏于颞骨中的耳蜗，耳蜗中的柯替器包含两种可将声信号转变为电信号的感觉细胞：外毛细胞和内毛细胞，并通过螺旋神经节细胞将这些电信号传递到大脑的听觉通路。遗传缺陷导致的内外毛细胞和螺旋神经节细胞功能障碍，是遗传性耳聋发生的主要机制。

## 第一节 遗传性非综合征型耳聋

听觉系统的传音或感音部分发生器质性或功能性病变，导致听力损害，产生不同程度的听力损失（hearing loss），显著影响言语交流的听力损失，可称为耳聋（deafness）。耳聋具有高度的遗传异质性，是最常见的遗传性疾病之一，平均每1 000个新生儿中就有1~3名先天性耳聋患者[1]，其中半数以上的病例由遗传缺陷导致。以耳聋为唯一症状的非综合征型耳聋（nonsyndromic deafness）占所有遗传性耳聋的70%，除耳聋外还合并其他系统病变的综合征型耳聋（syndromic deafness）占30%。降低遗传性耳聋发病率最有效的策略就是通过产前基因诊断和遗传咨询减少耳聋患儿的出生，而准确可靠的产前基因诊断和遗传咨询依赖于对耳聋致病基因和发病机制准确而全面的认识。

【临床表型特征】

遗传性耳聋分为综合征型及非综合征型两类。不同程度的听力下降是非综合征型耳聋的主要临床症状，可伴随耳鸣、眩晕、小耳畸形、内耳畸形等，应根据耳科医生建议选择相应的听力学检查，确定病变的部位、范围、程度等。不同病因导致的耳聋，其听力下降过程及伴随症状存在特征性改变。例如，携带线粒体rRNA基因变异的个体对氨基糖苷类抗生素高度敏感，小剂量应用即可造成重度听力损失，导致了生活中常见的"一针致聋"现象，其主要临床表现为耳聋、耳鸣、眩晕及平衡障碍，耳鸣往往出现于耳聋之前，多为双侧，呈高调音，早期为间歇性，后发展为持续性。耳聋多为双侧对称性，首先高频听力损伤，此时患者往往不易察觉耳聋的存在，待逐渐累及言语频率，耳聋往往已较为严重。停药后耳聋和耳鸣仍可继续发展，甚至停药后1～4年听力仍继续下降，听力损失一般为不可逆性。

不同遗传方式的非综合征型耳聋的疾病发展过程各有特征，可以表现为先天性，也可以表现为迟发性。常染色体显性遗传非综合征型耳聋多为语后感音神经性耳聋（DFNA3、DFNA8、DFNA12等例外）。在家系中呈垂直遗传，每代均有患病个体，发病年龄可从几岁至五十几岁不等。大多数病例从高频听力开始下降，进行性加重累及多个频率，多不伴眩晕，同一家系不同患者的发病时间和症状可能有差异。有少数病例表现为低频或中频感音神经性耳聋，一般病程进行缓慢，患者常能保持言语能力。常染色体隐性遗传多为先天性或学语前感音神经性耳聋（DFNB8、DFNB49和DFNB77例外），耳聋程度多为重度或极重度，有少数病例表现为轻度到中度感音神经性耳聋。其中DFNB4型是一种常见的内耳发育畸形，主要表现为前庭水管扩大（EVA），此类患儿一部分出生后或年幼时表现为重度至极重度耳聋，部分患儿出生时听力正常，成长过程出现进行性波动性听力下降，听力下降程度在不同的个体具有较大的差别，轻微的头部外伤、增加颅内压的运动、上呼吸道感染、气压的改变均可能导致患儿的听力突然下降，亦存在无明显诱因而发生听力下降的情况。X-连锁遗传可为语前聋或语后聋，X-连锁隐性遗传的男性半合子为典型耳聋患者，女性携带者通常听力正常，部分也可出现非典型耳聋表型。Y-连锁遗传表现为迟发性进行性听力下降。线粒体tRNA基因变异引起的非综合征型耳聋出生时听力正常，以后逐渐下降，十几岁时发展为重度耳聋。

【遗传方式与相关致病基因】

遗传性非综合征型耳聋主要为单基因遗传病，按遗传方式分为常染色体显性遗传（DFNA）、常染色体隐性遗传（DFNB）、X-连锁遗传（DFNX）、Y-连锁遗传（DFNY）和线粒体遗传，命名时后接数字表示各遗传方式基因座定位时间上的顺序，如DFNA1、DFNA2、DFNA3等。DFNA约占遗传性耳聋的18%，DFNB约占80%，DFNX约占1%，线粒体遗传＜1%，DFNY仅见个例报道。

目前已定位的非综合征型遗传性耳聋基因位点168个，其中常染色体显性遗传非综合征型耳聋（DFNA）基因位点67个，常染色体隐性遗传非综合征型耳聋（DFNB）基因位点93个，X-连锁遗传非综合征型耳聋（DFNX）基因位点6个，Y-连锁非综合征型耳聋（DFNY）基因位点1个。已明确了115个非综合征型耳聋致病基因，其中45个为DFNA基因，73个为DFNB基因，5个为DFNX基因，2个为线粒体遗传基因[2]。部分基因的不同变异位点可引起不同遗传方式或不同表型的耳聋，如GJB2基因变异可引起DFNB1和DFNA3，MYO7A基因变异可引起DFNB2、DFNA11和USH1B，CDH23基因变异可引起DFNB12和USH1D，PTPRQ基因变异可引起DFNA73[3]和DFNB84A。最新研究报道LMX1A基因变异也可引起DFNA和DFNB两种遗传方式的耳聋[4, 5]。这些基因编码的蛋白质包括离子通道蛋白、膜蛋白、转录因子和结构蛋白等。表25-1汇总了非综合征型耳聋的分型及已明确的致聋基因。

表25-1　主要的非综合征型耳聋致病基因及功能[2]

| 耳聋命名 | 染色体位置 | 遗传方式 | 相关基因 | 编码蛋白质的功能 | ClinGen专家组对致聋基因可靠性的审核结论 |
| --- | --- | --- | --- | --- | --- |
| DFNA1 | 5q31.3 | AD | DIAPH1 | 内耳毛细胞骨架的主要成分，调节肌动蛋白的聚合作用 | DFNA1：未审核；相关的感音神经性听力损失血小板减少综合征：明确 |
| DFNA2A | 1p34.2 | AD | KCNQ4 | 钾通道蛋白，只存在于外毛细胞 | 明确 |
| DFNA2B | 1p34.3 | AD | GJB3 | 编码缝隙连接蛋白，在细胞间交流起重要作用 | DFNA2B：有争议；变异性红角皮病：证据强度-中等 |
| DFNA3A | 13q12.11 | AD | GJB2 | 编码缝隙连接蛋白，在细胞间交流起重要作用 | 明确 |
| DFNA3B | 13q12.11 | AD | GJB6 | 编码缝隙连接蛋白，在细胞间交流起重要作用 | DFNA3B：排除；Clouston综合征：明确 |
| DFNA4A | 19q13.33 | AD | MYH14 | ATP依赖的分子的非肌性肌球蛋白Ⅱ家族的一员，表达于耳蜗感觉上皮 | 明确 |
| DFNA4B | 19q13.31-q13.32 | AD | CEACAM16 | 黏附蛋白与TECTA相互作用，连接纤毛顶端及盖膜 | 证据强度-中等 |
| DFNA5 | 7p15.3 | AD | GSDME/DFNA5 | GSDM蛋白家族，可能参与高等脊椎动物的组织及其器官发育和分化的调控；DFNA5可能在咽软骨和半规管发育过程中起作用 | 明确 |
| DFNA6/14/38 | 4p16.1 | AD | WFS1 | 跨膜蛋白，在耳蜗内的功能未知 | DFNA6/14/38：未审核；Wolfram综合征和类Wolfram综合征：明确 |
| DFNA7 | 1q23.3 | AD | LMX1A[4] | 在中枢神经系统发育期间沿神经轴在顶板中表达，是顶板发育所必需的 | 未审核 |
| DFNA8/12 | 11q23.3 | AD | TECTA | α肌醇蛋白，与β-tectorin相互作用共同形成耳蜗盖膜非胶原基质 | 明确 |
| DFNA9 | 14q12 | AD | COCH | 细胞外基质蛋白，在耳蜗内的功能未知 | 明确 |
| DFNA10 | 6q23.2 | AD | EYA4 | 转录激活因子 | 明确 |
| DFNA11 | 11q13.5 | AD | MYO7A | 肌球蛋白，保持纤毛的直立，存在于内外毛细胞中 | DFNA11：明确；DFNB2：未审核；USH1：明确 |
| DFNA13 | 6p21.32 | AD | COL11A2 | 编码Ⅺ型胶原的α-链多肽亚单位，在耳蜗内的功能未知 | DFNA13：未审核；耳蜗骨骺发育不良：明确，证据强度-中等 |
| DFNA15 | 5q32 | AD | POU4F3 | 决定细胞表型的发育调节因子，只表达于毛细胞内 | 明确 |

（续表）

| 耳聋命名 | 染色体位置 | 遗传方式 | 相关基因 | 编码蛋白质的功能 | ClinGen专家组对致聋基因可靠性的审核结论 |
|---|---|---|---|---|---|
| DFNA17 | 22q12.3 | AD | MYH9 | 保持Reissner's膜和螺旋韧带的细胞架构 | DFNA17：未审核；MYH9相关疾病：明确 |
| DFNA20/26 | 17q25.3 | AD | ACTG1 | 与肌动蛋白聚合引起的ATP水解释放自由能有关 | DFNA20/26：明确；Baraitser-winter综合征：明确 |
| DFNA22 | 6q14.1 | AD | MYO6 | 在毛细胞静纤毛基底部聚集，向肌动蛋白肌丝负极移动的运动分子 | 明确 |
| DFNA23 | 14q23.1 | AD | SIX1 | 转录因子，通过Pax-Six-Eya-Dach、生长因子家族、转录因子家族来影响细胞周期及凋亡途径调控耳的发育、分化 | DFNA23：未审核；BOR综合征：明确 |
| DFNA25 | 12q23.1 | AD | SLC17A8 | 内毛细胞突触前膜谷氨酸盐转运蛋白 | 证据强度-强 |
| DFNA27 | 4q12 | AD | REST[6] | 对基因的转录起着非常重要的负调控作用，与神经系统的分化成熟、胚胎发育、染色质的修饰相关 | 未审核 |
| DFNA28 | 8q22.3 | AD | GRHL2 | 一种转录因子，功能未知，可表达于耳蜗管 | 证据强度-强 |
| DFNA34 | 1q44 | AD | NLRP3[7] | NOD样受体家族最重要的一个成员，其编码蛋白cryopyrin能够识别细胞内的病原体以及细胞自身产生的危险信号，与凋亡相关斑点样蛋白（ASC）形成了一个多蛋白复合体 | 未审核 |
| DFNA36 | 9q21.13 | AD | TMC1 | 跨膜蛋白，在耳蜗内的功能不明 | 明确 |
| DFNA37 | 1p21.1 | AD | COL11A1[8] | 编码XI型胶原的α-链多肽亚单位，在耳蜗内的功能未知 | 未审核 |
| DFNA40 | 16p12.2 | AD | CRYM | 编码NADPH调控的甲状腺激素结合蛋白（thyroid binding protein，THBP），功能不详，可能与钾离子循环有关 | 证据强度-有限 |
| DFNA41 | 12q24.33 | AD | P2RX2 | 形成配体门控离子通道，介导感觉神经元兴奋性突触后反应 | 证据强度-中等 |
| DFNA44 | 3q28 | AD | CCDC50 | 功能未知，在内耳发育过程中呈复杂的时空表达模式。与分裂细胞中微管共表达 | 证据强度-有限 |
| DFNA50 | 7q32.2 | AD | MIRN96 | MicroRNA，表达于耳蜗内、外毛细胞及前庭终器（壶腹嵴、椭圆囊、球囊）的毛细胞 | 未审核 |
| DFNA51 | 9q21.11 | AD | TJP2 | 细胞间紧密连接蛋白，连接毛细胞与支持细胞 | 证据强度-有限 |

（续表）

| 耳聋命名 | 染色体位置 | 遗传方式 | 相关基因 | 编码蛋白质的功能 | ClinGen专家组对致聋基因可靠性的审核结论 |
|---|---|---|---|---|---|
| DFNA56 | 9q33.1 | AD | *TNC* | 细胞外基质蛋白，与耳蜗发育及损伤修复有关 | 证据强度-有限 |
| DFNA64 | 12q24.31 | AD | *SMAC/DIABLO* | 细胞凋亡促进因子 | 证据强度-有限 |
| DFNA65 | 16p13.3 | AD | *TBC1D24* | 编码含TBC1结构域和TLDc结构域的蛋白质，可能与保护神经元细胞抵抗氧化应激有关 | 证据强度-有限 |
| DFNA66 | 6q21 | AD | *CD164* | Ⅰ型整合膜唾液酸黏蛋白，为黏附受体 | 证据强度-有限 |
| DFNA67 | 20q13.33 | AD | *OSBPL2* | 细胞内脂质受体。在耳蜗内广泛表达：血管纹、螺旋神经节、螺旋韧带及内外毛细胞的纤毛 | 证据强度-中等 |
| DFNA68 | 15q25.2 | AD | *HOMER2* | 脚手架蛋白，参与细胞内钙稳态。表达于内耳毛细胞的纤毛 | 证据强度-中等 |
| DFNA69 | 12q21.32 | AD | *KITLG* | c-kit跨膜酪氨酸激酶受体 | 证据强度-有限 |
| ？DFNA70 | 3q21.3 | AD | *MCM2* | 核蛋白，在细胞周期中起重要作用 | 证据强度-有限 |
| DFNA71 | 15q21.2 | AD | *DMXL2* | 与突触囊泡功能有关。表达于毛细胞和螺旋神经节的神经元 | 证据强度-中等 |
| DFNA73 | 12q21.31 | AD | *PTPRQ*[3] | 形成和维持毛细胞纤毛束形态 | 明确 |
| DFNA74 | 7p14.3 | AD | *PDE1C*[9] | 以高亲和力结合cAMP和cGMP，催化水解两种底物 | 未审核 |
| DFNB1A | 13q12.11 | AR | *GJB2* | 同DFNA3A | 明确 |
| DFNB1B | 13q12.11 | AR | *GJB6* | 同DFNA3B | 排除 |
| DFNB2 | 11q13.5 | AR | *MYO7A* | 同DFNA11 | DFNB2：未审核；DFNA11：明确；USH1：明确 |
| DFNB3 | 17p11.2 | AR | *MYO15A* | 毛细胞肌动蛋白组织结构的必要成分 | 明确 |
| DFNB4 | 7q22.3 | AR | *SLC26A4* | 氯离子转运蛋白 | DFNB4：未审核；Pendred综合征：明确 |
| DFNB6 | 3p21.31 | AR | *TMIE* | 跨膜蛋白，在耳蜗内的功能未知 | 明确 |
| DFNB7/11 | 9q21.13 | AR | *TMC1* | 同DFNA36 | 明确 |
| DFNB8/10 | 21q22.3 | AR | *TMPRSS3* | 跨膜丝氨酸蛋白酶，在耳蜗内的功能未知 | 明确 |
| DFNB9 | 2p23.3 | AR | *OTOF* | 介入钙离子激发的突触囊膜融合过程 | 明确 |
| DFNB12 | 10q22.1 | AR | *CDH23* | 保持静纤毛的直立 | DFNB12：明确；USH1：明确 |
| DFNB15/72/95 | 19p13.3 | AR | *GIPC3* | 在小鼠内耳感觉毛细胞和螺旋神经节中表达，对于小鼠产后毛细胞束的成熟，及毛细胞和耳蜗螺旋神经节的持久存活是必需的 | 明确 |

（续表）

| 耳聋命名 | 染色体位置 | 遗传方式 | 相关基因 | 编码蛋白质的功能 | ClinGen专家组对致聋基因可靠性的审核结论 |
|---|---|---|---|---|---|
| DFNB16 | 15q15.3 | AR | STRC | 位于内耳毛细胞纤毛部位的一种细胞外结构蛋白，保持纤毛顶端的正确黏附和位置 | 明确 |
| DFNB18A | 11p15.1 | AR | USH1C | 编码的蛋白质含PDZ结构域，静纤毛通道复合物中的载运蛋白 | DFNB18A：证据强度-有限；USH1C：明确 |
| DFNB18B | 11p15.1 | AR | OTOG | N糖基化蛋白，组成盖膜 | 明确 |
| DFNB21 | 11q23.3 | AR | TECTA | 同DFNA8/12 | 明确 |
| DFNB22 | 16p12.2 | AR | OTOA | 使内耳非细胞胶质附着在非感觉细胞的顶部表面上 | 明确 |
| DFNB23 | 10q21.1 | AR | PCDH15 | 钙黏蛋白 | DFNB23：证据强度-有限；USH1F：明确 |
| DFNB24 | 11q22.3 | AR | RDX | 细胞骨架蛋白 | 明确 |
| DFNB25 | 4p13 | AR | GRXCR1 | 未知 | 明确 |
| DFNB26 | 4q31.21 | AR | GAB1[10] | 一种接头蛋白，在多种信号途径的传导中发挥作用 | 未审核 |
| DFNB28 | 22q13.1 | AR | TRIOBP | 调节肌动蛋白细胞骨架结构及细胞的生长和迁移 | 明确 |
| DFNB29 | 21q22.13 | AR | CLDN14 | 细胞间紧密连接的组成成分 | 明确 |
| DFNB30 | 10p12.1 | AR | MYO3A | 特异性表达于内耳和眼部，与肌动蛋白肌丝和PDZ结构域相互作用 | 证据强度-强 |
| DFNB31 | 9q32 | AR | WHRN | 与Cask（突触上的膜相关蛋白，是一种鸟嘌呤核苷酸激酶）相互作用共同参与神经元树突的信号传导 | DFNB31：证据强度-中等；USH2D：明确 |
| DFNB32/105 | 1p21.2 | AR | CDC14A[11] | 蛋白，磷酸酶，参与毛细胞再生；也影响男性生育 | 证据强度-有限 |
| DFNB35 | 14q24.3 | AR | ESRRB | 雌激素受体 | 明确 |
| DFNB36 | 1p36.31 | AR | ESPN | 功能未知 | 明确 |
| DFNB37 | 6q14.1 | AR | MYO6 | 同DFNA22 | 明确 |
| DFNB39 | 7q21.11 | AR | HGF | 旁分泌中介 | 证据强度-中等 |
| DFNB42 | 3q13.33 | AR | ILDR1 | 跨膜受体 | 明确 |
| DFNB44 | 7p12.3 | AR | ADCY1 | 腺苷酸环化酶 | 证据强度-有限 |
| DFNB48 | 15q25.1 | AR | CIB2 | 钙调蛋白 | DFNB48：明确；USH1：排除 |
| DFNB49 | 5q13.2 | AR | MARVELD2 | 定位于Corti器以及前庭末端器官的感觉上皮与非感觉上皮之间的紧密连接处 | 明确 |
| DFNB112 | 5q13.2 | AR | BDP1 | 表达于血管纹的毛细血管、间质来源的细胞以及围绕蜗管的外基质，如螺旋韧带和基膜 | 证据强度-有限 |

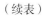

（续表）

| 耳聋命名 | 染色体位置 | 遗传方式 | 相关基因 | 编码蛋白质的功能 | ClinGen专家组对致聋基因可靠性的审核结论 |
|---|---|---|---|---|---|
| DFNB53 | 6p21.32 | AR | COL11A2 | 细胞外基质 | DFNB53：证据强度-中等；耳蜗骨骺发育不良：明确；DFNA13：未审核 |
| DFNB57 | 10q24.31 | AR | PDZD7 | 一种支架蛋白，在内耳毛细胞的立体纤毛和光感受器的连接纤毛中高度表达 | 明确 |
| DFNB59 | 2q31.2 | AR | PJVK | 含有核定位信号及锌指结构，推测影响动作电位的传导和细胞内的物质交换 | 明确 |
| DFNB60 | 5q31.1 | AR | SLC22A4 | 溶质转运蛋白，与炎症和免疫反应有关 | 未审核 |
| DFNB61 | 7q22.1 | AR | SLC26A5 | 动力蛋白 | 证据强度-有限 |
| DFNB63 | 11q13.4 | AR | LRTOMT/COMT2 | 与儿茶酚胺分解代谢有关在耳蜗及前庭的内、外毛细胞有表达 | 明确 |
| DFNB66 | 6p22.3 | AR | DCDC2 | 微管相关蛋白结构域蛋白家族，与微管形成及稳定有关，推测毛细胞动纤毛长度调节有关 | 证据强度-有限 |
| DFNB67 | 6p21.31 | AR | LHFPL5 | 跨膜蛋白，表达于感觉毛细胞，与静纤毛功能相关 | 明确 |
| DFNB68 | 19p13.2 | AR | S1PR2 | 鞘氨醇1-磷酸受体2，G蛋白偶联受体家族成员 | 证据强度-强 |
| DFNB70 | 2p16.1 | AR | PNPT1 | 外泌体复合物的亚基，具有3'-5'RNA外切酶活性 | 证据强度-有限 |
| DFNB73 | 1p32.3 | AR | BSND | 离子通道亚基，影响离子通道开放，耳蜗内功能未知 | DFNB73：未审核；巴特尔病：明确 |
| DFNB74 | 12q14.3 | AR | MSRB3 | 修复氧化损伤蛋白，在耳蜗的功能未知 | 证据强度-中等 |
| DFNB76 | 19q13.12 | AR | SYNE4 | 表达与内外毛细胞，与核定位有关 | 证据强度-中等 |
| DFNB77 | 18qq21.1 | AR | LOXHD1 | 脂氧合酶同源结构域1，小鼠耳蜗和前庭毛细胞中特异表达，基因变异影响毛细胞功能 | 明确 |
| DFNB79 | 9q34.3 | AR | TPRN | 感官上皮蛋白，在静纤毛的表达 | 明确 |
| DFNB84A | 12q21.31 | AR | PTPRQ | 同DFNA73 | 明确 |
| DFNB84B | 12q21.31 | AR | OTOGL | 定位于内耳中的盖膜，与毛细胞的静纤毛束直接连接，为感觉细胞提供声音的物理刺激 | 明确 |
| DFNB86 | 16p13.3 | AR | TBC1D24 | GTP酶激活蛋白 | 证据强度-有限 |
| DFNB88 | 2p11.2 | AR | ELMOD3 | GTP酶激活蛋白 | 证据强度-有限 |
| DFNB89 | 16q23.1 | AR | KARS | 调控转录 | 证据强度-有限 |
| DFNB91 | 6p25.2 | AR | SERPINB6 | 防止溶酶体内容物泄露 | 证据强度-中等 |
| DFNB93 | 11q13.2 | AR | CABP2 | 钙结合蛋白 | 证据强度-强 |

（续表）

| 耳聋命名 | 染色体位置 | 遗传方式 | 相关基因 | 编码蛋白质的功能 | ClinGen专家组对致聋基因可靠性的审核结论 |
|---|---|---|---|---|---|
| DFNB97 | 7q31.2 | AR | *MET* | 酪氨酸激酶受体蛋白，耳蜗内功能未知 | DFNB97：证据强度–有限 |
| DFNB98 | 21q22.3 | AR | *TSPEAR* | 表达于耳蜗感觉细胞纤毛束表面，功能未知 | 有争议 |
| DFNB99 | 17q12 | | *TMEM231E* | 表达于内毛细胞 | 未审核 |
| DFNB100 | q13.2-q23.2 | | *PPIP5K2* | 内耳广泛表达包括Corti器、血管纹及螺旋神经节 | 未审核 |
| DFNB101 | 5q32 | AR | *GRXCR2* | 可能与纤毛束的发育有关 | 证据强度–中等 |
| DFNB102 | 12p12.3 | AR | *EPS8* | 耳蜗毛细胞纤毛的Actin结合蛋白 | 证据强度–中等 |
| DFNB103 | 6p21.1 | AR | *CLIC5* | 连接蛋白（胞膜和胞浆），耳蜗内功能未知 | 证据强度–中等 |
| DFNB104 | 6p22.3 | AR | *FAM65B/RIPOR2* | 与细胞肌管形成、细胞黏附、极化、迁移的调控有关，表达与毛细胞纤毛的细胞膜上 | 证据强度–强 |
| DFNB106 | 11p15.5 | AR | *EPS8L2* | Actin结合蛋白，表达于内耳毛细胞的短排和中间排纤毛顶端 | 证据强度–中等 |
| DFNB107 | 17q25.1 | AR | *WBP2* | 雌激素受体α转录共激活因子和孕酮受体，表达于耳蜗主要结构 | 证据强度–有限 |
| DFNB108 | 1p31.3 | AR | *ROR1* | 亲神经的受体相关酪氨酸激酶，跨膜蛋白，内耳发育过程中表达于血管纹和螺旋神经节 | 证据强度–有限 |
| DFNB111 | 11q23.3 | AR | *MPZL2*[12] | 介导细胞与细胞之间的黏附 | 未审核 |
| | | AR | *GRAP* | 表达于耳蜗、椭圆囊听觉毛细胞相互作用的神经纤维 | 未审核 |
| DFNX1 | Xq22.3 | XL | *PRPS1* | 磷酸核糖焦磷酸合成酶，参与在PRPP合成与利用代谢通路 | 明确 |
| DFNX2 | Xq21.1 | XLR | *POU3F4* | 转录因子 | 明确 |
| DFNX4 | Xp22.12 | XLD | *SMPX* | 编码小肌肉蛋白，耳蜗内功能未知 | 明确 |
| DFNX5 | Xq26.1 | XLR | *AIFM1* | 凋亡诱导因子，表达于内、外毛细胞的细胞膜以及螺旋神经节的神经元 | 明确 |
| DFNX6 | Xp22.3 | XLR | *COL4A6* | 编码基膜胶原蛋白，与内耳发育及功能有关 | 证据强度–有限 |
| DFNX7 | Xq22.1 | XLR | *GPRASP2* | G蛋白偶联受体相关分类蛋白，表达于螺旋神经节、血管纹和内、外毛细胞 | 未审核 |

注：AD，常染色体显性；AR，常染色体隐性；XL，X-连锁；XLD，X-连锁显性；XLR，X-连锁隐性。

GJB2基因是第一个被克隆的位于常染色体上的非综合征型耳聋的致病核基因，该基因变异可引起DFNB1和DFNA3。GJB2基因编码的蛋白质以六聚体的形式在细胞缝隙连接处形成跨膜通道，以利于大于1kDa的胞浆分子在相邻的细胞间相互交通。免疫组化研究提示GJB2基因表达于内耳血管纹、基底膜和螺旋缘。GJB2基因变异与一半的先天性遗传性中重度耳聋相关。GJB2基因变异发生率在欧洲最高（27.1%），在撒哈拉以南非洲最低（5.6%），但在全世界普遍较高；c.35delG主要分布在欧洲、北非、美国中西部和中东，以及主要由这些地区的移民居住的地区；印度最常见的变异为c.71G＞A；而东亚人群（如日本和中国等）c.235delC和c.109G＞A非常流行；以色列最常见的变异为c.167delT；加纳最常见的变异为c.427C＞T[13]。

第一个报道的与遗传性非综合征型耳聋相关的线粒体基因变异为12S rRNA基因m.1555A＞G点变异。在一个有55个成员的阿拉伯-以色列大家系中，许多家族成员有母系遗传的先天性单纯性耳聋，家系分离分析提示疾病表型由均质性线粒体基因变异和常染色体隐性遗传基因变异同时引起。线粒体DNA全序列分析发现有均质性m.1555A＞G点变异，但常染色体隐性遗传基因变异位点尚未定位[14]。

线粒体DNA m.7445A＞G点变异可引起不同程度的感音神经性听力损伤[15]，该变异使mtDNA重链上tRNA[Ser（UCN）]基因发生改变，影响了线粒体翻译系统的准确性，同时也使mtDNA轻链上细胞色素氧化酶（cytochrome oxidase subunit I）基因终止密码子的最后一个核苷酸发生改变，影响了mRNA的质量。线粒体DNA m.7445A＞G点变异为胞质异质性变异，变异分子频率与耳聋是否发生及严重程度无相关性，提示可能有核基因变异或环境因子的协同作用。

【实验室与辅助检查】

耳聋的诊断和鉴别诊断主要依赖于全面系统的病史收集、全身系统查体、耳部检查、听力和前庭功能检查、影像学检查（颞骨CT、颅脑MRI）和耳聋基因检测。

1. 病史 现病史、既往史、用药史、家族史、妊娠史。通过病史的收集，可使医生对耳聋的发生有一个初步的判断，如根据耳聋发生时间初步确定先天性或迟发性，根据用药情况初步确定耳聋发生与用药的关系，根据家族史初步确定耳聋是否为遗传性及其遗传方式等。

2. 全身系统查体和耳部检查 全身系统查体可判断是否为综合征型耳聋，特征性的器官及系统异常表现可协助最后的诊断；耳部检查可发现外耳畸形、外耳道闭锁、分泌性中耳炎和慢性中耳炎等中外耳异常。

3. 听力学检查 纯音测听（婴幼儿采用多频稳态诱发电位，auditory steady-state response，ASSR）、声导抗、听性脑干电位（auditory brainstem response，ABR）、40Hz听觉相关电位（40Hz AERP）和耳声发射。通过听力学检查，可确定耳聋的性质（传导性、感音神经性、混合性）、听觉通路损失的部位（中耳、内耳、听觉中枢）以及听力损失的程度（是否有残余听力）。如传导性耳聋一般由先天性中耳畸形（常伴有外耳不同程度的畸形）、耳硬化症或各型中耳炎导致；听神经病表现为ABR无法引出而耳声发射正常或轻度异常；遗传性耳聋多为双耳对称性感音神经性耳聋，临床上常见的大前庭导水管扩大综合征（enlarged vestibular aq-ueduct syndrome，EVAS）多具有特征性的纯音听力（低频气骨导差）和特异性的ABR波形（声诱发短潜伏期负反应，acoustically evokled short latency negative response，ASNR），对于低频和中频感音神经性听力损害也应高度怀疑为遗传性。

4. 前庭功能检查　临床常见的梅尼埃病即表现为听力下降并伴有前庭功能异常。DFNA9明确伴前庭功能障碍，*COCH*基因可能是导致梅尼埃病的遗传因素之一，DFNA11仅表现为轻微的前庭功能障碍。

5. 影像学检查　颞骨CT和颅脑MRI，可提示各种中耳及内耳的发育畸形，听神经是否发育，桥小脑角占位等情况。例如，大前庭导水管扩大综合征的颞骨CT检查可见前庭导水管扩大，直径>1.5mm，以及具有特征性的MRI表现——扩大的内淋巴囊。常见的桥小脑角占位性病变——"听神经瘤"可导致突发性耳聋及前庭功能障碍。

6. 耳聋基因检测　为病因学检测，大约40%的儿童期耳聋患者可得到分子水平的明确诊断。

【诊断标准】

听力学检查结果是临床听力损失诊断的主要依据，听力学检查以纯音测听为基础，以500Hz、1 000Hz、2 000Hz听阈平均值为依据，同时参考4 000Hz和8 000Hz听阈，听阈平均值超过25dB即可诊断为听力损失。

【治疗与预后】

非综合征型遗传性耳聋的治疗原则：力争早期发现、早期治疗、早期训练，尽可能恢复或部分恢复已丧失的听力，尽可能保存和利用残余听力。

1. 新生儿听力筛查　目前广泛开展的新生儿听力筛查的目的是为了尽早发现有听力障碍的婴幼儿，其目标是使这些儿童在最佳时机得到听力和语言的训练，使听力和语言的康复训练达到最佳效果。对于语前聋病例，在婴幼儿期早期发现耳聋并进行康复训练，对听力障碍儿童的语言能力的发育和建立至关重要。在6月龄之前发现听力障碍并进行及时训练，儿童的语言交流能力会明显优于较晚发现的儿童。由于部分遗传性耳聋表现为迟发性，因此现在建议在新生儿听力筛查之后，还要定期复查听力，一直到儿童成长至6岁。

2. 药物治疗　对于大前庭导水管扩大综合征的耳聋患者，尽早选用可扩张内耳血管的药物、维生素B族药物及能量制剂等，必要时还可应用抗细菌、抗病毒及类固醇激素类药物。对于大前庭导水管扩大综合征患者来说，虽然听力突然下降时及时的药物治疗对改善听力可能暂时有效，但最终听力会越来越差，直至全聋。当药物治疗无效时就需要及时使用助听设备，如助听器或人工耳蜗。

3. 助听器　是一种具有声输出控制，音调、音量可调的声音放大装置。可帮助具有部分耳聋患者充分利用残余听力，进行合理的听力补偿，提高其听到声音、听懂声音的能力，是辅助改善听力的有效工具。它主要由微型传音器、放大器、耳机、耳模和电源等组成。助听器种类很多，就供个体应用者讲，就有气导和骨导、盒式与耳机式（眼镜式、耳背式、耳内或耳道式）、单耳与双耳交联等。一般需要经过耳科医生或听力学家详细检查后才能正确选用。语频平均听力损失35～80dB者均可使用，听力损失60dB左右效果好。单侧耳聋一般不需配用助听器。双侧耳聋者，若两耳损失程度大体相同，可用双耳助听器或将单耳助听器轮换戴在左、右耳；若两耳损失程度差别较大，但都未超过50dB者，宜给听力较差耳配用；若有一耳听力损失超过50dB，则应给听力较好耳配带。此外，还应考虑听力损害的特点。例如，助听器应该先用于言语识别率较高，听力曲线较平坦，气骨导间距较大或动态听力范围较宽之耳。传导性聋者气导、骨导助听器均可用。外耳道狭窄或长期炎症者宜用骨导助听器。感音神经性耳聋伴有重振者需采用具备自动增益控制的助听器。合并屈光不正者可用眼镜式助听器。耳背式或耳内式助听器要根据患者的要求和耳聋的情况选用。初用助听器者要经调试和适应过程，否则难获满意效果。

4．人工耳蜗  人工耳蜗是基于感音性聋者的耳蜗螺旋神经纤维与节细胞大部分仍存活的事实，将连接到体外的声电换能器上的微电极经蜗窗插入耳蜗鼓阶内或贴附于耳蜗外面骨壁上，直接刺激螺旋神经节，将模拟的听觉信息传向中枢，以期使全聋者重新感知声响。当语前聋/语后聋的儿童（最佳年龄6岁以下）和语后聋的成人（70岁以下），为重度或极重度听力损失，助听器无效时，应尽早接受人工耳蜗植入。植入前还要确定耳内无活动性病变，影像学检查证明内耳结构正常，耳蜗电图检不出而鼓岬或蜗窗电刺激却可诱发出脑干反应。人工耳蜗由耳内和耳外两部分组成，耳内部分需要通过手术植入到耳蜗及头部的肌肉和颅骨之间。手术时间通常需要1~2h。术后伤口愈合的时间需要7~10d。术后伤口愈合1个月后，患者要回到医院接受外部设备的安装和调试。专业医师及听力学专家们会启动语言处理器内的电脑程序，根据患者对声音的适应程度进行言语处理器中的程序调试，使患者听到的声音更舒适。由于人工耳蜗是利用电刺激产生的听觉，因此植入者听到的不是自然声，而是一种畸变的声音（如同听机器人说话），所以需要有一段适应的过程，定期要到医院来进行言语处理器的调试，经过言语训练才能理解别人讲话。语后聋的患者，训练通常需要几个月的时间，而语前聋患者则需2~3年的康复训练才能达到较为理想的效果。

5．听觉和言语训练  听觉训练是借助听器利用聋人的残余听力或者人工耳蜗植入后获得的听力，通过一定时期有计划的声响刺激，逐步培养其聆听习惯，提高听觉察觉、听觉注意、听觉定位及识别、记忆等方面之能力。言语训练是依据听觉、视觉与触觉等之互补功能，借助适当的仪器（音频指示器、言语仪等），以科学的教学法训练聋儿发声、读唇，进而理解并积累词汇，掌握语法规则，灵活准确表达思想感情。发声训练包括呼吸方法、唇舌运动、嗓音运用，以及音素、音调、语调等项目的训练。听觉和言语训练相互补充，相互促进，不能偏废，应尽早开始，穿插施行。若家属与教员能密切配合，持之以恒，定能达到聋而不哑之治疗目的。

【遗传咨询与产前诊断】

1．常染色体显性遗传非综合征型耳聋，先证者的父母也是患者的概率较大。先证者同胞的发病风险依赖于先证者父母的遗传状况，如果先证者的父母之一有变异等位基因，则其发病的风险为50%，如双亲均为杂合子患者，则其发病的风险为75%；先证者的后代发病风险为50%，男女患病概率均等。

2．常染色体隐性遗传非综合征型耳聋，先证者的父母多为拥有正常听力的耳聋致病基因变异的携带者，再次生育其后代有25%的概率为耳聋患者。先证者的每个同胞有25%的概率为耳聋患者，50%的概率是有正常听力的携带者，有25%为正常人。但如果已确认该同胞有正常的听力，则他有2/3的概率为携带者。先证者与正常人婚配的后代100%为携带者，先证者与正常听力的携带者的后代有50%的概率为耳聋患者，先证者与携带相同致聋基因的耳聋患者结合的后代100%为耳聋患者，男女患病概率均等。

3．X–连锁隐性遗传非综合征型耳聋，如父亲正常，母亲为携带者时，后代中儿子有50%概率患病，女儿无患病风险，但有50%概率为携带者；如父亲患病，母亲正常时，后代中儿子无患病风险，女儿全部为携带者。

4．X–连锁显性遗传非综合征型耳聋，如父亲正常、母亲患病时，若母亲为杂合子，后代中子女均有1/2概率患病，若母亲为纯合子，后代中男女患病概率均为100%；如父亲患病，母亲正常时，后代中男性无患病风险，女性全部患病。

5．线粒体基因变异导致的耳聋，其再发风险率的估计比较复杂，带有变异线粒体DNA（mtDNA）的个体是否发病受许多因素影响，与变异的性质和严重程度、变异mtDNA所占比例、核基因产物的调节以及不同组织细胞的能量阈值均有一定关系，mtDNA的变异可通过母亲传给后代，后代男女均可发病，但女性可将变异的mtDNA继续传给下一代，而男性通常不下传。对于异质性的线粒体DNA m.7445A＞G点变异，其母体卵细胞变异型mtDNA与野生型mtDNA并存，mtDNA在细胞的复制分离过程中发生遗传漂变，导致子细胞出现三种基因型：均质性的变异型mtDNA、均质性的正常mtDNA及杂质性的mtDNA，得到较多变异型mtDNA的后代易患病，而得到较多野生型mtDNA的后代则不易患病，类似多基因病的非孟德尔遗传方式，其后代疾病再发风险率很难准确预测。

6．新生儿听力筛查，实现了耳聋的早期发现与诊断，使患者在最佳时机得到听力和语言的训练，达到最佳效果。

7．新生儿耳聋基因诊断，可指导聋儿治疗预测疗效、先于听力检查发现遗传性耳聋的患儿以及预防药物敏感性的婴儿发生耳聋。如GJB2基因变异导致的耳聋患儿是人工耳蜗的良好植入者，在早期植入人工耳蜗可获得最佳语言康复效果；SLC26A4基因变异导致的大前庭导水管扩大综合征，患儿出生时可表现为听力正常而"逃过"新生儿听力筛查，在其成长过程中要避免头部碰撞以及感冒等影响颅压的情况，防止听力下降或残余听力丧失。

8．耳聋基因诊断结合产前诊断，对于通过耳聋基因诊断找到明确致病基因而确诊为遗传性耳聋的家庭，可在家庭生育时通过产前诊断提供遗传咨询与指导，防止患儿的出生。

9．建立和健全首次孕前或孕期针对育龄夫妇进行耳聋基因筛查的体系，从根本上预防遗传性耳聋发生。

## 第二节　氨基糖苷类抗生素致聋

氨基糖苷类抗生素（aminoglycoside antibiotics，AmAn）因其广谱高效的抗菌作用以及低廉的价格在临床上被广泛用于控制革兰氏阴性和阳性菌感染，但此类抗生素可导致不可逆转的听力损伤，称之为氨基糖苷类抗生素致聋（aminoglycoside antibiotics induced deafness，AAID）。在20世纪50—60年代，AAID在聋哑人中占0.36%～1.2%，到了20世纪80年代，这个比例上升为12.8%～66.1%（各家报道不同）。近十年来随着人民生活水平的提高，AmAn在临床上的应用已得到有效控制，AAID在耳聋患者中的比例已下降至0.8%以下。

【临床表型特征】

氨基糖苷类抗生素致聋主要临床表现为耳聋、耳鸣、眩晕及平衡障碍，还可出现食欲减退、面部及手足麻木等症状。耳鸣往往出现于耳聋之前，多为双侧性，呈高调音，早期为间歇性，后发展为持续性。耳聋多为双侧对称性，首先损害高频听力，患者往往不易察觉耳聋的存在，逐渐累及言语频率，耳聋往往已较为严重，听力学检查表现为耳蜗性聋的特点，可有重振现象。停药后耳聋和耳鸣仍可继续发展，甚至停药后1~4年听力仍继续下降，听力损害一般为不可逆性。

【遗传方式与相关致病基因】

氨基糖苷类抗生素致聋患者可分为两类，一类因接受了毒性剂量的氨基糖苷类抗生素而致聋，这类病人多无遗传背景；另一类接受了常规剂量或单次剂量的氨基糖苷类抗生素而致聋，这类病人有遗传家族史。1991年我国学者邱维勤分析了36个AAID家系的遗传图谱，首次提出AAID为母系遗传，即线粒体遗传。1993年Fischel-Ghodsian研究小组首次发现氨基糖苷类抗生素致聋患者与线粒体*12S rRNA*基因m.1555A＞G均质性点变异有关，该变异使原有的BsmA Ⅰ酶切位点消失而易于被检出[16]。对线粒体DNA的空间结构分析表明，m.1555A＞G点变异发生在高度保守的12S rRNA与氨基糖苷类抗生素结合区，该区域也是其他种属氨基糖苷类抗生素抗性变异发生的部位。m.1555A＞G点变异引入了一对氢键，使12S rRNA的二级结构与细菌的16S rRNA的二级结构更为相似，12S rRNA与氨基糖苷类抗生素结合部位的空间增大，更有利于两者结合而干扰了线粒体蛋白质和ATP的合成，使富含线粒体的耳蜗血管纹细胞钠、钾、钙离子泵失能，细胞内外离子浓度失衡，最终导致毛细胞变性死亡[17]。

研究发现，mtDNA m.1555A＞G点变异不是AmAn遗传易感性唯一的分子基础，其他的相关变异还有*12S rRNA*基因m.1494T＞C变异[18]。

【实验室与辅助检查】

主要根据氨基糖苷类抗生素用药史之后发生耳聋，辅以听力检查。

【诊断标准】

听力学检查以500Hz、1 000Hz、2 000Hz听阈平均值为依据，同时参考4 000Hz和8 000Hz听阈，听阈平均值超过25dB即可诊断。

【治疗和预后】

氨基糖苷类抗生素所致听力损害一旦发生，很难恢复，对于在用药期间早期发现的病例，在立即停药的同时，应用维生素B₁、维生素A和泛酸钙等神经营养剂，ATP和辅酶A等能量制剂，尼莫地平、脑益嗪等血管扩张药，都可喜等脑代谢促进药，可能有助于使病情停止发展，防止继续恶化。已发生的听力损害，其听力改善主要依靠配戴合适的助听器，重度耳聋患者可考虑人工耳蜗移植。

【遗传咨询与产前诊断】

所有线粒体基因（mtDNA）变异所致疾病都有一个特殊的遗传规律，即均为母系遗传，mtDNA的变异可通过母亲传给后代，后代中女性可将变异的mtDNA继续传给下一代，而男性则通常不再下传。凡携带线粒体m.1555A＞G或m.1494T＞C变异的个体，其所有的母系亲属（母亲、同胞兄弟姐妹、姨妈及其子女、舅舅、外婆、外婆的姐妹及其子女、外婆的兄弟等）均携带线粒体

m.1555A＞G变异，即对氨基糖苷类抗生素耳毒性高度敏感，常规剂量或单次剂量的氨基糖苷类抗生素应用即可导致不可逆转的听力损失（"一针致聋"），应绝对避免接触氨基糖苷类抗生素。母系亲属中的男性后代（同胞兄弟的子女、舅舅的子女和外婆兄弟的子女等）均不携带线粒体m.1555A＞G或m.1494T＞C变异，不属于高危人群。另外，对于合并肝肾功能不全、营养不良、糖尿病、感音神经性聋、噪声性聋者，应慎用氨基糖苷类抗生素，65岁以上老人、孕妇、6岁以下幼儿应忌用此类抗生素。携带线粒体基因变异的人群，要终生绝对禁止使用氨基糖苷类抗生素，从而预防耳聋的发生。

## 第三节　听觉神经通路疾病

### 一、听神经病谱系障碍

听神经病（auditory neuropathy，AN）的命名在1996年由Starr首次提出，它不同于一般的感音神经性聋的听功能障碍，是一种外毛细胞功能正常，而内毛细胞和听神经突触和/或听神经本身功能不良导致的听功能障碍性疾病。由于对病损部位观点不一，对听神经病的命名一直存在很多争议，曾有过中枢性低频听力减退、听觉Ⅰ型神经元病、听神经病、听神经同步异常、耳蜗神经病等多种命名。2008年6月意大利科莫国际新生儿听力筛查会议将听神经病统一定名为听神经病谱系障碍（auditory neuropathy spectrum disorder，ANSD）。

【临床表型特征】

大部分ANSD单独发病，主要表现为双耳缓慢渐进性听力下降，起病隐匿，辨不清说话声，尤其在嘈杂环境中。青少年多见（约占半数以上），起病多见于幼儿。少数也可见于婴儿，一般无性别差异，但亦有报道以女性多发。部分患者可伴耳鸣、头晕。ANSD亦可同时并发其他系统的疾病，如视神经、前庭神经、下肢周围性神经病或神经系统遗传性疾病等，临床表型多样，被称为综合征型听神经病谱系障碍。王锦玲等[19]报道了286例ANSD病例，单发性148例（51.8%）；并发神经系统疾病138例（48.2%），其中并发前庭神经病124例（89.9%）。在有并发其他神经系统疾病的32例（23.2%）中，临床表型包括：下肢周围神经损害、腓神经麻痹、Friedreich共济失调、植烷酸病、慢性脱髓鞘性神经根疾病、视神经萎缩、多发性硬化、格林-巴利综合征等，其中有些病例并发两种或两种以上神经系统疾病。

ANSD临床特征包括：①双耳听力下降，呈缓慢进行性，病程一般数年，青少年或婴幼儿开始发病。可伴有耳鸣，少数以耳鸣为主。最大特点有辨音不清，尤其在嘈杂的环境中，无噪声和耳毒性药物接触史，少数有家族史。②听力损失多为轻度到重度，少数为极重度。纯音听力图大多为低频下降型的感音神经性听力损伤，表现为上升型，有的为平坦型或谷型，少数为高频听力下降型。言语识别率不成比例地明显差于纯音听阈，声导抗一般为A型声导抗图，镫骨肌声反射引不出。听性脑干反应（ABR）引不出或异常。耳蜗微音电位（cochlear microphonics，CM）和耳声发射（otoacoustic emissions，OAE）正常或加大，耳声发射对侧抑制消失。ANSD患者虽前庭功能检查，包括眼震电图（electronystagmography，ENG）和前庭诱发的肌源性电位（vestibular evoked myogenic potential，VEMP）多有障碍，但临床上表现并无眩晕发作，可能由于其病变为双侧性，且发展缓慢，前庭功能障碍逐渐由各种代偿机制补偿所致。

【遗传方式与相关致病基因】

ANSD病因目前并不明确，可能的致病原因包括环境因素（高胆红素血症、温度敏感性、内耳自身免疫、缺氧和机械通气）和遗传因素。ANSD可能的损伤部位包括：内毛细胞、内毛细胞带状突触、听神经干。这些部位的损伤可能导致两种主要的神经生理学后果：①由于听神经脱髓鞘病变导致神经冲动发放不同步或内毛细胞与听神经之间的突触传递障碍；②由于受体或者轴突的缺失导致神经冲动发放数目减少。近年已经明确揭示了4个非综合征型ANSD致病基因（表25-2）：OTOF、PJVK、DIAPH3和AIFM1基因。与综合征型听神经谱系障碍相关的基因有PMP22、MPZ、NF-L、NDRG1、GJB1、OPA1、TMEM126A、FXN、TIMM8A、WFS1、MTND4（11778mtDNA）等基因。SLC17A8基因于2002年首次被克隆并命名，其变异可引起DFNA25，该基因编码的囊泡谷氨酸转运体3（vesicular glutamate transporter 3，VGLUT3）与OTOF基因编码的蛋白质otoferlin十分相似，在毛细胞胞浆内的突触囊泡膜上特异性表达，起着特异装载毛细胞胞浆中的谷氨酸进入突触囊泡内的作用，推测VGLUT3蛋白可能与ASND具有一定的相关性。ATP1A3新发变异被报道在2例迟发型、进行性非综合征ANSD患者中检出，但其与疾病相关性尚需要更多证据。TMTC2被报道与常染色显性遗传性非综合征型耳聋及ANSD相关，但因其变异位点在正常人群中存在频率，与疾病相关性被推翻。

表25-2　ANSD相关基因及其编码蛋白质功能

| 基因名称 | 染色体位置 | 遗传方式 | 合并症 | 蛋白质功能 | ClinGen专家组对致聋基因可靠性的审核结论 |
|---|---|---|---|---|---|
| OTOF | 2p23.3 | AR | 非综合征 | otoferlin为含有钙离子结合区域的跨膜蛋白，在内毛细胞带状突触处触发膜融合，在突触囊泡的胞吐过程中发挥重要作用 | DFNB9：明确 |
| PJVK | 2q31.2 | AR | 非综合征 | pejvakin蛋白主要表达于听觉传导通路［主要表达于耳蜗Corti器、螺旋神经节细胞以及前三级听觉传入通路（耳蜗核、上橄榄复合体、下丘）的神经元细胞中］，影响动作电位的传导及细胞内物质交换，而内毛细胞的功能不受影响 | DFNB59：明确 |
| AIFM1 | Xq26.1 | XLR | 非综合征 | 具有氧化还原酶活性的黄素蛋白 | 明确 |
| ATP1A3 | 19q13.2 | AD | 非综合征 | NKAα3大量表达于Ⅰ型传入神经末端的细胞膜中，可能在与毛细胞和螺旋神经节细胞的突触的信号传递调节中有更直接的作用 | 未审核 |

（续表）

| 基因名称 | 染色体位置 | 遗传方式 | 合并症 | 蛋白质功能 | ClinGen专家组对致聋基因可靠性的审核结论 |
|---|---|---|---|---|---|
| DIAPH3 | 13q21.2 | AD | 非综合征 | 突触生长的重要调控因子，通过调控神经肌肉接头处突触前膜的肌动蛋白和微管细胞骨架，最终影响神经肌肉接头处的突触的生长 | 证据强度-中等 |
| TMEM126A | 11q14.1 | AR | 遗传视神经萎缩 | 编码的蛋白是一种线粒体膜蛋白，功能尚不明确，可能在大的线粒体复合体的早期成核过程中发挥作用 | 未审核 |
| OPA1 | 3q29 | AD | 遗传视神经萎缩 | 主要参与线粒体的融合功能，该基因变异会影响线粒体形态及线粒体DNA稳定性 | 未审核 |
| 11778mtDNA | | 线粒体遗传 | Leber遗传性视神经病 | G11778A变异使线粒体呼吸链NADH-泛醌还原酶的ND4亚基第340位精氨酸变为组氨酸，降低了与NADH相连的底物的呼吸作用，并可改变复合体I和辅酶Q的亲和力 | 未审核 |
| FXN | 9q21.11 | AR | 弗里德赖希共济失调 | 在线粒体功能的维持、铁代谢平衡和铁硫簇合成中发挥重要功能 | 明确 |
| MPZ | 1q23.3 | AD | 遗传性感觉运动性神经病 | 蛋白特异性地表达于周围神经髓鞘的施万细胞，是周围神经系统髓鞘的主要结构性糖蛋白，在髓鞘结构的形成和维持中起重要作用 | 无结论 |
| SLC19A2 | 1q24.2 | AR | 硫胺素响应性巨幼细胞贫血综合征 | 编码硫胺转运体THTR-1的基因，耳蜗内毛细胞通过该转运体来获取硫胺素 | 未审核 |
| GJB1 | Xq13.1 | XLD | 遗传性感觉运动性神经病 | GJB1蛋白不仅表达于周围神经，还存在于中枢神经系统，主要存在于施万细胞的结节区和Schmidt-Lantermann切迹区的一种连接蛋白，可在细胞膜表面形成通道蛋白，允许小分子和离体通过，以传递细胞间与细胞内的信号。功能异常可能影响髓鞘与轴索相互作用，导致髓鞘损害、轴索变性 | 未审核 |
| NEFL | 8p21.2 | AD | 遗传性感觉运动性神经病 | 编码轻肽神经丝蛋白，神经丝属于中间丝，是神经元细胞骨架的主要组成成分，后者对于维持神经元细胞独特的形态、维持轴浆运输有重要作用 | 无结论 |

（续表）

| 基因名称 | 染色体位置 | 遗传方式 | 合并症 | 蛋白质功能 | ClinGen专家组对致聋基因可靠性的审核结论 |
|---|---|---|---|---|---|
| PMP22 | 17p12 | AD | 遗传性感觉运动性神经病 | PMP22是一种质膜整合糖蛋白，主要表达于致密髓鞘，对是施万细胞增殖、分化和死亡有重要作用 | 无结论 |
| PEX7 | 6q23.3 | AR | Refsum病 | 编码PTS2（过氧化物酶体定位信号2）受体，PTS2信号的过氧化物酶（如植烷酰-CoA羟化酶）结合，催化过氧化物酶膜蛋白的转运 | 无结论 |
| PHYH | 10p13 | AR | Refsum病 | 编码植烷酰-CoA羟化酶，是一种过氧化物酶蛋白，参与催化植烷酸α氧化过程，可表达于耳蜗神经核、前庭神经核等 | 无结论 |
| TIMM8A | Xq22.1 | XLR | Mohr-Tranebjaerg综合征（MTS）耳聋肌张力障碍综合征 | 编码线粒体内膜易位酶8A，参与线粒体膜蛋白的转运与组装 | 明确 |
| SLITRK6 | 13q31.1 | AR | 耳聋近视综合征 | 神经突触相关蛋白，内耳感觉上皮表达，敲除小鼠模型耳蜗神经支配明显减少 | 证据强度-强 |
| SLC52A2 | 8q24.3 | AR | Brown-Vialetto-Van Laere综合征 | 编码核黄素转运蛋白RFVT2，参与人类核黄素的转运 | 明确 |

OTOF是第1个被揭示的常染色体隐性遗传ANSD致病基因，编码耳畸蛋白（otoferlin）。研究表明，耳畸蛋白在成年小鼠耳蜗中仅在内毛细胞中表达，并且集中表达于内毛细胞基底外侧部，是内毛细胞突触前结构的组成部分；耳畸蛋白作为钙离子感应器在内毛细胞带状突触处触发膜融合，在内毛细胞突触囊泡的胞吐过程中发挥重要作用。OTOF基因变异的个体，其ANSD以突触及突触前型为主[20]。

PJVK是第2个被揭示的常染色体隐性遗传ANSD致病基因，编码蛋白质pejvakin。研究表明，该蛋白在耳蜗Corti器、螺旋神经节细胞及耳蜗核、上橄榄复合体、下丘脑的神经元细胞中表达。PJVK基因变异可导致听觉通路神经元功能受损。PJVK基因变异所致的ANSD的病变部位主要位于听觉传导通路，影响动作电位的传导及细胞内物质交换，而内毛细胞的功能不受影响[21]。

AIFM1基因是第1个被报道的X-连锁隐性遗传的ANSD致病基因，定位于X染色体Xq26.1，又称AIF、PDCD8、COXPD6基因等，于1999年首次克隆并命名。该基因包含16个外显子，编码全长613个氨基酸的蛋白质，是定位于线粒体内膜间隙的黄素蛋白，具有氧化还原酶活性。该基因在小鼠内外毛细胞、螺旋神经节、血管纹及壶腹嵴均有广泛表达。该型听神经病表型伴有周围感觉神经病，部分AIFM1基因变异患者的MRI结果提示具有耳蜗神经发育不全[22]。

【实验室与辅助检查】

本病的诊断主要依靠特征性的听力学表现。听力学及电生理学测试主要包括：纯音听阈测试、声导抗测试、言语测听、ABR、CM、诱发性耳声发射（evoked otoacoustic emission，EOAE）及其畸变产物耳声发射（distortion product otoacoustic emission，DPOAE）、瞬态声诱发性耳声发射（transient evoked otoacoustic emission，TEOAE）对侧声抑制等。对一些听力学检查出现主、客观结果矛盾的感音神经性耳聋患者，如纯音听阈与言语听力极不一致，应行ABR、EOAE或CM、声导抗测试等全面的听力学检查及分析，以免漏诊。此外，需注意CM引出而EOAE引不出的特殊情况，如听神经病合并中耳炎、内耳病变，均可影响EOAE的引出。故对ABR异常的婴幼儿，EOAE未引出时，最好同时行声导抗测试，以排除中耳病变。

【诊断标准】

听力学检查以500Hz、1 000Hz、2 000Hz听阈平均值为依据，同时参考4 000Hz和8 000Hz听阈，听阈平均值超过25dB即可诊断。

【治疗和预后】

由于听神经病谱系障碍（ANSD）病因及发病机制尚不清楚，目前缺乏有效的预防措施，治疗上亦无肯定的疗效。对听神经病并发的疾病可针对不同的病因及并发疾病进行相关的治疗。还可应用营养神经、扩张血管及激素等药物，以延缓病情发展。

ANSD的药物治疗的效果有待长期的临床观察研究，助听器的应用目前普遍认为无效。可能由于其听神经时间编码的异常引起严重的言语识别率下降，虽扩大音量并不能增进听力。ANSD病例人工耳蜗植入也应采取审慎态度，突触后病变导致的ANSD人工耳蜗植入应无效。因耳畸蛋白在内耳表达于内毛细胞基底外侧部，是内毛细胞突触前结构的组成部分，*OTOF*基因变异导致的ANSD病例，人工耳蜗植入效果良好。*OTOF*基因和*DIAPH3*基因变异检测应用于临床，将有助于预测ANSD病例良好的人工耳蜗植入效果。*PJVK*基因变异导致的ANSD病例，人工耳蜗植入效果目前还没有临床观察，但从其病变部位推测，这类病例人工耳蜗植入效果应该不佳。ANSD的定位诊断尚不明确，因此植入人工耳蜗的预期效果仍存在很大不确定性。需要在患者临床特征与特征性检测指标之间建立相关性，提升ANSD患者植入人工耳蜗的预后效果。目前临床上比较明确的是，涉及外周神经病变及影像学证明听神经发育异常或缺失的ANSD患者植入效果不佳。

【遗传咨询与产前诊断】

对于*OTOF*、*PJVK*和*DIAPH3*基因变异导致的ANSD，其遗传咨询遵循常染色体隐性遗传性疾病的遗传咨询原则，先证者的父母多为拥有正常听力的ANSD致病基因变异的携带者，其后代有25%的概率为ANSD患者。先证者的每个同胞有25%的概率为ANSD患者，50%的概率是正常听力的携带者，有25%为正常人。先证者与正常人婚配的后代100%概率为携带者，先证者与正常听力的携带者的后代50%的概率为ANSD患者，先证者与携带相同致聋基因的耳聋患者结合的后代100%概率为耳聋患者，男女患病概率均等。

对于*AIFM1*基因变异导致的ANSD，其遗传咨询遵循X-连锁隐性遗传性疾病的遗传咨询原则，如父亲正常，母亲为携带者时，后代中男性有50%概率患病，女性无患病风险，但女性有50%概率为携带者；如父亲患病，母亲正常时，后代中男性无患病风险，女性全部为携带者。

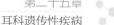

## 二、听神经瘤

神经纤维瘤病（neurofibromatosis，NF）是生长在神经通路上的肿瘤，可分为2种类型：神经纤维瘤病Ⅰ型（neurofibromatosis type 1，NF1）和神经纤维瘤病Ⅱ型（neurofibromatosis type 2，NF2）。双侧听神经瘤（bilateral acoustic schwannomas），是神经纤维瘤病Ⅱ型（NF2）最常见的表型。听神经瘤或称为前庭神经鞘瘤，是发生在桥小脑角中最常见的肿瘤，其生长缓慢但具有侵犯性，95%的患者伴有听力损失。

【临床表型特征】

单侧听神经瘤往往导致前庭和耳蜗神经的功能障碍，逐渐发展为感音神经性耳聋；而NF2患者发病年龄多在青少年，听力下降迅速，往往在几年或几周内出现听力损伤。当肿瘤过度生长时，可压迫脑干或者神经，出现小脑共济失调、面瘫等症状，严重者多部位多发的肿瘤可对生命造成威胁，其听力损伤对日常生活交流可造成影响。

【遗传方式与相关致病基因】

NF2是常染色体显性遗传性疾病。近年来研究发现听神经瘤是由肿瘤抑制基因*NF2*失活所致，merlin蛋白的表达失衡导致施万细胞（Schwann cell）的过度增殖，从而引起多发神经鞘膜瘤。对诊断为NF2的患者可进行*NF2*基因（染色体定位22q12.2）变异检测，65%的双侧NF2病例可检测出*NF2*基因的变异。*NF2*基因变异的肿瘤生长指数和增殖指数，高于无缺失或变异者，NF2蛋白表达水平下降，发生移码变异的肿瘤生长指数显著高于剪切变异和无义变异者。

【实验室与辅助检查】

1. 听力和相关神经通路影像/病理检查。

2. *NF2*基因变异检测。

【诊断标准】

目前公认的NF2诊断标准是基于1991年美国国立卫生研究院提出的标准而建立的[23]，分为主要诊断以及辅助诊断两部分，主要诊断标准：①双侧听神经瘤；②有NF2家族史以及单侧听神经瘤或者至少含有以下病变的两项：脑膜瘤、胶质瘤、神经纤维瘤、Schwann细胞瘤、晶状体后包膜下浑浊。辅助诊断标准：①单侧听神经瘤以及包含以下病变任意两项：脑膜瘤、胶质瘤、神经纤维瘤、Schwann细胞瘤、晶状体后包膜下浑浊；②多发脑膜瘤（两处或更多）以及单耳听神经瘤或者包含以下病变任意两项：胶质瘤、神经纤维瘤、Schwann细胞瘤、白内障。当家族中一个成员诊断为NF2，其他成员必须早期筛查。对症状前的高危家庭成员进行*NF2*基因变异检测，将有助于NF2的早期诊断和治疗。目前，*NF2*基因诊断正逐步推广于临床，可用于孕期筛查和诊断，达到早期干预的目的。

【治疗和预后】

对于NF2伴双侧听神经瘤患者的治疗主要有3种方案：①手术切除，是目前公认的首选方法；②随诊观察，定期复查MRI，若肿瘤有明显增大趋势，立即行手术治疗；③立体定向放射治疗，适用于有外科手术禁忌的患者。但是对于双侧听神经瘤的手术治疗，术前务必完善听力学及影像学检查，结合患者年龄和全身情况、双侧肿瘤的大小、听力损伤、脑干压迫程度等情况，制定个体化治疗方案。对于直径小于1cm的肿瘤且无任何神经功能障碍的患者，应随访观察；双侧听神经瘤大小相当，则应先切除听力损失较重一侧肿瘤；双侧肿瘤大小相差悬殊，则先切除较大肿瘤以解除脑干压迫效应。手术原则：尽可能切除肿瘤，保留一侧耳的有效听力，避免发生双侧面瘫。但双侧听神经瘤患者在术中很难保留残余听力，因为该类肿瘤多质地坚硬，包膜欠平整，血供丰富，肿瘤易挤压面神经及听神经导致其功能丧失。

双侧听神经瘤术后全聋患者明确有效的治疗方式为听觉脑干植入。听觉脑干植入（auditory brainstem implantation）是将电极植入到第四脑室外侧隐窝内，绕开内耳和听神经，将电极植入到患者脑干表面，直接刺激脑干耳蜗核复合体的神经元，使伴有听神经损伤等因素而不能行人工耳蜗植入的患者在一定程度上恢复听觉。

【遗传咨询与产前诊断】

对于*NF2*基因变异导致的双侧听神经瘤患者，其遗传咨询遵循常染色体显性遗传性疾病的遗传咨询原则，先证者的父母也是患者的概率较大。先证者同胞的发病风险依赖于先证者父母的遗传状况，如果先证者的父母之一有变异等位基因，则其发病的风险为50%，如双亲均为杂合子患者，则其发病的风险为75%，其中的25%概率为变异纯合子，病情严重。先证者的后代发病风险为50%，男女患病概率均等。

## 第四节　耳硬化症

耳硬化症（otosclerosis，OTSC）是由内耳骨迷路致密板层骨局灶性地被富含细胞和血管的海绵状新骨代替，使耳蜗骨迷路全层硬化，累及卵圆窗使镫骨足板固定，影响镫骨运动而产生的传导性听力障碍。耳硬化症的发生由遗传因素主导，遗传、内分泌、免疫和环境因素共同作用，平均发病年龄30岁，女性发病率约为男性的2.5倍。耳硬化症的发病率有明显的种族差异。白种人耳硬化症的发生率高达10%，日本人为5%，黑种人为1%，南美印第安人只有0.04%[24, 25]。

【临床表型特征】

临床表现为双耳不对称、缓慢进行性传导性耳聋或混合性耳聋，部分进展较快，多病灶者可发展为全频重度感音神经性耳聋。耳聋多在一侧开始，多伴有耳鸣，常于妊娠期加重，可有韦氏误听（paracusis Willisii），即患者在闹处听话反比静处清楚，这是对话者受噪声干扰无意中提高语声，而患者则不受或少受噪声干扰所致。耳镜检查：鼓膜一般正常或变薄，透明度增加，可透过鼓膜见到鼓室内的砧骨长突。约有1/5患者有鼓膜透红征（Schwartzes sign），此乃鼓岬硬化造成的黏膜血管扩张，红色透过鼓膜所致。由于病灶部位不同，病变发展快慢有别，临床表现各异。病灶接近前庭窗，侵犯环韧带及镫骨板者，表现为传导性聋，称为镫骨性耳硬化症（stapedial otoscelrosis）；病灶侵犯耳蜗区或甚至侵袭内听道，引起耳蜗损害或听神经变性，表现为感音神经性聋或混合性聋，侵犯半规管及前庭，可出现持续性或发作性头晕，称耳蜗性耳硬化症（cochlear otosclerosis）。病情发展一般较慢，可侵犯单侧或双侧，双侧可同时发病或先后发病。有临床表现者，统称临床耳硬化症（clinical otosclerosis）。病灶未涉及上述功能区者，无临床症状，称为组织学耳硬化症（histological otosclerosis），在常规颞骨病理切片中可以发现。耳硬化症患者纯音测听早期气导曲线以低频听力下降为主，中期听力曲线平坦，均为传导性耳聋，骨导曲线以2kHz听力减退最明显，呈现谷形切迹。晚期则高频听力损失较显著，故呈混合性耳聋。Gelle试验、Rinne试验均阴性，Schwabach试验提示骨导增强，Weber试验偏患侧或听力较差侧。声阻抗显示声顺降低、镫骨肌反射消失。

【遗传方式与相关致病基因】

1960年和1962年，Larsson分析了262例耳硬化症先证者及家系资料[26]，发现80%患者有家族史，其遗传方式为常染色体显性遗传，不完全外显，外显率为25%～40%，目前对于影响其外显率方面的研究较少，影响基因表达的因素也不确定。Larsson还提出耳硬化症可有隐性遗传，但是至今未发现其隐性遗传方面的研究报道。对耳硬化症相关基因的研究自1998年已定位了8个OTSC基因座（表25-3），发现HLA、COL1A1、COL1A2、GJB2、NOG、PTHR1和SLC26A2等基因可能与耳硬化症相关，但至今还未发现一个耳硬化症的明确致病基因。

表25-3 已定位的8个耳硬化症的相关基因座

| 位点编号 | 染色体位置 | 致病基因 |
| --- | --- | --- |
| OTSC1 | 15q26.1-qter | 未知 |
| OTSC2 | 7q34-q36 | 未知 |
| OTSC3 | 6p22.3-p21.3 | 未知 |
| OTSC4 | 16q21.1-q23.1 | 未知 |
| OTSC5 | 3q22-q24 | 未知 |
| OTSC7 | 6q13-q16.1 | 未知 |
| OTSC8 | 9p13.1-q21.11 | 未知 |
| OTSC10 | 1q41-q44 | 未知 |

【实验室与辅助检查】

1. 听力相关检查（Gelle试验、鼓室导抗图等）。

2. 耳骨硬化灶影像学检查。

3. 高通量基因检测。

【诊断标准】

根据病史、家族史、症状及检查，不难对典型患者做出诊断。凡双侧非对称性进行性传导性聋、鼓膜正常或Schwartz征阳性、咽鼓管功能良好、Gelle试验阴性、鼓室导抗图As型、镫骨肌反射消失者，临床耳硬化症即可初步诊断。耳蜗性耳硬化症的诊断比较困难。对无明显原因的中、青年的感音神经性耳聋患者，如果有耳硬化症家族史、鼓膜Schwartz征阳性、鼓室导抗图As型、言语识别率低者应行颞骨CT检查，如CT显示迷路或内耳道骨壁上有硬化灶，可确诊为迷路性耳硬化症。

【治疗和预后】

耳硬化症是一种局部骨组织代谢异常的疾病，流行病学调查表明，在饮水内含氟很低的地区，本病的发病率较正常地区高4倍。氟化钠可有效地抑制其代谢过程中相关的酶类，二磷酸盐类药物作用于破骨细胞可降低破骨细胞的活性。有研究认为它们对耳硬化症有一定治疗的效果，但因耳硬化症确切的发病机理不明，目前尚无有效药物能阻止耳硬化症病灶的发展。

镫骨足板开窗手术是目前提高听力最好的治疗方法。伴重度听力损失的晚期耳硬化症患者不宜行镫骨手术，建议佩戴助听器或行人工耳蜗植入来提高此类患者的听力。此外，在耳硬化症患者行镫骨足板造孔术的同时配合植入式助听器（如骨锚式助听器、振动声桥），不仅可以减小骨气导差，还能使骨导声音得到更高的增益，可以帮助耳硬化症患者达到一定的实用听力，便于进行日常交流。

【遗传咨询与产前诊断】

因致病基因不明，耳硬化症目前还无法实施有效的遗传咨询和产前诊断。

（袁慧军　王翠翠）

## 参考文献

[1] Morton CC, Nance WE. Newborn hearing screening-a silent revolution [J]. N Engl J Med, 2006, 354: 2151-2164.

[2] Hereditary Hearing Loss Homepage (https://hereditaryhearingloss. org/dominant-genes)[DB/OL]. update: 1/25/2020.

[3] Eisenberger T, Di Donato N, Decker C, et al. A C-terminal nonsense mutation links PTPRQ with autosomal-dominant hearing loss, DFNA73 [J]. Genet Med, 2018, 20: 614-621.

[4] Wesdorp M, de Koning Gans PAM, Schraders M, et al. Heterozygous missense variants of LMX1A lead to nonsyndromic hearing impairment and vestibular dysfunction [J]. Hum Genet, 2018, 137: 389-400.

[5] Schrauwen I, Chakchouk I, Liaqat K, et al. A variant in LMX1A causes autosomal recessive severe-to-profound hearing impairment [J]. Hum Genet, 2018, 137: 471-478.

[6] Nakano Y, Kelly MC, Rehman AU, et al. Defects in the alternative splicing-dependent regulation of rest cause deafness [J]. Cell, 2018, 174: 536-548.

[7] Nakanishi H, Kawashima Y, Kurima K, et al. NLRP3 mutation and cochlear autoinflammation cause syndromic and nonsyndromic hearing loss DFNA34 responsive to anakinra therapy [J]. Proc Natl Acad Sci U S A, 2017, 114: E7766-E7775.

[8] Booth KT, Askew JW, Talebizadeh Z, et al. Splice-altering variant in COL11A1 as a cause of nonsyndromic hearing loss DFNA37 [J]. Genet Med, 2019, 21: 948-954.

[9] Wang L, Feng Y, Yan D, et al. A dominant variant in the PDE1C gene is associated with nonsyndromic hearing loss [J]. Hum Genet, 2018, 137: 437-446.

[10] Yousaf R, Ahmed ZM, Giese AP, et al. Modifier variant of METTL13 suppresses human GAB1-associated profound deafness [J]. J Clin Invest, 2018, 128: 1509-1522.

[11] Imtiaz A, Belyantseva IA, Beirl AJ, et al. CDC14A phosphatase is essential for hearing and male fertility in mouse and human [J]. Hum Mol Genet, 2018, 27: 780-798.

[12] Wesdorp M, Murillo-Cuesta S, Peters T, et al. MPZL2, encoding the epithelial junctional protein myelin protein zero-like 2, is essential for hearing in man and mouse [J]. Am J Hum Genet, 2018, 103: 74-88.

[13] Chan DK, Chang KW. GJB2-associated hearing loss: systematic review of worldwide prevalence, genotype, and auditory phenotype [J]. Laryngoscope, 2014, 124: E34-53.

[14] Kokotas H, Petersen MB, Willems PJ. Mitochondrial deafness [J]. Clin Genet, 2007, 71: 379-391.

[15] Sevior KB, Hatamochi A, Stewart IA, et al. Mitochondrial A7445G mutation in two pedigrees with palmoplantar keratoderma and deafness [J]. Am J Med Genet, 1998, 75: 179-185.

[16] Hutchin T, Haworth I, Higashi K, et al. A molecular basis for human hypersensitivity to aminoglycoside antibiotics [J]. Nucleic Acids Res, 1993, 21: 4174-4179.

[17] Prezant TR, Agapian JV, Bohlman MC, et al. Mitochondrial ribosomal RNA mutation associated with both antibiotic-induced and non-syndromic deafness [J]. Nat Genet, 1993, 4: 289-294.

[18] Zhao H, Li R, Wang Q, et al. Maternally inherited aminoglycoside-induced and nonsyndromic deafness is associated with the novel C1494T mutation in the mitochondrial 12S rRNA gene in a large Chinese family [J]. Am J Hum Genet, 2004, 74: 139-152.

[19] 王锦玲, 石力, 薛飞, 等. 听神经病听力学特征及病损部位分析 [J]. 听力学及言语疾病杂志, 2007, 15: 89-97.

[20] Varga R, Avenarius MR, Kelley PM, et al. OTOF mutations revealed by genetic analysis of hearing loss families including a potential temperature sensitive auditory neuropathy allele [J]. J Med Genet, 2006, 43: 576-581.

[21] Hashemzadeh Chaleshtori M, Simpson MA, Farrokhi E, et al. Novel mutations in the pejvakin gene are associated with autosomal recessive non-syndromic hearing loss in Iranian families [J]. Clin Genet, 2007, 72: 261-263.

[22] Zong L, Guan J, Ealy M, et al. Mutations in apoptosis-inducing factor cause X-linked recessive auditory neuropathy spectrum disorder [J]. J Med Genet, 2015, 52: 523-531.

[23] The Consensus Development Panel. National Institutes of Health Consensus Development Conference Statement on Acoustic Neuroma, December 11-13, 1991 [J]. Arch Neurol, 1994, 51: 201-207.

[24] Tato JM, Tato JM Jr. Otosclerosis and races [J]. Ann Otol Rhinol Laryngol, 1967, 76: 1018-1025.

[25] Joseph RB, Frazer JP. Otosclerosis incidence in Caucasians and Japanese [J]. Arch Otolaryngol, 1964, 80: 256-262.

[26] Larsson A. Otosclerosis. A genetic and clinical study [J]. Acta Otolaryngol Suppl, 1960, 154: 1-86.

责任编委：赵秀丽　孙路明

# 第二十六章
## CHAPTER 26
# 骨骼系统疾病

## ～ 第一节　遗传咨询概要 ～

### 一、产前影像学评估

先天性骨骼系统异常是临床上相对常见的出生缺陷之一，其病因多样，种类繁多，国际上对其分类经历了最早的临床–影像–病理分类到如今的分子学分类的过程。目前，临床上广受认同的是国际骨发育不良协会（International Skeletal Dysplasia Society，ISDS）推荐的基于分子学及临床表型的分类法，该分类法除了强调骨骼异常表型的相似性，更重视疾病分子学基础的趋同性[1]。鉴于严重的先天性骨骼系统异常通常伴有遗传因素，且预后较差，家庭及社会负担重，所以胎儿骨骼系统异常的产前影像学评估具有重要意义。但由于其种类多、表型各样，且各类型之间表型常有重叠，通过产前影像学往往难以确定其具体类型。所以目前骨骼系统异常产前影像学评估的重点主要放在筛查高危患者，缩小鉴别诊断范围，以选择合适的分子遗传方法进行确诊，并预测其致死性及预后情况，为孕妇及家属在产前妊娠选择提供帮助。胎儿骨骼系统异常产前筛查策略流程见图26-1。目前评估胎儿骨骼系统异常的常用影像学方法包括超声和核磁共振，针对有家族史且先证者已明确诊断而前来就诊的孕妇，经过遗传咨询分析，对有相关疾病风险的胎儿需要提供基因检测诊断。

#### （一）产前超声检查

超声是目前产前评估胎儿骨骼系统异常的主要影像学方法，我国孕期超声检查采取分级检查模式，分为Ⅰ级、Ⅱ级、Ⅲ级、Ⅳ级，根据不同医院级别、不同医师水平、不同检查孕周而选择不同胎儿产前超声级别，其中Ⅰ～Ⅲ级属于产前超声筛查，是发现胎儿骨骼系统异常的重要手段。而Ⅳ级产前超声检查是针对性产前超声检查，属于产前超声诊断范畴[2]。一旦产前超声筛查发现胎儿的骨骼系统异常高危人群，可行针对性胎儿骨骼系统超声检查，全面评估胎儿全身骨骼。

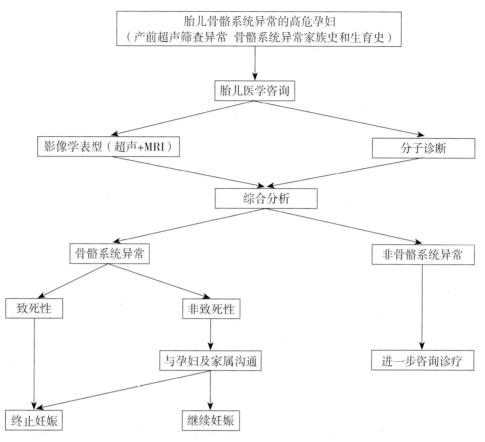

图26-1 胎儿骨骼系统异常产前筛查诊断策略

1. 针对性胎儿骨骼系统超声检查的对象 主要是胎儿骨骼系统异常的高危孕妇。

（1）产前超声筛查怀疑胎儿骨骼系统异常。如出现四肢骨长度测量明显小于孕周、骨折、弯曲、胸廓窄小等（图26-2）。

（2）有骨骼系统异常家族史和生育史。

2. 针对性胎儿骨骼系统超声检查的主要内容 包括对胎儿骨骼系统进行全面评估以及尽可能多地寻找超声表型，为最终明确诊断提供依据，具体见表26-1。

**（二）磁共振成像（magnetic resonance imaging，MRI）**

随着磁共振技术的发展，因其具有较高软组织对比性、高分辨率、多方位成像能力和成像视野大等优点，使MRI技术成为产前评估胎儿骨骼系统异常的有效补充手段。目前，MRI不作为常规筛查方法，只在超声检查发现骨骼系统异常，但不能明确诊断的胎儿，需要通过MRI检查以发现是否存在其他结构异常。对于羊水过少、孕妇肠道气体过多或过于肥胖者，超声检查显示胎儿解剖结构较差，应用MRI检查较理想。MRI检查没有电离辐射，安全性较高，目前尚未发现有磁场对胎儿造成危害的报道。

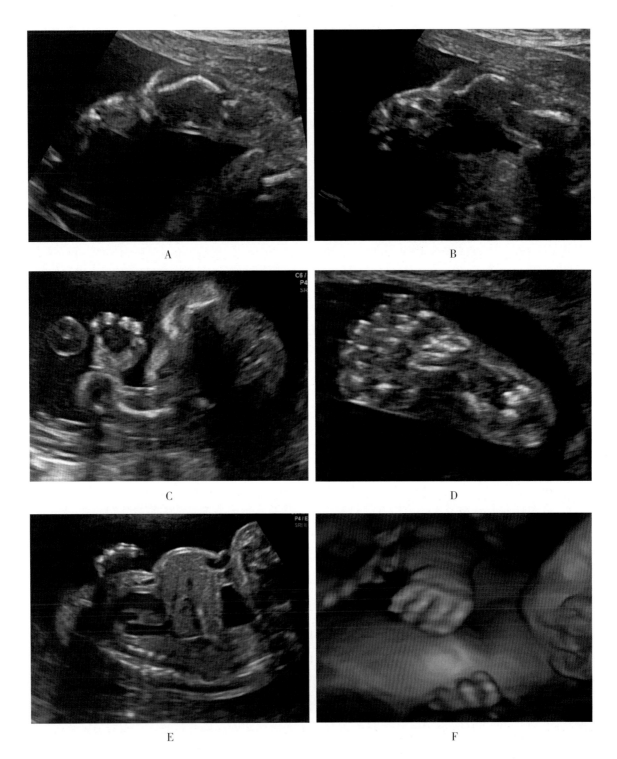

图26-2　致死性侏儒（上海第一妇婴保健院胎儿医学科&产前诊断中心供图）

A. 股骨骨折；B. 胫骨弯曲；C. 肱骨弯曲；D. 足长明显大于股骨长；E. 胸廓窄小；F. 三维超声成像，胸廓凹陷。

表26-1　针对性胎儿骨骼系统超声检查内容

| 评估类别 | 检查内容 |
| --- | --- |
| 四肢骨评估 | 长度测量：测量双侧股骨、肱骨、胫腓骨、尺桡骨、足长度<br>区分肢体缩短类型：肢体近端短肢畸形、肢体中端短肢畸形、肢体远端短肢畸形<br>形态及回声：评估是否缺如、弯曲、骨折、钙化、增粗等。评估手、足是否存在多指（趾）、缺指（趾）、并指（趾）、缺失等形态异常 |
| 胸廓评估 | 多种骨发育不良可累及肋骨和胸廓的其他组成部分，从而导致胸腔尺寸减小，使肺生长受限直至发育不良，所以胸廓异常是新生儿死亡的主要原因。关注胸廓异常，即使尚不明确何种类型的畸形，临床医生也能评估胎儿的预后，因此，测量胸廓尺寸、评估肺发育不良风险是针对性胎儿骨骼系统超声检查中必不可少内容。目前预测胎儿致死性的超声指标有：胸围/腹围比、心胸比、胸腹角、三维超声肺容积评估等，但有效性尚不明确，需结合分子诊断 |
| 头颅骨评估 | 测量双顶径、头围、小脑横径。观察头型、骨化程度等 |
| 脊柱评估 | 评估是否有脊柱弯曲度异常、椎体异常、脱钙等 |
| 其他骨评估 | 锁骨、盆骨 |
| 其他结构异常评估 | 尽量寻找可能有的超声表型，为缩小鉴别诊断范围，为进一步分子诊断提供方向，如是否合并唇腭裂、肾脏异常、心脏异常、羊水情况、胎儿宫内活动情况等 |

（刘　勇　孙路明）

## 二、分子诊断

产前影像学检查高度怀疑骨骼系统异常的胎儿，通常需要进一步确诊从而为患者提供更好的咨询并制定诊疗方案。骨骼系统发育不良遗传研究领域的进展使得产前分子诊断成为一种可能的选择。骨骼系统发育不良是一大类临床表型多样、致病机制复杂的疾病。根据国际骨骼发育不良协会发布的分类标准，目前共有400多种遗传性骨病，其中大部分遗传性骨病的分子遗传基础已明确。其遗传方式可为常染色体显性，常染色体隐性以及X-连锁遗传，部分骨骼系统发育不良源自于基因组印迹异常、体细胞嵌合变异[3]。

目前可应用于胎儿骨骼系统发育不良的产前临床分子诊断平台有：①针对明确的致病位点进行一代测序；②*FGFR3*基因热点变异检测；③骨骼系统发育不良相关基因靶向测序（panel sequencing）；④临床外显子组测序（CES）；⑤全外显子组测序（WES）；⑥全基因组测序（WGS）。

对于有家族史（如已有一个受累患儿，夫妻一方或双方为骨骼系统发育不良患者或者夫妻双方家庭成员中有此类患者），若先证者分子诊断明确，有再发风险的家庭，可进行绒毛活检或者羊膜腔穿刺以获取胎儿DNA，针对已明确的致病位点应用一代测序技术提供产前分子诊断；若先证者分子诊断不明确，应首先明确先证者分子诊断，然后针对相应致病位点进行产前分子诊断；若先证者样本不可获取且产前影像学检查并无提示胎儿骨骼系统异常可能，原则上不提供产前分子诊断。

若产前影像学检查提示胎儿骨骼系统异常可能且无其他明确诊断信息（如新发胎儿骨骼系统异常，前一胎骨骼系统不良产史但无明确诊断信息等），在充分评估影像学表型，家族史与病史的基础上，可进行绒毛活检或羊膜腔穿刺以获取胎儿DNA进行产前分子筛查与诊断，或者在疑似患儿产后（终止妊娠或者正常分娩）进行详细体格检查或病理检查，并留存DNA进行分子诊断。根据综合评估结果，通常可提供的分子诊断选择有：*FGFR3*基因热点变异检测或者基于高通量测序技术的检测，如骨骼系统发育不良相关基因靶向测序、临床外显子组测序、全外显子组测序，进行分子诊断。

（周鑫垚　孙路明）

## 三、遗传咨询

在充分评估家族史、病史、表型以及分子诊断结果（基因型）的基础上，对于胎儿骨骼系统发育不良的遗传咨询，内容应当包含下述5个方面：

1. 帮助患者及家庭成员了解疾病的表型。首先对胎儿表型严重程度进行评估，为致死性或者非致死性胎儿骨骼系统发育不良。其次对于非致死性胎儿骨骼系统发育不良，在明确诊断的基础上，结合已发现的临床表型，告知家庭成员患儿可能发生的骨骼系统以及其他非骨骼系统（如肾脏、生殖器、神经系统等）的缺陷。如最常见的脆骨症——成骨不全症（osteogenesis imperfecta，OI），其表型严重程度依据致病基因、变异位点及基因背景的不同而呈现差异。Ⅱ型成骨不全症为围产期致死性，其余为非致死性；Ⅲ型通常在产前即因骨折造成四肢畸形，并且表现为身材异常矮小与牙本质发育不全；Ⅳ型症状相对较轻；Ⅰ型骨折表型最轻但存在蓝巩膜及耳聋风险[4]。此外与纤毛相关的骨骼疾病（如短肋多指趾综合征等），可同时存在肾脏、视网膜、脑及肝脏的缺陷。

2. 以通俗易懂的语言向患者及家庭成员普及引起特定骨骼系统发育不良的遗传机理，即由何种遗传物质异常导致疾病发生的机制。如成骨不全症主要是由于Ⅰ型胶原蛋白的缺陷造成。Ⅰ型胶原蛋白在结缔组织中含量丰富，占骨骼蛋白成分的80%，决定着骨骼系统的架构与强度。该蛋白异常可导致骨折等表型。

3. 提供疾病治疗方案信息，即针对该疾病所能够采取的治疗手段，该病的预后使患者通过遗传诊断而受益。此外还应提供疾病相关协助机构方面的信息。如成骨不全症，目前虽无有效治愈方案，但可给予患者促骨形成药物与抗骨吸收药物治疗以增加骨密度及其强度。对其出生后的治疗通常需要多学科团队参与，在不同年龄阶段给予充分的评估与干预[5]。

4. 提供再发风险的咨询，即先证者所患的骨骼系统发育不良在家系亲属中再发生的风险率。根据其遗传方式，同时也应当考虑基因型和表型可能的差异，作出遗传风险的评估，说明子代再发风险。如85%的成骨不全症是由*COL1A1*基因或*COL1A2*基因变异导致的常染色体显性遗传病，其他致病基因还包括*PLOD2*、*CRTAP*、*P3H1*、*PPIB*、*SERPINF1*、*FKBP10*、*TMEM38B*、*CREB3L1*、*MBTPS2*、*BMP1*、*SPARC*、*IFITM5*、*LRP5*、*WNT1*、*SP7*等，遗传方式表现为常染色体显性遗传、常染色体隐性遗传或X-连锁隐性遗传[5]。一般而言：①常染色体显性遗传，若遗传自夫妻一方，其后代再发概率为50%；若为新发变异，再发风险低，但考虑生殖细胞嵌合风险，再发风险高于普通人群。②常染色体隐性遗传，若夫妻双方为杂合携带，其后代再发概率为25%。③X-连锁隐性遗传，男性患者若其配偶非携带者，其男性后代均不患病，女性后代均为

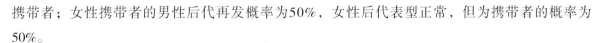

携带者；女性携带者的男性后代再发概率为50%，女性后代表型正常，但为携带者的概率为50%。

5. 提供家庭再生育计划咨询，即告知患者及家庭下一胎生育时应该采取的措施及生育方式上的可能选择，如分子诊断明确，可自然受孕直接进行产前诊断或进行植入前胚胎遗传学诊断等。

（周鑫垚　孙路明）

## 第二节　致死性骨骼系统发育不良

### 一、致死型发育不良

致死型侏儒症（thanatophoric dwarfism），又称为致死型发育不良（thanatophoric dysplasia，TD），自Maroteaux（1967年）首次报道以来，本病已成为具有典型临床、影像学和病理学特征的疾病[6]。多数患儿在围产期死亡，目前已报道100余例活婴，但患儿多在6个月内死亡，是最常见的新生儿致死性骨骼系统发育不良[7]。发病率约为1/20 000，根据临床表型的差异可分为Ⅰ型及Ⅱ型致死型发育不良。

【临床表型特征】

1. 患儿体征　患儿四肢短小，长骨弯曲，腹部膨隆，肋骨短小不成比例，手足常呈外旋或外展状态，头颅增大，前额突出，鼻梁凹陷及眼球突出。患儿肌张力降低，皮肤呈褶叠状。患儿软骨内成骨发育障碍，病变累及所有软骨内成骨，以四肢最明显。多为散发，男女比约为2∶1。由于胸廓狭小导致肺部发育不良，常导致新生儿呼吸窘迫死亡[8]。

2. 疾病分型　按是否存在股骨弯曲分为2型，Ⅰ型较为常见，通常以股骨弯曲、椎体扁平为特征；多数病例无分叶状颅畸形（"三叶草形"头颅形态）。Ⅱ型特征为直股骨和分叶状颅。Langer认为Ⅰ型和Ⅱ型的诊断标准有重叠之处，2型密切相关[9]。

3. 死胎或围产死亡婴儿　致死型患儿多为死胎或在出生后几天内死亡。早期死亡原因主要为胸廓过小而继发呼吸道损害，也可能因枕骨大孔过小而导致颈髓压迫而进一步加剧症状。放射学检查可显示头颅畸形及窄胸、短肋、椎体扁平、长骨短小弯曲、四肢短小等征象。超声学检查可发现羊水过多、胎儿胸廓狭小、对称性四肢短小及巨头畸形等[10]。致死性侏儒的超声特征：严重短肢、长骨弯曲、窄胸、肋骨短、腹膨隆、巨头、前额突出等，70%病例伴羊水过多。超声检查根据股骨有无弯曲及颅骨形态将致死性侏儒分为两种类型。Ⅰ型：长骨短小、明显弯曲，股骨呈"听筒状"，且干骺端粗大，椎骨严重扁平。通常无分叶状颅畸形，约占致死性侏儒的85%。Ⅱ型：具有典型分叶状颅畸形，长骨短小、不弯曲或者骨干轻微弯曲，椎骨扁平，约占致死性侏儒的15%，此型病例中25%伴胼胝体发育不全。

【遗传方式与相关致病基因】

1. 遗传方式　本病为常染色体显性遗传。

2. 致病基因　致死型发育不良由成纤维细胞生长因子受体3（FGFR3）基因变异引起，属常染色体显性遗传[11]。*FGFR3*基因定位于4p16.3，在不同物种之间具有高度保守性。其中，第1外显子全部和第2外显子的前半部序列组成cDNA的5'非编码区，不参与蛋白质编码；FGFR3蛋白的跨膜区由第9外显子编码。FGFR3蛋白属于免疫球蛋白样受体酪氨酸激酶（receptor tyrosine kinases，RTKs）家族，该家族还包括FGFR1、2、4。同族受体的结构相似，均为跨膜受体。这些跨膜受体广泛分布在成纤维细胞生长因子（fibroblast-growth factors，FGF）的靶细胞表面，它们能够介导FGFs的生物学活性。作为发育调节跨膜受体之一的FGFR3，能通过诱导骨成型蛋白质（bone morphogenetic protein，BMP）I型受体的降解来调控骨骼的发育。FGFR3受体蛋白由胞内区、跨膜区和胞外区3部分组成，其中胞外区包含3个免疫球蛋白样功能域（immunoglobulin-like functional domain，Ig；IgI、IgII和IgIII）和一个肝素结合功能域（heparin-binding domain）。IgI和IgII间有一酸性区（acidic region，AR）。膜内部分由1个内在激酶功能域（inter kinase domain）、2个保守的酪氨酸激酶功能域（TK1，TK2）、近膜区和可发生自身磷酸化的C末端构成。

在I型TD中发现多种类型*FGFR3*基因变异，多为导致半胱氨酸的错义变异，分布于FGFR3蛋白的3种不同结构域，集中于IgII和IgIII结构域的连接区（p.R248C和p.S249C）、近膜区（p.G370C，p.S371C和p.Y373C）和羧基端（p.G807C和p.G807R）。其中p.R248C变异为热点变异。所有II型TD的致病变异均位于*FGFR3*基因的酪氨酸激酶II区（TK2），由于第1948位核苷酸发生A→G变异，使650位密码子由Lys变异为Glu（p.K650E）[12]。上述变异与*FGFR3*基因的组成性激活（constitutive activation）相关。但基因型与表型之间的确切机制尚不清楚[9]。生长板的组织病理学表现为软骨细胞的不规则增生及肥大，增厚的生长板区域内由纤维样组织替代。因而有人认为骨骼异常的病理形成机制在于生长板和骨膜的局灶性替换，产生骨异常的中胚层样组织。

【实验室与辅助检查】

本病的实验室诊断主要依赖基因诊断。通过使用胎儿的绒毛组织或羊水细胞提取基因组DNA，采用PCR-Sanger测序或高通量测序技术检测胎儿*FGFR3*基因的致病变异。胎儿的影像检查十分重要。

【诊断标准】

根据患儿疾病表现，临床上不难做出诊断，但应与纯合子型软骨发育不良、各型软骨生成不良、短肢多指综合征、严重低磷酸血症等加以区分。

致死性侏儒患儿的超声特征[13]：

1. 严重四肢均称性短小畸形　四肢所有长骨长度均低于正常孕周平均值的4倍标准差。FL/AC<0.16，对诊断严重短肢畸形有帮助。长骨明显缩短，I型TD股骨呈听筒状，II型TD多为直股骨。四肢所有径线小于四个标准差。

2. 严重胸廓发育不良　严重胸廓发育不良常导致肺发育不良和胎儿死亡。主要指标有：胸围、心胸比值、胸围/腹围。胸围低于正常孕周平均值的第5百分位、心胸比值>60%、胸围/腹围<0.89，均提示胸腔狭窄。心胸比>60%，矢状切面上，胸腔呈"铃状"。胸腔狭小，肋骨短，但躯干长度显示正常。

3. 某些特殊征象　这些特征常与某些特定类型的致死性发育不良畸形有关。如"三叶草形"

头颅为Ⅱ型TD特征表现。其余特征包括皮肤增厚，水肿，浆膜腔积液，羊水过多。可有脑室增大，胼胝体发育不全，先天性心脏病、马蹄肾、肾积水、先天性桡尺骨骨性连接等。

4. 致死性侏儒胎儿的影像成像特点[14]　四肢长管状骨粗短，部分患儿伴有弯曲，呈"听筒样"改变，以股骨和肱骨为著，干骺端不规则膨大，呈杯口状，骨皮质增厚。椎间隙增宽。脑颅大，面颅小，顶骨重叠。胸骨狭窄，肋骨短小且前后端呈扁平状。手足短骨粗短，略呈方形。髂骨小而方，耻骨、坐骨短而宽。

【治疗与预后】

对致死型发育不良患者目前尚无有效治疗措施。预后不良，大多数患儿在围产期死亡，存活者的生存期亦不会超过6个月。

【遗传咨询与产前诊断】

1. 遗传咨询

本病属常染色体显性遗传病。应注意区别于其他因FGFR3基因不同位点变异引起的相关疾病。因本病为致死性疾病，故患儿多为新生变异，再发风险较低（接近于群体发病率）；若父母一方为生殖腺嵌合体，则再发风险高于一般人群，必须进行产前诊断。

2. 产前诊断

可依据影像学检查得出结论，但因该病几乎都是散发病例，产前难以进行有目的的筛选检查，若超声评估怀疑为致死性侏儒患者，应密切追踪随访，进行放射学检查及提供分子遗传诊断，Ⅱ型致死性侏儒胎儿可能出现NT增厚，早发性脑积水，小脑和脑池扩大，产前超声检查发生水肿[15]。对有家族史且已明确分子诊断，可用分子遗传学方法进行产前基因诊断。

（茅　彬　赵秀丽）

## 二、Ⅱ型成骨不全症

成骨不全症（osteogenesis imperfecta，OI）是一种临床表现和遗传学机制等方面有明显异质性的结缔组织遗传病，是最常见的骨量减少和骨脆性增加的疾病。目前该病至少可分为17种亚型，其中Ⅱ型成骨不全症（osteogenesis imperfecta type Ⅱ，OI2）是最严重的OI类型，通常在新生儿期死亡[16-18]。1788年Ekman首次对该病进行了综合研究，国内亦有不少相关报道。

【临床表现特征】

OI2是成骨不全症中表型最严重的类型，患者骨质极脆，通常在胎儿期或新生儿期死亡。根据X线成像表现OI2患儿被分为两类：①20%为死胎或在出生后数天死亡，70%存活不过满月；②患儿为活产，平均存活时间为14h。OI2散发病例居多，通常为新发变异。患儿表现为头颅不对称增大，轻度小颌及窄鼻；四肢长骨宽短，弯曲似手风琴样；肋骨变短、增厚、不对称，可有串珠样改变；部分患儿有广泛性动脉硬化，心瓣膜增厚及黏液变。

【遗传方式与相关致病基因】

1. 遗传方式　通常为常染色体显性遗传。

2. 致病基因　OI2为编码Ⅰ型胶原α1和α2的基因COL1A1或COL1A2的变异导致。COL1A1基因和COL1A2基因分别定位于17q21.3-q22和7q21.3-q22，已报道上百种变异类型，多数为错义变异和剪切变异，半数以上变异累及Gly-X-Y核心结构中Gly。OI2可能出于*COL1A1*基因或*COL1A2*基因变异改变肽链的空间构象，阻碍Ⅰ型胶原三螺旋结构的形成，降低蛋白稳定性，并影响胶原与细胞外基质的相互作用[18]。而*COL1A1*基因和*COL1A2*基因的缺失变异、移码变异和剪切变异，常导致前胶原α1(Ⅰ)或α2(Ⅰ)的合成障碍，结缔组织中Ⅰ型胶原含量下降。Ⅰ型胶原是骨骼、皮肤、巩膜及牙本质等组织的主要胶原成分，因而患者相应部位的疾病表现更明显[19-21]。

OI2的产生还可能与胶原蛋白的修饰异常有关，所以影响Ⅰ型胶原翻译后修饰的基因发生变异也可以导致OI2表现。在内质网中，软骨相关蛋白（CRTAP）在胶原的翻译后修饰中发挥重要作用，*CRTAP*基因变异会引发胶原过度修饰和α肽链折叠延迟，从而导致骨脆性增加，且多病情严重，甚至围生期死亡。*CRTAP*基因的纯合或复合杂合变异除了导致Ⅶ型成骨不全症以外，也可能导致Ⅱ型成骨不全症[23]，而属于常染色体隐性遗传。

【实验室与辅助检查】

1. 超声学检查　四肢骨的发育从孕27天开始，指、趾在第9周基本发育完成，OI2畸形严重，可于妊娠13周半通过超声评估发现胎儿的股骨异常。其超声表现包括：全身性骨化不良，特别是颅骨；长骨、肋骨和脊柱多发骨折；胸廓狭小、四肢短小（以股骨为最）。此外可见因骨折而导致的骨增粗、弯曲和成角和羊水过多。一般认为于妊娠17～18周的超声评估应能发现异常。

2. 放射学检查　患儿显示全身性骨化不良、股骨变短或长骨成角等改变，骨密度测定显示患儿骨钙含量下降。

3. 基因诊断　通过羊水、绒毛组织的细胞培养或胎儿皮肤活检取材，进行*COL1A1*基因和*COL1A2*基因致病变异的鉴定或通过患儿皮肤成纤维细胞前胶原合成分析，了解Ⅰ型前胶原α1或α2亚基的表达情况，最终明确诊断。若超声评估怀疑为OI2患者，应密切追踪随访，进行放射学检查并提供分子诊断。

【诊断标准】

1. 胎儿骨骼影像学检查异常（见上）。

2. *COL1A1*或*COL1A2*基因变异。

【治疗和预后】

OI2患者多在围产期死亡，预后较差。

【遗传咨询与产前诊断】

1. 遗传咨询

OI2病例多为*COL1A1*基因和*COL1A2*基因变异导致，一般为新生变异，但不能排除其父母一方为变异嵌合体、生殖腺嵌合体或非致死性的OI患者。在明确患儿致病变异后，患儿父母再次妊娠需要对胎儿进行产前基因诊断。

该病发病风险的分析请参见本章第一节的"遗传咨询"部分。

2. 产前诊断

Shapiro提出OI的产前诊断措施，包括妊娠17周半时的超声检查、妊娠21周的X线检查、羊水细胞前胶原合成分析及胎儿皮肤超微分析。主要方法包括超声学检查、放射学检查、羊水及绒毛细胞的遗传学分析。此外，*COL1A1*和*COL1A2*基因变异检测或连锁分析也被报道应用于产前诊断。

（1）超声学检查　通过超声检查可以在妊娠18周左右发现胎儿股骨短小，骨化不良，长骨成角及肢体弯曲畸形等表现。Stephens报道可在更早时候（妊娠13.5周）通过超声检查发现胎儿股骨形态异常。

（2）放射学检查　针对出生或引产的患儿，可进行全身X射线检查。胎儿X线成像显示脊柱、肋骨、四肢长骨骨化程度低，股骨变短或长骨成角。骨密度测定显示患儿骨钙含量下降。

产前放射学检查可以用于Ⅰ型成骨不全症与致死型发育不良胎儿之间的鉴别诊断，长骨缩短不是两者间早期超声鉴别诊断标志。骨干角度变形，轴向位移和保守性的椎体高度支持Ⅰ型成骨不全症的诊断，而骨干中度规律的弓形与平行则与致死型发育不良相关[23]。

（3）羊水细胞及绒毛细胞的鉴定　针对常染色体显性遗传的家系，在明确先证者致病变异的基础上，通过PCR-Sanger测序或连锁分析完成胎儿的产前基因诊断；对于散发病例，可进行绒毛组织和羊水细胞DNA的候选基因高通量测序联合Sanger测序进行分子诊断。

（4）胎儿皮肤活检　针对测序未能明确致病变异的引产或死产患儿，进行胎儿皮肤活检，鉴定皮肤超微结构及皮肤胶原蛋白的表达分析，了解胶原结构和表达水平异常，以助诊断及分型。

（李璐璐　赵秀丽）

## 三、纯合型软骨发育不良

软骨发育不全（achondroplasia，ACH）是人类最常见的侏儒症，发病率为1/25 000～1/15 000，80%的软骨发育不全患者为散发病例，超过97%的病例由*FGFR3*基因杂合子变异引起，为非致死性骨骼发育障碍。纯合型软骨发育不良较为罕见，其表型与致死型发育不良（thanatophoric dysplasia，TD）类似。现认为ACH是由于*FGFR3*基因变异累及软骨内骨化，进而导致发育障碍[24, 25]。

【临床表型特征】

纯合型软骨发育不良患者表现出较杂合型软骨发育不全患者更严重的短肢畸形，患儿常因呼吸道损害死亡[26]。影像学特征包括短肢及管状骨粗短，掌指骨短小，肋骨短而末端凹陷，长骨干骺端变宽，骨骺凹陷呈V型外观[27]。该病的特征性改变是脊柱腰段椎弓根间距由腰1至腰5逐渐变小，与正常时的逐渐变大相反。椎弓变短并可导致椎管前后径变窄。颅底窄小，额骨前突及枕骨后突、枕骨大孔缩小呈漏斗状[28]。

【遗传方式与相关致病基因】

1. 遗传方式　纯合型软骨发育不良属常染色体隐性遗传，较为罕见。理论上夫妻双方均为杂合型软骨发育不全患者，其后代为纯合型软骨发育不良患者的概率为25%。

2. 致病基因　纯合型软骨发育不良的致病基因为*FGFR3*。通过对软骨发育不全患者进行致病变异分析，发现几乎所有致病变异都来源于患儿父亲，且与父亲年龄增大相关，具有明显父源效应。造成*FGFR3*基因变异的原因尚未明确[29]。该病患者表现为全身性软骨内骨化障碍，但膜内骨化不受影响，因此四肢管状骨纵向生长障碍，导致短肢畸形；颅底向前方生长障碍，但颅盖骨随大脑发育而增大，表现出前额突出、鼻根部相对塌陷等面部症状[30, 31]。

【实验室诊断】

1. 临床诊断　一般表现为长骨极度短小、胸廓发育不良等。

2. 影像学检查　可以明确软骨发育不全骨骼畸形的详细情况，小用于区别与纯合型软骨发育不良相类似的其他类型的侏儒症。三维CT扫描及MRI检查显示骨骼畸形，如枕骨大孔及腰椎形状，有无脊髓压迫。

3. 超声学检查　主要用于产前诊断。纯合型患者畸形严重，超声检查可在胎儿3个月时发现畸形[30]。

4. 基因检查　分子遗传学方法可用于基因变异分析，并可通过绒毛组织或羊水细胞DNA检测进行产前基因诊断。

【治疗与预后】

纯合型患儿畸形严重，多在婴儿期死亡。预后较差，目前尚无有效的治疗方法。因此，进行产前诊断和遗传咨询是很有必要的。

【遗传咨询与产前诊断】

1. 遗传咨询　纯合型软骨发育不良属常染色体隐性遗传，患者的父母均为杂合型患者，其生育纯合子子女的风险为25%，出生后短期内死亡。因此建议患者进行产前诊断。

2. 产前诊断　纯合型软骨发育不良可在妊娠20周前通过绒毛活检或羊膜腔穿刺获取胎儿基因组DNA，进行产前分子遗传学诊断。纯合型软骨发育不良应与致死型发育不良鉴别区分[29-30]。

（李　闪　赵秀丽）

## 四、屈肢骨发育不良

屈肢骨发育不良（campomelic dysplasia）是一种罕见的遗传性先天性软骨增生畸形，发病率为1/80 000 ~ 1/40 000。其英文名campomelic dysplasia，源于希腊语，意为"弯曲的肢体"，但并非所有的屈肢骨发育不良都表现为肢体弯曲，该病涉及多种骨骼系统及骨骼系统以外异常表型。患儿通常在新生儿期间因呼吸功能不全而致死，患儿临床确诊及预后判断困难[31, 32]。

【临床表型特征】

患儿相对巨头，颜面部畸形（Pierre Robin序列征伴腭裂、扁平脸、小颌畸形），肩胛骨发育不良，可见11对肋骨，长骨短小弯曲（下肢较上肢更严重），足内翻。2/3的男性患者（染色体核型为46, XY）表现为外生殖器性别不清或者正常的女性外生殖器。少数患儿伴有先天性心脏病及其他骨骼和骨肉瘤异常[33]。

多数屈肢骨发育不良患儿在出生后不久即因呼吸功能不全而死亡。与其他致死性骨骼系统异常疾病不同的是，该病的呼吸功能不全是由于支气管软化或者颈椎不稳而引起的，并非由于胸廓发育不良导致的。

【遗传方式与相关致病基因】

屈肢骨发育不良多见于散发家系，多数由于SOX9基因变异引起，为常染色体显性遗传。

SOX9基因位于染色体17q24.3，是一个与性发育和骨骼发育相关的转录因子。大多数变异类型为点变异（无义、错义、剪切位点变异），但也有少数插入、缺失导致的移码变异；也有体细胞SOX9基因缺失致病的报道[33, 34]。

有研究表明SOX9基因可调控COL2A1基因的表达，而SOX9基因变异将导致COL2A1基因的表

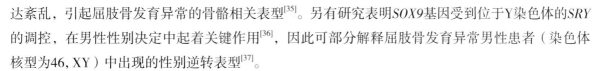

达紊乱，引起屈肢骨发育异常的骨骼相关表型[35]。另有研究表明SOX9基因受到位于Y染色体的SRY的调控，在男性性别决定中起着关键作用[36]，因此可部分解释屈肢骨发育异常男性患者（染色体核型为46, XY）中出现的性别逆转表型[37]。

【实验室与辅助检查】

1. 影像学检查

（1）屈肢骨发育不良的超声特征　患儿产前超声评估时，表现为长骨，尤其是股骨与胫骨，短小弯曲；其他表型包括：巨头畸形，孕早期进行颈项透明层（nuchal translucency，NT）检查，可见患儿NT增厚，颜面部异常（小颌畸形、眼距过宽、扁平面容），肩胛骨发育异常，胸廓狭小，脊柱后侧凸，马蹄内翻足[38-40]。

（2）屈肢骨发育不良的放射学特征　患儿显示肩胛骨发育不良，胸廓狭小，仅见11对肋骨，胸椎弓根骨化程度低、后凸或者侧凸，盆骨异常，股骨及胫骨弯曲，腓骨发育不全，第1掌骨短小[39]。

2. 分子遗传学检测SOX9基因

屈肢骨发育不良多为SOX9基因错义变异引起，可检测SOX9基因编码区及转录调节区有否致病性变异，但需要注意SOX9基因缺失的可能性[40, 41]。一般而言，位于SOX9基因DNA结合结构域的错义变异引起的屈肢骨发育不良表型较严重。产前疑似患者可进行绒毛活检或者羊膜腔穿刺，获取胎儿DNA针对SOX9基因进行分子遗传检测。

【诊断标准】

1. 患儿典型临床表现为双侧胫、股骨弯曲。

2. 影像学检查可见股骨和胫骨弯曲，肩胛发育不良，脊椎及骨盆异常，胸廓狭小，马蹄足内翻。

3. SOX9基因检测编码区及转录调节区有与表型相关的致病性变异。

【治疗与预后】

严重的屈肢骨发育不良为致死性，目前无合适的治疗方案，约90%的患者会在围产期死亡，很少患者能生存2年以上。核型正常的患儿，可实施性腺切除术减低性腺母细胞瘤风险；外科矫正手术用于弯曲足、髋骨脱臼的矫正。

【遗传咨询与产前诊断】

1. 遗传咨询

屈肢骨发育不良为常染色体显性遗传，多数为SOX9基因新发致病变异，少数为染色体重排。有该病患儿生育史的夫妇再次生育时需要进行遗传咨询。

2. 产前诊断

（1）超声学检查　可见长骨短小、弯曲，尤其是股骨与胫骨。屈肢骨发育不良在产前诊断时应与Ⅱ型和Ⅲ型成骨不全症、致死型发育不良（thanatophoric dysplasia）、扭曲性骨发育不全（diastrophic dysplasia）以及低磷酸酯酶症（hypophosphatasia）相鉴别。其他超声表型包括孕早期NT增厚、小颌畸形、肩胛骨发育不良等。

（2）基因检测　针对高危妊娠，如夫妻一方或双方为SOX9基因致病变异的体细胞嵌合或为屈肢骨发育不良患者，且基因诊断明确，可通过绒毛活检或者羊膜腔穿刺获取胎儿基因组DNA，针对SOX9基因致病位点进行产前分子诊断。针对低危妊娠（无该病家族史夫妻），若超声评估高度怀疑胎儿屈肢骨发育不良，可进行羊膜腔穿刺获取胎儿DNA或者于产后获取胎儿血液或组织样本，进行分子遗传检测。

3. 再发风险评估

（1）先证者的父母　大部分屈肢骨发育不良先证者为新发致病性变异，父母未受累；少部分先证者父母亦为屈肢骨发育不良患者。染色体易位或者缺失的先证者，其父母存在相同染色体的风险增高，应提供染色体核型检查。有报道表明先证者父亲存在一个包含SOX9基因的小片段嵌合缺失，造成家庭再发屈肢骨发育不良风险增高。

（2）先证者的同胞　先证者同胞再发屈肢骨发育不良风险取决于先证者父母的遗传因素。若父母为非嵌合型的受累状态，再发概率为50%；若父母一方或双方为体细胞嵌合或者生殖腺嵌合，再发风险增高；即使父母DNA未检测到变异，由于不能排除父母存在嵌合的可能性，再发概率为2%～5%。

（3）先证者的后代　大部分屈肢骨发育不良患者会在婴儿期死亡，但仍有一些患者能够生育，若为非嵌合型SOX9基因变异，其再生育的再发概率为50%。

（4）先证者家庭的其他成员　若先证者存在SOX9基因致病性变异，不增加家庭其他成员的再发风险；若为先证者存在染色体异常，家庭其他成员的再发风险增加，应进行相关检查。

（尤　祎　赵秀丽）

## 五、短肋-多指综合征

短肋-多指综合征（short rib-polydactyly syndrome，SRPS）是一组以胸廓狭小和多指/趾畸形为特征的骨骼发育异常纤毛疾病，主要包括4类致死性亚型及2类非致死性亚型[42]。以肋骨短小并胸廓发育不良、严重四肢短肢畸形、多指（趾）为特点，常合并羊水过多、胎儿水肿，可合并心脏、肠、生殖器、肾脏、肝、胰腺等多种内脏畸形[43, 44]。致死性亚型患儿预后不良，出生后常因肺发育不良致呼吸功能障碍而死亡。该病的致病基因未完全明确，大多数病例染色体正常，所有亚型均为常染色体隐性遗传[42-45]。本节主要介绍致死性亚型。

【临床表型特征】[44-47]

1. Ⅰ型SRPS（Saldino亚型，不良型）　以椎体、髂骨发育不良，长骨干骺端狭窄呈点状，胫骨切迹为特征，常合并先心病、肛门直肠异常、肾囊肿。

2. Ⅱ型（Majewski型）　患儿X线检查特征为胫骨短小呈卵圆形，常伴正中唇裂，伴或不伴腭裂，多合并中枢神经系统异常，包括巨脑回畸形、小脑蚓部发育不良、蛛网膜囊肿[48]。

3. Ⅲ型（Verma型）　表现与Ⅰ型相似，较少内脏畸形，区别于Ⅰ型的特点为长骨末端增宽伴末端骨刺、颅底短、椎体发育不良、椎间隙增宽[46, 49, 50]。

4. Ⅳ型（Beemer-Langer型）　与Ⅱ型相似，多指（趾）较少见，可出现正中唇裂，但无胫骨改变，无纤毛病理学改变。

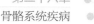

【遗传方式与相关致病基因】

1. 遗传方式　均为常染色体隐性遗传。

2. 相关致病基因　4种致死性SRPS亚型致病基因如下：Ⅰ型由*DYNC2H1*基因变异导致；Ⅱ型致病基因为*DYNC2H1*基因或*NEK1*基因；Ⅲ型致病基因为*IFT80*基因和*WDR34*基因；Ⅳ型已经排除与*DYNC2H1*基因和*EK1*基因变异有关，但致病基因尚未明确。非致死性亚型包括Jeune综合征和Ellis Van Creveld综合征。

【实验室与辅助检查】

1. 超声超检查　胎儿胸廓狭小，肋骨短小呈水平位，四肢长骨粗短。

2. 病理检查　心、肺、肝、肾、脾未见异常；骨骼和骨组织未见异常。

3. 基因组结构变异检查　应用绒毛组织、羊水细胞通过染色体G显带技术检测染色体结构异常；应用绒毛组织、羊水细胞基因组DNA通过染色体微阵列分析检测胎儿可能存在的基因组微缺失和微重复。

4. 基因测序　通过胎儿绒毛、羊水或血液对*DYNC2H1*、*NEK1*、*IFT80*和*WDR34*进行基因检测。

【诊断标准】

典型的临床表现为羊水过多、胸廓狭小、四肢特别是下肢短小、不对称轴前或轴后多指/趾（多为轴前）。X线表现为水平肋短小、轴前或轴后多指（趾）、胫骨短粗、髂骨椎体基本正常。无面部和内脏畸形。

【治疗与预后】

该病无有效疗法，且预后不良。半数以上患者在婴幼儿期由于胸部狭窄、呼吸困难、感染而死亡。因此，进行产前诊断和遗传咨询是预防该病患儿出生的有效措施。

【遗传咨询与产前诊断】

1. 遗传咨询　本病为常染色体隐性遗传，若夫妻双方为携带者，其后代再发概率为25%。

2. 产前诊断

（1）超声检查　可检查出SRPS的典型临床表征，包括侏儒、肋骨短小、胸廓狭小和多指/趾性状[49]。通常在孕中期进行超声检查能够诊断出上述临床表征，但羊水过多、胎儿生长受限或宫内胎儿死亡主要发生在妊娠晚期。通过CT可对SRPS型胎儿进行精确诊断，但诊断一般发生在孕晚期，丧失了早期诊断的先机[50]。

（2）分子遗传检测　有家族史或超声高度怀疑为短肋–多指综合征的胎儿，可进行绒毛活检或者羊膜腔穿刺，获取胎儿基因组DNA，针对已明确候选致病基因致病位点进行分子遗传学检测。

SRPS的精准诊断需要和其他有短趾畸形和水平肋短小的骨骼畸形加以鉴别，如致死型侏儒、成骨不全症、躯干发育异常、Ellis–van–Creveld等。可对胎儿进行X射线检查评估及候选致病基因检测，最终精准诊断。

（尤　祎　赵秀丽）

## 第三节　非致死性骨骼系统发育不良

### 一、杂合型软骨发育不良

软骨发育不良（achondroplasia，ACH）是造成人不成比例身材矮小的最常见原因，由Parrot于1878年首先命名。该病新生儿发病率为1/25 000～1/15 000，国内尚无该病发病率统计资料。普遍认为该病致病原因为*FGFR3*基因变异引起的软骨内骨化障碍。受累者表现为肢根型短肢侏儒症[51, 52]。其中纯合型软骨发育不良为致死型，本节主要介绍杂合型软骨发育不良。

【临床表型特征】

肢体粗短是该病的临床特征。部分患儿出生时疾病表现不明显，出生后随着生长，逐渐显现躯干与四肢不成比例、头颅增大、四肢短小的表现，患儿躯干长度一般不受影响[53]。患儿肢体近端受累较远端严重，如股骨较胫骨、腓骨，肱骨较尺骨、桡骨短缩，这一特征随年龄增长更加明显，逐渐形成侏儒畸形。患儿面部特征为鼻梁塌陷、下颌突出及前额突出宽大[54, 55]；中指与环指不能并拢而使手部呈三叉戟样外观，称三叉戟手；可有肘关节屈曲挛缩及桡骨头脱位，下肢短而弯曲呈弓形，肌肉尤显臃肿；脊柱长度正常，但在婴儿期即可有胸椎后凸畸形[56]。婴儿期枕骨大孔狭窄在患儿中也比较常见，主要症状为腰腿痛及间歇性跛行。患儿智力一般不受影响。

【遗传方式与相关致病基因】

1. 遗传方式　本病属常染色体显性遗传。

2. 致病基因[57-60]

1994年，ACH致病基因定位于4p16.3的*FGFR3*基因，95%以上的患者由*FGFR3*基因错义变异c.1138G＞A（p.G380R）或c.1138G＞C（p.G380R）引起，该变异位于*FGFR3*基因跨膜区。非p.G380R变异的ACH患者通常具有其他不常见的*FGFR3*基因变异，如p.S217C、p.S279C、p.S344C和p.G375C。其外显率为100%。

*FGFR3*基因变异多来源于父方，且与父亲年龄正相关。*FGFR3*基因变异导致*FGFR3*基因及其信号通路的激活，活性增强可能与该受体内吞和降解受损相关。患者全身软骨内骨化障碍，因此四肢管状骨纵向生长障碍而致短肢畸形，颅底向前方的生长障碍，但颅盖骨随大脑发育而增大，表现出前额突出、鼻根部相对塌陷的面部症状。

【实验室与辅助检查】

1. 临床诊断　根据临床表现诊断。患儿头颅巨大，前额突出，身材矮小，肢根粗短与躯干不成比例，三叉戟手畸形，短指，有显著的进行性发展的脊柱后凸，随着年龄的增长软骨发育不全患者出现过度腰椎前凸。

2. 放射学检查　根据患儿的影像学特征进行诊断。患儿长骨短粗，椎弓根缩短和椎间隙缩小，股骨近端射线可见干垢端病变；三维CT扫描及MRI检查显示骨骼畸形，如枕骨大孔及腰椎形状有无脊髓压迫；X线检查不仅可以明确ACH骨骼畸形的详细情况，而且用于与ACH类似的其他类型侏儒症的区别。

3. 超声学检查　胎儿表现为长骨短小，头围腹围相对偏大。但长骨明显短小的表型通常在孕24周以后出现。有研究建议将妊娠晚期股骨角（femoral proximal diaphysis-metaphysis angle）的测量纳入超声评估，ACH胎儿股骨角较正常胎儿显著增宽[60]。

4. 分子遗传学检查　通过绒毛活检或羊膜腔穿刺，获取胎儿基因组DNA；应用PCR-测序技术进行 *FGFR3* 基因致病变异的分析。基因诊断是目前诊断该病的金标准。

【诊断标准】

1. 临床骨骼异常（见上）。

2. *FGFR3* 基因变异。

【治疗与预后】

该病的临床治疗仅限于处理某些并发症，如对枕骨大孔缩窄导致的延髓或颈髓近端压迫和脑积水者进行手术减压；对腰椎管狭窄致脊髓或神经根压迫实施椎板或椎弓根切除减压或椎管成形术治疗；严重驼背者施行矫治手术；对反复发作中耳炎可放置压力平衡管以减少听力丧失危险。普通患者寿命一般正常，儿童期可因鼻旁窦发育不良出现反复发作性上呼吸道感染；成年患者一般健壮，但易患心血管系统疾病且导致下肢麻木、乏力甚至瘫痪。对矮小畸形造成的心理障碍提供心理咨询及辅导。普通患者寿命一般正常，但易患心血管系统疾病，是25～54岁年龄段的患者常见死亡原因。

【遗传咨询与产前诊断】

1. 遗传咨询　该病属常染色体显性遗传，但80%的病例属基因新生变异，故患者同胞兄弟姐妹患病风险较低；如父母一方为该病患者，其胎儿发病风险为50%，需要做产前诊断。

2. 产前诊断

（1）超声诊断　该病患儿一般四肢长骨短小，可以在妊娠中、后期通过超声检查进行患儿诊断；部分ACH胎儿妊娠期骨骼变化不明显，可能会被漏诊。

（2）基因诊断　超声诊断提示为软骨发育不全的胎儿，可通过羊膜腔穿刺、羊水细胞培养或绒毛细胞基因组DNA的 *FGFR3* 基因变异鉴定进一步确诊；对有家族史的高危胎儿建议在妊娠11～13周或16～22周进行胎儿产前基因诊断。

（3）鉴别诊断　本病患儿应与其他类型侏儒症如软骨发育低下、致死型发育不良、异形性发育不良、假性软骨发育不全、多发性脊椎骨骺发育不良和干骺端发育不良等加以鉴别。

（李　闪　赵秀丽）

## 二、Ⅰ型、Ⅲ型和Ⅳ型成骨不全症

成骨不全症（osteogenesis imperfecta，OI），又名"脆骨病"，是由Ⅰ型胶原蛋白（collagen type Ⅰ，COL1）结构异常，数量不足或翻译后修饰和折叠错误导致的一类结缔组织病。该病主要临床特征为骨变脆，轻微外伤和非外伤导致多发性骨折，骨骼畸形，蓝/灰巩膜，牙本质发育不全，成年进行性听力衰减和身材矮小等。遗传异质性和表现度不一致性是该病的重要特征，Ⅱ型（OI2）通常在围生期死亡；Ⅰ型（OI1）症状最轻，多无骨骼畸形；Ⅲ型（OI3）骨折次数较多，骨骼严重变形；Ⅳ型（OI4）较Ⅲ型症状较轻，骨骼有变形但不严重。Ekman在1788年首次对该病进行了综合研究，国内亦有不少相关报道。OI男女发病率相等，各型发病率一般为1/40 000 ~ 1/20 000[61, 62]。

【临床表现特征】

1. OI1型　为常染色体显性遗传。有轻中度骨脆性增加、蓝巩膜及听力丧失三联征表现。牙齿发育情况各异，可为正常，乳光牙，牙本质发育不良等。常见三角形面，颞部突出，上颌发育不全而下颌相对突出。蓝色巩膜为其典型特征，程度因家族各异，同一家族患者巩膜颜色一致。患者通常在20 ~ 30岁之间出现传导性耳聋，随年龄变化而发展为混合性或神经性耳聋。患者身高和体重基本正常，骨折发生时间和频率在不同家庭中及同一家庭的不同个体间不尽相同，部分患者骨折愈合较快。部分患者可有脑室扩大，枕骨大孔狭小，非进展性主动脉根部扩大及无症状性二尖瓣脱垂等症状。

2. OI3型　患者一般足月出生，体重、生长接近正常，但随年龄增长形成矮小身材。头颅不对称增大，额颞部隆起呈三角形面型。超过50%患儿出生时即有骨折，1 ~ 2岁时多处骨折，常见躯干变短及严重脊柱后凸。约1/4患儿在1年内死亡，死亡原因与严重骨脆性、脊柱畸形、心肺衰竭有关。出生时可有蓝色巩膜，但多在1岁左右消失，新生儿X线检查可见干骺端增宽，骨干成角畸形。头部CT可见脑室广泛扩张和皮质萎缩，超声心动图可发现二尖瓣脱垂，但多无临床症状。该型散发病例较多。

3. OI4型　患者面部特征与Ⅰ型患者相似，巩膜颜色与Ⅲ型相同。成年患者30%发生听力损害，听力受损比例明显低于Ⅰ型患者，关节活动幅度增加，关节脱位及疝气与Ⅰ型表现相似。Ⅳ型患者骨脆性较严重，有乳光牙，多数患儿出生时有骨折，儿童期骨折频率最高，青春期后明显下降。Sillence等[63]指出该型患者骨骼畸形呈进行性发展，因而部分病例难与Ⅲ型区分。Ⅳ型患者牙齿异常明显多于Ⅰ型，而且一旦出现，则是一个家庭中较恒定的标志，因此当其他临床症状较轻时，在一个家庭中出现的特征性牙齿异常有助于诊断。

【遗传方式与相关致病基因】

1. 遗传方式　*COL1A1*及*COL1A2*基因变异相关OI遗传方式多为常染色体显性，少数患者为常染色体隐性[63-68]。

2. 致病基因[64, 67, 69]　OI1 ~ OI4型患者多为Ⅰ型胶原编码基因*COL1A1*基因和*COL1A2*基因变异导致。*COL1A1*基因和*COL1A2*基因的缺失变异、移码变异和剪切变异，常导致前胶原α1（Ⅰ）或α2（Ⅰ）的合成减少，结缔组织中胶原量尤其是Ⅰ型胶原含量下降；Ⅰ型胶原是骨骼、皮肤、巩膜及牙本质等组织的主要胶原成分，因而患者相应部位明显异常。OI1主要因Ⅰ型胶原蛋白的数量减少引起，而OI2 ~ OI4型则为Ⅰ型胶原蛋白结构和质量异常所致。部分OI3 ~ OI4型是由于非胶原编码基因纯合或复合杂合变异所致，根据患病的严重程度分别归到OI3或OI4型。

【实验室与辅助检查】

1. 超声检查　四肢骨自妊娠27天开始发育，第9周指、趾发育基本完成。超声检查可在妊娠13.5周发现胎儿股骨形态异常。

（1）OI2型患者畸形严重，其超声表现包括普遍性骨化不良，特别是颅骨；长骨、肋骨和脊柱多发骨折；胸廓狭窄、四肢短小（以股骨为著）；此外，可见因骨折而导致骨增粗、弯曲、成

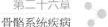

角，偶发羊水过多。

（2）OI3型的超声特征与OI2型相似，但变形稍轻。一般认为在妊娠17～18周超声检查应能发现异常。

2. 放射学检查　胎儿X线检查显示全身性骨化不良、股骨变短或长骨成角等改变，骨密度测定显示患儿骨钙含量下降。

3. 基因诊断

（1）收集患者外周血，羊水及绒毛组织细胞培养或胎儿皮肤活检取材，提取胎儿基因组DNA，通过DNA测序进行胎儿基因变异鉴定；对于测序未能明确致病变异的患者，可做皮肤成纤维细胞前胶原分析，了解胶原缺陷。

（2）对于有家族史的患者，根据已经明确的先证者致病变异，鉴定胎儿基因型。产前诊断根据先证者致病变异类型而选择适宜方法，如单个核苷酸的变异多采用PCR-Sanger DNA测序、限制性片段长度多态性分析（RFLP）、高分辨熔解曲线（HRM）等，大片段缺失或重复变异则应用MLPA或荧光定量PCR鉴定。如果胎儿为散发病例，则一般采用OI候选基因的高通量测序联合Sanger测序方法鉴定致病变异。

【诊断标准】

1. 临床骨骼异常（见上）。

2. 致病基因变异阳性，结合胎儿前胶原合成分析。

【治疗与预防】

Ⅱ型OI多为致死性，无法治疗，做好产前诊断可有效预防患儿出生。Ⅲ型或Ⅳ型OI临床表现异质性强，治疗根据临床表现而定。

1. 针对该病患者骨脆性大的特征，应避免剧烈活动以减少或防止骨折发生。

2. 针对无骨骼变形者，采用药物疗法。使用过氟化物、维生素C、降钙素治疗，以降钙素的疗效较为显著。目前，临床主要采用二磷酸盐治疗。

3. 针对骨骼严重变形的患者采用外科手术，在长骨髓腔内置入髓内钉，矫正变形骨骼，增加骨骼强度。

4. 针对骨折的处理方法。根据骨折部位、骨折程度，按骨折治疗原则处理。因骨皮质薄、骨质松脆，影响内固定强度，多采用手法复位、牵引或石膏固定等保守治疗。对于陈旧性骨折、畸形愈合者，如畸形严重，应行截骨手术矫正。

5. OI并发症治疗。心瓣膜损害者，可行瓣膜置换术；耳聋患者可行镫骨切除术治疗。

【遗传咨询与产前诊断】

1. 遗传咨询　绝大多数Ⅰ型、Ⅲ型和Ⅳ型的OI病例在家系中呈常染色体显性遗传，患者与正常人婚配，生育患儿的概率为50%。散发病例多为新生变异、生殖腺嵌合体或常染色体隐性遗传。如果是新生变异所致，患儿父母再生患儿风险很小；如果患儿父母一方为生殖腺嵌合体，再生患儿风险较高，但<50%；如果是常染色体隐性遗传，患儿父母再生患儿概率为25%。

2. 发病风险的分析

（1）如果夫妻双方一方为Ⅲ型或Ⅳ型患者，且为*COL1A1*基因或*COL1A2*基因变异体时，后代有50%患病概率。

（2）如果夫妻双方均为*COL1A1*基因或*COL1A2*基因变异的OI患者时，他们所生子女理论发病概率为75%。但是，当胎儿同时携带两个变异时，可能会使胚胎致死，造成流产或死产（25%），活产婴儿的患病率为2/3。

（3）夫妻双方均非OI患者且无*COL1A1*基因或*COL1A2*基因变异，如果已有一个OI患儿，再生OI患者的风险与群体发病率相似（先证者变异为新生变异）；如果患儿父母之一为生殖腺嵌合体，再生患儿风险高于群体风险。

3. 产前诊断　产前诊断主要依靠超声检查、放射学检查、羊水及绒毛遗传学分析。

（1）超声检查　Shapiro提出OI的产前诊断措施，包括17.5周超声检查，21周X线检查。在实际临床工作中，一般妊娠18周左右通过超声检查可发现部分OI胎儿股骨变短，骨化不良，长骨成角及肢体弯曲畸形等表现。羊水细胞前胶原合成分析及胎儿皮肤超微结构分析也可以用于产前诊断。

（2）放射学检查　显示脊柱、肋骨、四肢长骨缺少骨化，股骨变短或长骨成角。骨密度测定显示患儿骨钙含量下降。

（3）基因诊断　如果家系中已经存在OI患者，根据在先证者OI致病变异完成产前基因诊断。具体来说，采集绒毛（11~13周）、羊水（16~22周）或脐血（≥23周），提取基因组DNA，通过PCR扩增和Sanger测序的方法进行胎儿基因型鉴定。胎儿与父母的遗传标记连锁分析可进一步加强诊断的准确性，并防止母血污染。

（4）羊水细胞及绒毛细胞培养　通过对胎儿羊水细胞或皮肤成纤维细胞的胶原分析，了解胶原尤其是Ⅰ型前胶原Pro-α1或Pro-α2异常。基于明确诊断的一代测序验证或连锁分析可用于产前基因诊断。

（5）胎儿皮肤活检　取胎儿皮肤行超微结构分析，了解胶原结构缺陷以助诊断及分型。

（李璐璐　赵秀丽）

## 三、Ellis-van Creveld综合征

Ellis-van Creveld综合征（Ellis-van Creveld syndrome，EVC）又称为软骨外胚层发育不良症及中外胚层发育不良症，以软骨发育不良、外胚层发育异常、多指（趾）畸形为三大主征，遗传方式为常染色体隐性。本病由McIntosh于1933年首次报道，1940年Ellis和Van Creveld对该病症状进行了详细的描述，故命名为Ellis-van Creveld综合征[70, 71]。新生儿发病率约为7/1 000 000，在美国宾夕法尼亚州兰开斯特的阿米什人近亲婚配隔离人群中甚至高达5/1 000[70, 71]。

【临床表型特征】

外胚层发育不良为本病主要表现，包括牙齿、指（趾）甲发育不良或缺如、毛发稀少或无毛，常伴随多个器官受累，个体间临床表现差异较大。患者呈现身材矮小、短肢、短肋，身体比例失常，部分患儿上唇与牙龈融合；常伴有多指（趾）及并指（趾）畸形；有60%的患者有先天性心脏缺陷，主要表现为房间隔缺损或房室隔缺损及单心房。

【遗传方式与相关致病基因】

1. 遗传方式　表现为常染色体隐性遗传。

2. 致病基因　该病致病基因为 *EVC* 和 *EVC2*[72-74]。两个基因紧密相邻，都位于4p16，共享一个启动子区域，以头对头（head-to-head）结构排列，两个基因的转录起始点相距2 624bp。*EVC* 基因共21个外显子，全长120kb，编码992个氨基酸。EVC蛋白具有3个结构域、3个核定位信号、1个跨膜域、1个亮氨酸拉链。*EVC2* 基因有22个外显子，结构域包括1个跨膜区、3个螺旋式卷曲区及1个Rho　GEF区。EVC2蛋白与IX型非肌肉肌球蛋白的尾端结构域有很高的序列相似性。*EVC* 基因和 *EVC2* 基因无同源性，二者任何一个发生变异都会导致EVC综合征，在临床表型上没有区别。该病致病机制仍不清楚。部分EVC患者非 *EVC* 和 *EVC2* 基因变异致病，提示该病具有一定遗传异质性。

*EVC* 和 *EVC2* 基因变异也可能导致Weyers颅面骨发育不全（Weyers acrofacial dysostosis，WAD）。WAD与EVC综合征临床症状极为相似，与EVC相比，WAD患者呈常染色体显性遗传，症状较轻，一般不出现心脏损害。

【实验室与辅助检查】

1. 针对EVC的临床特征进行检查

（1）超声检查　从妊娠18周开始，胎儿超声影像检查即可见异常[75]。超声指征包括：胸廓狭小，长骨严重短小，多指（趾）畸形，心脏异常。此外，孕早期NT增厚也被发现与ECV相关。

（2）放射学检查　患者表现为骨成熟障碍，腕关节钩骨和头状骨融合，胫骨近端基底缺陷，肘外翻，尺骨发育不全，第5指弯曲，跖骨或趾骨异常。

（3）心脏超声　检查心脏结构畸形。

2. 基因检测　一代或高通量测序，检测 *EVC* 基因和 *EVC2* 基因有无致病性变异。

【诊断标准】

EVC的临床症状表现在全身多个系统，诊断时需要综合考虑。

1. 软骨发育不全是最主要的症状，患者四肢短小，肱骨、股骨常呈弯曲状，膝外翻，胫骨干近端变粗，躯干多正常，呈短肢性侏儒。

2. 掌骨融合及多指（趾）畸形，多指畸形较为普遍，而足部多趾畸形者仅占本征患者总数的1/3。

3. 外胚层发育不良。患者表现为指（趾）甲薄而有皱纹，牙齿发育不良或缺如，鞍鼻、口唇外翻。毛发稀少或无毛，特别是眉毛和阴毛细而稀。皮肤干燥，皮脂腺缺如，泪腺、唾液腺均受损而分泌减少。

4. 50%～60%的病例合并有先天性心脏病，以大的房间隔缺损或单心房多见。

【治疗与预后】

本病尚无特殊治疗方法，以对症治疗为主，需要多学科参与，不同年龄阶段采用相应的治疗方案。

1. 新生儿时期常需要缓解因胸腔狭窄和心脏异常导致的呼吸窘迫。

2. 青少年时期需进行随访，此类患者身材矮小一般是由于腿部的软骨发育不全导致，生长激素对本病治疗无效[75]。

3. 对骨骼异常需要定期的骨科随访，对于EVC综合征中膝外翻及肢体短小畸形宜在骨骺接近闭合时用外固定器治疗，行胫骨近端干骺端截骨，使胫骨延长和膝外翻矫形；正畸-外科-修复术矫正颅面形态和牙齿缺损，以满足患者正常功能和美观效果[75]。

【遗传咨询与产前诊断】

1. 遗传咨询　本病为常染色体隐性遗传，若患者父母双方为杂合变异携带者，其后代再发风险为25%。

2. 产前诊断

（1）超声诊断　胎儿镜和超声检查是EVC产前诊断的主要方法，特别是对于首胎病例，18周胎儿的影像学检查即可见异常，包括长骨短小、短指（趾）、多指（趾）畸形、胸廓狭小、心脏缺损等症状[76]。

（2）基因诊断　对于患者家系再次妊娠，产前诊断应首选基因诊断。通过检测先证者*EVC/EVC2*基因发现致病变异。患者母亲再次妊娠时进行绒毛活检或羊膜腔穿刺以获取胎儿DNA，针对变异位点确定胎儿的基因型。若胎儿携带与先证者相同的2个致病变异时，提示是患者，应在知情的情况下，由其父母决定是否继续妊娠。

（杨　涛　赵秀丽）

## 四、肢中部与肢根发育不良

肢中部与肢根发育不良（mesomelic and rhizo-mesomelic dysplasia）是一大类罕见的疾病，以矮小、肢中部短小、腕部异常（桡骨、尺骨及腕骨排列异常——通常在女性患者中更严重也更常见）为特征。主要包括软骨骨生成障碍（Leri-Weill dyschondrosteosis）、Lange型软骨骨生成障碍（homozygous dyschondrosteosis, Lange type）、肩发育不全（omodysplasia）、Robinow综合征（Robinow syndrome, recessive type和Robinow syndrome, dominant type）、肢中型骨发育不良等疾病。这里主要介绍肢中型骨发育不良和Robinow综合征。肢中型骨发育不良（mesomelic dysplasia）是一种罕见的骨骼系统疾病，类型较多，目前至少分为5种：Kantaputra型、Nievergel型、Kozlowski-Reardon型、Verloes-David-Pfeiffer型和Savarirayan型[77-80]。

【临床表型特征】

1. 肢中型骨发育不良

（1）Kantaputra型（mesomelic dysplasia, Kantaputra type, MMDK）　MMDK是一种罕见的常染色体显性骨骼疾病，其特征在于上下肢对称显著缩短。尺骨短小，桡骨弯曲。肱骨远端呈哑铃状，手部相对正常，但指间近端关节进行性挛缩屈曲。下肢的脚尖着地，足底跖屈并向后，导致像芭蕾舞演员一样的站姿。腓骨远端向前隆起是该综合征的特征表现。此外该综合征患者还具有跟骨短小或缺失、腓骨和距骨短小、跟腓骨性结合、胫骨骨性结节与腓骨近端连接的表现[81]。

（2）Nievergelt型（mesomelic dysplasia, Nievergelt type）　Nievergelt型的特征在于桡骨、尺骨、胫骨和腓骨的特定畸形，比如桡尺骨关节粘连、胫骨和腓骨呈典型菱形形状[82]。

（3）Kozlowski-Reardon型（mesomelic dysplasia, Kozlowski-Reardon type）　1993年Reardon等

人报道了一对兄妹（巴基斯坦），发现一种新的肢中骨缩短形式，且伴有皮肤凹陷、节后神经萎缩、下颌发育不全、腭裂等。姐姐在出生后几小时死于心肺呼吸骤停，弟弟活到了4岁[78]。

（4）Verloes-David-Pfeiffer型（mesomelic dysplasia with acral synosto，Verloes-David-Pfeiffer type）　身材矮小，脚踝、膝盖和肘部骨骼有严重变化。该病患者的骨骼畸形主要包括：第3～5掌骨/跖骨短小，受累掌骨/跖骨融合；融合的第2～5掌骨/跖骨与对应的腕骨/跗骨连接；腕骨近端融合和轻度椎体异常[79]。

（5）Savarirayan型（mesomelic dysplasia Savarirayan，MMDS）　身材矮小、头部前囟门闭合延迟、胸部发育不良、腓骨缺失和严重发育不全的三角形胫骨。上肢肢中部中度缩短，尺骨近端变宽，指骨、跖骨正常。其他骨骼异常包括骨盆异常和双侧肩胛盂发育不全等[82]。

2. Robinow综合征（Robinow syndrome，recessive type和Robinow syndrome，dominant type）　1969年，该病由Robinow及其同事首先描述，是一种表现为先天骨骼发育异常、脊椎异常（半椎体，hemivertebrae）、生殖器官发育不良以及特殊的像胎儿一样的脸部外观（fetal faces）的综合征，后定名为Robinow综合征[83]。

【遗传方式与相关致病基因】

1. 肢中型骨发育不良

（1）Kantaputra型　常染色体显性遗传，疑似HOXD基因簇重复致病[84]。

（2）Nievergelt型　常染色体显性遗传，致病基因尚不清楚。

（3）Kozlowski-Reardon型　常染色体隐性遗传，致病基因尚不清楚。

（4）Verloes-David-Pfeiffer型　常染色体显传，疑似SULF1基因和SLCO5A1基因的缺失所致[85]。

（5）Savarirayan型　常染色体显性遗传，6p22.3发生缺失导致[86]。

2. Robinow综合征

（1）常染色体隐性遗传，致病基因为ROR2[87]。

（2）常染色体显性遗传，致病基因为WNT5A和DVL1[88]。

【实验室与辅助检查】

该病主要是根据临床表现来诊断。

1. 肢中型骨发育不良

（1）Kantaputra型　肢体缩短，尺骨严重缩短，胫骨缩短，腓骨缩短；跟骨和距骨畸形，胫骨距骨融合；双手异常，腕骨关节异常，但掌骨和指骨正常。

（2）Nievergelt型　身材矮小，肢中骨短小；面容正常；小腿中肢畸形，胫腓骨呈菱形，腓骨相对过度生长，桡尺关节异常，桡骨头半脱位；马蹄内翻足，跗骨骨性融合，跖骨接合；小腿内侧和外侧有凹陷；智力正常。

（3）Kozlowski-Reardon型　肢中骨缩短，皮肤凹陷，下颌发育不全，腭裂等。

（4）Verloes-David-Pfeiffer型　身材矮小，上眼睑下垂，鼻子形状像鸟喙，软腭发育不良；肾积水；关节受限；肢体缩短，椎体轻度异常，腕骨近端部分融合；脚短且窄，踝关节功能不良；说话鼻音严重。

（5）Savarirayan型　身材矮小，髋关节脱位，髋臼发育不良；中肢短缩（下肢大于上肢），尺骨近端加宽，桡骨头脱位，胫骨发育不全，胫骨呈三角状或椭圆状，腓骨缺失；手部正常，足部马蹄外翻足；发育迟缓。

2. Robinow综合征

（1）常染色体隐性遗传的Robinow综合征，在骨骼异常的特征包括：手臂（尤其是前臂）及大腿的长骨缩短、手指及脚趾异常（短指症，brachydactyly）、楔形的脊椎骨（半椎体，hemivertebrae）而导致脊椎的弯曲变形（脊柱后凸，kyphoscoliosis），以及肋骨缺损或融合及身材矮小。

（2）常染色体显性遗传Robinow综合征临床特征通常与隐性遗传病例相似，但表现较轻。脊椎及肋骨异常在常染色体显性遗传的患者身上较少发生。

【诊断标准】

1. 肢中型骨发育不良

肢中骨发育不良、明显缩短，身材矮小。根据不同的临床症状又可分为5种类型，其中肢体缩短、双手形状异常的为Kantaputra型；身材矮小、面容正常、桡骨头半脱位、马蹄内翻足的为Nievergelt型；神经萎缩、下颌发育不全、腭裂的为Kozlowski-Reardon型；身材矮小、上眼睑下垂、鼻子形状像鸟喙、关节受限、脚短且窄、踝关节功能不良、说话鼻音严重的为Verloes-David-Pfeiffer型；智力异常、髋关节脱位的为Savarirayan型。

2. Robinow综合征

（1）隐性遗传　身材矮小（通常小于两个标准差或以下），显著缩短的手臂，桡骨脱臼，如帐篷般噘起的上嘴唇，致死率为10%。

（2）显性遗传　身材轻度矮小或正常，手臂稍微缩短，无桡骨脱臼，上嘴唇正常。

【治疗与预后】

1. 生长激素治疗　针对身材矮小的表现，可给予一定剂量的生长激素来进行治疗。目前国内外尚无统一治疗标准。建议每晚睡前皮下注射GH，制定个体化的治疗剂量，不能绝对化或照搬小样本试验的结果。有研究结果证明，GH的用量为0.37mg/（kg·w）［1mg=3U，0.37mg/（kg·w）≈0.16U/（kg·d）］的患儿比0.24mg/（kg·w）者增长更显著，身高增长与药物剂量可能存在剂量依赖性。我国学者推荐GH的剂量为0.15U/（kg·d）或1.0U/（kg·w），疗程至少6个月，最好为2年。有研究表明青春期使用大剂量GH［如6U/（m²·d）］，虽在短期内可以显著增高，但无法预计骨成熟速度并且容易导致青春期过早启动。临床上，推荐最佳的GH剂量为0.37mg/（kg·w），既可以最大程度获得身高增益，又不会导致儿童的青春期发育和骨成熟的提前。

2. 手术治疗　对于存在骨融合病例，可采取外科手术治疗。膝内翻严重时可做胫骨截骨纠正。近年来许多学者开始研究胫骨延长手术。常用的手术方法有胫骨上端骨骺切开延长，骨骺下截骨延长以及干骺端截骨延长等。

3. 其他治疗依病变而定　在髋关节产生关节炎与退行性变化时，关节成形术是唯一合理的手术。在早期髋内翻出现时，做外展截骨术纠正关节负重关系，可推迟关节退化病变。骨骺发育不良伴有无菌坏死时，可通过下肢牵引、理疗减少病痛。膝、踝关节内翻时，应做截骨（骨骺上截

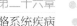

骨）纠正负重线。但是由于疾病变化并未消失，畸形仍会再度出现，往往在3~4年之后又需再做手术矫正。手指活动减退时，行软组织松解术来增加手指的伸屈度与握力。

对于先天性足内翻者，早期可以施行手法整复和悬吊法，以改善足功能。对于踝部骨折可按不同的症状类型，施行手法整复或手术，再加之石膏固定，可同时配合中药强筋健骨以利骨折恢复。

【遗传咨询与产前诊断】

1. 遗传咨询　肢中型骨发育不良分型多部分，部分患者的致病基因尚未明确，只能根据遗传方式和患者临床表现给患儿家庭提供遗传咨询和优生指导。Robinow综合征的两种类型遗传方式不同，致病基因较明确，可根据遗传方式和致病基因提供遗传咨询和产前基因诊断。常染色体隐性遗传患儿的父母再生患儿的风险为25%，常染色体显性遗传患儿一般为散发病例，父母再生患儿的风险较低。具体策略如下：

（1）确定咨询者家系中肢中型骨发育不良的临床诊断，建立遗传咨询档案。

（2）绘制咨询者的家系图谱。

（3）对先证者进行相关致病基因检测，明确其致病性变异位点。如果是肢中型骨发育不良，则需要分型。Kantaputra型是*HOXD*基因簇的重复致病；Verloes-David-Pfeiffer型是*SULF1*基因和*SLCO5A1*基因的杂合缺失致病；Savarirayan型是6p22.3发生缺失致病。如果是Robinow综合征，需要明确是否为常染色体隐性遗传的*ROR2*基因变异所致或者常染色体显性遗传的*WNT5A*基因变异所致。

2. 产前诊断

（1）明确先证者的临床表型和基因致病性变异位点。

（2）在妊娠11~13周进行绒毛活检或16~22周羊膜腔穿刺抽取羊水进行胎儿基因检测。

（3）如果为Nievergelt型和Kozlowski-Reardon型，应进行包括超声评估、胎儿镜检查、绒毛活检或羊膜腔穿刺获取胎儿DNA进行分子遗传学分析在内的产前检查，发现异常并明确诊断后，由胎儿父母决定是否终止妊娠。

（4）对于进行产前基因诊断后出生的新生儿，应进行随访和记录。

（赵飞跃　赵秀丽）

参考文献

[1] Bonafe L, Cormier-Daire V, Hall C, et al. Nosology and classification of genetic skeletal disorders: 2015 revision [J]. Am J Med Genet A, 2015, 167A: 2869-2892.

[2] 中国医师协会超声医师分会. 产前超声检查指南(2012) [J]. 中华医学超声杂志, 2012, 9: 574-580.

[3] Geister KA, Camper SA. Advances in skeletal dysplasia genetics [J]. Annu Rev Genomics Hum Genet, 2015, 16: 199-227.

[4] Marini JC, Forlino A, Cabral WA, et al. Consortium for osteogenesis imperfecta mutations in the helical domain of type I collagen: regions rich in lethal mutations align with collagen binding sites for integrins and proteoglycans [J]. Hum Mutat, 2007, 28: 209-221.

[5] Morello R. Osteogenesis imperfecta and therapeutics [J]. Matrix Biol, 2018, 71-72: 294-312.

[6] Kölble N, Sobetzko D, Ersch J, et al. Diagnosis of skeletal dysplasia by multidisciplinary assessment: a report of two cases of thanatophoric dysplasia [J]. Ultrasound Obstet Gynecol, 2002, 19: 92-98.

[7] Soo-Kyeong J, Lee N, Bae MH, et al. Chylous Ascites in an infant with thanatophoric dysplasia type I with FGFR3 mutation surviving five months [J]. Fetal Pediatr Pathol, 2018, 37: 363-371.

[8] 罗文娟, 石慧莹, 丁宏军. 胎儿致死性侏儒的产前超声诊断体会 [J]. 中国保健营养(中旬刊), 2012, 8: 280-281.

[9] 陆国辉. 产前遗传病诊断 [M]. 广州: 广东科技出版社, 2002.

[10] Gerihäuser H, Schuster C, Immervoll H, et al. Prenatal diagnosis of thanatophoric dwarfism [J]. Ultraschall Med, 1992, 13: 41-45.

[11] Tavormina PL, Shiang R, Thompson LM, et al. Thanatophoric dysplasia (types I and II) caused by distinct mutations in fibroblast growth factor receptor 3 [J]. Nat Genet, 1995, 9: 321.

[12] Wilcox WR, Tavormina PL, Krakow D, et al. Molecular, radiologic, and histopathologic correlations in thanatophoric dysplasia [J]. Am J Med Genet, 1998, 78: 274-281.

[13] 李胜利. 胎儿畸形产前超声诊断学 [M]. 北京: 人民军医出版社, 2004.

[14] 陈庆森, 胡善时, 徐德永. 致死性侏儒一例 [J]. 中华放射学杂志, 2001, 35: 318.

[15] Chen CP, Chang TY, Lin TW, et al. Prenatal diagnosis of hydrancephaly and enlarged cerebellum and cisterna magna in a fetus with thanatophoric dysplasia type II and a review of prenatal diagnosis of brain anomalies associated with thanatophoric dysplasia [J]. Taiwan J Obstet Gynecol. 2018, 57: 119-122.

[16] Forlino A, Cabral WA, Barnes AM, et al. New perspectives on osteogenesis imperfect [J]. Nat Rev Endocrinol, 2011, 7: 540-557.

[17] Cundy T. Recent advances in osteogenesis imperfect [J]. Calcif Tissue Int, 2012, 90: 439-449.

[18] Marini JC, Forlino A, Bächinger HP, et al. Osteogenesis imperfect [J]. Nat Rev Dis Primers. 2017, 3: 17052.

[19] Li L, Mao B, Li S, et al. Genotypic and phenotypic characterization of Chinese patients with osteogenesis imperfecta [J]. Hum Mutat, 2019, 40: 588-600.

[20] Forlino A, Marini JC. Osteogenesis imperfect [J]. Lancet, 2016, 387: 1657-1671.

[21] Van Dijk FS, Sillence DO. Osteogenesis imperfecta: clinical diagnosis, nomenclature and severity assessment [J]. Am J Med Genet A, 2014, 164A: 1470-1481.

[22] Morello R, Bertin TK, Chen Y, et al. CRTAP is required for prolyl 3-hydroxylation and mutations cause recessive osteogenesis imperfect [J]. Cell, 2006, 127: 291-304.

[23] Bondioni MP, Pazzaglia UE, Izzi C, et al. Comparative X-ray morphometry of prenatal osteogenesis imperfecta type 2 and thanatophoric dysplasia: a contribution to prenatal differential diagnosis [J]. Radiol Med, 2017, 122: 880-891.

[24] Andersen PE Jr, Hauge M. Congenital generalised bone dysplasias: a clinical, radiological, and epidemiological survey [J]. J Med Genet, 1989, 26: 37-44.

[25] Aterman K, Welch JP, Taylor PG. Presumed homozygous achondroplasia. a review and report of a further

case [J]. Pathol Res Pract, 1983, 178: 27–39.

[26] Chang IJ, Sun A, Bouchard ML, et al. Novel phenotype of achondroplasia due to biallelic FGFR3 pathogenic variants [J]. Am J Med Genet A，2018, 176: 1675–1679.

[27] Cohn S, Weinberg A. Identical hydrocephalic achondroplastic twins; subsequent delivery of single sibling with same abnormalities [J]. Am J Obstet Gynecol, 1956, 72: 1346–1348.

[28] Dodinval P, Le Marec B. Genetic counselling in unexpected familial recurrence of achondroplasia [J]. Am J Med Genet, 1987, 28: 949–954.

[29] Krehbiel EL. An estimation of the cumulative mutation rate for sex–linked lethals in man which produce fetal deaths [J]. Am J Hum Genet, 1966, 18: 127–143.

[30] Bellus GA, Escallon CS, Ortiz de Luna R, et al. First–trimester prenatal diagnosis in couple at risk for homozygous achondroplasia [J]. Lancet, 1994, 344: 1511–1512.

[31] Elejalde BR, de Elejalde MMD, Hamilton PR, et al. Prenatal diagnosis in two pregnancies of an achondroplastic woman [J]. Am J Med Genet, 1993, 15: 437–439.

[32] Jain V, Sen B. Campomelic dysplasia [J]. J Pediatr Orthop B. 2014, 23: 485–488.

[33] Sock E, Pagon RA, Keymolen K, et al. Loss of DNA–dependent dimerization of the transcription factor SOX9 as a cause for campomelic dysplasia [J]. Hum Mol Genet, 2003, 12: 1439–1447.

[34] Smyk M, Obersztyn E, Nowakowska B, et al. Recurrent SOX9 deletion campomelic dysplasia due to somatic mosaicism in the father [J]. Am J Med Genet A, 2007, 143A: 866–870.

[35] Bell DM, Leung KK, Wheatley SC, et al. SOX9 directly regulates the type–II collagen gene [J]. Nat Genet, 1997, 16: 174–178.

[36] Qin Y, Bishop CE. SOX9 is sufficient for functional testis development producing fertile male mice in the absence of Sry [J]. Hum Mol Genet, 2005, 14: 1221–1229.

[37] Schafer AJ, Foster JW, Kwok C, et al. Campomelic dysplasia with XY sex reversal: diverse phenotypes resulting from mutations in a single gene [J]. Ann N Y Acad Sci, 1996, 785: 137–149.

[38] Gentilin B, Forzano F, Bedeschi MF, et al. Phenotype of five cases of prenatally diagnosed campomelic dysplasia harboring novel mutations of the SOX9 gene [J]. Ultrasound Obstet Gynecol, 2010, 36: 315–323.

[39] Mansour S, Hall CM, Pembrey ME, et al. A clinical and genetic study of campomelic dysplasia [J]. J Med Genet, 1995, 32: 415–420.

[40] Michel–Calemard L, Lesca G, Morel Y, et al. Campomelic acampomelic dysplasia presenting with increased nuchal translucency in the first trimester [J]. Prenat Diagn, 2004, 24: 519–523.

[41] Olney PN, Kean LS, Graham D. Campomelic syndrome and deletion of SOX9 [J]. Am J Med Genet, 1999, 84: 20–24.

[42] Eleftheriades M, Iavazzo C, Manolakos E, et al. Recurrent short rib polydactyly syndrome [J]. J Obstet Gynaecol, 2013, 33: 14–16.

[43] Yang SS, Jr LL, Cacciarelli A, et al. Three conditions in neonatal asphyxiating thoracic dysplasia (Jeune) and short rib–polydactyly syndrome spectrum: a clinicopathologic study [J]. Am J Med Genet, Suppl, 1987, 3:

191-207.

[44] 黄林环, 方群, 杨智云, 等. 胎儿短肋-多指综合征二例 [J]. 中华医学杂志, 2007, 87: 2087-2088.

[45] Rix S, Calmont A, Scambler PJ, et al. An Ift80 mouse model of short rib polydactyly syndromes shows defects in hedgehog signalling without loss or malformation of cilia [J]. Hum Mol Genet, 2011, 20: 1314-1316.

[46] 杨智云, 刘春玲, 方群. 短肋-多指综合征 [J]. 临床放射学杂志, 2006, 25: 268.

[47] Chen CP, Ko TM, Chang TY, et al. Prenatal diagnosis of short-rib polydactyly syndrome type Ⅲ or short-rib thoracic dysplasia 3 with or without polydactyly (SRTD3) associated with compound heterozygous mutations in DYNC2H1 in a fetus [J]. Taiwan J Obstet Gynecol, 2018, 57: 123-127.

[48] Viora E, Sciarrone A, Bastonero S, et al. Three-dimensional ultrasound evaluation of short-rib polydactyly syndrome type Ⅱ in the second trimester: a case report [J]. Ultrasound Obstet Gynecol, 2010, 19: 88-91.

[49] Ho NC, Francomano CA, Margot VA. Jeune asphyxiating thoracic dystrophy and short-rib polydactyly type III (Verma-Naumoff) are variants of the same disorder [J]. Am J Med Genet, 2000, 90: 310-314.

[50] Meizner I, Bar-Ziv J. Prenatal ultrasonic diagnosis of short-rib polydactyly syndrome (srps) type Ⅲ: a case report and a proposed approach to the diagnosis of srps and related conditions [J]. J Clin Ultrasound, 1985, 13: 284-287.

[51] Mcinerneyleo AM, Schmidts M, Cortnd, R, et al. Short-rib polydactyly and Jeune syndromes are caused by mutations in WDR60 [J]. Am J Hum Genet, 2013, 93: 515-523.

[52] Ornitz DM, Legeai-Mallet L. Achondroplasia: development, pathogenesis, and therapy [J]. Dev Dyn, 2017, 246: 291-309.

[53] Pauli RM. Achondroplasia: a comprehensive clinical review [J]. Orphanet J Rare Dis, 2019, 14: 1.

[54] Horton WA, Hall JG, Hecht JT. Achondroplasia [J]. Lancet, 2007, 370: 162-172.

[55] Heuertz S, Merrer M, Zabel B, et al. Novel FGFR3 mutations creating cysteine residues in the extracellular domain of the receptor cause achondroplasia or severe forms of hypochondroplasia [J]. Eur J Hum Genet, 2006, 14: 1240-1247.

[56] Huggins MJ, Smith JR, Chun K, et al. Achondroplasia-hypochondroplasia complex in a newborn infant [J]. Am J Med Genet, 1999, 84: 396-400.

[57] Mckusick VA, Kelly TE, Dorst JP. Observations suggesting allelism of the achondroplasia and hypochondroplasia genes [J]. J Med Genet, 1973, 10: 11-16.

[58] Sommer A, Young-wee T, Frye T. Achondroplasia-hypochondroplasia complex [J]. Am J Med Genet, 1987, 26: 949-957.

[59] Stoilov I, Kilpatrick MW, Tsipouras P. A common FGFR3 gene mutation is present in achondroplasia but not in hypochondroplasia [J]. Am J Med Genet, 1995, 55: 127-133.

[60] Khalil A, Morales-Roselló J, Morlando M, et al. Widening of the femoral proximal diaphysis-metaphysis angle in fetuses with achondroplasia [J]. Ultrasound Obstet Gynecol, 2014, 44: 69-75.

[61] Lim J, Grafe I, Alexander S, et al. Genetic causes and mechanisms of osteogenesis imperfecta [J]. Bone, 2017, 102: 40-49.

[62] Shaker JL, Albert C, Fritz J, et al. Recent developments in osteogenesis imperfecta [J]. F1000Res, 2015, 4(F1000 Faculty Rev): 681.

[63] Sillence DO, Senn A, Danks DM. Genetic heterogeneity in osteogenesis imperfecta [J]. J Med Genet, 1979, 16: 101–116.

[64] Ho Duy B, Zhytnik L, Maasalu K, et al. Mutation analysis of the COL1A1 and COL1A2 genes in Vietnamese patients with osteogenesis imperfecta [J]. Hum Genomics, 2016, 10: 27.

[65] Kang H, Aryal ACS, Marini JC. Osteogenesis imperfecta: new genes reveal novel mechanisms in bone dysplasia [J]. Transl Res, 2017, 181: 27–48.

[66] Palomo T, Vilaça T, Lazaretti–Castro M. Osteogenesis imperfecta: diagnosis and treatment [J]. Curr Opin Endocrinol Diabetes Obes, 2017, 24: 381–388.

[67] Sam JE, Dharmalingam M. Osteogenesis imperfecta [J]. Indian J Endocrinol Metab, 2017, 21: 903–908.

[68] Barnes AM, Chang W, Morello R, et al. Deficiency of cartilage–associated protein in recessive lethal osteogenesis imperfecta [J]. N Engl J Med, 2006, 355: 2757–2764.

[69] Zhuang J, Tromp G, Kuivaniemi H, et al. Substitution of arginine for glycine at position 154 of the alpha 1 chain of type I collagen in a variant of osteogenesis imperfecta: comparison to previous cases with the same mutation [J]. Am J Med Genet, 1996, 61: 111–116.

[70] Mckusick VA. Ellis–van Creveld syndrome and the Amish [J]. Nat Genet, 2000, 24: 203–204.

[71] Baujat G, Le Merrer M. Ellis–van Creveld syndrome [J]. Orphanet J Rare Dis, 2007, 2: 27.

[72] Ruiz–Perez VL, Ide SE, Strom TM, et al. Mutations in a new gene in Ellis–van Creveld syndrome and Weyers acrodental dysostosis [J]. Nature Genet, 2000, 24: 283–286.

[73] Ruiz–Perez VL, Tompson SW, Blair HJ, et al. Mutations in two nonhomologous genes in a head–to–head configuration cause Ellis–van Creveld syndrome [J]. Am J Hum Genet, 2003, 72: 728–732.

[74] Galdzicka M, Patnala S, Hirshman MG, et al. A new gene, EVC2, is mutated in Ellis–van Creveld syndrome [J]. Mol Genet Metab, 2002, 77: 291–295.

[75] Arya L, Mendiratta V, Sharma RC, et al. Ellis–van Creveld syndrome: a report of two cases [J]. Pediatr Dermatol, 2001, 18: 485–489.

[76] Mahoney MJ, Hobbins JC. Prenatal diagnosis of chondroectodermal dysplasia (Ellis–van Creveld syndrome) with fetoscopy and ultrasound [J]. N Engl J Med, 1977, 297: 258–260.

[77] Kantaputra PN, Gorlin RJ, Langer LO Jr. Dominant mesomelic dysplasia, ankle, carpal, and tarsal synostosis type: a new autosomal dominant bone disorder [J]. Am J Med Genet, 1992, 44: 730–737.

[78] Reardon W, Hall CM, Slaney S, et al. Mesomelic limb shortness: a previously unreported autosomal recessive type [J]. Am J Med Genet, 1993, 47: 788–792.

[79] Pfeiffer RA, Hirschfelder H, Rott HD. Specific acromesomelia with facial and renal anomalies: a new syndrome [J]. Clin Dysmorphol, 1995, 4: 38–43.

[80] Savarirayan R, Cormier–Daire V, Curry CJ, et al. New mesomelic dysplasia with absent fibulae and triangular tibiae [J]. Am J Med Genet, 2000, 94: 59–63.

[81] Kantaputra PN. Thirteen-year-follow up report on mesomelic dysplasia, Kantaputra type (MDK), and comments on the paper of the second reported family of MDK by Shears et al [J]. Am J Med Genet A, 2004, 128A: 1-5.

[82] Nakamura M, Matsuda Y, Higo M, et al. A family with an autosomal dominant mesomelic dysplasia resembling mesomelic dysplasia Savarirayan and Nievergelt types [J]. Am J Med Genet A, 2007, 143A: 2079-2081.

[83] Sabry MA, Ismail EA, Al-Naggar RL, et al. Unusual traits associated with Robinow syndrome [J]. J Med Genet, 1997, 34: 736-740.

[84] Kantaputra PN, Klopocki E, Hennig BP, et al. Mesomelic dysplasia Kantaputra type is associated with duplications of the HOXD locus on chromosome 2q [J]. Eur J Hum Genet, 2010, 18: 1310-1314.

[85] Isidor B, Pichon O, Redon R, et al. Mesomelia-synostoses syndrome results from deletion of SULF1 and SLCO5A1 genes at 8q13 [J]. Am J Hum Genet, 2010, 87: 95-100.

[86] Flöttmann R, Wagner J, Kobus K, et al. Microdeletions on 6p22.3 are associated with mesomelic dysplasia Savarirayan type [J]. J Med Genet, 2015, 52: 476-483.

[87] Aglan M, Amr K, Ismail S, et al. Clinical and molecular characterization of seven Egyptian families with autosomal recessive robinow syndrome: identification of four novel ROR2 gene mutations [J]. Am J Med Genet A, 2016, 167A: 3054-3061.

[88] Person AD, Beiraghi S, Sieben CM, et al. WNT5A mutations in patients with autosomal dominant Robinow syndrome [J]. Dev Dyn, 2010, 239: 327-337.

责任编委：祁　鸣

# 第二十七章
## CHAPTER 27
# 结缔组织疾病

结缔组织由细胞、纤维和基质3部分组成，构成了身体几乎各个组织、器官、系统。结缔组织分布的广泛性，决定了这类疾病临床表现的多样性，它常常是多器官、多系统损伤。遗传性的结缔组织病，即由于先天性的基因缺陷使结缔组织中某种成分（如胶原、弹性蛋白或糖胺聚糖）的生物合成、运输、分泌、组装或降解发生异常而引起的疾病。本章把那些需要产前诊断或胚胎植入前遗传学检测（PGT）的典型的严重致残致死性遗传性结缔组织病予以介绍。先天性成骨不全症（osteogenesis imperfecta）参看第二十六章骨骼系统疾病，未予在本章介绍。

## 第一节　马凡综合征

马凡综合征（Marfan syndrome，MFS）是一种由于纤维素原异常导致的影响全身的结缔组织病，主要临床症状包括眼、骨骼和心血管系统的异常[1]。原纤维蛋白1基因（fibrillin 1，*FBN1*）变异是该病的主要致病原因，其遗传方式为常染色体显性遗传。*FBN1*的致病变异所导致的临床症状具有很大差异性，从MFS孤立的病变特征到严重的多器官急进性新生儿发病都有可能发生[2]。

【临床表型特征】

1. 心血管系统　超过80%的马凡综合征（MFS）患者患有严重影响健康和生存的心血管畸形。常见的心血管病变表现主要为主动脉根部扩张和二尖瓣脱垂[3]。

（1）主动脉根部扩张　主动脉根部的扩张通常在还未出生时就已经开始，可以通过新生儿超声心动图检测到。主动脉根部的直径测量是在主动脉窦，通常当主动脉根部直径达到50mm（成人）时才建议进行预防性手术，除非患者有早期动脉夹层的家族史或主动脉根部扩张异常迅速（每年0.5～1cm）。

（2）动脉瘤　主要为近端主动脉瘤（图27-1）。主动脉或腹主动脉扩张，可形成胸主动脉瘤或腹主动脉瘤。胸主动脉瘤在MFS的患者中更常见，但是腹主动脉瘤更常见于经历过近端主动脉修复的MFS患者。

（3）瓣膜异常　MFS常见多发性瓣膜异常，主要是二尖瓣的脱垂，有25%的二尖瓣脱垂患者

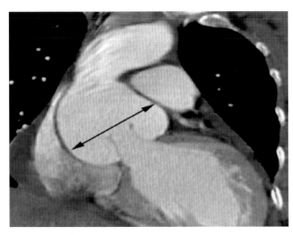

图27-1　马凡综合征的典型特征：主动脉瘤
箭头为主动脉根部直径。

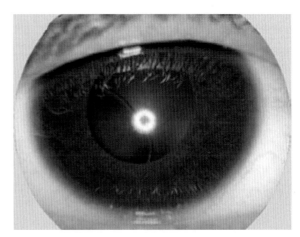

图27-2　马凡综合征患者晶状体脱位

成年后进展为二尖瓣反流。

2. 骨骼系统　骨骼系统的主要特征是长骨的过度生长和关节过伸，四肢的长度与躯干是不成比例的。约有60%的MFS患者有脊柱侧弯，并可在生长期迅速发展导致明显的畸形[3]。

3. 眼睛　近视是MFS患者最常见的眼部症状，大约60%的MFS患者有晶状体的脱位（图27-2）或半脱位。同时，MFS患者患视网膜脱落、青光眼和白内障的风险更高[3]。

【遗传方式与相关致病基因】

马凡综合征（MFS）为常染色体显性遗传，活产儿中发病率为1/5 000，其主要致病基因为*FBN1*基因，*FBN1*基因定位于15q21.1，全长约为237kb，含65个外显子，编码序列约为10kb。*FBN1*基因变异不仅导致MFS，还与单纯性晶状体异位（isolated ectopia lentis）、常染色体显性遗传的Weill-Marchesani综合征（AD-WMS）、仅伴有轻微骨骼异常的升主动脉瘤及Shpritzen-Golberg综合征有关[1]。*FBN1*基因编码的蛋白为原纤维蛋白-1，该蛋白除了对一些组织有固位作用外，还在弹性蛋白的前体与弹性纤维形成的过程中扮演着重要角色。已经发现的可以引起马凡综合征相关表型的*FBN1*基因致病变异已经超过1 000种[2]。另外，有少数病例与*TGFBR1*基因或*TGFBR2*基因的变异相关。

*FBN1*基因变异明显地减少了mRNA的表达。对一个具有近视、二尖瓣脱垂、中度主动脉扩张而无内膜剥离、皮肤条纹状、骨骼疾患表型（mitral value，aorta，skin and skeletal，MASS）变异体mRNA的表达研究发现，其表达量仅为正常等位基因的6%。若变异体mRNA的表达量为正常等位基因的6%～10%，其所产生的截短肽链会严重影响微纤维的聚合结构。变异等位基因的产物干扰野生型等位基因的功能，即变异多肽的表达干扰了正常的原纤蛋白单体聚合成大的、多聚的结构，从而造成MFS各种表型，即显性负效应发病机制。

【实验室与辅助检查】

1. 蛋白质检测　用免疫组化或脉冲追踪分析对培养的真皮成纤维细胞表达的纤维蛋白-1进行检测，大多数来自MFS患者的样本都是异常的。

2. 基因检测　*FBN1*基因的测序是MFS患者分子诊断的首选方法[2]。

【诊断标准】

1. 没有家族史的患者

（1）主动脉根部Z评分[①]（Z≥2）伴单纯晶状体异位可诊断为MFS。

（2）主动脉根部Z评分（Z≥2）伴FBN1基因致病变异可诊断为MFS。

（3）主动脉根部Z评分（Z≥2）伴系统评分（Syst≥7）可诊断为MFS。

（4）在已确诊为在主动脉瘤患者中存在单纯晶状体异位，并检测到FBN1基因致病变异，可诊断为MFS。

单纯晶状体异位伴或不伴有系统评分，有FBN1基因致病变异但没有主动脉根部扩张，或者没有FBN1基因致病变异，可以诊断为晶状体异位综合征。

主动脉根部Z评分（Z≤2）和系统评分（Syst≥5并至少伴随一项骨骼系统异常）的二尖瓣脱垂，不伴有晶状体异位，可诊断为MASS[②]。

主动脉根部Z评分（Z≤2）和系统评分（Syst≤5，伴或不伴晶状体异位）的二尖瓣脱垂可诊断为MFS。

2. 有家族史的患者

（1）单纯晶状体异位伴MFS（定义同上）家族史可诊断为MFS。

（2）系统评分（Syst≥7）伴MFS（定义同上）家族史可诊断为MFS[*]。

（3）主动脉根部Z评分（20岁以上Z≥2；20岁以下Z≥3）伴MFS（定义同上）家族史可诊断为MFS[*]。

【治疗与预后】

改变生活方式、定期进行超声心动图评估、药物治疗和预防性手术是目前用于治疗MFS危及生命的心血管并发症的主要手段。

1. 生活方式　强调降低可能会引起心率和血压波动的情绪压力，并限制可能增加主动脉瘤破裂风险的运动。建议MFS患者进行低强度运动，如游泳或骑自行车，以降低血压和心率。

2. 超声心动图评估　由于动脉瘤进展的速率存在个体差异性，定期超声心动图检查是必须的。一旦确诊，患者需要更频繁地进行超声心动图评估，以建立主动脉根部扩张的基线变化。目前指南表明，儿科患者和主动脉根部扩张加速的患者应每年评估两次，同样也适用于已经进行过主动脉根、升主动脉或升主动脉弓置换的患者。由于动脉瘤可以在外科手术修复部位的远端形

---

① 主动脉根部Z评分是一种评价主动脉根部扩张程度的方式，评分值越高，主动脉根部扩张越严重；系统评分（Syst）是全面评价全身各器官、系统所表现出的MFS特征性症状的方式，总分20分，达到7分认为有诊断参考价值［评分点：同时出现指征和腕征得3分（只占其一得1分），出现鸡胸得2分，漏斗胸得1分，足跟畸形得2分，平足得1分，气胸史得2分，硬脊膜膨出得2分，髋臼突出得2分，上部量/下部量减小、臂长/身高增加且无脊柱侧凸得1分，脊柱侧凸或后凸得1分，面征得1分，异常皮纹得1分，近视>300度得1分，二尖瓣脱垂得1分］。

② MASS：近视，二尖瓣脱垂，主动脉根部交界处扩张，出现血管纹，骨骼系统发现异常；Z：主动脉根部Z评分[4]。

* 指MFS中没有Shprintzen-Goldberg综合征、Loeys-Dietz综合征、Ehlers-Danlos综合征的特征，如果有必要可以做TGFBR1/2基因、胶原生物化学和COL3A1基因的检测。其他症状/基因变异会随着时间的推移而出现。

成，因此MFS患者应每年都用CT或MRI对整个动脉进行扫描和成像。

3. 药物治疗 目前β受体阻滞剂治疗仍被视为黄金标准。氯沙坦治疗的一项前瞻性随机试验显示积极的效果。

4. 手术治疗 主动脉置换术大大降低了MFS术后的并发症（可降至2%以下），但急症手术具有较高的死亡率（10%）。虽然外科手术可以防止主动脉的进一步扩张，但仍需要对修复部位的远端进行密切监视，以防止下游动脉夹层的发生。儿科患者的手术应尽可能推迟到青春期，以避免主动脉的继续生长导致额外的纠正和干预。

5. TGFβ值和主动脉扩张度的测量 可能有助于评估疾病进展的风险。

【遗传咨询与产前诊断】

1. 遗传咨询 MFS是以常染色体显性遗传方式遗传。约有75%的MFS患者有患病的父母；约25%的MFS患者为新发变异。先证者同胞的发病风险取决于父母是否为该病的患者，如果先证者父母为该病的患者，则先证者同胞的患病概率为50%。如果先证者的父母并不是MFS患者，则该患者很可能是新发变异[2]。

先证者同胞的风险取决于父母的遗传状况。如果先证者的父母有一方为MFS患者，则先证者的同胞患病概率为50%。有报道显示，先证者父母有嵌合体的个体存在（罕见），所以，当先证者父母均不患病时，先证者同胞的患病风险较低，但高于人群平均风险。

先证者的每个后代均有50%的概率遗传先证者的致病变异和病症。*FBN1*基因的致病变异外显率为100%，因此，遗传了来自父母致病变异的个体均会罹患MFS，但不能预测疾病的严重程度。

2. 产前诊断

（1）分子遗传学检测 一旦家族中已确诊为MFS患者的致病变异明确了，在孕前进行植入前遗传学检测是可行的。但应谨慎进行基因连锁分析，除非被标记的*FBN1*基因等位基因可以被证实与家族中的疾病是关联的。

（2）超声检查 妊娠前两三个月的超声检查对MFS不敏感。管状骨生长过快在宫内已经出现，可通过超声检查评价肢体长度而做出诊断，但灵敏度不高。

若夫妻双方有一人为该病的确诊患者或*FBN1*基因致病变异的携带者，则可通过绒毛活检、羊膜腔穿刺或脐带血穿刺获取胎儿DNA样本进行产前诊断。

（韩 帅 祁 鸣）

## 第二节 Beals综合征

Beals综合征，又名先天性挛缩性蜘蛛样指（congenital contractural arachnodactyly，CCA），是由编码细胞外基质原纤维蛋白2的基因（fibrillin 2，*FBN2*）变异导致的常染色体显性遗传关节病。Beals综合征常发病于婴儿时期，病症随时间逐渐发展[5]。

【临床表型特征】

Beals综合征包含一个广泛的表型谱[6]。其中，在患者中观察到的经典特征如下：①马凡综合征样特征，高而纤细的身材以及两臂距离超过身高；②细长指（包括手指和脚趾）；③病症严重患者会出现褶耳（外耳上出现折叠上螺旋）；④出生时关节挛缩，且症状会逐渐加重，主要挛缩部位有膝盖及手肘、手指和脚趾的近端指尖关节（如先天性指屈曲）、髋关节，拇指内收及畸形足也常有发生；⑤肌肉发育不全；⑥脊柱后凸/侧凸发生频率较高，症状最早开始于婴儿时期，后逐渐发展；⑦病症严重患者会出现主动脉根部扩张。

病情最严重的疾病类型是严重/致死型Beals综合征。除了典型的骨骼表现（细长指、关节挛缩、脊柱侧弯）以及异形耳之外，患有严重/致死型Beals综合征婴儿会出现多种心血管及胃肠道的异常症状。

【遗传方式与基因型】

Beals综合征表现为常染色体显性遗传，其致病基因为*FBN2*，基因位于染色体5q23.3，长度约为280kb，编码含有5种不同结构域，包含65个外显子的原纤维蛋白-2（FBN2）。已发现原纤维蛋白-2主要基因缺陷为外显子区域点变异（占70%）及缺失（占30%）[7]。Beals综合征无任何地域及种族偏好性，基因型与表型无相关性存在，遗传外显率完整，患病率不明，但明显低于马凡综合征。

【实验室与辅助检查】

1. 经典的Beals综合征诊断可依据一系列的临床症状，如马凡综合征样特征（过长而纤细的四肢，狭窄的头和身材），肘部、膝盖、臀部及手指等多关节弯曲挛缩，脊柱后凸/侧凸（有时十分严重），肌肉发育不良，异常耳郭（褶皱外螺旋）等。

2. 通过超声波心动图检测主动脉根部扩张症状。

3. 骨科医生进行骨骼肌系统检测挛缩及脊柱后凸及侧凸等症状。

4. 基因检测。*FBN2*基因高通量测序检测外显子缺失或点变异。

【诊断标准】

1. 典型的临床表现　马凡综合征样特征，肘部、膝盖、臀部及手指等多关节弯曲挛缩，脊柱后凸/侧凸（有时十分严重），肌肉发育不良，异常耳郭（褶皱外螺旋）等。

2. 基因检测　*FBN2*基因外显子缺失或点变异。

【治疗与预后】

1. 物理治疗　关节挛缩的物理治疗可以帮助增加关节活动性，改善肌肉发育不良状况（多为小腿肌肉）。这种治疗最好开始于童年阶段。

2. 外科矫形治疗　纠正Beals综合征患者的脊柱后凸及侧凸。

3. 主动脉根部扩张治疗　标准治疗方式。

4. 严重/致死型Beals综合征治疗　无一般性治疗建议；当症状出现时，通过标准化方式处理。

5. 临床监测　每2年进行超声波心电图检测，直到主动脉受累症状消失；每年至少进行1次脊柱后凸及侧凸检查。

【遗传咨询与产前诊断】[5]

1. 遗传咨询

（1）确定咨询者家系中Beals综合征的临床诊断，建立遗传咨询档案。确定临床诊断包括观察患儿是否具有马凡综合征样表型特征、褶耳、主要关节（膝盖和脚踝）挛缩及脊柱后凸或侧凸等症状。患儿应检查是否出现心血管及胃肠道异常现象，若有以上症状，则可能为严重/致死型Beals综合征。

（2）绘制咨询者的家系图，是否符合常染色体显性遗传特征。谱系中先证者的父母来源方应该也是患者，先证者的同胞患病率取决于先证者父母的状态，先证者的每个孩子都有50%的概率遗传致病变异基因。

（3）对先证者进行*FBN2*基因检测，明确其致病性变异位点，可能是外显子缺失或点变异。并对其父母及同胞进行验证是否存在相同的变异。

（4）先证者其他家庭成员的患病概率取决于先证者父母的状况：若其父母中的一方患有Beals综合征或存在*FBN2*致病变异基因，则家庭成员具有一定的患病危险性。

（5）若先证者双亲均未出现Beals综合征临床特征，且其致病基因不能在双亲任何一方的白细胞基因组中检测到，先证者可能是*FBN2*新发变异，也可能父母是*FBN2*变异生殖细胞嵌合体。先证者同胞仍有很小（未知）的患病危险性。*FBN2*变异生殖细胞嵌合体已在3个无关家庭中被发现。

（6）应对先证者家系中所有怀孕女性进行产前排除性检测，防止后代携带*FBN2*致病变异。

2. 产前诊断

（1）确认先证者的临床表型及*FBN2*基因致病性变异的位点。

（2）对胎儿进行超声波检查，可以确认胎儿的关节挛缩。

（3）可通过结合分子技术的绒毛活检进行早期产前检查，确认胎儿细胞是否存在*FBN2*变异，当确认携带有与先证者*FBN2*相同变异时，证明为患胎。

（4）对于患者父母未发现与患者相同的变异位点，也应对胎儿进行产前基因检测，看是否存在与先证者相同的变异，因为有生殖细胞嵌合体的可能。

（5）一旦*FBN2*基因在患者家庭成员中确认，产前检测怀孕风险增加及胚胎植入前遗传学检测是必要的选择。

（6）对于产前基因诊断后出生的新生儿，应进行定期身体检查、随访和记录。

（祁 鸣 韩 帅）

## 第三节 Shprintzen-goldberg综合征

Shprintzen-goldberg综合征（Shprintzen-goldberg syndrome，SGS），又名伴有蜘蛛样指综合征及腹部疝的颅缝早闭。其为*SKI*基因致病性变异导致的常染色体显性遗传病。SGS临床表型独特，但某些特征与Loeys-Dietz综合征（Loeys-Dietz syndrome）及马凡综合征（MFS）具有一定相似性。

【临床表型特征】

已有文献报道对29个患有SGS患者进行临床观察及分子生物学检测[8, 9]。该综合征的主要特征是：①自然分娩，出生时体重>3kg，身高>46cm；②颅缝早闭、长头症、分叶状颅、梯形头、

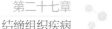

眶盖倾斜、斜视、近视、腭裂以及独特的面部特征；③骨骼发育异常，包括桡骨头脱位、股骨骨折、膝反屈、马蹄内翻足、内收跖、肋骨及长骨先天性弯曲；④心脏瓣膜异常，小部分患者出现主动脉根部扩张症状；⑤大脑发育异常、脑胼胝体发育不全、轻度脑萎缩、硬脑膜扩张、智力低下，运动及认知过程延迟以及轻度到中度的智力障碍；⑥呼吸窘迫、后鼻孔闭锁以及宽悬雍垂/悬雍垂裂[9]；⑦其他特异性表现为皮下脂肪层较薄、腹疝、腹壁缺损、肠旋转不良、肛门前置以及男性隐睾等症状。

【遗传方式与相关致病基因】

SGS表现为常染色体显性遗传，其致病基因为*SKI*，位于1p36.33-p36.32，长约81.5kb，有7个外显子，剪切体长度5 707bp。*SKI*基因编码产物与SnoN蛋白同家族。SKI蛋白有728个氨基酸序列以及多结构域。在细胞内外均有表达。*SKI*原癌基因存在于所有细胞中，并在生长发育过程中处于激活状态。迄今为止，所有被报道的SGS致病性变异都在外显子1中两个不同的N-末端区域。在10个SGS患者中发现*SKI*基因外显子1致病性变异，9人为错义变异，1人为9bp缺失[9]。

【实验室与辅助检查】

1. 骨科医生通过放射线检测骨骼状态（如严重的脊柱侧凸、第1颈椎/第2颈椎异常）。

2. 脑部核磁共振成像观察大脑发育异常、脑积水及侧脑室扩张症状。

3. 超声波心动图检测心血管表现，主要为二尖瓣及主动脉病状。

4. 通过MRA或CT扫描，从头至骨盆进行3D重塑以确认贯穿整个动脉树的动脉瘤及动脉弯曲[10]。

5. 如果需要，通过手术修补疝。

6. 具有结缔组织疾患方面特长的眼科医师对患者进行眼科学检查。

7. *SKI*基因外显子错义变异或部分片段缺失。

【诊断标准】

典型的临床表现为肌张力减退、智力发育障碍、第1颈椎/第2颈椎异常、13对肋骨、方形椎体、Chiari畸形Ⅰ型等。

基因检测：*SKI*基因外显子错义变异或部分片段缺失。

【治疗与预后】

SGS患者的治疗最好通过多学科专家协同进行，其中包括临床遗传学家、心脏病学家、眼科医师、骨科医师、心胸外科医生以及颅面治疗团队[10]。

1. 心血管治疗　如果存在主动脉扩张现象，考虑通过β肾上腺素阻滞剂或其他药物治疗，降低血流动力学压力；手术辅助动脉瘤的治疗。

2. 腹疝的治疗　可通过手术修复腹部疝。

3. 颅面治疗　通过颅面治疗团队对腭裂及颅缝早闭进行治疗，治疗方法为一般治疗方法。

4. 骨骼　可能需要对颈椎不稳进行手术固定；手术矫正足部畸形；漏斗胸情况比较严重时，很少可以手术矫正。

5. 物理疗法　物理疗法可以帮助关节挛缩患者增加活动性。

6. 疾病监测　所有SGS患者都应由熟悉这一病症的心脏病学专家进行管理。

7．禁忌　身体接触类运动可能会引起患有心血管问题及脊椎异常/不稳定患者的严重并发症；禁止使用刺激心血管系统的药物，包括常规使用的减充血剂；避免导致关节疼痛及受损的活动。

【遗传咨询与产前诊断】

遗传咨询是给患者及家属提供遗传性畸形的本质、遗传方式及影响等专业信息的过程，产前诊断是预防患胎出生的有效手段，意在帮助他们做出明智的医学及个人的决定[10]。

1．遗传咨询

（1）确定咨询者家系中SGS的临床诊断，建立遗传咨询档案。确定临床诊断包括SGS患儿出生时状况、运动及认知发育情况、骨折及关节脱位情况、足畸形等症状，以及是否易出现呼吸窘迫症状等。若进行遗传学检测，*SKI*基因外显子错义变异或部分序列缺失对辅助诊断有价值。

（2）绘制咨询者家系图，观察是否符合常染色体显性遗传方式特点。

（3）对先证者*SKI*基因检测，明确其致病变异点，并检测其父母是否存在相同的变异。

（4）如果在两个亲本的白细胞DNA中不能检测到先证者中发现的致病变异，则有两种可能的解释：先证者体内*SKI*基因新发变异；双亲之一有致病性变异生殖细胞嵌合现象。

（5）先证者同胞的发病风险取决于先证者父母的遗传状态；若先证者父母患病或具有致病性变异，则其同胞遗传变异的概率为50%；先证者父母未出现临床上对应的患病症状，则其同胞仍然存在一定的患病危险性，可能是由于亲本生殖细胞嵌合变异所致。

（6）先证者的每一个孩子都有50%的概率遗传这个致病性变异。迄今为止，SGS所有患者的后代都没有受到影响，包括1998年报道的第1例患者的儿子。

2．产前诊断

（1）确认先证者的临床表型和*SKI*基因致病性变异位点。

（2）确认患者父母是携带者，并携带有与患者相同的*SKI*基因。

（3）在携带者妊娠11～13周进行绒毛活检或16～22周羊膜腔穿刺抽取羊水进行胎儿细胞的*SKI*基因检测，当确认为携带有与先证者*SKI*基因相同变异时，提示是患胎，应在知情的情况下，由其父母决定是否继续妊娠。

（4）对于患者父母未发现与患者相同的变异位点，再次怀孕时也应对胎儿进行产前基因检测，检查是否存在与先证者相同的变异，因其父母有生殖细胞嵌合体的可能。

（5）一旦在患者家庭成员中确认存在*SKI*基因变异，也可选择胚胎植入前遗传学检测。

（6）经产前基因诊断后出生的新生儿，应进行定期身体检查、随访和记录。

（祁　鸣）

## 第四节　Ehlers-Danlos综合征

Ehlers-Danlos综合征（Ehlers-Danlos syndrome，EDS）是一类胶原蛋白合成和代谢异常导致的以皮肤弹性增高、关节过度活动、组织脆性增加为主要临床表现的结缔组织遗传疾病。目前Ehlers-Danlos综合征分为13个临床亚型，各型遗传方式不同，临床表现多样[11]。

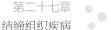

【临床表型特征】

Ehlers-Danlos综合征各型临床表现各异，但基本特征为皮肤弹性过高、关节活动度增加、软组织脆性增加（易擦伤、出血倾向、容易血肿），并称为EDS三联症[12]。EDS患者可见：①皮肤光滑柔软，可轻易伸展并迅速恢复；②皮肤脆弱，轻微损伤后即可造成血肿，并易留下萎缩性疤痕，疤痕后期可发生软疣样假性肿瘤；③关节活动度增加，致使易发生重复性关节扭伤、脱位，以及伴慢性、难治性关节疼痛；④由于血管受损，即使凝血功能正常，也容易出现血肿；⑤血管扩张性改变：如主动脉瘤、动脉夹层等，属于血管型EDS，是并发症最严重的一种类型；⑥由于软组织脆性增加，EDS患者容易出现切口疝、伤口愈合不良，甚者可出现自发性肠破裂；⑦女性患者孕后有子宫破裂危及生命的风险；⑧部分患者面容较为特殊，表现出前额宽大，眼距、鼻梁增宽，内眦皮赘；⑨胫前和前臂可见硬的豌豆大小的钙盐沉着结节。

采用Beighton评分，判断关节活动度异常增加程度，判断关节活动度异常增加程度时需考虑到个体差异，如年龄、性别、种族和家族史。Beighlon评分≥5分为关节活动度增加（表27-1）[13]。

表27-1　关节活动度Beighton评分/分

| 关节症状 | 阴性 | 单侧 | 双侧 |
| --- | --- | --- | --- |
| 第5指背伸＞90° | 0 | 1 | 2 |
| 拇指背伸接触前臂 | 0 | 1 | 2 |
| 肘关节背伸＞10° | 0 | 1 | 2 |
| 膝关节过伸＞10° | 0 | 1 | 2 |
| 腰部前屈掌心触地 | 0 | 1 | — |

根据不同的临床表现，遗传特征及致病基因位点，Villefranche将EDS分为6个主要亚型：经典型、关节活动度异常增高型、血管型、脊柱侧后凸型、关节松弛型及皮肤脆弱型[11, 14]。其中经典型、关节活动度异常增高型和血管型较为常见，其他类型相对少见。关节活动度异常增高型为被认为是最不严重的EDS型[15]；血管型预后最差，常因无明显先兆的动脉破裂或内脏破裂而猝死[16]。EDS的诊断标准包括主要标准和次要标准（表27-2）。EDS临床诊断的确诊至少需要满足1项或1项以上的主要标准，次要标准不能单独用于各亚型的诊断，但可提示EDS样的症状。

表27-2　Ehlers-Danlos综合征各亚型的临床诊断标准

| 临床分型 | 遗传方式 | 致病基因 | 主要标准 | 次要标准 |
| --- | --- | --- | --- | --- |
| 经典型 | AD | COL5A1 | 皮肤弹性增高 | 皮肤光滑绒线样感 |
| | | COL5A2 | 萎缩性疤痕 | 软疣样假性肿瘤 |
| | | COL1A1 | 关节活动过度或脱位 | 皮下钙盐结节 |
| | | | | 关节活动过度的合并症（扭伤、脱位、平足等） |
| | | | | 肌张力减低 |
| | | | | 运动迟缓 |

（续表）

| 临床分型 | 遗传方式 | 致病基因 | 主要标准 | 次要标准 |
|---|---|---|---|---|
| | | | | 组织易扩张及受损（食管裂孔疝，脱肛，术后疝，宫颈松弛） |
| | | | | 易擦伤 |
| | | | | 阳性家族史 |
| 关节活动度异常增高型 | AD/AR | 未知/ *TNXB* | 关节活动度整体增高<br>皮肤弹性过度<br>皮肤光滑 | 反复发作的关节脱位<br>慢性关节/肢体疼痛<br>阳性家族史 |
| 血管型 | AD | *COL3A1* | 皮肤薄，半透明状<br>动脉/肠管/子宫破裂<br>广泛擦伤、碰伤<br>特殊面容 | 肢体皮肤早衰<br>小关节过度活动增加<br>肌肉/肌腱撕裂<br>马蹄足<br>早发性静脉曲张<br>动静脉、颈内动脉海绵窦瘘<br>气胸/血胸<br>牙龈萎缩<br>阳性家族史（亲属猝死） |
| 脊柱侧后凸型 | AR | *PLOD1* | 全身关节松弛<br>出生时严重肌张力减低<br>出生时脊柱后侧凸<br>巩膜脆性增加并眼球破裂 | 组织脆性增加<br>萎缩性疤痕<br>易擦伤<br>动脉破裂<br>马凡综合征样体型<br>小角膜 |
| 关节松弛型 | AD | *COL1A1/ COL1A2* | 严重的全身关节活动过度<br>反复关节脱位<br>先天性双髋关节脱位 | 皮肤弹性过度<br>组织脆性增加<br>萎缩性疤痕<br>肌张力减低<br>脊柱侧后凸<br>骨质疏松 |
| 皮肤脆弱型 | AR | *ADAMTS2* | 严重皮肤脆性增加<br>皮肤过度伸展下垂 | 皮肤柔软苍白<br>易擦伤<br>胎膜早破<br>易形成疝（脐疝或腹股沟疝） |

注：AD，常染色体显性；AR，常染色体隐性。

【遗传方式与相关致病基因】

1. 经典型EDS　由COL5A1基因和COL5A2基因变异所致，有1例报道为COL1A1基因变异所致，为常染色显性遗传。COL5A1基因定位于染色体9q34.3，包含66个外显子，基因全长约为203kb。COL5A2基因定位于染色体2q32.2，包含54个外显子，基因全长约为148kb。COL5A1基因和COL5A2基因分别编码Ⅴ型胶原前α1和前α2链。Ⅴ型胶原是由3条前胶原链构成的一个螺旋状结构。Ⅴ型胶原广泛分布于皮肤、肌腱、骨骼、角膜、胎盘和胎膜等组织中。

外显子和剪切位点的缺失变异、错义变异、无义变异较常见。

2. 活动异常增高型EDS　病因未明确，考虑为遗传异质性。有研究报道*TNXB*基因的30kb的纯合缺失变异和2bp的杂合缺失所致的无义变异导致活动度异常增高型EDS[17, 18]。*TNXB*基因位于染色体6p21.33-p21.32，有44个外显子，长约68kb。*TNXB*基因在调节弹性纤维完整性中起作用。

3. 血管型EDS　由*COL3A1*基因变异引起，为常染色体显性遗传。*COL3A1*基因位于染色体2q32.2上，含有51个外显子，基因全长约51kb。该基因编码Ⅲ型胶原的α1前胶原蛋白。Ⅲ型胶原是由3条α1前胶原蛋白构成的同源三聚体，是构成动脉管壁和胎盘的重要成分，其含量减少或者胶原结构异常都可以引起血管型EDS。*COL3A1*基因大片段的缺失变异和错义变异可致血管型EDS。

Aurélie Plancke等[19]曾报道一例血管型EDS患者，为*COL3A1*基因的纯合点变异（c.479dupT）导致的无义变异（p.Lys161GlnfsX45），为常染色体隐性遗传。

4. 脊柱侧后凸型EDS　由*PLOD1*基因变异导致，为常染色体隐性遗传[20]。*PLOD1*基因位于染色体1p36.22上，含有19个外显子，基因全长约40kb。该基因编码赖氨酸羟化酶，在胶原或其他类胶原样蛋白中催化羟基赖氨酸合成，赖氨酸羟化酶缺乏导致胶原中赖氨酰残基羟基化和羟基赖氨酰糖基化降低，影响胶原交联形成，从而导致胶原结构不稳定。*PLOD1*基因的纯合变异，如缺失、重复和替代变异，可致脊柱侧后凸型EDS。

5. 关节松弛型EDS　可分为A和B型，分别由*COL1A1*基因和*COL1A2*基因的变异引起，为常染色体显性遗传。*COL1A1*基因和*COL1A2*基因分别位于染色体17q21.33和7q21.3区域。*COL1A1*基因和*COL1A2*基因分别编码Ⅰ型胶原的前α1链和前α2链。Ⅰ型胶原由2条α1链和1条α2链组成。基因变异改变了Ⅰ型胶原的前α1链和前α2链的蛋白酶切割位点，导致Ⅰ型胶原蛋白原不能转化为胶原蛋白。常见*COL1A1*基因和*COL1A2*基因的杂合变异导致关节松弛型EDS[21]。

6. 皮肤脆弱型EDS　由*ADAMTS2*基因变异导致，为常染色体隐性遗传。*ADAMTS2*基因位于染色体5q35.3，含有22个外显子，长约234kb。*ADAMTS2*基因编码前胶原Ⅰ N-蛋白酶，该酶切除Ⅰ型和Ⅱ型前胶原的N-前肽。先前有报道*ADAMTS2*基因的纯合变异（如替代变异和大片段的缺失变异）可致皮肤脆弱型EDS[20]。

【实验室与辅助检查】

1. 病理检查　皮肤活检电镜下检查可见胶原纤维的异常形态，其中皮肤脆弱型EDS的胶原纤维可见不规律的树枝样改变，具有较高的特异性。其他亚型特异性差。

2. 生化检查　皮肤活检中获取真皮成纤维细胞进行培养，对Ⅰ、Ⅲ、Ⅴ型胶原进行定性及定量分析：Ⅲ型胶原的生化分析异常，考虑血管型EDS；Ⅰ型和Ⅴ型胶原异常，考虑为经典型EDS。

3. X线检查　可见皮下组织结节性钙化影，相应的关节脱位，脊柱侧凸后凸畸形等异常。

4. 超声检查　血管型EDS可见动脉扩张、动静脉瘘、动脉瘤、动脉夹层、疝气等表现。

5. 骨密度检测　某些类型可提示骨密度降低，骨质疏松。

6. 尿液分析　在脊柱侧后凸型EDS中，患者尿液中赖氨酸吡啶啉（LP）/羟赖氨酸吡啶啉（HP）比例多升高至6（正常值为0~0.2）。其他各型EDS的LP/HP比例基本正常[13]。

7. 基因检测　EDS患者可见相应的致病基因变异。

【诊断标准】

典型的临床表现为皮肤弹性过高、关节活动度增加、软组织脆性增加（易擦伤、出血倾向、容易血肿）等，以及各型特异的临床表现；病理检查中胶原纤维的异常形态；相应的致病基因变异。遗传方式有常染色体显性遗传和隐性遗传。

【治疗与预后】

EDS患者寿命通常正常，但血管型EDS存在潜在致死性的并发症（如动脉破裂）。本综合征无特效疗法，轻症者不需治疗，重症者可予对症处理。

1. 对症治疗

（1）物理疗法增强肌力，提高关节稳定性；疼痛药物用于严重肌肉骨骼的疼痛。针对关节不稳定性，可能需要辅助器具治疗，如使用轮椅或踏板车、佩戴支具。

（2）消化道出血时应给予输血和止血药物；心力衰竭者可给予强心药物及利尿药物；合并感染时，可用抗生素。

2. 手术治疗　发生关节脱位，需予以及时复位固定；如有动脉瘤可进行手术治疗；有心脏瓣膜畸形者，可行瓣膜置换手术；对于脊柱畸形，可行脊柱融合术。注意术前应综合评估出血及软组织愈合不良等潜在风险，慎重权衡。

3. 预防

（1）应注意防护，避免重体力劳动和产生关节负重的运动，减少关节损伤风险。并注意佩戴绷带或护具。

（2）预防合并感染。防止外伤，预防血管破裂所致大出血。

（3）妊娠和分娩期间必须进行产科密切监护，已知主动脉根部扩张的孕妇应该在每个孕周都有超声心动图。

（4）各型EDS患者均应定期行心电图及超声检查，观察患者是否存在心脏功能异常、动脉扩张等情况。

（5）预防继发并发症。予以钙、维生素D和硫酸软骨素等最大化骨密度，防治骨质疏松。

【遗传咨询与产前诊断】

1. 遗传咨询

（1）确定咨询者家系中EDS的临床诊断和分型，建立遗传咨询档案。确定临床诊断包括特征性的临床表现及病理检查。

（2）绘制咨询者的家系图，判断遗传方式为常染色显性遗传或常染色体隐性遗传。

（3）对先证者进行EDS相关基因检测，明确其致病性变异位点。如为常染色体显性遗传可为杂合变异；如为常染色体隐性遗传可为纯合变异或复合杂合变异。并验证其父母是否存在相同的变异。

（4）对于显性遗传，如果父母其中之一被确认是患者，其生育患儿的概率是50%。如父母均不能诊断EDS，则这对父母再生育EDS患儿的概率大约是1%[16]。

（5）对于隐性遗传，如果父母双亲均无临床亚型，其生育患儿的概率是25%。

2．产前诊断

（1）确认先证者的临床表型和EDS相关基因致病性变异的位点。

（2）确认患者的父母是否携带基因变异，确定遗传方式。

（3）在妊娠11～13周进行绒毛活检或16～22周羊膜腔穿刺抽取羊水进行胎儿细胞的基因检测。

（4）如为常染色体显性遗传，当胎儿确认为携带有与先证者基因相同的杂合变异时，提示是患胎，应在知情的情况下，由其父母决定是否继续妊娠。如为常染色体隐性遗传，当胎儿确认携带与先证者相同的纯合变异或复合杂合变异，提示是患胎，应在知情的情况下，由其父母决定是否继续妊娠；当胎儿确认仅携带与先证者相同的单一杂合变异，提示胎儿为携带者，不会发病，建议继续妊娠。

（5）对于患者有典型的临床表型和明确的EDS基因致病性变异，其父母双方没有发现与患者相同的变异位点，也应在妊娠11～13周进行绒毛活检或16～22周进行羊水中胎儿细胞的EDS相关基因的检测，验证是否存在与先证者相同的变异，因其父母存在生殖细胞嵌合体的可能。

（6）如夫妇双方一方患病（常染色显性遗传）或夫妇双方均为基因变异携带者（常染色体隐性遗传），夫妇双方也可选择进行植入前胚胎遗传学诊断，避免患儿出生。

（7）经产前基因诊断后出生的新生儿，应进行随访和记录。

（王　辉　谢建生）

# 第五节　进行性骨化纤维发育不良综合征

进行性骨化纤维发育不良（fibrodysplasia ossificans progressiva，FOP）综合征，由染色体2q24区域上的*ACVR1*基因杂合变异引起，是一种罕见的常染色体显性疾病，发病率大约为1/2 000 000[22]。

【临床表型特征】

进行性骨化纤维发育不良综合征有两个典型的特征：畸形的大脚趾和渐进性的异位骨化（heterotopic ossification，HO）。患儿刚出生时除了出现畸形的大脚趾外，其他方面均表现正常，在之后的生长过程中，会慢慢出现异位骨化，大部分患儿在10岁之前就会出现间歇性、疼痛的软组织肿胀（或炎症）。虽然一些炎症反应会自发地恢复，但大多数会转化成软性结缔组织，进一步形成成熟的异位骨[23]。

异位骨化会有一个特定的渐进模式，通常首先出现在背部、轴向、颅骨和近端部位，随后出现在腹侧、阑尾、尾端和远端区域。即使通过手术切除这些异位骨，也会有新的骨头形成。一些创伤，如轻微的软组织损伤，肌肉拉伤，过度疲劳等都可以引起FOP的爆发。随后也会影响诸如下颌骨等重要区域，从而引起咀嚼、吞咽困难，而胸腔肌肉的骨化会使得呼吸困难，并导致严重的并发症，从而导致过早死亡。并且大部分患者在30～40岁必须依赖轮椅行动，余生需要他人照顾。

【遗传方式与相关致病基因】

进行性骨化纤维发育不良综合征表现为常染色体显性疾病，其致病基因是位于2q24的*ACVR1*基因，编码骨形态生成蛋白（bone morphogenetic protein，BMP）的受体ALK2。该疾病大多数由新发点变异引起，但也可遗传自父亲或者母亲。

BMP广泛存在于骨骼中，具有骨组织再生的功能，此外，它还会通过影响周围的细胞从而参加异位骨的形成。在FOP患者中发现的第一个变异是p.R206H变异，证明变异导致了受体的激活[22, 23]。

【实验室与辅助检查】

1. 在疾病发作期间，血清碱性磷酸酶活性和红细胞沉降率（erythrocyte sedimentation rate）可能增加。

2. 脊髓损伤的急性炎症期，尿液检查时碱性成纤维细胞生长因子水平可能增高。

3. 循环成骨细胞增多可能预示早期异位骨的形成，但只能作为一种研究工具，不可作为临床指标。

【诊断标准】

1. 典型的临床表现　刚出生的患儿大脚趾呈现畸形（早期诊断）；BMP蛋白及其mRNA在淋巴母细胞系中表达含量增高；普通X光或骨扫描显示骨纤维发育不良，即正常的骨组织被纤维结缔组织替换。

2. 基因检测　*ACVR1*基因的杂合变异（该变异体仅在病变区域表达）。

【治疗与预后】

目前对于FOP并没有十分明确且有效的治疗手段，当前一些方法仍然在研究阶段。

1. 药物治疗　目前的一些药物对于治疗FOP的效果有限。大剂量的糖皮质激素在疾病发生早期可减轻强烈的组织水肿和炎症反应；非甾体类抗炎药或环氧化酶2（COX-2）抑制剂（与一种白三烯抑制剂结合使用）可以根据症状持续时间对症下药，同时医生可以根据判断使用肥大细胞抑制剂和氨基比磷酸盐。炎症反应发生时非常痛苦，可以考虑采用镇痛药物。

2. 外科手术治疗　进行手术切除异位骨会刺激新骨形成，一般不采用。

3. 基因治疗及其他　阻断变异FOP受体的活性，将反应间充质干细胞转移到软组织，抑制FOP的炎症和神经炎症因子，改变能促进FOP病变形成的微环境；

4. 预防管理　预防软组织损伤和预防流感病毒仍然是FOP预防的主要方向，因为两者都可以引发病变。肌内注射、活检和手术治疗等可引起软组织损伤，对软组织损伤进行处理也会恶化病情。

5. 预后　FOP患者大多预后不良，平均寿命约为40岁，最后大多死于胸廓发育不良综合征的并发症。

【遗传咨询与产前诊断】

大多数的FOP是由*ACVR1*基因的新发点变异引起的，然而，一些罕见的病例也可能来自于父亲或母亲的生殖细胞嵌合，即父母未患病孩子也有可能患病，尤其当连续怀孕时孩子患病风险更高。因此，一旦在家族中出现确诊的患者，产前诊断对于排除后续怀孕的复发风险非常重要[22]。

1. 遗传咨询　尽管多数患者可以活到成年，但30岁左右患者就高度残疾导致婚配、生育受限，所以很少出现典型的遗传家系，需要考虑新发变异或父母有一方发生生殖细胞嵌合，所以第1胎是FOP患儿的父母进行遗传咨询是非常有必要的。可以提取父母的外周血进行致病基因分析，若存在*ACVR1*基因变异，那么再次生育时需加强产前诊断。

2. 产前诊断　产前超声的应用加强了对骨骼发育不良的监测，虽然特异性诊断较难，但合理地使用产前超声，一定程度上可以检测到较高比例的软骨发育不良。从流行病学角度看，产前诊断可能会阻止死胎或者严重畸形胎儿的出生，但从本质上并不能提高胎儿的存活率。

（祁　鸣　韩　帅）

## 参考文献

[1] Verstraeten A, Alaerts M, Van Laer L, et al. Marfan syndrome and related disorders: 25 years of gene discovery [J]. Hum Mutat, 2016, 37: 524–531.

[2] Salik I, Rawla P. Marfan Syndrome [M]. StatPearls [Internet]. Treasure Island (FL): StatPearls Publishing, 2019 .

[3] Bitterman AD, Sponseller PD. Marfan syndrome: a clinical update [J]. J Am Acad Orthop Surg, 2017, 25: 603–609.

[4] Loeys BL, Dietz HC, Braverman AC, et al. The revised Ghent nosology for the Marfan syndrome [J]. J Med Genet, 2010, 47: 476–485.

[5] Callewaert B. Congenital contractural arachnodactyly. GeneReview® [Internet] , 1993–2019.

[6] Wang M, Clericuzio CL, Godfrey M. Familial occurrence of typical and severe lethal congenital contractural arachnodactyly caused by missplicing of exon 34 of fibrillin–2 [J]. Am J Hum Genet, 1996, 59: 1027–1034.

[7] Godfrey M. Fibrillin–2 mutations in congenital contractural arachnodactyly [M] // Robinson PN, Godfrey M, eds. Marfan Syndrome: a primer for clinicians and scientists. New York: Plenum, 2004: 123–129.

[8] Carmignac V, Thevenon J, Adès L, et al. In–frame mutations in exon 1 of SKI cause dominant Shprintzen–Goldberg syndrome [J]. Am J Hum Genet, 2012, 91: 950–957.

[9] Doyle AJ, Doyle JJ, Bessling SL, et al. Mutations in the TGF–β repressor SKI cause Shprintzen–Goldberg syndrome with aortic aneurysm [J]. Nat Genet, 2012, 44: 1249–1254.

[10] Greally MT. Shprintzen–Goldberg Syndrome. GeneReview® [Internet] , 1993–2019.

[11] Malfait F, Francomano C, Byers P, et al. The 2017 international classification of the Ehlers–Danlos syndromes [J]. Am J Med Genet C Semin Med Genet, 2017, 175: 8–26.

[12] Parapia LA, Jackson C. Ehlers–Danlos syndrome–a historical review [J]. Br J Haematol, 2008, 141: 32–35.

[13] Steinmann B, Royce PM, Superti–Furga A. The Ehlers–Danlos Syndrome [M]. Connective Tissue and Its Heritable Disorders, 2002: 431–523.

[14] Brady AF, Demirdas S, Fournel–Gigleux S, et al. The Ehlers–Danlos syndromes, rare types [J]. Am J Med Genet C Semin Med Genet, 2017, 175: 70–115.

[15] Adam MP, Ardinger HH, Pagon RA, et al. Hypermobile Ehlers–Danlos syndrome. GeneReviews ® [Internet].

1993–2020.

[16] Byers PH. Vascular Ehlers–Danlos Syndrome. GeneReview® [Internet]. 1999 Sep 2 [Updated 2019 Feb 21].

[17] Burch GH, Gong Y, Liu W, et al. Tenascin–X deficiency is associated with Ehlers–Danlos syndrome [J]. Nat Genet, 1997, 17: 104–108.

[18] Zweers MC, Bristow J, Steijlen PM, et al. Haploinsufficiency of TNXB is associated with hypermobility type of Ehlers–Danlos syndrome [J]. Am J Hum Genet, 2003, 73: 214–217.

[19] Plancke A, Holder–Espinasse M, Rigau V, et al. Homozygosity for a null allele of COL3A1 results in recessive Ehlers–Danlos syndrome [J]. Eur J Hum Genet, 2009, 17: 1411–1416.

[20] Van Damme T, Colige A, Syx D, et al. Expanding the clinical and mutational spectrum of the Ehlers–Danlos syndrome, dermatosparaxis type [J]. Genet Med, 2016, 18: 882–891.

[21] Bowen JM, Sobey GJ, Burrows NP, et al. Ehlers–Danlos syndrome, classical type [J]. Am J Med Genet C Semin Med Genet, 2017, 175: 27–39.

[22] Fibrodysplasia ossificans progressiva. Genetics Home Reference [DB/OL]. Reviewed. April 3, 2018 . https: // ghr. nlm. nih. gov/condition/ Fibrodysplasia ossificans progressiva.

[23] Pignolo RJ, Shore EM, Kaplan FS. Fibrodysplasia ossificans progressiva: clinical and genetic aspects [J]. Orphanet J Rare Dis, 2011, 6: 80.

责任编委：杨　勇

# 第二十八章
CHAPTER 28
## 遗传性皮肤病

　　遗传性皮肤病包括近1 000种表型各异，轻重不等的疾病，一直是皮肤科研究领域的难点和热点。近年来随着分子生物学技术及人类基因组计划的进展，本领域产生了许多重大突破，从20世纪80年代至今，多数单基因遗传皮肤病的基因缺陷已被探明，从而揭示了皮肤的多种生理功能。我国皮肤病学家在近10余年来，先后探明了20余种遗传性皮肤病的致病基因和发病机制，成为该领域一支举足轻重的队伍。

　　传统上，遗传性皮肤病根据表型，可以分成几大类，如大疱性表皮松解症、鱼鳞病、掌跖角化症、色素性疾病、毛发疾病、肿瘤相关疾病等。由于疾病种类太多，在此仅仅列举了相对常见和代表性的疾病。近年来随着分子机制的明确，一些疾病逐步按照其受累基因进行分类，如角蛋白相关疾病、皮肤离子通道病等。

　　遗传性皮肤病的治疗大多为对症治疗。部分疾病的针对性治疗药物，如神经纤维瘤病等罕见病药物近年来有所突破，干细胞或基因治疗也时有报道，但距离临床使用尚有距离。疾病遗传咨询和再发风险评估要根据其临床表现、遗传方式等综合判断。明确致病基因变异且严重危害健康的遗传性皮肤病可以实施产前诊断，而部分轻型疾病的产前诊断则可能有伦理学争议。

## ◄◄ 第一节　遗传性大疱性表皮松解症 ►►

　　遗传性大疱性表皮松解症（epidermolysis bullosa）是一组以皮肤脆弱和摩擦部位机械损伤造成的非瘢痕性水疱、大疱为主要特征，可伴有多系统严重并发症的遗传性皮肤病，主要由于皮肤结构蛋白或者参与皮肤结构蛋白代谢的泛素化连接酶基因变异所致[1, 2]。

　　【临床表型特征】

　　大疱性表皮松解症的不同亚型之间临床表现差异较大，共同特征为皮肤或者黏膜在机械力作用下产生表皮细胞间或者表-真皮分离，从而产生临床上肉眼可见的皮肤水疱或大疱。根据皮肤组织电镜的检查，以皮肤水疱裂隙所在的位置，分为单纯型、交界型、营养不良型以及Kindler综合征[1]。各种不同亚型临床特点和严重程度差别较大。

1. 单纯型大疱性表皮松解症　电镜下皮肤水疱的裂隙位于基底细胞层胞浆内，在半桥粒结构上方（基底细胞型），或者位于皮肤基底细胞以上（基底层上型）。单纯型的临床表现通常较轻，一般较少出现皮肤外并发症，不会导致手足并指及食管狭窄等表现，通常不会影响患者的预期寿命。患者主要表现为出生时或者出生不久摩擦部位的水疱、大疱，多数伴有愈合后皮肤色素沉着或者色素脱失，通常不产生明显瘢痕或者皮肤萎缩。口腔黏膜可受累，但是通常不严重，多数不会导致食管狭窄。指甲及毛发受累往往较少或者较轻，通常仅会有轻度指甲营养不良、厚甲，以及轻度的毛发稀疏[1]。

2. 交界型大疱性表皮松解症　电镜下皮肤水疱的裂隙位于基底膜带的透明板中，即半桥粒下及致密板上面。临床表现通常较重，最严重为致死型交界型大疱性表皮松解症，由层粘连蛋白-332（laminin-332）完全缺失导致，患儿通常在出生2年内死亡。交界型患者多数出生后出现大面积皮肤水疱、糜烂或者表皮缺失，水疱愈合后可以出现皮肤萎缩或者增生性瘢痕。患者可以出现大片毛发脱失、甲脱落、牙釉质发育不良、喉部狭窄、泌尿道梗阻、眼部翼状胬肉、肌肉萎缩或肌营养不良等表现[1]。

3. 营养不良型大疱性表皮松解症　电镜下皮肤水疱裂隙位于基底膜带致密板下面。根据遗传方式分为两种类型，一种为常染色体显性遗传，一种为常染色体隐性遗传，均为*COL7A1*基因变异所致。其中显性遗传型通常表现较轻，并发症较少；而隐性遗传型的临床表现较重，并发症较多。患者多数在出生后出现小腿胫前至足部皮肤缺失，伴有摩擦部位反复发作的水疱、大疱，水疱愈合后通常会伴有表皮萎缩（图28-1），可呈羊皮纸样外观。患者通常会出现甲脱落，指（趾）屈曲、挛缩或者并指（图28-2），口腔黏膜反复水疱，张口受限，食管黏膜损伤至食管狭窄，眼部膜状物增生，便秘或者肛门反复出血。患者因为大量蛋白丢失，会出现严重营养不良，包括发育迟缓、第二性征发育延迟、严重贫血、低蛋白血症，同时会导致患者更容易出现感染症状。此外，由于摩擦部位容易出现伤口反复迁延不愈，隐性遗传型营养不良型患者30岁以后出现鳞状细胞癌的风险增加[3]，患者预期寿命远低于正常人群[1]。

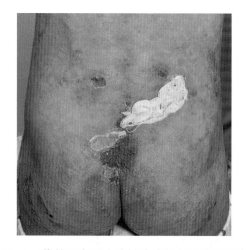

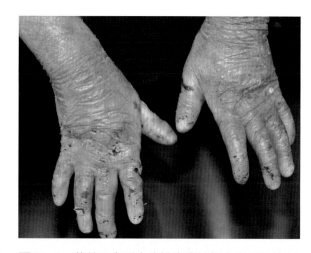

图28-1　营养不良型大疱性表皮松解症患者后背摩擦部位水疱及糜烂面

图28-2　营养不良型大疱性表皮松解症患者手部水疱愈合后皮肤萎缩、甲缺失及手指轻度并指

4. Kindler综合征　水疱的裂隙可以发生在不同层次，裂隙位置不固定。患者一般在出生不久后出现摩擦性水疱及大疱，随着年龄增长，水疱及大疱逐渐减少，皮肤脆性好转，同时皮肤开始出现明显的光敏反应，可以伴有光暴露部位皮肤的异色样改变。患者通常还会出现水疱愈合后皮肤萎缩、指纹缺失、皮肤轻度并指改变等表现[4]。

【遗传方式与相关致病基因】

大疱性表皮松解症主要有2种遗传方式：常染色体显性遗传及常染色体隐性遗传。已知致病基因有19个，其中编码泛素化连接蛋白的KLHL24基因是我国北京大学第一医院皮肤科学者发现，其余基因几乎均为皮肤结构蛋白基因。不同型大疱性表皮松解症的致病基因罗列如下：单纯型致病基因有TGM5（15q15.2）、PKP1（1q32.1）、JUP（17q21.2）、DSP（6p24.3）、DST（6p12.1）、KRT5（12q13.13）、KRT14（17q21.2）、PLEC1（8q24.3）、EXPH5（11q22.3）、KLHL24（3q27.1）[2]；交界型致病基因有LAMA3（18q11.2）、LAMB3（1q32.2）、LAMC2（1q25.3）、COL17A1（10q25.1）、ITGA6（2q31.1）、ITGB4（17q25.1）、ITGA3（17q21.33）；营养不良型致病基因有COL7A1（3p21.31）；Kindler综合征致病基因有FERMT1（20p12.3）[5]。

【实验室与辅助检查】

1. 皮肤组织病理检查可以看到表皮内或者表皮下水疱，真皮炎症细胞通常较少。

2. 电镜检查可以确定皮肤水疱裂隙所在层次，对于大疱性表皮松解症3大亚型的分类的确定具有重要意义。

3. 针对各个不同致病基因编码的结构蛋白进行免疫荧光染色，可以初步确定可疑致病基因。

4. 相关基因的致病性变异检测。

【诊断标准】

1. 典型临床表现为出生或者出生不久时出现皮肤脆弱、在摩擦部位出现水疱及大疱，不伴有基底皮肤的红斑或者炎症。同时患者可能出现各种常见的并发症，如手指并指、食管狭窄、甲缺失、甲增厚或者营养不良，以及阳性家族史。

2. 电镜、免疫荧光或者基因检测阳性结果。

【治疗与预后】

大疱性表皮松解症的治疗主要为对症支持治疗，即尽量减少摩擦，避免过热环境，避免食用过热、过硬食物（防止食管损伤）。针对已经出现的水疱，应该消毒后抽吸疱液，对于大片皮肤脱失或者糜烂面，建议使用敷料进行伤口包扎，避免继发感染或者出现过度瘢痕反应。针对各种并发症，如手指并指或者食管狭窄，应该进行分指手术或者食管扩张、胃造瘘手术。

近年有研究表明，异体骨髓移植对于重度大疱性表皮松解症，如隐性营养不良型有一定治疗作用。不过骨髓移植风险较大，且治疗效果在不同患者中差别较大，应该在权衡利弊后进行选择。

不同类型患者的预后差别较大，轻度单纯型成年后可以接近痊愈，仅在剧烈活动后手足出现水疱，或者代偿性出现轻度掌跖角化表现；而重度患者，如严重泛发型交界型（既往称为致死型交界型）通常会在2岁内死亡。严重泛发型隐性营养不良型预期寿命约40岁，远低于正常人。

**【遗传咨询与产前诊断】**

由于本章所选疾病在遗传咨询和产前诊断方面具有较多共同特点，因此仅在本节全面讨论相关内容，后续疾病仅讨论疾病特性内容，省去共性部分。

由于目前大疱性表皮松解症尚缺乏安全、有效的根治方法，并且多数患者会出现严重并发症甚至早期死亡，因此正确进行遗传咨询及产前诊断仍为遗传性大疱性表皮松解症防治最有效方法。

1. 遗传咨询

（1）确定咨询者家系中大疱性表皮松解症患者的临床诊断，建立遗传咨询档案。确定临床诊断包括询问出生时皮肤是否缺失，皮肤水疱及大疱是否主要于摩擦部位出现，是否伴有各种并发症。询问患者是否进行过皮肤电镜检查，以及进行免疫荧光检查确定皮肤缺失的结构蛋白。

（2）绘制家系图，确定是常染色体显性遗传，或者是常染色体隐性遗传，抑或是暂时无法确定遗传方式的散发患者。

（3）对先证者进行可疑致病基因变异检测，也可以直接利用高通量测序方法检测患者所有19个致病基因，确定其致病性基因变异。同时进行家族成员相应变异基因检测，确定致病性基因变异是否在家族中与临床表现共分离。

（4）常染色体显性遗传大疱性表皮松解症患者的子代患病概率为50%；常染色体隐性遗传患者同胞的患病概率为25%。若患者配偶不携带相同基因致病性变异，则患者子代一般不会出现该疾病患者。散发的常染色体显性遗传大疱性表皮松解症的患者，其父母有可能为生殖细胞嵌合变异携带者，应该在遗传咨询时告知，必要时进行产前诊断确定胎儿是否遗传。

2. 产前诊断

（1）确定先证者的临床表型和遗传性大疱性表皮松解症致病基因的致病性变异。

（2）确认遗传方式是常染色体显性或者隐性遗传。

（3）在妊娠11～13周进行绒毛活检，或者妊娠16～22周进行羊膜腔穿刺，根据先证者所检测到的大疱性表皮松解症致病基因变异进行相应检测，确定胎儿为患儿、携带者或者正常基因型。若为疾病基因型，应充分告知胎儿双亲，由双亲决定继续或者终止妊娠。

（4）当怀疑父母双方之一为常染色体显性大疱性表皮松解症的致病基因变异的生殖细胞嵌合携带者时，应同样进行上述产前诊断，确定胎儿是否患病。

（5）植入前遗传学检测也是可选择的方法。由于技术原因，应该在妊娠期重复上述常规产前诊断，确认胎儿的基因型。

（6）对于产前诊断后分娩的新生儿，应该进行随访和记录。

（7）注意知情同意和伦理的规范性处理。

（林志淼）

# 第二节 鱼 鳞 病

鱼鳞病（ichthyosis）包括一大组临床表现轻重不等，发病机制各异，涉及多种遗传方式的疾病。获得性鱼鳞病可以继发于肿瘤、自身免疫病、营养不良、代谢疾病及药物等。本节所描述的是遗传性鱼鳞病。

【临床表型特征】

各型鱼鳞病的共同特征是皮肤脱屑，常伴有皮肤干燥。鱼鳞病的命名以往比较混乱，即使对于大多数的皮肤科医生来说，区分患者的类型也非常困难。2009年，国际遗传性皮肤病领域相关专家对于鱼鳞病进行了分类，整体分成非综合征型和综合征型[6]。前者主要包括常见鱼鳞病（寻常型鱼鳞病及X-连锁隐性鱼鳞病）、常染色体隐性先天性鱼鳞病和角蛋白病型鱼鳞病；后者包括多种伴有其他器官受累的鱼鳞病。由于综合征型鱼鳞病过于庞杂而罕见，在本节不再赘述。下面简要列举几种相对常见的鱼鳞病。

1. 寻常型鱼鳞病　人群发病率约数百分之一，其临床表现除了四肢伸侧为主的轻度细小糠状白色的皮肤脱屑外（图28-3A），常常伴有干皮症、瘙痒、湿疹、毛周角化和掌纹加深。患者病情受天气、护肤习惯等影响较大。保湿润肤可以明显改善症状。

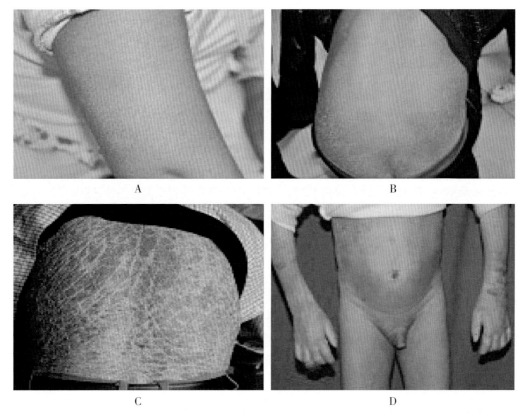

图28-3　几种鱼鳞病患者的典型临床表现

A. 寻常型鱼鳞病，细小糠状白色的鳞屑伴有毛周角化。B. X-连锁隐性鱼鳞病，污秽鳞屑，累及腰腹部。C. 板层状鱼鳞病，广泛的大块灰黑色厚屑。D. 角蛋白病型鱼鳞病，污秽鳞屑伴有红斑，水疱。

2. **X-连锁隐性鱼鳞病** 发病率约数千分之一，患者都为男性，表现为灰褐色污秽的中度鳞屑，皮损较广泛，颈部、耳朵前后及腹部常可受累（图28-3B），比较有特征性。掌跖不受累，不伴有毛周角化。

3. **常染色体隐性先天性鱼鳞病** 包括近10种不同基因变异所导致的疾病，多属于重症鱼鳞病，其中最常见的是板层状鱼鳞病，占比约60%。患者出生时皮肤可以覆盖塑料薄膜样物质，几周后脱落，遗留广泛的大块灰黑色厚屑（图28-3C），可伴有眼睑外翻，掌跖角化，毛发稀疏，出汗减少。

4. **角蛋白病型鱼鳞病** 主要由*KRT1*基因、*KRT10*基因或者*KRT2*基因变异所引起，其中前两者临床表现类似，而后者相对较轻。*KRT1*基因、*KRT10*基因变异引起的鱼鳞病出生时常有红皮病、糜烂、水疱及皮肤增厚剥脱（图28-3D），继发感染会伴有臭味，可伴有掌跖角化。*KRT2*基因变异引起的鱼鳞病水疱薄，易剥脱，皮损也较局限。皮损随年龄增加会逐步减轻。

【遗传方式与相关致病基因】

寻常型鱼鳞病的遗传方式为常染色体半显性遗传，致病基因为丝聚合蛋白（filaggrin）编码基因*FLG*。*FLG*基因位于染色体区域1q21.3，虽然只有3个外显子，但是3号外显子长度超过12kb，而且有很多重复序列，检测有很大难度。变异多数是无义变异或移码变异，单一变异的患者相对病情轻，带有纯合或者复合杂合变异的患者病情较重。

X-连锁隐性鱼鳞病的致病基因是类固醇硫酸酯酶（steroidal sulfatase）编码基因*STS*，位于X染色体区域Xp22，90%的患者都是整个*STS*基因的完全缺失，少数为部分缺失或者点变异。女性携带者一般没有相应临床症状。

常染色体隐性先天性鱼鳞病可以由近10种不同基因的致病变异所引起。其中最常见的致病基因是编码转谷氨酰胺酶1（Transglutaminase 1）的基因*TGM1*。

角蛋白病型鱼鳞病都是常染色体显性遗传，其致病基因包括角蛋白1编码基因*KRT1*、角蛋白10编码基因*KRT10*和角蛋白2编码基因*KRT2*。

【实验室与辅助检查】

大多数鱼鳞病常规检测一般无异常发现。角蛋白病型鱼鳞病皮肤组织病理学有一定的特征性改变，有棘层或者颗粒层松解伴角化过度。有些酶学检测虽然对于明确鱼鳞病的类型有帮助，但是比较烦琐，极少有开展。基因检测对明确诊断至关重要，由于鱼鳞病种类繁杂而且涉及基因众多，高通量测序也是很好的选择。

【诊断标准】

幼年出现典型的脱屑及干燥皮损常常提示遗传性鱼鳞病。从轻型的寻常型鱼鳞病到严重的常染色体隐性先天性鱼鳞病，皮疹的轻重差异很大。不同类型的鱼鳞病可以伴发其他不同器官的受累。一些比较典型的鱼鳞病能够通过临床表现判断类型，但是不少鱼鳞病的临床差别不大，往往需要基因检测来明确诊断。

【治疗与预后】

鱼鳞病一般伴随皮肤屏障缺陷，主要是通过保湿润肤改善症状，现在还没有针对病因的特效治疗手段。患者需要根据皮肤的角化和干燥程度选择合适的润肤剂，凡士林、鱼肝油软膏、尿素乳膏等都是比较常用的药物。一些重症鱼鳞病可以口服维甲酸类药物减轻症状。

【遗传咨询与产前诊断】

由于目前鱼鳞病尚无非常有效的治疗方法，对于比较严重的鱼鳞病患者，受累家系成员应进行遗传咨询，对高风险胎儿进行产前诊断是降低本病发病率的有效手段。

对于寻常型鱼鳞病，由于病情较轻，而且受环境、护肤习惯等影响较大，虽然技术上可以检测其基因缺陷，但是产前诊断面临伦理学争议。

对于X-连锁隐性鱼鳞病，由于STS基因的完全缺失常见，现在比较可靠的办法是MLPA，但在通过使用羊水细胞或者绒毛细胞的培养作MLPA产前诊断时，容易受到母亲细胞的污染，影响结果的准确性。

对于其他重症的显性或者隐性鱼鳞病，需要在明确其遗传方式及致病基因的基础上，根据不同情况，开展遗传咨询和产前诊断。在相对典型的病例中，通过检测可能的致病基因往往能够明确诊断，进而实施产前诊断。对于不典型的病例，高通量测序是较好的选择。

（杨　勇）

## ⋙ 第三节　白　化　病 ⋘

白化病（albinism）是由于先天性酪氨酸酶生成不足、活性减少或缺乏所致的皮肤病，主要为常染色体隐性遗传，少数为性连锁隐性遗传。临床上以皮肤、毛发和眼部色素部分或完全缺失为特征，其发病至少与15种基因的致病变异有关[7]。根据变异的基因和临床表现的不同，本病可分为眼皮肤白化病及眼白化病。

【临床表型特征】

1. 眼皮肤白化病（oculocutaneous albinism）　又称为泛发性白化病，是常染色体隐性遗传。目前该疾病有4种分型，病因都与黑素细胞内黑色素合成缺失或减少，从而导致毛发、皮肤及眼部色素减退有关[8]：

（1）眼皮肤白化病Ⅰ型　既往称为酪氨酸酶阴性型，由于酪氨酸酶基因变异引起酪氨酸酶活性明显下降或完全丧失所致。酪氨酸酶是黑色素合成过程中的关键酶，根据其是否还有残留活性，进一步分为两个亚型[9]：眼皮肤白化病ⅠA型和眼皮肤白化病ⅠB型。眼皮肤白化病ⅠA型酪氨酸酶活性完全丧失，患儿出生时皮肤、毛发和眼部完全缺乏色素，并且终身不变（图28-4）。眼皮肤白化病ⅠB型酪氨酸酶活性并没有完全丧失而是显著下降，虽然出生时与眼皮肤白化病临床表现相似，最初也没有色素存在，但由于部分酪氨酸酶还保留一定的活性，所以随着年龄的增长，患儿皮肤、毛发和眼部的色素可以略有增加。

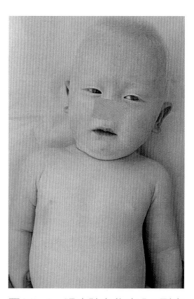

图28-4　眼皮肤白化病ⅠA型患者皮肤毛发色素缺失呈白色，瞳孔为红色

眼皮肤白化病 I 型患者不能产生黑色素。受累患者通常表现为毛发雪白、肤色呈白色或粉红色，眼睛呈蓝色，可能会出现多发性粉红色-红色痣以及日光性角化病。如果没有采取积极的光防护，患者几乎不可避免发生鳞状细胞癌，另外基底细胞癌或黑色素瘤也较为常见。眼部病变通常较为严重，包括视力严重受损、重度眼球震颤、畏光和斜视，因此强制性眼科防护至关重要。

（2）眼皮肤白化病 II 型　既往称为酪氨酸酶阳性型[10]，是国内外最常见的白化病。该病特点是皮肤、毛发及眼部的黑色素含量降低，全身皮肤颜色呈粉红色至奶油色，毛发呈黄棕色，虹膜呈蓝色至黄棕色。

眼皮肤白化病 II 型与眼皮肤白化病 I B型的主要区别在于前者出生时毛发有少量色素沉着，可呈银白色、淡白色、黄白色、金色或红色等；而眼皮肤白化病 I B型出生时毛发色素完全缺失成白色。由于全身皮肤色素缺乏致使毛细血管显露而呈现粉红色，对紫外线高度敏感。患者色素可随年龄增长而增加，故又称为不完全性白化病。眼部改变具有特征性，由于视网膜和虹膜缺乏色素，儿童期虹膜为透明淡灰色，瞳孔呈现红色，而成年期虹膜常呈现青灰色或淡褐色，患儿常有畏光、视力下降、眼球水平震颤、斜视等。

（3）眼皮肤白化病 III 型　为酪氨酸酶相关蛋白1编码基因TRP1变异所致，迄今报道仅见于黑人，患者形成的色素不是黑色而是褐色，故临床表现为浅褐色的皮肤和头发、蓝色或浅褐色虹膜。常伴有眼球震颤和视力下降[11]。

（4）眼皮肤白化病 IV 型　为膜相关转运蛋白编码基因变异所致。眼皮肤白化病 IV 型患儿的临床表现与 II 型相似，但较 II 型为轻，与 II 型的主要区别在于多数患者色素沉着不会随着年龄增长而增加。

2. 眼白化病（ocular albinism）　亦称为部分白化病，为X-连锁隐性遗传。患者仅表现为眼部色素部分或完全缺失，而皮肤及毛发色素正常。眼部特征性改变与眼皮肤白化病相似，只是较轻。在受累男性患者中，临床表现可能包括轻度皮肤色素减退、虹膜和视网膜色素减退、中央凹发育不良、脉络膜血管清晰可见、眼球震颤、斜视、畏光、视力受损以及导致立体视觉受损的视觉神经纤维异常交叉。女性携带者可能会由于X染色体失活而导致视网膜出现片状色素沉着。

【遗传方式与相关致病基因】

眼皮肤白化病 I 型是由于位于染色体11q14.3的TYR基因变异引起的。眼皮肤白化病 II 型是OCA2基因变异引起的，曾被称为P基因，位于15q12-q13[10]。OCA2基因被认为能编码小分子转运蛋白，这些转运蛋白可能参与了黑色素小体的生物合成及酪氨酸酶的转运。眼皮肤白化病 III 型是由于9p23上的酪氨酸酶相关蛋白1（tyrosinase-related protein 1）编码基因TYRP1变异引起。眼皮肤白化病 IV 型是由膜相关转运蛋白（membrane-associated transporter protein）编码基因MATP变异引起的[11]。

【实验室与辅助检查】

1. 组织病理学特征　表皮黑素细胞数目与形态正常，但银染色缺乏黑色素，见于酪氨酸酶阳性患者，表明其体内残留形成色素的能力差。多巴反应可阳性，也可阴性，主要见于酪氨酸酶阴性患者，表明体内不能形成色素。

2. 基因检测　临床表现相似时，基因检测有助于分型。

【诊断标准】

眼皮肤白化病的诊断依据是皮肤、毛发和眼部色素同时出现部分或完全缺失。再根据是否仅表现为眼部色素部分或完全缺失，而皮肤及毛发色素正常，与眼白化病相鉴别。眼白化病的诊断要仔细分析家族系谱来确定是否存在X-连锁遗传，和/或对眼白化病基因开展分子生物学分析。

当白癜风泛发而导致全身弥漫性色素脱失时，可能和白化病相混淆，两者鉴别要点在于白化病为先天性，而白癜风为后天性；白癜风缺乏白化病的眼部特征性损害，如眼球震颤、视力下降等。

【治疗与预后】

目前尚无有效治疗方法，患儿应终身注意避光和防晒。使用遮阳伞和遮光剂以防止皮肤过早老化和恶性肿瘤的发生。佩戴墨镜以保护眼睛和视力。定期全身皮肤检查以及时发现和处理皮肤恶性肿瘤。

【遗传咨询与产前诊断】

按照患者需求对受累家系成员开展遗传咨询。需要明确疾病遗传方式、基因和致病变异与表型的相关性、对查到致病基因变异的白化病可以做产前诊断，对部分轻症白化病的产前诊断可能存在伦理争议，需要注意。

（徐　哲）

## 第四节　掌跖角化症

掌跖角化症（palmoplantar keratoderma）是一组以手掌以及足底皮肤增厚、角化过度为主要表现的遗传性皮肤病。手掌和足底是人类受外力摩擦最频繁也是承受摩擦或压力最大的皮肤组织，因此皮肤角化的调控最为精细。皮肤结构蛋白、皮肤蛋白酶以及皮肤的离子通道基因变异，都有可能导致皮肤角化出现异常，从而导致掌跖角化症[12]。

【临床表型特征】

掌跖角化症临床亚型繁多，根据是否有掌跖皮肤以外组织受累，分为综合征型与非综合征型；根据皮损是否导致手指或者足趾功能出现严重损害，将其分为残毁性和非残毁性掌跖角化症；根据角化分布的范围将其分为弥漫性掌跖角化症和局灶型掌跖角化症等。各种掌跖角化症的临床表现差别较大，预后也不一样，但是均会导致手掌及足底皮肤出现明显增厚、角化等表现。此处重点介绍几种中国人较为常见的掌跖角化症类型。

1. 长岛型掌跖角化症　这是一种常染色体隐性遗传性、非残毁性、非综合征型的弥漫性掌跖角化症。这也是中国人（以及日本人）最常见的一种遗传性掌跖角化症。患者多数在出生数月至4岁左右出现掌跖部位红斑、角化及脱屑，皮疹逐渐加重并累及手背、足背、手腕、足踝、跟腱等处（图28-5）。严重情况下患者的膝盖、肘部也会出现红斑角化。患者指/趾甲通常不受累，不会出现手指屈曲、挛缩或者指节断裂等残毁性改变[13, 14]。

2. 表皮松解性掌跖角化症　这是一种常染色体显性遗传、非综合征性掌跖角化症。患者通常会在出生不久后出现掌跖部位角化过度，逐渐扩展到手掌与手背。足底与足背交界处，角化边缘出现明显的红斑反应，在剧烈摩擦之后可能在红斑边缘出现水疱。随年龄增长，水疱逐渐减少，掌跖开始出现蜡黄色角化（图28-6）。多数情况下，表皮松解性掌跖角化不会导致残毁性改变，少数情况下可以出现手指末端变细、指骨末端吸收等残毁性改变。

3. Olmsted综合征　又称伴有腔口周围角化的掌跖角化症，既往认为是一种极为罕见的类型。随着致病基因*TRPV3*基因被北京大学第一医院皮肤科医生确定之后，Olmsted综合征逐渐被认识并报道，其发病率可能被低估。Olmsted综合征临床表现差别较大，典型病例出生不久后即出现严重残毁性掌跖角化，表现为手掌、足底皮肤高度角化过度，指、趾出现屈曲、挛缩，指、趾末节出现断裂（图28-7）。患者通常还会出现严重的腔口周围角化过度，包括外阴、肛周、口周、鼻周等部位。此外，部分患者还会伴有严重的毛周角化，并且出现毛发完全脱落。Olmsted综合征患者皮损处通常会伴有剧烈瘙痒或者剧烈疼痛。轻型Olmsted综合征可以仅表现为轻度的局灶性掌跖角化过度[15]。

【遗传方式与相关致病基因】

掌跖角化症主要有2种遗传方式：常染色体显性遗传及常染色体隐性遗传。目前已知致病基因至少有40个。其中，长岛型掌跖角化症

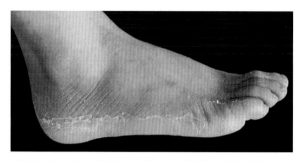

图28-5　长岛型掌跖角化症，足踝及跟腱部位红斑角化为特征性表现

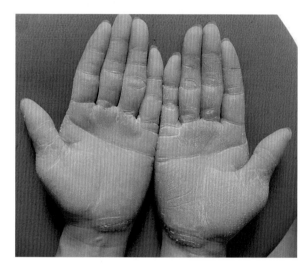

图28-6　表皮松解性掌跖角化症，成年患者角化呈蜡黄色改变

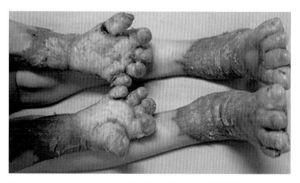

图28-7　Olmsted综合征，患者出现严重残毁性掌跖角化症，足趾断裂，手指屈曲挛缩

呈常染色体隐性遗传，其致病基因为*SERPINB7*基因（18q21.33），其中常见基因变异c.796C>T（p.R266*）在中国人群中杂合携带率高达3%（这也是长岛型掌跖角化症是中国人最常见的掌跖角化症的原因），因此，患者（*SERPINB7*纯合或者复合杂合）与*SERPINB7*基因c.796C>T 杂合变异的健康携带者婚育，子代可能出现掌跖角化症患者，需要在遗传咨询中引起注意。表皮松解性掌跖角化症呈现常染色体显性遗传，其致病基因为编码角蛋白9的编码基因*KRT9*（17q21.2）。Olmsted综合征多呈常染色体显性遗传，但也有报道为隐性遗传或者半显性遗传的情况，致病基因

均为*TRPV3*（17p13.2）[16]。

【实验室与辅助检查】

1. 皮肤组织病理学检查　通常可以见到表皮明显角化过度，棘层肥厚。表皮松解性掌跖角化症还可以见到颗粒层溶解变性。Olmsted综合征的患者，特别是伴有剧烈瘙痒患者，有可能在真皮见到大量肥大细胞浸润。

2. 其他检查　部分综合征型掌跖角化症可以出现耳聋、角膜炎、心脏异常、牙周疾病的表现，可以进行相应检查确定。

【诊断标准】

1. 典型临床表现，出生后不久出现手掌及足底的表皮增厚，角化过度。各种不同类型患者有各自特殊的临床表现，根据这些临床表现，对于亚型可能有提示作用。比如，出现剧烈瘙痒的残毁性掌跖角化症往往提示为Olmsted综合征，而累及手腕、脚踝、跟腱、膝盖及肘部的红斑角化表现可能提示是长岛型掌跖角化症。婴幼儿时期出现手足反复水疱可能提示是表皮松解性掌跖角化症。

2. 皮肤病理检查的特征性表现或者基因检测阳性结果。

【治疗与预后】

主要为对症支持治疗，应该尽量减少过度摩擦及受力。主要治疗方案包括口服维甲酸类药物调节皮肤角化，以及外用各种角化溶解剂及角化调节剂，如10%尿素软膏、水杨酸软膏等药物。因维甲酸类药物不良反应明显，口服此类药物应该在权衡利弊后使用，若为残毁性掌跖角化症患者，应该尽早服用维甲酸药物，避免出现不可逆的残毁损害。

掌跖角化症的预后取决于其类型，残毁性掌跖角化症往往预后较差，会严重影响手足功能。非残毁性或者局灶性掌跖角化症病情较轻，一般不会影响手足功能。而综合征型掌跖角化症，可能会有其他组织或者器官受累，预后差别较大。

【遗传咨询与产前诊断】

目前尚无有效的根治方法，残毁性掌跖角化症会导致患者手足功能障碍，导致残疾。多数严重影响患者的外观及精细活动功能。因此正确进行遗传咨询及产前诊断为最重要的防治方法。

1. 遗传咨询

（1）确定咨询者家系中掌跖角化症患者的临床诊断，建立遗传咨询档案。确定临床诊断包括询问掌跖角化开始出现的时间，是否伴有水疱，角化的进展过程，是否出现指、趾残毁改变，是否伴有各种皮肤外并发症。询问患者是否进行过皮肤组织病理检查，是否有其他系统异常检查发现。

（2）确定遗传方式　常染色体显性遗传、常染色体隐性遗传。检测患者可疑或所有已知掌跖角化症的致病基因，确定其致病性变异。同时进行家族成员相应基因变异检测，确定致病性基因变异是否在家族中与临床表现共分离。

（3）常染色体显性遗传掌跖角化症患者的子代患病概率为50%；常染色体隐性掌跖角化症患者同胞的患病概率为25%，若患者配偶不携带相同基因致病性变异，则患者子代为携带者，不遗传该疾病。对于长岛型掌跖角化症，由于正常人群携带致病性*SERPINB7*基因变异的比例高达3%，建议常规对患者配偶进行*SERPINB7*基因测序排查。散发的常染色体显性遗传掌跖角化症的患者，其父母有可能为生殖细胞嵌合变异携带者，应该在遗传咨询时告知，必要时进行产前诊断确定胎儿是否遗传。

2. 产前诊断

（1）确定先证者的临床表型和致病基因的致病性变异。

（2）根据先证者检测到的掌跖角化症致病基因变异进行检测，确定胎儿为患儿、携带者或者正常基因型。若为患儿，应充分告知胎儿双亲，由双亲决定继续或者终止妊娠。当怀疑父母双方之一为常染色体显性遗传性掌跖角化症的致病基因变异的生殖细胞嵌合携带者时，应同样进行上述产前诊断，确定胎儿是否患病。

（3）植入前遗传学检测也是可选择的方法。

（林志淼）

# 第五节　汗孔角化症

汗孔角化症（porokeratosis）是一组角化异常的遗传性皮肤病。1893年由Mibelli首次报道，之后不同的临床亚型被认知，每种亚型在形态学、分布、临床过程上都有各自的特征。目前公认的临床表型包括：Mibelli斑块型汗孔角化症（porokeratosis of Mibelli），浅表播散型汗孔角化症（disseminated superficial porokeratosis）[17]，线状汗孔角化症（linear porokeratosis）[18]，播散浅表性光化性汗孔角化症（disseminated superficial actinic porokeratosis），掌跖合并播散性汗孔角化症（porokeratosis palmaris plantaris et disseminated）[19]。为避免分类上的混乱，也有学者将汗孔角化症分为局限性和播散性两大类。

【临床表型特征】

患者的典型皮损表现为最初是角化性丘疹，慢慢地离心性扩展，后来发展成为界限清楚的环形皮损，包括一个萎缩性的中心和外围角化性的边界。皮损一般无自觉症状，偶可瘙痒。

Mibelli斑块型虽然是最早被报道的，但并不常见，皮损呈局限性，为一个或者少数的大小不等的斑块性皮损。多在儿童期发病，好发部位是手、手指、足和踝的表面，也可以发生在面部和头皮以及黏膜部位。浅表播散型是继Mibelli斑块型后发现的第2个临床亚型，常泛发于躯干、生殖器、掌跖。播散浅表性光化性汗孔角化症是汗孔角化症中最常见的类型，一般青春期发病，到30～40岁表型完全外显。临床表现与浅表播散型相似，区别在于播散浅表性光化性汗孔角化症皮损主要位于面部，四肢的伸侧，肩部和胸背部等曝光部位，紫外线可诱发和加重皮损。不同于其他类型的是其恶变的可能性相对较小。掌跖合并播散性汗孔角化症是一种不常见的类型，皮损可出现在身体的各个部位，相对的大小一致，较厚。常于20岁左右发病，首先发生在掌跖，后来迁延到四肢、躯干或者口腔等部位。线状汗孔角化症是少见的亚型，通常是先天性的，但是亦可发生在成人和中年期。皮损沿着Blaschko线分布，常见为局限型，皮损单侧和单发，通常在四肢远端。继发鳞癌与基底细胞癌的频率高于其他各型。以上各临床表型的区别见表28-1。

除了这些主要的临床类型，还有许多少见的形态学类型，比如面部汗孔角化症、生殖器汗孔角化症、肥厚型疣状汗孔角化症、丘疹性汗孔角化症等。

【遗传方式与相关致病基因】

汗孔角化症是一组遗传性角化异常性疾病，除线性汗孔角化症外，其他类型均为常染色体非典型显性遗传，散发病例可能是体细胞变异所致。由于该病有遗传异质性，目前有五个播散浅表性光化性汗孔角化症相关基因被确定，较为公认的播散浅表性光化性汗孔角化症致病基因为 *MVK*[20]，位于染色体12q24.11，含有13个外显子，编码甲羟戊酸激酶（mevalonate kinase）。变异类型包括错义变异、缺失和插入等[20]。其余类型的致病基因尚未明确。

【实验室与辅助检查】

1. 组织病理表现为角质层内的楔形鸡眼样板，是由角化不全细胞所组成的细胞柱，在鸡眼样板下方的颗粒层减少或消失，棘细胞层内可见胞浆嗜酸性红染、核深染的角化不良细胞。

2. *MVK*基因变异检测。

【诊断标准】

1. 根据皮肤角化丘疹特点分型（表28-1）。

2. 符合常染色体显性遗传，且*MVK*基因发现致病变异。

表28-1　汗孔角化症的常见临床表型特点

| | Mibelli斑块型 | 浅表播散型 | 播散浅表性光化型 | 掌跖合并播散型 | 线状汗孔角化症 |
|---|---|---|---|---|---|
| 发病年龄 | 儿童 | 10～30岁 | 20～40岁 | 10～30岁 | 任何年龄 |
| 遗传方式 | 常染色体显性 | 常染色体显性 | 常染色体显性 | 常染色体显性 | ？ |
| 男性：女性 | （2～3）:1 | ？ | 1:1 | 2:1 | 1:1 |
| 掌跖受累 | + | +/- | - | + | + |
| 瘙痒 | - | +/- | +/- | +/- | - |
| 部位 | 任何部位 | 泛发 | 首发暴露部位，之后泛发 | 掌跖 | 四肢 |
| 癌变 | 有报道 | 有报道 | 罕见 | 有报道 | 有报道 |
| 黏膜受累 | +/- | - | - | +/- | - |

注：+，阳性；-，阴性。

【治疗与预后】

1. 局部药物治疗　可局部外用维生素D$_3$衍生物、维A酸制剂如他扎罗汀等[21]，也可局部外用咪喹莫特，局部外用氟尿嘧啶封包，对破坏单个损害效果较好，但可能导致瘢痕形成。糖皮质激素治疗也能使皮损得到暂时的缓解，但是需要警惕的是免疫抑制可能诱导增殖和恶变。

2. 口服药物治疗　可口服维A酸制剂，如阿维A酯、异维A酸、阿维A等，在免疫抑制患者中使用可减少继发恶性肿瘤的危险性。

3. 物理治疗　常见的包括冷冻、电离子、$CO_2$激光、脉冲染料激光、刮除术、磨皮术等，其中ALA光动力治疗效果尚可，可结合系统阿维A治疗。

4. 预防　大部分的患者，尤其是播散浅表性光化型汗孔角化症患者，需要防晒及涂抹保湿剂，定期检查防止恶变，这是预防和和控制病情的最佳方法。

【遗传咨询与产前诊断】

汗孔角化症类型较多，对生命健康影响不大，遗传咨询和产前诊断主要针对播散浅表性光化型汗孔角化症患者。可以按照患者需求对受累家系成员开展遗传咨询、基因检测和再发风险评估。产前诊断存在伦理争议。

（崔　勇）

## 第六节　外胚层发育不良

外胚层发育不良（ectodermal dysplasias）是指一组两个或更多外胚层器官（毛发、指甲、牙齿和汗腺）发育异常，但是没有其他系统损害的遗传性疾病，包括10余种临床表现，致病基因和发病机制各异，涉及多种遗传方式的疾病。有些综合征除了有其他系统受累，也可以伴有外胚层发育不良的表现。

【临床表型特征】

外胚层发育不良中相对比较常见的类型是少汗型外胚层发育不良（hypohidrotic ectodermal dysplasia），可以由*EDA*、*EDAR*、*EDARADD*等基因变异导致，其中*EDA*变异占比约60%。典型的临床表现是少毛、缺牙、无汗三联征。患者常常伴有皮肤干燥，湿疹等表现，有特殊的面容（前额突出、眼周黑圈、鞍鼻、厚嘴唇）（图28-8）。患者因为严重的牙齿异常（缺牙、尖牙）而多就诊于口腔科。患者因无法出汗调节体温，常在夏季出现体温升高，容易中暑。部分患者伴有智力低下。

另外一种相对常见的类型是有汗型外胚层发育不良，也称为Clouston综合征，由于*GJB6*基因变异所致。临床表现包括轻重不等的少毛，甲营养不良及掌跖角化。患者出汗正常，没有牙齿受累。

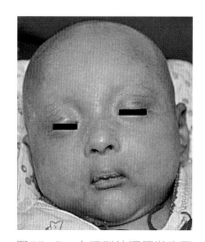

图28-8　少汗型外胚层发育不良患者临床表现

发-甲型外胚层发育不良可以由*HOXC13*及*KRT85*等基因变异导致，只累及指（趾）甲和毛发，表现为甲萎缩、增厚、生长缓慢等甲营养不良，以及轻重不等的毛发稀少。不累及掌跖、牙齿，出汗正常[22]。

除了毛发稀少，患者还有前额突出、眼周黑圈、鞍鼻、厚嘴唇为特征的特殊面容。

【遗传方式与相关致病基因】

少汗型外胚层发育不良中，*EDA*基因位于染色体Xq13.1，其变异引起的X-连锁隐性遗传外胚层发育不良。男性患者的母亲由于X染色体失活，可以有部分临床表现，如缺发、尖牙、部分躯体出汗减少等。*EDAR*基因及*EDARADD*基因变异导致的外胚层发育不良分别为常染色体显性或隐性遗传，相对罕见。

Clouston综合征是*GJB6*基因变异导致的显性遗传病，*GJB6*基因位于13q12，值得一提的是*GJB6*

基因变异还可以引起耳聋。

发–甲型外胚层发育不良可以由*HOXC13*及*KRT85*等基因变异导致，为常染色体隐性遗传，相对罕见。

【实验室与辅助检查】

常规检测一般无异常发现。少汗型外胚层发育不良患者的牙齿在X线检测时可以发现缺失，发汗实验对于检查是否存在汗腺发育异常有帮助。基因检测对明确诊断至关重要。

【诊断标准】

具有2个或更多外胚层器官（毛发、指甲、牙齿和汗腺）的发育异常，可以考虑为外胚层发育不良。不同的临床表现可以对判断其类型有所帮助，最常见的是少汗型外胚层发育不良，特征性表现为少毛、缺牙、无汗三联征，相对容易诊断。

【治疗与预后】

主要是对症治疗。针对少汗型外胚层发育不良的牙齿受累，可以通过种植牙齿等办法改善。对于排汗困难的患者，夏季应该注意降温。

【遗传咨询与产前诊断】

对受累家系成员开展遗传咨询，对高风险胎儿进行产前诊断是降低本病发病率的有效手段。由于不同类型患者的遗传方式各异，需要在明确诊断的基础上开展遗传咨询与产前诊断。

（杨　勇）

## 第七节　红斑肢痛症

红斑肢痛症（erythermalgia）包括原发性及继发性，其中原发性为遗传性疾病，而继发性可以由于血小板增多、糖尿病、系统性红斑狼疮、药物等原因导致。本节所描述的是原发性红斑肢痛症，是由于编码钠离子通道的*SCN9A*基因功能增强所致的[23]。

【临床表型特征】

青少年发病，双侧足和手发作性对称性灼痛，可伴发局部皮肤潮红，温度升高，病程久的可以表现为持续性疼痛，诱因可以是温度升高、运动、进食热水或刺激性食物，降低局部的温度或者抬高患肢可部分缓解疼痛，一般对于药物的治疗反应不佳。疼痛常难以忍受，患者会反复冷却患肢而导致冻伤。部分患者有家族史。

根据发病年龄不同，可以分为早发型（＜10岁发病）和晚发型（＞10岁发病），早发型患者往往病情更重[24]。

红斑肢痛症患者临床表现为双脚对称性灼痛伴有红斑和温度升高，因为反复冷却易导致皮肤冻伤，患者双脚一般有明显的冻伤瘢痕（图28-9）。

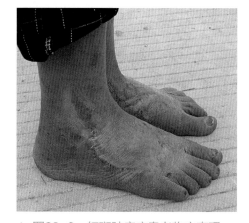

图28-9　红斑肢痛症患者临床表现

【遗传方式与相关致病基因】

红斑肢痛症为常染色体显性遗传病，致病基因*SCN9A*位于2q24.3，含有26个外显子，长约180kb，编码分子量为226kDa的钠离子通道SCN9A蛋白。基因缺陷都是错义变异，有第848、858位氨基酸的热点变异。变异导致离子通道的功能增强。

【实验室与辅助检查】

常规检测一般无异常发现。基因检测对诊断至关重要。

【诊断标准】

当患者出现红斑肢痛症典型的临床表现，如幼年出现的肢体末端的发作性灼痛，可伴有局部红斑及温度升高的症状，降低温度可部分缓解，并有符合常染色体显性遗传病遗传规律的家族史，可提示红斑肢痛症的诊断。基因检测能够明确诊断。

【治疗与预后】

红斑肢痛症治疗较困难。非甾体类抗炎药止痛效果往往不佳。一些钠离子通道阻断剂如美西律、利多卡因对于部分患者有一定的效果，卡马西平、加巴喷丁、普瑞巴林等也可以应用。降低患肢温度会暂时缓解疼痛，风扇降温相对副作用少，过度的冷却可能引起冻伤。近年来国外制药公司纷纷开发针对钠离子通道SCN9A的特异性阻断剂，有几种已经进入临床试验阶段，有望对于治疗本病有更好的疗效。

【遗传咨询与产前诊断】

由于目前尚无非常有效的治疗方法，对受累家系成员应开展遗传咨询。对先证者进行*SCN9A*基因检测，明确该基因致病性的变异，对高风险胎儿针对性进行产前诊断，以降低本病发病率。

（杨　勇）

## 第八节　着色性干皮病

着色性干皮病（xeroderma pigmentosum）包括一组常染色体隐性遗传性皮肤病，属于肿瘤易感性疾病。着色性干皮病患者以皮肤症状为主要表现，包括光敏感、雀斑样色素改变以及显著增高的皮肤肿瘤发生率。部分患者会出现眼部和神经系统症状。着色性干皮病被分作A～G以及V等8个亚型，不同亚型的致病基因不同，症状也会有所差异。

【临床表型特征】

着色性干皮病的皮肤表现往往在婴儿时期出现，日晒后很快出现的红斑是最先被注意的症状，严重的可以出现水疱、糜烂，之后出现结痂和脱屑。然而部分亚型如C型、V型可以没有明显的急性日晒伤表现。反复的日晒可以引起暴露部位出现异常的雀斑样色素沉着（图28-10A），在所有亚型的患者中均有表现，因此2岁前出现的暴露部位不典型雀斑样改变提示可能为着色性干皮病患者。病程长或者严重的患者常伴有色素减退斑，以及皮肤的干燥、萎缩及毛细血管扩张。患者在20岁之前恶性黑色素瘤的发生率提高了20倍，而非恶性黑色素瘤皮肤肿瘤（主要包括鳞状细胞癌和基底细胞癌）（图28-10B）的发生率提高了10 000倍[25]。

着色性干皮病常伴有眼部受累，主要累及眼睑和眼球表面，包括眼睑色素改变、睑内翻、睑外翻、结膜炎、血管翳、翼状胬肉、畏光、干眼症，严重的可造成角膜瘢痕及失明。

一些着色性干皮病亚型如A型、D型等可以出现轻重不等的神经系统症状，包括腱反射减弱、步态异常、小颅畸形、听力下降以及认知和智力障碍，神经系统症状随着年龄增长逐渐加重。出现神经系统症状的约占着色性干皮病患者的1/4。

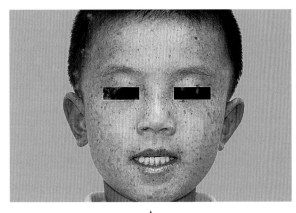 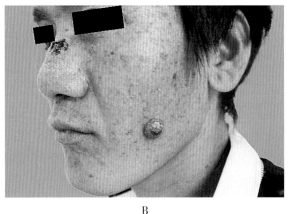

A        B

图28-10　着色性干皮病患者临床表现

A. 儿童期面部雀斑样色素改变。B. 成人期鼻部和面颊的鳞状细胞癌。

【遗传方式与相关致病基因】

各亚型的着色性干皮病都是常染色体隐性遗传，每个亚型对应的致病基因分别是：A型对应*XPA*基因（9q22.33），B型对应*ERCC3*基因（2q14.3），C型对应*XPC*基因（3p25.1），D型对应*ERCC2*基因（19q13.32），E型对应*DDB2*基因（11p11.2），F型对应*ERCC4*基因（16p13.12），G型对应*ERCC5*基因（13q33.1），V型对应*POLH*基因（6p21.1）。这些基因编码的蛋白在DNA损伤修复过程中起到重要作用。国内经基因检测确诊报道的着色性干皮病病例约50例，其中相对多见的是C型、A型和V型[26]。

【实验室与辅助检查】

一些实验室检测如细胞紫外线敏感度检测，细胞互补实验等对于着色性干皮病的确诊有帮助，但是比较复杂，极少有实验室采用。基因检测相对简单易行，对诊断至关重要。着色性干皮病涉及的基因有8个，各亚型的临床特征区别不够大，因此高通量测序是明确诊断的常规选择。

【诊断标准】

当患者出现着色性干皮病典型的临床表现，如幼年出现的日晒伤，暴露部位不典型雀斑样改变，早发的皮肤肿瘤、眼睛及神经系统症状，并有符合常染色体隐性遗传病遗传规律的家族史，可提示着色性干皮病的诊断。基因检测有助于确诊。

【治疗与预后】

目前尚没有针对着色性干皮病特别有效的治疗措施，重点在于防护和对症治疗。对于A型、B型、D型、F型、G型患者，由于较早出现急性日晒伤，往往能够及时采取积极的防护措施。而

C型、E型、V型患者急性症状不明显，反而不注意保护，从而使皮肤肿瘤的发病年龄大大提前。不管对于哪一型患者，都有共同的保护策略：尽量减少室外活动、避免使用汞蒸气灯具、穿戴不透光的布料织就的衣物、正确使用防晒霜等。患者需要通过饮食或补剂来维持正常水平的维生素D。

对于已经出现的皮肤肿瘤，通常需要皮肤外科来进行手术切除，较小的皮损可以采用冷冻或者激光治疗。口服维甲酸类药物对于延缓皮肤肿瘤的发展有一定效果。而对于患者的神经系统症状，除了支持疗法以外尚无有效方法。

着色性干皮病预后不良，皮肤恶性肿瘤及神经系统症状是影响其生命的主要原因。

【遗传咨询与产前诊断】

着色性干皮病家系中患者多为散发性的，通常看不到连续传递的现象。对家族中有着色性干皮病患者的夫妇，应进行遗传咨询和下一胎产前诊断。先证者的后代均为致病基因携带者。非近亲婚配情况下，生育患儿的风险与人群中该基因的变异频率有关。着色性干皮病家族若近亲婚配，子女的发病率比非近亲婚配者增高。

确认先证者的临床表型和着色性干皮病相关基因的致病性变异，并确认先证者父母是着色性干皮病相关基因致病变异携带者，再对胎儿进行针对性产前诊断。

着色性干皮病是常染色体隐性遗传病，明确先证者及其父母的相关基因致病性变异后，也可选择植入前遗传学检测，避免患胎的治疗性流产。

（杨　勇）

## 第九节　逆向性痤疮

逆向性痤疮（acne inversa）又称化脓性汗腺炎（hidradenitis suppurativa）是一种慢性炎症性皮肤病，有家族性和散发性病例，治疗相对比较困难，而且容易反复。家族性逆向性痤疮是由于NCSTN基因、PSENEN基因和PSEN1基因等发生变异所致的常染色体显性遗传性疾病。

【临床表型特征】

逆向性痤疮是一种慢性炎症性皮肤病，以反复发生皮肤脓肿、窦道及瘢痕形成为特征性临床表现。皮损主要位于腋窝、腹股沟、肛门周围以及其他皮肤褶皱处（图28-11）。一般于青春期发病，其中女性居多，然而一些报道称此病可发生于儿童和绝经后女性。吸烟和肥胖是其两个主要危险因素。逆向性痤疮对患者的健康和美观均有较大影响，造成患者的心身负担。目前逆向性痤疮诊断尚无统一标准，主要依据患者的临床表现分型及分类。

1. Hurley分级　1989年，Hurley首次提出逆向性痤疮的Hurley分级，根据疾病的严重程度进行分类：①Hurley Ⅰ，单个或多个脓肿，皮损局限，无窦道和瘢痕形成；②Hurley Ⅱ，单个或多个复发性脓肿，皮损广泛，出现窦道和瘢痕形成；③Hurley Ⅲ，在Ⅱ级的基础上出现融合的脓肿、窦道和瘢痕形成[27]。Hurley分级适用于逆向性痤疮严重程度的快速分类，但存在一些不足。Ⅱ级和Ⅲ级患者治疗后期的皮损如脓肿、窦道等消退后会留有瘢痕，但Hurley分级不能低于Ⅱ级。

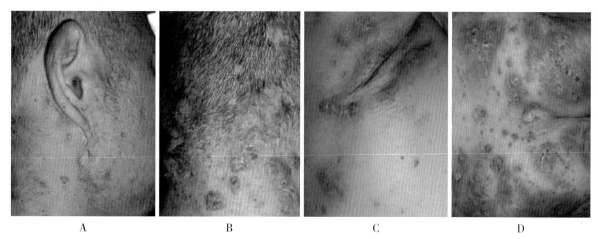

**图28-11 逆向性痤疮在腋窝、颈部及臀部表现为皮肤结节、脓肿、窦道及瘢痕形成**

A、B.头颈部皮损；C.腋窝皮损；D.臀部皮损。

2. 潜在分类分析分型 2013年，Canoui-Poitrine等[28]通过对618例患者进行潜在分类分析研究，提出逆向性痤疮可分为3种临床亚型：

（1）腋窝-乳房型 占48%，皮损主要出现在腋窝和乳房，临床表现为脓肿、窦道以及肥厚性瘢痕。

（2）毛囊型 占26%，男性较多，多为吸烟者并患有严重疾病。发病部位不仅累及腋窝和乳房，耳、胸、背部、腿部等多个部位均可受累。患者可能具有脓肿、窦道、瘢痕形成等所有皮损类型，其中囊性损伤偏多，如表皮囊肿、藏毛窦和黑头粉刺。患者发病时间较早，疾病持续时间比其他类型较长，多数患者有痤疮病史。

（3）臀部型 占26%，皮损主要在臀部，临床表现为丘疹和毛囊炎。患者中吸烟者比例高于其他类型，肥胖者较少，伴有严重疾病者较少，疾病持续时间较腋窝-乳房型长。

以上分型中，腋窝-乳房型多为经典临床类型，毛囊和臀部型多为非经典型[28]。

3. 2015年Hessel的临床分型[29]

（1）经典型 患者达到所有经典型的标准，即腋窝-乳房型，也是逆向性痤疮最常见的临床类型，除毛囊型和臀部型以外的其他型也纳入该型中。

（2）摩擦性疖肿型 患者多为肥胖者，皮损多位于易被摩擦的暴露部位，如腹部、大腿以及臀部，临床表现为多发性、深在性结节和脓肿，瘘管和窦道少见。

（3）瘢痕-毛囊炎型 患者多为肥胖和吸烟者，皮损多发生于臀部、腹股沟等部位，小而表浅。主要临床表现为脓肿、囊肿、浅表结节、凹陷性网状瘢痕、黑头粉刺。

（4）聚合型 多为男性患者，肥胖者较少。皮损多位于背部和面部，临床表现主要为囊肿和聚合型痤疮。有家族倾向。

（5）综合型 该型以伴发疾病为特征，如伴发坏疽性脓皮病、关节炎、痤疮等。

（6）异位型 皮损主要累及面部。

这种临床分型不以疾病严重程度为依据，Hurley分级可能贯穿在其分类中，但相比于Hurley分级，潜在分类分析更全面。

【遗传方式与相关致病基因】

家族性逆向性痤疮表现为常染色体显性遗传方式，其变异基因分别为*NCSTN*、*PSENEN*和*PSEN1*，分别位于1q23.2、19q13.12和14q24.2，分别编码Ⅰ型跨膜糖蛋白nicastrin、PEN-2和早老蛋白（Preseniins），这些蛋白均是γ分泌酶复合体的重要组成部分。

【实验室与辅助检查】

皮损处分泌物病原微生物检测显示金黄色葡萄球菌阳性。皮损组织病理显示真皮、内毛囊破裂，顶泌汗腺及其扩张导管周围有中性粒细胞浸润，革兰染色在腺体及真皮内可见大量球菌，部分破坏腺体周围有异物巨细胞浸润。

【诊断标准】

目前诊断尚无统一标准，主要依据患者的临床表现。目前的临床分型主要包括Hurley分级和2015年Hessel的临床分型。

【治疗与预后】

当前国际尚未形成逆向性痤疮的治疗指南，国内外关于治疗方式的各种观点颇有争议。

逆向性痤疮皮损常发生于顶泌汗腺密集的皮肤皱褶部位，如腋窝、臀部、腹股沟及会阴部，也可见于头颈部。本病起源于毛囊，毛囊角化过度、毛囊漏斗部扩张及破裂和继发细菌感染为本病特点。治疗比较困难，不少患者得不到有效治疗，而且容易反复。根据Hurley分级，对于Ⅰ级、Ⅱ级可以考虑药物联合物理疗法（红蓝光联合治疗和/或光动力治疗）的综合治疗，Ⅲ级及药物联合物理疗法治疗效果不佳，考虑自体皮肤移植术根治。国内逆向性痤疮通常首选药物治疗，以维A酸类、小剂量激素、抗生素、免疫抑制剂、抗雄激素类药物等较为常用。对于药物治疗无效或是效果不佳的患者，可以考虑外科手术治疗，根据患者皮损面积选择不同的手术方法，如切开引流术、局限性切除缝合术、皮肤移植术等，国外皮肤移植术较常用于逆向性痤疮的治疗。不管是内科保守治疗还是皮肤移植术治疗都有复发的可能，所以在治疗上是一种挑战。

【遗传咨询与产前诊断】

对受累家系成员开展遗传咨询，检出携带者（特别是育龄期妇女）、对高风险胎儿进行产前诊断是防控逆向性痤疮的有效手段。

确定患者逆向性痤疮的临床诊断，建立遗传咨询档案。确定临床诊断包括询问患者的家族史、临床表现（是否存在反复发生皮肤脓肿、窦道及瘢痕形成）和实验室检查结果（皮损处分泌物病原微生物检测、皮损组织病理等）。对先证者进行*NCSTN*基因、*PSENEN*基因和*PSEN1*基因检测，明确其致病性变异，可能是外显子缺失、插入、重复、微小变异或点变异，并验证其父母是否携带相同的变异。

已确定致病基因变异的家系，对胎儿进行针对性产前诊断。植入前遗传学检测也是可选方案。

（高　敏）

## ❖❖ 第十节　遗传性对称性色素异常症 ❖❖

遗传性对称性色素异常症（dyschromatosis symmetrica hereditaria）是一种发病率较低、具有高外显率的常染色体显性遗传性疾病。

【临床表型特征】

遗传性对称性色素异常症最主要的临床特征表现为对称分布于四肢末端及手足部位的色素增加和色素减退斑，相互交织呈网状分布，可累及前臂和小腿伸侧。部分皮疹泛发者可累及颈部、锁骨上部以及口腔黏膜，累及面部时表现为雀斑样色素沉着[30]。一般以皮肤损害多见，也有部分病例可以同时伴发其他疾病，如银屑病、特发性脑钙化和神经纤维瘤等。如图28-12所示，患者四肢末端色素减退和色素沉着斑呈现网状分布。

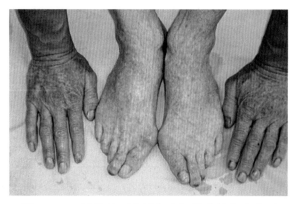

图28-12　遗传性对称性色素异常症的临床表现

【遗传方式与相关致病基因】

遗传性对称性色素异常症是一种高外显率的常染色体显性遗传性色素性疾病。2003年，中国学者Zhang等[31]通过对2个家系患者进行全基因组扫描，将致病基因定位于1q11-q21区域内。随后日本学者Miyamura等[32]将致病基因进一步精细定位在1q21.3，并在该区域内确定ADAR1基因为遗传性对称性色素异常症的致病基因。

ADAR1基因（1q21.3）又叫DSRAD基因，是ADAR（adenosine deaminase acting on RNA）基因家族的一员，全长约30kb，包括15个外显子，编码双链RNA特异性腺苷脱氨酶，蛋白质相对分子量约为139kDa，肽链从氨基端到羧基端依次由2个Z-DNA结合结构域（Za或Zb）、3个双链RNA结合结构域（DRBM1、DRBM2、DRBM3）和1个脱氨酶催化结构域组成。关于ADAR基因变异导致色素异常的机制，有学者认为在患者生长发育时，黑素母细胞从神经嵴迁移到皮肤的过程中，内外环境改变导致ADAR1基因活性显著降低，诱导黑素母细胞分化为高活性和低活性的黑素细胞，以致肢端出现对称性的色素加深或减退[32, 33]。此外，也有学者认为ADAR1活性可以对抗应激引起的黑素细胞凋亡，ADAR1基因变异致其活性降低引起黑素细胞凋亡，表现为手足背面色素减退斑，同时周边的黑素细胞虽数量减少，但部分区域出现代偿性代谢水平增高的现象，表现为色素沉着斑，因此出现皮肤色素沉着和色素减退并存的现象。

截至目前为止，人类基因变异数据库中记录已报道200余种ADAR1基因变异，其变异方式主要有无义变异、错义变异、移码变异等，且变异多位于脱氨酶催化结构域对应编码序列。除此之外，在双链RNA结合结构域已发现无义变异、移码变异和错义变异等，因此该区域在双链RNA特异性腺苷脱氨酶的催化活动中也起着一定的作用。国内外学者曾进行过遗传性对称性色素异常症临床表型与ADAR1基因变异的相关性研究，发现虽然不同患者的皮损轻重表现不一，但携带

*ADAR1*基因变异的患者均有皮肤损害，这提示遗传性对称性色素异常症的致病基因外显率近乎100%，但是迄今并未发现基因型和表型之间的确切关系。同一遗传性对称性色素异常症家系中，同一变异的不同个体临床表型存在差异，这说明可能还有其他内外因素对遗传性对称性色素异常症表型有影响，如紫外线照射、种族或宫内病毒感染等。

【实验室与辅助检查】

组织病理提示色斑处表皮棘层下部和基底层内黑素增加，其下真皮上部嗜黑素细胞增多及少量淋巴细胞浸润，而白斑处基底层色素减少乃至消失。采用共聚焦激光扫描显微镜与正常皮肤对比，患者色素减退斑处色素环缺失，基底层色素重度减少，色素沉着斑处基底层色素含量有所增加。近年来组织病理观察发现皮损部位有树突很长的黑素细胞，其细胞质中稀少的分布着小或不成熟的黑素颗粒。

【诊断标准】

根据临床表现皮损特点，皮肤镜检查结果以及组织病理的特征性即可诊断。

【治疗与预后】

目前尚无有效的治疗手段，需要避免日晒，口服维生素C，局部可外用氢醌霜等。出于美容学考虑，可考虑使用激光治疗。

【遗传咨询与产前诊断】

对受累家系成员开展遗传咨询，检出携带者（特别是育龄期妇女），对高风险胎儿进行产前诊断是该病防控的有效手段。

确定咨询者家系中遗传性对称性色素异常症患者的临床诊断，建立遗传咨询档案。确定临床诊断包括询问患者的家族史、临床表现，并进行皮肤镜或者皮损组织病理学检测。

绘制家系图，是否符合常染色体显性遗传方式，对先证者进行*ADAR1*基因检测，明确其致病性变异，可能是外显子缺失、插入、重复、微小变异或点变异，并验证其父母是否存在相同的变异。确认先证者诊断及家系成员*ADAR1*基因致病性变异，母亲再次妊娠时可对胎儿进行针对性产前诊断。对于已明确的先证者基因的致病性变异，当其父母没有相应临床表型时，需要排除生殖细胞嵌合变异，再生育时也建议进行产前诊断，植入前遗传学检测也是可选手段。

（高　敏）

## 第十一节　先天性角化不良

先天性角化不良（dyskeratosis congenita）是一种先天遗传性皮肤病，临床特征包括皮肤萎缩、黏膜白斑、网状色素沉着、色素减退以及甲营养不良，已发现常染色体显性遗传、常染色体隐性遗传及X-连锁遗传3种遗传方式。

【临床表型特征】

本病通常在幼儿期2~3岁发病，主要发生在男性，男女比例6：1，典型的临床表现三联征为皮肤色素沉着、甲萎缩和黏膜白斑（图28-13）。先天性角化不良可累及多个脏器系统，如眼、

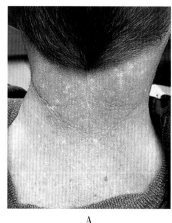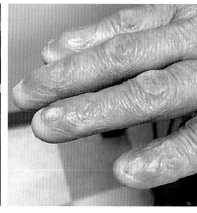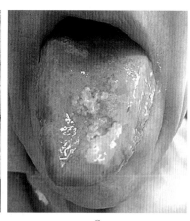

图28-13　先天性角化不良患者临床表现三联征[34]

A. 网状色素沉着。B. 甲营养不良。C. 口腔黏膜白斑。

皮肤、黏膜、呼吸和血液系统、胃肠道等。系统损害包括血小板减少症、贫血、全血细胞减少症等，80%的患者可发展为再生障碍性贫血。主要病变包括皮肤、甲、黏膜及血液学改变，恶性肿瘤发生率高。

患者先天性角化不良常见于暴露部位，如颈部、面部和躯干上部出现网状皮肤异色改变（图28-13A），表现为灰褐色斑点状色素沉着或色素减退斑。掌跖可有增厚、多汗等症状。

患者5～13岁可出现指甲的改变，几乎所有患者均表现为甲营养不良，甲萎缩而弯曲并脱落、变薄、变尖（图28 13B）。患者的手指甲受累往往早于足趾甲，可反复发生化脓性甲沟炎。

黏膜损害可与甲损害同时出现，或晚于甲损害。黏膜白斑最常见于口腔黏膜，亦可见于泪管、食管和尿道，可导致口腔黏膜白斑（图28-13C）、溢泪、吞咽和排尿困难。黏膜早期主要变现为糜烂、水疱，逐渐增厚，亦可伴牙龈炎。

除上述表现外，先天性角化不良患者也可出现再生障碍性贫血、骨骼异常、精神异常和脾功能异常。肺部并发症包括间质性和孢子菌肺炎。患者一般智力较差，本病预后较差，其早期可表现为骨髓衰竭，伴发肿瘤的患者愈后更差，可发展成癌症导致死亡。

【遗传方式与相关致病基因】

本病已发现有3种遗传方式：常染色体显性及隐性遗传和X-连锁遗传。

1. 常染色体显性遗传方式　由于*TERC*基因（3q26.2）变异引起。患者*TERC*基因变异的结果和*DKCI*基因编码的角质蛋白与端粒酶的活性紧密相关，表明患者的病理生理改变与端粒长度维护有着密切联系。*TERC*基因编码的蛋白是人类端粒酶核心成分之一。研究表明*TERC*基因的变异将导致单纯的端粒酶缺陷，使端粒变短[34]。

2. 常染色体隐性遗传方式　常隐遗传型的基因定位目前尚不清楚。然而研究发现合并再生障碍性贫血的患者与*TERT*基因（5p15.33）变异相关，*TERT*基因表达的产物是端粒酶的主要成分，*TERT*基因变异引起端粒酶的活性改变[35, 36]。

3. X-连锁遗传方式　X-连锁隐性遗传型先天性角化不良系*DKCI*基因变异引起，致病基因位于染色体Xq28[37]。*DKCI*基因编码角化不良蛋白，是维持端粒酶功能的一种必需蛋白，也是小核仁核糖核酸酶蛋白微粒和端粒酶复合体的共同成分。

有学者认为这些基因变异导致端粒缩短，使得造血干细胞和其他增殖细胞增殖受损，从而导致上述症状。

【实验室与辅助检查】

1. 皮肤活检（见下）。

2. 染色体端粒和致病基因检测（见下）。

【诊断标准】

临床诊断基于疾病的4个主要特征，包括黏膜、甲、皮肤三联征和遗传性骨髓衰竭。此外，先天性角化不良的多系统损害特征也是诊断的参考依据，如溢泪、发育迟缓或智力迟钝、肺部疾病、牙周病、食管狭窄、头发发黄、恶性黑斑或恶性病变发展。为了正确临床诊断，需要四个主要特征和至少两个多系统特征，但有时由于疾病异质性而难以判断。典型的临床表现是先天性角化不良患者临床早期发现和诊断的重要线索，如黏膜白斑、皮肤异色病样皮损、甲营养不良。组织病理对本病没有明确的诊断价值。较为可靠的诊断依据包括：①端粒酶及相关基因检测：*DKC1*基因、*TERC*基因、*TERT*基因等基因变异。②皮肤活检：表皮萎缩，真皮层黑素颗粒沉着及噬黑素细胞聚集，角化过度或角化不全。③端粒长度测定：端粒长度较正常同龄儿童明显缩短。

本病需与先天性皮肤异色病、无汗性外胚层发育不良、Fanconi综合征等疾病进行鉴别。先天性皮肤异色病多见于女性，常于婴儿期发病，表现为面、臀、四肢有红斑，皮肤异色，有明显光敏史，指甲改变不常见，且少见白斑。无汗性外胚层发育不良有牙齿改变，有明显特殊的面容，头发少或全无，但甲的改变很少见。Fanconi综合征的皮损特点为弥漫性色素改变，临床特征为进行性全血细胞减少和生长发育迟缓。少有甲、黏膜和牙等异常表现。

【治疗与预后】

尚无有效的根治方法，主要采取对症治疗。对黏膜斑患者应定期体检，以防癌变。再生障碍性贫血合并先天性角化不良患者可采取异体骨髓移植。危及患者生命的主要因素是血细胞下降，因此也是目前药物治疗的重点，雄性激素可能促进端粒酶活性，可获得长期稳定的三系血细胞不同程度回升，目前推荐的治疗方法主要有：低剂量雄性激素如羟甲烯龙0.25mg/（kg·d），必要时适当加量，长期维持治疗。继发肺间质纤维化和恶性肿瘤之前，患者多已出现造血功能受损，对于已经出现血细胞持续明显降低，但具备异体造血干细胞移植条件者，应及时考虑进行造血干细胞移植。此外，研究发现采用外源性*TERC*基因疗法用于治疗*DKC1*和*TERC*变异的先天性角化不良患者，有助于恢复端粒酶活性和端粒长度，关于其可行性和临床实效性，目前仍在探索之中。

先天性角化不良预后差，可发展成血液病或癌症而死亡。

【遗传咨询与产前诊断】

对受累家系成员开展遗传咨询，检出女性携带者（特别是育龄期妇女）、对高风险胎儿进行产前诊断是避免患者出生的有效手段之一，是遗传预防的重要环节。

确定临床诊断包括询问患儿的生长发育史，如生长发育迟缓、智力低下等。

对先证者进行先天性角化不良基因检测，明确其致病性变异，验证其父母和其他亲属是否存在基因变异的共分离。

对于已明确致病基因型的先证者，可以对高风险胎儿进行针对性产前诊断，植入前遗传学检测也是可以考虑的手段。

（高　敏）

## 第十二节　先天性厚甲综合征

先天性厚甲综合征（pachyonychia congenita）由Jadasshn和Lewandowsky于1906年首先报道。本病常于婴儿期起病，据其临床特征可分为4型：Ⅰ型或Jadassohn-Lewandowsky综合征；Ⅱ型或Jackson-Lawler综合征；Ⅲ型或Schaferer-Branauer综合征；Ⅳ型或pachyonychia congenita tarda综合征。先天性厚甲综合征是罕见的外胚层缺陷病。其中Ⅰ型最为常见，Ⅲ型较为罕见。

【临床表型特征】

先天性厚甲综合征常以肥厚性的甲营养不良、明显的足底疼痛、掌跖角化、多汗、毛囊角化为特征（图28-14）。患者发病多见于出生时或出生后2~3个月，即在出生时或者婴儿时期便可出现所有的指或趾甲对称性增厚，发硬或是变色，并可伴有掌跖的过度角化，且在腰部、臀部等位置可出现毛囊角化性丘疹。少数患者可伴有因角膜角化增厚而引起的视力障碍，也可能伴有智力障碍。

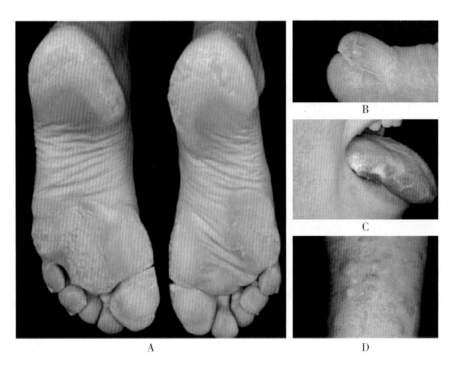

图28-14　先天性厚甲综合征患者的临床表型特征[38]

A. 为局灶性的掌跖角化病变。B. 为典型的肥厚性甲营养不良。C. 为口腔黏膜白斑。D. 为多发性囊肿[41]。

先天性厚甲综合征Ⅰ型最为常见，表现为①出生时或出生后不久即可见所有指（趾）甲变厚、变色，且常可见甲板脱落；②口腔黏膜白斑；③小片状掌跖角化，少数可呈完全角化；④掌跖痛性水疱或溃疡，肢体可见疣状损害；⑤也可发生声音嘶哑；⑥毛发异常，如少毛或斑秃等；⑦掌跖多汗。

Ⅱ型除上述特征以外，还可见胎生牙及多发性脂囊瘤，少见口腔黏膜白斑。其中胎生牙有助于Ⅱ型诊断，但该特征较为少见。

Ⅲ型较为罕见，厚甲症状及掌跖角化程度较轻，可伴有角膜白斑，并可伴发白内障等。

Ⅳ型发病时间较晚（常见于青少年或成人起病），除Ⅲ型症状以外，还可见咽喉损害、智力障碍及色素沉着等。

【遗传方式与相关致病基因】

先天性厚甲综合征表现为常染色体显性遗传，但近些年也有常染色体隐性遗传的散发报告。经临床研究发现其致病基因为角蛋白基因，其中变异主要集中于 KRT6A 基因（12q13.13）、KRT6B 基因（12q13.13）、KRT16 基因（17q21.2）和 KRT17 基因（17q21.2）上，随着研究的不断加深，又发现了诸如 KRT6C 基因（12q13.13）等新的角蛋白变异基因[38]。Ⅰ型主要与 KRT6A 基因、KRT16 基因的基因变异相关，而Ⅱ型则主要与 KRT6B 基因、KRT17 基因的变异相关。角蛋白基因缺陷主要表现为点变异，如错义变异、插入变异等[39]。

【实验室与辅助检查】

1. 皮肤组织病理角化检查。

2. 相关基因变异检测（见上）。

【诊断标准】

先天性厚甲综合征的诊断依靠典型的临床表现以及家族史，除此之外，还可以依靠检测上述异常角蛋白基因变异做出诊断。

当病变仅累及指、趾甲时，需与银屑病所致的指、趾甲损害相鉴别，具体可以通过检测病变基因，对比患者的临床表现以及进行皮肤的组织病理学等检查方法来鉴别。

【治疗与预后】

暂无特别有效的治疗方法，目前以对症和支持治疗为主。例如对掌跖角化可局部使用角质剥脱剂等行对症治疗，对于水疱的治疗可以选择局部使用氯化铝溶液等[40]，对增厚甲板可行拔甲或移植治疗[41]，但易复发。目前针对该病的基因特异性治疗尚在研究阶段。

【遗传咨询与产前诊断】

对受累家系成员应开展遗传咨询，对高风险胎儿进行产前诊断是发现患胎的有效手段。

确定咨询者家系中先天性厚甲综合征的临床诊断，建立遗传咨询档案。确定临床诊断包括询问患儿的临床表现以及家族史，结合皮肤组织病理学及基因检测等进行确诊。

确定是否符合常染色体显性遗传，对先证者进行角蛋白的基因检测，明确其致病性变异，可能是外显子缺失、插入、重复、微小变异或点变异，并验证其父母是否存在相同的变异。对于已明确的先证者致病性变异，即使其父母没有相应的变异，但是如果再生育也需行产前诊断，以排除其父母的生殖细胞嵌合变异。对确认的携带者，植入前遗传学检测也是可以考虑的手段。

（高　敏）

## ∞ 第十三节　Peutz-Jeghers综合征 ∞

Peutz-Jeghers综合征是一种常染色体显性遗传的综合征，特征为胃肠道中有多发错构瘤性息肉、皮肤黏膜色素沉着，以及发生胃肠道和非胃肠道癌症的风险增加[42]。Peutz-Jeghers综合征是一种罕见病，估计发病率为每8 000～200 000例新生儿中有1例。男性和女性的患病率相同[43]。

【临床表型特征】

Peutz-Jeghers综合征的两种特征性表现为皮肤黏膜色素斑和胃肠道多发错构瘤性息肉。95%以上的患者出现皮肤黏膜色素斑（黑色或褐色斑），由真皮中含色素巨噬细胞导致。通常为1～5mm大小的扁平、蓝灰色至褐色斑点。这些色素斑最常见于唇及口周区域（94%）、手掌（74%）、颊黏膜（66%）和足底（62%）（图28-15）。也可见于鼻、肛周区域及生殖器，极少见于肠道。

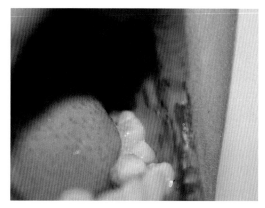

图28-15　口唇部及颊黏膜可见色素沉着斑

皮肤黏膜色素沉着通常出现于出生后至2岁前，在随后数年内变大、增多，最终除颊黏膜外的色素沉着于青春期后褪去。患者的皮肤黏膜色素斑可能与雀斑混淆。但雀斑通常在鼻和口附近分布稀疏，出生时并不存在，且从不会出现于颊黏膜。皮肤黏膜色素斑这一特征对于Peutz-Jeghers综合征具有敏感性，却无特异性，也可能由其他综合征所致，例如Laugier-Hunziker综合征。是一种获得性、散发性的良性疾病，以唇、硬腭和软腭，以及颊黏膜出现色素过度沉着为特点。与Peutz-Jeghers综合征的色素沉着出现于出生后数年不同，Laugier-Hunziker综合征的色素沉着是在年轻成人或中年时期进行性获得。

除了皮肤黏膜色素斑，还有大多数Peutz-Jeghers综合征患者出现胃肠道错构瘤性息肉。尽管息肉最常见于小肠（60%～90%），尤其是空肠，但也可见于包括胃（15%～30%）和结肠（50%～64%）在内的整个胃肠道[44]。胃肠道息肉形成于0～9岁，部分患者在10～30岁出现症状。错构瘤性息肉也可见于胃肠道外，包括肾盂、膀胱、肺和鼻咽。虽然50%的患者在诊断时是没有症状的，但是后期可出现息肉导致的肠套叠或梗阻、梗死引起的腹痛，溃疡引起的急性或慢性的直肠出血或通过直肠挤出息肉。

通过胃肠道内镜检查，Peutz-Jeghers息肉无具有区别性的特征，可能为无蒂、有蒂或为分叶状。息肉数量的范围从每一肠段1～20个甚至以上，有些患者表现为单发性病变。组织学上来说，息肉是错构瘤。Peutz-Jeghers综合征患者的胃肠道和非胃肠道癌症风险均增高[45]。恶性肿瘤最常见的部位是结直肠，其次为乳房、胃、小肠和胰腺[46]。

【遗传方式与相关致病基因】

Peutz-Jeghers综合征是一种常染色体显性遗传的疾病，最常由STK11（LKB1）基因变异引起，该基因定位于染色体19p13.3，编码丝氨酸/苏氨酸激酶[46]。然而，仅在50%～80%的家庭中检测到STK11基因变异，提示存在其他Peutz-Jeghers综合征相关基因的可能[46]。当患者到30岁时，外显率超过90%，但10%～20%的患者并无家族史，推测其由新生变异导致。

【实验室与辅助检查】

1. Peutz-Jeghers息肉组织学表现为错构瘤，包含平滑肌增生呈分枝状延伸进入固有层。

2. 据报道，Peutz-Jeghers综合征患者中约有10%的小肠息肉存在累及肠道全层的上皮移位。上皮移位（可能由机械力所致）可能延伸进入浆膜，并被误诊为一种分化良好的腺癌。

3. *STK11*基因变异，可表现为错义变异、缺失、插入和剪切变异等。

【诊断标准】

存在以下任何1项可以诊断为本病：①发现某一个体有特征性皮肤黏膜色素沉着，且其近亲中有Peutz-Jeghers综合征家族史；②有特征性皮肤黏膜色素沉着的个体出现任意数量的Peutz-Jeghers息肉；③2个或以上经组织学检查证实的Peutz-Jeghers息肉；④有特征性皮肤黏膜色素沉着并检测出*STK11*基因变异。

如果未发现符合Peutz-Jeghers综合征临床诊断标准的个体存在*STK11*基因致病性变异，且其家族无已知致病变异，并不能排除Peutz-Jeghers综合征的诊断。对于这些个体及其有发病风险的亲属，仍需定期进行内镜监测，以便对整个胃肠道息肉进行切除，并筛查是否出现肠外癌症。

【治疗与预后】

1. 口唇及皮肤的色素斑无法治疗，可以使用遮盖用品以达到期望的状态。

2. 对有色素斑的患者进行内镜监测，做到早期发现胃肠道息肉，及时行病理检测和手术切除，尽量降低息肉发展成癌症的风险。

3. 对于已经发生胃肠道肿瘤的患者及时治疗，密切检测其他息肉的性质，定期检查防止恶变。

【遗传咨询与产前诊断】

Peutz-Jeghers综合征特征性的临床表现是皮肤黏膜色素斑和胃肠道多发错构瘤性息肉，如果息肉不发生癌变，对生命健康影响不大。可以按照患者需求对受累家系成员进行遗传咨询。原则上对查到*STK11*基因变异的Peutz-Jeghers综合征家系应做下一胎的产前诊断。

确定咨询者家系中Peutz-Jeghers综合征的临床诊断，建立遗传咨询档案。确定患者临床表现，组织活检确定胃肠道息肉的性质并长期监测。

确定是否符合常染色体显性遗传，对先证者进行*STK11*基因检测，明确其致病性变异，并验证其父母是否存在相同的变异。对确定致病变异的家系进行胎儿针对性产前诊断。

（徐　哲）

## 第十四节　色素失禁症

色素失禁症（incontinentia pigmenti）又称Bloch-Sulzberger综合征，是具有特征性皮肤、牙齿、骨、中枢神经系统以及眼部损害临床表现的一种罕见X-连锁显性遗传性皮肤病[47]。色素失禁症的男性患儿通常在宫内死亡；女性患儿常在出生时或出生后不久发生皮肤损害，其损害的程度和范围个体差异很大。

【临床表型特征】

色素失禁症的皮肤表现较为典型，以躯干部发生水疱和疣状皮损后出现散在的色素沉着为特征。临床表现分为4期：①水疱期，87%的病例一开始即出现特征性水疱；②疣状增生期（图28-16），继水疱后在相同部位出现的疣状损害，这些损害通常于1岁时消失，也可持续多年；③色素沉着期（图28-17），表现为奇特的网状色素沉着，皮疹沿blaschko线分布，可持续多年，随后消失，不留痕迹；④萎缩期，可见于某些成年女性，表现为轻微色素减退性或萎缩性线状损害，最常见于四肢[47,48]。

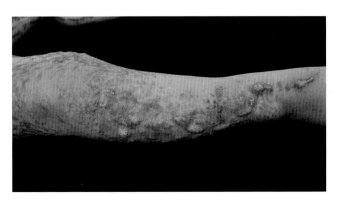

图28-16　色素失禁症疣状增生期的皮损表现

下肢水疱清退后出现斑点状及网状色素沉着，其上可见多个豆粒至蛋黄大小疣状丘疹和斑块。

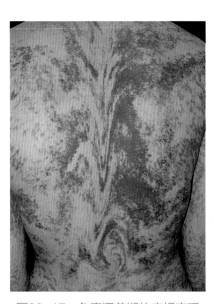

图28-17　色素沉着期的皮损表现

背部及双上肢广泛分布漩涡状、条索状或不规则形状的棕褐色色素沉着，沿背部正中线对称分布。

除了皮肤损害外，患者还有神经系统的表现，包括癫痫、脑病、急性播散性脑脊髓炎、缺血性中风等，有神经系统表现的患者约占总数的30%[49]。大多神经症状出现在新生儿期，极少患者出现在青春期和成人期。牙齿异常多表现为牙齿的畸形、发育异常和出牙延迟。常见的口腔异常表现为唇腭裂和高颚弓。眼部的表现包括斜视、视网膜血管的变化、视神经萎缩、小眼畸形和白内障等。其他系统损害还包括骨骼发育异常，如小头畸形、侏儒症、畸形足等。

色素失禁症相关致病基因位于X染色体上，女性因存在于另一条X染色体的正常基因可部分代偿，症状表现不甚严重，而男性仅有一条X染色体，因而病变严重，多半于胎儿期死亡[48]。据报道极少数男孩患病可幸存，其染色体核型为47, XXY。

【遗传方式与相关致病基因】

色素失禁症是一种X-连锁显性遗传性疾病，其致病基因NEMO（即IKBKG基因），位于Xq28，全长2 035bp，由10个外显子组成，NEMO编码蛋白有2个卷曲螺旋区（CC1和CC2），1个亮氨酸拉链区（leucine zipper）和1个锌指区（ZF）[50]。NEMO基因4-10外显子缺失可以导致60%～80%的色素失禁症[48]，其他的变异类型包括点变异、基因重排等。这个缺失改变了NEMO基因mRNA第399位核苷酸后面的碱基序列，导致从133位开始的氨基酸序列改变[51]。

【实验室与辅助检查】

1. 血常规　提示嗜酸性粒细胞增加。

2. 皮肤组织病理　水疱期以海绵形成伴嗜酸性粒细胞浸润为特征，当皮损成熟时，表皮内可见成簇的角化不良细胞。疣状损害期表现为棘层肥厚、不规则的乳头瘤样增生及角化过度。色素沉着期表现为真皮上层噬黑素细胞增多，内含大量黑素颗粒，基底层黑素颗粒减少，有空泡变性。

3. 当累积到中枢系统时可进行MRI检查　可提示：①皮质和皮质下区白质异常短T1长T2信号；②脑白质内软化囊腔；③大、小脑单侧萎缩和/或胼胝体发育不全；④侧脑室扩大，室周白质T2WI高信号；⑤神经元标志物N乙酰天门冬氨酸减少，乳酸水平增高。

4. 基因检测　*NEMO*基因外显子4-10缺失、点变异、基因重排等。需要注意假基因的存在可能给基因诊断造成困难。

【诊断标准】

1. 典型的临床表现　特征性皮肤损害（必要条件）、牙齿、骨、中枢神经系统以及眼部损害；皮肤组织病理结果提示；是否有多次妊娠男胎流产证据。

2. X-连锁显性遗传　*NEMO*基因外显子4-10缺失、点变异、基因重排等。

【治疗与预后】

对于色素失禁症，目前没有特殊治疗方法。通常患者的网状条纹于2岁后开始消退，到成年后可能遗留轻度色素沉着。合并神经系统和眼部受累的患儿预后较差，对有严重表型的家系患者，可进行产前诊断以降低发病率。

【遗传咨询与产前诊断】

对受累家系成员进行遗传咨询，检出女性携带者（特别是育龄期妇女）、对高风险胎儿进行产前诊断是发现患胎的有效手段。

确定咨询者家系中色素失禁症的临床诊断，建立遗传咨询档案。确定临床诊断包括了解典型皮疹演变情况，是否有牙齿、骨、中枢神经系统或者眼部损害的表现，是否有多次妊娠男胎流产证据，是否有典型的皮肤组织病理表现。

确定是否符合X-连锁显性遗传，对先证者进行*NEMO*基因检测，明确其致病性变异。由于女性患者存在X染色体失活偏倚，应对先证者母亲进行该变异检测。绝大多数的先证者父亲为非变异携带者，但不排除其为生殖细胞嵌合体的可能性。男性患者仅有一个X染色体，因而病变表现严重，多半于胎儿期死亡[48]。极少数男孩患病可幸存，因其染色体核型为47, XXY。对于有典型的临床表型和明确的*NEMO*基因致病性变异的先证者，应在母亲再次妊娠时对胎儿进行产前诊断。

（崔　勇）

## 第十五节　斑　驳　病

斑驳病（piebaldism或称piebald trait）是一种少见的常染色体显性遗传性疾病，特点是白色额发和皮肤出现边界清晰的白色斑片，白斑中央可以有岛屿状的色素沉着。本病是由于神经嵴来源的成黑素细胞增殖及迁移存在发育缺陷所致[52]，通常只影响皮肤，但有时需要与白癜风等其他色素异常性皮肤病相鉴别。

【临床表型特征】

多数患者为先天性发病，常有家族史。最特征性的表现是额头部位皮肤有白斑，上覆盖白色毛发，即白色额发（white forelock）（图28-18）。即出生后头正中部位边界清晰的色素完全脱失性白斑，呈三角形或菱形，可仅在发际内，也可以跨越发际延伸至额头皮肤。白斑上的毛发质地与正常头发无异，仅色素完全缺失呈白色。白色额发累及80%~90%患者，有时是本病患者的唯一表征。但通常患者还会有另一种特征性皮疹，即周身其他部位非对称性的大片状白斑，边界清晰，白斑上可有岛屿状色素沉着斑（图28-19）。患者身体上的白斑很稳定，仅随身体发育而成比例增大，形状和分布区域不会出现明显变化[53]。白斑通常不累及手足部位。患者除皮肤毛发特征性异常外，其他系统不受累，且寿命正常。

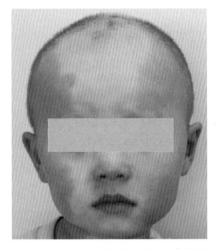

图28-18　额面部出现边界清晰的白斑，白斑内毛发变白

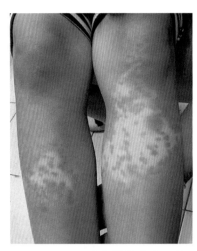

图28-19　下肢大片状白斑，边界清晰，白斑上可有岛屿状色素沉着斑

【遗传方式与相关致病基因】

斑驳病表现为常染色体显性遗传，其病因是KIT原癌基因变异所致[54]。KIT基因由21个外显子构成，定位于4q12，总长约70kb，编码干细胞生长因子的细胞表面跨膜受体。这种受体具有酪氨酸激酶的作用，与PDGFRA基因及KDR基因的产物同属受体酪氨酸激酶（receptor tyrosinc kinase）亚家族。KIT基因有多种变异类型，变异类型与临床表型密切相关[55]。

总起来说，斑驳病的发生是由于胚胎发育时期KIT基因表达的减少或者功能的缺陷，导致KIT依赖的信号传导减弱及黑色素细胞的异常分布。

【实验室与辅助检查】

1．眼底、脑电图及头颅核磁等系统检查无异常。

2．KIT基因外显子缺失、重复或点变异。

【诊断标准】

典型的白色额发和皮肤白斑；皮肤毛发异常不随时间而变化；具有阳性家族史；常染色体显

性遗传方式；*KIT*基因外显子缺失、重复或点变异。除斑驳病外，白色额发也可见于Waardenburg综合征，但后者常有融合性眉毛、宽鼻根、虹膜异色、内眦异位及神经性耳聋等改变[56]。

【治疗与预后】

目前尚无有效的治疗方法，影响美观时可使用遮盖剂。

【遗传咨询与产前诊断】

由于目前尚无确切有效的治疗方法，对受累家系成员开展遗传咨询，进行产前诊断是发现患胎的有效手段。

确定咨询者家系中先证者斑驳病的临床诊断，对先证者进行*KIT*基因检测，明确其致病性变异，可能是外显子缺失、重复、微小变异或点变异。验证先证者母亲和父亲是否存在相同的变异。产前诊断存在伦理争议，需要注意。

（徐　哲）

# 第十六节　遗传性泛发性色素异常症

遗传性泛发性色素异常症（dyschromatosis universalis hereditaria）是一种临床上少见的遗传性色素异常性皮肤病，临床特征为皮肤广泛分布形状及大小各异、颜色深浅不一的色素沉着斑和色素减退斑。包括3种类型，分别为常染色体显性遗传的1、3型和常染色体隐性遗传的2型。

【临床表型特征】

患者通常在出生时或1岁内开始发病，皮肤泛发色素沉着斑和色素减退斑，网状排列，色素沉着斑直径为2～5mm，边缘不整齐，呈星芒状，颜色呈淡褐色至深褐色，多累及躯干和四肢（图28-20），50%累及面部，掌跖、黏膜、指（趾）甲及牙齿一般不受累及。皮损的形态及颜色不随季节和年龄的改变而加重。部分患者伴发身材矮小、智力障碍、癫痫、造血系统异常等缺陷[57-59]。皮损的组织病理学检查显示，表皮基底层黑色素增多或减少，而黑素细胞数量和形态正常。

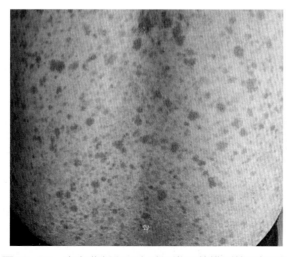
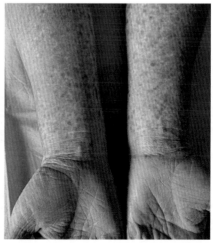

图28-20　患者背部和双上肢泛发网状排列的不规则淡褐色至棕褐色色素沉着斑和色素减退斑

【遗传方式与相关致病基因】

大多数病例为常染色体显性遗传，少数为常染色体隐性遗传。致病基因为染色体2q35区域内*ABCB6*基因[60,61]。

【实验室与辅助检查】

1. 皮肤共聚焦显微镜和皮肤组织病理学　色素沉着处表皮基底层黑色素增多，色素减退处色素减少，而黑素细胞数量和形态正常。

2. 皮肤结晶紫或刚果红染色　排除真皮乳头处淀粉样蛋白沉积。

【诊断标准】

1. 典型的临床表现为皮肤共聚焦显微镜检查或皮肤组织病理检查显示色素沉着处表皮基底层黑色素增多，色素减退处色素减少，而黑色素细胞数量和形态正常。

2. *ABCB6*基因变异。

【治疗与预后】

1. 选择性脉冲燃料激光祛除色素沉着斑。

2. 绝大多数患者预后良好，不影响生命健康。

【遗传咨询与产前诊断】

确定咨询家系的临床诊断，包括典型的泛发性网状色素沉着和色素减退斑；皮肤共聚焦显微镜检查或皮肤组织病理检查显示色素沉着处表皮基底层黑色素增多，色素减退处色素减少，而黑素细胞数量和形态正常；确定是否符合常染色体遗传规律，即系谱中是否每代均有患者且男女患者人数基本相同。基因检测确定*ABCB6*基因致病变异，并进行家系成员验证。

产前诊断存在伦理争议，需要注意。

（王培光）

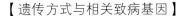

## 第十七节　Rothmund-Thomson综合征

Rothmund-Thomson综合征又称为先天性皮肤异色病，是一种由染色体8q24.3区域内编码RecQ DNA螺旋酶的*RECQL4*基因变异引起的罕见的常染色隐性疾病，临床特征包括皮肤萎缩、毛细血管扩张、色素沉着、色素减退、先天性骨骼畸形、身材矮小、早衰，该综合征还导致发生恶性肿瘤的风险增加[62,63]。

【临床表型特征】

患者在1岁内90%以上患者发生早期皮肤表现，包括皮肤异色病（皮肤萎缩、毛细血管扩张、色素沉着和色素减退）、身材矮小和骨骼发育不良。部分患者出现光敏感。皮肤异色主要累及面部、四肢伸侧和臀部，胸、腹部和背部一般不受累。患者还可出现毛发、指（趾）甲、牙齿和眼部病变，包括头发、睫毛和眉毛稀少；甲板萎缩或发育不良；牙齿畸形、小齿和缺如；眼部病变主要为青少年白内障，大多数在3～7岁开始发生。患者通常身材矮小，50%以上有骨骼异常，大多数表现为特征性面容（额前凸、鞍鼻和小颌畸形），不成比例的小手足，桡骨缺如或畸形，拇指部分或完全缺如。骨骼密度降低，容易发生骨折。性腺发育异常，包括外生殖器发育不良或不发育，无月经，缺乏第二性征和不育。血液系统异常可为单纯性贫血和中性粒细胞减少，严重者表现为骨髓发育不良。

【遗传方式与相关致病基因】

Rothmund-Thomson综合征的遗传方式为常染色体隐性遗传，由染色体8q24.3区域内编码RecQ DNA螺旋酶的*RECQL4*基因变异所致[64]。骨骼异常和骨肉瘤与*RECQL4*基因的截短变异和功能丧失变异存在显著相关性。极少患者由染色体16q21区域内*USB1*基因变异所致[65]。

【实验室与辅助检查】

1. 皮损组织病理学检查　如怀疑并发皮肤恶性肿瘤，建议行皮损组织病理学检查。

2. 长骨放射学检查　显示骨骼发育不良。

3. 基因检测　*RECQL4*基因或*USB1*基因致病性变异检测。

【诊断标准】

典型病例诊断包括早期面部皮肤异色病，伴发影像学检查异常、生长发育缺陷和稀毛症。

【治疗与预后】

患者应避免日晒，注意使用防晒剂防护紫外线。毛细血管扩张或色素沉着可采用脉冲燃料激光治疗。每年进行眼科检查筛查青少年白内障。在不发生恶性肿瘤情况下，患者寿命基本正常。

【遗传咨询与产前诊断】

确定咨询家系中Rothmund-Thomson综合征的临床诊断，包括典型的早期面部皮肤异色病，生长发育缺陷和稀毛症，影像学检查显示骨骼发育不良；明确是否符合常染色体隐性遗传规律，并进行先证者基因检测确定*RECQL4*基因或*USB1*基因致病变异，对家系成员进行验证。

明确致病性变异的家系应进行产前诊断，当确认胎儿带有与先证者相同变异时，提示是患胎，应在知情的情况下，由其双亲决定采取治疗性流产或引产。对确认致病变异的，也可选择进行植入前遗传学检测，避免患胎的治疗性流产。

（王培光）

## 第十八节　Marie Unna遗传性少毛症

【临床表型特征】

Marie Unna型遗传性少毛症（Marie Unna hereditary hypotrichosis）是一种罕见的常染色体显性遗传性毛发疾病，临床特征为出生时即出现头发、眉毛、眼睫毛稀少或缺乏；在幼年阶段头发开始缓慢生长并呈现特征性粗糙、不规则扭曲和金属丝样外观；从青春期开始，头发弥漫性脱落，脱发逐渐加重，脱发以头顶部开始，严重者头发全部脱落[66]（图28-21A）。患者不伴有其他的系统异常，男女均可发病，但男性受累者较女性受累者的病情严重。光学显微镜显示患者毛发呈现扁平、粗糙和不规则扭曲状，扫描电镜显示可出现纵嵴、纵沟、纵裂、不规则横断面、毛小皮广泛的剥脱和毛鞘异常[67,68]（图28-21B）。

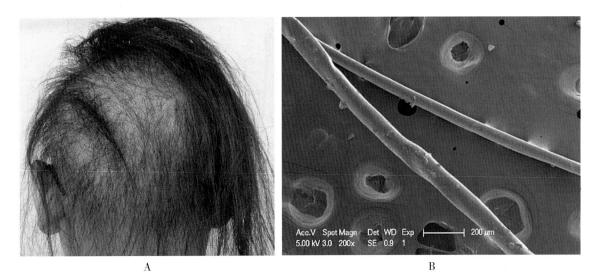

图28-21　Marie-Unna遗传性少毛症患者的临床特征

A. 患者头发弥漫性稀少；B. 头发扫描电镜显示病发发干不规则扭曲。

【遗传方式与相关致病基因】

Marie Unna型遗传性少毛症遗传方式为常染色体隐性遗传，致病基因为染色体8p21.3区域内*HR*基因的5'端非翻译区的U2HR功能丧失性变异所致[69, 70]。

【实验室与辅助检查】

病发扫描电镜检查提示毛干不规则扭曲、扁平、纵嵴、纵沟、纵裂和毛小皮剥脱。

【诊断标准】

1. 典型的临床表现为出生时即出现头发、眉毛、眼睫毛稀少或缺乏；在幼年阶段头发开始缓慢生长并呈现特征性粗糙、不规则扭曲和金属丝样外观；从青春期开始，头发弥漫性脱落，脱发逐渐加重，脱发以头顶部开始。

2. 病发扫描电镜检查显示特征性表现。

【治疗与预后】

本病尚无特效疗法。对于脱发明显者可进行人造毛发移植，也可戴假发。

【遗传咨询与产前诊断】

确定咨询家系中Marie Unna型遗传性少毛症的临床诊断，包括典型的临床表现。出生时即出现头发、眉毛、眼睫毛稀少或缺乏。在幼年阶段头发开始缓慢生长并呈现特征性粗糙、不规则扭曲和金属丝样外观；从青春期开始，头发弥漫性脱落，逐渐加重，脱发以头顶部开始。病发扫描电镜检查显示特征性表现。明确是否符合常染色体显性遗传规律，并对先证者进行*HR*基因检测发现致病变异，验证家系其他成员。

产前诊断存在伦理争议，应当注意。

（王培光）

## 第十九节　遗传性羊毛状发

【临床表型特征】

遗传性羊毛状发（woolly hair）是一组特殊的毛发发干疾病，临床特征是出生时即发病，头发生长缓慢，毛发变细，紧密卷曲和脆性增加，头发粗糙、无光泽，呈羊毛状外观和弥漫性稀少，同时可出现毛发色素减退。眉毛、睫毛和胡须稀少或正常（图28-22）。牙齿、指趾甲和出汗正常，极少伴有掌跖角化症和毛周角化症。羊毛状发可以是某些综合征的一个表现，也可以是一个独立的性状。伴发羊毛状发的遗传综合征包括Carvajal综合征、Naxos病和皮肤脆性-羊毛状发综合征。Carvajal综合征是一种罕见的主要呈常染色体隐性遗传的疾病，临床特征为羊毛状发、掌跖角化症和扩张性心肌病。Naxos病是一种罕见的常染色体隐性遗传病，临床特征为羊毛状发、掌跖角化症和致心律失常性右心室心肌病。皮肤脆性-羊毛状发综合征是一种罕见的常染色体隐性遗传病。患者一般从新生

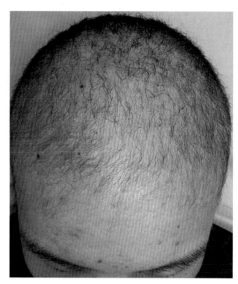

图28-22　患者头发弥漫性稀少、枯燥和轻度卷曲

儿期开始发病，表现为羊毛状发，反复脱发致头发、体毛、眉毛、睫毛稀少或缺乏，皮肤脆性增加，轻度机械创伤后即出现水疱，伴发掌跖角化，口腔黏膜、舌、牙齿亦可受累。

【遗传方式与相关致病基因】

遗传性羊毛状发的遗传方式包括常染色体显性遗传和常染色体隐性遗传。

常染色体显性遗传性羊毛状发的致病基因为染色体12q13.1区域内*KRT74*和*KRT71*[71, 72]。常染色体隐性遗传性羊毛状发/少毛症的致病基因为13q14.2区域内*LPAR6*和3q27.2区域内*LIPH*[73, 74]。伴发掌跖角化症的常染色隐性遗传性羊毛状发的致病基因是*KANK2*。Carvajal综合征的致病基因为染色体6p24.3上*DSP*[75]。Naxos病致病基因为染色体17q21.2上*JUP*[76]。皮肤脆性-羊毛状发综合征的致病基因为染色体6p24.3上*DSP*。

【实验室与辅助检查】

1．心脏彩超　了解有无心肌受累。

2．心电图检查　了解有无心律失常。

【诊断标准】

典型患者出生时即发病，头发变细、粗糙、无光泽、紧密卷曲，呈羊毛状外观和弥漫性稀少。

【治疗与预后】

目前遗传性羊毛状发尚无特效疗法。伴发心肌病者预后与心肌受累的程度有关。

【遗传咨询与产前诊断】

确定咨询家系中遗传性羊毛状发的临床诊断，观察患者是否有典型的羊毛状外观的头发和

少毛症；同时注意观察患者有无伴发掌跖角化病、皮肤脆性增加、扩张性心肌病和致心律失常性右心室心肌病；并明确是否符合常染色体显性或常染色体隐性遗传；对先证者和家系成员基因检测，确定*KRT71*、*KRT74*、*LPAR6*、*LIPH*、*KANK2*、*JUP*和*DSP*等基因的致病变异。

确诊家系致病变异后可以进行胎儿的产前诊断，当确认胎儿具有与先证者相同的变异时，提示是患胎，应当根据不同的基因及其致病基因变异给予不同的遗传咨询意见，由孕妇及家属决定是否继续妊娠。

（王培光）

## 第二十节　毛发上皮瘤

毛发上皮瘤是一种与毛囊分化有关的皮肤良性附属器肿瘤[77]，可分为单发及多发两型，后者多见。单发者少见，不遗传，无家族史，通常在成人期发病。相反，多发性家族性毛发上皮瘤（multiple familial trichoepithelioma）与遗传有关，通常有家族史，呈常染色体显性遗传，常在儿童或青春期发病[78]。

【临床表型特征】

单发性毛发上皮瘤并非遗传性疾病，这里主要介绍多发性家族性毛发上皮瘤。

毛发上皮瘤多为常染色体显性遗传，常见于女性，幼年发病。皮疹表现为小的、圆形、光滑发亮、半透明、坚实、正常肤色、境界清楚的丘疹或结节，常沿鼻唇沟对称分布，可以绵延至鼻部、额部、眼睑及上唇，也可以发生在头皮、颈部、躯干部等处。损害可维持数年不变，一般无自觉症状，偶有轻度灼烧感或瘙痒感。无其他相关的系统异常表现。该病虽无生命危险，但因影响患者的美观，可导致自卑等心理问题。本病极少数可恶变成基底细胞癌或毛母细胞癌，也可并发其他皮肤附属器肿瘤

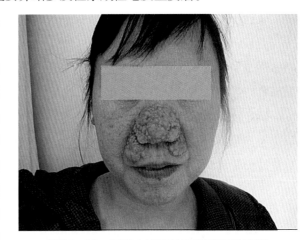

图28-23　毛发上皮瘤的面部特征性皮损

如家族性圆柱瘤（cylindromatosis）、Brooke-Spiegler综合征等。如图28-23所示患者的鼻部毛发上皮瘤表现为光滑发亮、坚实、正常肤色、境界清楚的丘疹、结节，多数丘疹融合成较大的结节，对称分布。

【遗传方式与相关致病基因】

毛发上皮瘤表现为常染色体显性遗传方式，其致病基因为*CYLD*，最早发现是家族性圆柱瘤的致病基因，同时也是Brooke-Spiegler综合征的致病基因。之后我国团队首次证实该基因同时也是毛发上皮瘤的致病基因[79]。*CYLD*基因位于染色体16q12.1上，全长约56kb，包含20个外显子。编码CYLD蛋白，又称为泛素特异性加工蛋白酶或泛素羧基端水解酶。该基因缺陷包括无义变异、错义

变异、移码变异及剪切位点变异等[80,81]，多集中于基因3′端（第9～20外显子）。

【实验室与辅助检查】

1. 组织病理表现　肿瘤位于真皮，可见基底样细胞肿瘤团块、许多毛乳头样结构和角化囊肿，周边绕以结缔组织。

2. CYLD基因变异　可表现为无义变异、错义变异、移码变异及剪切位点变异等。

【诊断标准】

1. 典型的临床表现　皮肤组织病理结果提示。

2. 常染色体显性遗传　CYLD基因变异。

【治疗与预后】

毛发上皮瘤是皮肤附属器良性肿瘤，一般没必要手术治疗。但是因影响美观，易导致患者自卑心理，一些患者要求采取某些干预措施。

1. 物理治疗　由于皮损数量多，不主张常规手术切除。一般采用其他剥脱性治疗包括剥脱性铒激光或$CO_2$激光、射频消融、冷冻或电灼术治疗。但上述治疗有可能导致瘢痕形成或皮损复发，需定期重复上述治疗，存在一定的治疗风险。

2. 口服药物治疗　可口服阿司匹林和阿达木单抗，但肿瘤坏死因子拮抗剂的价格昂贵。

3. 预防　临床上应密切随诊。而且对CYLD基因变异携带者的早期识别在一定程度上可降低毁容或肿瘤恶性转化等并发症的发生。

【遗传咨询与产前诊断】

毛发上皮瘤对生命健康影响不大，但影响美观，导致患者自卑心理。可以按照患者需求对受累家系成员开展遗传咨询。通过产前诊断可有效降低后代的发病率，特别是那些有严重表型的家系患者。

确定咨询者家系中毛发上皮瘤的临床诊断，包括患者临床表现、组织病理表现等，并确定疾病类型。明确是否符合常染色体显性遗传，对先证者进行CYLD基因检测，明确其致病性基因变异。并验证其父母是否存在相同的变异。

产前诊断应当在明确家系致病变异的前提下进行，并应当注意伦理争议。

（崔　勇）

# 第二十一节　红斑角化症

红斑角化症（erythrokeratodermias）是一组以广泛分布角化性红斑（固定或移动）为主要临床特征且常伴随掌跖角化等表现的常染色体显性遗传性皮肤病[82]，主要有两种临床亚型，即进行性对称性红斑角化症（progressive symmetric erythrokeratodermia）和可变性红斑角化症（erythrokeratodermia variabilis）。鉴别点在于可变性红斑角化症的皮损境界明显弯曲，皮损形态可随环境因素（如温度或皮肤损伤）变化而在短期内发生改变。

【临床表型特征】

进行性对称性红斑角化症患者多于出生后不久或幼年发病，男女患病无明显差异。典型的临床表现为固定的、境界清楚的角化性红斑，开始常对称发生于双侧掌跖部位，后皮损逐渐扩大累及手背、足背、胫前、肘、膝以及大腿伸侧等部位，偶见于面部、臀部及口腔周围等，躯干部稀少，皮损在青春期分布最为广泛，以后可逐渐消退。如图28-24所示患者的双手手掌和手背对称发生固定的、境界清楚的角化性红斑。

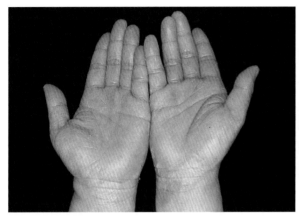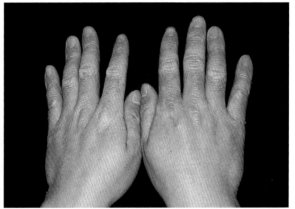

图28-24　红斑角化症的手部特征性皮损

可变性红斑角化症患者的特征性皮损可表现为2种类型：一种为边界清楚的红斑，散在分布，大小、数量及位置变化迅速，可在几小时或几天内消退；另一种为散在、持久性角化过度性斑片，呈多环形并固定于原处（图28-25）。皮损可发生于任何部位，易受环境、情绪等因素的影响，还可伴发耳聋、发育迟缓、周围神经病变等。

尽管进行性对称性红斑角化症和可变性红斑角化症的临床表现有所区别，但现一般认为两者是同一种疾病的两种不同亚型，往往同时出现在一个家族中的不同个体，且不同个体具有相同基因变异。

【遗传方式与相关致病基因】

可变性红斑角化症为常染色体显性遗传，进行性对称性红斑角化症和可变性红斑角化症均具有遗传异质性。目前公认的可变性红斑角化症致病基因包括：①*GJB3*基因，位于染色体1p34.3上，全长约5kb，包含3个外显子。编码缝隙连接蛋白CX31。②*GJB4*基因，位于染色体1p34.3上，全长约4kb，包含3个外显子。编码缝隙连接蛋白CX30.3。变异类型主要为错义变异[83-85]。

进行性对称性红斑角化症的致病基因尚未最终确定，目前致病基因定位在21q11.2-q21.2区域[86]。

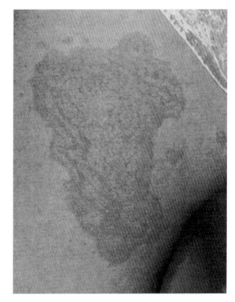

图28-25　可变性红斑角化症的地图样皮损

臀部红斑呈地图状，边界清晰。（此图摘自第11版安德鲁斯临床皮肤病学）

同时有研究表明*GJB3*和*CJB4*的基因变异也在进行性对称性红斑角化症患者中发现[83]。

【实验室与辅助检查】

1. 组织病理表现不具有特异性，主要表现为表皮角化过度，伴有角化不全，棘层增厚，真皮层有不同程度非特异性炎症细胞浸润。

2. *GJB3*和*GJB4*基因变异，并且以错义变异为主。

【诊断标准】

1. 典型的临床表现，皮肤组织病理结果提示。

2. 常染色体显性遗传，*GJB3*基因和*GJB4*基因变异。

【治疗与预后】

可变性红斑角化症目前尚无特效疗法，一般按照疾病严重程度和患者需求采取某些干预措施。

1. 外用药物治疗　轻度患者可应用尿素软膏等角质溶解剂；病变严重可外用糖皮质激素软膏和维A酸软膏制剂。

2. 口服药物治疗　口服维A酸类药物，可使角化过度及红斑明显缓解，但长期使用应注意药物副作用。

3. 预后　疾病症状一般随着年龄增长而消退，青春期以后明显改善，妊娠期病情可加重。

【遗传咨询与产前诊断】

可变性红斑角化症本身对生命健康影响不大，可以按照患者需求对受累家系成员开展遗传咨询。原则上对可变性红斑角化症可以做产前诊断，但从医学的角度出发，产前诊断的意义不大，风险却很大，故不鼓励行产前诊断。对于有严重表型的家系患者可行产前诊断。

遗传咨询需要首先确定咨询者家系中可变性红斑角化症的临床诊断，包括患者临床表现、组织病理表现等，并确定疾病类型。确定是否符合常染色体显性遗传，对先证者进行*GJB3*基因和*GJB4*基因检测，明确其致病性变异，并验证其父母是否存在相同的变异。

（崔　勇）

**参考文献**

[1]　Fine JD, Bruckner-Tuderman L, Eady RA, et al. Inherited epidermolysis bullosa: updated recommendations on diagnosis and classification [J]. J Am Acad Dermatol, 2014, 70: 1103-1126.

[2]　Lin Z, Li S, Feng C, et al. Stabilizing mutations of KLHL24 ubiquitin ligase cause loss of keratin 14 and human skin fragility [J]. Nat Genet, 2016, 48: 1508-1516.

[3]　Yuen WY, Jonkman MF. Risk of squamous cell carcinoma in junctional epidermolysis bullosa, non-Herlitz type: report of 7 cases and a review of the literature [J]. J Am Acad Dermatol, 2011, 65: 780-789.

[4]　Has C, Castiglia D, del Rio M, et al. Kindler syndrome: extension of FERMT1 mutational spectrum and natural history [J]. Hum Mutat, 2011, 32: 1204-1212.

[5]　Has C, Bruckner-Tuderman L. The genetics of skin fragility [J]. Annu Rev Genomics Hum Genet, 2014, 15: 245-268.

[6] Oji V, Tadini G, Akiyama M, et al. Revised nomenclature and classification of inherited ichthyoses: results of the first ichthyosis consensus conference in sorèze 2009 [J]. J Am Acad Dermatol, 2010, 63: 607–641.

[7] Mártinez–García M, Montoliu L. Albinism in Europe [J]. J Dermatol, 2013, 40: 319–324.

[8] Summers CG. Albinism: classification, clinical characteristics, and recent findings [J]. Optom Vis Sci, 2009, 86: 659–662.

[9] Kamaraj B, Purohit R. Mutational analysis of oculocutaneous albinism: a compact review [J]. Biomed Res Int, 2014, 2014: 905472.

[10] Rinchik EM, Bultman SJ, Horsthemke B, et al. A gene for the mouse pink–eyed dilution locus andfor human type II oculocutaneous albinism [J]. Nature, 1993, 361: 72–76.

[11] Toyofuku K, Wada I, Valencia JC, et al. Oculocutaneous albinism types 1 and 3 are ER retentiondiseases: mutation of tyrosinase or Tyrp1 can affect the processing of both mutant and wild–typeproteins [J]. FASEB J, 2001, 15: 2149–2161.

[12] Has C, Technau–Hafsi K. Palmoplantar keratodermas: clinical and genetic aspects [J]. J Dtsch Dermatol Ges, 2016, 14: 123–139.

[13] Kubo A, Shiohama A, Sasaki T, et al. Mutations in SERPINB7, encoding a member of the serine protease inhibitor superfamily, cause Nagashima–type palmoplantar keratosis [J]. Am J Hum Genet, 2013, 93: 945–956.

[14] Yin J, Xu G, Wang H, et al. New and recurrent SERPINB7 mutations in seven Chinese patients with Nagashima–type palmoplantar keratosis [J]. J Invest Dermatol, 2014, 134: 2269–2272.

[15] Lin Z, Chen Q, Lee M, et al. Exome sequencing reveals mutations in TRPV3 as a cause of Olmsted syndrome [J]. Am J Hum Genet, 2012, 90: 558–564.

[16] Cao X, Wang H, Li Y, et al. Semidominant inheritance in Olmsted syndrome [J]. J Invest Dermatol, 2016, 136: 1722–1725.

[17] Rao AG, Lakshmi TS, Haritha S, et al. Disseminated superficial porokeratosis [J]. Indian J Dermatol Venereol Leprol, 2002, 68: 284–285.

[18] Escanilla–Figueroa C, Jimeno–Ortega I, et al. Generalized linear porokeratosis [J]. An Bras Dermatol, 2018, 93: 477–478.

[19] Shaw JC, White CR Jr. Porokeratosis plantaris palmaris et disseminated [J]. J Am Acad Dermatol, 1984, 11: 454–460.

[20] Zhang SQ, Jiang T, Li M, et al. Exome sequencing identifies MVK mutations in disseminated superficial actinic porokeratosis [J]. Nat Genet, 2012, 44: 1156–1160.

[21] Böhm M, Luger TA, Bonsmann G. Disseminated superficial actinic porokeratosis: treatment with topical tacalcitol [J]. J Am Acad Dermatol, 1999, 40: 479–480.

[22] Lin Z, Chen Q, Shi L, et al. Loss–of–function mutations in HOXC13 cause pure hair and nail ectodermal dysplasia [J]. Am J Hum Genet, 2012, 91: 906–911.

[23] Yang Y, Wang Y, Li S, et al. Mutations in SCN9A, encoding a sodium channel alpha subunit, in patients with

primary erythermalgia [J]. J Med Genet, 2004, 41: 171-174

[24] Han C, Dib-Hajj SD, Lin Z, et al. Early and late-onset inherited erythromelalgia: genotype-phenotype correlation [J]. Brain, 2009, 132: 1711-1722.

[25] Bradford PT, Goldstein AM, Tamura D, et al. Cancer and neurologic degeneration in xeroderma pigmentosum: long term follow-up characterises the role of DNA repair [J]. J Med Genet, 2011, 48: 168-176.

[26] Zhou EY, Wang H, Lin Z, et al. Clinical and molecular epidemiological study of xeroderma pigmentosum in China: a case series of 19 patients [J]. J Dermatol, 2017, 44: 71-75.

[27] Miller IM, McAndrew RJ, Hamzavi I. Prevalence, risk factors, and comorbidities of hidradenitis suppurativa [J]. Dermatol Clin, 2016, 34: 7-16.

[28] Canoui-Poitrine F, Le Thuaut A, Revuz JE, et al. Identification of three hidradenitis suppurativa phenotypes: latent class analysis of a cross-sectional study [J]. J Invest Dermatol, 2013, 133: 1506-1511.

[29] van der Zee HH, Jemec GB. New insights into the diagnosis of hidradenitis suppurativa: clinical presentations and phenotypes [J]. J Am Acad Dermatol, 2015, 73: S23-S26.

[30] Hayashi M, Suzuki T. Dyschromatosis symmetrica hereditaria [J]. J Dermatol, 2013, 40: 336-343.

[31] Zhang XJ, Gao M, Li M, et al. Identification of a locus for dyschromatosis symmetrica hereditaria at chromosome 1q11-1q21 [J]. J Invest Dermatol, 2003, 120: 776-780.

[32] Miyamura Y, Suzuki T, Kono M, et al. Mutations of the RNA-specific adenosine deaminase gene (DSRAD) are involved in dyschromatosis symmetrica hereditaria [J]. Am J Hum Genet, 2003, 73: 693-699.

[33] Ramot Y, Zhang G, Bíró T, et al. TSH is a novel neuroendocrine regulator of selected keratins in the human hair follicle [J]. J Dermatol Sci, 2011, 64: 67-70.

[34] Li F, Li W, Qiao X, Xie X. Clinical features of dyskeratosis congenita in mainland China: case report and literature review [J]. Int J Hematol, 2019, 109: 328-335.

[35] Mason PJ, Bessler M. The genetics of dyskeratosis congenita [J]. Cancer Genet, 2011, 204: 635-645.

[36] 邓伟平, 莫友, 王建琴. 先天性角化不良研究进展 [J]. 国际皮肤性病学杂志, 2007, 33: 299-301.

[37] Kanegane H, Kasahara Y, Okamura J, et al. Identification of DKC1 gene mutations in Japanese patients with X-linked dyskeratosis congenita [J]. Br J Haematol, 2005, 129: 432-434.

[38] McLean WH, Hansen CD, Eliason MJ, et al. The phenotypic and molecular genetic features of pachyonychia congenita [J]. J Invest Dermatol, 2011, 131: 1015-1017.

[39] Smith FJ, Jonkman MF, van Goor H, et al. A mutation in human keratin K6b produces a phenocopy of the K17 disorder pachyonychia congenita type 2 [J]. Hum Mol Genet, 1998, 7: 1143-1148.

[40] Tidman MJ, Wells RS. Control of plantar blisters in pachyonychia congenita with topical aluminium chloride [J]. Br J Dermatol, 1988, 118: 451-452.

[41] Rathore PK, Khullar V, Das A. Pachyonychia congenita type 1: case report and review of the literature [J]. Indian J Dermatol, 2016, 61: 196-199.

[42] Jeghers H, Mckusick VA, Katz KH. Generalized intestinal polyposis and melanin spots of the oral mucosa,

lips and digits; a syndrome of diagnostic significance [J]. N Engl J Med, 1949, 241: 993.

[43] Sengupta S, Bose S. Peutz-Jeghers syndrome [J]. N Engl J Med, 2019, 380: 472.

[44] van Lier MG, Mathus-Vliegen EM, Wagner A, et al. High cumulative risk of intussusception inpatients with Peutz-Jeghers syndrome: time to update surveillance guidelines? [J]. Am J Gastroenterol, 2011, 106: 940-945.

[45] van Lier MG, Westerman AM, Wagner A, et al. High cancer risk and increased mortality in patients with Peutz-Jeghers syndrome [J]. Gut, 2011, 60: 141-147.

[46] Resta N, Pierannunzio D, Lenato GM, et al. Cancer risk associated with STK11/LKB1 germline mutations in Peutz-Jeghers syndrome patients: results of an Italian multicenter study [J]. Dig Liver Dis, 2013, 45: 606-611.

[47] Berlin AL, Paller AS, Chan LS. Incontinentia pigmenti: a review and update on the molecular basis of pathophysiology [J]. J Am Acad Dermatol, 2002, 47: 169-187.

[48] Smahi A, Courtois G, Vabres P, et al. Genomic rearrangement in NEMO impairs NF-kappaB activation and is a cause of incontinentia pigmenti. The International Incontinentia Pigmenti (IP) Consortium [J]. Nature, 2000, 405: 466-472.

[49] Swinney CC, Han DP, Karth PA. Incontinentia pigmenti: a comprehensive review and update [J]. Ophthalmic Surg Lasers Imaging Retina, 2015, 46: 650-657.

[50] Fusco F, Bardaro T, Fimiani G, et al. Molecular analysis of the genetic defect in a large cohort of IP patients and identification of novel NEMO mutations interfering with NF-kappa B activation [J]. Hum Mol Genet, 2004, 13: 1763-1773.

[51] Song MJ, Jong-Hee C, Eun-Ae P, et al. The common NF-κB Essential Modulator (NEMO) gene rearrangement in korean patients with incontinentia pigmenti [J]. J Korean Med Sci, 2010, 25: 1513-1517.

[52] Bennett DC, Lamoreux ML. The color loci of mice-a genetic century [J]. Pigment Cell Res, 2003, 16: 333-344.

[53] Bassi A, Berti S, Galeone M. Piebaldism [J]. QJM, 2015, 108: 915.

[54] Spritz RA, Giebel LB, Holmes SA. Dominant negative and loss of function mutations of the c-kit (mast/stem cell growth factor receptor) protooncogene in human piebaldism [J]. Am J Hum Genet, 1992, 50: 261-269.

[55] Syrris P, Heathcote K, Carrozzo R, et al. Human piebaldism: six novel mutations of the protooncogene KIT [J]. Hum Mutat, 2002, 20: 234.

[56] Nayak CS, Isaacson G. Worldwide distribution of Waardenburg syndrome [J]. Ann Otol Rhinol Laryngol, 2003, 112: 817-820.

[57] Binitha MP, Thomas D, Asha LK. Tuberous sclerosis complex associated with dyschromatosis universalis hereditaria [J]. Indian J Dermatol Venereol Leprol, 2006, 72: 300-302.

[58] Bukhari IA, EI-Harith EA, Stuhrmann M, et al. Dyschromatosis universalis hereditaria as an autosomal recessive disease in five members of one family [J]. J Eur Acad Dermatol Venereol, 2006, 20: 628-629.

[59] Pirasath S, Sundaresan T, Tamilvannan T. Thrombocytopenia in dyschromatosis universalis hereditaria [J].

Ceylon Med J, 2012, 57: 124–125.

[60] Zhou D, Wei Z, Wang T, et al. SASH1 regulates melanocyte transepithelial migration through a novel Gαs–SASH1–IQGAP1–E–Cadherin dependent pathway [J]. Cell Signal, 2013, 25: 1526–1538.

[61] Zhang C, Li D, Zhang J, et al. Mutations in ABCB6 cause dyschromatosis universalis hereditaria [J]. J Invest Dermatol, 2013, 133: 2221–2228.

[62] Simon T, Kohlhase J, Wilhelm C, et al. Multiple malignant diseases in a patient with Rothmund–Thomson syndrome with RECQL4 mutations: case report and literature review [J]. Am J Med Genet A, 2010, 152A: 1575–1579.

[63] Cao F, Lu L, Abrams SA, et al. Generalized metabolic bone disease and fracture risk in Rothmund–Thomson syndrome [J]. Hum Mol Genet, 2017, 26: 3046–3055.

[64] Kitao S, Shimamoto A, Goto M, et al. Mutations in RECQL4 cause a subset of cases of Rothmund–Thomson syndrome [J]. Nat Genet, 1999, 22: 82–84.

[65] Suter AA, Itin P, Heinimann K, et al. Rothmund–Thomson syndrome: novel pathogenic mutations and frequencies of variants in the RECQL4 and USB1 (C16orf57) gene [J]. Mol Genet Genomic Med, 2016, 4: 359–366.

[66] Peachey RD, Wells RS. Hereditary hypotrichosis (Marie Unna type) [J]. Trans St John's Hosp Derm Soc, 1971, 57: 157–166.

[67] Solomon LM, Esterly NB, Medenica M. Hereditary trichodysplasia: Maria Unna's hypotrichosis [J]. J Invest Dermatol, 1971, 57: 389–400.

[68] Lalevic–Vasic BM, Polic D, Nikolic MM. Hypotrichose hereditaire de Marie–Unna [J]. Ann Dermatol Venereol, 1992, 119: 25–29.

[69] Wen YR, Liu Y, Xu YM, et al. Loss–of–function mutations of an inhibitory upstream ORF in the human hairless transcript cause Marie Unna hereditary hypotrichosis [J]. Nat Genet, 2009, 41: 228–233.

[70] Yang S, Gao M, Cui Y, et al. Identification of a novel locus for Marie Unna hereditary hypotrichosis to a 17.5 cM interval at 1p21.1–1q21.3 [J]. J Invest Dermatol, 2005, 125: 711–714.

[71] Shimomura Y, Wajid M, Petukhova L, et al. Autosomal–dominant woolly hair resulting from disruption of keratin 74 (KRT74), a potential determinant of human hair texture [J]. Am J Hum Genet, 2010, 86: 632–638.

[72] Fujimoto A, Farooq M, Fujikawa H, et al. A missense mutation within the helix initiation motif of the keratin K71 gene underlies autosomal dominant woolly hair/hypotrichosis [J]. J Invest Dermatol, 2012, 132: 2342–2349.

[73] Shimomura Y, Wajid M, Ishii Y, et al. Disruption of P2RY5, an orphan G protein–coupled receptor, underlies autosomal recessive woolly hair [J]. Nat Genet, 2008, 40: 335–339.

[74] Holmes RS, Cox LA. Comparative structures and evolution of vertebrate lipase H (LIPH) genes and proteins: a relative of the phospholipase A1 gene families [J]. Biotech, 2012, 2: 263–275.

[75] Norgett EE, Hatsell SJ, Carvajal–Huerta L, et al. Recessive mutation in desmoplakin disrupts desmoplakin–intermediate filament interactions and causes dilated cardiomyopathy, woolly hair and keratoderma [J]. Hum

Mol Genet, 2000, 9: 2761–2766.

[76]  McKoy G, Protonotarios N, Crosby A, et al. Identification of a deletion in plakoglobin in arrhythmogenic right ventricular cardiomyopathy with palmoplantar keratoderma and woolly hair (Naxos disease) [J]. Lancet, 2000, 355: 2119–2124.

[77]  Monteiro AF, Rato M, Luís P, et al. Multiple familial trichoepithelioma [J]. Acta Med Port, 2018, 31: 180.

[78]  Amaro C, Freitas I, Lamarão P, et al. Multiple trichoepitheliomas–a novel mutation in the CYLD gene [J]. J Eur Acad Dermatology Venereol, 2010, 24: 844–846.

[79]  Liang YH, Gao M, Sun LD, et al. Two novel CYLD gene mutations in Chinese families with trichoepithelioma and a literature review of 16 families with trichoepithelioma reported in China [J]. Br J Dermatol, 2005, 153: 1213–1215.

[80]  Kazakov DV, Schaller J, Vanecek T, et al. Brooke–Spiegler syndrome: report of a case with a novel mutation in the CYLD gene and different types of somatic mutations in benign and malignant tumors [J]. J Cutan Pathol, 2010, 37: 886–890.

[81]  Blake PW, Toro JR. Update of cylindromatosis gene (CYLD) mutations in Brooke–Spiegler syndrome: novel insights into the role of deubiquitination in cell signaling [J]. Hum Mutat, 2009, 30: 1025–1036.

[82]  Gray LC, Davis LS, Guill MA. Progressive symmetric erythrokeratodermia [J]. J Am Acad Dermatol, 1988, 19: 129–130.

[83]  Richard G, Brown N, Rouan F, et al. Genetic heterogeneity in erythrokeratodermia variabilis: novel mutations in the connexin gene GJB4 (Cx30. 3) and genotype–phenotype correlations [J]. J Invest Dermatol, 2003, 120: 601–609.

[84]  van Steensel MA, Oranje AP, van der Schroeff JG, et al. The missense mutation G12D in connexin 30. 3 can cause both erythrokeratodermia variabilis of Mendes da Costa and progressive symmetric erythrokeratodermia of Gottron [J]. Am J Med Genet A, 2009, 149A: 657–661.

[85]  Richard G, Brown N, Smith LE, et al. The spectrum of mutations in erythrokeratodermias–novel and de novo mutations in GJB3 [J]. Hum Genet, 2000, 106: 321–329.

[86]  Cui Y, Yang S, Gao M, et al. Identification of a novel locus for progressive symmetric erythrokeratodermia to a 19. 02–cM interval at 21q11. 2–21q21. 2 [J]. J Invest Dermatol, 2006, 126: 2136–2139.

责任编委：祁　鸣　王树水

# 第二十九章
CHAPTER 29
## 心血管系统疾病

心血管疾病是危害人类生命和影响生活质量的头号杀手，所涉及的基因很多也很复杂。近十年来由于胎儿影像学和基因组学的研究与技术的迅猛发展，使我们对遗传性心血管疾病的遗传机理的理解日渐深入。遗传性心血管异常也可以是其他不同系统遗传病的临床表型之一，包括先天性肾上腺皮质增生症、黏多糖贮积症、溶酶体贮积病、线粒体疾病等百余种，需要有针对性的基因检测；我国在对单基因遗传性心血管疾病中的应用已经有相关的基因诊断指南对心血管疾病的临床基因检测将成为规范性的常态[1]。本章主要介绍心肌病、离子通道心律失常、家族性高血压、家族性高胆固醇血症等遗传性心血管疾病的临床特征、诊断、遗传方式与相关致病基因、治疗与预后等。

## ⚬⚬ 第一节　家族性肥厚型心肌病 ⚬⚬

1980年世界卫生组织将特发性心肌病归为 "不明原因的心肌病变"。1995年世界卫生组织第2次分类，提出 "与心功能障碍相关的心肌疾病" 的分类。2006年美国心脏协会（AHA）发表科学声明指出，心肌病是表现为机械和电活动障碍的一组异质性心肌疾病，通常会出现（非必须）异常的心室肥厚或者扩张，这些形态学差异与不同的致病基因变异相关；并第1次尝试根据基因进行心肌病的分类[2]。2008年欧洲心脏病学会（ESC）科学声明专家组提议，心肌病是心脏结构和功能障碍的心肌疾病，强调疾病的表型是治疗疾病的基础，根据形态功能学将心肌病分为扩张型心肌病、肥厚型心肌病、限制型心肌病、致心律失常右室心肌病和未命名的心肌病。这些类型又进一步分为家族遗传性和非家族遗传性两种类型[2]。2013年世界心脏联盟（WHF）建议心肌病的基因型–表型MOGE（S）分类，即对心肌病从5个方面进行分类，包括功能特性（M）、累及的器官（O）、遗传方式（G）、明确的病因（包括详细的遗传学缺陷或其他疾病原因）（E）、按照ACC/AHA分级（A–D）和NYHA心功能Ⅰ–Ⅳ级进行功能状态分级（S）[3]。MOGE（S）分类同时从临床和遗传学方面对疾病进行最全面的描述，具有多种优势。但迄今为止，这种分类方式在临床工作中尚未普遍采用。

家族性肥厚型心肌病（familial hypertrophic cardiomyopathy，FHCM）是以心肌肥厚为特征的遗传性心脏病[4]。非对称性肥厚表现为室间隔与左室游离壁之比＞1.3，其他表现包括对称性、心尖肥厚等。早期伴心脏舒张功能不全，晚期收缩功能亦受影响，左心室流出道梗阻也是该病常见特征。组织学表现为心肌细胞肥大、排列紊乱伴间质纤维灶的形成。FHCM在人群中的发病率为1/500，大部分是由肌节蛋白质基因变异所致的常染色体显性心肌病[4, 5]。

【临床表型特征】

FHCM通常在青春期或成年期早期开始出现，即使在同一家族中，FHCM受累者症状和体征可能会有所不同。有些人可能无症状或只有轻微的症状，而有些人可能出现以下一种或多种症状，特别是运动时尤为明显，如气短、胸痛、胸闷、心悸、头晕、晕厥甚至猝死等。查体时可能会发现心脏杂音。FHCM受累者即使没有显著症状，但发生心律失常及猝死的风险也会大大增加。Maron等[6]对744例肥厚型心肌病（HCM）进行的跟踪随访，平均随访了8年，患者年死亡率为14%，主要的死亡原因为猝死（51%）、进展性心力衰竭（36%）和房颤等导致的脑卒中（13%）。HCM是最常见的年轻人早发心源性猝死（sudden cardiac death，SCD）的原因，特别是年轻运动员。治疗取决于症状的严重程度，包括药物、外科手术和/或植入式心脏复律除颤器（implantable cardioverter defibrillator，ICD）[4]。Bharucha等[7]的在15年的随访中研究发现，HCM的心源性猝死发生率为6%。在FHCM中，60%的SCD发生在静息状态或轻度运动后，且这些患者在之前未有过任何临床表现。HCM的SCD的高风险因素包括有家族猝死成员、左心室肥厚明显、有记录到心律失常（如持续或非持续性室性心动过速）、不明原因的晕厥、运动时血压异常等。特定基因的变异与HCM的SCD也相关，TNNT2基因变异导致的心肌肥厚非常容易引发心源性猝死，MYH7变异发病年龄较早，临床症状较重，可发生猝死等恶性心血管事件。最新HCM指南显示发生晕厥、晕前反应的年轻HCM患者或已有左心室流出道压差的HCM患者在服用β受体阻滞剂同时应积极植入ICD预防猝死。

【遗传方式与相关致病基因】

FHCM表现为常染色体显性遗传，目前认为HCM大多是由编码心肌肌小节收缩体相关蛋白的基因变异所致，致病基因主要包括编码粗肌丝蛋白的相关基因（MYH7、MYH6、MYL2、MYL3）、细肌丝蛋白的相关基因（TNNT2、TNNI3、TPM1、ACTC、TNNC1）、装配蛋白的相关基因（TTN、MYBPC3）。新报道的致病基因Z蛋白相关基因（LBD3、CSR-P3、TCAP、VCL、ACTN2、MYOZ2、ANKRD1）和钙离子相关蛋白基因（JPH2、CASQ2、PLN、CALR3RYR2、DTNA），在人群中变异频率低，主要发生于散发人群，与肥厚型心肌病发病关系不明确。大约40%的FHCM患者带有β肌球蛋白重链（MYH7）基因变异，40%带有肌球蛋白结合蛋白C（MYBPC3）基因变异，5%为肌钙蛋白T（TNNT2）基因变异，5%为肌钙蛋白I（TNNI3）基因变异，2%为α原肌球蛋白（TPM1）基因变异，总体上说90%的FHCM患者会带有以上基因之一的变异，新发变异也可发生，但所占百分比≤10%（表29-1）。大部分变异为"专有"的错义变异。2011年，美国节律学会/欧洲心脏节律学会颁布了《遗传性心脏离子通道病与心肌病基因检测专家共识》[8]，建议应对HCM患者检测MYH7、MYBPC3、TNNI3、TNNT2、TPM1等基因。肥厚型心肌病基因型和表型的关系至今仍未完全阐明，也具有遗传异质性，可以存在不完全外显，外显率随年龄增长而增加。既往有研究表明MYH7基因变异发病年龄较早，临床症状较重，生命周期短，甚全发生猝死等恶性心血管事件，而*MYBPC3*基因变异患者主要表现为发病年龄晚、肥厚程度轻、猝死危险因素少以及预后较好等，但梗阻与否和治疗手段上无明显差异。*TNNT2*基因变异导致的心肌肥厚非常容易引发心源性猝死。长期的随访研究发现*MYBPC3*、*MYH7*和*TNNT2*基因变异携带者的预后无统计学差异。*TNNI3*基因变异患者主要表现为心尖部肥厚，基于这种形态学改变，心尖部肥厚型心肌病患者，*TNNI3*基因变异有可能为主要的遗传学病因。而且某些变异在一些同时患有HCM和预激综合征（WPW）的患者中出现[9]，但其结论尚需大样本流行病学及进一步研究证实。p. D175N是*TPM1*基因的热点变异，Garcfa-Castro等[10]对120例HCM患者筛查时发现一家系3位携带同样变异p. D175N，表现为室间隔严重肥厚，临床表现呼吸困难、心绞痛等。

表29-1　FHCM的相关基因

| 致病基因（染色体位置） | 该基因变异引起FHCM的百分比 |
| --- | --- |
| *MYH7*（14q11.2） | 40% |
| *MYBPC3*（11p11.2） | 40% |
| *TNNT2*（1q32） | 5% |
| *TNNI3*（19q13.4） | 5% |
| *TPM1*（15q22.2） | 2% |
| *MYL3*（3p21.31） | 1% |
| *MYL2*（12q23.11） | 未知 |
| *ACTC1*（15q14） | 未知 |
| *CSRP3*（11p15.1） | 未知 |
| *ACTN2*（1q43） | 未知 |
| *MYH6*（14q11.2） | 未知 |
| *TCAP*（17q12） | 未知 |
| *TNNC1*（6q22.31） | 未知 |
| *PLN*（6q21.1） | 未知 |
| *MYOZ2*（4q26） | 未知 |
| *NEXN*（1p31.1） | 未知 |

【实验室与辅助检查】

诊断FHCM应包括临床诊断、基因表型和基因筛选、猝死高危因素评估等方面[11]。其中最常见的方式是非侵入性心脏成像，包括超声心动图和/或心脏磁共振成像（心脏MRI）。组织病理学特征包括心肌纤维化和心肌细胞排列紊乱[12]。

【诊断标准】

1. 诊断FHCM依据[11]　①依据临床表现、超声诊断的HCM患者，除本人（先证者）以外，三代直系亲属中有两个或以上被确定为HCM或HCM致猝死患者。②HCM患者家族中，两个或以上的成员发现同一基因、同一位点变异、室间隔或左心室壁超过13mm、青少年成员的室间隔或左室壁为11～14mm。③HCM患者及三代亲属中有与先证者相同基因变异位点，伴或不伴心电图、超声心动图异常者。符合三条中任何一条均可诊断为FHCM，且该家族为FHCM家系。

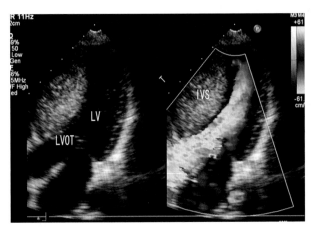

图29-1　肥厚性心肌病心尖五腔心切面超声

室间隔明显增厚，左心室流出道血流速度稍增快。IVS，室间隔；LV，左心室；LVOT，左心室流出道。

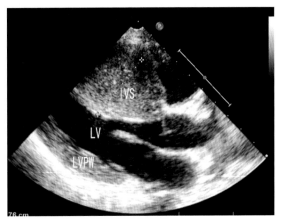

图29-2　肥厚性心肌病左室长轴切面超声

室间隔明显增厚。IVS，室间隔；LV，左心室；LVPW，左心室后壁。

2. 临床诊断标准

（1）主要诊断标准　①超声心动图左室壁或/和室间隔厚度超过15mm（图29-1、图29-2）。②组织多普勒、磁共振发现心尖、近心尖室间隔部位肥厚，心肌致密或间质排列紊乱。

（2）次要诊断标准　①35岁以内患者，常规12导联心电图Ⅰ、aVL、V4-V6导联ST下移，深对称性倒置T波。②二维超声室间隔和左室壁厚11~14mm。③基因筛查发现已知基因变异或新发变异位点。

（3）排除诊断标准　①系统疾病，高血压病，风湿性心脏病二尖瓣病，先天性心脏病及代谢性疾病伴发心肌肥厚。②运动员心脏肥厚。

3. 临床确诊HCM标准　符合以下任何一项者即可确诊：a. 1项主要诊断标准+排除诊断标准。b. 1项主要诊断标准+次要诊断标准③，即基因致病性变异。c. 1项主要诊断标准+排除诊断标准②。d. 次要诊断标准②和③。e. 次要诊断标准①和③。

对FHCM家系中12岁以下儿童，详细询问、记录其亲属中未成年HCM猝死和其他恶性并发症，做12导联心电图和超声心动图检查，每1年或1.5年评估1次。有未成年死亡、严重并发症等恶性家族史的亲属，职业和竞赛型体育运动员，出现HCM心脏症状以及怀疑左室肥厚者，应随时诊治。

对于18~21岁的成人，每1~1.5年检查登记和评估1次。

对于21岁以上的成人，无特殊发现，可每隔5年检查1次。

对于12岁之前发现携带与家系中相同基因变异的儿童，应随访至其成年。近年报道有个别基因变异位点于50岁以后发病。

FHCM的家庭成员和亲属有基因变异者不影响婚姻和生育，HCM妇女，除有恶性型表现外，其妊娠和分娩不受HCM影响和限制。

【治疗与预后】

患者由心血管临床医生进行长期的监护，旨在改善受累者的生存和生活质量。治疗方式包括药物治疗，首选β受体阻断剂、钙通道拮抗剂来减轻心脏负荷。

对药物治疗效果不佳且有严重心功能限制的受累者，建议安装心脏起搏器或埋藏式心脏复律除颤器（ICD）。

对于难治的晚期心力衰竭的患者可能需要心脏移植。

【遗传咨询与产前诊断】

1. 遗传咨询[13, 14]　FHCM的发病率较高，且为常染色体显性遗传病，这意味着携带单份拷贝变异等位基因就会有疾病表型。但很少有两个拷贝都变异的情况，如果有，受累者的体征和症状将更为严重。一般受累者父母之一可能也患有同一疾病。

首先了解咨询者/先证者的三代家族史，特别询问如下几项：①家系中是否有由于心脏病引起的死亡；②不明原因的猝死；③是否有气短、胸痛或不适感、心悸、头晕和晕厥等症状；④尽量取得详尽的相关检测报告或结果，以证实家系患者的临床或实验室诊断。

对于高风险者建议与心脏科医师会诊并进行必要的检查。

2. 产前诊断　已知家族变异者，对高风险胎儿建议进行产前诊断，主要针对带有高猝死风险变异的家族。如果变异未知，则需对高风险的亲属进行筛查，具体参见上述诊断标准。

（王树水　祁　鸣）

## 第二节　家族性扩张型心肌病

扩张型心肌病（dilated cardiomyopathy，DCM）是以心腔扩大，收缩功能减退为主要特征的心肌疾病，是心血管疾病中导致死亡和心脏移植的主要疾病，其组织学特点包括心肌坏死和纤维化，临床表现从无症状到充血性心力衰竭、心律失常、血栓栓塞甚至猝死，70%~90%的患儿在确诊时以心力衰竭为主要表现。为早期防治DCM，2016年欧洲心脏学会（ESC）心肌心包疾病专家组新增了收缩功能减低非扩张型心肌病（HNDC）的类型[15]，扩张型心肌病的发病率为1/2500，男性多于女性，扩张型心肌病年发病率约为0.58/100 000，在各类型心肌病中约占50%[16]。家族性扩张型心肌病定义为DCM患者家族中有两个或以上家族成员患有特发性DCM。家族性DCM（FDCM）占扩张型心肌病的30% ~ 50%[17, 18]。

【临床表型特征】

家族性扩张型心肌病的症状和体征可能包括心率不齐（心律失常）、呼吸急促（呼吸困难）、极度疲劳（疲劳）、晕厥发作（晕厥）和腿脚部肿胀。在某些情况下，疾病的首发表现是心源性猝死。受累的个体，甚至在同一家庭的成员，其病情的严重程度也各不相同[17]。

【遗传方式与相关致病基因】

本病发病率＞1/5 000；具有遗传异质性，有常染色体显性、常染色体隐性和X-连锁等遗传方式，线粒体的遗传方式也有报道。FDCM大多数（80% ~ 90%）为常染色体显性遗传，X-连锁遗传和常染色体隐性遗传形式较少见[17, 18]。

已发现超过30个基因与FDCM有关（表29-2），占确诊FDCM病例的40% ~ 50%[17]。主要编码肌小节相关蛋白的基因（*ACTC1*、*ACTN2*、*CSRP3*、*MYBPC3*、*MYH6*、*MYH7*、*MYPN*、*TC-AP*、*TNNC1*、*TNNI3*、*TNNT2*、*TPM1*、*TTN*）、细胞骨架相关蛋白的基因（*DSE*、*DMD*、*ILK*、*LAMA4*、*LDB3*、*PDLIM3*、*SGCD*、*VCL*）、核纤层蛋白的基因（*LMNA*、*TMPO*）等。近来有文献报道与致心律失常右室心肌病相关的编码桥粒蛋白的基因（*DSC2*、*D-SG2*、*DSP*）及一些离子通道基因（*ABCC9*、*SCN5A*）也与扩张型心肌病相关。其他与扩张型心肌病有关的基因也编码肌浆网（*PLN*）、剪切体（*RBM20*）、线粒体（*TAZ*）、γ分泌酶活性（*PSEN1*，*PSEN2*）等[19]。伴传导障碍的病例绝大多数与定位于1q22的核纤层蛋白基因（*LMNA*）变异有关，占FDCM病例的6%，部分由定位于Xp21.2-p21.1的肌营养不良蛋白基因*DMD*及Xq28的*TAZ*基因缺陷所致[17-18, 20-21]。扩张型心肌病最常见的基因变异是*TTN*基因，其在家族性和散发性患者的变异频率分别是25%和18%[22]。许多基因变异通过不同的病理、生理机制可引起扩张型心肌病，但由于遗传异质型与临床表型异质性，遗传基因外显不全并呈年龄依赖性，遗传方式多样性，家族性扩张型心肌病的识别和诊断具有一定的局限性。

表29-2　FDCM的相关基因

| 致病基因（染色体位置） | 该基因变异引起FDCM的百分比 | 遗传方式 |
| --- | --- | --- |
| *TTN*（2q31.2） | 10%~20% | AD |
| *LMNA*（1q22） | 6% | AD |
| *MYH7*（14q11.2） | 4.2% | AD |
| *MYH6*（14q11.2） | 3%~4% | AD |
| *SCN5A*（3p22.2） | 2%~4% | AD |
| *MYBPC3*（11p11.2） | 2%~4% | AD |
| *TNNT2*（1q32.1） | 2.9% | AD |
| *BAG3*（10q26.11） | 2.5% | AD |
| *ANKRD1*（10q23.31） | 2.2% | AD |
| *RBM20*（10q25.2） | 1.9% | AD |
| *TMPO*（12q23.1） | 1.1% | AD |
| *LDB3*（10q23.2） | 1% | AD |
| *TCAP*（17q12） | 1% | AD |
| *VCL*（10q22.2） | 1% | AD |
| *TPM1*（15q22.2） | <1%~1.9% | AD |
| *TNNI3*（19q13.42） | 1.3% | AD/AR |
| *TNNC1*（3p21.1） | <1%~1.3% | AD |
| *ACTC1*（15q14） | <1% | AD |
| *ACTN2*（1q43） | <1% | AD |
| *CSRP3*（11p15.1） | <1% | AD |
| *DES*（2q35） | <1% | AD |
| *NEXN*（1p31.1） | <1% | AD |

（续表）

| 致病基因（染色体位置） | 该基因变异引起FDCM的百分比 | 遗传方式 |
| --- | --- | --- |
| *PSEN1*（14q24.2） | <1% | AD |
| *PSEN2*（1q42.13） | <1% | AD |
| *SGCD*（5q33.2-q33.3） | <1% | AD |
| *EYA4*（6q23.2） | 未知 | AD |
| *PLN*（6q22.31） | 未知 | AD |
| *DSG2*（18q12.1） | 未知 | AD |
| *DMD*（Xp21.2-p21.1） | 未知 | XLR |
| *TAZ*（Xq28） | 未知 | XLR |

注：AD，常染色体显性；AR，常染色体隐性；XLR，X-连锁隐性。

【实验室与辅助检查】

临床上主要以超声心动图作为诊断依据，X线影像、心脏同位素、心脏计算机断层扫描有助于诊断。磁共振检查对于一些心脏局限性肥厚的患者具有确诊意义[11]。

肢带肌力检查、检查是否有肌肉挛缩及骨骼肌肥大。

其他辅助检查：血清肌酸激酶（CK）、*DMD*基因外显子缺失、重复或点变异[11, 14]。

【诊断标准】

FDCM的诊断标准[11]：符合DCM的诊断标准，家族性发病是依据在一个家系中包括先证者在内有2个或2个以上DCM患者，或在DCM患者的一级亲属中有不明原因的35岁以下猝死者。仔细询问家族史对于DCM的诊断极为重要。

其中DCM的诊断标准：①临床常用左心室舒张期末内径（LVED d）>5.0cm（女性）和>5.5cm（男性）。②LVEF<45%和/或左心室短轴缩短率（FS）<25%。③更为科学的是LVED d>2.7cm/m$^2$，体表面积（m$^2$）=0.0061×身高（cm）+0.0128×体重（kg）-0.1529。临床上主要以超声心动图作为诊断依据，X线胸片、心脏同位素、心脏计算机断层扫描有助于诊断，磁共振检查对于一些心脏局限性肥厚的患者，具有确诊意义。在进行DCM诊断时需要排除引起心肌损害的其他疾病，如高血压、冠心病、心脏瓣膜病、先天性心脏病、酒精性心肌病、心动过速性心肌病、心包疾病、系统性疾病、肺心病和神经肌肉性疾病等。

【治疗与预后】

确诊患者应在心脏专科医师长期规律的检测下接受治疗，其治疗目标是降低或阻止基础病因介导的心肌损害，有效地控制心力衰竭和心律失常，预防猝死和栓塞，提高DCM患者的生活质量和生存率。具体治疗根据病情严重程度采取不同的治疗手段[11]。

β受体阻断剂对于降低DCM的总死亡率和心衰的发病率有重要作用，血管紧张素转换酶（ACE）抑制剂对于DCM引起的心衰有一定作用。

对于有传导障碍的患者可考虑安装起搏器。

对于心律失常且有猝死风险的患者可安装埋藏式心律转复除颤仪；

终末期心衰需要进行心脏移植手术治疗。

【遗传咨询与产前诊断】

1. 遗传咨询[14]　绝大多数的FDCM呈常染色体显性遗传，这意味着携带单份拷贝变异等位基因就会有疾病表型，但携带相同变异的家族成员的临床表现也可有很大差异。其外显率与年龄相关，如在<20岁中约为10%，在20~30岁的年轻人中约为34%，30~40岁的成人中约为60%，而在>40岁人群中高达90%。

进行咨询时需要了解的病史：

首先调查并了解咨询者/先证者的三代家族史，并特别询问如下：家系中是否有心力衰竭；是否有不明原因的猝死；是否有脑卒中；咨询者本人或家族中是否有肌营养不良，比如肌无力、异常步态、依靠轮椅或者肌肉挛缩；是否有感音神经性耳聋；是否有痉挛发作，晕厥或不适感觉发作。

2. 产前诊断[14]　如果家族中基因变异已知，进行产前诊断在技术上是可行的。对高风险胎儿在妊娠11~13周进行绒毛活检或16~22周进行羊膜腔穿刺获取胎儿细胞进行基因检测，检查是否存在与先证者相同的变异。如果变异未知，则需对高风险的亲属进行筛查，具体参见上述诊断标准。

（祁　鸣　王树水）

## 第三节　左室心肌致密化不全

左室心肌致密化不全（left ventricular non-compaction cardiomyopathy，LVNC）是一种异质性心肌疾病，又称为海绵状心肌、窦状心肌持续状态或胚胎样心肌等，是由于胚胎形成过程中心肌致密化过程停滞，导致心室腔内突出的肌小梁和左心室腔交通且深陷的小梁间隙，病变多累及左心室，伴或不伴右心室受累。临床表现从无症状到心律失常、心力衰竭、休循环栓塞其至心源性猝死。LVNC以心室内异常增多粗大的肌小梁及深陷的小梁间隙为主要形态学特征，以心衰、心律失常、栓塞等为主要临床表现[23]。症状无特异性，容易误诊和漏诊，一旦病发，病变多发在心尖处，会使心脏扩大，重量增加，超声心动图能够清晰显示对本病特征，为诊断提供可靠依据。LVNC为散发性或家族性遗传疾病，具有明显的遗传异质性，主要以X-连锁隐性遗传及常染色体显性遗传。LVNC的遗传学特点为非单一性遗传，其致病基因及变异位点表现多样性[23, 24]。

【临床表型特征】

LVNC的临床表现有很大的个体差异性和可变性，其首发年龄差异也相当大，可以发生在任何年龄。多数患者早年无症状，首发症状的出现常常在成年以后，临床表现从无症状到终末期心衰，或伴有致命的心律失常、心源性猝死或血栓栓塞事件等。许多患者无症状，其意外确诊往往因为家族性筛选或因心脏杂音进行超声心动图检查而诊断[23, 25]。临床上至少有8种不同表型的LVNC存在，LVNC可以被分为8类，分别为良性LVNC、LVNC合并心律不齐、扩张型LVNC、肥厚型LVNC、肥厚合并扩张型LVNC、限制性LVNC、右心室或双心室型LVNC及LVNC合并先天性心脏病，其均有不同的预后[23]。

【遗传方式与相关致病基因】

30%～50%的LVNC患者表现为基因遗传，通常表现为X-连锁隐性遗传或常染色体显性遗传，常染色体隐性遗传和线粒体遗传也时有发生。在遗传性LVNC的患者中，70%为常染色体显性遗传，30%为X-连锁隐性遗传[23]。此外，各种染色体异常的患者也被诊断出患有LVNC，目前发现的有1p36缺失、22q11.2缺失等[23, 26]。

目前确定的致病基因变异与肥厚型心肌病和扩张型心肌病有重叠（表29-3），这些基因通常为肌节蛋白或细胞骨架蛋白，其中编码肌节蛋白的基因*MYH7*、*ACTC1*、*TNNT2*、*MYBPC3*、*TPM1*变异的患者似乎占LVNC的20%以上，*MYH7*和*MYBPC3*为最频繁变异的基因（分别为13%和8%）。研究表明钙调节蛋白基因*TAZ*、*LMNA*变异与LVNC也有关[23, 26]。

表29-3　LVNC的相关基因

| 致病基因（染色体位置） | 遗传方式 |
| --- | --- |
| *ACTC1*（15q14） | AD |
| *ACTN2*（1q43） | AD |
| *DTNA*（18q12.1） | AD |
| *LDB3*（10q23.2） | AD |
| *MIB1*（18q11.2） | AD |
| *MYBPC3*（11p11.2） | AD |
| *MYH7*（14q11.2） | AD |
| *TPM1*（15q22.2） | AD |
| *PRDM16*（1p36.32） | AD |
| *TNNT2*（1q32.1） | AD |
| *LMNA*（1q22） | AD |
| *TAZ*（Xq28） | XLR |

注：AD，常染色体显性；XLR，X-连锁隐性。

【实验室与辅助检查】

LVNC与其他疾病具有很多相似性，且缺乏特异性临床表现，加大了诊断难度[23-25]。

1. 病理生理改变　LVNC的大体表现为左心室过多肌小梁和肌小梁间的深隐窝，使其形成类似右室心内膜心肌的形态。组织学可见肌小梁间隐窝与内膜相连但不与冠脉系统相沟通，非致密化部位心肌细胞特征为体积较小，水肿并且有核萎缩。心肌纤维排列疏松，肌小节不完整，肌小节和心肌纤维周围有很多胶原纤维包绕。

2. 影像诊断方法

（1）二维超声心动图上显示病变部位的室壁结构为两层，厚度异常，外层致密且薄，内层致密化不全但厚。

（2）主要病变部位在心尖处、侧壁近心尖处以及心室下壁。

（3）彩色多普勒心动图上显示血流充盈在隐窝中，缓慢而低速，与冠状动脉不相通（图29-3）。

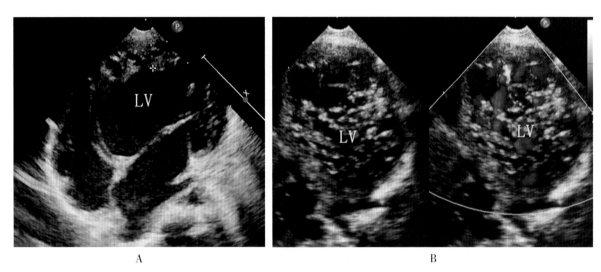

图29-3　左室致密化不全心脏超声

A. 四腔心超声切面显示左心室内肌小梁过度隆突，可见非致密心肌。B. 左心室短轴超声切面显示肌小梁过度隆突，肌小梁间深陷的隐窝内可见血流填充。

3. 基因筛查　致病基因的点变异及染色体异常等。

【诊断标准】

1. 临床诊断　诊断LVNC最常用的是超声心动图，其他成像技术包括心脏磁共振（MRI）、心脏CT、心电图、左心室造影等。然而这些方法的诊断标准都存在高度争议[27]。

（1）超声心动图　超声心动图是诊断LVNC最重要的影像学检查，LVNC的超声影像学特征包括：①由非致密层和致密层心肌组成的双层心肌；②突出的肌小梁；③小梁间的深陷隐窝。

目前最被广泛应用的诊断标准是由Jenni及其团队提供的，其对LVNC的定义是在胸骨旁的短轴切面下，收缩末期致密化不全层的厚度与致密化完全层的厚度比值>2，并可见突出的小梁和深陷的小梁间隐窝。该诊断基于小梁间隙内的血液全部由心室腔灌注，并且没有心脏的其他异常。

（2）心脏MRI　心脏MRI成像技术越来越多地用于诊断和监测儿童和成人的LVNC，其可以看清楚心脏彩超所不能看清的左心室心尖部，而且成像质量不局限于成像窗口。但是其诊断标准与超声心动图一样，也具有高度的争议性。其诊断标准为非致密与致密心肌层厚度的比值>2.3。

（3）心脏CT　心脏CT的优点可用于识别LVNC的异常构架，可以全面或局部定量和定性评估心室功能，并可以除外冠状动脉疾病，但其带来的危害使其未能被普遍被接受。

2. 基因诊断　对家族中的一位或多位患病成员进行变异分析（收集其他患病成员的样本有助于连锁分析，或确认家族中致病变异发生分离）或直接对其进行基因检测。

【治疗与预后】

LVNC的治疗主要基于LVNC表型的诊断，因不同的LVNC表型具有不同的预后[23]。

目前主要是针对心力衰竭、心律失常、系统性血栓事件三大方面进行治疗[25-27]。

对心功能降低者的管理基于现有推荐治疗建议，予以强心、利尿、血管扩张剂、改善心脏后负荷等综合治疗，比如可服用血管紧张素转换酶（ACE）抑制剂、β受体阻滞剂以及醛固酮受体拮抗剂来减轻心脏压力。

心律失常可给予相应的抗心律失常药物，反复发作的室性心律失常可安装植入式心脏复律除颤器（ICD），或进行心脏再同步化治疗。

有无发现血栓均应给予抗凝治疗。

合并其他的先天性心脏病的可手术治疗，如心脏移植手术治疗。

【遗传咨询与产前诊断】

LVNC虽然罕见但由于该疾病主要表现为常染色体显性遗传，受累者兄弟姐妹及子女的发病概率为50%。对高风险胎儿进行产前诊断是避免同样出生缺陷患儿的有效手段[25-27]。

1. 遗传咨询

（1）确定咨询者家系中的LVNC临床诊断，建立遗传咨询档案。

（2）绘制咨询者的三至四代家系谱，是否符合X-连锁隐性遗传或者常染色体显性遗传。

（3）对先证者进行主要相关基因检测，明确其致病性变异位点。

2. 产前诊断

如果家族中变异已知，进行产前诊断在技术上是可行的。对高风险胎儿在妊娠11～13周进行绒毛活检或16～22周进行羊膜腔穿刺取胎儿细胞进行基因检测，检查是否存在与先证者相同的变异。如果变异未知，则需对高风险的亲属进行筛查。

（祁　鸣　王树水）

## 第四节　致心律失常性右心室心肌病

致心律失常性右心室心肌病（arrhythmogenic right ventricular cardiomyopathy，ARVC），又称致心律失常性右心室发育不良（arrhythmogenic right ventricular dysplasia，ARVD）、右心室扩张性心肌病、右心室心肌病等。它是一种遗传性心肌病，以右心室功能障碍和室性心律失常为特征。组织学特点是正常心肌组织逐渐被脂肪组织和纤维组织替代。临床表现有心律失常、心力衰竭、发作性晕厥或猝死。在人群中的发病率为1/5 000～1/1 000，1/3～1/2有家族史，多呈常染色体显性遗传，但也有少数表现为常染色体隐性遗传[28]。男女均可发病，男性和女性患病率约3∶1。该疾病发病隐匿，早期无症状，随着病情的进展，患者表现为心悸、胸闷以及晕厥等症状，且存在猝死的风险。该病主要累及右心室心尖部、右心室前壁漏斗部与后下壁等部位，从而构成"发育不良三角"。部分患者也可累及左心室，是年轻人和运动员猝死的主要原因之一。目前的研究表明桥粒基因变异及伴随的缝隙连接组成蛋白异常可能是导致绝大部分ARVC的发病机制。

【临床表型特征】

ARVC可发病于婴幼儿或年长儿，但青少年占多数，男性多见，有家族倾向。临床表现复杂，轻重悬殊，其表现与病变部位、范围及发病年龄有关[29]。症状明显者在临床上主要表现室性心律失常、心力衰竭和心源性猝死。部分患者以猝死为首发临床症状，常在剧烈运动后或情绪激动时猝死，也可在休息状态或睡眠中猝死，首发猝死以青年人和年轻运动员最多见。据其病情进展可分为4个不同的阶段：①隐匿期。该型患者常常无症状，无明显的心脏扩大，可能仅有轻微室性心律失常或轻微的右心室结构改变。但有心源性猝死的危险，特别是在剧烈运动时。该型患者在心脏结构上的变化轻微，可能仅局限在病变三角的一个部位。②显性电紊乱期。可见症状性室性心律失常及更明显的右心室结构及功能改变。室性心动过速可为非持续性或持续性，也可为单纯的室性期前收缩，室性心动过速或室早呈左束支阻滞型，提示起源于右心室（图29-4）；通常伴有右房右室扩大（图29-5），右心室常有一处或多出椭圆形扩张形成室壁瘤样改变，右室心肌变薄、右室流出道扩张（图29-6），可有明显的三尖瓣反流。少部分病例此期仍可无症状，因胸部X线检查发现右心室增大而引起注意。③右心室衰竭期。患者可出现颈静脉怒张、腹水、下肢水肿等右心衰竭的症状及体征。④双心室衰竭期。为病情进展的晚期，此期左右心室功能均出现衰竭，患者常出现心悸、气促、肝大、水肿等全心衰竭症状。

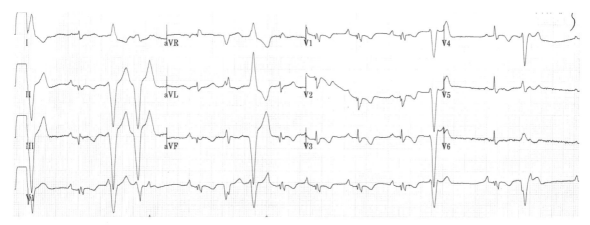

图29-4　ARVC病例体表心电图

起源于右心室的多源室性早搏。

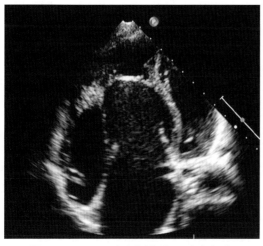

图29-5　ARVC病例心尖四腔心超声

右心室、右心房明显扩大。

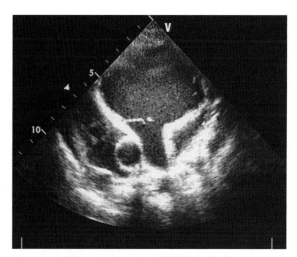

图29-6　ARVC短轴切面超声

右心室流出道明显扩张。

【遗传方式与相关致病基因】

ARVC患者发病有一定的家族性遗传倾向，常是由于伴随外显率降低的常染色体显性遗传变异所致，其外显率和表达程度不同，发病相关基因已超过12种，其中大部分是编码桥粒结构的基因[30]。桥粒蛋白基因发生显性变异可以干扰Wnt信号通道的调节机制，引起细胞间连接障碍和电学改变，促使心肌细胞发生炎症反应和纤维脂肪变性。ARVC相关桥粒蛋白基因的变异与心肌细胞凋亡有关，β肾上腺素和压力活化蛋白激酶的刺激和诱导可能在心肌细胞对凋亡易感性增加中起重要作用。ARVC超过50%的病例是家族遗传性患者，在其家族成员中针对变异基因应用梯级筛选方法进行诊断评估至关重要，尤其适用于早期无任何特异症状的青少年患者。疾病相关蛋白及其编码基因主要包括亲斑蛋白-2（PKP2基因）、桥粒核心糖蛋白（DSG2基因）、桥粒糖蛋白（DSC2基因）、桥粒蛋白（DSP基因）、盘状球蛋白（JUP基因）、利阿诺定受体蛋白2（RYR2基因）、转化生长因子-β3（TGFB3基因）、跨膜蛋白43（TMEM43基因）[30]等，其中PKP2基因可作为优先筛选基因（表29-4）。

表29-4　ARVC致病基因[30]

| 疾病分型 | 基因 | 遗传方式 | 染色体位置 | 蛋白 | 比例 |
|---|---|---|---|---|---|
| ARVD1 | TGFB3 | AD | 14q24.3 | 转化生长因子-β3 | — |
| ARVD2 | RYR2 | AD | 1q43 | 利阿诺定受体蛋白2 | |
| ARVD3 | 未知 | AD | 14q12-q22 | 未知 | — |
| ARVD4 | 未知 | AD | 2q32.1-q32.3 | 未知 | — |
| ARVD5 | TMEM43 | AD | 3p25.1 | 跨膜蛋白43 | 罕见 |
| ARVD6 | 未知 | AD | 10p14-p12 | 未知 | — |
| ARVD8 | DSP | AD | 6p24.3 | 桥粒蛋白 | 2%～39% |
| ARVD9 | PKP2 | AD | 12p11.21 | 亲斑蛋白-2 | 34%～74% |
| ARVD10 | DSG2 | AD | 18q12.1 | 桥粒核心糖蛋白-2 | 5%～26% |
| ARVD11 | DSC2 | AD | 18q12.1 | 桥粒糖蛋白-2 | 1%～2% |
| ARVD12 | JUP | AD | 17q21.2 | 盘状球蛋白 | 0.5%～2% |
| ARVD13 | CTNNA3 | AD | 10q21.3 | 连环蛋白α-3 | — |

注：AD，常染色体显性。

【实验室与辅助检查】

临床上必须使用几种不同的诊断类别来共同评估ARVC患者，包括临床检查和家族史、心电图、信号平均心电图、动态心电图、影像学（超声和心脏磁共振成像）以及基因学检测。如果需要进一步评估，可采用运动试验，心肌活检和辅助的诊断手段如侵入性电生理检查进行电解剖标测及冠状动脉造影/冠状动脉CT。ARVC诊断的标准包括6个方面：心电图的复极和除极异常，存在室性心律失常，形态学和功能学改变，组织病理学，家族史和基因检测[30]。

【诊断标准】

2010年修订后的ARVC诊断标准[31]内容为：

1. 总体和/或局灶性功能障碍及结构异常

（1）主要指标　超声心动图提示右心室局部无运动、运动减少或室壁瘤，伴有以下表现之一：右室流出道胸骨旁长轴（PLAX）≥32mm；胸骨旁短轴（PSAX）≥36mm；面积变化分数（FAC）≤33%。MRI提示为右心室局部无运动、运动障碍或右心室收缩不协调，伴有以下表现之一：右心室舒张末容积（RVEDV）/体表面积（BSA）≥110mL/m$^2$（男），≥100mL/m$^2$（女）；右心室射血分数（RVEF）≤0.40。右心室造影提示右心室局部无运动、运动减弱或室壁瘤。

（2）次要指标　超声心动图提示右心室局部无运动或运动障碍，伴有以下表现之一：29≤PLAX＜32mm；32≤PSAX＜36mm；FAC≤40%。MRI提示右心室局部无运动、运动障碍或右心室收缩不协调，伴有以下表现之一：①RVEDV/体表面积（BSA）≥100mL/m$^2$（男），≥90mL/m$^2$（女）；②0.40＜RVEF≤0.45。

2. 室壁组织特点

（1）主要指标　至少一份活检标本形态学分析显示残余心肌细胞＜60%（或估计＜50%），伴有右心室游离壁心肌组织被纤维组织取代，伴有或不伴有脂肪组织取代心肌组织。

（2）次要指标　至少一份活检标本形态学分析显示残余心肌细胞为60%～75%（或估计50%～65%），伴右心室游离壁心肌组织被纤维组织取代，伴或不伴脂肪组织取代心肌组织。

3. 心电图除极异常

（1）主要指标　右胸导联（V1～V3）Epsilon波（在QRS综合波终末至T波之间诱发出低电位信号）。Epsilon波是诊断ARVC的主要诊断指标之一，是该病较为特征性的心电学改变。Epsilon波由Fontaine在ARVC患者的心电图首先发现并命名，该波位于QRS波之后，一般持续几十毫秒，是由于部分右心室心肌细胞除极较晚而形成，其意义与心室晚电位有类似之处。一般认为在ARVC病例中，应用常规导联心电图记录，约有30%的病例可以描记到该波。在心电图上，Epsilon波一般表现为低幅向上的棘波或震荡波，偶尔也可呈负向波（图29-7，图29-8）。

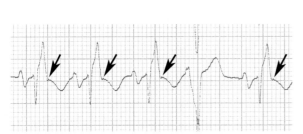

图29-7　ARVC病例V1导联心电图

箭头所示为Epsilon波。

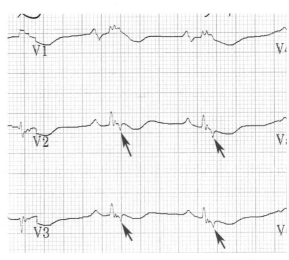

图29-8　心电图可见负向Epsilon波（箭头）

（2）次要指标 标准心电图无QRS波群增宽，QRS≤110ms情况下，信号平均心电图至少1/3参数显示出晚电位：QRS滤过时程≥114ms、<40μV的QRS终末时程（低振幅信号时程）≥38ms、终末40ms平方根电压≤20μV；QRS终末激动时间≥55ms，测量V1或V2或V3导联QRS最低点至QRS末端包括R'波，无完全性右束支传导阻滞。

4. 心电图复极异常

（1）主要指标 右胸导联（V1～V3）T波倒置或14岁以上（不伴右束支传导阻滞，QRS≥120ms）。

（2）次要指标 V1和V2导联T波倒置（14岁以上，不伴右束支传导阻滞），或V4、V5或V6导联T波倒置；V1～V4导联T波倒置（14岁以上，伴完全性右束支传导阻滞）。

5. 心律失常

（1）主要指标 持续性或非持续性左束支传导阻滞型室性心动过速（室速），伴电轴向上（Ⅱ、Ⅲ、aVF的QRS负向或不确定，aVL正向）。

（2）次要指标 持续性或非持续性右心室流出道型室速，左束支传导阻滞型室速，伴电轴向下（Ⅱ、Ⅲ、aVF的QRS正向，aVL负向），或电轴不明确；Holter提示室性早搏24h>500个。

6. 家族史

（1）主要指标 一级亲属中有符合目前诊断标准的ARVC患者；一级亲属中有尸检或手术病理确诊为ARVC的患者；经评估后明确患者有ARVC致病基因的有意义的变异。

（2）次要指标 一级亲属中有可疑ARVC患者但无法证实患者是否符合目前诊断标准；可疑ARVC引起的早年猝死家族史（<35岁）；二级亲属中有病理证实或符合目前诊断标准的ARVC患者（ARVC诊断标准：具备2项主要指标，或1项主要条件加2项次要指标，或4项次要指标。临界诊断：具备1项主要条件和1项次要指标，或3项不同方面的次要指标。可疑诊断：具备1项主要指标或2项不同方面的次要指标）。

【治疗和预后】

目前ARVC尚无治愈的方法，治疗主要包括生活方式的管理以及针对心力衰竭及心律失常的治疗。治疗的主要目的是降低恶性心律失常发生率，防止猝死，降低病死率，提高患者生活质量。ARVC病例一旦确诊应避免参加体育运动及剧烈活动。对于有晕厥、室速发作及症状明显的病例需要及时治疗；而对于右室仅有轻微病变及偶发室早的无症状患者是否需要治疗还缺乏大规模的研究支持。目前针对心律失常的治疗包括药物治疗、射频消融治疗及安装植入性心脏复律除颤仪。一般认为索他洛尔是治疗ARVC室速最为有效的药物，其次是联合应用胺碘酮和β受体阻滞剂。其他的可选用的药物包括氟卡尼和美西律等。对于不能耐受药物治疗或药物治疗无效的病例，导管消融治疗值得尝试，但由于ARVC本身是一种进展性的疾病，即使消融成功，以后仍可能会出现其他部位起源的心律失常。安装植入性心脏复律除颤仪能够有效降低ARVC的死亡率，改善长期预后明显优于药物和其他治疗。当患者出现心功能衰竭时应及时应用改善心功能的药物。上述治疗效果欠佳时可考虑心脏移植治疗。

ARVC的预后不易预测。目前认为，应用抗心律失常药物治疗并不能降低猝死的发生率。该病自然病程大多为右心室功能逐渐恶化，抗心律失常药物的疗效逐渐减弱，改善生存率仅能依赖植入ICD或心脏移植。

【临床遗传咨询和产前诊断】[30]

ARVC通常以常染色体显性遗传方式遗传。常染色体显性遗传性ARVC的先证者可能由于新发变异而导致患病，且患病比例未知。具有常染色体显性ARVC的个体的子代具有50%概率遗传到该变异。ARVC也可以以双基因方式遗传（两个不同基因的单个等位基因具有致病性变体）。如果在家系中检出致病性变异，那么对妊娠风险增加的孕妇进行产前诊断是必要的。

一旦在患者家系中检出ARVC相关的致病性变异，针对ARVC妊娠风险增加孕妇进行产前诊断和胚胎植入前遗传学检测是可行的。

（王树水 祁 鸣）

## 第五节 儿茶酚胺敏感性多形性室性心动过速

儿茶酚胺敏感性多形性室性心动过速（catecholaminergic polymorphic ventricular tachycardia，CPVT）是一种好发于青少年群体的遗传性心脏电紊乱疾病，可自行恢复或恶化为室颤而最终导致患者晕厥或猝死。CPVT是心脏结构正常而对儿茶酚胺敏感的遗传性疾病，在人群中的流行率约1/10 000。运动、情绪激动时，患者体内肾上腺素水平升高，可诱发该疾病。心电图表现为双向性室性心动过速（bVT）。据相关文献报道：CPVT具有临床和遗传学异质性，发病隐匿，患者平时无明显症状，且静息状态下心电检查一般无异常，给该疾病的诊断带来一定的困难[32, 33]。

【临床表型特征】

CPVT患者首次发病通常在10～20岁，典型表现为运动或情绪应激诱发的晕厥或猝死，症状多出现在儿童早期。第一次晕厥出现的年龄与疾病的严重程度有明确的关系，年龄越小，预后越差。患者晕厥发作常被误诊为癫痫，延误了CPVT的诊断。国外文献报道，30%的CPVT患者有运动有关的晕厥、抽搐和猝死家族史，家族史有助于诊断CPVT。当遇到可疑症状时，由于静息心电图或其他心脏检查对CPVT无效，运动心电图和24h动态心电图对该病的临床诊断非常有用。最近的研究表明首次发病年龄可以从婴儿期到40岁左右。CPVT具有3个典型特征：①心律失常的发生与肾上腺素分泌增多（运动或情绪激动）有关；②心律失常发生时表现为典型的双向性室速（图29-9），而在休息时心电图无明显异常；③心脏结构正常。

【遗传方式与相关致病基因】

CPVT是一种罕见的遗传性疾病，与基因变异导致的心肌细胞内钙稳态的失衡有关，确诊方法依赖于对致病基因RYR2、CASQ2的检测，约60%的CPVT患者发现携带RYR2或CASQ2基因变异，提示可能存在其他致病基因。CPVT有家族聚集现象，属于遗传性疾病，其遗传方式有2种：常染色体显性遗传和常染色体隐性遗传，但也有散发的病例。CPVT致病基因见表29-5。

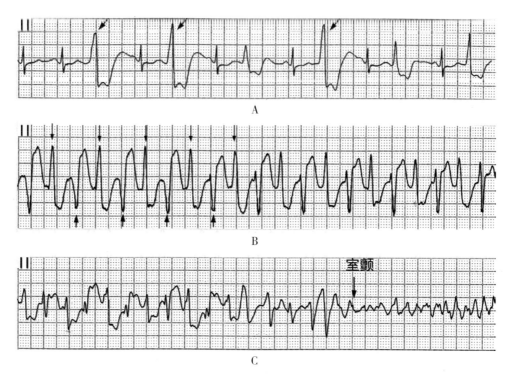

图29-9　CPVT患者运动实验时室性心律失常的变化[32]

CPVT患者运动中出现室早（A）、双向性室速（B）和多形性室速、室颤（C）。

表29-5　CPVT致病基因[33, 34]

| 基因 | 遗传方式 | 染色体位置 | 蛋白 | CPVT变异基因所占比例 |
|------|----------|------------|------|----------------------|
| CALM1 | AD | 14q32.11 | 钙调蛋白（calmodulin） | <1% |
| CASQ2 | AR | 1p13.1 | 储钙蛋白-2 | 2%～5% |
| RYR2 | AD | 1q43 | 兰尼碱受体2 | 50%～55% |
| TRDN | AR | 6q22.31 | triadin衔接蛋白 | 1%～2% |

注：AD，常染色体显性；AR，常染色体隐性。

目前临床已证实的CPVT根据致病基因不同分为2类：CPVT1是常染色体显性遗传，由心肌细胞兰尼碱受体（RYR2）基因变异引起，先证者中约有50%存在RYR2基因变异，RYR2基因变异的外显率可达到80%。CPVT2是常染色体隐性遗传，较CPVT1少见，与CASQ2基因（心肌细胞储钙蛋白）变异有关，占1%～2%。RYR2变异使得心肌细胞上的RYR2通道对肾上腺素的敏感性增加，导致交感兴奋条件下肌质网的钙泄露，这种持续细胞内钙离子浓度的增加可导致电基质不稳定，继而出现延迟后除极和触发冲动；而CASQ2基因变异后造成肌质网储存钙离子的能力下降，引起钙离子的异常释放，同样会引发延迟后除极的发生。

其他相关基因包括编码triadin衔接蛋白的TRDN基因变异（CPVT4，常染色体隐性遗传）及编码钙调蛋白的CALM1基因变异（CPVT5，常染色体显性遗传）[33, 34]。研究者在两个有心律失常史和心脏猝死史的家族中证实了3个以隐性方式遗传的TRDN基因变异。此外，在一个家系中发现有一种CALM1基因变异与儿茶酚胺介导的心律失常发生共分离，另外一种CALM1基因变异在CPVT散发病例中发现。此外，部分患者并不存在基因变异，因此目前对其病因和发病机制所知甚少。

【实验室与辅助检查】

1. 诊断依据[34]　①去甲肾上腺素、肾上腺素激发试验阳性。心律失常为运动、情绪激动所致。②RYR2或CASQ2基因变异。③发病时，患者心电图表现为双向性、多形性室速。休息时一般无异常。部分患者可有轻度窦性心动过缓（表现为T波异常，U波突出）。④患者心脏结构正常。

2. 诊断方法[35]　①运动试验：对于CPVT患者，运动能高度可重复性地诱发心律失常，故可用于诊断、调整药物剂量和监测病情。②心脏电生理检查：心脏程序刺激一般不能诱发CPVT，故对该病的诊断和危险分层无帮助。③药物激发试验：去甲肾上腺素或肾上腺素激发试验有助于临床诊断，且肾上腺素激发试验阳性率高于运动试验。④其他：动态心电图、植入式环形记录器等长程检测有助于检出CPVT。⑤遗传学检查：CPVT是一种遗传性疾病，因此致病基因的筛查十分必要。

【诊断标准】

1. CPVT诊断标准　①临床高度怀疑或是证实患者的晕厥与情绪激动或运动诱发的室性心律失常有关联。②患者出现室性心律失常形态呈较典型bVT或pVT，并排除药物以及电解质紊乱等因素的影响。③排除患者心脏结构性病变。④排除患者患有长QT综合征。⑤进行RYR2和/或CASQ2基因变异检测，发现致病变异者。

2. CPVT的诊断

（1）符合以下任意1条，可诊断　①年龄<40岁，心脏结构、静息心电图无异常，不能用其他原因解释的由运动或儿茶酚胺诱发的bVT或多形性室性早搏或多形性室性心动过速（pVT）。②携带致病性基因变异的患者（先证者或家庭成员）。③CPVT先证者的家族成员在排除器质性心脏疾病，表现有运动诱发的室性期前收缩或bVT或pVT。

（2）符合以下标准可诊断　年龄>40岁，心脏结构和冠状动脉无异常，静息心电图正常，不能用其他原因解释的由运动或儿茶酚胺诱发的bVT或多形性室性早搏或pVT。

CPVT患者的静息心电图正常，偶尔心率低于正常范围。CPVT的临床诊断主要依据运动激发试验、Holter或植入式Holter。当患者运动过程中出现室性期前收缩时，随着心率的增加心电图表现也越来越复杂：首先是出现单形性的室性期前收缩，紧接着可能出现多形态室性期前收缩和bVT或pVT。Holter监测、运动负荷试验或者植入式Holter均可提供关键信息帮助诊断CPVT。

无论是否诱发bVT或pVT，程序刺激对CPVT的诊断和预后均无价值。肾上腺素或异丙肾上腺素激发可以模拟CPVT心律失常发作，有助于不能进行运动试验检查的患者（如心肺复苏后或年龄较小的患者）的诊断。运动诱发的包括心房颤动在内的房性心律失常是CPVT的临床表型之一。

3. 鉴别诊断　长QT综合征、短QT综合征、致心律失常性右心室发育不良、急性心肌缺血、心功能不全等所致的多形性室性心动过速、洋地黄或乌头碱中毒所致的双向形室性心动过速。

【治疗和预后】

1. 生活方式

（1）限制或避免竞技性体育运动。

（2）限制或避免强烈活动。

（3）避免精神紧张。

（4）动态心电图和运动试验，明确发生心律失常前窦性心动过速的心率极限值，以便在日常生活中尽量避免心率增加到此值。

2. 药物治疗

（1）β受体阻滞剂　β受体阻滞剂是CPVT治疗的基石。CPVT的首选治疗是选择无内在拟交感活性的β受体阻滞剂。纳多洛尔是一种长效β受体阻滞剂，适用于预防和治疗，并已证实临床有效。我国可选择普萘洛尔或美托洛尔缓释片剂，所有有症状的CPVT患者都应使用β受体阻滞剂。无临床表现的致病基因变异携带者（隐匿性阳性变异患者）可以应用β受体阻滞剂。

（2）维拉帕米　短期随访发现维拉帕米可以使一部分CPVT患者获益。但是对维拉帕米的长期效益仍然存在争议。

（3）氟卡尼　氟卡尼在少数CPVT患者中可明显降低其室性心律失常负荷。目前认为在不能完全控制心律失常发作的情况下，氟卡尼是联合β受体阻滞剂治疗的首选药物。

3. 埋藏式心脏转复除颤器（ICD）治疗　有文献表明，在CPVT患者中，ICD恰当电击只有32%能够终止室性心律失常，且ICD治疗仅对VF有效，对bVT/pVT几乎无效。接受治疗前已经有心脏骤停史的患者植入ICD的同时应开始β受体阻滞剂或β受体阻滞剂联合氟卡尼治疗。经优化的药物治疗无效且不宜行左颈交感神经节切除术（LSCD），可考虑植入ICD，但患者必须继续接受最佳的药物治疗。

4. LSCD　左颈交感神经节切除术可以增加VF阈值和增加心室不应期，从而达到治疗CPVT目的。

CPVT因其遗传隐蔽性、发作突然性等临床特征，使其易被误诊或来不及诊治。据统计，20~30岁未经治疗的CPVT患者，死亡率为30%~50%。药物治疗是多数CPVT患者的首选，多用于临床确诊患者和RYR2基因变异携带者。但随着对CPVT遗传学和病理机制的认识，对非药物治疗的研究也有很大突破。有时两种方案联合使用可能对患者更有益处。

β受体阻滞剂对该病的治疗切实有效，患者应长期服用。也可根据患者的个人情况，行埋藏式心脏转复除颤器（ICD）、左颈交感神经节切除术（LSCD）或基因和干细胞治疗。对于不能坚持服用β受体阻滞剂或无法植入ICD的患者，可以选择行左心交感神经切除术；但是，目前全球范围内累积的手术例数较少，均为个案，无法确切评价其临床疗效。

【临床遗传咨询和产前诊断】[35]

如果已有家庭成员检测到携带CPVT相关基因变异，应对其他家族成员（子女和父母）进行临床评估和基因检测，以发现有发生心律失常风险的未诊断的患者和无症状变异携带者，并对其进行治疗。针对基因筛查阳性的家庭成员即使运动试验阴性，也应接受β受体阻滞剂治疗。

1. 常染色体显性CPVT　CALM1基因和RYR2基因相关的CPVT以常染色体显性方式遗传。具有常染色体显性CPVT的患者的子女有50%概率遗传致病性变异。

2. 常染色体隐性CPVT　CASQ2基因和TRDN基因相关的CPVT以常染色体隐性的方式遗传。患者的父母则一定是杂合子（即致病性变异的携带者）。在一些病例中，杂合子变异携带者也可能表现出轻微的异常。理论上，患者的子女有25%的概率患病，有50%概率为杂合子（携带者），25%的概率不受影响。

一旦在患者的家系中鉴定出与CPVT相关的致病性变异，则妊娠风险增加的孕妇可以进行产前诊断和胚胎植入前遗传学检测。

（王树水　祁　鸣）

## 第六节　长QT综合征

长QT综合征（long QT syndrome，LQTS）是一种离子通道病，是由不同离子通道的亚基蛋白或调控蛋白功能异常所致[36]，表现为QT间期延长和T波异常，与尖端扭转型室性心动过速（torsade de pointes，TdP）的易感性增加相关，可导致晕厥、癫痫发作、心脏骤停甚至猝死等心脏事件，是心律失常见危险因素，其发病率约为1/2 500。90年代中期，LQTS的致病基因被首次发现，至今已有15型被确认[36]。

【临床表型特征】

LQTS临床表现分为心律失常事件和心电图异常。心律失常事件通常表现为TdP，持续时间长者可引发晕厥、心脏骤停或VF而猝死。未经治疗的患者，自然病程表现为晕厥反复发作，最终可能引起猝死。由于部分患者的首发表现即为猝死，因此对无症状患者进行治疗非常必要。LQTS患者可伴有房性心律失常，如心房颤动。大多数患者的症状发生在运动、情绪紧张、激动时，可触发LQTS患者的致命性心律失常。晕厥一般持续1～2min，休息或睡眠期间较少发生。

不同的心电图T波形态结合QT间期延长，对LQTS的临床分型有一定的帮助。不同的LQTS临床及心电图表现可能不同（表29-6）[37, 38]。

表29-6　常见的遗传性LQTS表型的特点

| | LQTS1 | LQTS2 | LQTS3 |
|---|---|---|---|
| T波形态 | 基底宽 | 电压低、双峰 | 出现较晚、幅度大 |
| 运动触发（%） | 62 | 13 | 13 |
| 激动触发（%） | 26 | 43 | 19 |
| 静息或睡眠发作（%） | 3 | 29 | 39 |
| β阻滞剂减少心脏性猝死（%） | 75 | 50 | 未确定 |
| 易患人群 | 5～15岁男孩 | 成年女性 | 成年男性及婴儿 |
| 幼年猝死时LQTS有关基因阳性率（%） | 10 | 10 | 68 |

【遗传方式与相关致病基因】

已知与LQTS相关的15个基因中*KCNQ1*（临床亚型名称LQTS1）、*KCNH2*（LQTS2）和*SCN5A*（LQTS3）是最常见的。其他参与基因还有*ANK2*（LQTS4）、*KCNE1*（LQTS5）、*KCNE2*（LQTS6）、*KCNJ2*（LQTS7）、*CACNA1C*（LQTS8）、*CAV3*（LQTS9）、*SCN4B*（LQTS10）、*AKAP9*（LQTS11）、*SNTA1*（LQTS12）、*KCNJ5*（LQTS13）、*CALM1*（LQTS14）和*CALM2*（LQTS15）。

LQTS通常为常染色体显性遗传。与传统神经性耳聋相关的LQTS（Jervell和Lange-Nielsen综合征）是常染色体隐性的方式遗传。各亚型及遗传学基础见表29-7[36]。

表29-7　LQTS的亚型及遗传学基础

| 亚型 | 发生率（占目前所有检出变异的百分数） | 染色体位置/基因 | 编码蛋白 | 蛋白功能 | 变异作用 |
|---|---|---|---|---|---|
| Romano-Ward综合征（常染色体显性遗传） | | | | | |
| LQT1 | 30%～35% | 11p15.5-p15.4/KCNQ1 | Kv7.1 | $I_{Ks}$通道的α亚基 | $I_{Ks}\downarrow$ |
| LQT2 | 25%～30% | 7q36.1/KCNH2 | Kv11.1 | $I_{Kr}$通道的α亚基 | $I_{Kr}\downarrow$ |
| LQT3 | 5%～10% | 3p22.2/SCN5A | Nav1.5 | $Na^+$通道的α业基 | $I_{Na,L}\uparrow$ |
| LQT4 | <1% | 4q25-q26/ANK2 | 锚蛋白B | 衔接蛋白 | 不明 |
| LQT5 | <1% | 21q22.1/KCNE1 | minK | $I_{Ks}$通道的β亚基 | $I_{Ks}\downarrow$ |
| LQT6 | <1% | 21q22.1/KCNE2 | MiRP1 | $I_{Kr}$通道的β亚基 | $I_{Kr}\downarrow$ |
| LQT7 | <1% | 17q24.1/KCNJ2 | Kir2.1 | $I_{K1}$通道的α亚基 | $I_{K1}\downarrow$ |
| LQT8 | <1% | 12p13.33/CACNA1C | Cav1.2 | $Ca^{2+}$通道的α亚基 | $I_{Ca,L}\uparrow$ |
| LQT9 | <1% | 3p25.3/CAV3 | 小凹蛋白3 | 与Nav1.5共同定位在心肌膜上 | $I_{Na,L}\uparrow$ |
| LQT10 | <0.1% | 11q23.3/SCN4B | β-4 | $Na^+$通道的β亚基 | $I_{Na,L}\uparrow$ |
| LQT11 | <0.1% | 7q21.2/AKAP9 | Yotiao | 介导$I_{Ks}$通道的磷酸化 | $I_{Ks}\downarrow$ |
| LQT12 | <0.1% | 20q11.21/SNTA1 | α1-互生蛋白 | 调节$Na^+$通道的功能 | $I_{Na,L}\uparrow$ |
| LQTS13 | <0.1% | 11q24.3/KCNJ5 | Kir3.4 | $I_KAch$亚单位 | $I_KAch\downarrow$ |
| LQT14 | <0.1% | 14q32.11/CALM1 | 钙调素 | 调节$Ca^{2+}$通道的功能 | $I_{Ca,L}\uparrow$ |
| LQT15 | <0.1% | 2p21/CALM2 | 钙调素2 | 调节$Ca^{2+}$通道的功能 | $I_{Ca,L}\uparrow$ |
| Jervell and Lange-Nielsen综合征（常染色体隐性遗传） | | | | | |
| JLNS1 | <0.5% | 11p15.5-p15.4/KCNQ1 | Kv7.1 | $I_{Ks}$通道的α亚基 | $I_{Ks}\downarrow$ |
| JLNS2 | <0.5% | 21q22.12/KCNE1 | minK | $I_{Ks}$通道的β亚基 | $I_{Ks}\downarrow$ |

【实验室与辅助检查】

1. 利用激发试验可发现静息时QT间期正常的LQTS患者，激发试验包括：从仰卧位到站立位的体位改变、运动试验以及注射肾上腺素时QT间期的延长。对疑似患者行激发试验可帮助诊断。激发试验的效果需进一步验证。

2. 心电图检查QT间期延长且符合Schwartz评分（表29-8）。

表29-8　Schwartz评分

| 诊断依据 | 分值 |
|---|---|
| ECG表现（无影响ECG的药物服用史、疾病史） | |
| QTc≥480ms | 3 |
| QTc=460～470ms | 2 |
| QTc=450～459ms（男性） | 1 |

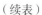

（续表）

| 诊断依据 | 分值 |
|---|---|
| 运动应激恢复后第4min，QTc≥480ms | 1 |
| TdP（互斥的） | 2 |
| T波交替 | 1 |
| T波切迹（3导联） | 1 |
| 静息心率低于正常2个百分位数（高龄低心率） | 0.5 |
| **临床表现** | |
| 晕厥：非紧张引起 | 2 |
| 非紧张引起 | 1 |
| **家族史** | |
| 家庭成员中有肯定的LQTS | 1 |
| 直系亲属中有<30岁的不明原因心脏性猝死 | 0.5 |

注：诊断LQTS可能性大小，≤1分，可能性较小；1.5～3分，中等可能；≥3.5分，高度可能。TdP：尖端扭转型室性心动过速。

【诊断标准】

目前较为公认的LQTS的诊断标准如下：①LQTS风险评估分数（Schwartz评分，详见表29-8）≥3.5，且无继发性QT间期延长的因素；②在一种LQTS致病基因中有明确的致病变异；③重复多次行12导联ECG检查示经Bazett公式矫正的QT间期（QTc）≥500ms，且除外其他引起ECG QT间期延长的因素；④重复多次行12导联ECG检查提示QTc在480～499ms，并伴有无法解释的晕厥，且无其他引起QT间期延长的因素及致病变异。

根据以上各种资料，一旦确诊LQTS，就应对其危险性进行评估。

1. 校正QT间期（QTc间期）时间　在一系列静息心电图上，随着QTc间期的延长，LQTS的危险性增大，尤其是QTc间期>500ms时。QTc间期<470ms时仅有2%的心脏性猝死危险性，而>550ms时危险性可达19%。

2. 心律失常晕厥或心脏停搏病史　如发生过心脏恶性事件，尤其是近两年发生过，LQTS的危险性增加。

3. 年龄、性别及基因型　年龄、性别及基因型危险因素可混合存在，如一个LQTS1的男孩与一个LQTS2的成年女性都处于一个较高的危险分层。一个6岁的男孩到12岁时发生晕厥的危险性是15%，而无症状的6岁女孩的危险性仅有6%。

【治疗与预后】

1. 避免触发因素　所有LQTS的基因携带者必须避免应用延长QT间期、促使TdP发生、引起低血钾或低血镁的药物。

2. 生活方式改变　所有表现为LQTS的患者（不包括LQTS的基因携带者）应限定其运动方式。对于活动导致过晕厥发生的LQTS1型患者，游泳和潜水应予以禁止。LQTS2型及LQTS3型患者不应从事专业运动员的职业。LQTS2型患者及强声刺激导致事件发生者，在夜间应将闹钟或手机的音量调低。

3. β受体阻滞剂  对于有症状的或QTc间期＞470ms的患者，β受体阻滞剂应作为治疗的首选，尤其对于青春期前的男性（包括婴儿）。对于QTc间期正常者，建议个体化治疗。应用该类药物，可使心脏性猝死高危患者的总体危险性下降67%（LQTS1）及71%（LQTS2）；如能保证长期按医嘱服药则效果更好[36]。对于LQTS3，该类药物的疗效不十分确切。尽可能应用长效β受体阻滞剂，以增加大耐受剂量，以发挥其最大效用。一旦应用β受体阻滞剂，不可立即停用。因为β受体在用药期间剂量上调或突然停用均可能使患者处于高危状态。

4. 心脏起搏治疗  服用大剂量β受体阻滞剂治疗的患者仍有症状时可给予心脏起搏治疗，尤其是有心动过缓性TdP发生时。目前认为LQTS3患者可能在心脏起搏治疗中获益，因为心动过缓会增加心肌复极离散度，从而导致频率依赖性的恶性心律失常。经典的双腔起搏保证了先心房、后心室的收缩顺序，而且纠正了LQTS患者应用大剂量β受体阻滞剂后导致的房室阻滞。心房起搏好于心室起搏，因为后者可引起复极延迟，从而导致QT间期延长及恶性心律失常。心房起搏还可以缩短QT间期、抑制室早触发的TdP。

ACCF/AHA/HRS于2012年给出了LQTS永久起搏治疗的推荐[39]：Ⅰ类推荐为永久起搏用于持续频率依赖性室速伴或不伴QT间期延长（证据级别C）。Ⅱa类推荐为永久起搏用于高危的遗传性LQTS患者（证据级别C）。

5. 埋藏式心脏复律除颤器  在高危人群中行起搏器置入术具有很好的收益，心脏起搏可预防心动过缓、心脏骤停及缩短QT间期。植入式心脏复律除颤器（ICD）通常用于β受体阻滞剂治疗无效的反复晕厥患者，或有心跳骤停高危因素的患者（如症状性的LQTS2型或LQTS3型患者，并有已证实的QT间期延长）。置入ICD后需定期随访，监测其放电情况，减少放电无效事件[39]。此外ICD联合β受体阻滞剂作为LQTS患者二级预防以及对有症状高危患者的一级预防。

6. 左颈交感神经节切除术（LSCD）  主要用于有ICD置入禁忌证的LQTS患者，以及β受体阻滞剂无效、不能耐受或有使用禁忌者[40]。

【遗传咨询与产前诊断】

LQTS多为常染色体显性遗传，除Jervell和Lange-Nielsen综合征（JLNS）为常染色体隐性遗传。

1. 常染色体显性遗传中诊断为LQTS的大多数患者是从父母处遗传的致病变异。也有少数先证者可能为新发变异。如果在先证者亲本的DNA中未检测到先证者的致病变异，则有两种解释可能：一是亲本中有嵌合体存在，二是该先证者的致病变异为新发变异。如果先证者的双亲不能从临床和家族史中确定是否携带先证者的致病变异，则应该让先证者的双亲都进行分子遗传学检测，以确定该致病变异的来源；诊断为LQTS的一些先证者的家族史采集困难，如在症状发作前先证者的父母就已经去世或因外显率降低而可能导致症状为阴性。因此，除非对先证者的父母进行了适当的临床评估或分子遗传学检测，否则无法证实该家族史为阴性。

目前已有双致病基因或多致病基因的报道。如果LQTS的患者具有两个或多个致病位点的变异，则应考虑父母双方都有致病变异的可能性。

先证者同胞的患病概率取决于先证者父母的遗传状况。如果先证者的父母其中一方携带有致病变异，则先证者同胞遗传该致病变异的概率为50%；如果先证者的父母表型正常，则先证者同胞的患病概率较低；如果先证者的父母表型正常，但是家族中患者的致病变异未知，则先证者的同胞患病概率增加，但无法准确估计。

LQTS患者的子女遗传该致病变异的概率为50%。

2. 常染色体隐性遗传中先证者的父母通常为携带1个*KCNQ1*基因或*KCNE1*基因变异的携带者。父母只有一方为杂合子，而另一个致病变异为新发变异的情况很罕见。

（1）先证者的同胞：如果先证者的父母双方都为Jervell和Lange-Nielsen综合征的该致病位点的杂合携带者，则先证者的每个同胞遗传两个致病变异并患JLNS的概率为25%；只遗传一个致病变异而不会患病的概率为50%，但需要警惕与常染色体显性遗传的神经性耳聋相关的LQTS发生的可能性。

（2）先证者的后代：先证者会遗传一个致病变异给后代，如果先证者的配偶为先证者致病变异的杂合携带者，则先证者的后代罹患JLNS的概率为50%。

以下情况推荐进行LQTS1、LQTS2、LQTS3（*KCNQ1*、*KCNH2*、*SCN5A*）的基因检测：①基于临床表现、家族史高度怀疑LQTS的患者；②无症状的特发性QT间期延长者，其中青春前期QTc>480ms或成人QTc>500ms（Ⅰ类推荐）。以下情况可以考虑进行LQTS1、LQTS2、LQTS3基因检测：无症状特发性QT间期延长者，其中青春前期QTc>460ms，成人QTc>480ms（Ⅱb类推荐）。

已在先证者发现LQTS致病基因变异者，推荐其家族成员及相关家属进行该特定变异的检测（Ⅰ类推荐）。对药物诱发TdP的先证者应考虑基因检测（Ⅱb类推荐）。如果LQTS1、LQTS2、LQTS3变异检测呈阴性，但有QTc间期延长，应该考虑基因再评价，包括重复基因检测或进行其他更多致病基因检测（Ⅱb推荐）[36, 40]。

（祁　鸣　王树水）

# 第七节　短QT综合征

短QT综合征（short QT syndrome，SQTS）是一种心肌离子通道病，伴/不伴有心房颤动、室性心动过速、心室颤动、晕厥、心源性猝死（sudden cardiac death，SCD）。1990年首先报道一例反复心室颤动伴晕厥患者，心室颤动停止后心电图QT间期明显缩短。1993年研究者对动态心电图回顾性分析时发现，QT间期缩短增加猝死风险。2000年有学者报道1例无器质性心脏病青年男性，发生心源性猝死，有特征性体表心电图QT间期缩短，胸导联V2、V3有时可见T波电交替，短QT综合征逐渐为人们认识。2003年将其定义为常染色体遗传疾病，正式命名为SQTs[41]。

【临床表型特征】

SQTS的心电图除了QT间期缩短外，还有T波高尖、T波峰末（Tpe）间期延长。一般认为Tpe间期延长是因为心肌复极化的离散度增大所致，因而也是SQTS患者常伴室性心动过速或心室颤动和心房颤动等心律失常的机制之一。SQTS的心电图表现可分为4类：①ST段与T波均缩短，同时有T波高尖，易发房性和室性心律失常；②以ST段缩短为主，T波缩短不明显，以室性心律失常为主要表现；③ST段改变不明显，T波高尖和缩短为主，T波下降支明显陡直，以室性心律失常为主要表现；④ST段抬高，V1、V2、V3导联出现Ⅰ型Brugada波，T波高尖，以室性心律失常为主要表现。

临床表现由其并发心律失常的类型及伴随的其他系统的症状决定。轻者可无症状，或有轻度心悸、头晕，重症患者可出现晕厥、猝死。心房颤动可能是SQTS首发表现，对于年轻的孤立性心房颤动，应提高警惕[42]。

【遗传方式与相关致病基因】

SQTS呈常染色体显性遗传。到目前为止，已先后发现分别编码钾通道、钙通道亚位和钠通道的6个致病基因（*KCNH2*、*KCNQ1*、*KCNJ2*、*CACNA1C*、*CACNB2*和*CACNA2D1*），具体亚型见表29-9，SQTS存在遗传异质性[42]。

表29-9　SQTS的亚型和遗传学基础

| 亚型 | 基因/染色体位置 | 编码蛋白 | 蛋白功能 | 变异作用 |
| --- | --- | --- | --- | --- |
| SQTS1 | *KCNH2*/7q35~7q36 | Kv11.1 | $I_{Kr}$通道的α亚单位 | $I_{Kr}$ ↑ |
| SQTS2 | *KCNQ1*/11p15.5~p15.4 | Kv7.1 | $I_{Ks}$通道的α亚单位 | $I_{Ks}$ ↑ |
| SQTS3 | *KCNJ2*/17q24.3 | Kir2.1 | $I_{K1}$通道的α亚单位 | $I_{K1}$ ↑ |
| SQTS4 | *CACNB2*/10p12.33~p12.31 | Cavβ2b | $I_{Ca, L}$，β2b亚单位 | $I_{Ca, L}$ ↓ |
| SQTS5 | *CACNA1C*/12p13.33 | Cav1.2 | $I_{Ca, L}$，α亚单位 | $I_{Ca, L}$ ↓ |
| SQTS6 | *CACNA2D1*/7q21.11 | Cavα2d | $I_{Ca, L}$，α2d亚单位 | $I_{Ca, L}$ ↓ |

注：编码钙通道的基因变异常引起SQTS及Brugada综合征的联合表型，所以一些学者未将这些亚型归类为SQTS。

【实验室与辅助检查】

心电图检查QTc<330ms，则诊断SQTS；QTc<360ms，且有下述之一或多个情况时，应考虑SQTS的诊断[43]：①带有致病变异；②有SQTS家族史；③有年龄≤40发生猝死的家族史；④年轻时出现心脏停搏；⑤不明原因的晕厥或心房颤动。除了QTc间隔之外，还有其他一些ECG发现可以促进正确的诊断：

（1）QRS组合后面紧跟着T波，ST段通常不存在。

（2）T波高尖，且波形对称，狭窄。

（3）通常可以观察到突出的U波，由等电位T-U段分开。

（4）可能观察到更长的T峰-T末端间隔[44]。

【诊断标准】

2011年Gollob医生等[45]提出Gollob评分诊断（表29-10）：①心电图至少得1分后，才能继续以后积分；②需排除能引发QT间期缩短的其他情况，如高钾血症、洋地黄中毒、甲状腺功能亢进等；③需在T波振幅最高的胸导联测量JP-TP间期；④病史（排除其他器质性心脏病）及家族史的三项中只能记一次分。积分≤2分低度可疑，3分中度可疑，≥4分高度可疑。因基因研究尚未广泛应用于临床，积分诊断的应用有助于SQTS的诊断。Giustetto等研究中，Gollob评分提示SQTs可疑的短QT间期患者，发现*KCNQ1*基因和*KCNJ2*基因的比例为18%~40%。

表29-10　Gollob评分诊断标准

| 诊断依据 | 分值 |
| --- | --- |
| QTc（ms） | |
| ＜370 | 1 |
| ＜350 | 2 |
| ＜330 | 3 |
| JP-TP时间（mg） | |
| ＜120 | 1 |
| 病史 | |
| 心脏骤停史 | 2 |
| 室性心动过速或心室颤动 | 2 |
| 不明原因的晕厥 | 1 |
| 心房颤动 | 1 |
| 家族史 | |
| 婴儿猝死综合征 | 1 |
| 一级或二级亲属高度可疑诊断SQTs | 2 |
| 一级或二级亲属心源性猝死尸检阴性 | 1 |
| 基因型 | |
| 基因型阳性 | 2 |
| 变异发生于相关度不确定的基因 | 1 |

【治疗与预后】

1. 器械治疗　SQTS是SCD的高危人群，无论是一级还是二级预防，均为强烈建议植入埋藏式心脏除颤仪（ICD），除非有绝对禁忌证或患者拒绝。值得注意的是，EP诱发室性心动过速发作敏感性仅为50%，而未诱发室性心动过速的患者并不排除将来无SCD的风险。植入ICD应该完全基于临床表现而不是是否诱发室性心动过速或心室颤动。SQTS患者行ICD植入后，常发生T波过感知问题。其原因是高、尖或紧密相邻的双峰T波常被误认为R波，导致不恰当ICD放电。重新程控，常可抑制不恰当放电。

2. 药物治疗　药物可作为ICD辅助治疗。它用于一级预防或拒绝接收ICD植入或有ICD植入绝对禁忌证的患者，或对植入ICD有疑惑的年轻患者。有关SQTS患者药物治疗的研究资料非常有限，大部分来自SQTS1患者。奎尼丁为有效的治疗药物，其能使QT、QT-RR正常化，延长心室ERP，且不能诱发心室颤动。也有证据表明丙吡胺、胺碘酮能够延长QT间期。心房颤动是SQTS中一种常见临床表现，已证实普罗帕酮治疗有效[44, 45]。

【遗传咨询与产前诊断】

SQTS的遗传方式主要为常染色体显性遗传，父母中有一方患有该病的，其子女有50%的概率会患病。如果先证者的父母有一个为该病的患者，而且已经明确为杂合致病变异，则先证者的同胞患病概率为50%。

（祁　鸣　王树水）

## 第八节　Brugada综合征

Brugada综合征是由编码离子通道基因异常所致，是以右胸V1～V3导联ST段抬高，可导致致命性室性心律失常、猝死发生并具有遗传异质性的心脏电活动紊乱疾病，患者的心脏结构多正常[46]。1992年西班牙学者Brugada兄弟首先报道该病，1996年日本Miyazaki等将其命名为Brugada综合征。Brugada综合征多见于男性，男女发病率之比约为8∶1，发病年龄多在30～40岁，亚洲人群偏多，婴儿期至成年均可发病，但多于成年后得以发现[47]。Brugada综合征所致猝死占所有猝死病例的4%～12%，占心脏结构正常的猝死病例的20%，在东南亚是心脏结构正常患者猝死的主要原因。猝死大多发生在夜间、凌晨，伴呻吟、濒死呼吸，有时突发心脏病或晕厥，发作时心电图监护几乎均提示为室颤。其起病隐匿，临床表现各异，患者可无症状，或出现胸闷、气促、头晕，甚至晕厥、室速、室颤，严重者可发生猝死[48]。

【临床表型特征】

ST段抬高、右束支传导阻滞和T波异常为Brugada综合征样心电图右胸导联三联征，按其形态特征可分为3种类型：Ⅰ型右胸V1～V3导联ST段呈"穹隆样"抬高，J点和ST段顶点抬高≥2mm，伴有T波倒置；Ⅱ型ST段呈"马鞍形"抬高≥1mm，J点抬高≥2mm，伴有双向或正向T波；Ⅲ型ST段呈"马鞍形"或"穹隆样"抬高≤1mm，J点抬高≥2mm，伴有正向T波[48, 49]。

Brugada综合征患者的心电图表现可持续存在，也可间歇存在，具有多变性。这一特点使患者在不同时间的心电图可具有典型的Brugada综合征特点；或不典型的ST改变或完全正常。迷走神经兴奋、心率减慢及使用钠离子通道阻滞剂有助于典型心电图的显现[48]。

【遗传方式与相关致病基因】

目前已证实23种基因与Brugada综合征有关（表29-11），新发变异只占1%左右，除了KCNE5基因来源于X染色体外，其余都为常染色体显性遗传，多数患者可追踪到父母基因的改变。常染色体显性遗传患者的子女遗传病基因变异的概率为50%[46, 48]。

表29-11　Brugada综合征的主要致病基因概况

| 亚型 | 基因/染色体位置 | 蛋白 | 通道 | 先证者检出率 |
| --- | --- | --- | --- | --- |
| BrS1 | SCN5A/3p22.2 | 心脏电压门控钠通道α亚基5（Nav1.5） | $I_{Na}$ | 11%～28% |
| BrS2 | GPD1L/3p22.3 | 人源3-磷酸甘油脱氢酶（Glycerol-3-P-DH-1） | $I_{Na}$ | 罕见 |
| BrS3 | CACNA1/12p13.33 | 电压门控钙通道α1c亚单位（Cav1.2L） | $I_{Ca}$ | 6.6% |
| BrS4 | CACNB2/10p12.33 | 电压门控钙通道辅助亚单位β2（Cavβ2b） | $I_{Ca}$ | 4.8% |
| BrS5 | SCN1B/19q13.11 | 钠通道亚单位β1（Navβ1） | $I_{Na}$ | 1.1% |
| BrS6 | KCNE3/11q13.4 | 电压门控钾通道亚家族E调控亚单位3（MiRP2） | $I_{to}$ | 罕见 |
| BrS7 | SCN3B/11q24.1 | 电压门控钠通道β亚单位3（Navβ3） | $I_{Na}$ | 罕见 |
| BrS8 | HCN4/15q24.1 | 钾钠超极化环核苷酸门控通道4（HCN4） | $I_{Na}$及$I_k$ | 罕见 |
| BrS9 | KCND3/1p13.2 | 电压门控钾通道亚家族D成员3（Kv4.3） | $I_{to}$ | 罕见 |

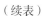
（续表）

| 亚型 | 基因/染色体位置 | 蛋白 | 通道 | 先证者检出率 |
|------|----------------|------|------|-------------|
| BrS11 | RANGRF/17p13.1 | 鸟嘌呤核苷酸释放因子（RANGRF） | INa | 罕见 |
| BrS12 | SLMAP/3p14.3 | 肌纤维膜结合蛋白（Sarcolemmal associated protein） | INa内膜 | 罕见 |
| BrS13 | ABCC9/12p12.1 | 磺酰脲类受体2（SUR2） | 相关蛋白 | 罕见 |
| BrS14 | SCN2B/11q23.3 | 钠通道亚单位β2（Navβ2） | IK-ATP | 罕见 |
| BrS15 | PKP2/12p11.21 | 斑菲素蛋白2（Plakophilin-2） | INa | 罕见 |
| BrS16 | FGF12/3q28-q29 | 成纤维细胞生长因子12（FGF12） | INa | 罕见 |
| BrS17 | SCN10A/3p22.2 | 电压门控钠通道α亚单位成员10（SCN10A） | INa | 5%~16.7% |
| BrS18 | HEY2/6q22.31 | 心血管螺旋环螺旋因子1（transcription factor） | INa | 罕见 |
| BrS19 | SEMA3A/7p21.11 | 脑信号蛋白（semaphorin） | INa | 罕见 |
| BrS20 | TRPM4/9q13.33 | 瞬时受体阳离子通道M族成员4（melastatin-4） | Ito | 罕见 |
| BrS22 | KCND2/7q31.31 | 电压门控钾通道D族2成员（KV4.2） | If | 罕见 |
| BrS23 | KCNE5/Xq23 | 电压门控钾通道E族调控亚单位5（KCNE1L） | Ik | 罕见 |

注　BrS：Brugada综合征。

【实验室与辅助检查】

1. 心电图检查　迄今只有1型心电图模式对Brugada综合征有诊断价值，2型或3型不考虑对诊断有何意义。即使是1型心电图模式，由于不完全外显和心电图的动态性，有时可为隐匿性的。

2. 揭示隐匿性1型心电图模式方法　①Antzelevitch等将右心前导联放置在高位（直到第2肋间隙），不管是否有药物激惹，均增加心电图测定Brugada综合征表型的敏感性。推荐此法为钠离子通道阻滞剂激惹试验揭示1型心电图模式的替代方法，只有当此法失效时才考虑药物激惹试验；但也要考虑到此法所致1型心电图诊断Brugada综合征的泛化。②12导联24h Holter监测。③药物激发试验可应用阿义马林和氟卡胺（国内则为普罗帕酮）等抗心律失常药可诱导出现特征心电图表现。该试验需在建立静脉液路，准确定位12导联位置，监测心电、血压及除颤准备、高级生命支持下进行，当患者出现1型特征ECG、2型ECG中ST段抬高≥2mm、室性心律失常、QRS宽度延长≥30%时应终止试验用药。V1、V2、V3导联J波抬高绝对值>2mm也可认为药物实验阳性。由于药物实验危险性较高，应谨慎选择目标人群。

【诊断标准】

Brugada综合征的诊断根据临床资料与基因检测结果两方面，其诊断指南一共经历了4次更新。2002年8月，欧洲心脏病协会心律失常分子基础研究组出台了一个最新的专家协约报告，即"Brugada综合征的暂时建议诊断标准"，提出在自发情况或药物刺激下，在至少1个右胸导联观察到1型Brugada波，并存在以下情况之一者，考虑Brugada综合征的诊断：①记录到室性心动过速、室颤；②有猝死家族史；③家族成员中有心电图的ST段穹隆型改变、诱发性心动过室速、夜间濒死呼吸的情况。2005年，Antzelevitch等在此基础上做了修订，这一修订使得诊断特异性更强，且敏感度欠佳。而在2013年，美国心律学会/欧洲心律学会/亚太心律学会对原发性遗传心律失常综合征的诊断管理专家共识建议：药物刺激或自发情况下，在第2~4肋间的V1、V2至少1个导联中出现典型1型Brugada波改变或在第2、3、4肋间V1、V2位置1个以上导联记录到Ⅱ型或Ⅲ型Brugada综合征心电图表现，并在Ⅰ类抗心律失常药物诱发下出现Ⅰ型Brugada综合征心电图表现即可诊断[49]。而2016年的J波综合征（"J" Wave syndrome，JWS）共识会议首次推荐了使用上海评分系统来诊断Brugada综合征，进一步细化了诊断要求，见表29-12。

表29-12　诊断Brugada综合征的上海评分系统

| 相关指标 | 得分 |
| --- | --- |
| 1. 心电图（12导联或动态） | |
| A. 第2~4肋间的右胸导联出现自发1型Brugada波 | 3.5 |
| B. 发热致1型Brugada波 | 3 |
| C. 药物诱发的2、3型Brugada波 | 2 |
| 本组按最高得分计1次，且为诊断必须 | |
| 2.临床病史 | |
| A. 不明原因的心脏停搏或多形性室速、室颤 | 3 |
| B. 夜间濒死呼吸 | 2 |
| C. 怀疑心律失常性晕厥 | 2 |
| D. 不明原因晕厥 | 1 |
| E. 不满30岁无其他病因的房颤、房扑患者 | 0.5 |
| 本组只按最高得分累计加分1次 | |
| 3. 家族史 | |
| A. 1、2级亲属确诊为对于Brugada综合征 | 2 |
| B. 1、2级亲属有疑因发热、熬夜、药物等致猝死的 | 1 |
| C. 不满45岁的1、2级亲属发生不明原因猝死，尸检阴性的 | 0.5 |
| 本组按最高得分计1次 | |
| 4. 基因检测结果 | |
| A. 检测到Brugada综合征易感基因中存在变异的 | 0.5 |
| 总分：≥3.5极可能/确诊（需要至少1份Brugada心电图改变）；2~3分，可能；<2分，证据不足 | |

【治疗与预后】

目前对于Brugada综合征，临床试行或建议的各种药物和非药物的治疗方法见表29-13。

表29-13　Brugada综合征的药物及非药物治疗

| 治疗方案 |
| --- |
| 非药物治疗 |
| √ICD——唯一证实有效 |
| ? 起搏器 |
| ? 冷冻消融手术 |
| 药物治疗 |

（续表）

| 治疗方案 |
| --- |
| × 胺碘酮 |
| × β受体阻断剂 |
| √ β肾上腺能激动剂——异丙肾上腺素 |
| √ 磷酸二酯酶抑制剂——西洛他唑 |
| × ⅠC类抗心律失常药——氟卡尼、普罗帕酮——禁忌 |
| ⅠA类抗心律失常药 |
| × 普鲁卡因胺、双异丙吡胺——禁忌 |
| √ 奎尼丁 |
| ？替地沙米 |
| √ Ito阻断剂——心脏选择性及通道特异性 |

注：√，治疗有效；×，无效或禁忌；？，不确定。

Brugada综合征的非药物治疗包括植入式心脏复律除颤器（ICD）、消融和起搏器3种。ICD治疗是唯一已证实对Brugada综合征治疗有效的方法，对于有过猝死、晕厥、猝死先兆等发作的患者，无需再做电生理检查，都必须植入ICD进行二级预防，这一观点已达共识。射频消融术治疗和起搏器治疗尚无肯定的结论。

根据2006年《ACC/AHA/ESC室性心律失常治疗和心脏性猝死预防指南》[50]中有关Brugada综合征的内容，有心脏骤停史的Brugada综合征是植入ICD的绝对适应证（Ⅰ）。自发V1、V2、V3的ST段抬高并有晕厥史，有或没有证实SCN5A基因变异的Brugada综合征患者，推荐ICD植入（Ⅱa）；临床监测的自发ST段抬高心电图，包括通过药物激发伴有或无症状的ST段抬高，有VT但未发生心脏骤停事件的Brugada综合征患者，推荐植入ICD（Ⅱa）；Brugada综合征电风暴可用异丙肾上腺素治疗（Ⅱa）。多数认为无症状的Brugada综合征患者，有自发ST段抬高，有或无SCN5A基因变异，EP检查行风险评估的价值有限（Ⅱb）；多数认为Brugada综合征的电风暴奎尼丁治疗无效（Ⅱb）。

【遗传咨询与产前诊断】

Brugada综合征的遗传方式主要为常染色体显性遗传，除了KCNE5（X-连锁遗传）。父母中有一方患有该病的，其子女有50%的概率会患病。此病好发于男性，男女发病率之比约8∶1。大多数确诊的Brugada综合征患者都有一个患病的父母。有的Brugada综合征的先证者是新发变异，但是这样的病例非常罕见。如果在先证者的父母中都没有检测到致病变异，则可能有两种解释：①可能父母中有嵌合体（目前为止，还没有发现Brugada综合征患者的家系中存在嵌合体）；②该变异为新发变异。

虽然Brugada综合征的大多数患者都是从父母处遗传的致病变异，但是家族史可能是阴性的。这可能是因为有无法识别的家族成员、外显率不完全、父母在疾病发作前就去世和患病的父母疾病迟发。如果先证者的父母有一个为该病的患者，而且已经明确为杂合致病变异，则先证者的同胞患病概率为50%。Brugada综合征患者的每个孩子有50%的概率患病[46]。

一旦家系中的患者鉴定出Brugada综合征的致病性变异，就可以进行产前检测和Brugada综合征的植入前遗传学检测。

（祁　鸣　王树水）

## ❀❀ 第九节　遗传性高血压 ❀❀

高血压的遗传是复杂的，在家族和双胞胎血压遗传研究中表明30%～50%归因于遗传因素、50%归因于环境因素[51]。高血压是世界范围内重要的公共卫生挑战，预计到2025年，成人高血压约占到成年人口的60%。因此高血压的预防、检测、治疗和控制越来越受到重视。这里重点描述能在家族成员里出现的遗传性高血压。遗传性高血压也称为原发性高血压。

【临床表型特征】

高血压患者早期可能无症状或症状不明显，仅在测量血压时或发生并发症时才被发现。常见的症状有头晕、头痛、疲劳、心悸等，严重时可出现剧烈头痛、呕吐、眩晕等症状。

遗传性高血压多无特征性体征，可见周围血管搏动、血管杂音、心脏杂音等，可有主动脉瓣区第二心音亢进、收缩期杂音或收缩期喀喇音。

【遗传方式与相关致病基因】

遗传性高血压的病因由多因素导致，是遗传因素与环境因素共同作用的结果。

1. 环境因素　包括超重与肥胖，钠、钾的摄入，精神因素，吸烟等。

2. 遗传因素　高血压是一种复杂的多基因疾病，许多基因或基因组合对血压有影响。若父母均有高血压，子女发病率高达46%。高血压的遗传可能存在主要基因显性遗传和多基因关联遗传两种方式。尽管目前已发现有多个单基因的变异导致血压升高的疾病，如糖皮质激素可抑制性醛固酮增多症、Liddle综合征、戈登综合征等，还有如$\beta_2$肾上腺素能受体基因，包括*AG*、*TSC*、*HSD11B2*基因等变异，但相关的变异也只起到很小的作用[52]。

3. 遗传性高血压相关疾病　如下简单描述其中几个与遗传性高血压相关疾病，其详细的内容请参考本书里相关的章节。

（1）Liddle综合征　1963年Liddle等[53]描述了一个早发重度高血压家族性疾病（通常在40岁以前）、低钾血症、代谢性碱中毒、低肾素和醛固酮水平的常染色体显性遗传病。该综合征是通过激活变异的阿米洛利敏感性钠上皮通道（ENaC），增强了肾小管对钠离子的重吸收和钾离子的排泄。

（2）表观盐皮质激素过多综合征　表观盐皮质激素过多综合征（AME）由Ulick等人发现，是患有低血钾、低肾素和低醛固酮水平的常染色体隐性遗传病。AME患者发病通常在10岁以前，患者尿液中的皮质醇与其代谢物的比［（四氢皮质醇+异四氢皮质醇）：四氢可的松］增高。AME是编码11β羟基类固醇脱氢酶2型酶相关基因（*HSD11B2*）变异失活。导致ENaC上调，增强了肾小管对钠的重吸收和钾的排泄[54]。

（3）糖皮质激素可抑制性醛固酮增多症　糖皮质激素可抑制性醛固酮增多症（GRA）是由醛

固酮合成酶基因和11β羟化酶基因间不等位交换形成的嵌合基因，为常染色体显性遗传。表现为早发性低钾性高血压、醛固酮增多症及低肾素水平[55]。

（4）戈登综合征　最早是由Gordon于1986年首次报道的，戈登综合征也称假性醛固酮减少症2型（PHA2），是一种家族性高钾血症、高血氯、低肾素性高血压，属常染色体显性遗传。该综合征导致肾小管增强了对钠离子、氯离子的重吸收。家族性PHA2研究显示连锁基因位于1q31-q42、12p13.33和17q21.2染色体上，导致两个编码丝氨酸/苏氨酸蛋白激酶的基因（*WNK1*和*WNK4*）变异[56]。

【实验室与辅助检查】

包括24h动脉血压监测、心脏及周围血管超声、尿液分析、眼底检查、超声心动图检查[57]等。

1. 二维超声心动图

（1）左心室壁肥厚。高血压初期，一般无明显的左心室壁肥厚；随病程进展可出现左室心肌对称性肥厚，心肌回声无明显改变（图29-10）。左心室腔内径向心性变小或离心性增大（图29-11），室壁运动幅度增强或因收缩功能减低而变得低平。

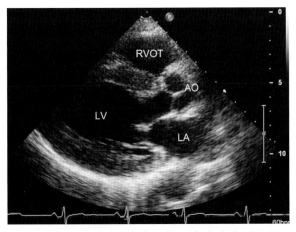

图29-10　左心室长轴切面提示左心室室壁肥厚

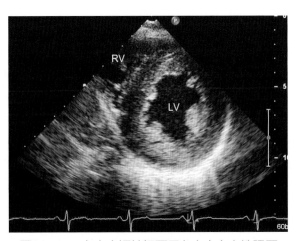

图29-11　左心室短轴切面示左心室向心性肥厚

（2）左心房扩大。

（3）瓣膜可增厚、钙化，出现反流。

（4）主动脉窦部、升主动脉增宽，可发生瘤样扩张、主动脉夹层。

2. 彩色及频谱多普勒

（1）瓣膜反流　以主动脉瓣和二尖瓣较为常见。

（2）左心室流出道梗阻　室间隔肥厚可导致左心室流出道梗阻，左心室流出道血流频谱表现为峰值流速加快，峰值后移。

3. Tei指数　在左心室的收缩功能还未改变时，高血压患者的左心室Tei指数即可增加，提示左心室的收缩和舒张功能异常。

4. 收缩及舒张功能减低　左心室舒张功能减退出现较早，高血压合并心功能不全时表现为收缩功能减弱。

【诊断标准】

需在安静休息坐位时测量上臂肱动脉血压，一般非同日测量3次血压值收缩压均≥140mmHg或舒张压均≥90mmHg可诊断高血压。

2017年美国心脏协会及美国心脏病学会发表的指南中将血压分为4级：正常血压、血压升高、1级高血压和2级高血压（表29-14）。

表29-14　成人血压分级

| 血压分级 | 收缩压 | | 舒张压 |
| --- | --- | --- | --- |
| 正常 | <120mmHg | 和 | <80mmHg |
| 升高 | 120~129mmHg | 和 | <80mmHg |
| 高血压 | | | |
| 　1级高血压 | 130~139mmHg | 或 | 80~89mmHg |
| 　2级高血压 | ≥140mmHg | 或 | ≥90mmHg |

【治疗与预后】

1. 治疗原则

（1）生活方式干预　低盐饮食，减轻体重，补充钾盐，减少脂肪摄入，戒烟限酒，增加运动，减轻精神压力。

（2）降压药物的使用　使用降压药物应遵循以下4项原则：小剂量开始、优先选择长效制剂、联合用药及个体化。

（3）多重心血管危险因素协同控制。

（4）高血压并发症的治疗。

2. 预后　高血压患者的预后不仅取决于血压水平及病程，还取决于靶器官损害程度及是否存在合并症。低危患者血压控制稳定且不合并其他危险因素者，预后较好；血压控制不佳者，当发生心、脑、肾等器官并发症时，严重者可致死亡，预后不佳。研究表明，高血压患者随着危险度分级的增高，心脑血管事件及肾功能不全的发生率也随之升高，因此，控制血压在正常范围内可改善预后。

【遗传咨询与产前诊断】

1. 遗传咨询　有高血压家族史的患者其患高血压的风险增高。确定咨询者家系是否是单基因遗传性家族性疾病导致的高血压。

2. 产前诊断

（1）确定胎儿父母携带的致病基因。

（2）通过绒毛活检、羊膜腔穿刺取样，初步确定胎儿是否携带相同致病基因。

（杨　娅　李　青）

## 第十节　家族性高胆固醇血症

家族性高胆固醇血症（familial hypercholesterolemia，FH）是一种严重的脂代谢紊乱疾病，以血浆低密度脂蛋白（LDL-C）代谢障碍为其显著特征。其特征是血清胆固醇与低密度脂蛋白（LDL）结合，可促进皮肤（黄色瘤）、肌腱（腱黄瘤）和冠状动脉（动脉粥样硬化）中胆固醇的沉积。疾病有纯合子和杂合子两种表现方式，杂合子和纯合子均会发病。FH已知致病基因包括低密度脂蛋白受体（*LDLR*）、载脂蛋白B（*APOB*）以及枯草溶菌素转化酶（*PCSK9*），遗传方式为常染色体显性遗传，主要临床表现为血浆总胆固醇（TC）、LDL-C明显升高、皮肤与肌腱黄色瘤、早发性冠心病，纯合子症状较杂合子严重[58]。

【临床表型特征】

1. 杂合型FH（heterozygous FH，HeFH）　HeFH人群发生率约为1/500，局部地区（如南非、加拿大魁北克地区）可能更高，是已知最常见的遗传性心血管疾病，占早发性心肌梗死患者2%~3%。常见临床症状包括早发性心血管疾病、皮肤与肌腱黄色瘤、角膜环以及关节炎等，多在30岁以后发病。

由于LDL-C水平升高，较早发生动脉粥样斑块，因此患者易发心血管疾病。HeFH最常见的心血管疾病是冠心病，临床表现为心绞痛和心肌梗死。据统计，LDL-C＞190mg/dL（＞4.9mmol/L），同时合并FH相关基因致病变异的患者，其冠心病发病风险是一般人群的20倍以上，而对于单纯LDL-C＞190mg/dL的患者，其风险为6倍。如未经治疗，约1/2男性患者在50岁左右发生冠心病，约1/3女性患者在60岁左右发生冠心病。

2. 纯合型FH（homozygous FH，HoFH）　HoFH是相关致病基因等位变异（即纯合变异或复合杂合变异）所致，人群发生率较为罕见，为1/160 000~1/30 000。相较于HeFH而言，HoFH起病时间更早，纯合子患者在10岁之前即出现症状，且临床症状也更严重[59]。

（1）新生儿时期就表现严重的LDL-C水平升高　动脉粥样斑块最初沉积于主动脉根部，引起主动脉瓣狭窄，然后延伸至冠脉口，冠状动脉亦可较早发生粥样斑块。10岁前即可出现冠心病症状和体征，降主动脉、腹主动脉、胸主动脉和肺动脉主干易发生严重的动脉粥样硬化，心脏瓣膜和心内膜表面也易形成黄色斑块。如果LDL-C水平不能得到有效控制，在二十多岁发生冠心病风险极高，而青少年死亡率和冠脉搭桥手术率也非常高。成年患者血浆LDL-C水平通常＞500mg/dL（13mmoL/L），多出现胸主动脉严重钙化、瓣膜疾病、心脏血流动力学紊乱、左心及全心功能衰竭。心绞痛症状可出现于各个年龄段，通常无神经系统症状和认知功能障碍。HoFH对药物治疗的反应不好，需要药物联合血浆LDL分离置换进行治疗[59]。

（2）黄色瘤　由于LDL-C重度升高，胆固醇在身体局部沉着累积易形成黄色瘤。眼睑和肌腱是黄色瘤易发部分，在眼睑则形成眼睑黄斑瘤或睑黄瘤，在手、肘、臀部、足背以及跟腱处则形成肌腱黄瘤（图29-12）。未经治疗的FH患者，约一半会形成黄色瘤，黄色瘤的数量、大小以及质地通常随着年龄增长而加重。而有效地降低LDL-C的治疗可使黄色瘤减小甚至消退。

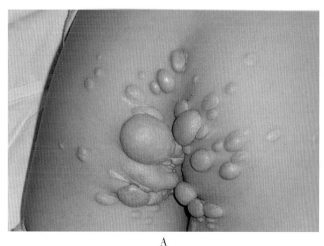
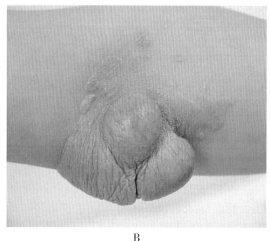

图29-12 黄色瘤

A. 臀部黄色瘤；B. 肘部结节状黄色瘤。

（3）角膜环 也称角膜老年环（图29-13），是角膜周围边缘基质内过量脂质沉着浸润形成的灰白色或蓝色不透明环。HeFH患者角膜环出现较早，通常45岁之前出现。角膜环不是FH的特异症状，在一般老年人群或其他类型的高脂血症患者中也可见。

【遗传方式与相关致病基因】

目前已知的FH相关致病基因有*LDLR*、*APOB*和*PCSK9*，常染色体显性遗传。*LDLR*基因是位于细胞表面的糖蛋白受体，介导LDL转运调节血浆胆固醇浓度，而*APOB*基因和*PCSK9*基

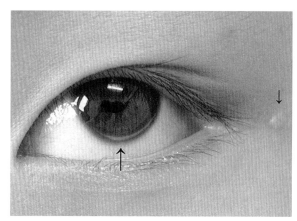

图29-13 黄色瘤和老年环

短箭头为眼睑处扁平的黄色瘤，长箭头为眼角膜老年环。

因则对*LDLR*基因的功能起调节作用。人体大部分循环LDL的代谢由LDLR介导完成，因此多种降脂药物是以LDLR为靶点。

*LDLR*基因位于19p13.2，成熟LDLR蛋白包括4个结构域：LDL受体结构域A、LDL受体重复基序B、类表皮生长因子结构域、钙离子结合类表皮生长因子结构域。LDLR蛋白位于细胞表面，介导外源性LDL-C转运至胞内进行蛋白降解和胆固醇释放，而释放的胆固醇通过负反馈调节抑制胆固醇合成。*LDLR*基因变异是FH最常见的遗传病因，占FH病例60%～80%。有报道发现约30%的*LDLR*基因病理性杂合变异携带者不表现LDL升高（＞130mg/dL），说明存在外显不全的情况。

*APOB*基因位于2p24.1，编码载脂蛋白APOB。APOB是LDLD-C与LDLR结合的配体，通过改变LDLR空间构像调节其与LDL的亲和力，异常APOB会导致血中LDL-C清除效率下降。*APOB*基因变异占FH病因的1%～5%。*APOB*基因杂合变异同样存在外显率不全的情况。

*PCSK9*基因位于1p32.3，编码PCSK9蛋白。PCSK9蛋白通过结合LDLR蛋白并促进其降解，从

而负向调节LDL的代谢清除。*PCSK9*基因功能获得性变异会加速LDLR蛋白的降解，从而导致高胆固醇血症；相反，功能丢失性变异则可能使得LDLR蛋白活性升高，加速LDL-C清除，成为心血管疾病的一种保护因素[60]。

【实验室与辅助检查】

1. 血脂生化检测　血浆TC升高，LDL-C升高，APOB升高，TG正常或升高。

2. 超声心动图检查　瓣膜反流、主动脉根部狭窄可为动脉粥样硬化提供重要依据。

（1）动脉粥样硬化　超声测定动脉内中膜厚度可作为评价动脉粥样硬化程度的指标。FH患者内中膜明显增厚（图29-14）。

（2）主动脉瓣受累　瓣膜改变导致瓣膜关闭不全和狭窄。二维表现为主动脉瓣膜和瓣环增厚、回声增强，主动脉钙化、开放和闭合欠佳等，从而出现主动脉瓣上流速增快，舒张期主动脉瓣反流等表现。

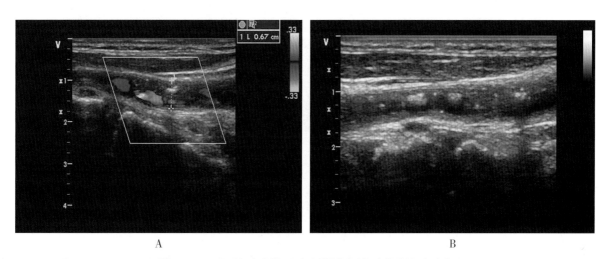

图29-14　颈总动脉前后壁弥漫性斑块形成致管腔狭窄

A. 彩色多普勒显示狭窄处血流。B. 二维图像显示颈动脉弥漫性斑块。

（3）主动脉瓣上狭窄　国内外均有患者主动脉瓣上狭窄的报道（图29-15）。FH患者较早即可出现主动脉管壁及主动脉瓣的钙化。另外，幼年时期动脉粥样硬化导致升主动脉壁的生长障碍，高浓度LDL可能抑制主动脉生长基因的表达，从而影响主动脉的生长发育[61]。

（4）节段性室壁运动异常　冠状动脉狭窄导致节段性室壁运动异常。

（5）心功能改变　早期患者可表现为舒张功能异常，随着病情的加重收缩功能逐渐降低。

通过腺苷负荷试验冠状动脉血流显像评估冠状动脉血流储备（coronary flow reserve，CFR）功能，FH患者冠状动脉储备功能降低（图29-16），在冠状动脉狭窄之前就存在着显著的心血管事件风险。

3. CT及MRI表现　冠状动脉CT血管造影（CTA）使用对比剂增强显影，对冠状动脉斑块的显像更加清晰，临床主要用于区分非钙化、钙化和部分钙化的斑块[62]。心脏核磁造影目前可以提供精确的近端冠状动脉显像。高分辨率MRI能显示动脉狭窄的严重程度及斑块的形态学，而且可以对斑块内不同成分可靠地定性定量分析[63]。

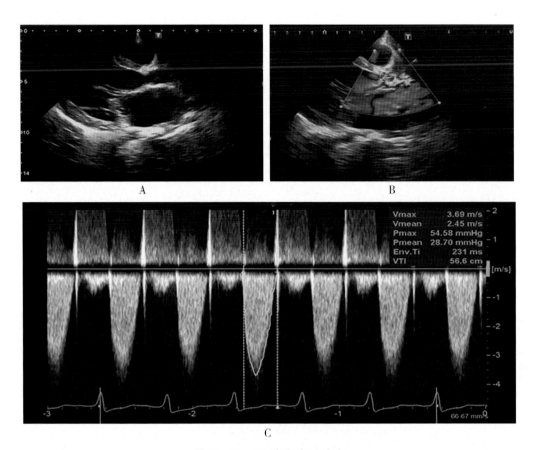

图29-15　FH患者心脏改变

A. 左心室长轴切面显示主动脉根部钙化并狭窄。B. 彩色多普勒显示主动脉根部高速血流信号。C. 多频谱多普勒示血流速度明显加快（3.69m/s）。

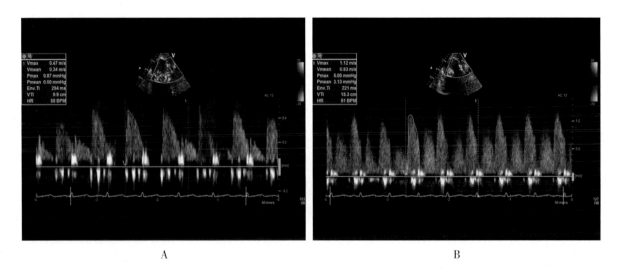

图29-16　FH患者冠状动脉血流改变

A. FH患者基础状态前降支的血流频谱舒张期峰值流速0.47m/s。B. 注入腺苷后前降支舒张期峰值流速1.12m/s，冠状动脉血流储备减低（CFVR2.44）。

4．基因检测　FH相关致病基因*LDLR*、*APOB*和*PCSK9*序列分析能帮助明确病因。

【诊断标准】

1．HeFH诊断标准

（1）临床病史　早发冠心病，早发脑血管和/或外周血管疾病（男性<50岁，女性<60岁），家族史，早发冠心病，LDL-C水平升高（尤其是未成年患者），肌腱黄瘤。

（2）体格检查　皮肤或肌腱黄瘤，早发角膜老年环（<45岁）。

（3）血脂生化　极高胆固醇血症，未经治疗成年人：LDL-C>190mg/dL（>4.9mmol/L），TC>310mg/dL（>8mmol/L），未经治疗儿童或青少年：LDL-C>160mg/dL（>4mmol/L），TC>230mg/dL（>6mmol/L）。

（4）基因诊断　FH相关基因（*LDLR*、*APOB*和*PCSK9*）检出致病性变异。

2．HoFH诊断标准

（1）临床病史　患者早发冠心病或心血管疾病，10岁前出现皮肤或肌腱黄色瘤。

（2）血脂生化　未经治疗，LDL-C>500mg/dL（13mmol/L）；治疗后，LDL-C>8mmol/L。需要注意，HoFH患者LDL-C水平或可能<13mmol/L，尤其是儿童患者。

（3）家族史　患者父母LDL-C升高，但也可能正常。

（4）基因诊断　FH相关基因（*LDLR*、*APOB*和*PCSK9*）检出致病变异。

【治疗与预后】

所有FH患者均需血脂和心血管专科治疗，长期监控血脂水平，HoFH患者还建议长期影像学（包括超声心动图、CT血管造影以及心导管检查等）监测。FH常规治疗包括严格的生活方式管理、饮食治疗、药物治疗、选择性LDL血浆分离置换以及肝移植手术等；PCSK9抑制剂基因治疗是一个重要方向，目前已有相关临床试验正在进行[64]。

1．成人HeFH患者治疗

（1）饮食治疗　低脂饮食，减少饱和脂肪酸摄入，增加膳食纤维摄入量；增加身体锻炼，禁止吸烟，预防糖尿病，控制体重和血压。

（2）药物治疗　①药物：一线药物为他汀类药物，他汀类药物是HMG-CoA还原酶抑制剂，能减少胆固醇合成，上调LDLR活性；二线药物是依折麦布，这类药物是胆固醇吸收抑制剂，并能上调LDLR活性，治疗最初目标未达到时可考虑使用；其他药物包括胆酸螯合剂、MTP抑制剂和PSCK9抑制剂等。②治疗目标：治疗的初始目标LDL-C值应至少降低50%或降至<100mg/dL（<2.6mmol/L）；对于冠心病和其他动脉血管硬化疾病表现的高危患者需要增强治疗，以LDL-C<70mg/dL（<1.8mmol/L）为目标；同时建议冠心病和脑卒中高危的患者使用低剂量阿司匹林，低危患者也可考虑。

2．儿童HeFH患者治疗

（1）专病门诊　建议到血脂和心血管专科门诊就诊，制定治疗管理方案。

（2）饮食治疗　饮食和生活方式管理是治疗的基础，加强饮食管理，增强体育锻炼。

（3）药物治疗　相关指南建议，LDL-C≥190mg/dL（≥4.9mmol/L）或≥160mg/dL（≥4.1mmol/L）合并其他风险因素的儿童患者应考虑以他汀类药物为基础治疗方案。LDL-C治疗目标值<130mg/dL（<3.4mmol/L）或至少降低50%，对于高危患儿，药物治疗可更为积极。近期研究报道，他汀早期初始治疗可使HeFH儿童的颈动脉内膜中层厚度增加减慢，表明药物治疗对于儿童患者具有价值。

3. HoFH患者治疗

（1）饮食与生活方式　鼓励HoFH患者进行饮食控制规避潜在的风险因素，但是饮食控制无法改善HoFH患者症状；积极控制吸烟、高血压及糖尿病等因素；阿司匹林对于无症状患者具有治疗意义。

（2）传统药物治疗　大部分降脂药物，包括他汀类是以LDLR为靶标，因此LDLR活性完全缺乏的HoFH患者对这类药物治疗无反应；对于有残留LDLR活性的患者，增大剂量可有一定的降脂作用。

（3）选择性血浆LDL分离置换　是HoFH重要的辅助治疗手段，尽管可能有不良反应，条件容许仍建议尽量接受该类治疗。

（4）手术治疗　有些患者可能需要肝移植手术，或在此基础上行心脏移植手术。

（5）新治疗选择　洛美他派和米泊美生对HoFH的降脂效果优于传统的他汀药物。洛美他派是口服MTP抑制剂，可介导甘油及磷脂转移至CM或VLDL，其不良反应包括胃肠道症状及肝脏脂肪堆积，前者或可通过渐进增量方式避免；米泊美生是反义寡核酸，通过在翻译水平上抑制APOB表达，从而起到降脂作用，给药方式为皮下注射。

（6）在研药物　包括以*PCSK9*基因为靶点的单克隆抗体和以AAV为基础的基因治疗等。

【遗传咨询与产前诊断】

1. 遗传咨询　确定咨询者家系中家族性高胆固醇血症的临床诊断，建立遗传咨询档案。

（1）FH遗传方式为常染色体显性，大部分先证者父母受累，少数为新发变异或生殖细胞嵌合。HoFH患者父母是HeFH患者。绘制咨询者的家系图，判断是否符合常染色体显性遗传方式。明确*LDLR*、*APOB*和*PCSK9*基因变异位点的致病性，按照常染色体显性遗传咨询。

（2）若HeFH先证者双亲之一为患者，其同胞受累概率为50%；若先证者双亲均为患者，其同胞是HeFH的概率为50%，是HoFH的概率为25%；如果先证者双亲均不受累，同胞受累风险非常低，但高于一般人群，因为存在生殖细胞嵌合可能。

（3）若HoFH先证者双亲均为HeFH，同胞是HeFH的概率为50%，是HoFH的概率为25%。

（4）HeFH后代患病概率为50%，如果配偶亦为HeFH，则后代是HoFH概率为25%；HoFH后代必然为HeFH受累。

（5）建议对先证者进行基因检测，并在明确致病变异后，对家族风险成员进行验证，这有助于疾病的及早发现和治疗；基因检测明确可能有助于治疗过程中的药物选择。

2. 产前诊断　对于基因诊断明确的患者，可进行产前诊断或植入前遗传学检测。

（1）确认先证者的临床表型和*LDLR*、*APOB*和*PCSK9*基因变异位点。

（2）对先证者父母进行*LDLR*、*APOB*和*PCSK9*基因相关变异位点的验证，确认患者的父母为变异基因携带者。

（3）若夫妻双方中任一方为*LDLR*、*APOB*和*PCSK9*基因变异携带者时，建议在妊娠期对胎儿

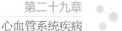

进行相关基因检测。当确认胎儿获得与先证者相同的基因变异位点时，提示可能为该病受累儿，需向其父母告知相关病情，因该病通常无致死致残性，智力通常正常，故建议继续妊娠，正常分娩。

（杨　娅　姚　宏）

## 参考文献

[1] Zou YB, Hui RT, Song L. The era of clinical application of gene diagnosis in cardiovascular diseases is coming [J]. Chronic Dis Transl Med, 2020, 5: 214–220.

[2] Maron BJ, Towbin JA, Thiene G, et al. Contemporary definitions and classification of the cardiomyopathies: an American Heart Association Scientific Statement from the Council on Clinical Cardiology, Heart Failure and Transplantation Committee; Quality of Care and Outcomes Research and Functional Genomics and Translational Biology Interdisciplinary Working Groups; and Council on Epidemiology and Prevention [J]. Circulation, 2006, 113: 1807–1816.

[3] Russo AM, Stainback RF, Bailey SR, et al. ACCF/HRS/AHA/ASE/HFSA/SCAI/SCCT/ SCMR 2013 appropriate use criteria for implantable cardioverter–defibrillators and cardiac resynchronization therapy: a report of the American College of Cardiology Foundation appropriate use criteria task force, Heart Rhythm Society, American Heart Association, American Society of Echocardiography, Heart Failure Society of America, Society for Cardiovascular Angiography and Interventions, Society of Cardiovascular Computed Tomography, and Society for Cardiovascular Magnetic Resonance [J]. Heart Rhythm, 2013, 10: e11–e58.

[4] Hoffman JI, Kaplan S. The incidence of congenital heart disease [J]. J Am Coll Cardiol, 2002, 39: 1890–1900.

[5] 陈灏珠, 林果为, 王吉耀. 实用内科学 [M]. 北京: 人民卫生出版社, 2013.

[6] Maron BJ, Olivotto I, Spirito P, et al. Epidemiology of hypertrophic cardiomyopathy–related death: revisited in a large non–referral–based patient population [J]. Circulation, 2000, 102: 858–864.

[7] Bharucha T, Lee KJ, Daubeney PEF, et al. Sudden death in childhood cardiomyopathy: results from a long–term national population–based study [J]. J Am Coll Cardiol, 2015, 65: 2302–2310.

[8] Ackerman MJ, Priori SG, Willems S, et al. HRS/EHRA expert consensus statement on the state of genetic testing for the channelopathies and cardiomyopathies, this document was developed as a partnership between the Heart Rhythm Society (HRS) and the European Heart Rhythm Association (EHRA) [J]. Heart Rhythm, 2011, 8: 1308–1339.

[9] Elliott K, Watkins H, Redwood CS. Altered regulatory properties of human cardiac troponin I mutants that cause hypertrophic cardiomyopathy [J]. J Biol Chem, 2000, 275: 22069–22074.

[10] Garcia–Castro M, Coto E, Reguero JR, et al. Mutations in sarcomeric genes MYH7, MYBPC3, TNNT2, TNNI3, and TPM1 in patients with hypertrophic cardiomyopathy [J]. Rev Esp Cardiol, 2009, 62: 48–56.

[11] 中华医学会心血管病学分会, 中华心血管病杂志编辑委员会, 中国心肌病诊断与治疗建议工作组. 心肌病诊断与治疗建议 [J]. 中华心血管病杂志, 2007, 35: 5–16.

[12] McKenna WJ, Maron BJ, Thiene G. Classification, epidemiology, and global burden of cardiomyopathies [J]. Circ Res, 2017, 121: 722–730.

[13] Cirino AL, Ho C. Hypertrophic cardiomyopathy overview. GeneReviews® [Internet], 2008–2019.

[14] Helen V. Firth, Jane A. Hurst Oxford Desk Reference: clinical genetics [M]. UK: Oxford University Press, 2005.

[15] Pinto YM, Elliott PM, Arbustini E, et al. Proposal for a revised definition of dilated cardiomyopathy, hypokinetic non-dilated cardiomyopathy, and its implications for clinical practice: a position statement of the ESC working group on myocardial and pericardial diseases [J]. Eur Heart J, 2016, 37: 1850–1858。

[16] Hershberger RE, Givertz MM, Ho CY, et al. Genetic evaluation of cardiomyopathy–a Heart Failure Society of America practice guideline [J]. J Card Fail, 2018, 24: 281–302.

[17] Hershberger RE, Morales A. Dilated cardiomyopathy overview. GeneReviews® [Internet], 2007–2018.

[18] Familial dilated cardiomyopathy. Genetics Home Reference [Internet]. November 26, 2019.

[19] Baig MK, Goldman JH, Caforio AL, et al. Familial dilated cardiomyopathy: cardiac abnormalities are common in asymptomatic relatives and may represent early disease [J]. J Am Coll Cardiol, 1998, 31: 195–201.

[20] Posafalvi A, Herkert JC, Sinke RJ, et al. Clinical utility gene card for: dilated cardiomyopathy (CMD) [J]. Eur J Hum Genet, 2013, 21, 1185.

[21] Morales A, Hershberger RE. Genetic evaluation of dilated cardiomyopathy [J]. Curr Cardiol Rep, 2013, 15: 375.

[22] Herman DS, Lam L, Taylor MR, et al. Truncations of titin causing dilated cardiomyopathy [J]. N Engl J Med. 2012, 366: 619–628.

[23] Left-ventricular-noncompaction. Genetics Home Reference [Internet], April 3, 2018.

[24] Towbin JA, Lorts A, Jefferies JL. Left ventricular non-compaction cardiomyopathy [J]. Lancet, 2015, 386: 813–825.

[25] 李亮, 王梅, 张杨. 左心室心肌致密化不全心肌病的研究进展 [J]. 临床心血管病志, 2016, 32: 1187–1191.

[26] 单丽沈, 康鑫源. 左心室心肌致密化不全突变基因的研究进展 [J]. 国际儿科学志, 2017, 44: 28–31.

[27] Bennett CE, Freudenberger R. The current approach to diagnosis and management of left ventricular noncompaction cardiomyopathy: review of the literature [J]. Cardiol Res Pract, 2016, 2016: 5172308.

[28] James CA, Calkins H. Update on arrhythmogenic right ventricular dysplasia /cardiomyopathy (ARVD/C) [J]. Curr Treat Options Cardiovasc Med, 2013, 15: 476–487.

[29] Haugaa KH, Haland TF, Leren IS, et al. Arrhythmogenic right ventricular cardiomyopathy, clinical manifestations, and diagnosis [J]. Europace, 2016, 18: 965–972.

[30] McNally E, MacLeod H, Dellefave-Castillo L. Arrhythmogenic right ventricular cardiomyopathy. Gene Reviews® [Internet], 2005–2017.

[31] 魏孟严, 郑明奇. 致心律失常性右心室心肌病临床表现与诊断 [J]. 临床荟萃, 2017, 32: 565–570.

[32] 张萍. 儿茶酚胺敏感性多形性室速心电图特征 [J]. 临床心电学杂志, 2014, 23: 14–17.

[33] 洪葵, 彭娟. 儿茶酚胺敏感性多形性室性心动过速基因特异性管理 [J]. 中国实用内科杂志, 2014, 34: 681-683.

[34] Napolitano C, Priori SG, Bloise R. Catecholaminergic Polymorphic Ventricular Tachycardia. GeneReviews® [Internet], 2004-2016.

[35] 中华心血管病杂志编辑委员会心律失常循证工作组. 遗传性原发性心律失常综合征诊断与治疗中国专家共识 [J]. 中华心血管病杂志, 2015, 43: 5-21.

[36] Alders M, Bikker H, Christiaans I. Long QT Syndrome. GeneReviews® [Internet], 2003-2018.

[37] Chorin E, Havakuk O, Adler A, et al. Diagnostic value of T-wave morphology changes during "QT stretching" in patients with long QT syndrome [J]. Heart Rhythm, 2015, 12: 2263-2271.

[38] 籍振国, 马国平. 遗传性长QT综合征 [J]. 实用心电学杂志, 2016, 25: 305-308.

[39] Epstein AE, DiMarco JP, Ellenbogen KA, et al. 2012 ACCF/AHA/HRS focused update incorporated into the ACCF/AHA/HRS 2008 guidelines for device-based therapy of cardiac rhythm abnormalities: a report of the American College of Cardiology Foundation /American Heart Association Task Force on Practice Guidelines and the Heart Rhythm Society [J]. J Am Coll Cardiol, 2013, 61: e6-e75.

[40] Priori SG, Wilde AA, Horie M, et al. Executive summary: HRS /EHRA/APHRS consensus statement on the diagnosis and management of patients with inherited primary arrhythmia syndromes [J]. Europace, 2013, 15: 1389-1406.

[41] 洪莉, 龚金龙, 吴婷竹. 短QT间期综合征的诊治进展 [J]. 心脑血管病防治, 2014, 14: 500-502.

[42] Genetics Home Reference. Short QT syndrome [J/OL]. https://ghr.nlm.nih.gov/condition/short-qt-syndrome. Reviewed: June 2013; Published: April 3, 2018.

[43] Rudic B, Schimpf R, Borggrefe M. Short QT syndrome-review of diagnosis and treatment [J]. Arrhythm Electrophysiol Rev, 2014, 3: 76-79.

[44] Schimpf R, Antzelevitch C, Haghi D, et al. Electromechanical coupling in patients with the short QT syndrome: further insights into the mechanoelectrical hypothesis of the U wave [J]. Heart Rhythm, 2008, 5: 241-245.

[45] Gollob MH, Redpath CJ, Roberts JD. The short QT syndrome: proposed diagnostic criteria [J]. J Am Coll Cardiol, 2011, 57: 802-812.

[46] Brugada J, Campuzano O, Arbelo E, et al. Present status of Brugada syndrome: JACC state-of-the-art review [J]. J Am Coll Cardiol. 2018, 72: 1046-1059.

[47] Campuzano O, Sarquella-Brugada G, Brugada R, et al. Brugada Syndrome [M]//Baars HF, Doevendans PAFM, van der Smagt JJ. Clinical Cardiogenetics. New York: Springer, 2016: 3610-3615.

[48] 李俊强, 王国林, 宁金民. Brugada综合征研究进展 [J]. 热带医学杂志, 2016, 18: 123-126.

[49] Priori SG, Wilde AA, Horie M, et al. Executive summary: HRS/EHRA/APHRS expert consensus statement on the diagnosis and management of patients with inherited primary arrhythmia syndromes [J]. Heart Rhythm, 2013, 10: e85-e108.

[50] European Heart Rhythm Association, Heart Rhythm Society, American College of Cardiology, American

Heart Association Task Force, et al. ACC/AHA/ESC 2006 guidelines for management of patients with ventricular arrhythmias and the prevention of sudden cardiac death: a report of the American College of Cardiology/American Heart Association Task Force and the European Society of Cardiology Committee for Practice Guidelines (Writing Committee to Develop Guidelines for Management of Patients With Ventricular Arrhythmias and the Prevention of Sudden Cardiac Death) [J]. J Am Coll Cardiol, 2006, 48: e247–e346.

[51] Padmanabhan S, Caulfield M, Dominiczak AF. Genetic and molecular aspects of hypertension [J]. Circ Res, 2015, 116: 937–959.

[52] Dominiczak AF, Kuo D. Hypertension: update 2017 [J]. Hypertension, 2017, 69: 3–4.

[53] Liddle GW, Bledsoe T, Coppage WS. A familial renal disorder simulating primary aldosteronism but with negligible aldosterone secretion [J]. Trans Assoc Am Physicians, 1963, 76: 199–213.

[54] Wilson RC, Dave-Sharma S, Wei JQ, et al. A genetic defect resulting in mild low-renin hypertension [J]. Proc Natl Acad Sci USA, 1998, 95: 10200–10205.

[55] Sutherland DJ, Ruse JL, Laidlaw JC. Hypertension, increased aldosterone secretion and low plasma renin activity relieved by dexamethasone [J]. Can Med Assoc J, 1966, 95: 1109–1119.

[56] Wilson FH, Disse-Nicodeme S, Choate KA, et al. Human hypertension caused by mutations in WNK kinases [J]. Science, 2001, 293: 1107–1112.

[57] 杨娅. 心血管系统 [M]. 2版. 北京: 科学技术文献出版社, 2017.

[58] 顾学范. 临床遗传代谢病 [M]. 北京: 人民卫生出版社, 2015: 325–339.

[59] Cuchel M, Bruckert E, Ginsberg HN, et al. Homozygous familial hypercholesterolaemia: new insights and guidance for clinicians to improve detection and clinical management. A position paper from the Consensus Panel on Familial Hypercholesterolaemia of the European Atherosclerosis Society [J]. Eur Heart J, 2014, 35: 2146–2157.

[60] Cohen JC, Boerwinkle E, Mosley TH Jr, et al. Sequence variations in PCSK9, low LDL, and protection against coronary heart disease [J]. N Eng J Med, 2006, 354: 1264–1272.

[61] 杨娅, 李治安, 张小杉, 等. 家族性高胆固醇血症患者的临床表现和超声心动图特征 [J]. 中华医学超声杂志(电子版), 2009, 03: 469–475.

[62] Weigold WG, Abbara S, Achenbach S, et al. Standardized medical terminology for cardiac computed tomography: a report of the Society of Cardiovascular Computed Tomography [J]. J Cardiovasc Comput Tomogr, 2011, 5: 136–144.

[63] Cai JM, Hatsukami TS, Ferguson MS, et al. Classification of human carotid atherosclerotic lesions with in vivo multicontrast magnetic resonance imaging [J]. Circulation, 2002, 106: 1368–1373.

[64] Braamskamp MJAM, Langslet G, McCrindle BW, et al. Effect of rosuvastatin on Carotid Intima-Media Thickness in children with heterozygous familial hypercholesterolemia: the CHARON study (hypercholesterolemia in children and adolescents taking rosuvastatin open label) [J]. Circulation, 2017, 136: 359–366.

责任编委：田欣伦

# 第三十章
CHAPTER 30
## 呼吸系统遗传性疾病

　　呼吸系统包含人体的重要器官，很多遗传性疾病可以出现呼吸系统的受累。随着分子生物学和人类基因组学研究的进展，越来越多的呼吸系统遗传疾病被诊断和认识。目前认为以呼吸系统为主要受累脏器的疾病包括：遗传性肺动脉高压、囊性纤维化、原发性纤毛运动障碍以及α1抗胰蛋白酶缺乏症等。很多疾病同时有多系统受累，但是由于影响患者生活质量、预后以及寿命的因素常常是呼吸系统问题，成为患者在呼吸科就诊的原因。呼吸科医生迫切需要对呼吸系统常见的遗传性疾病有更深入的认识，本章将介绍以呼吸系统症状为主要表现的代表性疾病。

　　遗传性呼吸系统疾病的治疗多为对症治疗。但是囊性纤维化靶向药物的出现为遗传性呼吸系统疾病的治疗开创了新纪元。虽然还没有针对我国患者的靶向药物，但是随着对基因的进一步深入认识，相信会有更多的药物被研发，也会发现更多的遗传性疾病或者更有效的治疗手段。疾病的遗传咨询和再发风险评估需要根据疾病的临床表现和遗传方式等综合判断。

## 第一节　肺动脉高压

　　肺动脉高压（pulmonary arterial hypertension）是一类以肺血管阻力逐渐增加，肺动脉压进行性升高为特征的严重肺血管疾病，患者往往发生右心衰竭甚至死亡。肺动脉高压是罕见病，人群中的发病率为每年5～10例/百万人口，患病率为15～60例/百万人口[1]。药物、毒素、多种疾病（先天性心脏病、结缔组织病、艾滋病毒感染等）都可引起肺动脉高压[2]。35%～46%的肺动脉高压患者病因尚未明确，统称为特发性肺动脉高压（idiopathic pulmonary arterial hypertension，IPAH）。1954年，Dresdale首次报道了一个肺动脉高压家系[3]，这种有明确家族史的遗传性肺动脉高压（heritable pulmonary arterial hypertension，HPAH）在肺动脉高压中占比1.6%～3.9%[4]。本章节重点讲述特发性肺动脉高压和遗传性肺动脉高压的临床特征和遗传学特点。

　　【临床表型特征】

　　肺动脉高压临床表现，主要与右心功能衰竭有关。最初症状通常为活动后出现气短、疲劳、虚弱、胸痛和晕厥，少部分患者表现为干咳或者运动后恶心、呕吐。晚期患者在静息状态下亦有上述表现。严重心力衰竭患者会出现腹胀和踝关节水肿。

肺动脉高压可导致肺动脉明显扩张，肺动脉压迫左侧喉返神经可导致声音嘶哑；主气道受压迫引起喘息；左主冠状动脉受压引起心肌缺血甚至心绞痛。其他常见症状还包括动脉破裂引起咯血等。

肺动脉高压的体征包括：心前区隆起，肺动脉瓣区第二心音亢进，右心室第三心音，三尖瓣反流的收缩期杂音及肺动脉瓣反流的舒张期杂音。晚期患者可表现为颈静脉充盈甚至怒张、肝大、腹水、外周水肿等。肺部听诊通常没有哮鸣音和湿啰音。临床表型对于确定肺动脉高压病因有重要提示作用。例如，毛细血管扩张、趾关节溃疡及趾端硬化通常在硬皮病相关肺动脉高压中出现；吸气性爆裂音提示患者可能存在间质性肺部疾病；蜘蛛痣，睾丸萎缩和手掌红斑提示肝脏疾病。杵状指偶然会出现在周围血管闭塞性疾病、发绀型心脏病、间质性肺病或肝病等疾病中。

【遗传方式与相关致病基因】

特发性肺动脉高压和遗传性肺动脉高压是单基因常染色体显性遗传病，目前已经确定7个致病基因，分别是骨形成蛋白受体2（bone morphogenetic protein receptor 2）编码基因*BMPR2*（2q33.1-q33.2）；骨形成蛋白9（bone morphogenetic protein 9）编码基因*BMP9*（10q11.22）；活化素受体类激酶1（activin receptor like type 1，ACVRL1）编码基因*ACVRL1*（12q13.13）；血管细胞黏附分子（endoglin）编码基因*ENG*（9q34.11）、SMAD蛋白9（SMAD family member 9）编码基因*SMAD9*（13q13.3）、小窝蛋白1（caveolin-1）编码基因*CAV1*（7q31.2）以及钾离子通道蛋白3（potassium two pore domain channel subfamily K member 3）编码基因*KCNK3*（2p23.3）等。

*BMPR2*基因是最主要的IPAH和HPAH致病基因。西方人群中，70%～80%的HPAH患者和20%～40%的IPAH患者携带*BMPR2*基因变异[5]。中国人群中，*BMPR2*基因变异比例在HPAH和IPAH分别为53%和15%[6]。目前已发现*BMPR2*基因致病变异超过400种，类型多样，包括错义变异、无义变异、剪切位点变异、移码变异、大片段缺失或重排。*BMPR2*基因变异的外显率大约为20%，且有性别差异，男性外显率为14%，女性外显率为42%[7]。

*BMP9*基因是2018年最新发现的IPAH致病基因[8]。*BMP9*基因变异可解释6.7%中国IPAH患者的遗传病因，使IPAH发病风险上升22倍。*BMP9*基因变异的强烈致病性使其成为排名第2的IPAH致病基因，仅次于*BMPR2*基因[8]。

*BMPR2*基因编码骨形成蛋白（bone morphogenetic protein，BMP）Ⅱ型受体，在肺血管内皮细胞高表达。BMP9是BMPR2的主要配体。生理条件下，BMPR2蛋白与配体BMP9结合后被激活，两个BMPR2受体相互结合形成同源二聚体，或与TGFβ超家族的Ⅰ型受体结合形成异源四聚体（heterotetrameric complex），磷酸化下游SMAD蛋白，调控靶基因的表达，调节内皮细胞功能，抑制平滑肌细胞增殖和转化，维持血管功能稳态。当*BMP9*或*BMPR2*基因发生变异，BMPR2通路功能下降，引起肺血管内皮细胞凋亡，平滑肌细胞无序增殖，炎症反应激活，进而导致肺动脉壁中层增厚、肺毛细管动脉异常肌化、肺血管内膜新生等一系列病理改变，最终导致肺动脉高压。

血管细胞黏附分子（endoglin，ENG）和活化素受体类激酶1（ACVRL1）分别是TGFβⅢ型受体和Ⅰ型受体，是遗传性出血性毛细血管扩张症（hereditary hemorrhagic telangiectasia）最主要的致病基因[9]。肺动脉高压是遗传性出血性毛细血管扩张症常见的并发症，发病率为13%～45%[10]。西方人群中，16%~24%的遗传性出血性毛细血管扩张症肺动脉高压患者携带ACVRL1基因变异[11]；中国相同疾病患者中，ACVRL1基因和ENG基因的变异率分别为57.1%和14.3%[12]。值得注意的是，ACVRL1基因变异与疾病表型的关系目前尚存争议，该基因变异不仅导致遗传性出血性毛细血管扩张症或遗传性出血性毛细血管扩张症肺动脉高压表型，亦可以引起单纯的特发性肺动脉高压表型[13]，遗传检测时需多加注意。

SMAD9是BMPR2下游信号通路蛋白。BMPR2与配体结合后，磷酸化胞浆内SMAD9蛋白，使其活化。活化的SMAD9与SMAD4形成复合物，进入细胞核调控靶基因的表达。SMAD9对于维持肺血管生理状态非常重要，试验中将SMAD9基因敲除，变异型小鼠远端肺小动脉中膜增厚，平滑肌过度增殖，发生肺动脉高压表型。多项研究表明，SMAD9基因变异可导致肺动脉高压[14]。

小窝蛋白1（CAV1）是各种细胞膜表面直径为50~100nm小窝的重要组成部分，在血管内皮细胞、平滑肌细胞及Ⅰ型肺泡上皮细胞中高表达。CAV1是蛋白质转运和信号转导的关键分子，在调节内皮细胞功能和血管重构中发挥重要作用[15]。2012年，Austin等[16]利用全外显子组测序技术，在一个排除已知致病基因变异（BMPR2基因、ACVRL1基因、ENG基因、SMAD9基因）的特发性肺动脉高压家系中，发现CAV1基因变异与肺动脉高压表型共分离。在260个特发性肺动脉高压患者验证中，他们又发现1例新生变异，确认CAV1基因是新的肺动脉高压致病基因。

KCNK3基因编码电压非依赖钾离子通道蛋白，在肺组织表达丰富，参与调控肺动脉平滑肌细胞的静息电位以及肺动脉血管张力[17, 18]。2013年，Ma等[19]采用全外显子组测序的方法，在肺动脉高压家系中发现编码钾离子通道蛋白的KCNK3基因的错义变异c.608 G>A与疾病表型共分离。经过扩大样本验证，他们又发现了5个新的KCNK3错义变异，大约1.3%遗传性肺动脉高压和3.2%特发性肺动脉高压患者携带该基因变异。功能实验表明，当KCNK3基因发生变异，细胞内$K^+$外流减少，细胞膜去极化，肺动脉平滑肌细胞L型钙离子（$Ca^{2+}$）通道被激活，$Ca^{2+}$内流增加，导致平滑肌细胞收缩以及肺血管重构[19]。

【实验室与辅助检查】

特发性和遗传性肺动脉高压是排除性诊断，应按照标准的肺动脉高压诊断流程进行诊断。首先完善超声心动图检查明确是否合并左心疾病和先天性心脏病；呼吸功能检查及睡眠监测排除呼吸系统疾病；CT肺动脉造影或肺通气灌注显像排除慢性血栓栓塞性肺高血压，然后完善血清学检测以排查同型半胱氨酸血症、结缔组织疾病、肝炎、艾滋病和甲状腺疾病等；如当前所有检查手段均未明确肺动脉高压病因，应完善右心导管检查，排除所有已知病因后方可诊断为特发性肺动脉高压。准确和敏感的生化标志物是评估肺动脉高压疾病严重程度、判断疗效及预后的重要手段。脑钠肽（brain natriutrtic peptide，BNP）或N末端脑钠肽前体（NT-proBNP）是检查肺动脉高压患者右心功能不全的常用生化标志物。

1. 肺动脉高压的患者的遗传学基因检测　包括7个明确的致病基因：BMPR2、BMP9、ACVRL1、ENG、SMAD9、CAV1和KCNK3，用Sanger测序或高通量测序方法检测上述所有基因的外显子区以及内含子-外显子剪切区，对于BMPR2基因还应使用多重连接依赖式探针扩增（multiplex ligation dependent probe amplification，MLPA）技术检测大片段重排。

2. 上述基因筛查的适用人群　包括①有明确家族史的遗传性肺动脉高压患者，②特发性肺动脉高压患者，③遗传性出血性毛细血管扩张症合并肺动脉高压，④儿童肺动脉高压，⑤携带相关基因变异的特发性肺动脉高压和遗传性肺动脉高压患者的直系亲属。

3. 上述基因筛查的临床应用策略推荐

（1）对于遗传性肺动脉高压和特发性肺动脉高压患者　①优先检测*BMPR2*基因。②对于未检出*BMPR2*基因致病变异且发病年龄<40岁的患者，检测*BMP9*、*ACVRL1*和*ENG*基因。③未检出*BMPR2*、*BMP9*、*ACVRL1*、*ENG*基因致病变异且发病年龄<40岁的患者，继续检测*KCNK3*、*CAV1*、*SMAD9*。

（2）对于有遗传性出血性毛细血管扩张症临床表型或家族史的肺动脉高压患者，优先检测*ACVRL1*和*ENG*基因。

（3）对遗传性肺动脉高压亲属进行遗传检测，发现无症状的变异携带者。由于基因变异的不完全外显，变异携带者属于肺动脉高压高风险人群。遗传检测有利于更准确地进行危险分层和计划生育。无症状变异携带者应通过超声心动图定期筛查，以便早期预警。

（4）未检出上述任何致病变异的先证者不能排除遗传致病，必要时可应用高通量测序技术发现潜在的新的致病基因。

【诊断标准】

诊断肺动脉高压的金标准是右心导管检查，诊断标准：静息时，海平面状态下右心导管测量肺动脉平均压≥25mmHg，同时肺毛细血管楔压≤15mmHg。

家系中有2个或以上肺动脉高压患者，或者散发肺动脉高压患者发现携带上述已知7个基因的致病基因型时可以诊断为遗传性肺动脉高压。

【治疗与预后】

在传统治疗时代（西方1992年前，我国2006年前），特发性和遗传性肺动脉高压只能采用钙拮抗剂和肺移植等有限手段治疗，预后极差。美国NIH注册登记研究中患者的中位生存时间仅为2.8年，1年、3年和5年的生存率仅分别为68%、48%和34%，绝大多数患者死于右心衰竭[20]。2007年荆志成等[21]完成中国特发性和家族性肺动脉高压的注册登记研究，发现我国特发性/家族性肺动脉高压患者预后非常恶劣，1年、3年和5年的生存率仅为68%、39%和21%。

过去20多年肺动脉高压病理机制取得显著进展，针对不同发病机制的靶向药物陆续上市，其中以内皮素受体拮抗剂、磷酸二酯酶抑制剂及前列环素类药物为代表，目前共有12个新型药物上市。2015欧洲肺动脉高压指南建议，临床中心应充分评估治疗前患者状态，根据不同的心功能分级及危险分级给予相应的治疗方案[2]。对于心功能分级Ⅱ～Ⅲ级或低中危患者可选择单药或联合治疗。心功能分级Ⅰ级的患者推荐初始单药治疗，如波生坦、安立生坦、西地那非、他达拉非、Macitentan、Riociguat、伊洛前列腺素吸入（心功能Ⅲ级患者）和曲前列尼尔皮下注射或吸入（心功能Ⅲ级患者）。对心功能分级Ⅱ级及以上的患者推荐序贯联合治疗或初始联合治疗。对于心功能Ⅳ级或高危患者，推荐以静脉或皮下注射前列环素类似物为基础的初始联合治疗策略。若治疗反应欠佳应继续优化治疗方案。终末期患者需行肺移植手术，也可考虑房间隔造口术。

新型靶向药物的规范化使用，显著改善了肺动脉高压患者预后，西方国家患者1年生存率从68%提高到83%～85%[22]，3年生存率从48%提高到68%[23]。我国患者预后亦有很大改善，3年生存率从39%提高到68%[24]。

【遗传咨询与产前诊断】

1. 遗传咨询　遗传性肺动脉高压以常染色体显性遗传方式传递。*BMPR2*致病变异的外显率较低，平均约为20%，且与性别相关，女性高于男性。*BMP9*、*ACVRL1*、*ENG*、*KCNK3*、*CAV1*及*SMAD9*基因致病变异携带者的外显率未知。

大多数*BMPR2*基因致病变异由父母遗传而来。因为外显率较低，只有约20%的患者父母一方有遗传性肺动脉高压表型。大约15%的遗传性肺动脉高压散发患者为*BMPR2*基因致病变异，可能为新生变异，或父母携带但不外显。一般情况下，先证者的父母都应该做全面的临床表型评估，如果先证者找到致病变异，则父母也应做基因检测。

遗传性肺动脉高压先证者的同胞患病风险取决于其父母是否为致病变异携带者。如果父母携带有致病变异，则先证者同胞有50%的概率为致病变异携带者。如果致病基因为*BMPR2*，则同胞的一般患病风险为10%（50%×20%外显率），具体还需考虑性别。

遗传性肺动脉高压先证者的子代有50%的概率为致病变异携带者。同样地，如果致病基因为*BMPR2*，则子代的一般患病风险为10%（50%×20%外显率），具体还需考虑性别。

遗传性肺动脉高压先证者其他家系成员根据常染色体显性遗传的传递规律也存在相应的患病风险。如果致病基因为*BMPR2*，患病风险受外显率和性别的影响。

2. 产前诊断和胚胎植入前遗传学检测　由于特发性肺动脉高压和遗传性肺动脉高压并不影响智力且有效的治疗方案，一般来说产前诊断的要求并不常见。但是，如果已知先证者携带明确的致病基因变异，则家系中高危个体生育时，理论上是可以做产前诊断或胚胎植入前遗传学检测。对于携带致病变异女性患者，由于怀孕本身就是肺动脉高压的危险因素之一，关于其生育方面的建议尚无专业共识。

（王晓建　刘雅萍）

## 第二节　囊性纤维化

囊性纤维化（cystic fibrosis）是由囊性纤维化转膜传导调节因子（cystic fibrosis transmembrane conductance regulator，CFTR）基因变异导致的多系统疾病，是高加索人种最常见的遗传疾病之一，最常受累的器官是肺脏[25]。

【临床表型特征】

囊性纤维化是由于CFTR蛋白异常导致氯离子通道功能障碍引起呼吸道、胰腺和胆道等上皮细胞的分泌物含水量减低，分泌物变黏稠而难以清除。在皮肤上表现为汗液中的氯离子浓度升高，这也是CF的诊断方法之一[25]。

囊性纤维化患者呼吸道出现慢性细菌感染及病原体的定植，最初常为流感嗜血杆菌和金黄色葡萄球菌，最终出现铜绿假单胞菌或洋葱克雷伯杆菌的慢性感染。一旦出现感染，中性粒细胞大量被募集到肺组织中，并释放弹性蛋白酶从而造成肺组织的破坏，导致弥漫性支气管扩张形成。患者的支气管扩张常在幼年起病，且常从上叶起病（图30-1），与多数感染后形成的支扩主要位于中、下肺不同[25]。单等位基因变异导致的CFTR功能异常也可以出现弥漫性支气管扩张，而没有囊性纤维化的其他表现，被称为CFTR基因变异相关的弥漫性支气管扩张（CFTR-DB）。

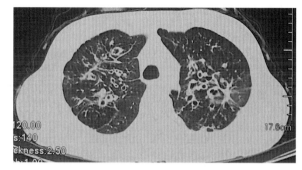

图30-1 CF患者的胸部CT

由图可见双肺弥漫性支气管扩张，与感染相关的支扩不一样，常常从上叶起病。

对胃肠道的影响主要是由于CFTR功能异常所致的黏稠分泌物所致。胆汁和胰液的流动异常可以导致消化不良和吸收不良，或是肝脏或胰腺疾病，严重时可以出现囊性纤维化相关的糖尿病。黏稠的肠液还可能使囊性纤维化患者更容易出现肠梗阻和直肠脱垂。此外，男性患者可能出现先天性双侧输精管缺如（congenital bilateral absence of the vas deferens）[25]。

【遗传方式与相关致病基因】

囊性纤维化表现为常染色体隐性遗传，其致病基因CFTR位于7q31.2，编码了含有1 480个氨基酸残基的蛋白质。CFTR的变异谱非常广泛，大多数都不常见且可能导致CFTR功能的残留。目前已发现近2 000种CFTR基因变异（见囊性纤维化遗传分析联合会，Cystic Fibrosis Genetic Analysis Consortium，CFGAC；囊性纤维化变异数据库，Cystic Fibrosis Mutation Database，www.genet.sickkids.on.ca/）。根据这些变异对CFTR功能产生的影响，将其分为六类：CFTR蛋白合成缺陷（Ⅰ类变异）；CFTR蛋白加工和转运缺陷（Ⅱ类变异）；门控缺陷，也称调节缺陷（Ⅲ类变异）；离子传导缺陷（Ⅳ类变异）；合成CFTR减少（Ⅴ类变异）；膜定位稳定性下降（Ⅵ类变异）（图30-2）。Ⅰ～Ⅲ类变异使CFTR功能完全丧失，一般产生严重的表型，如欧美最常见的变异

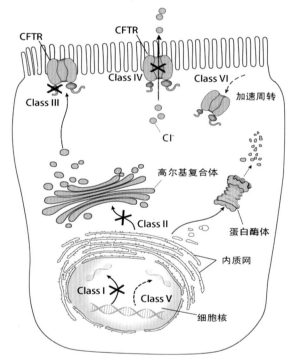

图30-2 CFTR基因变异导致的CFTR蛋白质功能异常示意图[25]

c.1521_1523delCTT（p.Phe508del）（以下简称△F508），属于Ⅱ类变异；Ⅳ～Ⅵ类变异使CFTR功能部分残留，一般产生较轻的临床表现[26]。

关于亚洲囊性纤维化患者CFTR基因变异的研究，目前的数据显示在大约3 700个亚洲囊性纤维化患者中发现了160多个CFTR变异。在不同人群中CFTR等位基因的分布存在巨大的变异异质性。虽然总的来说△F508仍然是亚洲国家最常见的变异，但只占12%～31%，相比于西方人群高达66%

的比例有明显差异[27]。此外，△F508在东亚患者中（中国、韩国、日本、越南、泰国）极为少见。在我们的研究中，中国人囊性纤维化最常见的变异为p.G970D（6/16=37.5%），而CFTR-DB最常见的变异是p.I556V（5/15=33.3%），仅1例存在△F508变异，这些特点与欧美人完全不同[28]。

【实验室与辅助检查】

1. 汗液氯离子测定　汗液氯离子测定是囊性纤维化诊断的金标准，收集患者的汗液测定其中氯化物的浓度。这项测试一般在前臂进行，使用汗液刺激剂和弱电流刺激人体汗液分泌。整个过程影响因素很多。如果不同部位汗液氯化物浓度大于60mmol/L超过2次，基本可以确诊，如果小于30mmol/L，基本可以排除。如果结果介于这两者之间，需要进行CFTR基因分析[29]。

2. 鼻电位差　鼻电位差的产生是由于CFTR基因变异，鼻腔黏膜上皮的氯离子转运异常，导致囊性纤维化患者和正常人鼻黏膜上皮的电位差不同。这项操作比较复杂，普及度不高。

3. 肠电流测定　如果鼻电位差测定结果还不足以诊断，那么可以进行肠电流测定。原理是利用CFTR的氯离子转运功能丧失，不过需要取离体肠组织，加入氯离子通道激动剂，相比于正常人，囊性纤维化患者出现反向电流。这个操作比鼻电位差测定普及度更低，而且是有创检测，较难推广。

4. 胰腺外分泌功能　粪便弹性蛋白酶检测，准确度不高，若弹性蛋白酶降低为阳性，支持囊性纤维化的诊断；阴性无临床意义。粪便72h脂肪定量升高提示胰腺外分泌功能不全。此外大便苏丹Ⅲ染色阳性也提示胰腺外分泌功能不全，但是阳性率不高。

5. 肺功能及呼吸道病原体检查　肺功能与其他类型的支气管扩张症相似，常见阻塞性通气功能障碍。呼吸道病原体方面早期常可分离出流感嗜血杆菌和金黄色葡萄球菌，随着疾病进展，可以出现铜绿假单胞菌或洋葱克雷伯杆菌的慢性感染。

6. 生殖系统检查　精液分析和输精管超声等，为了明确男性患者是否存在先天性输精管缺如。

7. 鼻窦CT　常见鼻窦炎。

8. 胸部CT　可见上叶为主的支气管扩张，常为双侧对称分布。

9. CFTR基因检测　CFTR基因是目前已知唯一的囊性纤维化致病基因。Sanger测序辅以MLPA检测CFTR基因全部27个外显子及包含剪切位点的侧翼序列是最常规的基因检测方法。

【诊断标准】

至少1个器官存在囊性纤维化的典型表现以及存在以下至少1种CFTR基因功能异常的证据：

（1）2个部位汗液氯离子测定超过60mmol/L。

（2）等位基因上存在2个CFTR基因致病变异。

（3）鼻电位差异常。

新生儿的诊断不需要器官异常的证据，如果患者的同胞中有囊性纤维化确诊患者且有相同变异时，也可直接确诊[30]。

【治疗与预后】

1. 治疗　囊性纤维化是一个慢性的、终生的疾病，症状可以因患者的年龄、体内器官受累程度、以前的治疗以及合并其他不同病症而有差异，目前仍然没有治愈方法，在不同的年龄阶段需要不同的治疗。随着对*CFTR*基因的深入研究，治疗开始针对性解决*CFTR*基因缺陷的源头问题。

（1）CFTR调节剂　是一类新药，通过改善缺陷的CFTR蛋白功能而发挥作用。代表性药物为依伐卡托（ivacaftor），于2012年1月经美国FDA批准上市，是首个获准用于囊性纤维化治疗的药物，能够修复异常的CFTR蛋白功能（主要针对p.G551D变异），而非针对其下游的靶点[31]。随后，FDA还批准依伐卡托用于治疗存在其他门控变异（如p.G178R、p.S549N、p.S549R、p.G551S、p.G1244E、p.S1251N、p.S1255P、p.G1349D或p.R117H）的患者。依伐卡托有益作用的程度和广度都显著超过了当前可用于囊性纤维化的任何其他疗法。因此，所有囊性纤维化患者都应该进行*CFTR*基因分型，以确定自身是否携带p.G551D变异或上述其他变异[32]。该药单独使用对△F508纯合变异的患者无效。对于△F508纯合变异的患者，鲁玛卡托（lumicaftor）联合依伐卡托治疗能够轻度改善肺功能，降低肺部疾病加重的风险，该药于2015年7月获得FDA批准用于临床。

（2）促进气道分泌物清除的药物　囊性纤维化患者难以将脓性分泌物从气管清除。目前用于气管分泌物清除的药物有：吸入DNase Ⅰ（α链道酶）、高渗盐水、N-乙酰半胱氨酸等。可以遵从以下给药顺序：①用定量吸入器给予沙丁胺醇；②高渗盐水；③胸部理疗/锻炼和DNase Ⅰ，顺序任选；④其他吸入治疗，如雾化抗生素[32]。

（3）抗生素治疗　囊性纤维化肺病的病程特征为多种微生物慢性感染，导致肺功能逐渐降低。患者的肺部感染需要及时使用合适的抗生素。抗生素是治疗肺部慢性感染和急性加重的必不可少的手段。经验性抗感染治疗需要覆盖金黄色葡萄球菌、流感嗜血杆菌和铜绿假单胞菌等常见病原体。遵循支气管扩张合并感染的治疗原则，建议抗感染治疗疗程至少10～14天。如果患者存在铜绿假单胞菌感染，可以联合使用有效的抗生素治疗[32]。

目前并不鼓励患者通过长期口服抗生素来控制感染，因为治疗的获益并未超过抗生素耐药所带来的问题，但下述2种情况除外：①推荐多数囊性纤维化患者使用阿奇霉素，其获益可能是由于其抗炎和/或抗菌特性；②推荐反复感染的患者采用针对铜绿假单胞菌的雾化抗生素（妥布霉素和氨曲南等）长期治疗[32]。

（4）支气管扩张剂　无论是否存在典型的哮喘症状，很多囊性纤维化患者使用β受体激动剂、抗胆碱能药和/或茶碱后可以出现一秒用力呼气容积的即刻改善[32]。

（5）胸部物理治疗和运动　体位引流、主动循环呼吸法和叩击形式的胸部理疗被引入囊性纤维化治疗之中，并成为促进分泌物清除的标准方法。除此之外，气管振荡器、外部叩击背心和肺内叩击通气等装置也被用于临床[32]。

（6）抗炎治疗　大环内酯类药物是目前最常使用的抗炎药物，可改善囊性纤维化患者的呼吸功能并减少肺部疾病加重的发生率。布洛芬也被用于囊性纤维化的治疗。囊性纤维化基金会指南委员会建议给6～17岁肺功能良好（即一秒用力呼气容积＞预计值的60%）的儿童使用大剂量布洛芬。但是13岁以上的患者不建议初始给予布洛芬治疗[32]。目前由于国内监测布洛芬浓度受限，且有副作用风险，并未推荐使用。

全身糖皮质激素治疗目前仅用于以哮喘样症状为主要表现的囊性纤维化患者的肺部疾病急性加重期[32]。

（7）肺移植　囊性纤维化肺部疾病治疗方案的改进延缓了疾病的进展，但大多数患者仍然由于呼吸衰竭而过早死亡。肺移植为终末期囊性纤维化患者提供了一个治疗选择，几乎所有患者均需要双肺移植，因为遗留一个自身肺在原位将使之成为一个巨大的感染性分泌物来源，从而威胁到移植肺。

此外，囊性纤维化患者如存在消化和吸收的障碍，可以补充胰酶和微量元素等。患者的营养状况对于改善患者的全身情况也很重要。

2. 预后　随着研究的进展，囊性纤维化患者的预期寿命从20世纪的40岁难以成活到目前已达到40岁以上，这些进展与囊性纤维化研究中的一个个里程碑意义的重大事件密切相关[26]。随着基因精准治疗的进展，相信在不远的将来，患者的预后将得到更大程度的改善。由于中国人囊性纤维化的基因型与欧美大不相同，因此开发具有中国人特色的靶向治疗任重道远。

【遗传咨询与产前诊断】

1. 遗传咨询　囊性纤维化为常染色体隐性遗传病，因此，每个患者的父母生育的胎儿都有25%的概率为患者；50%的概率为无症状携带者；25%的概率为完全正常。患者的夫妇应在再次怀孕之前进行遗传风险评估和产前诊断咨询，通过遗传咨询了解后代的患病风险、携带者风险、怀孕前进行植入前遗传学检测的流程以及怀孕后进行产前诊断的流程。

囊性纤维化的遗传咨询一般是针对先证者家庭成员的患病风险评估。囊性纤维化患者的父母，因为生育过一个囊性纤维化患者，很可能是携带者（即CFTR基因致病变异的携带者），即夫妇均为无症状的致病基因杂合子。

对于囊性纤维化患者的同胞，若其父母均为携带者，每次生育的再发风险是相同的。即囊性纤维化患者的同胞25%的概率为患者；50%的概率为无症状的携带者；25%的概率为完全正常。

一般来说，囊性纤维化女性患者对生育功能影响不大。男性患者可能因先天性输精管缺如无法排出正常精子，但是可以产生功能正常的精子，因此可通过辅助生殖的手段生育。我国囊性纤维化发病率不明确，一般认为属于较罕见的遗传病。男性患者随机婚配时配偶通常为完全正常，因此他们所生育后代常为无症状携带者。

2. 产前诊断和胚胎植入前遗传学检测　家系中囊性纤维化患者的CFTR基因两个致病变异均明确，即可给家系中的高风险个体提供产前诊断或胚胎植入前遗传学检测。

（田欣伦　刘雅萍）

## 第三节　原发性纤毛运动障碍和卡塔格内综合征

原发性纤毛运动障碍（primary ciliary dyskinesia）也被称为不动纤毛综合征[33]，是一种少见的先天性疾病，多为常染色体隐性遗传，也有X染色体连锁隐性遗传的报道[34]。

卡塔格内综合征（Kartagener syndrome）为原发性纤毛运动障碍中的一种特殊类型，与原发性纤毛运动障碍的发病机制相同，在此章节中一并讨论。

## 【临床表型特征】

原发性纤毛运动障碍的临床表型多样，最常见的为呼吸道的反复感染。大多数患者在儿童时期发病，中位诊断年龄为5岁，部分患者成年发病。

1．肺部　患者在出生后即刻或数月出现症状，可以在新生儿期出现轻微的呼吸窘迫。随着年龄增长，患者可以出现咳嗽、咯痰等症状。影像学上50%～75%的儿童以及几乎全部的成年患者有不同程度的支气管扩张，多数患者为双侧弥漫的支气管扩张，最常见的受累部位是右中叶，左舌叶和基底段（图30-3）。另外由于气道阻力增加，可以出现肺内充气不均导致的气体陷闭（air-trapping）表现。少数患者由于黏液栓导致了气道梗阻，可以出现肺不张，甚至被怀疑为肺癌。患者的肺功能可以表现为阻塞性通气功能障碍和/或限制性通气功能障碍，但是与囊性纤维化导致的支气管扩张相

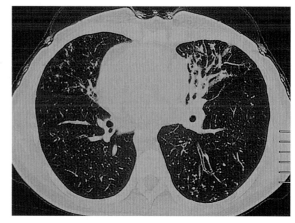

图30-3　原发性纤毛运动障碍患者的胸部CT

由图可见内脏转位，同时右中叶和左舌段可见支气管扩张，左舌段位置可见支气管周围渗出，提示炎症。左下叶可见树枝出芽征，提示早期支气管扩张。

比，多数原发性纤毛运动障碍患者的肺功能下降不太严重。呼吸道病原学方面，主要报道的细菌为流感嗜血杆菌、肺炎链球菌、金黄色葡萄球菌、铜绿假单胞菌或非结核分枝杆菌。黏液型铜绿假单胞菌感染较囊性纤维化患者出现较晚[35, 36]。

2．鼻及副鼻窦　鼻炎或鼻窦炎是原发性纤毛运动障碍的主要特征。几乎所有患者都会出现鼻或副鼻窦的受累。鼻息肉常见。副鼻窦的受累以上颌窦和筛窦常见，额窦和蝶窦常由于发育不良较少出现受累。慢性鼻窦炎常常引起乏力和头痛。对于有持续流涕、鼻塞或嗅觉障碍症状的患者可以行鼻窦CT来确定副鼻窦炎的诊断[36]。

3．耳炎　由于咽鼓管及中耳的纤毛功能缺陷，导致黏液清除能力下降，从而出现慢性分泌性中耳炎伴急性中耳炎反复发作。此症状成年之后常常减轻。此外传导性听力下降也为较常见的表现[36]。

4．内脏转位和卡塔格内综合征　纤毛在胚胎发育期的定向运动变成随机运动，导致部分患者的内脏转位过程变得随机，不能发生正常的转位。内脏转位出现在原发性纤毛运动障碍患者时，通常表现为循坏系统和内脏的完全镜像改变，称为全内脏转位。内脏转位本身对健康并无不利影响，常常由胸部影像学检查被意外发现。当怀疑原发性纤毛运动障碍时，内脏转位是强烈提示诊断的线索。当慢性鼻窦炎、支气管扩张和内脏转位同时存在时，被称为"卡塔格内综合征"，是原发性纤毛运动障碍的一个亚型，患病率为1/40 000～1/20 000，文献报道约50%的原发性纤毛运动障碍患者可以出现内脏转位[36]。在国内，目前对于没有内脏转位的原发性纤毛运动障碍认识严重不足，文献中仅有4.5%～6%的患者没有内脏转位[37, 38]。

5．中枢神经系统　可以出现脑积水。脑室室管膜细胞纤毛功能障碍可能是导致脑积水的原因[36]。

6. 生殖系统　多数原发性纤毛运动障碍的男性患者的精子运动能力下降，这是由于精子鞭毛的运动异常，还有少数患者无精子产生，甚至导致不育。女性患者由于输卵管纤毛运动障碍致卵子运输异常，导致生育力下降或异位妊娠。仅不足一半的女性患者可以顺利完成妊娠[36]。

7. 其他　除上述脏器异常外，人体内还有很多器官也有纤毛结构存在，包括肾小管、胆管、胰管上皮等，因此原发性纤毛运动障碍还可以表现为上述各个器官的异常。幽门狭窄、尿道上裂也有报道。此外据报道患者先天性心脏病合并内脏转位的发病率较一般人群高200倍。

【遗传方式与相关致病基因】

原发性纤毛运动障碍多为常染色体隐性遗传。目前已经发现了超过30种不同的基因与本病相关。绝大多数（85%）基因变异类型为无义变异、移码变异或缺失，少数为错义变异（约15%）。

基因变异与纤毛超微结构有强烈的相关性。绝大多数基因编码的蛋白位于外动力臂（outer dyncin arms，ODA）、内动力臂（inner dynein arms，IDA）或辐射丝。IDA缺失与微管组装异常相关（例如CCDC39基因和CCDC40基因变异）。此外，这些基因（如DNAH11、RSPH4A、RSPH9）异常而电镜检查正常的患者，其纤毛摆动频率可以正常，其摆动波形扫描也可以正常，或是仅有轻度缺陷。这些患者比经典的原发性纤毛运动障碍患者在超微结构上有较轻的表型。

一些致病基因相对常见，更多的基因仅见于一个家庭或患者。相对常见的致病基因包括DNAH5、DNAH11、CCDC39、DNAI1、CCDC40、CCDC103、SPAG1、ZMYND10、ARMC4、CCDC151、DNAI2、RSPH1、CCDC114、RSPH4A、DNAAF1、DNAAF2和LRRC6等。其他较不常见的致病基因包括C21orf59、CCDC65（DRC2）、CCNO、DNAH1、DNAH8、DNAL1、DRC1（CCDC164）、DNAAF4（DYX1C1）、DNAAF5（HEARTR2）、HYDIN、ME8（TXNDC3）、RSPH3、RSPH9等[39]。原发性纤毛运动障碍的基因变异较为复杂，下表列出了部分常见致病基因和表型的关系。

表30-1　引起原发性纤毛运动障碍的常见基因变异及表型

| 基因 | 染色体位置 | 双等位基因变异时电镜表现 | 双等位基因变异的比例（占全部原发性纤毛运动障碍的比例） |
| --- | --- | --- | --- |
| DNAH5 | 5p15.2 | ODA缺失 | 15%～29% |
| DNAI1 | 9p13.3 | ODA缺失 | 2%～10% |
| DNAI2 | 17q25.1 | ODA缺失 | 2% 4% |
| CCDC114 | 19q13.33 | ODA缺失 | <2% |
| DNAAF1（LRRC50） | 16q24.1 | ODA＋IDA缺失 | <1%～2% |
| DNAAF2（KTU） | 14q21.3 | ODA＋IDA缺失 | <1%～2% |
| CCDC103 | 17q21.31 | ODA＋IDA缺失 | <4% |
| LRRC6 | 8q24.22 | ODA＋IDA缺失 | 1% |
| CCDC39 | 3q26.33 | IDA缺失＋纤毛轴紊乱 | 4%～9% |

（续表）

| 基因 | 染色体位置 | 双等位基因变异时电镜表现 | 双等位基因变异的比例（占全部原发性纤毛运动障碍的比例） |
|---|---|---|---|
| *CCDC40* | 17q25.3 | IDA缺失＋纤毛轴紊乱 | 3%～4% |
| *RSPH4A* | 6q22.1 | 多数正常，小部分纤毛CA缺失 | <1%～2% |
| *DNAH11* | 7p21.3 | 正常 | 6%～9% |
| *SPAG1* | 8q22.2 | ODA＋IDA缺失 | <4% |
| *ZMYND10* | 3q21.31 | ODA＋IDA缺失 | <2%～4% |
| *ARMC4* | 10p12.1 | ODA缺失 | <3% |
| *CCDC151* | 19p13.2 | ODA缺失 | <3% |
| *DNAI2* | 17q25.1 | ODA缺失 | <2% |
| *RSPH1* | 21q22.3 | 中央微管和辐射丝缺失 | 2% |

注：ODA，外动力臂；IDA，内动力臂；CA，中心附属物。

【实验室与辅助检查】

1. 鼻部一氧化氮含量（nNO）原发性纤毛运动障碍患者中明显降低，其敏感性为97%，特异性为90%。但是由于囊性纤维化也会出现鼻部一氧化氮的降低，需要进行鉴别。

2. 高速显微镜录像分析 疾病的确诊需要进行纤毛结构和功能的检查。但是即使是纤毛电镜的质量控制很好，仍有一些患者不能通过这一检查确诊，因为30%的患者的纤毛超微结构正常，而仅有运动障碍。高速显微镜录像分析应该作为原发性纤毛运动障碍诊断检查的一部分，进行纤毛摆动频率和摆动形式的分析。没有纤毛摆动形式的检查结果即使正常也不能排除原发性纤毛运动障碍的诊断。为了改善诊断的准确性，纤毛运动频率和形式的评估应该在细胞培养后重复。目前尚无细胞处理和分析的标准化方法，通常呼吸道上皮可以通过毛刷、刮勺或镊子从鼻腔获取。值得注意的是，纤毛功能受不同环境（如温度、pH等）影响，因此质量控制非常重要。

3. 透视电镜检查 纤毛超微结构分析应该作为怀疑原发性纤毛运动障碍患者的诊断检查的一部分。如果临床病史高度可疑，对正常超微结构的患者应该进行进一步检查，对于有典型的原发性纤毛运动障碍纤毛超微结构异常的患者，无需进一步检查。典型患者透视电镜检查可以出现内外动力臂缺失或减少、微管的数量异常及排列的紊乱等[40]（图30-4）。

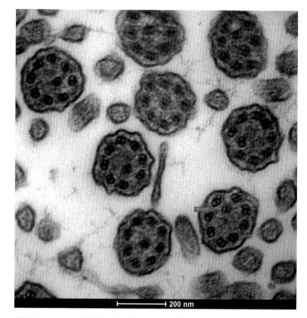

图30-4 原发性纤毛运动障碍患者的支气管上皮细胞纤毛透视电镜检查结果

表现为中央微管移位，9+2的结构被8+2所取代（其中一个典型病变见箭头所示），插图来源于田欣伦等[40]。

4. 免疫荧光检查　可以采用免疫荧光确定变异的致病性（如编码辐射丝蛋白的基因的错义变异）。免疫荧光检查能检测部分正常超微结构或是轻微超微结构缺失的原发性纤毛运动障碍患者的异常，如内外动力臂、微管移位（*CCDC39/CCDC40*变异）、中央微管（编码辐射丝蛋白的基因）以及nexin连接缺陷。免疫荧光检查比其他检查手段简单易行且费用低，对资源缺乏的单位是一种选择[36]。

5. 分子遗传基因检测　由于原发性纤毛运动障碍的致病基因较多，从临床症状上无法进行准确的分子分型。因此目前推荐的基因检测方法是通过靶向基因包或全外显子组高通量测序技术对所有已知原发性纤毛运动障碍基因组进行测序以寻找致病变异。

基因检测可用于有病理、电镜或免疫学检查确诊的原发性纤毛运动障碍患者，也可用于临床高度可疑的患者（临床表现典型，nNO降低），以及没有其他检测手段时。但是基因检测阴性不能排除原发性纤毛运动障碍。如果检测到双等位基因致病变异，则可以确立诊断。如果仅发现一条等位基因异常，则需进一步鉴定。基因诊断应该与临床表型一致，如果不一致需要重新考虑诊断。家系中确定父母双方的变异情况对于证实先证者的基因型非常重要。先证者及其亲属的基因检测结果对于再生育的遗传咨询有帮助。

【诊断标准】

目前还没有原发性纤毛运动障碍诊断的单一金标准，诊断需要结合患者的临床症状，即根据鼻一氧化氮（nNO）和纤毛超微结构（如高速显微镜录像分析）以及透视电镜检查或是基因异常而做出。以前采用的糖精筛查目前已不再推荐。基因分型、纤毛蛋白的免疫荧光检查以及电子显微镜断层显像等技术使得诊断的准确性得到了提高。2/3的先证者可以通过检测致病等位基因获得诊断。

需要注意的是，30%的原发性纤毛运动障碍患者采用原来被认为是金标准的透视电镜检查不能发现异常，需要进行基因诊断。但是仍有大约1/3的典型原发性纤毛运动障碍患者并没有携带32种已知的基因变异[36, 39, 41]。

【治疗与预后】

1. 治疗　虽然目前原发性纤毛运动障碍没有针对性的治疗手段，但是由于患者得到及时而正确的诊断后，可以得到专门的看护和随访，患者的预后得到了很大改善，因此正确的诊断对患者非常重要。

（1）稳定期患者的治疗与非囊性纤维化支气管扩张相似，包括体位引流、物理治疗、适当吸入支气管扩张剂、吸入高渗盐水、使用祛痰药、急性发作期使用敏感有效的抗生素等。建议患者进行流感和肺炎疫苗的接种。此外由于吸烟将加速患者肺功能的恶化，应建议患者戒烟[42, 43]。

（2）感染时的抗生素治疗。基于囊性纤维化和包括原发性纤毛运动障碍在内的非囊性纤维化支气管扩张的研究显示，全身抗生素治疗对肺部症状急性加重期有效。因此建议根据患者稳定期呼吸道的病原菌培养结果选用抗生素，并在获得新的药敏结果后根据临床症状缓解的情况适当调整。

（3）虽然对于非囊性纤维化支气管扩张的早期研究发现，长期吸入抗生素不能改善患者的肺功能指标，但是一些研究发现吸入抗生素能减少急性加重的次数，降低细菌负荷，并减少肺部和全身的炎症指标水平。因此对于原发性纤毛运动障碍患者，雾化吸入抗生素治疗被逐渐广泛应用。可以采用的药物包括氨曲南、阿米卡星、环丙沙星、妥布霉素等。

（4）雾化吸入高渗盐水也可以用于原发性纤毛运动障碍患者的长期治疗，大概是因为高渗液体刺激了气管分泌，从而改善了气管、支气管的清除能力。与囊性纤维化不同的是，雾化吸入DNA酶并不能改善患者的肺功能，反而导致用药过程中的急性加重次数增加，呼吸功能下降，因此不建议使用。

（5）口服大环内酯药物通过其抗炎作用能明显减少囊性纤维化患者的急性加重次数，在非囊性纤维化支气管扩张的患者中也得到了类似的结果。大环内酯类药物的长期使用有导致抗生素耐药的可能。目前的临床指南建议患者仅在没有非结核分枝杆菌感染的情况下才开始长期使用口服大环内酯类药物。

（6）由于担心感染风险增加以及对骨质疏松和生长发育的影响，是否给患者使用吸入糖皮质激素在学术界仍有争议。

（7）对于听力障碍的患者可以进行构音训练和助听，部分患者可以考虑用外科手段干预中耳炎、副鼻窦炎和鼻息肉。息肉切除术和咽鼓管成形术的效果较好，而鼓膜造孔术的效果却并不肯定。除非病变局限，不推荐进行支气管扩张的外科切除。双肺移植可用于终末期呼吸衰竭的患者。对于合并先天性心脏病的患者可以进行外科治疗。此外对于男性不育的患者可以通过人工授精解决不育。

目前还没有针对原发性纤毛运动障碍的有效基因治疗手段[35, 41, 44]。

2. 预后　70%以上的原发性纤毛运动障碍患者经治疗后可以改善生活质量。多数患者的寿命与正常人群相差不大。

【遗传咨询与产前诊断】

绝大多数原发性纤毛运动障碍为常染色体隐性遗传，仅有少数报道为X−连锁隐性遗传，还没有常染色体显性遗传的报道。

对于常染色体隐性遗传的原发性纤毛运动障碍，患者的父母均为携带者，分别携带一个致病等位基因，没有症状，但是每生育一次都有25%的概率生出患病个体，50%的概率生出携带者，25%的概率生出完全正常的孩子。对于已知致病基因的家庭，产前检查评估患病风险是可行的。

（田欣伦　刘雅萍）

## 第四节　α1抗胰蛋白酶缺乏症

α1抗胰蛋白酶（alpha−1 antitrypsin，AAT）缺乏症是一种常染色体隐性遗传病，在临床上常被忽视。该病于1963年首次报道，由于α1抗胰蛋白酶基因变异导致血清及组织中α1抗胰蛋白酶缺乏，主要累及肺和肝脏，偶尔累及皮肤[45]。

【临床表型特征】

α1抗胰蛋白酶是一种弹性蛋白酶（蛋白水解酶）抑制剂，是丝氨酸蛋白酶抑制剂大家族中的一员，主要由肝细胞产生，能抑制中性粒细胞蛋白酶活性。控制α1抗胰蛋白酶产生的基因发生变异后导致血液中α1抗胰蛋白酶浓度下降或功能异常，从而出现一系列病理改变。主要的临床表现集中在肺、肝和皮肤3个脏器，皮肤受累较少见，主要表现为脂膜炎[46]。

正常人血浆α1抗胰蛋白酶浓度为120～200mg/dL，α1抗胰蛋白酶低于50mg/dL（相当于11μmol/L）时不足以保护肺，导致发生肺气肿的风险增加[46]。

肺部最常见的表现是呼吸困难及与吸烟程度不相符的肺气肿，起病年龄通常较早。典型的影像学表现为下肺为主的肺气肿，过度充气、肺纹理减少及肺大疱形成。α1抗胰蛋白酶缺乏症患者可以出现哮鸣音、阻塞性通气功能障碍，部分患者对支气管扩张剂有效，因此部分患者被诊为哮喘。此外α1抗胰蛋白酶缺乏症还可以出现慢性支气管炎和支气管扩张等表现[45, 47]。

仅少部分患者患有影响健康的肝脏疾病。α1抗胰蛋白酶主要由肝细胞产生，目前认为α1抗胰蛋白酶缺乏症患者的肝脏疾病的病理生理学机制为肝细胞内质网内α1抗胰蛋白酶的病理性聚集。患者在肝脏疾病方面常表现为新生儿黄疸及肝功能异常，Z型、S型和M型的等位基因可以出现成年起病的慢性肝炎，部分出现肝硬化及肝细胞癌。α1抗胰蛋白酶缺乏症是新生儿胆汁淤积的原因之一，也是需要接受肝移植的儿童终末期肝病患者的代谢性疾病[46]。

其他肺外表现还包括脂膜炎、血管炎、炎症性肠病、颅内及腹腔内的血管瘤、肌纤维发育不良和肾小球肾炎等。

【遗传方式与相关致病基因】

α1抗胰蛋白酶（AAT）缺乏症为常染色体隐性遗传病。致病基因*SERPINA1*定位于14q32.13，长约12 000bp，含有5个外显子，编码的AAT蛋白分子量为52kDa，含418个氨基酸。用区带电泳技术发现人类血清中有70余种泳动速度不同的AAT带，等位基因按电泳迁移速度的快慢用A到Z的英文字母排列。最常见的亚型以M命名，以此蛋白电泳速度为依据，将快慢不同的蛋白进行标记。其他常见的类型为包括MS、MZ、SS、SZ和ZZ蛋白亚型，加上最常见的MM型，这几种类型在人群中占了99%以上的比例。目前已经发现至少150种AAT蛋白亚型，按其基因型变异可分为4个基本组：

1. 正常型　正常等位基因，即血浆α1抗胰蛋白酶水平及功能正常。正常等位基因编码的蛋白亚型被称作M，正常表型为MM。

2. 缺陷型　缺陷型等位基因，即血浆α1抗胰蛋白酶水平通常低于正常水平的35%。与肺气肿相关的最常见的缺陷型Z蛋白亚型。"Z"变异也就是AAT分子中第342位的赖氨酸被谷氨酸替代，从而导致纯合表型为ZZ。美国高加索人种中有2%～3%携带该等位基因。

3. 无效型　无效等位基因，即可导致血浆完全检测不到的α1抗胰蛋白酶。无效表型的个体最少见，该表型有罹患最重型肺病的风险，但是肝脏疾病并不常见。

4. 功能失调型　功能失调型等位基因会产生正常数量的α1抗胰蛋白酶蛋白，但该蛋白没有正常功能[48, 49]。

【实验室与辅助检查】

1. 血清蛋白电泳提示α1球蛋白条带减少或缺失。

2. 血清α1球蛋白水平降低。

3. 肺功能下降，一秒用力呼气容积（$FEV_1$）下降伴或不伴用力肺活量（FVC）下降，$FEV_1$/

FVC下降，残气量及肺总量增加，弥散功能下降。

4. 胸部X线或CT肺底为主的肺气肿表现，部分可有支气管扩张。

5. 等电聚焦检测α1抗胰蛋白酶蛋白异常或聚合酶链反应检测缺陷型等位基因[49]。

6. 基因测序。

【诊断标准】

1. 肺功能测试发现有持续气流阻塞的患者及以下其他重度α1抗胰蛋白酶缺乏症的特征，包括：

（1）年轻患者出现（如年龄≤45岁）肺气肿。

（2）非吸烟者或极少吸烟者的肺气肿。

（3）胸片检查显示以明显的基底部改变为特征的肺气肿。

（4）肺气肿和/或肝脏疾病家族史。

（5）脂膜炎史。

（6）无法解释的慢性肝病史。

2. 血清α1抗胰蛋白酶水平<11μmol/L（采用比浊法时<57mg/dL）。

3. 有重度缺乏的表型：一般通过等电聚焦检测常见的α1抗胰蛋白酶蛋白异常或聚合酶链反应检测常见的缺陷型等位基因型（即S和Z变异型）。

同时满足以上3条可确诊为重度α1抗胰蛋白酶缺乏症[49]。

【治疗与预后】

$FEV_1$为患有肺气肿的α1抗胰蛋白酶缺乏症患者最重要的生存预测指标。研究表明$FEV_1$>35%预计值的患者的2年生存率与正常患者无差别，而$FEV_1$<35%预计值的患者的2年生存率明显下降。吸烟患者在诊断α1抗胰蛋白酶缺乏症后如不戒烟，预期生存时间小于20年[49]。在40岁以前，肝功能障碍是影响患者健康的主要问题，而非肺功能障碍。40岁以后，最主要的死亡原因是呼吸衰竭，其次是肝硬化[50]。目前针对α1抗胰蛋白酶缺乏症的基因治疗还在研究中，虽然一些研究认为有效，但是用于临床尚不成熟[51, 52]。

1. 肺部疾病的治疗

（1）常规治疗 α1抗胰蛋白酶缺乏症导致的慢性阻塞性肺病治疗与单纯慢性阻塞性肺病并无不同。常规治疗方法包括戒烟、预防接种、吸入支气管扩张剂和皮质激素、康复治疗、必要时的氧疗[45]。

（2）针对性治疗 静脉补充α1抗胰蛋白酶治疗。对于有重度α1抗胰蛋白酶缺乏症表型（ZZ，SZ，Q0），血浆α1抗胰蛋白酶浓度<80mg/dL，肺气肿和吸入支气管扩张剂后$FEV_1$<35%~60%预计值或$FEV_1$每年下降>100mL的患者，接受每周1次、每次60mg/kg从人血清中提取的α1抗胰蛋白酶治疗，其通过肺泡灌洗得到的上皮细胞衬液中抗中性粒细胞弹性蛋白酶的浓度增加了60%~70%，并能延缓肺功能的下降速度[49]。

2. 对于患者合并的肝脏疾病，除肝移植外，尚无特殊治疗[46]。

【遗传咨询与产前诊断】

当一对夫妇各携带1个致病基因变异时，其子女将有50%的概率也为携带者，25%的概率为正常人，还有25%的概率为α1抗胰蛋白酶缺乏症患者。因该病一般为成年发病，且病情可以控制，除非家庭成员有此意愿，一般无需进行产前诊断。

（田欣伦　刘雅萍）

## 第五节　遗传性表面活性物质功能障碍

遗传性表面活性物质功能障碍是由于编码表面活性物质的多种基因变异导致的一组罕见疾病。这些疾病可以为家族性，也可以是散发性肺疾病，临床表现非常多样，可以出现新生儿致命性的呼吸衰竭，也可以表现为儿童或成人起病的间质性肺疾病（interstitial lung disease）。按照基因异常的分类方法改变了以往按照组织病理学分类的方式。遗传性表面活性物质功能障碍可以导致病理学分类中的脱屑性间质性肺炎（desquamative interstitial pneumonitis，DIP），肺泡蛋白沉积症（pulmonary alveolar proteinosis，PAP），非特异性间质性肺炎（non-specific interstitial pneumonitis，NSIP）和婴儿期慢性肺炎（chronic pneumonitis of infancy，CPI）等表现。

【临床表型特征】

由于各种表面活性物质缺乏导致的临床表现各有不同，因此以列表的形式将相对常见的几种疾病分类列出（表30-2）。

【遗传方式与相关致病基因】

肺泡表面活性物质是一种脂蛋白，由肺泡Ⅱ型上皮细胞产生并分泌至肺泡腔内。其主要成分为磷脂，能降低气液平面的表面张力而维持肺泡处于开放状态。目前表面活性物质（surfactant protein，SP）分为4种，SPA、SPB、SPC和SPD。此外，ATP结合盒蛋白家族成员A3（member A3 of the ATP binding cassette family of proteins，ABCA3）和NKX2-1等其他蛋白质对表面活性物质的功能也产生重要影响。表面活性物质受发育调控，在妊娠后期表达增加[53]。

SPB由 *SFTPB* 基因（2p11.2）编码，是381个氨基酸组成的蛋白，存在于肺泡腔内。

SPC是人类蛋白组中最具疏水性的蛋白之一，由 *SFTPC* 基因（8p21.3）编码，是197个氨基酸组成的蛋白。

*ABCA3* 基因定位于16p13.3，编码由1 704个氨基酸组成，包括2个跨膜结构域和2个核苷酸结合结构域的蛋白。

*NKX2-1* 基因位于14q13.3，编码TTF-1，又称甲状腺转录因子1（thyroid transcription factor 1，TTF-1），由371个氨基酸组成。

SPB和SPC是疏水小分子蛋白质，与脂质成分相互作用后能降低肺泡表面张力。SPA和SPD是亲水性糖蛋白，其分子量较大，在肺的固有免疫中发挥重要作用。ABCA3是一种在板层小体（lamellar body）界膜上的跨膜蛋白；板层小体是用来储存组装前的表面活性物质的细胞器。NKX2-1与ABCA3、SPB和SPC的编码基因按特定序列结合，调节这些蛋白的表达[53]。

各临床表型的遗传方式与相应的致病基因详见表30-2。

表30-2 遗传性表面活性物质功能障碍等导致的不同疾病的遗传方式及临床特点

| 疾病名称 | 肺表面活性物质功能障碍1型[53-55] | 肺表面活性物质功能障碍2型[53-55] | 肺表面活性物质功能障碍3型[53-55] | 脑-肺-甲状腺综合征[54,55] | 肺表面活性物质功能障碍4型[54,55] | 肺表面活性物质功能障碍5型[54,55] |
|---|---|---|---|---|---|---|
| 致病基因 | SFTPB | SFTPC | ABCA3 | NKX2-1 | CSF2RA | CSF2RB |
| 遗传方式 | 常染色体隐性 | 常染色体显性 | 常染色体隐性 | 常染色体显性 | X-连锁 | 常染色体隐性遗传 |
| 染色体定位 | 2p11.2 | 8p21.3 | 16p13.3 | 14q13.3 | Xp22.33 | 22q12.3 |
| 发病率 | 在活产儿中，预计小于1/1 000 000 | 目前尚无这一疾病的流行病学资料 | 目前尚无这一疾病的流行病学资料 | 目前尚无这一疾病的流行病学资料 | 目前尚无这一疾病的流行病学资料 | 目前尚无这一疾病的流行病学资料 |
| 肺部表现 | 新生儿呼吸窘迫综合征（NRDS），肺泡蛋白沉积症（PAP），脱屑性间质性肺炎（DIP），非特异性间质性肺炎（NSIP） | 儿童间质性肺炎，成人间质性肺炎，NRDS | NRDS，儿童间质性肺炎 | NRDS最多见，儿童间质性肺炎，反复感染 | PAP，肺部无受累 | PAP |
| 其他系统表现 | 不出现 | 不出现 | 不出现 | 可表现为神经系统异常，如肌张力减退、发育迟滞、舞蹈病或癫痫发作等。半数以上患者表现为肺、神经系统和甲状腺疾病三联征 | 不出现 | 急性髓系白血病 |
| 病程 | 多数新生儿致死 | 差异很大，有存活至60多岁的报道 | 新生儿致死，儿童期差异很大 | 新生儿致死，儿童期差异很大 | 幼年起病，儿童期死亡 | 差异很大 |
| 治疗 | 支持 肺移植 | 支持 糖皮质激素、羟氯喹、阿奇霉素、肺移植 | 支持 | 支持 | 支持 | 支持 |

注：SFTPB，surfactant protein B，表面蛋白B；SFTPC，surfactant protein C，表面蛋白C；ABCA3，member A3 of the ATP binding cassette family of proteins，ATP结合盒蛋白家族成员A3；NKX2-1，也被称为甲状腺转录因子1（thyroid transcription factor 1，TTF-1）。

【实验室与辅助检查】

1. 基因诊断 基因检测是首选方案。如果分子诊断结果为阳性，可避免进行肺活检。当基因检测的结果不确定时，可能需要进行组织检查。

识别致病基因可以为预后提供重要信息。比如，*SFTPB*基因变异的患者在不进行肺移植的情况下死亡率接近100%，但*ABCA3*基因和*SFTPC*基因变异的患者可能病情较轻，生存期较长。

2. 病理学诊断 患者常需要外科肺活检或是尸检方能明确病理分型。部分患者通过支气管肺泡灌洗液检查能获得肺泡蛋白沉积症的临床诊断。

【诊断标准】

由于疾病发病率低，且类型多样，目前对此类疾病并无统一的诊断标准。一般认为幼年或婴儿期出现呼吸窘迫综合征以及间质性肺炎，需要考虑此类疾病的可能性。病理上如果提示肺泡蛋白沉积症、NSIP或DIP等类型，可以进行基因检测以确诊。

【治疗与预后】

由于这类疾病非常罕见，现有的治疗都是个案报道，没有盲法、对照性的可靠研究得出确切的结论。

1. 支持治疗 表面活性物质功能障碍疾病患者的主要治疗方式是支持治疗。重症患者因呼吸衰竭可能需要呼吸机辅助呼吸。此外由于呼吸功能增加而消耗过多的热量，可能需要长期的营养支持。

2. 药物治疗 外源性表面活性物质的补充可以暂时改善肺功能，然而由于效果常不持久，且并未纠正这些疾病中存在的细胞内缺陷，对于此类疾病的较年长儿童并不能作为长期治疗的选择。给SPC功能障碍患者使用全身皮质激素、羟氯喹、阿奇霉素及其他免疫抑制剂也有效的报道，但是疗效并不确切。

3. 全肺灌洗 已用于治疗较年长儿童和成人肺泡蛋白沉积症患者。由于全肺灌洗并不能纠正基因缺陷，因此遗传性表面活性物质功能障碍儿童并不能获得持久的疗效。

4. 肺移植 是*SFTPB*基因变异导致严重疾病患者的唯一确定有效的治疗。对于因SPB缺乏进行肺移植的婴儿，其长期结局与因其他适应证进行肺移植的婴儿相当；但接受肺移植的婴儿数太少，无法准确估计成功率。婴儿肺移植相关的死亡率和并发症发病率相当高，5年生存率约为50%。虽然某些因本病进行肺移植的患者产生了SPB抗体，但存在抗体与结局较差无关。

【遗传咨询与产前诊断】

遗传性表面活性物质功能障碍导致的不同疾病的遗传方式不同，识别致病变异以及遗传方式可以为患者及家庭中高危成员提供疾病再发风险及妊娠前咨询。应该对先证者及其父母进行基因检测以明确致病基因及相应的遗传方式。再发风险评估等遗传咨询可根据不同的遗传方式进行。

家系中致病基因变异明确时可为患者家系中高危成员提供产前诊断和胚胎植入前遗传学检测。

（田欣伦 刘雅萍）

## 第六节　Birt-Hogg-Dubé综合征

　　Birt-Hogg-Dubé（BHD）综合征是一种以肺部囊状改变、皮肤良性肿瘤以及多种类型的肾脏肿瘤为特征的常染色体显性遗传性罕见疾病。目前*FLCN*是唯一已知的与Birt-Hogg-Dubé综合征相关的基因[56]。1977年由加拿大的三名医生Birt、Hogg和Dubé报道了一个具有纤维毛囊瘤、毛盘瘤、软垂疣为特征的家系，遂命名为Birt-Hogg-Dubé综合征[57]。

【临床表型特征】

　　1. 肺部表现　患者通常无症状，肺部受累主要表现为囊状改变，常为双侧，多发性病变。高分辨率CT发现89%的患者可出现肺部囊性改变。肺部囊性改变为薄壁，形状不规则、大小不一、多位于双下肺及临近纵隔区域（图30-5）。尽管肺部存在多发囊状病变，但肺功能常不受影响[58]。但患者自发性气胸的风险升高，24%～30%的患者有自发性气胸的病史，气胸多发生在40岁之前。患者发生气胸的风险是无BHD综合征家族成员的50倍。

　　2. 皮肤表现　皮肤损害主要表现为纤维毛囊瘤（图30-6）；可伴有毛盘瘤、软垂疣。纤维毛囊瘤为特异性表现，90%的患者出现纤维毛囊瘤[59]。纤维毛囊瘤为多发、淡黄色或白色，突出平面，圆形且平滑，直径为1～5mm的丘疹。皮肤损害主要分布在面部，颈部以及上躯干。

　　3. 肾脏表现　BHD综合征患者肾脏肿瘤的发生率为29%～34%。对于嗜酸细胞瘤和嫌色细胞混合类型，50%为混合性嗜酸细胞瘤，34%为嫌色细胞瘤[61]。同一个肾脏可以出现不同的肿瘤类型，同一个家系的肾脏肿瘤类型也有所不同。典型的肾脏肿瘤表现为双侧，多发，通常缓慢生长，但偶尔也会出现转移。肾脏肿瘤的中位诊断年龄为50岁左右。患者发生肾脏肿瘤的风险是正常人的7倍。但是我国的研究中罕见患者合并肾脏恶性肿瘤的报道[60]。

　　4. 其他表现　BHD综合征少见的临床表现包括大肠癌、腮腺嗜酸性细胞瘤、黑色素瘤、口腔丘疹、甲状腺癌等。有多例患者发生结肠息肉及结肠癌的个案报道，但是一项研究指出BHD患者结肠息

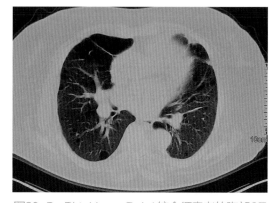

图30-5　Birt-Hogg-Dubé综合征患者的胸部CT

　　由图可见肺内多发囊状改变，形状不规则，大小不一，囊状改变主要位于双下肺及临近纵隔及胸膜下区域。

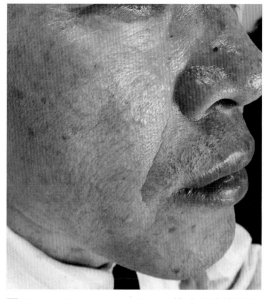

图30-6　Birt-Hogg-Dubé综合征患者的面部纤维毛囊瘤

　　多发性，淡黄色或白色，突出平面，圆形且平滑，分布于鼻唇沟周围，直径为1～3mm。（插图来源于刘雅萍等[60]）

肉及结肠癌发生风险没有高于同族的兄弟姐妹[62]，另有欧洲的注册登记研究发现BHD患者的结肠癌发生率高于普通人群[63]。

【遗传方式与相关致病基因】

Birt-Hogg-Dubé综合征为常染色体显性遗传病。患者携带有*FLCN*基因变异，该基因位于17p11.2，有14个外显子（NM_144997）。目前报道的*FLCN*基因变异有100余种。*FLCN*基因参与卵泡刺激素结合蛋白1（folliculin-interacting protein 1，FNIP1）以及卵泡刺激素结合蛋白2（folliculin-interacting protein 2，FNIP2）的编码，二者参与哺乳动物雷帕霉素靶蛋白（mammalian target of rapamycin，mTOR）以及AMP激活的蛋白激酶（AMP-activated protein kinase，AMPK）等多种信号通路。

【实验室与辅助检查】

1. 基因检测　对*FLCN*基因变异检测可用于确诊Birt-Hogg-Dubé综合征，且能用于与其他弥漫囊性病变的鉴别诊断。*FLCN*基因是目前已知唯一的Birt-Hogg-Dubé综合征致病基因。Sanger测序辅以MLPA检测*FLCN*基因全部14个外显子及包含剪切位点的侧翼序列是最常规的基因检测方法。

2. 胸部CT检查　可见肺部弥漫分布的囊状改变，常为双侧，囊性改变为薄壁，形状不规则，大小不一，多位于双下肺及临近纵隔及胸膜下的区域。

3. 腹部影像学检查　诊断BHD综合征后推荐完成腹部增强CT或腹部核磁显像检查，排除肾脏肿瘤。肾脏超声建议用于肾脏病变的随访观察[61]。

4. 组织活检病理　表皮大致正常，真皮可见含有成层角质及角质碎屑的囊状扩张的毛囊样结构，其周围结缔组织增生。另外可见2~4层细胞构成的上皮细胞条索相互吻合成类似脚手架样外观。

【诊断标准】

BHD综合征的诊断标准如表30-3所示。

表30-3　Birt-Hogg-Dubé综合征诊断标准[64]

| 标准 | 症状 |
| --- | --- |
| 主要标准 | （1）5个以上的纤维毛囊瘤或毛盘瘤，其中至少有1个经过病理证实，成人期起病；<br>（2）存在*FLCN*基因变异 |
| 次要标准 | （1）多发肺部囊性改变：双侧病变位于肺脏，无其他明确病因；有或者无原发性自发性气胸病史<br>（2）肾脏肿瘤：早期发病（<50岁）；双侧或者多发肾脏肿瘤；病理类型为混合性嗜酸性细胞瘤或嫌色细胞瘤<br>（3）1级亲属确诊Birt-Hogg-Dubé综合征 |

注：符合1条主要标准或者2条次要标准可以诊断Birt-Hogg-Dubé（BHD）综合征。

【治疗与预后】

1. 皮损的治疗　Birt-Hogg-Dubé综合征患者皮肤损害常为良性肿瘤，无需处理以及定期随访。出于美容角度，激光治疗可获得满意的效果，但有复发的可能。

2. 肺脏的治疗　大多数Birt-Hogg-Dubé综合征患者肺功能正常，目前无进行性加重患者的报道，所以无需定期复查肺功能以及肺部CT。但是患者有自发性气胸的风险，当患者出现胸痛，呼吸困难等不适时，需要警惕气胸的发生。气胸的治疗与普通气胸患者无异，对于反复气胸的患者，可考虑胸膜粘连，肺大泡局部切除。

根据2010年英国胸科协会Birt-Hogg-Dubé综合征指南，对于没有气胸的患者，可以乘坐飞机，也可胜任潜水以及剧烈运动。但是近期研究发现患者乘坐飞机气胸的发生率高于正常人[65]。

3. 肾脏的治疗　如果未发现肾脏肿瘤，建议患者从25岁开始，每两年行腹部核磁共振随诊[66]。尽管大多数肾脏肿瘤发展缓慢，但有病情进展迅速的报道，对于直径大于3cm的肾脏肿瘤，建议保留肾脏，行局部切除术[61]。肾脏肿瘤切除后建议定期随访。对于直径小于3cm的肾脏肿瘤，建议定期行MRI检查，如果不能进行MRI，可行腹部增强CT[61]。

【遗传咨询与产前诊断】

Birt-Hogg-Dubé综合征为常染色体显性遗传病。患者的父母之一应该也为Birt-Hogg-Dubé综合征患者，如果患者的双亲均正常，则该患者可能为FLCN基因的新生变异导致。患者的同胞患病的可能性取决于患者的双亲之一是否为Birt-Hogg-Dubé综合征患者，即也携带FLCN基因变异。如果患者的双亲均正常，则患者的同胞患病可能性较低，但应高于一般群体，因为患者的父母也可能为生殖细胞嵌合；如果患者的双亲之一也患病，则患者的同胞有50%概率患病。患者的子女有50%的概率罹患本病。Birt-Hogg-Dubé综合征患者家系中的高危成员，可进行症状前基因检测，排除Birt-Hogg-Dubé综合征的可能性。

Birt-Hogg-Dubé综合征一般为成年发病，且病情可以控制，除非家庭成员有此意愿，一般无需进行产前诊断。

（田欣伦　刘雅萍）

## 第七节　其他遗传性肺病

除上述常见遗传性肺病外，表30-4列出了目前已报道的其他呼吸系统遗传性疾病。

表30-4　其他呼吸系统遗传性疾病

| 疾病名称 | 临床表型特征 | 遗传方式和致病基因 | 实验室诊断 | 诊断标准 | 治疗和预后 | 遗传咨询和产前诊断 |
|---|---|---|---|---|---|---|
| 肺泡微石症[67-69] | 罕见的缓慢进展的肺疾病。以肺内磷酸钙盐沉积为特征。起病隐匿，慢性病程，部分患者出现活动后气短，也有些患者虽然肺内病变广泛存在却没有症状 | 家族性发病者表现为常染色体隐性遗传。SLC34A2编码溶质载体蛋白34家族成员2用于维持机体无机盐平衡。该基因异常导致磷转运功能障碍 | 没有特异性的血清学检查可以提示本病。胸部CT可见肺内沙砾样弥漫的钙化微结节，主要分布于肺的基底部。支气管肺泡灌洗可见板层样的微石 | 胸部影像学的典型表现可以诊断本病，此外支气管肺泡灌洗液以及经支气管肺活检有助于诊断。SLC34A2基因检测可用于家族性患者的诊断 | 除了肺移植之外，现有的治疗包括皮质激素、全肺灌洗术以及羟乙膦酸钠对本病都没有确切疗效。预后不明，30%~40%的患者死于诊断后10~49年 | 患者的父母均为携带者，分别携带有一条致病等位基因。杂合子无症状，每次受孕都有25%的概率生出患病个体，也有50%的概率生出携带者，25%的概率生出完全正常的孩子 |

（续表）

| 疾病名称 | 临床表型特征 | 遗传方式和致病基因 | 实验室诊断 | 诊断标准 | 治疗和预后 | 遗传咨询和产前诊断 |
|---|---|---|---|---|---|---|
| 慢性肉芽肿病[70] | 以自幼出现的反复皮肤软组织感染，以及危及生命的肺化脓性肉芽肿、肺炎、肺脓肿等为主要表现。也可以出现胃肠道症状 | 多数患者为X-连锁隐性遗传，但在近亲结婚盛行的地区，常染色体隐性遗传则更常见。5种基因：*CYBB*（X-连锁）、*NCF1*、*CYBA*、*NCF2*、*NCF4*，基因变异可以导致烟酰胺腺嘌呤二核苷酸磷酸（NADPGH）氧化酶异常，从而造成巨噬细胞功能障碍致病 | 胸部影像学常见各种肺炎、肺脓肿、肺内团块影以及支气管扩张等表现。痰培养可鉴定出各种细菌、真菌等病原体。肺部病理常获得肉芽肿性炎。还可以出现转氨酶升高、高球蛋白血症、中性粒细胞功能异常、B细胞减少、慢性贫血、感染活动时的炎症指标升高等 | 怀疑本病的患者可以进行中性粒细胞功能检查，一旦确定异常，应该进行前述基因检测 | 美国对此类患者给予三联治疗，即抗细菌（磺胺）+抗真菌（伊曲康唑）+免疫调节（γ干扰素）。目前由于三联治疗、感染识别及时以及广谱抗生素的使用，很多患者可以活到40岁以上。造血干细胞移植也有成功的报道 | X-连锁隐性遗传患者的后代男性正常，女性为携带者。而女性子代常常是表型正常的致病基因携带者 |
| 家族性肺纤维化[71] | 与散发性特发性肺纤维化类似，以干咳和进行性呼吸困难为主要表现，但发病年龄较轻 | 不完全外显的常染色体显性遗传。目前认为主要与三种基因相关：肺表面活性蛋白C（*SFTPC*基因）、肺表面活性蛋白A2（*SFTPA2*基因）和端粒酶逆转录酶（*TERT*基因） | 胸部CT可见胸膜下、双下肺为主的蜂窝网格影，伴有牵张性支气管扩张。肺活检病理可见普通型间质性肺炎的病理改变 | 一般需要具有肺间质疾病诊断经验丰富的单位中呼吸科、影像科以及病理科医生进行多学科讨论，仔细排除其他病因来获得 | 目前可以采用比非尼酮、尼达尼布以及N-乙酰半胱氨酸等治疗，但是疗效有限。进展期患者可以肺移植。确诊后的中位生存期仅2~4年 | 家族性肺纤维化的遗传方式复杂。患者的后代有50%的概率罹患本病。由于不完全外显，实际情况低于此比例 |

（田欣伦　刘雅萍）

## 参考文献

[1] Peacock AJ, Murphy NF, Mcmurray JJ, et al. An epidemiological study of pulmonary arterial hypertension [J]. Eur Respir J, 2007, 30: 104–109

[2] Galie N, Humbert M, Vachiery JL, et al. 2015 ESC/ERS guidelines for the diagnosis and treatment of pulmonary hypertension: the joint task force for the diagnosis and treatment of pulmonary hypertension of the European Society of Cardiology (ESC) and the European Respiratory Society (ERS): endorsed by: Association for European Paediatric and Congenital Cardiology (AEPC), International Society for Heart and Lung Transplantation (ISHLT) [J]. Eur Respir J, 2015, 46: 903–975.

[3] Dresdale DT, Michtom RJ, Schultz M. Recent studies in primary pulmonary hypertension, including pharmacodynamic observations on pulmonary vascular resistance [J]. Bull N Y Acad Med, 1954, 30: 195–207.

[4] Hoeper MM, Huscher D, Pittrow D. Incidence and prevalence of pulmonary arterial hypertension in Germany [J]. Int J Cardiol, 2016, 203: 612–613.

[5] Girerd B, Weatherald J, Montani D, et al. Heritable pulmonary hypertension: from bench to bedside [J]. Eur Respir Rev, 2017, 26.

[6] Liu D, Liu QQ, Eyries M, et al. Molecular genetics and clinical features of Chinese idiopathic and heritable pulmonary arterial hypertension patients [J]. Eur Respir J, 2012, 39: 597–603.

[7] Larkin EK, Newman JH, Austin ED, et al. Longitudinal analysis casts doubt on the presence of genetic anticipation in heritable pulmonary arterial hypertension [J]. Am J Respir Crit Care Med, 2012, 186: 892–896.

[8] Wang XJ, Lian TY, Jiang X, et al. Germline BMP9 mutation causes idiopathic pulmonary arterial hypertension [J]. Eur Respir J, 2019, 53.

[9] Mcallister KA, Grogg KM, Johnson DW, et al. Endoglin, a TGF–beta binding protein of endothelial cells, is the gene for hereditary haemorrhagic telangiectasia type 1 [J]. Nat Genet, 1994, 8: 345–351.

[10] Olivieri C, Lanzarini L, Pagella F, et al. Echocardiographic screening discloses increased values of pulmonary artery systolic pressure in 9 of 68 unselected patients affected with hereditary hemorrhagic telangiectasia [J]. Genet Med, 2006, 8: 183–190.

[11] Girerd B, Montani D, Coulet F, et al. Clinical outcomes of pulmonary arterial hypertension in patients carrying an ACVRL1 (ALK1) mutation [J]. Am J Respir Crit Care Med, 2010, 181: 851–861.

[12] Chen YJ, Yang QH, Liu D, et al. Clinical and genetic characteristics of Chinese patients with hereditary haemorrhagic telangiectasia–associated pulmonary hypertension [J]. Eur J Clin Invest, 2013, 43: 1016–1024.

[13] Harrison RE, Flanagan JA, Sankelo M, et al. Molecular and functional analysis identifies ALK–1 as the predominant cause of pulmonary hypertension related to hereditary haemorrhagic telangiectasia [J]. J Med Genet, 2003, 40: 865–871.

[14] Nasim MT, Ogo T, Ahmed M, et al. Molecular genetic characterization of SMAD signaling molecules in

pulmonary arterial hypertension [J]. Hum Mutat, 2011, 32: 1385–1389.

[15] Mathew R, Huang J, Shah M, et al. Disruption of endothelial–cell caveolin–1alpha/raft scaffolding during development of monocrotaline–induced pulmonary hypertension [J]. Circulation, 2004, 110: 1499–1506.

[16] Austin ED, Ma L, Leduc C, et al. Whole exome sequencing to identify a novel gene(caveolin–1)associated with human pulmonary arterial hypertension [J]. Circ Cardiovasc Genet, 2012, 5: 336–343.

[17] Gurney AM, Osipenko ON, Macmillan D, et al. Two–pore domain K channel, TASK–1, in pulmonary artery smooth muscle cells [J]. Circ Res, 2003, 93: 957–964.

[18] Olschewski A, Li Y, Tang B, et al. Impact of TASK–1 in human pulmonary artery smooth muscle cells [J]. Circ Res, 2006, 98: 1072–1080.

[19] Ma L, Roman–Campos D, Austin ED, et al. A novel channelopathy in pulmonary arterial hypertension [J]. N Engl J Med, 2013, 369: 351–361.

[20] D'alonzo GE, Barst RJ, Ayres SM, et al. Survival in patients with primary pulmonary hypertension. Results from a national prospective registry [J]. Ann Intern Med, 1991, 115: 343–349.

[21] Jing ZC, Xu XQ, Han ZY, et al. Registry and survival study in chinese patients with idiopathic and familial pulmonary arterial hypertension [J]. Chest, 2007, 132: 373–379.

[22] Benza RL, Miller DP, Gomberg–Maitland M, et al. Predicting survival in pulmonary arterial hypertension: insights from the registry to evaluate early and long–term pulmonary arterial hypertension disease management (REVEAL) [J]. Circulation, 2010, 122: 164–172.

[23] Benza RL, Miller DP, Barst RJ, et al. An evaluation of long–term survival from time of diagnosis in pulmonary arterial hypertension from the REVEAL Registry [J]. Chest, 2012, 142: 448–456.

[24] Zhang R, Dai LZ, Xie WP, et al. Survival of Chinese patients with pulmonary arterial hypertension in the modern treatment era [J]. Chest, 2011, 140: 301–309.

[25] Rowe SM, Miller S, Sorscher EJ. Cystic fibrosis [J]. N Engl J Med, 2005, 352: 1992–2001.

[26] Clancy JP, Jain M. Personalized medicine in cystic fibrosis: dawning of a new era [J]. Am J Respir Crit Care Med, 2012, 186: 593–597.

[27] Singh M, Rebordosa C, Bernholz J, et al. Epidemiology and genetics of cystic fibrosis in Asia: in preparation for the next–generation treatments [J]. Respirology, 2015, 20: 1172–1181.

[28] Tian X, Liu Y, Yang J, et al. p.G970D is the most frequent CFTR mutation in Chinese patients with cystic fibrosis [J]. Hum Genome Var, 2016, 3: 15063.

[29] Leigh MW. Diagnosis of CF despite normal or borderline sweat chloride [J]. Paediatr Respir Rev, 2004, 5 Suppl A: S357–S359.

[30] Ren CL, Morgan RL, Oermann C, et al. Cystic fibrosis foundation pulmonary guidelines. Use of cystic fibrosis transmembrane conductance regulator modulator therapy in patients with cystic fibrosis [J]. Ann Am Thorac Soc, 2018, 15: 271–280.

[31] Ramsey BW, Davies J, McElvaney NG, et al. A CFTR potentiator in patients with cystic fibrosis and the G551D mutation [J]. N Engl J Med, 2011, 365: 1663–1672.

[32] Mogayzel PJ Jr, Naureckas ET, Robinson KA, et al. Cystic fibrosis pulmonary guidelines. Chronic medications for maintenance of lung health [J]. Am J Respir Crit Care Med, 2013, 187: 680–689.

[33] Narayan D, Krishnan SN, Upender M, et al. Unusual inheritance of primary ciliary dyskinesia(Kartagener's syndrome) [J]. J Med Genet, 1994, 31: 493–496.

[34] Moore A, Escudier E, Roger G, et al. RPGR is mutated in patients with a complex X linked phenotype combining primary ciliary dyskinesia and retinitis pigmentosa [J]. J Med Genet, 2006, 43: 326–333.

[35] O'Connor MG, Griffiths A, Iyer NP, et al. Summary for clinicians: diagnosis of primary ciliary dyskinesia [J]. Ann Am Thorac Soc, 2019, 16: 171–174.

[36] Mirra V, Werner C, Santamaria F. Primary ciliary dyskinesia: an update on clinical aspects, genetics, diagnosis, and future treatment strategies [J]. Front Pediatr, 2017, 5: 135.

[37] 金贝贝, 田欣伦, 郑姝颖, 等. 原发性不动纤毛综合征四例并文献复习 [J]. 中华结核和呼吸杂志, 2010, 33: 197–201.

[38] Cao Y, Shao C, Song Y, et al. Clinical analysis of patients with primary ciliary dyskinesia in mainland China [J]. Clin Respir J, 2016, 10: 765–771.

[39] Knowles MR, Daniels LA, Davis SD, et al. Primary ciliary dyskinesia. Recent advances in diagnostics, genetics, and characterization of clinical disease [J]. Am J Respir Crit Care Med, 2013, 188: 913–922.

[40] 田欣伦, 王世波, 郑姝颖, 等. 原发性纤毛运动障碍17例临床特点分析 [J]. 中华结核和呼吸杂志, 2017, 40: 278–283.

[41] Shapiro AJ, Zariwala MA, Ferkol T, et al. Diagnosis, monitoring, and treatment of primary ciliary dyskinesia: PCD foundation consensus recommendations based on state of the art review [J]. Pediatr Pulmonol, 2016, 51: 115–132.

[42] 成人支气管扩张症诊治专家共识编写组. 成人支气管扩张症诊治专家共识 [J]. 中华结核和呼吸杂志, 2012, 35: 485–492.

[43] Polverino E, Goeminne PC, McDonnell MJ, et al. European Respiratory Society guidelines for the management of adult bronchiectasis [J]. Eur Respir J, 2017, 50.

[44] Lucas JS, Burgess A, Mitchison HM, et al. Diagnosis and management of primary ciliary dyskinesia [J]. Arch Dis Child, 2014, 99: 850–856.

[45] Stoller JK, Aboussouan LS. A review of alpha1–antitrypsin deficiency [J]. Am J Respir Crit Care Med, 2012, 185: 246–259.

[46] Stoller JK, Aboussouan LS. Alpha1–antitrypsin deficiency [J]. The Lancet, 2005, 365: 2225–2236.

[47] Brantly ML, Paul LD, Miller BH, et al. Clinical features and history of the destructive lung disease associated with alpha–1–antitrypsin deficiency of adults with pulmonary symptoms [J]. Am Rev Respir Dis, 1988, 138: 327–336.

[48] Janciauskiene S, Ferrarotti I, Laenger F, et al. Clinical utility gene card for: alpha–1–antitrypsin deficiency [J]. Eur J Hum Genet, 2011, 19.

[49] American Thoracic Society, European Respiratory Society. American Thoracic Society/European Respiratory

Society statement: standards for the diagnosis and management of individuals with alpha−1 antitrypsin deficiency [J]. Am J Respir Crit Care Med, 2003, 168: 818−900.

[50] Wencker M, Fuhrmann B, Banik N, et al. Longitudinal follow−up of patients with alpha(1)−protease inhibitor deficiency before and during therapy with IV alpha(1)−protease inhibitor [J]. Chest, 2001, 119: 737−744.

[51] Wozniak J, Wandtke T, Kopinski P, et al. Challenges and prospects for alpha−1 antitrypsin deficiency gene therapy [J]. Hum Gene Ther, 2015, 26: 709−718.

[52] Miravitlles M, Dirksen A, Ferrarotti I, et al. European Respiratory Society statement: diagnosis and treatment of pulmonary disease in α1−antitrypsin deficiency [J]. Eur Respir J, 2017, 50.

[53] van Moorsel CH, Hoffman TW, van Batenburg AA, et al. Understanding idiopathic interstitial pneumonia: a gene−based review of stressed lungs [J]. Biomed Res Int, 2015, 2015: 304186.

[54] Whitsett JA, Wert SE, Weaver TE. Alveolar surfactant homeostasis and the pathogenesis of pulmonary disease [J]. Annu Rev Med, 2010, 61: 105−119.

[55] Suzuki T, Sakagami T, Young L R, et al. Hereditary pulmonary alveolar proteinosis: pathogenesis, presentation, diagnosis, and therapy [J]. Am J Respir Crit Care Med, 2010, 182: 1292−1304.

[56] Schmidt L, Warren M, Nickerson M, et al. Birt−Hogg−Dubé syndrome, a genodermatosis associated with spontaneous pneumothorax and kidney neoplasia, maps to chromosome 17p11. 2 [J]. Am J Hum Genet, 2001, 69: 876−882.

[57] Birt AR, Hogg GR, Dube WJ. Hereditary multiple fibrofolliculomas with trichodiscomas and acrochordons [J]. Arch Dermatol, 1977, 113: 1674−1677.

[58] Toro JR, Pautler SE, Stewart L, et al. Lung cysts, spontaneous pneumothorax, and genetic associations in 89 families with Birt−Hogg−Dubé syndrome [J]. Am J Respir Crit Care Med, 2007, 175: 1044−1053.

[59] Tong Y, Schneider JA, Coda AB, et al. Birt−Hogg−Dubé syndrome: a review of dermatological manifestations and other symptoms [J]. Am J Clin Dermatol, 2018, 19: 87−101.

[60] Liu Y, Xu Z, Feng R, et al. Clinical and genetic characteristics of chinese patients with Birt−Hogg−Dubé syndrome [J]. Orphanet J Rare Dis, 2017, 12: 104.

[61] Stamatakis L, Metwalli AR, Middelton LA, et al. Diagnosis and management of BHD−associated kidney cancer [J]. Fam Cancer, 2013, 12: 397−402.

[62] Zbar B, Alvord W, Glenn G, et al. Risk of renal and colonic neoplasms and spontaneous pneumothorax in the Birt−Hogg−Dubé syndrome [J]. Cancer Epidemiol Biomarkers Prev, 2002, 11: 393−400.

[63] Nahorski M, Lim D, Martin L, et al. Investigation of the Birt−Hogg−Dubé tumour suppressor gene (FLCN) in familial and sporadic colorectal cancer [J]. J Med Genet, 2010, 47: 385−390.

[64] Menko FH, Van Steensel MA, Giraud S, et al. Birt−Hogg−Dubé syndrome: diagnosis and management [J]. Lancet Oncol, 2009, 10: 1199−1206.

[65] Johannesma PC, Van De Beek I, Van Der Wel JWT, et al. Risk of spontaneous pneumothorax due to air travel and diving in patients with Birt−Hogg−Dubé syndrome [J]. Springerplus, 2016, 5: 1506.

[66] Jensen DK, Villumsen A, Skytte AB, et al. Birt−Hogg−Dubé syndrome: a case report and a review of the

literature [J]. Eur Clin Respir, 2017, 4: 1292378.

[67] Saito A, Mccormack FX. Pulmonary alveolar microlithiasis [J]. Clin Chest Med, 2016, 37: 441-448.

[68] Castellana G, Castellana G, Gentile M, et al. Pulmonary alveolar microlithiasis: review of the 1022 cases reported worldwide [J]. Eur Respir Rev, 2015, 24: 607-620.

[69] Ferreira Francisco FA, Pereira E Silva JL, Hochhegger B, et al. Pulmonary alveolar microlithiasis. State-of-the-art review [J]. Respir Med, 2013, 107: 1-9.

[70] Gennery A. Recent advances in understanding and treating chronic granulomatous disease [J]. F1000Res, 2017, 6: 1427.

[71] Spagnolo P, Cottin V. Genetics of idiopathic pulmonary fibrosis: from mechanistic pathways to personalised medicine [J]. J Med Genet, 2017, 54: 93-99.

责任编委：朱宝生　李胜利

# 第三十一章
## CHAPTER 31
# 腹部异常与先天性消化系统畸形

胎儿消化道畸形是常见的先天畸形，高分辨率实时超声仪对胎儿腹内许多先天畸形能做出产前诊断。产前检出的胎儿胃肠道畸形，其远期预后取决于胎儿是否伴有基因组异常及其他结构畸形，伴发畸形越多，预后越差。合并基因组异常风险大时需进行侵入性产前检测，并给予详尽的遗传咨询。同时胎儿腹内解剖结构较多、变异大，因此，区分正常解剖变异与结构畸形以及细致全面的胎儿检查极为重要。

## 第一节　先天性腹股沟疝

先天性腹股沟疝（congenital inguinal hernia）在胎儿时期的报道较少见，因为胎儿腹腔的压力与羊膜腔内压力相同。在新生儿和婴儿中比较常见，发病率为0.88%～4.4%，在体重为500～1 000g的早产儿中可高达40%[1]。腹股沟疝以男性居多，男性的发病率是女性的9倍，而且右侧腹股沟疝（60%）较左侧（25%）更常见，双侧腹股沟疝（15%）较少见[2, 3]。

【临床表型特征】

腹腔内的小肠、网膜、卵巢、输卵管等由鞘突进入腹股沟管或阴囊内，可在腹股沟处形成包块或表现为阴囊增大。

【遗传因素】

产前关于腹股沟疝的报道较少，多为孤立性出现，也可合并其他结构异常。有报道称胎儿生长受限（fetal growth restriction，FGR）也与腹股沟疝有关[4]。腹水、肠梗阻、胎粪性腹膜炎、慢性肺病等可引起腹内压升高，阻碍腹膜鞘突的闭合，从而促使腹股沟疝的发生。

在染色体异常方面，Paladini等[5]报道了1例右侧腹股沟疝的18号染色体三体胎儿，合并巨大的脐膨出、双侧足内翻及重叠指。16号染色体三体的胎儿也可以出现腹股沟疝的表型[6]。在出生后出现腹股沟疝的病例中，也有文献提及患儿合并染色体异常，如7号染色体三体嵌合体、9号染色体三体嵌合体、22q11.2微缺失、del(11)(q13.4q21)、t(10;16)(q26;p13.1)、部分1q42.2-qter三体合并部分6q27-qter单体、2q37微缺失等[7-13]。研究报道腹股沟疝还可以作为一种表型出现在Silver-Russell

综合征、综合征性颅缝早闭、家族性多发先天性异常/智力迟钝综合征和Jacobsen综合征[9, 14-16]。Allen等[17]报道了1例左侧腹股沟疝合并囊性纤维化的胎儿，出生后发现右侧也出现较小的腹股沟疝。Zhang等[13]研究认为遗传因素在腹股沟疝中起重要作用，其中*TBX1*基因作为一种罕见的危险因素促进了腹股沟疝的发展。

【实验室与辅助检查】

检查方法包括超声及MRI检查，其中超声检查直观快捷，临床意义明确，为腹股沟疝首选检查。CT较少用于对胎儿的检查。

【诊断标准】

多数的腹股沟疝可以根据临床症状、常规查体确诊，以腹股沟区坠胀感及该区肿块为主要表现。如果疝气比较小且表现不典型，可以结合影像学检查对其进行诊断。

【治疗与预后】

在治疗中，除1岁以内的婴儿可以选择疝带治疗外，超过1岁的小儿基本需要手术治疗。腹股沟疝修补术有很多种手术方法，大致分为：传统手术、小切口手术和腹腔镜手术。对于没有合并染色体异常的孤立性腹股沟疝，患儿的预后较好，术后复发率低；对于合并其他结构异常的患儿，其预后取决于合并异常的严重程度；而对于存在染色体异常或综合征的患儿，其预后较差。

【遗传咨询与产前诊断】

1. 遗传咨询  若在产前发现腹股沟疝，应首先排除是否合并病理性腹腔压力增高及FGR，密切随访观察。若为孤立性腹股沟疝，则较少发生肠管扩张及肠梗阻，出生后可行手术修复，预后较好；若合并其他结构异常则应考虑是否存在染色体异常或为某种综合征，建议行染色体核型分析和染色体拷贝数变异检测（如CMA检查或者CNV测序），其预后取决于染色体异常情况及合并畸形的严重程度。

2. 产前诊断  产前超声的主要表现为腹股沟或阴囊处皮肤强回声连续，并可见一个向外膨出的包块。包块内容物可以是小肠、网膜、卵巢、输卵管等。当疝内容物为肠管时，超声能探及混合回声（图31-1），且可见疝入肠管的蠕动，彩色多普勒超声检查可观察到来自肠系膜血管血流信号；当疝内容物为网膜组织时，包块内回声多为无明显蠕动的强回声团状，彩色多普勒可见其内无明显血流信号。先天性腹股沟疝需要同睾丸畸胎瘤、睾丸血管瘤、睾丸扭转等疾病相鉴别。

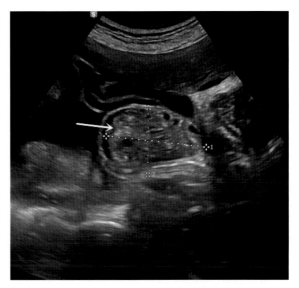

图31-1  右侧腹股沟疝

箭头所示右侧阴囊内混合性包块，内为肠管回声。

（秦　越　罗国阳）

## 第二节　腹壁缺损

胎儿腹壁缺损（abdominal wall defect）是我国产前超声规定诊断的先天畸形之一，产前早期明确诊断，对临床及时处理、治疗和预后均有着极其重要的价值。建立完善的三级医院转诊制度，将在一定程度上改善先天性腹壁缺损等胎儿的妊娠结局。腹壁缺损主要包括：腹裂、脐膨出、体蒂综合征、泄殖腔外翻等，其中腹裂、脐膨出最为常见。本节主要阐述腹裂及脐膨出。

### 一、腹裂

腹裂（gastroschisis）是指脐旁腹壁皮肤、肌肉、筋膜全层缺损，伴腹腔内脏脱出，表面无膜性组织覆盖，发生率为1/5 000～1/3 000[18]。腹裂的缺损部位可位于脐旁两侧，绝大多数位于右侧，脱出的腹腔内脏主要是肠，还包括胃、胆囊、膀胱[19]。

【临床表型特征】

脐旁的全层腹壁缺损，属于非中线缺损，缺损多位于脐右侧，较小（2～4cm），腹腔脏器经缺损处脱出，无包膜覆盖，突出物多为肠管，少有肝脏，较易发生肠梗阻和肠管扩张[20, 21]。

【遗传因素】

多为散发型，罕见家族性遗传。一些孤立性腹裂可为常染色体显性遗传。腹裂畸形发生的原因复杂，胚胎发生机制尚不明确。胚胎在腹壁形成过程中，由于某种因素偶然的影响，头尾两襞已于中央汇合，而两侧襞之一发育不全，致使腹壁在该侧脐旁发生缺损，形成腹裂畸形。亦有作者认为可能是由于1～2支肠系膜动脉过早退变，导致腹壁缺血造成腹壁缺损[22]。孕妇孕早期吸烟、使用缩血管药物等诱因也可能引起胎儿腹裂畸形[23]。

【实验室与辅助检查】

检查方法包括超声诊断、胎儿磁共振等检查。孕早期和孕中期的孕妇血清甲胎蛋白水平过高，可发现腹裂胎儿（图31-2）。可用孕妇血清甲胎蛋白测定作为腹裂胎儿的筛查方法，对血清甲胎蛋白水平过高（≥2.5MoM）的孕妇需用超声详细检查胎儿，并与开放性神经管缺陷鉴别。对于有胎儿畸形病史、家族史及不良环境因素暴露的孕妇，产前检查十分重要。

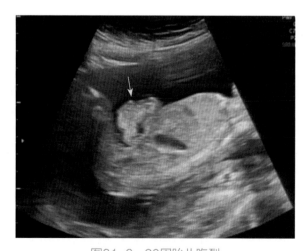

图31-2　20周胎儿腹裂

箭头所示为肠管漂浮在羊水内。

【诊断标准】

超声检查简单准确，几乎可检查出所有的腹裂畸形。本节主要描述产前超声诊断标准。

1. 超声检查时间　妊娠11周即可识别，但为防止误诊，需推迟至14周[24]。

2. 超声检查方法　胎儿腹部纵横切面扫查，依次观察胎儿腹壁及脐带腹壁入口处、内脏，重点观察腹壁的连续性及其与内脏的关系。

3. 检查内容

（1）胎儿可见脐带入口右侧的腹壁强回声线连续性中断。脱出的脏器一般为肠外翻，少数病例可见膀胱、子宫、肝脾等脱出。外翻的脏器，表面无膜覆盖，在羊水中自由漂浮。肠管壁增厚、回声增强并可见节段性肠管扩张。胎儿腹围小于相应孕周腹围。

（2）羊水量通常正常或轻度减少。当出现羊水过多时，胎儿肠道梗阻的可能性增加，多提示预后不良。

（3）脐带位于正常位置，脐与脐带的形态正常。

（4）其他合并畸形以肠旋转不良、肠狭窄、肠闭锁、肠扭转多见，偶可合并室间隔、房间隔缺损等先天性畸形。腹裂胎儿大部分染色体正常，易发生宫内生长受限、胎儿死亡。

【治疗和预后】

定期监测胎儿肠管情况，评估胎儿宫内发育，若胎儿肠管正常，可至足月分娩。所有腹裂出生的新生儿均需要手术治疗，建立产房外科及时修复手术，成功率高，效果好。

【遗传咨询与产前诊断】

1. 遗传咨询　腹裂再发风险低，虽然胎儿腹裂合并染色体异常风险低，但仍需建议患者进行产前诊断，核查胎儿染色体核型和染色体拷贝数变异情况。同时超声尽量排查其他畸形，所有腹裂胎儿应该建议行胎儿超声心动图的检查。

2. 产前诊断　腹裂应注意与以下胎儿结构异常相鉴别。

（1）脐膨出　脐膨出破裂时，与腹裂较难鉴别，胎儿脐膨出由于缺损部位较大，脱出的内容物较多时，可引起覆盖表面的囊膜破裂，内容物经过破裂口突入到羊膜腔，此类型较为罕见，通常肝脏及肠管在腹膜外。

（2）胎儿脐带　胎儿脐带在腹部扭曲时需做区分，彩色多普勒超声检查可显示脐带血流。

（3）肢体-体壁综合征　可出现前侧腹壁裂，但同时伴发脊柱异常，另外还有肢体异常。

## 二、脐膨出

脐膨出（omphalocele）是先天性前腹壁发育不全，在正中线处脐带周围肌肉、皮肤缺损，致使腹膜及腹腔内器官一起膨出体外，疝出内容物的表面覆盖一层很薄的膜，为部分羊膜和腹膜，在两层膜之间有华通胶。脐膨出的发生率为1/5 000～1/4 000[25]。男性较女性略多，约为3：2。

【临床表型特征】

根据脐膨出及腹壁缺损大小，将脐膨出分为巨型脐膨出和小型脐膨出两种。

1. 巨型脐膨出　是腹侧中胚层4个襞在胚胎10周前出现体层发育停顿所致。腹壁缺损，直径多大于5cm，腹腔容积极小，中肠全部膨出，肝脏、脾脏、胰腺、小肠、胃均可膨出。

2. 小型脐膨出　是腹壁体层在10周后发育停顿，故腹壁缺损小，直径<5cm，体腔发育已有一定容积，部分中肠已回纳入腹腔，并开始肠管的旋转，仅有肠管等内容物膨出。

脐膨出合并其他畸形很常见，高达50%的病例可能存在心脏、肾脏、胃肠道、面部、神经管、肢体缺陷。

【遗传因素】

脐膨出呈散发性，孤立性脐膨出可呈常染色体显性遗传，与其相关的致病基因有*MSKS1*基因、*FLNB*基因，分别定位于17q22、3p14.3。脐膨出可呈罕见的X-连锁隐性遗传，相关致病基因有*FLNA*，定位于Xq28。胚胎第4周时因外胚层和中胚层在褶中线融合失败，前腹壁横向迁移，体壁封闭失败造成腹腔脏器通过脐根部突入脐带内，脐带附着在膨出物之上，膨出物表面覆盖有两层膜：内层为腹膜，外层为羊膜。肠管、胃泡、肝脏是最常见的脐膨出内容物，而含有肠道的脐膨出可能是胚胎持久性残留体蒂造成的。

脐膨出的胎儿染色体异常风险增加，该风险取决于母亲年龄、诊断的胎龄、是否伴发脐带囊肿和其他结构异常以及脐膨出的内容物。脐膨出的新生儿中10%~12%可出现染色体异常，而脐膨出的胎儿中有30%可检测出染色体异常。若在孕早期诊断脐膨出，则胎儿非整倍体的概率可高达61.1%~66.7%[26]。

在染色体异常方面，与脐膨出相关的完全性非整倍体有18三体、13三体、21三体、45, X、47, XXY、47, XXX，其中最常见的染色体异常是18三体和13三体；染色体结构异常有dup(3q)、dup(11p)、inv(11)、dup(1q)、del(1q)、dup(4q)、dup(5p)、dup(6q)、del(9p)、dup(15q)、dup(17q)、12p四体嵌合体（Pallister-Killian综合征）、17p13.3缺失（Miller-Dieker无脑回综合征）以及单亲二体（如11号染色体单亲二体和14号染色体单亲二体）。存活至胎儿期的三体也会有脐膨出。

【实验室与辅助检查】

首选的检查方法是超声检查，可区分膨出的内容物；对于较小的脐膨出，MRI检查可作为超声检查的有力补充。孕中期孕妇血清AFP水平升高（≥2.5MoM）时胎儿出现脐膨出的风险升高。

【诊断标准】

产前彩色多普勒超声检查对胎儿脐膨出诊断准确率高且为无创性。本节主要阐述产前多普勒超声检查诊断标准：

1. 超声检查时间最早在妊娠11周即可诊断脐膨出。

2. 超声检查方法胎腹纵切面、横切面扫查，依次观察胎儿腹壁及脐带腹壁入口处、内脏，重点观察腹壁的连续性及其与内脏的关系。

3. 检查内容

（1）胎儿前腹壁中线处皮肤强回声中断、缺损。脐根部见一向外膨出的包块，包块边缘清晰，表面有一层线状强回声膜覆盖，即腹膜或羊膜和腹膜，且在两层膜之间为华通胶形成的网条状无回声，这是脐膨出与腹裂畸形的主要鉴别点。突出内容物可因缺损口的大小而不同，缺损小时，仅有肠管（图31-3，图31-4）；当缺损较大时，可有肠管、肝、胃。

（2）脐带入口往往位于包块的表面，可以是中央顶端，也可以偏于一侧，彩色多普勒血流显像有助于显示脐带血管位置。可伴发单脐动脉。

（3）脐膨出常伴发其他畸形，包括心脏畸形、神经管缺陷、肾脏缺陷、胃肠道缺陷、肢体畸形、唇裂、腭裂、膈疝等。部分脐膨出胎儿可有宫内生长受限。脐膨出还常合并胎儿染色体的异常，如13三体、18三体、21三体等。Beckwith-Wiedeman综合征可出现脐膨出，包括巨大儿、巨舌症、脏器肿大、新生儿低血糖、骨骼发育不良等[27]。

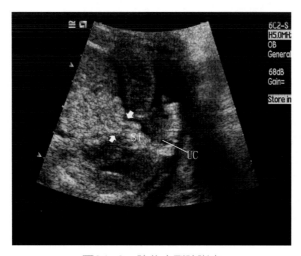

图31-3　胎儿小型脐膨出

两箭头之间显示腹壁中断。SI：小肠；UC：脐带。

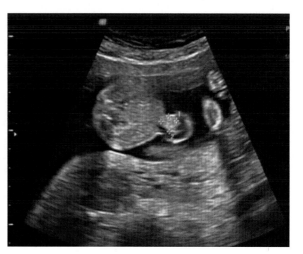

图31-4　15周胎儿小型脐膨出

【治疗与预后】

脐膨出的治疗包括出生后立即用无菌温盐水敷料及无菌塑料袋覆盖，并尽快转送小儿外科治疗。手术应尽早进行，因在胃肠道无大量充气时，手术操作较为方便。小型脐膨出多行一期手术，巨型脐膨出一般要求二期或分期手术，但也可视具体情况。脐膨出的预后很大程度上取决于合并畸形的类型及其严重程度，如果存在较严重的合并畸形或染色体异常或两者均存在，则围生儿病死率高达80%～100%，因此尽可能发现合并畸形，对胎儿的预后评估至关重要。单纯脐膨出患儿由于肠管突出、肠管梗阻，致使膈肌活动受限制，易发呼吸窘迫，另外术后的感染也影响患儿的预后。

【遗传咨询与产前诊断】

1. 遗传咨询　脐膨出的再发风险取决于引起该畸形的病因，若合并染色体畸形（如18三体），再发风险约1%。若脐膨出为某些综合征的表现形式之一，再发风险取决于该综合征，如Beckwith-Wiedemann综合征的再发风险高达50%。大多数脐膨出为散发病例，极少数为常染色体显性遗传或X-连锁隐性遗传。

2. 产前诊断　脐膨出常合并其他结构异常，故应用超声仔细检查胎儿其他部位有无结构畸形，注意与脐带本身的包块、腹壁皮肤包块、腹裂畸形等鉴别。发现胎儿脐膨出，不论合并或不合并其他结构异常，均应建议进一步侵入性产前检测，了解胎儿是否存在染色体异常。

（秦　越　章锦曼）

## ❧❧ 第三节　肝脏畸形 ❧❧

### 一、先天性肝脏血管畸形

先天性肝脏血管畸形（hemobilia abnormalities）临床少见且种类繁多，国内外关于这方面产前超声诊断报道很少。近年来随着影像诊断及产前超声检查技术的飞速发展，才逐渐被发现。

【临床表型特征】

先天性肝脏血管畸形主要包括门静脉-肝静脉瘘（P-V型）、肝动脉-门静脉瘘（A-P型）、肝动脉-肝静脉瘘（A-V型）、门静脉-下腔静脉瘘、门静脉缺如、门静脉狭窄或闭塞等。门静脉缺如和门静脉狭窄常合并肝外分流型的静脉导管缺如。

【遗传因素】

先天性肝脏血管畸形可以是遗传性出血性毛细血管扩张症（hereditary hemorrhagic telangiectasia，HHT）的一种临床表型，又称为Osler-Weber-Rendu病，是一种全身性血管发育异常疾病，呈常染色体显性遗传。动静脉血管畸形是HHT的一种血管损伤形式，可累及所有内脏器官，常见的受累器官包括肺、脑和肝脏。据文献报道，目前已发现多个基因变异均可导致HHT，包括ENG（9q34.11）、ACVRL1（12q13.13）、SMAD4（18q21.2）、BMPR2（2q33.1-q33.2）[28]。HHT累及肝脏的胎儿，出生后可因心力衰竭及肝功能衰竭而死亡，预后较差。

【实验室与辅助检查】

检查方法包括超声、MRI、CT和肠系膜血管造影。超声是创伤最小的检查，不需要对比剂，没有操作并发症。肠系膜血管造影被认为是传统的金标准，但创伤较大，因此，应用最少[29]。有家族史的患儿可进行基因变异筛查有助于鉴别诊断HHT。

【诊断标准】

先天性肝脏血管畸形临床表现个体差异很大，多为影像学检查显示肝内动脉扩张和静脉曲张、动-静脉瘘等血管畸形而被发现。

【治疗与预后】

部分先天性肝脏血管畸形患儿可无临床症状，也可出现严重的并发症。对于有临床症状的肝脏血管畸形可行肝动脉栓塞和肝移植手术。肝动脉栓塞的目的是减少肝动静脉或动脉门脉分流。栓塞可改善高输出量心力衰竭和肠系膜盗血综合征相关的症状。然而，效果很短暂，症状通常会复发。缺血并发症（缺血性胆管炎、缺血性胆囊炎和/或肝坏死）可导致死亡。栓塞后2年生存率约73%。

【遗传咨询与产前诊断】

1. 遗传咨询　先天性门静脉-肝静脉瘘临床表现个体差异很大，多无临床症状，一般于成人体检时发现。部分患者的某些临床表现可在成年甚至老年时出现，有些临床表现隐匿。分流量大者可出现精神症状、低血糖表现。笔者发现2例产前门静脉-肝静脉瘘病例，随访到出生后6个月均无明显临床症状。先天性肝动脉-门静脉或肝静脉瘘虽然少见，但是并发症严重，预后差，治疗困难。Costa等[30]报道了1例产前发现肝动-静脉畸形出生后新生儿出现心力衰竭的病例。

2. 产前诊断  产前超声可表现为肝内血管扩张，扩张的血管可以表现某一条血管的扩张，也可以表现一个肝段或肝叶内的多条血管扩张；扩张的血管形态可以表现圆形或椭圆形，也可以表现为管状。彩色多普勒可显示血管腔内充满彩色血流信号，其中瘘口处血流信号最明亮，脉冲多普勒检查瘘口血流信号最明亮处可探及湍流频谱。肝动脉–门静脉或肝静脉瘘时血流速度较高，可以检出典型高速低阻型动静脉瘘血流频谱。门静脉–肝静脉瘘产前分流血流速度不高（图31-5），这与两者间压力差不大有关，产后分流速度会较产前明显增高。

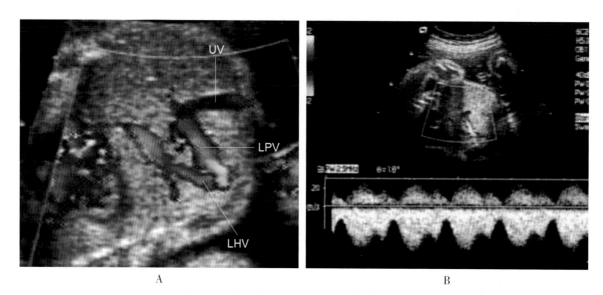

图31-5  28周胎儿左门静脉–左肝静脉瘘畸形

A. 彩色多普勒显示左门静脉及左肝静脉均明显扩张，且两者远端相通，彩色多普勒显示左门静脉内血液通过瘘口进入左肝静脉内，瘘口处血流信号最明亮。B. 脉冲多普勒取样容积置于左门静脉瘘口处，频谱为类似静脉导管的双峰双谷静脉频谱。UV：脐静脉；LPV：左门静脉；LHV：左肝静脉。

## 二、肝内钙化灶

肝内钙化灶在成人中较常见，而在产前肝内钙化灶的发生率为1/1 750～1/1 000。

【临床表型特征】

单纯性肝内钙化灶一般为产前或偶然体检发现，一般不伴有明显的临床症状。

【遗传因素】

据文献报道，胎儿钙化灶发生率最高是出现在妊娠13～15周，这可能与胎儿发育中钙的代谢有关[31]。Pata等[32]研究指出，21%～85%的胎儿肝内钙化灶合并其他结构异常，该作者报道了7例孤立性胎儿肝内钙化灶均为染色体核型正常的胎儿。Simchen等[33]研究了61例胎儿肝内钙化灶，其中35%为孤立性，65%合并有其他结构畸形，而11例胎儿肝内钙化灶合并异常染色体核型（4例13三体；2例21三体；1例18三体；1例45, X；4p-、22q+和8p+各1例），其中仅有1例21三体胎儿表现为孤立性胎儿肝内钙化灶，13三体的胎儿常存在多处钙沉积的现象。Satge等[34]在1994年还报道了1例9三体的胎儿肝内钙化灶，合并唇腭裂等多发结构畸形。

除了染色体异常，当发现胎儿肝内钙化灶后还应高度警惕宫内感染的存在。巨细胞病毒、细小病毒B19、风疹病毒、弓形虫、单纯疱疹病毒、梅毒感染均可出现胎儿肝内钙化灶，其中以巨细胞病毒感染最为常见[35]。如果产前未做羊膜腔穿刺进行TORCH检查，出生后应抽血查验，以排除感染引起的钙化灶。

【实验室与辅助检查】

检查方法包括超声、CT检查，其中超声检查直观快捷，是确诊肝内钙化灶的首选检查方法。

【诊断标准】

影像学检查发现肝内单发或多发的灶状钙化。

【治疗与预后】

单纯性的肝内钙化灶一般不需要治疗，预后较好。TORCH检查为阳性者，应按相应病原体的干预原则进行治疗。有伴发畸形或染色体异常时，其预后取决于伴发疾病。

【遗传咨询与产前诊断】

1. 遗传咨询　胎儿期检出的肝内钙化灶，出生后可在新生儿期自行消失。出生后应行腹部超声检查肝内钙化灶是否仍然存在。孤立性肝内钙化灶预后良好。若染色体正常，TORCH检查阴性，则预后较好。胎儿单纯性的肝内钙化灶复发风险未见报道。

2. 产前诊断　产前超声表现为肝内点状或团状强回声（图31-6），较大者伴声影，较小者可无声影。引起钙化的原因不同，钙化灶的大小及位置亦不同。

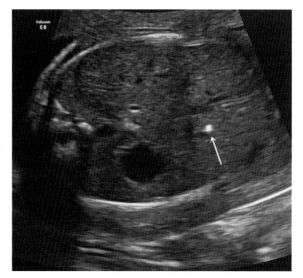

图31-6　24周胎儿肝内钙化灶（箭头所示）

### 三、先天性肝肿大

肝脏是重要的营养脏器，是累及后果较严重的器官。

【临床表型特征】

胎儿期肝肿大最直接的表现是胎儿腹围大于相应孕周，出生后肝肿大者的肝脏各径线大于相应年龄肝脏大小的正常值。

【遗传因素】

国外多篇文献报道，21三体的胎儿可出现肝肿大的超声表现。Gielchinsky等[36]对比研究了妊娠11～13周的21三体和整倍体胎儿，其中73%的21三体胎儿的肝脏体积大于整倍体组的第95百分位数。多位学者研究指出，21三体患儿出生后白血病的发病率是正常儿的10～20倍[37-39]。在产前，21三体的胎儿也可以出现短暂性造血功能异常（transient abnormal myelopoiesis），又称为短暂性白血病，并可伴有肝肿大、胎儿水肿等多种超声表现。胎儿血液分析常可显示肝酶升高、低蛋白血症。出现水肿的胎儿预后差，出生后常死于肝功能衰竭所致的凝血功能障碍。Kroeldrup等[40]报道了1例确诊为肌肉发育肥大（muscular hypertrophy）的胎儿，超声表现为肌肉肥大、肝肿大及羊水过多，羊水的CMA检测结果发现7q36.3重复，该区域包含了SHH基因。除了染色体异常，肝肿大还可能是胎儿综合征的其中一种临床表型。Beckwith-Wiedemann综合征相关的异常包括巨大舌、腹壁缺损及巨内脏（肝、脾、肾、肾上腺），该病约15%为常染色体显性遗传，其分子基础较复杂，涉及11p15.5区域的印记基因，包括胰岛素样生长因子2（IGF2）[41]。

发现胎儿肝肿大时还应排除宫内感染。巨细胞病毒（cytomegalovirus，CMV）是导致宫内感染最常见的病毒，在孕期可经过胎盘屏障垂直传播给胎儿，也可通过生殖道逆行感染胎儿。被感染胎儿产前超声可出现肝肿大、肝内钙化灶、侧脑室增宽、胎儿水肿、FGR等表现。此时行胎儿样本检验CMV IgM可增高，CMV DNA拷贝数也可增高[42]。Hollier等[43]研究了胎儿先天性梅毒，胎儿出现了肝肿大及腹水等超声表现，羊水检测出梅毒致密螺旋体，抗体IgM可呈阳性，胎儿脐血检测可发现肝转氨酶异常、贫血及血小板减少。国外还报道了胎儿因水痘带状疱疹病毒感染而出现严重水肿、肝肿大最后胎死宫内的病例[44]。

胎儿Bart血红蛋白病，是东南亚胎儿水肿的最常见原因。本病主要特征是贫血、心脏肥大、肝脾肿大、胎儿水肿、胎盘肥大、羊水过多、晚期羊水过少等。该病预后极差，大多数胎儿于孕30～40周因心力衰竭而死于宫内或产后不久死亡。

【实验室与辅助检查】

检查方法包括超声、CT检查等，其中超声检查是最常用的检查方法。

【诊断标准】

典型的临床表现及辅助检查可帮助诊断。超声检查所见胎儿腹围大于相应孕周，出生后肝脏各径线大于相应年龄的正常值，则可考虑为肝肿大。

【治疗与预后】

单纯性的先天性肝肿大较少见，多为继发性的结构改变，故病因的治疗至关重要，预后也主要取决于原发疾病。若为染色体异常或综合征所致的肝肿大，预后较差。若继发于胎儿宫内感染，预后取决于肝肿大的出现时间以及所伴发的其他结构异常的程度。胎儿期梅毒所致的肝肿大可在产前行母体肌注青霉素G治疗，但若胎儿已出现水肿的症状，预后较差。

【遗传咨询与产前诊断】

1. 遗传咨询　先天性肝肿大多与遗传因素有关，应对患儿父母的情况进行不同的遗传学检查并给予遗传咨询，有无伴发其他畸形对指导疾病预后很有意义。对于怀疑为宫内感染所致的肝肿大患儿，产前行羊膜腔穿刺术可作出诊断。

2. 产前诊断　产前超声诊断肝肿大最直接的表现是胎儿腹围大于相应孕周，肝脏明显增大者在胎儿上腹部切面上只显示增大的肝脏，而不显示胃泡声像。常伴有胸、腹水或胎儿全身水肿（图31-7）。影像学诊断为肝肿大的胎儿，应建议进一步做侵入性产前检测，了解胎

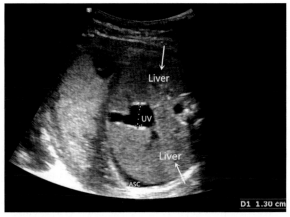

图31-7　28周胎儿肝肿大、脐静脉腹腔段局限性扩张伴腹水

考虑胎儿地中海贫血；Liver：肝脏；UV：脐静脉；ASC：腹水。

儿是否存在染色体和染色体拷贝数异常，是否存在血红蛋白病、病原体宫内感染等，为胎儿预后提供更准确的咨询意见。

## 四、肝脏肿瘤

先天性肝脏肿瘤（fetal hepatic tumor）极其罕见，文献报道的先天性肝脏肿瘤有肝血管瘤、肝母细胞瘤、肝腺瘤、错构瘤、肝转移性肿瘤等，其中以肝脏血管瘤（hepatic haemangioma）、间叶性错构瘤（mesenchymal hamartoma）、肝母细胞瘤（hepatoblastoma）这3大类最常见，分别占60%、23%、16%。

【临床表型】

肝脏肿瘤的首发症状多为腹部膨隆、腹痛，体格检查可触及肝脏肿物。在一些肝血管瘤的病例中，可发生充血性心力衰竭或消耗性凝血性疾病。

【遗传因素】

肝脏间叶性错构瘤遗传学的研究证实了11号和19号染色体之间存在平衡易位t(11; 19)(q13; q13.4)，这可能是一种间叶组织克隆遗传疾病[45]。非整倍体和染色体核型的改变更常见于恶性肿瘤，若出现在肝脏间叶性错构瘤的患儿中则可能反映了内在遗传的不稳定性。大部分肝母细胞瘤是散发性的，与*APC*基因（5q22.2）、*GPC3*基因（Xq26.2）和*IGF2*基因（11p15.5）的过度表达以及8号染色体长臂拷贝数重复有关。也有文献报道称，肝母细胞瘤可以出现于18三体的患儿中，而且常与一些先天性综合征有关，如Beckwith-Wiedemann综合征、孤立性偏侧增生和家族性腺瘤性息肉病等[46]。

【实验室与辅助检查】

检查方法包括超声、CT、MRI、血管造影等，在肝母细胞瘤的患儿中，血清甲胎蛋白（AFP）也是诊断及监测的重要实验室指标。

【诊断标准】

肝脏肿瘤的临床诊断应根据临床表现、血清学检查、影像学检查等，病理组织学诊断为金标准。

【治疗与预后】

肝血管瘤的治疗以外科手术切除为主，除此之外，还可以应用类固醇激素或干扰素治疗及肝脏移植，若肿瘤单发无症状，可给予保守观察，待其自然消退。手术切除是间叶性错构瘤的有效治疗方法，完整切除肿瘤后预后多良好，偶有局部复发；极少数病例恶变为未分化型肝胚胎性肉瘤或血管肉瘤，应尽早手术，且密切随访。肝母细胞瘤的治疗以手术和化疗为主，手术后联合化疗等综合治疗可提高生存率，预后与是否手术彻底切除瘤体、是否联合化疗、是否发生远处转移及瘤体破裂有关，与瘤体大小、肿瘤细胞异形性无关。肝母细胞瘤预后较差，存活率只有25%，肝脏肿瘤较大时，可伴患儿水肿、心力衰竭、严重贫血、血小板减少症、肿瘤破裂后出血，预后不良。

【遗传咨询与产前诊断】

1. 遗传咨询　对于肝脏肿瘤的患儿，明确的病理诊断对其预后至关重要。对肝母细胞瘤的患儿，应详细询问其一级及二级亲属中有无肿瘤（多数为结肠癌）及家族性结肠息肉病史，并以此进行遗传咨询。

2. 产前诊断　产前肝脏肿瘤的共同声像特点是肝实质内出现囊性、实性或混合性回声肿块。肿块边界一般清楚，边缘规则整齐，内部无回声，实质性肿块多为强回声；肿瘤有出血、坏死、钙化时，出现相应的超声图像特征。约50%的肝血管瘤中可出现细小点状钙化，而肝母细胞瘤通常可见粗大致密的钙化。较大的胎儿肝血管瘤及肝母细胞瘤可导致肝脏增大，多为混合性回声肿块。较大的胎儿肝血管瘤可出现广泛的动静脉瘘而导致胎儿高心输出量性心力衰竭，进一步发展可导致胎儿水肿，但这种情况相当罕见。肝脏间叶性错构瘤可与胎盘间叶发育不良（placental mesenchymal dysplasia）有关，但较单纯性的肝脏间叶性错构瘤少见。

（秦　越　李胜利）

## 第四节　胆管及胆囊畸形

### 一、先天性胆管闭锁

先天性胆管闭锁（congenital biliary atresia，CBA）是由各种原因引起的进行性胆管系统炎症及胆管纤维化，最终导致肝内外胆管闭锁的新生儿罕见疾病。病因相当复杂，发病机制尚未完全明确，在西方国家活产儿中的发病率为1/19 000 ~ 1/5 000，亚洲的发病率明显较高[47]。

【临床表型特征】

先天性胆管闭锁以梗阻性黄疸为主要临床表现。可根据肝外梗阻的水平来分型，Ⅰ型：胆总管闭锁，约占5%；Ⅱ型：肝总管闭锁，约占2%；Ⅲ型：肝门区胆管闭锁，没有任何肉眼可见的胆管残留，约占90%。根据临床表现，可分为综合征型胆管闭锁（可伴发内脏反位、心脏缺损及其他结构的异常）和非综合征型胆管闭锁（多为单纯性胆管闭锁）。

【遗传因素】

CBA的发病机制尚未完全明确，在染色体异常方面，有报道称先天性胆管闭锁与22三体、18三体、11q缺失有关。胆管闭锁脾脏畸形综合征可伴发内脏转位，提示可能与INVS、CFC1、ZIC3等器官发育转位相关蛋白存在关联，其中CFC1（2q21.1）基因、ZIC3（Xq26.3）基因变异在胆管闭锁脾脏畸形综合征患者中均有发现，而对于INVS基因，虽然在CBA患者中尚未发现存在该基因变异的案例，但在该基因敲除的动物模型中可出现CBA的症状[48]。Notch信号通路被认为是胆管形成的一种潜在调节因子，而作为Notch信号通路的配体，Notch2或Jagged1基因变异也可出现胆管闭锁的表型[49]。另外通过动物模型的研究发现，肝外胆管的发育异常可能还与Sox17、Hes1、HNF6、HNF1β、Hhex等转录因子的活性及表达水平有关[50]。近年来关于CBA的全基因组研究发现染色体10q24.2上的XPNPEP1、ADD3基因，以及染色体2q37.3上的GPC1基因均与CBA密切相关[51, 52]。

【实验室与辅助检查】

检查方法包括血清学检查（总胆红素、直接胆红素、总胆汁酸及γ-谷氨酰转肽酶等）、超声、磁共振胰胆管造影术（magnetic resonance cholangiopancreatography，MRCP）、内镜下逆行胰胆管成像（endoscopic retrograde cholangio-pancreaticography，ERCP）或肝活检等，其中肝活检目前仍是诊断CBA最有效的手段之一。

【诊断标准】

应根据临床表现（黄疸、白陶土样大便）、血清学检查（总胆红素、直接胆红素、总胆汁酸及γ谷氨酰转肽酶升高）、影像学检查（超声检查显示胆囊萎缩或缺如、胆管造影显示仅胰管显影或肝内胆管不显影等）和肝活检结果进行诊断。肝脏穿刺病理学检查是诊断CBA最可靠的指标，一般表现为汇管区小胆管及纤维组织增生，胆管内胆栓形成等，其诊断准确率可达88.2%～96.8%。

【治疗与预后】

CBA的患儿应在确诊后尽快接受治疗。若不能得到及时有效的治疗，CBA患儿多在2岁以内因进行性肝纤维化、胆汁性肝硬化导致肝功能衰竭而死亡。手术是治疗CBA的唯一途径，手术方式主要包括早期的肝门空肠吻合术（Kasai术）以及后期的肝移植术。手术的早晚与手术后效果有明显关系。大量临床实践表明，出生60天内手术者，其病变较轻，胆管可能尚未完全闭塞，因而黄疸消退较彻底，肝功能保留较好，手术疗效较好，生存期较长。据报道，对于肝移植治疗的胆管闭锁患儿，3年生存率为90%，其中活体肝移植3年生存率为94.4%[53]。

【遗传咨询与产前诊断】

CBA患儿的产前超声多表现为胎儿胆囊不显示（图31-8），产前影像学诊断包括超声、磁共振对本病诊断困难。对于产前怀疑CBA的胎儿，羊水中的γ-谷氨酰转肽酶（gamma-glutamyl transpeptidase，GGTP）活性低可作为产前胆管损伤的良好指标[54]，该检测在妊娠22周前有90%的敏感性和80%的特异性，而22周后敏感性及特异性均下降[55]。

总之，胆囊不显示的胎儿应怀疑存在CBA。需要排除其他结构异常，如肝门囊肿和/或多脾综合征。22周前羊水中γ-谷氨酰转肽酶分析也是产前诊断胆管梗阻的一种辅助工具。

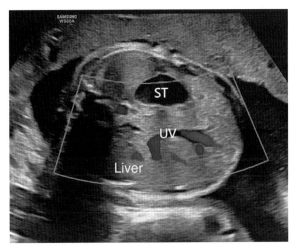

图31-8　25周胎儿胆囊不显示

UV：脐静脉；ST：胃泡；Liver：肝脏。

但产前无法做出胆管闭锁的明确诊断，对于胆囊不显示的胎儿，应在出生后密切随访观察，以满足胆管闭锁的紧急手术要求。

## 二、先天性胆管扩张症

先天性胆管扩张症（congenital bile duct dilatation，CBD）为临床上最常见的一种先天性胆管畸形，曾经被称为先天性胆总管囊肿，多以胆总管扩张为特点。本病胆管扩张可发生于肝内、外胆管的任何部位，最常见的是胆总管囊状或梭状扩张，其发病率为1/5 000～1/4 000。

结合Alonso-lej及Todani分类法，胆管扩张症可分为5型：Ⅰ型-胆总管囊性扩张型（Ⅰa型，胆总管囊性扩张，常见类型；Ⅰb型，节段性的胆总管囊性扩张，无胰胆合流异常，极少见；Ⅰc型，胆总管梭状扩张，常见类型）；Ⅱ型-胆总管憩室型；Ⅲ型-胆总管囊肿脱垂；Ⅳ型-多发性的肝内或肝外的胆管扩张（Ⅳa型，肝外胆总管扩张同时合并肝内胆管扩张；Ⅳb型，肝外胆管的多发性扩张）；Ⅴ型-肝内多发胆管囊状扩张（Caroli病）。

【临床表型特征】

CBD的临床表现有三联征：腹痛、黄疸、右上腹包块，常为间歇性发作，合并感染者有畏寒、发热，患者在感染和疼痛时出现黄疸，90%患者可有右上腹包块，包块有囊性感，部分病例也可无症状。CBD的并发症主要有肝内外胆管结石、胆管炎、急慢性胰腺炎、胆管系统恶性肿瘤和肝硬化等。

【遗传因素】

根据国内外文献报道及笔者经验[56-58]，Ⅰ～Ⅳ型胆管扩张较少合并其他结构异常，也未见与染色体异常有关的报道。而Ⅴ型是一种罕见的常染色体隐性遗传病，其特征是肝内多发胆管囊性扩张。有文献指出，早发型的Caroli病是婴儿型多囊肾（infantile polycystic kidney disease）系列中的一部分，也与PKHD1（6p12.3-p12.2）基因缺陷有关[59]。还有报道称，Caroli病和胆总管囊肿可以出现在Meckel-Gruber综合征的胎儿中[60]。

【实验室与辅助检查】

检查方法包括超声检查、多层螺旋CT、磁共振胰胆管造影术（MRCP）、内镜下逆行胰胆管成像（ERCP）和经皮肝穿胆管造影（percutaneous transhepatic cholangiography，PTC）、经口服或静脉胆管造影术、内镜超声检查术（endoscopic ultrasonography，EUS）等。超声及CT检查无创、安全、简便，可作为首选的检查方法，如有怀疑可做MRCP，不能确诊者再行ERCP或PTC。CBD患者无症状时，血清学检查往往也正常；当患者出现症状时，患者的血淀粉酶、肝酶、胆酶、胆红素等指标有不同程度的异常。

【诊断标准】

应根据临床表现（腹痛、黄疸、右上腹包块、发热等）、血清学检查（血淀粉酶不同程度的升高）、影像学检查结果（超声检查显示扩张的胆总管、肝内胆管以及增厚的胆囊内壁；ERCP和PTC可清晰地显现囊肿的外形、类型、大小及受累范围，而且可证实是否存在胆胰管合流异常）可进行综合诊断。

【治疗与预后】

鉴于CBD患者有胆管恶性肿瘤可能，建议成人及有症状的婴幼儿一旦明确诊断应及早行手术治疗；对于无症状的婴幼儿，为避免术后缝合口破裂及吻合口狭窄，建议待患儿3～6个月或更大后再行手术治疗。手术方式与临床分型有关，不同学者对手术方式的选择仍有不同观点，但胆管囊肿切除和肝肠Roux-en-Y吻合术仍是目前胆管重建的首选手术方式。原位肝移植术是晚期Caroli病的唯一有效治疗途径。由于有部分患者会有术后远期并发症，因此对CBD术后患者需进行长期乃至终生的随访。

【遗传咨询与产前诊断】

本病的囊状扩张型可在孕中期及孕晚期被超声检出，其特征性声像图表现为肝门区囊性包块，形状呈圆形，位于门静脉的右前方，常对门静脉产生压迫而使门静脉走行弯曲，如果显示囊性包块与胆囊相通，则有助于确诊（图31-9），但产前很难对胆管扩张的分型进行明确诊断。彩色多普勒更清楚地显示该包块位于门静脉、肝动脉及脐静脉之间，其内部无血流信号。

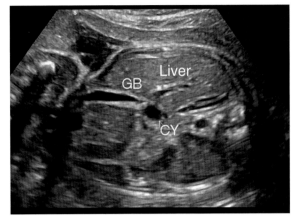

图31-9 29周胎儿胆管扩张

肝脏内无回声，暗区与胆囊相通，包膜完整，内透声好，CDFI未显示血流信号。GB：胆囊；Liver：肝脏；CY：囊性包块。

产前诊断胎儿胆管扩张时应注意与囊性胆管闭锁、十二指肠闭锁、消化道重复畸形、肾上腺囊肿、肠系膜囊肿等疾病相鉴别。最常见的是与囊性胆管闭锁鉴别，应重点观察胆囊的形态及囊肿壁的厚度，因两种疾病的发病机制、治疗方式和预后截然不同，因此鉴别诊断非常重要。

（秦　越　李胜利）

## 第五节　胃肠道畸形

### 一、先天性巨结肠

先天性巨结肠（hirschsprung）又称肠无神经节细胞症，是一种神经嵴细胞源性疾病和多基因遗传病。由于神经系统发育异常导致的大肠先天性畸形，在胚胎发育过程中神经嵴细胞迁移障碍，肠神经的发育出现停顿，导致肠壁肌间神经丛神经节细胞缺失及受累肠段异常收缩，其近端结肠代偿性扩张与肥厚形成巨结肠。先天性巨结肠是小儿常见的消化道畸形之一。

【临床表型特征】

先天性巨结肠由于结肠远端肠壁痉挛狭窄，肠管蠕动、收缩功能减弱，导致近端结肠积粪、积气，继发肥厚、扩张，形成巨结肠改变。典型的临床表现为胎便排出及排尽时间延迟，渐进性加重的顽固性便秘。对腹胀、发热、呕吐及腹泻或腹泻及便秘交替的患儿，也要考虑先天性巨结肠的可能。

【遗传因素】

先天性巨结肠病因未明，但它往往出现在一些综合征中，与某些症状相关联，如Goldberg-Shprintzen、Shah-Waardenburg、MEN2A、Haddad、Fryns等综合征。如Goldberg-Shprintzen综合征是一种少见的并发先天性巨结肠的常染色体隐性遗传疾病，主要表现为腭裂、肌张力减退、小头畸形、精神发育迟缓、智力迟钝、伴或不伴有面部畸形（器官距离过远、鼻子突出、一字眉、头发稀疏等）[61]。患儿心室扩张和大脑显像白质密度不均可能提示了神经迁移缺陷。

目前认为先天性巨结肠属于多基因遗传病，所涉及的遗传因素复杂。门目前已发现的与先天性巨结肠发病密切相关的基因有十多种，如*RET*、*GDNF*、*NRTN*、*ECE1*、*SOX10*、*EDNRB*、*PHOX2B*、*NRG1*基因等，这些基因大多是通过影响神经嵴细胞的发育而参与其发病的。目前发现的基因变异仅占先天性巨结肠病例的30%，这预示了其他可能与先天性巨结肠发病密切相关的基因还未被发现。

（1）*RET*基因　*RET*基因变异见于17%的经典型先天性巨结肠及74%的长段型先天性巨结肠病例中，另外，15%～20%的散发性和50%的家族性先天性巨结肠病例都有*RET*基因变异[62]。Martucciello等[63]于1992年首先报道了1例10号染色体长臂部分缺失的全结肠型先天性巨结肠患儿，并将这部分缺失定位于10q11.2和q21.2之间。已证实一些*RET*基因的SNP位点与先天性巨结肠的发生密切相关[64]。

（2）*GDNF*基因　有研究发现，生理情况下，*GDNF*基因的正常表达是肠神经节细胞正常移行到肠壁内的前提，对肠神经节细胞正常发育并保持其正常的生物学功能具有重要作用。但是，当*GDNF*基因表达下调后，神经节细胞无法在肠壁内正常生长发育，最终导致消化道神经节细胞缺失，进而发展为先天性巨结肠[65, 66]。

（3）*SOX10*基因　研究表明*SOX10*基因定位于22q13.1区域，该基因的基因表达产物减少会负向调节肠神经系统，参与先天性巨结肠的发生。

（4）*EDNRB*基因　定位于13q22.3，已有研究证实*EDNRB*基因变异与先天性巨结肠存在相关性[67]。

【实验室与辅助检查】

检查方法包括X线平片、钡剂灌肠、结肠传输试验、直肠肛门测压等，其中钡剂灌肠是简单易行的检查方式。

【诊断标准】

典型的临床症状包括胎便排出及排尽时间延迟，渐进性加重的顽固性便秘。

【治疗与预后】

一经诊断，应尽早手术。根治手术是目前治疗该病最主要的方法。新生儿期行改良Soave手术；1～4个月内婴儿行改良Duhame环钳斜吻合术。术后并发症包括术后梗阻综合征、小肠结肠炎、吻合口裂开或漏、吻合口狭窄、肌鞘炎、盆腔炎、直肠皮肤瘘、大便失禁等，这些并发症是影响患儿术后生活质量的重要因素。先天性巨结肠术后并发症对患儿远期生活质量、心理行为、社会适应和日常生活等有多方面影响[68]。

【遗传咨询与产前诊断】

1. 遗传咨询　目前公认先天性巨结肠是与性别有关的多因素遗传病，对患儿家族进行细致、精确的遗传咨询，以及判断有无伴发其他畸形对指导疾病预后很有意义，亦对寻求该病致病基因有帮助。对所有诊断为先天性巨结肠的新生儿，进行正规的临床畸形学评估显得极其重要，骨骼

X线的拍摄，心脏和肾脏的影像学检查都应该系统地完成。

2. 产前诊断 产前诊断困难，较难与其他原因造成的肠管扩张相鉴别，特别是程度轻、无明显肠管扩张的病例，诊断更为困难。多在妊娠晚期超声检查时提示胎儿腹围增加，下腹可见S形管道状液性暗区，边缘光滑，肠腔内积聚胎粪，呈现不均质低回声。动态观察显示S形管道状液性暗区缓慢增多，且扩张范围较固定，上段肠管无扩张。正常胎儿结肠有时亦有扩张，但通常≤2cm，因此如果发现胎儿结肠内径＞2cm，应严密追踪，以便及早诊断。产后超声检查可确定病变部位，有助于手术切除无神经节的肠管。

## 二、肠旋转不良

肠旋转不良是指在胚胎发育过程中，以肠系膜上动脉为轴心的肠管旋转运动发生障碍而引起的肠系膜附着不全和肠管位置异常，可于出生前后任何阶段发生剧烈肠扭转造成肠系膜血循环障碍，致肠广泛坏死，其中新生儿期及婴儿期肠旋转不良伴中肠扭转最多见，尤其是早期新生儿（＜7天）。约80%的患儿在出生后第1个月内出现临床症状，并需要外科手术治疗[69]。

【临床表型特征】

肠旋转不良在新生儿期的典型临床表现是胆汁性呕吐，非典型症状表现为腹痛、黄疸等，当扭转发生后，还可表现为腹胀。严重者肠管坏死或消化道穿孔，还可出现血便。肠管广泛坏死可直接导致死亡或术后出现短肠综合征。

【遗传因素】

结肠旋转不良属于一组旋转畸形的疾病谱[70]，目前尚鲜有肠旋转不良的病因学报道。肠旋转不良是全身多发畸形的一部分，可出现于Rubinstein-Taybi综合征[71]，后者是一种先天性多发畸形综合征，包括中枢神经系统、泌尿、心脏及其他器官的畸形。

【实验室与辅助检查】

检查方法包括消化道造影、腹部超声、腹部平片、钡剂灌肠、腹部增强CT等，其中消化道造影是目前肠旋转不良的主要检查方式。

【诊断标准】

肠旋转不良的消化道造影检查目前被认为是术前诊断该病的金标准[72]。当出现造影剂突然中断或螺旋滴下时可发现"螺旋征"，说明存在肠旋转（图31-10）。

【治疗与预后】

一经诊断，应尽早手术。手术是目前治疗该病的主要手段。腹腔镜手术对于治疗肠旋转不良有一定优势，可缩短患儿术后住院时间及禁食时间。虽然大多数患儿经及时的手术治疗预后良好，但也有少数患儿因确诊时间晚而延误治疗，严重者可导致短肠综合征、感染性休克等。

【遗传咨询与产前诊断】

产前超声中肠旋转不良合并肠扭转的典型声像图表现是漩涡征[73]（图31-11）。

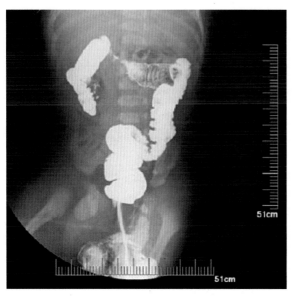

图31-10　钡剂灌肠显示盲肠位置异常改变

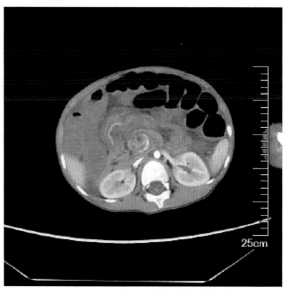

图31-11　CT增强显示肠旋转不良的漩涡征

### 三、先天性肥厚性幽门狭窄

先天性肥厚性幽门狭窄（congenital hypertrophic pyloric stenosis，CHPS）是新生儿及婴儿常见的消化道疾病，居先天畸形的第3位，以第一胎足月儿男性较多，男女之比为（4~5）:1，主要症状为出生后15~25天喂奶后10~30min呕吐胃内容物，无胆汁，原因在于幽门部肌肉肥厚所致的幽门管腔狭窄而导致的上消化道不完全梗阻，需要外科手术治疗[74,75]。

【临床表型特征】

先天性肥厚性幽门狭窄典型的临床表现是进行性加重的喷射性呕吐，呕吐物不含胆汁。患儿多以出生后进食差、喂奶后吐奶为主诉，部分患儿有明显消瘦、脱水等症状。腹部检查时可见上腹部膨隆，典型者可触及橄榄样肿块，下腹部则平坦柔软，临床上如可明显触及肿块者，可基本明确诊断。

【遗传因素】

CHPS发病机制及相关致病基因尚未确定，多数学者认为属多基因遗传病，是先天性幽门肌间神经丛神经节细胞发育不成熟引起幽门环肌持续性收缩进而肥厚导致幽门不完全梗阻。

【实验室与辅助检查】

检查方法包括X线钡餐检查、腹部超声检查等。对CHPS患儿确诊的传统方法是X线钡餐检查，但此法不能直接显示肥厚的幽门本身，且X线有辐射，所以有一定局限性。

【诊断标准】

目前无公认的CHPS诊断标准，典型的临床表现及辅助检查可帮助诊断。二维超声所见幽门肌肥厚形成实质性中等或低回声均匀团块，少数回声增强，局部胃壁蠕动消失，部分肌层增厚，以幽门管壁厚度>3.5mm或4mm、长度≥16mm或18mm、狭窄指数>50%等可作为CHPS诊断标准（图31-12，图31-13）。

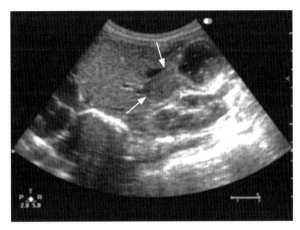
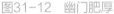

图31-12　幽门肥厚

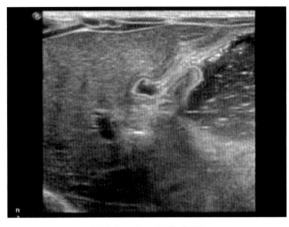

图31-13　正常幽门

【治疗与预后】

一经诊断，应尽早手术。手术是目前治疗该病主要的手段。若不早期诊断并及时手术，患儿常因呕吐导致窒息甚至死亡，或致严重营养不良甚至衰竭死亡。

【遗传咨询与产前诊断】

由于CHPS为先天性疾病，遗传因素起很大作用，而某些先天性疾病或遗传性疾病在婴幼儿期不一定有临床表现，而存在被漏诊的可能。产前超声检查无特征性表现，可有上腹部胃泡扩大、巨大单泡征、肠管回声减低等影像表征。

（吴青青　张普庆）

## 第六节　先天性食管异常

先天性食管异常是一种新生儿期少见的消化道异常，属于危重症，患儿可短期内死于饥饿、吸入性肺炎等并发症。近年来随着医疗水平的不断提高，其病死率及并发症较前有所降低和减少，但仍是严重威胁新生儿生命的复杂先天性畸形之一[76]。因此，为了提高患儿的成活率，对先天性食管异常的早期诊断、及时治疗就变得尤为关键[77]。先天性食管异常多表现为食管闭锁（esophageal atresia）和/或气管食管瘘（tracheoesophageal fistula）。

【临床表型特征】

患儿的临床表现取决于是否存在食管闭锁。伴有食管闭锁的患儿在生后立即出现症状，多数表现为口腔分泌物过多，流涎、不能喂食、呼吸窘迫甚至窒息。食管远端和气管之间存在瘘管导致胃充气扩张。胃内容物经气管食管瘘反流则导致吸入性肺炎。

食管闭锁和气管食管瘘通常伴发，活产胎儿的发病率约为1/3 500[78]。根据畸形的解剖结构关系将其分为5型，Ⅰ型：食管近端及远端均呈闭锁状态，无气管食管瘘；Ⅱ型：食管近端有瘘管与气管相通，食管远端闭锁；Ⅲ型：食管近端闭锁，远端有瘘管与气管相通；Ⅳ型：食管近端及远端均与气管间有瘘管相通；Ⅴ型：无食管闭锁，食管与气管间有瘘管相通。其中Ⅲ型最常见，约占87%，Ⅰ型约占8%，Ⅴ型约4%，Ⅱ型和Ⅳ型均不足1%[78]。

【遗传因素】

食管闭锁和气管食管瘘是一种多因素疾病。文献报道，6%～10%的食管闭锁患儿明确诊断为遗传综合征[80]。目前食管闭锁和气管食管瘘的明确致病机制及遗传方式仍不明确。

胚胎初期，食管和气管均由原始前肠发生，两者为共同管腔。在胚胎第4～5周时，中胚层生长出纵嵴，将食管和气管分隔开，腹侧为喉气管憩室，并向尾端生长，形成支气管肺芽，开始分化形成呼吸道。前肠背侧分化成为食管。食管发育的过程中会经历一个实变阶段，系由于食管内上皮细胞的繁殖增生，使食管腔一度闭塞，随后管内出现空泡并互相融合，食管腔又再贯通重现。如果食管管腔的重建过程发生障碍，根据其分隔、空化不全可导致食管闭锁及不同类型的气管食管瘘。

【实验室与辅助检查】

胎儿影像检查发现食管异常（见下）。

【诊断标准】

在伴有食管闭锁的情况下，大约有2/3的病例在妊娠期有羊水过多的表现[81]，绝大多数胎儿胃泡不显示。但由于胎胃仍有一定分泌功能，部分病例可显示小胃泡。伴有气管食管瘘的胎儿由于有足够的羊水进入胃腔，胃泡可正常显示。

新生儿怀疑食管闭锁，可以通过尝试性将鼻饲管插入胃内进行判断，患儿在鼻饲管进入10～15cm后就不能再插入了。此时行胸部正位X线片可显示鼻饲管盘曲在食管上段盲端内。结合胃肠道内是否充气，可初步判断大致属于哪一种分型。当诊断不明确需要进一步确定时，可行消化道造影（图31-14）。需要强调的是，此时应使用含碘对比剂进行检查，不能使用钡剂，如果钡剂因为经会厌部反流误吸或经气管食管瘘进入肺内会引起严重肺炎。在造影检查完成后，应尽快用鼻饲管吸出对比剂，避免因呛咳反流至气管内导致窒息或其他并发症。随着影像技术的快速发展，目前多排螺旋CT通过多平面重建（MPR）及最小密度投影（MinMIP）等技术（图31-15，图31-16）也能实现对食管闭锁及气管食管瘘的诊断[82]。此外，CT还可以测算食管闭锁两端的距离，对于肺部炎症、心血管系统、胸廓形态等的显示更为全面清晰，有利于伴发疾病的诊断和综合治疗方案的制定。

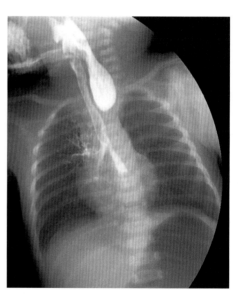

图31-14 男孩，出生后33h，气管食管瘘Ⅲ型

经鼻饲管注入少量对比剂后食管近端呈盲端，但胃内可见气体充盈。患儿体位变动时误吸，对比剂经会厌部进入气管及右侧支气管，部分对比剂经瘘管进入食管远端。

【治疗及预后】

气管食管瘘患儿需行瘘管结扎术。对于伴有食管闭锁的患儿，进行食管节段一期吻合。如果食管闭锁端之间距离过大，需要进行分期手术。

　　单纯性气管食管瘘的术后预后通常良好[78]。伴发食管闭锁的患儿预后取决于食管闭锁端之间的距离[83]以及伴随的其他异常，如文献报道约61%早期死亡病例常伴有心脏异常和染色体异常[84]。

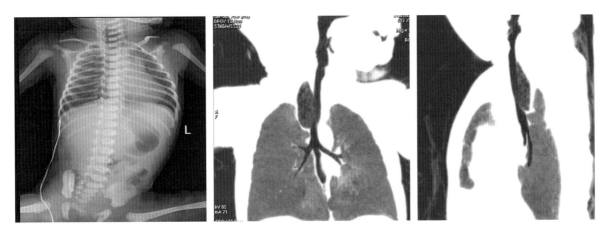

图31-15　女孩，出生后2h，气管食管瘘Ⅲ型（北京儿童医院提供病例）

　　孕期超声提示羊水过多，生后可见口吐泡沫明显，下胃管困难。胸片无特殊提示，胸部CT扫描后最小密度投影（MinMIP）重建可以清晰显示病变的结构。

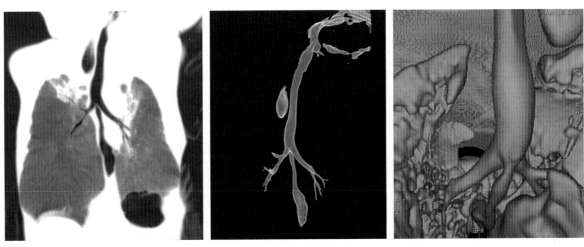

图31-16　男孩，出生后5天，气管食管瘘Ⅲ型（北京儿童医院提供病例）

　　胸部CT扫描后，通过多种三维重建技术，把闭锁的食管和远端食管与气管间的瘘口清楚展示。

【遗传咨询与产前诊断】

　　目前与单纯性的食管闭锁和气管食管瘘的特异基因异常还没有明确，但对有食管闭锁和气管食管瘘生育史者需要作常规的产前诊断，包括染色体核型分析和染色体拷贝数变异检测。

（叶锦棠）

## 第七节　脐带异常

### 一、脐带异常附着

正常情况下脐带附着在胎盘中央或稍侧方，附着点至胎盘边缘距离>1cm。脐带异常附着包括边缘性附着和帆状附着，是临床上较为少见的一类产科并发症。边缘性附着的附着点至胎盘边缘距离<1cm，似球拍形或扇形；帆状附着的附着点在胎膜，脐带血管像船帆的缆绳分布于胎膜中，通过羊膜与绒毛膜之间再延伸入胎盘实质[85]。

【临床表型特征】

边缘性附着脐血管周围有华通胶保护，不易受压或破裂，一般不影响胎儿血液循环，对母儿结局无明显影响。帆状附着可对母儿产生不良影响，易发生前置胎盘、胎盘粘连，需要手取或行清宫术。附着的血管如果位于胎先露的上方，孕期及分娩期不易受压及破裂，一般对胎儿无害。当附着的血管通过子宫下段或跨越宫颈内口，位于胎先露下方时称为前置血管，前置血管与多种不良妊娠结局有关，胎儿死亡率高。

【遗传因素】

发病机制不明，目前有2种学说：其一是脐带附着位置在胚胎发育早期通常是正常的，之后随着妊娠进展，可能由于附着部位的子宫内膜发育不良，叶状绒毛膜为寻找血供较好的蜕膜部位出现单向生长，导致附着部位的绒毛膜萎缩，而正常附着的脐带逐渐偏移至边缘甚至是胎膜上[86]；其二是"极性学说"，即胚泡种植偏斜而产生脐带附着异常[87]。

【实验室与辅助检查】

产前主要通过胎儿超声进行诊断。分娩时和分娩后可根据超声检查、临床表现进行诊断，孕妇血涂片找到有核红细胞或幼红细胞即可作出前置血管破裂的诊断。

【诊断标准】

1. 超声检查时间　妊娠15～28周检出率高，妊娠15～20周约为67%，而妊娠36～40周则降至30%，孕中期超声筛查显得尤为重要[88]。

2. 超声声像图表现

（1）边缘性附着　附着点至胎盘边缘距离<1cm，彩超表现脐带红蓝相间血管聚集于胎盘边缘。

（2）帆状附着　多条粗大血管聚集附于胎膜，胎儿活动类似帆船缆绳，牵拉胎膜运动，彩超表现提示互相缠绕脐血流信号一端附着胎膜上，脐带血管通过胎盘边缘且与子宫壁平行走行；脐带根部固定，脐带血管通过胎膜时成发散状。当在胎膜中走行的血管接近或跨越子宫颈口而位于胎先露之前即为合并前置血管。

【治疗与预后】

脐带异常附着的胎儿有较高的早产和死胎风险[89]，产前发现脐带附着异常时，需对妊娠进行围产期管理，加强产前监测，分娩过程中对缺氧、窒息采取有效措施，提高新生儿Apgar评分。帆状附着较少见，可引起出血；当帆状附着合并前置血管，胎膜破裂时，血管被撕破。如果附着位置比较低，可考虑剖腹产以避免前置血管破裂或胎儿窘迫。

【遗传咨询与产前诊断】

对计划怀孕的咨询者应做好孕前及孕期宣教，避免多次引产、流产，减少脐带异常附着的风险。边缘性脐带附着胎儿宫内生长发育通常正常，不需要特别的产前监测。帆状脐带附着的病例产前应明确诊断，孕中晚期及分娩时给予严密的监测，并选择恰当的分娩方式。

## 二、单脐动脉

正常情况下，脐带内有2条脐动脉与1条脐静脉，而临床上较为常见的单脐动脉是指脐带内仅有1条脐动脉与1条脐静脉，发生率达1%[90]。根据是否合并其他畸形和染色体核型是否异常，可分为孤立性单脐动脉和非孤立性单脐动脉。

【临床表型特征】

脐带内仅有1条脐动脉与1条脐静脉，胎儿可能合并其他结构畸形或者胎儿染色体异常，若胎儿宫内发育迟缓，应于出生后检查脐带。

【遗传因素】

单脐动脉是最常见的脐带异常，大多数学者认为可能是脐带在胎儿发育时期即有1条脐动脉发育不全或1条脐动脉萎缩，也可能是原始胚芽体蒂内残存的尿囊动脉继发性萎缩。单脐动脉可与较大畸形有关，也可与染色体异常相关[91]。

【实验室与辅助检查】

产前主要通过胎儿超声进行诊断，分娩时可直接观察进行诊断。产前超声检查是目前主要的检查方式。

【诊断标准】

1. 超声检查时间　妊娠11～14周可通过彩色多普勒超声筛查出胎儿单脐动脉[92]。

2. 超声声像图表现　脐带横断面仅见2个管腔，呈"吕"字形，较粗的管腔为脐静脉，另1条较细的管腔为脐动脉；彩色多普勒超声检查结果可见红色及蓝色的彩色血流信号各1条。在下腹部膀胱水平横切面上，彩色多普勒超声检查提示一侧脐动脉血流，而另一侧脐动脉血流缺如。

【治疗与预后】

排除胎儿染色体异常后，可加强胎儿宫内发育监测，孕晚期和分娩过程中应加强监护，无剖宫产指征者，可采取阴道分娩。单纯的单脐动脉并不增加剖宫产的概率。

【遗传咨询与产前诊断】

产前超声检查结果提示胎儿单脐动脉时，需要详尽排查其他畸形。由于单脐动脉干扰了胚胎早期的血液循环，可合并多种胎儿畸形、胎儿宫内生长受限、早产等。单脐动脉合并畸形的数目越多，染色体异常的可能性越大，常见的染色体异常是18三体和13三体。当合并其他畸形或胎儿宫内生长受限时，应建议行侵入性产前检测，做胎儿染色体核型分析和染色体拷贝数变异检测。

### 三、脐带囊肿

脐带囊肿是一种脐带非赘生性包块，属于脐带解剖异常，与脐带发生螺旋样变化和生理性中肠疝形成有关[93]。包括真性囊肿和假性囊肿，以假性囊肿多见。

【临床表型特征】

孕早期脐带囊肿多为一过性存在，通常不会导致不良妊娠结局[94]。孕早期脐带囊肿的数量常影响胎儿预后，脐带单发囊肿多预后较好，中、孕晚期发现的脐带多发性囊肿常合并其他畸形，染色体异常的可能性很高。脐带假性囊肿可能伴发不良妊娠结局：流产、胎儿染色体异常、先天性畸形，甚至因囊肿压迫脐血管影响脐血流造成胎儿窘迫、胎儿生长受限、胎死宫内等。

【遗传因素】

孕中晚期脐带囊肿与胎儿畸形及非整倍体有关，分真性囊肿和假性囊肿两种，脐带真性囊肿可能是在脐带形成时，起源于原始尿囊的遗迹，或者是肠系膜导管的囊性扩张所形成，也可能起源于卵黄囊等组织[95]。脐带假性囊肿来源于脐带华通胶，多为华通胶的囊性变包绕脐带形成。目前还没有发现相关的特异基因组异常。

【实验室与辅助检查】

产前主要通过胎儿超声进行诊断，分娩时可直接解剖观察进行诊断。产前超声检查是目前主要的检查方式。

【诊断标准】

1. 超声检查时间  孕中期。

2. 超声声像图表现  ①处于脐带任何位置的圆形或者梭形大小不等无回声或低回声区，囊肿壁光滑，透声好，可以表现以脐带为中心轴，也可以附着在脐带上，能随脐带飘动而移动。②彩色多普勒血流显像（CDFI）显示脐血流从囊肿中间通过或者从囊肿旁通过，显示暗区内无血流信号，边缘处由脐带包绕，内可见红、蓝色的脐动/静脉血流信号，频谱各项血流参数无异常。脐带假性囊肿超声图像特点显示为局部脐带增粗，囊肿边界欠清晰、无张力，内有稀疏点状回声。

【治疗与预后】

孕早期发现脐带囊肿需超声密切随访囊肿大小变化和彩色多普勒监测脐血流情况，当囊肿影响脐血流甚至危及胎儿宫内安全时，可考虑超声引导下或者胎儿镜下穿刺囊肿抽吸囊液缓解压迫。中孕晚期发现脐带囊肿时，应排除染色体异常及其他胎儿畸形，密切监测囊肿大小和脐血流变化的同时，应全面评估胎儿生长发育情况，适时终止妊娠。

【遗传咨询与产前诊断】

在产前主要靠胎儿超声监测发现脐带囊肿，当发现脐带囊肿时应告知孕妇胎儿存在染色体异常的风险，应给予侵入性产前检测排除胎儿染色体异常的建议。同时还需要超声详细扫查，排除胎儿其他畸形。

（章锦曼  朱宝生）

## 参考文献

[1]  Grosfeld JL. Current concepts in inguinal hernia in infants and children [J]. World J Surg, 1989, 13: 506–515.

[2]  International Pediatric Endosurgery Group. IPEG guidelines for inguinal hernia and hydrocele [J]. J Laparoendosc Adv Surg Tech A, 2010, 20: x–xiv.

[3]  Khatib N, Goldstein I, Vitner D, et al. Prenatal diagnosis of scrotal–inguinal hernia: two case reports and review of the English literature [J]. Eur J Obstet Gynecol Reprod Biol, 2013, 171: 9–11.

[4]  Shipp TD, Benacerraf BR. Scrotal inguinal hernia in a fetus: sonographic diagnosis [J]. AJR Am J Roentgenol, 1995, 165: 1494–1495.

[5]  Paladini D, Palmieri S, Morelli PM, et al. Fetal inguinoscrotal hernia: prenatal ultrasound diagnosis and pathogenetic evaluation [J]. Ultrasound Obstet Gynecol, 1996, 7: 145–146.

[6]  Benn P. Trisomy 16 and trisomy 16 mosaicism: a review [J]. Am J Med Genet, 1998, 79: 121–133.

[7]  Chen CP, Su YN, Chern SR, et al. Mosaic trisomy 7 at amniocentesis: prenatal diagnosis and molecular genetic analysis [J]. Taiwan J Obstet Gynecol, 2012, 51: 603–611.

[8]  Miryounesi MM, Dianatpour M, Shadmani Z, et al. Report of a case with trisomy 9 mosaicism [J]. Iran J Med Sci, 2016, 41: 249–252.

[9]  Bofinger MK, Opitz JM, Soukup SW, et al. A familial MCA/MR syndrome due to translocation t(10; 16)(q26; p13. 1): report of six cases [J]. Am J Med Genet, 1991, 38: 1–8.

[10]  Li LL, Zhang HG, Shao XG, et al. De novo interstitial deletion in the long arm of chromosome 11: a case report [J]. Genet Mol Res, 2016, 15.

[11]  Tartaglia E, Mastrantonio P, Costa D, et al. Trisomy 1q42–qter associated with monosomy 6q27–qter: a case report [J]. Eur J Ophthalmol, 2011, 21: 315–319.

[12]  Doherty ES, Lacbawan F. 2q37 microdeletion syndrome. GeneReviews® [Internet]. 1993–2019.

[13]  Zhang Y, Han Q, Li C, et al. Genetic analysis of the TBX1 gene promoter in indirect inguinal hernia [J]. Hernia, 2014, 18: 513–517.

[14]  Golabi M, James AW, Good WV, et al. Tissue–limited mosaicism for monosomy 13 [J]. Am J Med Genet A, 2010, 152A: 2634–2639.

[15]  Bernardini L, Castori M, Capalbo A, et al. Syndromic craniosynostosis due to complex chromosome 5 rearrangement and MSX2 gene triplication [J]. Am J Med Genet A, 2007, 143A: 2937–2943.

[16]  Ichimiya Y, Wada Y, Kunishima S, et al. 11q23 deletion syndrome (Jacobsen syndrome) with severe bleeding: a case report [J]. J Med Case Rep, 2018, 12: 3.

[17]  Allen LM, Jr NJ, Silverman RK, et al. Prenatal diagnosis of an inguinoscrotal hernia in a fetus with cystic fibrosis [J]. J Ultrasound Med, 2004, 23: 1391–1394.

[18]  Kirby RS, Marshall J, Tanner JP, et al. Prevalence and correlates of gastroschisis in 15 states, 1995 to 2005 [J]. Obstet Gynecol, 2013, 122: 275–281.

[19] Singal R, Garg LN, Singal RP, et al. Omphalocele and gastroschisis associated with multiple congenital abnormalities [J]. J Med Life, 2011, 4: 295–296.

[20] Benacerraf BR. Diagnostic ultrasound [Internet]. Research Gate 2005.

[21] Contro E. Prenatal ultrasound in the prediction of bowel obstruction in infants with gastroschisis [J]. Ultrasound Obstet Gynecol, 2010; 35: 702–707.

[22] Dabbas N, Muktar Z, Adeajayi N. GABBY: an ex vivo model for learning and refining the technique of preformed silo application in the management of gastroschisis [J]. Afr J Paediatr Surg, 2009, 6: 73–76.

[23] Reid KP, Dickinson JE, Doherty DA. The epidemiologic incidence of congenital gastroschisis in Western Australia [J]. Am J Obstet Gynecol, 2003, 189: 764–768.

[24] Wilson RD, Johnson MP. Congenital abdominal wall defects: an update [J]. Fetal Diagn Ther, 2004, 19: 385–398.

[25] Lamquami S, Mamouni N, Errarhay S, et al. Antenatal diagnosis of isolated omphalocele [J]. Pan Afr Med J, 2015, 21: 233.

[26] Chen CP. Chromosomal abnormalities associated with omphalocele [J]. Taiwan J Obstet Gynecol, 2007, 46: 1–8.

[27] Sperandeo MP, Ungaro P, Vernucci M, et al. Relaxation of insulin–like growth factor 2 imprinting and discordant methylation at KvDMR1 in two first cousins affected by Beckwith–Wiedemann and Klippel–Trenaunay–Weber syndromes [J]. Am J Hum Genet, 2000, 66: 841–847.

[28] Mcdonald J, Bayraktoydemir P, Pyeritz RE. Hereditary hemorrhagic telangiectasia: an overview of diagnosis, management and pathogenesis [J]. Genet Med, 2011, 13: 607–616.

[29] 籍灵超, 贾婧杰, 张静, 等. 遗传性出血性毛细血管扩张症诊断和治疗国际指南 [J]. 中国医学文摘(耳鼻咽喉科学), 2014, 29: 40–55.

[30] Costa S, De Carolis MP, Di Stasi C, et al. Transumbilical embolization of hepatic arteriovenous malformation in a neonate with heart failure [J]. Eur J Pediatr, 2006, 165: 807–809.

[31] Sahlin E, Sirotkina M, Marnerides A, et al. Fetal calcifications are associated with chromosomal abnormalities [J]. Plos One, 2015, 10: e0123343.

[32] Pata O, Gündüz NM, Unlü C. Isolated fetal liver calcifications [J]. J Turk Ger Gynecol Assoc, 2012, 13: 67–69.

[33] Simchen MJ, Toi A, Bona M, et al. Fetal hepatic calcifications: prenatal diagnosis and outcome [J]. Am J Obstet Gynecol, 2002, 187: 1617–1622.

[34] Satge DD, Gasser B, Geneix A, et al. Hepatic calcifications in a fetus with trisomy 9 that underwent cordocentesis [J]. Prenat Diagn, 1994, 14: 303–306.

[35] Kogutt MS. Hepatic calcifications presumably due to congenital syphilis [J]. AJR Am J Roentgenol, 1991, 156: 634–635.

[36] Gielchinsky Y, Zvanca M, Minekawa R, et al. Liver volume in trisomy 21 and euploid fetuses at 11 to 13 weeks [J]. Prenat Diagn, 2011, 31: 28–32.

[37] Kikuchi A, Tamura N, Ishii K, et al. Four cases of fetal hypoechoic hepatomegaly associated with trisomy 21 and transient abnormal myelopoiesis [J]. Prenat Diagn, 2007, 27: 665–669.

[38] Smrcek JM, Baschat AA, Germer U, et al. Fetal hydrops and hepatosplenomegaly in the second half of pregnancy: a sign of myeloproliferative disorder in fetuses with trisomy 21 [J]. Ultrasound Obstet Gynecol, 2001, 17: 403–409.

[39] Hojo S, Tsukimori K, Kitade S, et al. Prenatal sonographic findings and hematological abnormalities in fetuses with transient abnormal myelopoiesis with Down syndrome [J]. Prenat Diagn, 2007, 27: 507–511.

[40] Kroeldrup L, Kjaergaard S, Kirchhoff M, et al. Duplication of 7q36.3 encompassing the Sonic Hedgehog (SHH) gene is associated with congenital muscular hypertrophy [J]. Eur J Med Genet, 2012, 55: 557–560.

[41] Debaun MR, Niemitz EL, Mcneil DE, et al. Epigenetic alterations of H19 and LIT1 distinguish patients with Beckwith–Wiedemann syndrome with cancer and birth defects [J]. Am J Hum Genet, 2002, 70: 604–611.

[42] Immunol JR. A trial of immunoglobulin fetal therapy for symptomatic congenital cytomegalovirus infection [J]. J Reprod Immunol, 2012, 95: 73–79.

[43] Hollier LM, Harstad TW, Sanchez PJ, et al. Fetal syphilis: clinical and laboratory characteristics [J]. Obstet Gynecol, 2001, 97: 947–953.

[44] Tanimura K, Kojima N, Yamazaki T, et al. Second trimester fetal death caused by varicella–zoster virus infection [J]. J Med Virol, 2013, 85: 935–938.

[45] Makin E, Davenport M. Fetal and neonatal liver tumours [J]. Early Hum Dev, 2010, 86: 637–642.

[46] Tan ZH, Lai A, Chen CK, et al. Association of trisomy 18 with hepatoblastoma and its implications [J]. Eur J Pediatr, 2014, 173: 1595–1598.

[47] Nakamura K, Tanoue A. Etiology of biliary atresia as a developmental anomaly: recent advances [J]. J Hepatobiliary Pancreat Sci, 2013, 20: 459–464.

[48] Mazziotti MV, Willis LK, Heuckeroth RO, et al. Anomalous development of the hepatobiliary system in the inv mouse [J]. Hepatology, 1999, 30: 372–378.

[49] Raynaud P, Carpentier R, Antoniou A, et al. Biliary differentiation and bile duct morphogenesis in development and disease [J]. Int J Biochem Cell Biol, 2011, 43: 245–256.

[50] 郭振亚, 张若岩, 柳明江, 等. 先天性胆道闭锁的病因研究进展 [J]. 临床肝胆病杂志, 2015, 31: 1343–1346.

[51] Leyvavega M, Gerfen J, Thiel BD, et al. Genomic alterations in biliary atresia suggest region of potential disease susceptibility in 2q37. 3 [J]. Am J Med Genet A, 2010, 152A: 886–895.

[52] Garciabarceló MM, Yeung MY, Miao XP, et al. Genome–wide association study identifies a susceptibility locus for biliary atresia on 10q24. 2 [J]. Hum Mol Genet, 2010, 19: 2917–2925.

[53] 朱志军, 孙丽莹, 魏林, 等. 肝移植治疗小儿胆道闭锁130例报道 [J]. 中华小儿外科杂志, 2014, 35: 259–264.

[54] Chalouhi GE, Muller F, Dreux S, et al. Prenatal non–visualization of fetal gallbladder: beware of biliary atresia! [J]. Ultrasound Obstet Gynecol, 2011, 38: 237–238.

[55] Dreux S, Boughanim M, Lepinard C, et al. Relationship of non-visualization of the fetal gallbladder and amniotic fluid digestive enzymes analysis to outcome [J]. Prenat Diagn, 2012, 32: 423-426.

[56] Tongprasert F, Traisrisilp K, Tongsong T. Prenatal diagnosis of choledochal cyst: a case report [J]. J Clin Ultrasound, 2012, 40: 48 50.

[57] Davenport M, Hadzic N. Prenatal diagnosis of liver and biliary tract disease [J]. Semin Neonatol, 2003, 8: 347-355.

[58] 翁若鹏, 胡文胜, 蔡淑萍, 等. 16例胎儿胆总管囊肿的产前诊断及预后评估 [J]. 中国产前诊断杂志: 电子版, 2014, 6: 6-9.

[59] Sgro M, Rossetti S, Barozzino T, et al. Caroli's disease: prenatal diagnosis, postnatal outcome and genetic analysis [J]. Ultrasound Obstet Gynecol, 2004, 23: 73-76.

[60] Venkatachala S, Sivaraman A. Meckel syndrome with Caroli disease and choledochal cysts [J]. Fetal Pediatr Pathol, 2011, 30: 350-354.

[61] Murphy HR, Carver MJ, Brooks AS, et al. Two brothers with Goldberg-Shprintzen syndrome [J]. Clin Dysmorphol, 2006, 15: 165-169.

[62] Tomuschat C, Puri P. RET gene is a major risk factor far Hirschsprung's disease: a meta-analysis [J]. Pediatr Surg Int, 2015, 31: 701-710.

[63] Martucciello G, Thompson H, Mazzola C, et al. GDNF deficit in Hirschsprung's disease [J]. J Pediatr Surg, 1998, 33: 99-102.

[64] Lantieri F, Griseri P, Puppo F, et al. Haplotypes of the human RET proto-oncogene associated with Hirschsprung disease in the Italian population derive from a single ancestral combination of alleles [J]. Ann Hum Genet, 2006, 70: 12-26.

[65] Takarada T, Nakamichi N, Kawagoe H, et al. Possible neuroprotective property of nicotinic acetylcholine receptors in association with predominant upregulation of glial cell line-derived neurotrophic factor in astrocytes [J]. J Neurosci Res, 2012, 90: 2074-2085.

[66] Ohnaka M, Mild K, Gong YY, et al. Long-term expression of glial cell line-derived neurotrophic factor slows, but does not stop retinal degeneration in a model of retinitis pigmentosa [J]. J Neurochem, 2012, 122: 1047-1053.

[67] Druckenbrod NR, Powers PA, Bartley CR, et al. Targeting of endothelin receptor-B to the neural crest [J]. Genesis, 2008, 46: 396-400.

[68] 郝晶, 李旭, 李心元. 先天性巨结肠术后远期排便功能与生活质量 [J]. 临床儿科杂志, 2004, 22: 373-375.

[69] Millar AJ, Rode H, Cywes S. Malrotion and vovulus in infancy and childhood [J]. Semin Pediatr Surg, 2003, 12: 229-236.

[70] Shew SB. Surgical concerns in malrotation and midgut volvulus [J]. Pediatr Radiol, 2009, 39 Suppl 2: S167-S171.

[71] Stevens CA. Intestinal malrotation in Rubinstein-Taybi syndrome [J]. Am J Med Genet A, 2015, 167A:

2399–2401.

[72] Applegate KE. Evidence–based diagnosis of malrotation and volvulus [J]. Pediatr Radiol, 2009, 39 Suppl 2: S161–S163.

[73] Khatami A, Mahdavi K, Karini MA. Ultrasound as a teasible method for the assdssment of malrotation [J]. Pol J Radiol, 2014, 79: 112–116.

[74] Kapoor R, Kancherla V, Cao Y, et al. Prevalence and descriptive epidemiology of infantile hypertrophic pyloric stenosis in the United States: a multistate, population–based retrospective study, 1999–2010 [J]. Birth Defects Res, 2019, 111: 159–169.

[75] Galea R, Said E. Infantile hypertrophic pyloric stenosis: an epidemiological review [J]. Neonatal Netw, 2018, 37: 197–204.

[76] Koivusalo AI, Pakarinen MP, Rintala RJ. Modern outcomes of oesophageal atresia: single centre experience over the last twenty years [J]. J Pediatr Surg, 2013, 48: 297–303.

[77] Allin B, Knight M, Johnson P, et al. Outcomes at one–year post anastomosis from a national cohort of infants with oesophageal atresia [J]. PLoS One, 2014, 9: e106149.

[78] Cassina M, Ruol M, Pertile R, et al. Prevalence, characteristics, and survival of children with esophageal atresia: a 32–year population–based study including 1417724 consecutive newborns [J]. Birth Defects Res A Clin Mol Teratol, 2016, 106: 542–548.

[79] Clark DC. Esophageal atresia and tracheoesophageal fistula [J]. Am Fam Physician, 1999, 59: 910–916.

[80] Geneviève D, de Pontual L, Amiel J, et al. An overview of isolated and syndromic oesophageal atresia [J]. Clin Genet, 2007, 71: 392–399.

[81] Brantberg A, Blaas HG, Haugen SE, et al. Esophageal obstruction–prenatal detection rate and outcome [J]. Ultrasound Obstet Gynecol, 2007, 30: 180–187.

[82] Nagata K, Kamio Y, Ichikawa T, et al. Congenital tracheoesophageal fistula successfully diagnosed by CT esophagography [J]. World J Gastroenterol, 2006, 12: 1476–1478.

[83] Upadhyaya VD, Gangopadhyaya AN, Gupta DK, et al. Prognosis of congenital tracheoesophageal fistula with esophageal atresia on the basis of gap length [J]. Pediatr Surg Int, 2007, 23: 767–771.

[84] Choudhury SR, Ashcraft KW, Sharp RJ, et al. Survival of patients with esophageal atresia: influence of birth weight, cardiac anomaly, and late respiratory complications [J]. J Pediatr Surg, 1999, 34: 70–73; discussion 74.

[85] Monie IW. Velamentous insertion of the cord in early pregnancy [J]. Am J Obstet Gynecol, 1965, 93: 276–281.

[86] Gavriil P, Jauniaux E, Leroy F. Pathologic examination of placentas from singleton and twin pregnancies obtained after in vitro fertilization and embryo transfer [J]. Pediatr Pathol, 1993, 13: 453–462.

[87] Bohîltea RE, Cîrstoiu MM, Ciuvica AI, et al. Velamentous insertion of umbilical cord with vasa praevia: case series and literature review [J]. J Med Life, 2016, 9: 126–129.

[88] Pretorius DH, Chau C, Poeltler DM, et al. Placental cord insertion visualization with prenatal ultrasonography

[J]. J Ultrasound Med, 1996, 15: 585–593.

[89] Yerlikaya G, Pils S, Springer S, et al. Velamentous cord insertion as a risk factor for obstetric outcome: a retrospective case–control study [J]. Arch Gynecol Obstet, 2016, 293: 975–981.

[90] Gornall AS, Kurinczuk JJ, Konje JC. Antenatal detection of a single umbilical artery: does it matter? [J]. Prenat Diagn, 2003, 23: 117–123.

[91] Lubusky M, Dhaifalah I, Prochazka M, et al. Single umbilical artery and its siding in the second trimester of pregnancy: relation to chromosomal defects [J]. Prenat Diagn, 2010, 27: 327–331.

[92] Martínez–Payo C, Cabezas E, Nieto Y, et al. Detection of single umbilical artery in the first trimester ultrasound: its value as a marker of fetal malformation [J]. Biomed Res Int, 2014, 2014: 548729.

[93] Schiesser M, Lapaire O, Holzgreve W, et al. Umbilical cord edema associated with patent urachus [J]. Ultrasound Obstet Gynecol, 2010, 22: 646–647.

[94] Ross JA, Jurkovic D, Zosmer N, et al. Umbilical cord cysts in early pregnancy [J]. Obstet Gynecol, 1997, 89: 442–445.

[95] Ghezzi F, Raio L, Di NE, et al. Single and multiple umbilical cord cysts in early gestation: two different entities [J]. Ultrasound Obstet Gynecol, 2003, 21: 215–219.

责任编委：杨冬梓

# 第三十二章
## CHAPTER 32
# 生殖系统疾病

　　人类生殖系统发育的每个阶段都有着精密、复杂的调控网络。生殖系统的主要器官（睾丸/卵巢）在胚胎发育过程中起源于胚胎间质中胚层及其后的尿生殖嵴。临床上，生殖系统相关的很多先天性疾病与遗传相关。本章将从性腺发育出发，着重介绍遗传因素导致的性发育障碍疾病、青春期发育异常以及不孕不育相关疾病。

## 第一节　性腺与生殖胚胎学的遗传基础

　　人类性别可有5种分类方法：外生殖器性别、核型性别、性腺性别、抚育性别和社会性别。这些性别分类名称与临床上的性腺分化发育过程中出现的疾病息息相关。

　　在胚胎早期，男性和女性的生殖系统是相似的，称为生殖器官未分化期。随后XY染色体核型的男性在*SRY*、*SOX9*基因等因子作用下，原始生殖嵴分化形成睾丸，而XX染色体核型的女性在*WNT4*、*FOXL2*基因等因子作用下，原始生殖嵴分化形成卵巢。由于睾丸间质细胞（leydig cell）可分泌雄激素并与其受体相互作用，沃尔弗管（Wolffian duct，又称中肾管mesonephros duct）继续发育形成胚胎的附睾、输精管及精囊，同时睾丸支持细胞（sertoli cell）分泌的抗苗勒管激素（anti-Müllerian hormone，AMH）使得苗勒管（Müllerian duct，又称副中肾管paramesonephric duct）退化。而女性性腺由于没有雄激素和抗苗勒管激素的影响，苗勒管继续发育形成输卵管、子宫、子宫颈及阴道（图32-1）[1, 2]。这些过程均由多个性别调控因子在胚胎发育特定时间点相互作用完成（图32-2、图32-3）[3]。

　　性腺分化的过程中，存在多个基因的时间和空间调控（图32-3）。参与其中的任何基因缺陷都可能导致性腺分化的错误，导致性发育障碍或精子/卵子的异常。

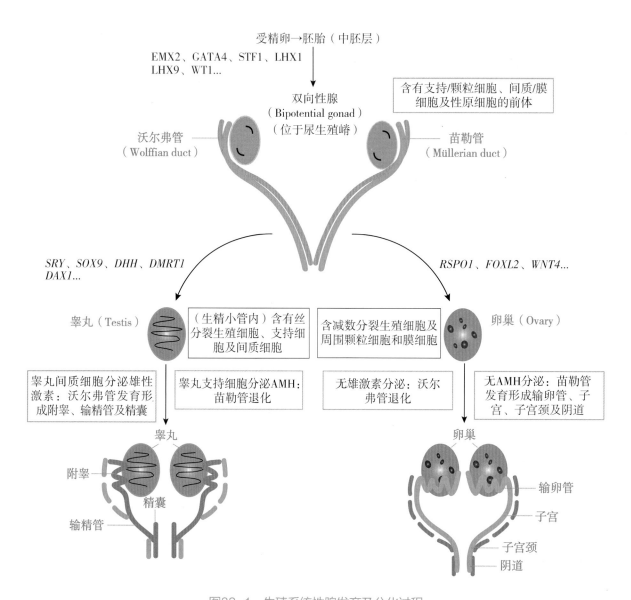

图32-1 生殖系统性腺发育及分化过程

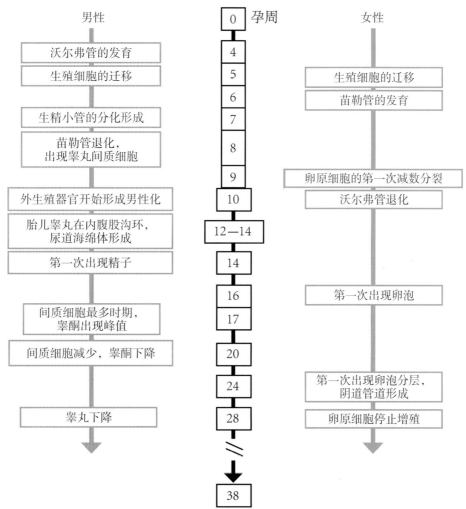

图32-2　胚胎发育过程中性腺发育的各个阶段[3]

（译自：BIASON-LAUBER A. Control of sex development. Best Pract Res Clin Endocrinol Metab, 2010, 24: 163-186）

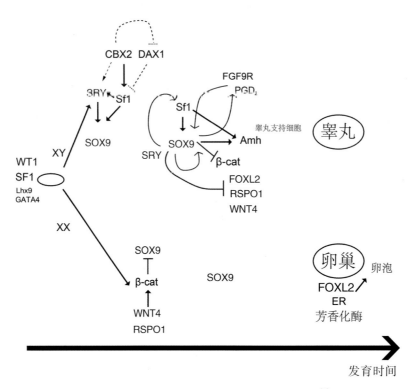

图32-3　参与哺乳动物性别决定的主要因子[3]

（译自：BIASON-LAUBER A. Control of sex development. Best Pract Res Clin Endocrinol Metab, 2010, 24: 163-186）

## 一、与睾丸分化相关的主要因子

1. SOX转录因子　SOX基因（SRY基因相关的HMG盒）编码一系列的转录因子，参与多个组织和细胞的分化和发育，如脉管系统（SOX17、SOX18基因）和骨骼系统（SOX9、SOX5、SOX6基因）。SOX转录因子可以结合于DNA双螺旋的小沟，调控目标基因的表达。SOX基因家族中第一个被确定的为SRY基因，编码性别决定Y蛋白。SRY基因是决定睾丸分化发育的必要充分条件。当SRY基因的表达水平达到一个临界值时，其下游的靶基因SOX9会被激活。在XY核型的男性性腺中，SOX9基因表达水平升高；而在XX核型的女性性腺中，其表达水平下降。虽然SOX9基因的表达调控机制已被多方位研究，但其完整的下游调控机制仍不清楚[2]。

2. SRY基因　SRY基因是在性别决定中起首要作用的调控基因。当存在一个正常SRY基因时，SRY基因与其他性别相关基因协同作用使性别向男性发育；SRY基因缺乏或变异则使性别向女性发育或引起性反转及两性畸形。SRY基因的存在虽可指导睾丸的发育，但完整的性分化则是X、Y和常染色体上多个基因协同作用的结果。与性别决定有关的其他基因还包括WT1、NR5A1、SOX9、DAX1、DSS和SOX3基因等。

## 二、与卵巢发育相关的主要因子

FOXL2基因，为叉头框蛋白编码基因家族的一员，编码的转录因子在进化上高度保守。在小鼠中，FOXL2基因为最早发现在雌性特异性的卵巢发育中表达上调的基因之一，这预示着该基因在早期卵巢分化中起重要作用。

另外，在小鼠中，Wnt信号通路中的Wnt4和Rspo1在参与卵巢发育中也起重要作用，主要通过β-连环蛋白来反向调控多个基因表达，如Wnt4和Fst基因。WNT4基因具有阻止男性睾丸中间质细胞的发育生长。WNT4基因的2次出现，可使男性胚胎转变为女性。

（杨冬梓　袁　萍）

## 第二节　性发育障碍疾病

青春期可能发生多种发育异常的情况，包括时间异常，如性早熟、青春期迟缓，性器官分化和躯体发育异常，统称性发育异常。

性发育异常属于性发育障碍疾病（disorder of sex development，DSD），是一类先天性的由于染色体异常、性腺发育异常、外生殖器解剖学异常等所致的性发育障碍疾病，新生儿发病率为1/4 500。正常性腺发育主要涉及3个方面的作用：①性别染色体（XY和XX）；②宫内调节性器官分化发育的相关因子；③下丘脑-垂体-性腺轴功能。任何环节发生异常均可导致性腺及性器官异常发育分化，出现性发育异常[4]。

2006年，美国和欧洲儿科内分泌协会众多专家在芝加哥会议中达成共识，摒弃原有界定混淆又加剧患者心理负担的诸如假两性畸形（pseudohermaphroditism）、真两性畸形（hermaphroditism）、阴阳人（intersex）、性反转（sex reverse）等命名方式，分为性染色体异常、性发育异常2类，即46, XY性发育障碍和46, XX性发育障碍[4, 5]。表32-1、表32-2均引自2006年芝加哥会议的性发育障碍疾病新分类[5]。

表32-1　性发育障碍疾病新旧命名对比

| 以前命名 | 新命名 |
| --- | --- |
| 阴阳人 | 性发育异常/性发育障碍 |
| 男性假两性畸形，男性女性化 | 46, XY性发育障碍 |
| 女性假两性畸形，女性男性化 | 46, XX性发育障碍 |
| 真两性畸形 | 卵睾性发育障碍 |
| 表现为男性外表的XX或XX性反转 | 46, XX睾丸性发育障碍 |
| XY性反转 | 46, XY完全型性腺发育障碍 |

表32-2　性染色体异常相关障碍疾病新分类及常见疾病举例

| 性染色体异常 | 46, XY性发育障碍 | 46, XX性发育障碍 |
| --- | --- | --- |
| 45, X（Turner综合征和变体） | 性腺（睾丸）发育障碍：①完全的性腺发育不全（Swyer综合征）；②部分的性腺发育不全；③性腺退化；④卵睾性发育障碍 | 性腺（卵巢）发育障碍：①卵睾性发育障碍；②睾丸性发育障碍（如SRY阳性，SOX9重复）；③性发育不全 |

（续表）

| 性染色体异常 | 46, XY性发育障碍 | 46, XX性发育障碍 |
|---|---|---|
| 47, XXY（Klinefelter综合征和变体） | 雄性激素合成或功能障碍：①雄激素合成障碍（如17羟类固醇脱氢酶缺乏、5α还原酶缺陷、STAR变异）；②雄激素功能障碍（完全/部分性雄激素不敏感综合征）；③促黄体生成素受体缺陷（支持细胞发育不全）；④抗苗勒管激素（AMH）和AMH受体异常（持续性苗勒管综合征） | 雄激素过剩：①胎儿（如21或11羟化酶缺乏症）；②胎儿胎盘（芳香酶缺乏，如P450氧化还原酶）；③母体（如黄体瘤，服用雄激素类药物等） |
| 45, X/46, XY（混合性腺发育不全，卵睾性发育障碍） | | 其他（如泄殖腔外翻、阴道闭锁、苗勒肾颈胸体节复合异常，其他综合征） |
| 46, XX/46, XY（嵌合体，卵睾性发育障碍） | | |

性发育障碍的诊断与其他疾病一样，均要求有详尽的病史询问、体格检查以及必要的辅助检查，表32-3列出了常见性发育障碍疾病诊断流程及其鉴别诊断内容。以下按照性染色体、性腺与性激素异常所致3大类性发育障碍的检测项目进行论述。

表32-3　常见的性发育障碍的诊断流程及鉴别诊断

| 体格检查 | 第二性征不发育、身矮、颈蹼 | 第二性征不发育、身高正常 | 乳房发育、身高正常 | 第二性征不发育、身高正常 | 乳房发育、身高、阴道盲端无子宫、腹股沟肿块 | 生殖器官发育不良或畸形、体态矮小 |
|---|---|---|---|---|---|---|
| 内分泌测定 | FSH↑、LH↑、E2↓ | FSH↑、LH↑、E2↓ | FSH正常、LH正常、E2正常 | FSH↑、LH↑、T↑、E2↓ | FSH正常、T↑ | FSH↑、LH↑、E2↓ |
| 染色体核型 | 45, X、45, X/46, XX | 46, XX | 46, XX | 46, XY | 46, XY | 45, X、46, XY |
| 诊断 | Turner综合征 | 单纯性性腺不发育 | 苗勒管发育不全，生殖道远端阻塞 | Swyer综合征 | 完全性雄激素不敏感 | 混合性性腺发育不全 |
| 治疗 | GH、HRT | HRT | 阴道成形 | 性腺切除、HRT | 性腺切除、HRT | 性腺切除、HRT |

注：FSH，卵泡生成素；LH，黄体生成素；E2，雌激素；T，睾酮；GH，生长激素；HRT，激素替代治疗。

（杨冬梓　袁　萍）

## 第三节　遗传性青春期发育异常

青春期发育异常多以性征出现的早晚分为性早熟（precocious puberty）和青春期延迟（delayed puberty）。一般来说，女孩8岁前、男孩9岁前出现明显第二性征，称为性早熟。如年龄到达14岁，女孩仍无乳房发育的迹象，男孩无睾丸体积的增大，应考虑为青春期延迟。性早熟以女孩多见，青春期延迟则以男孩为多。

女孩同性第二性征于8岁前发育或男孩同性第二性征于9岁前发育称为性早熟，不同的种族性早熟的年龄界定会有所差异，如非洲人种女孩性早熟为6岁前，欧洲白种人男孩性早熟为9岁6个月以前[6]。性早熟的原因众多，从是否激素依赖可将性早熟分为2类：中心性或促性腺激素依赖性性早熟（central precocious puberty）和外周性或非促性腺激素依赖性性早熟（peripheral precocious puberty）。前一类多由于下丘脑-垂体-生殖腺轴的早期激活导致促性腺激素依赖性性早熟，大多数女性和半数以上男性性早熟患者属于这一类，其中约2/3的患病女孩属于特发性中枢性性早熟（idiopathic central precocious puberty）；后一类的特点是没有丘脑-垂体-生殖腺轴的早期激活，而是由于性腺激素过多导致特征性的青春期生理改变，约占病例数的1/5。从病因学来分，性早熟可分为遗传性和获得性。遗传性病因包括中枢性性早熟（如*MKRN3*基因变异）、McCune-Albright综合征、家族性男性性早熟等；获得性病因可能有激素分泌性肿瘤或囊肿、脑部感染或外伤、外源性性激素暴露等。

性早熟的临床体征的评估主要依据Tanner青春期分级。女孩性早熟表现为乳房发育Tanner 2级（乳房芽出现），主要由体格检查触诊发现，伴或不伴阴毛出现；男孩性早熟表现为生殖器发育Tanner 2级（睾丸体积>4cm³或睾丸长径>25mm）[6]。此处主要介绍遗传相关的性早熟。有关McCune-Albright综合征的内容请详见第十九章。遗传性青春期发育异常可分为性早熟疾病和遗传性青春期延迟。本节描述的遗传性青春期发育异常包括中枢性性早熟和家族性男性性早熟，而遗传性青春期延迟只描述Noonan综合征。

### 一、中枢性性早熟

中枢性性早熟是指由于下丘脑-垂体-生殖腺轴的早期激活导致促性腺激素依赖性性早熟，其青春期的时间由多种复杂因素的相互作用所影响，如遗传、营养、环境和社会经济因素[7]。青春期出现的时间与随后的疾病风险有关，女孩初潮年龄越早，罹患乳腺癌、子宫内膜癌、肥胖、2型糖尿病和心血管疾病的风险越高；同时中枢性性早熟也有增加青少年期行为障碍的风险[7]。5%~30%患者是由于*MKRN3*基因变异所致[7-9]。

【临床表型特征】

女性患者首诊时主要是由于乳房发育和阴毛出现，男性患者主要是由于睾丸发育和阴毛出现就诊，同时伴有身高生长速度过快（每年>6cm），骨龄高于实际年龄或骨骺提前闭合（超过实际年龄＋1岁）。很少患者会出现痤疮、油性皮肤、腋毛及月经等表现。体格检查提示Tanner 2级或以上，皮肤无咖啡色素斑。基础性激素水平LH和FSH升高。盆腔超声显示子宫和卵巢体积较实际年龄增大。中枢神经系统的影像学检查未见异常[7-10]。虽然这类患者青春期身高增长较快，但成年后身材较正常人矮小。

【遗传方式及相关致病基因】

目前共发现2个基因与中枢性性早熟相关[7-10]。主要的致病基因为*MKRN3*基因，为常染色体显性遗传，位于15q11.2，长约2.7kb，含有1个外显子，编码锌指蛋白127。虽与Prader-Willi综合征相关的印记区域（15q11-q13）重叠，具有印记基因的特征，即父源变异遗传至后代可导致疾病发生，而母源变异遗传至后代无临床表现，但该基因变异并不导致Prader-Willi综合征[7]。次要致病基因为*KISS1R*基因，常染色体显性遗传，位于19p13.3，长约3.7kb，含有5个外显子，编码KISS1受体。

【实验室与辅助检查】

1. 血清基础LH和FSH增高　如LH>5U/L，即可确定性腺轴已发动，不必再进行促性腺激素释放激素（GnRH）激发试验[11]。

2. 促性腺激素释放激素（GnRH）激发试验　本试验对性腺轴功能已启动而促性腺激素基础值不升高者是重要的诊断手段，GnRH可使促性腺激素分泌释放增加，其激发峰值即可作为诊断依据[11]。诊断性早熟的LH激发峰值的切割值取决于所用的促性腺激素检测方法，如用放射免疫法测定时，LH峰值女童>12U/L、男童>25U/L，LH峰/FSH峰>0.6~1.0时可诊断；用免疫化学发光法测定时，LH峰值>5U/L、LH峰/FSH峰>0.6可诊断中心性或促性腺激素依赖性性早熟；如LH峰/FSH峰在0.3~0.6之间时，应结合临床密切随访，必要时重复试验，以免漏诊[11]。

3. 血清性激素（$E_2$、T）　升高至青春期水平。

4. 影像学检查　骨龄大于实际年龄，中枢神经系统未见异常。女性盆腔超声显示子宫和卵巢体积增大（卵巢体积>1cm³，并可见多个长径>4mm的窦卵泡）。男性睾丸体积>4cm³或长径>25mm。

5. 基因诊断　*MKRN3*、*KISS1R*基因杂合致病变异。

【诊断标准】

1. 临床诊断主要特征　①女孩8岁前乳房发育或男孩9岁前睾丸发育（≥Tanner 2级）；②血清促性腺激素水平达青春期水平或促性腺激素释放激素激发试验呈阳性；③性腺体积增大；④线性生长速度（每年身高增长>6cm）；⑤骨龄过长（超过实际年龄+1岁）；⑥排除中枢神经系统病变。其中①~③对于诊断最为重要。

2. 基因诊断　*MKRN3*、*KISS1R*基因的杂合致病变异。

【治疗与预后】

目前尚无特殊治疗方法，一般限于对症处理。性早熟的治疗目的以改善患儿的成年身高为目的，还应注意防止性早熟和早初潮带来的心理和行为问题。

一般应用GnRH类似物（GnRHa）治疗。GnRHa能有效抑制LH分泌，使性腺暂停发育、性激素分泌回至青春前期状态，从而延缓骨骺的增长和融合，尽可能达到延长生长年限、最终改善成年期身高的目的。国内目前可供应儿童用的缓释型GnRHa制剂有曲普瑞林（Triptorelin）和醋酸亮丙瑞林（Leuprorelin）[11]。

【遗传咨询与产前诊断】

1. 遗传咨询

（1）确定咨询者家系中先证者以中枢性性早熟为特征的临床诊断，如发病年龄、体征、血清促性腺激素水平及影像学改变等，建立遗传咨询档案。

（2）绘制家系系谱图，是否符合常染色体显性遗传特征。值得注意的是，*MKRN3*致病基因为印记基因，问诊时的家系图可能表现为每代遗传或隔代遗传。

（3）对先证者需要明确致病基因及变异，并进行家系成员该变异位点的验证，以确定表型-基因型共分离。

（4）如致病基因为*MKRN3*，男性患者的子代有50%的概率会遗传致病变异而发病；女性患者的子代有50%的概率会遗传致病变异，但不会出现表型，而其子代中的男性携带者会将该致病变异遗传给子代且出现性早熟表型。

（5）确诊后尽早进行身高及心理干预。

2. 产前诊断　对临床和基因确诊的有生育要求的患者可进行侵入性产前检测或胚胎植入前遗传学检测。侵入性产前检测时间选择可以为妊娠11～13周绒毛活检或16～22周羊膜腔穿刺。

## 二、家族性男性性早熟

家族性男性性早熟（familial male-limited precocious puberty）是一种仅限于男性发病的常染色体显性遗传的外周性性早熟疾病，由于LHCGR受体蛋白的获得功能性变异使睾丸间质细胞（leydig细胞）合成和产生大量睾酮，导致男性性早熟，既往称之为"睾丸中毒症（testitoxicosis）"，属于非黄体生成素（LH）依赖性性早熟[12]。

【临床表型特征】

家族性男性性早熟以男性患者为主，女性多为携带者。典型临床表现为男孩青春期早现，即4岁前出现快速生长、身高高于同龄儿、睾丸及阴茎增大、出现会阴阴毛等。实验室检查可见血清睾酮达青春期水平，但促性腺激素水平（LH、FSH）仍处于青春前期。如未经治疗，患儿可能会因骨骺提前闭合导致成年时身材矮小，部分患儿成年后还会出现生育方面问题[12]。同时，由于过早暴露于高雄激素状态，家族性男性性早熟患者成年时罹患睾丸精原细胞瘤、睾丸腺瘤、混合性生殖细胞肿瘤等疾病的风险增加[13]。患者皮肤无变黑或咖啡斑。

【遗传方式及相关致病基因】

家族性男性性早熟遗传方式为常染色体显性遗传，且仅在男性中出现性早熟，女性携带者表型正常。致病基因目前报道只有*LHCGR*基因，定位于2p16.3，全长69kb，含11个外显子，编码的LH/hCG受体蛋白富含亮氨酸重复序列和7个跨膜螺旋结构域，属于G蛋白偶联家族成员之一[14]。由于*LHCGR*基因的杂合性激活变异，导致编码蛋白获得功能，细胞内的cAMP基值升高，刺激睾丸间质细胞增生，导致睾酮合成增加。

值得注意的是，*LHCGR*基因的纯合变异或复合杂合变异也会导致疾病发生，但家系各成员男女患者临床表现不同。

【实验室与辅助检查】

1. 血清的LH、FSH正常（青春期前水平），但T、$E_2$升高至青春期水平。

2. 促性腺激素释放激素（GnRH）激发试验呈阴性。

3. 影像学检查提示骨龄高于实际年龄，中枢神经系统未见异常。男性睾丸体积＞$4cm^3$或长径＞25mm。

4. 基因诊断提示*LHCGR*基因杂合致病变异。

【诊断标准】

1. 临床诊断的典型表现　①男性患儿（＜9岁），睾丸体积增大（≥Tanner 2级）；②血清性激素（T）水平达青春期水平，且促性腺激素释放激素（GnRH）激发试验呈阴性；③身高增长过快，骨龄超过实际年龄；④排除中枢神经系统病变。其中①②对于诊断最为重要。

2. 基因诊断　*LHCGR*基因的杂合变异，常染色体显性遗传方式。

【治疗与预后】

家族性男性性早熟确诊后应尽早进行身高及心理干预。在出现性发育开始，使用抗雄激素药物螺内酯（spironolactone）5.7mg/（kg·d）和芳香化酶抑制剂睾内酯（testolactone）40mg/（kg·d）至少6年，并在开始用药的2～3年后加入LH受体兴奋药物地洛瑞林（deslorelin）4mg/（kg·d）。在开始用药的1年内，生长速度变为正常，骨龄增长在用药的第2年内开始正常，能显著地增加其预计成年身高，同时第二性征也得到有效抑制。但由于螺内酯＋睾内酯治疗需要一天内多次服药，患儿的依从性较差[12, 15]。

【遗传咨询与产前诊断】

1. 遗传咨询

（1）确定咨询者家系中先证者以男性性早熟为特征的临床诊断，如发病年龄、体征、血清性激素水平及影像学改变等，建立遗传咨询档案。

（2）绘制家系系谱图，是否符合常染色体显性遗传特征。值得注意的是，*LHCGR*致病基因的不同变异类型决定很大表型异质性，该基因杂合变异在男性患者表现为家族性男性性早熟，女性无表型；纯合或复合杂合变异在男性表现为性发育障碍疾病，女性则表现为不孕症（空卵泡综合征或LH抵抗）。

（3）对先证者需要明确致病基因及变异，并进行家系成员该变异位点的验证，已确定表型-基因型共分离。

（4）如夫妇双方一方携带，由于是男性性早熟疾病，其男性后代有50%的概率会遗传致病变异而发病，女性则有50%的概率会成为携带者。

（5）如夫妇双方均为变异携带者，其后代中有25%的概率为完全正常，50%的概率为携带者（男性表现为家族性男性性早熟，女性则无临床表型），25%的概率为复合杂合子患者（男性表现为性发育障碍疾病，女性则有LH抵抗或空卵泡综合征等不孕症风险）。

2. 产前诊断　对临床和基因确诊的有生育要求的患者可进行侵入性产前检测或胚胎植入前遗传学检测。侵入性产前检测可以为妊娠11～13周绒毛活检或16～22周羊膜腔穿刺，胚胎植入前遗传学检测也可以作为选择之一。

值得注意的是，如夫妇双方均为*LHCGR*基因杂合性变异，其后代中男性发生家族性男性性早熟和性发育障碍疾病风险很高，且女性后代也有不孕症风险，优先建议进行胚胎植入前遗传学诊断，且如果候选胚胎中仅存在携带者（杂合变异）胚胎，需要进行性别选择，即选择女性携带者胚胎。

### 三、Noonan综合征

Noonan综合征（Noonan syndrome，NS）是遗传性青春期延迟的重要疾病。青春期延迟是指女孩生长发育至13岁仍无乳房发育，男孩至14岁仍无睾丸体积增大[16-17]。按照其发病机制可分为3类：①体质性青春期延迟（constitutional delayed puberty，CDP），是正常青春期发育的变异类型，为暂时性青春期发育延迟，此类患者青春期发育启动时间推后，但最终可以完成自身正常的青春期发育。体质性青春期发育延迟是由于下丘脑GnRH脉冲式分泌功能延迟发动，生长激素基础值较低，患者的直系亲属多有青春期发育延迟的病史，因此推测体质性青春期发育延迟和遗传因素有关。②功能性青春期延迟，一般与遗传因素无关，多与全身疾病有关，常因慢性系统性疾病或营养不良所致，在原发疾病和营养状态改善后，能恢复正常青春期发育。③性腺功能减退症，包括低促性腺激素性性腺功能减退症（hypogonadotropic hypogonadism）和高促性腺激素性性腺功能减退症（hypergonadotropic hypogonadism），为遗传性青春期发育延迟，需要进行长期的性激素替代治疗，若不经治疗，患者可终生无第二性征发育，为永久性青春期发育延迟。

低促性腺激素性性腺功能减退症是由于缺乏GnRH脉冲分泌使FSH和LH分泌不足所致性征发育延迟，可分为下丘脑性依赖性、垂体性依赖性和下丘脑-垂体依赖性，常见疾病如Kallmann综合征。高促性腺激素性性腺功能减退症与原发性性腺功能缺乏和甾体激素产生或作用障碍有关，三者均引起性腺甾体激素对下丘脑和垂体两个水平上的负反馈抑制丧失，血清促性腺激素水平升高，包括性染色体异常导致的性腺分化障碍（性发育不全）、性腺缺如及性腺损伤等，常见疾病如Klinefelter综合征（详见本章第二节和第十八章）、Turner综合征（详见本章第二节和第十八章）、Noonan综合征等[16-17]。有关低促性腺激素性性腺功能减退症相关的Kallmann综合征详见第十九章。

Noonan综合征是一种常见的高促性腺激素性性腺功能减退青春期延迟疾病，发病率为1/2 500～1/1 000。患者存在多发畸形，主要表现为特殊面容、身材矮小、先天性心脏病和其他不同程度的发育延迟[18, 19]。Noonan综合征呈常染色体显性遗传，但临床表型多样，约61%的患者可以找到致病性基因变异[19]。

【临床表型特征】

Noonan综合征临床表现复杂，可累及多个系统[18, 19]。

1. 特殊面容　随着年龄的增长，Noonan综合征患者的面部外观会有很大的变化，在幼年和青少年期最为突出，成年时较为隐蔽。主要包括眼睑下垂、突眼、眼距增宽、虹膜深蓝或蓝绿色、弱视、鼻梁塌、耳郭低位、腭弓深、小下颌、齿异常、颈蹼、后发际低等。少数患者会有色素沉着、色素痣、牛奶咖啡斑。

2. 身材矮小　50%～70%的Noonan综合征患者身材矮小；患者大多数出生时身长和体重正

常，随着年龄增长出现身高和体重增速降低，平均骨龄低于实际年龄2岁；西方人群的成年患者平均身高女性<153cm，男性<163cm。

3．先天性心脏病　超过80%的Noonan综合征患者会出现，其中最常见的肺动脉瓣狭窄（占20%~50%），其次是房间隔缺损和肥厚型心肌病。同时，约50%的患者还伴有心电图异常，如电轴左偏、左胸导联异常R/S比、异常Q波等。

4．骨骼畸形　鸡胸、漏斗胸、脊柱侧弯、膝外翻、马蹄内翻足、肘外翻、伸展过度等。

5．青春期延迟　大部分Noonan综合征患者会出现青春期延迟，女性平均青春期发生的时间为13~14岁，男性为13.5~14.5岁。

6．肾脏及泌尿生殖问题　10%~11%的Noonan综合征患者出现肾脏畸形，如孤立肾、肾盂扩张并重复等。约80%男性患者可发生隐睾，而女性患者不影响生育能力，可与Turner综合征相鉴别。

7．出血倾向　35%~65%的Noonan综合征患者有出血倾向，但症状相对较轻，如皮肤青肿、鼻出血、月经过多或手术后出血等，可能与一些凝血因子缺乏（如凝血因子Ⅴ、Ⅷ、Ⅺ、Ⅻ）、血小板减少或功能紊乱相关。部分患者婴儿期可能会出现骨髓增生病。

8．神经、精神及行为　Noonan综合征患者会出现运动及语言能力发育迟缓，大多数患者智力正常，能完成学业并找到工作，只有10%~40%需要进入特殊学校。部分患儿可能会出现行为笨拙、协调性差、固执、易怒等表现。少数患者有耳聋症状。

【遗传方式及相关致病基因】

Noonan综合征一般呈常染色体显性遗传病，少数为常染色体隐性遗传，具有很强遗传异质性。目前报道至少11个基因的变异可引起该病（表32-4），其中由PTPN11、SOS1、RAF1、KRAS基因等变异引起Noonan综合征患者分别占约50%、10%~30%、5%和<5%，此外还有约20%的患者病因不明[18]。

表32-4　Noonan综合征的致病基因

| 分类 | 致病基因 | 染色体位置 | 遗传方式 |
| --- | --- | --- | --- |
| NS1 | PTPN11 | 12q24.13 | AD |
| NS2 | LZTR1 | 22q11.21 | AR |
| NS3 | KRAS | 12p12.1 | AD |
| NS4 | SOS1 | 2p22.1 | AD |
| NS5 | RAF1 | 3p25.2 | AD |
| NS6 | NRAS | 1p13.2 | AD |
| NS7 | BRAF | 7q34 | AD |
| NS8 | RIT1 | 1q22 | AD |
| NS9 | SOS2 | 14q21.3 | AD |
| NS10 | LZTR1 | 22q11.21 | AD |
| NS11 | MRAS | 3q22.3 | AD |
| NS12 | RRAS2 | 11p15.2 | AD |

注：AD，常染色体显性；AR，常染色体隐性。

【实验室与辅助检查】

1. 生长激素水平降低或正常。

2. 胰岛素样生长因子1水平低于正常（特别是在*PTPN11*基因变异患者）。

3. 凝血功能检测　凝血因子Ⅺ缺乏，凝血因子Ⅷ、Ⅻ活性降低，血小板减少及功能缺陷，PT和APTT异常。

4. 甲状腺抗体阳性。

5. 听力测试　部分患者有听力障碍（低频、高频听阈听力缺失）及内耳结构异常。

6. 眼科检查　斜视、弱视、屈光不正、白内障、角膜前基质营养不良、眼球震颤、眼睑下垂、内眦赘皮等。

7. 多数患者心脏超声提示存在先天性心脏病，如肺动脉瓣狭窄等；部分患者心电图异常。

8. X线胸片及脊柱影像学检查提示漏斗胸、鸡胸及脊柱侧弯。

9. 头颅MRI检查　部分患者有脑积水等表现。

10. 染色体核型正常。

11. *PTPN11*、*KRAS*、*SOS1*、*RAF1*等基因存在杂合致病变异。

【诊断标准】

由于Noonan综合征表现多样且与其他疾病在表型上有重叠，临床诊断需注意鉴别其他疾病（如Turner综合征、Costello综合征、Aarskog综合征等）。Noonan综合征临床的典型表现：特殊面容、身材矮小、先天性心脏病、青春期延迟等，目前临床诊断多沿用1994年荷兰学者提出的诊断标准（表32-5）[20, 21]。患者染色体核型正常，再结合其致病基因检测，结合常染色体显性遗传特征综合诊断[19]。

表32-5　Noonan综合征的临床诊断标准

| 特征 | A（主要标准） | B（次要标准） |
|---|---|---|
| 1. 面容 | 典型的特殊面容 | 特殊面容 |
| 2. 心脏 | 肺动脉瓣狭窄和/或Noonan综合征典型心电图改变 | 其他心脏缺陷 |
| 3. 身高 | 小于同年龄同性别儿第3个百分位数 | 小于同年龄同性别儿第10个百分位数 |
| 4. 胸廓 | 鸡胸、漏斗胸 | 胸廓宽 |
| 5. 家族史 | 一级亲属确诊Noonan综合征 | 一级亲属疑似Noonan综合征 |
| 6. 其他 | （男性）同时存在精神发育迟滞、淋巴管发育异常、隐睾 | 存在以下之一：精神发育迟滞、淋巴管发育异常、隐睾 |

注：①存在典型特殊面容，还需满足2A～6A中的1条或2B～6B中的2条标准；②若有面容特殊但不典型，则需满足2A～6A中的2条或2B～6B中的3条标准。

【治疗与预后】

Noonan综合征患者以对症治疗为主。生长激素有助于改善身高发育及心肌功能，提高体能。肺动脉狭窄患者根据狭窄程度，选择定期随访、介入治疗或外科手术。肺动脉狭窄多为发育不良型，球囊扩张术后容易出现再狭窄，65%的患者需2次经皮球囊肺动脉瓣膜扩张术。合并扩张型心肌病的患者病情轻重和预后差异很大，部分患者病情进展较快而导致早期死亡，约17%的患儿心肌肥厚可自行缓解。除定期随访外，可采用β受体阻滞剂等药物治疗，或通过外科手术切除肥厚肌肉缓解流出道梗阻[18, 19, 21]。

2007年美国FDA推荐伴有身材矮小的Noonan综合征患者可给予重组人生长激素（rhGH）治疗。美国生长协作组研究资料表明，rhGH可显著改善Noonan综合征儿童成年后身高，男性平均增加（10.9±4.9）cm，女性增加（9.2±4.0）cm。rhGH疗效与治疗时间及基因型有关，接受rhGH治疗越早，效果越好，但携带*PTPN11*基因变异的Noonan综合征患者治疗效果较差[18, 21]。

【遗传咨询与产前诊断】

1. 遗传咨询

（1）确定咨询者家系中先证者Noonan典型临床特征的临床诊断，确定染色体核型正常，以排除Turner综合征，建立遗传咨询档案。

（2）绘制家系系谱图，是否符合常染色体显性遗传或常染色体隐性遗传特征。

（3）对先证者需要明确致病基因及变异（建议依次进行以下候选基因检测：*PTPN11*、*SOS1*、*RAF1*、*KRAS*），并进行家系成员该变异位点的验证，已确定表型–基因型共分离。高通量测序也是可选方案。

（4）对于常染色体显性遗传Noonan综合征，如夫妇双方一方为患者，其子代有50%的概率会因遗传致病变异基因而发病。

（5）对于常染色体隐性遗传Noonan综合征，若先证者为致病基因纯合变异或复合杂合变异，先证者同胞患病概率为25%。

2. 产前诊断　对临床和基因确诊的有生育要求的患者，可进行侵入性产前检测或胚胎植入前遗传学检测。侵入性产前检测可以在妊娠11～13周绒毛活检或16～22周羊膜腔穿刺，胚胎植入前遗传学检测也可以作为选择之一。

（杨冬梓　袁　萍）

## 第四节　遗传性不孕不育

可以把遗传性不孕不育疾病分为遗传性不孕和遗传性不育两大类。在本节描述的遗传性不孕包括与女性相关的卵巢功能早衰与早发性卵巢功能不全、空卵泡综合征和卵母细胞成熟障碍（GV、MⅠ、MⅡ阻滞）；而遗传性不育包括与男性相关的无精子症因子（azoospermia factor，AZF）相关的无精子症及重度少精子症、先天性输精管缺如和畸形精子症。由于疾病具有性别限定性，家族成员中患者分布及其临床表型与遗传方式会不一致，遗传咨询分析时需要加以注意。

### 一、卵巢功能早衰与早发性卵巢功能不全

正常情况下，女性绝经的平均年龄约为51岁，小部分女性会出现提前闭经[22]。卵巢功能早衰

（premature ovarian failure，POF）是一种常见的导致育龄女性出现闭经且不孕的疾病，在<40岁的女性中发生率为1%~2%，<30岁的女性中发生率为0.1%[23, 24]。早发性卵巢功能不全（primary ovarian insufficiency，POI）是指女性在40岁以前出现卵巢功能减退，主要表现为月经异常（闭经、月经稀发或频发）、促性腺激素水平升高（FSH>25U/L）、雌激素水平波动性下降。可根据是否出现自发月经，将早发性卵巢功能不全分为原发性和继发性。早发性卵巢功能不全早期可表现为卵巢储备功能减退（diminished ovarian reserve），主要表现为卵巢内卵母细胞的数量减少和/或质量下降，同时伴有抗苗勒管激素（anti-Müllerian hormone）水平降低、窦卵泡数减少，FSH水平升高。POF属于早发性卵巢功能不全的终末阶段，特征表现为40岁前出现闭经，促性腺激素水平升高（FSH>40IU/L）[25, 26]。早发性卵巢功能不全的病因复杂，可由遗传、感染、免疫或医源性（手术、放疗、化疗）因素所致，具有高度的临床表现差异和遗传的异质性（遗传因素占20%~25%）[25]。从卵巢储备功能减退到早发性卵巢功能不全再到卵巢功能早衰是卵巢功能逐渐减退的过程。

【临床表型特征】

早发性卵巢功能不全临床表现可由病因不同而表现各异，患者可有以下1种或多种表现。

1. 月经改变　原发性早发性卵巢功能不全表现为原发性闭经；继发性闭经多发生在青春期后，部分患者曾有生育史。初期表现为月经周期不规律，周期变长，经期缩短，最后发展为闭经。但此类患者的第二性征及外生殖器发育正常。从卵巢功能减退到衰竭，可有数年的时间，临床异质性很高。

2. 生育力降低或不孕　表现为稀发排卵或不排卵。在卵巢储备功能减退初期，由于偶发排卵，仍然有5%~10%的妊娠机会，但自然流产和胎儿染色体异常的风险增加。

3. 雌激素下降　原发性早发性卵巢功能不全主要表现为无第二性征发育（如乳房发育不全、阴毛和体毛稀少甚至缺如等）及发育较差（生长缓慢、身材矮小等）。继发性早发性卵巢功能不全主要表现为围绝经期症状，如潮热、出汗、失眠、记忆力减退、阴道干涩、性欲减退、骨质疏松、骨痛、骨折等。

4. 存在其他疾病表现或风险　先天性心脏病、智力障碍、肾上腺和甲状腺功能低下、糖尿病、复发性流产等[22-29]。

同时卵巢功能早衰可因伴随其他临床特征的不同，分为非综合征型卵巢功能早衰和综合征型卵巢功能早衰。非综合征型早发性卵巢功能不全主要为卵巢功能减退所致上述临床表现。而综合征型早发性卵巢功能不全除卵巢功能减退外，还伴有特殊临床表现，如小睑裂综合征（blepharophimosis-ptosis-epicanthus inversus syndrome）Ⅰ型表现为小睑裂、上睑下垂、内眦赘皮、眼距宽等，Perrault综合征表现为感音神经性耳聋（sensorineural hearing loss）等[24]。

【遗传方式及相关致病基因】

早发性卵巢功能不全存在较强遗传异质性，染色体异常和单个基因缺陷均可导致。染色体异常占POI人群10%~13%[27]，包括染色体数目和结构异常，常见于X染色体数目或者结构异常（如X单体即Turner综合征、X染色体嵌合异常、X等臂染色体等）如表32-6所示[27]。根据文献及数据库报道，有29个基因可致早发性卵巢功能不全，详见表32-7所示[29]。卵巢功能早衰1型为X-连锁遗传，其致病基因FMR1基因位于Xq27.3，长约39kb，含17个外显子，编码脆性X精神发育迟缓蛋白。卵巢早衰4型及卵巢发育不全2型为X染色体连锁遗传,其致病基因*BMP15*位于Xp11.22,长约5.9kb,含2个外显子,编码骨形成蛋白15。

表32-6 早发性卵巢功能不全的染色体核型

| X染色体核型异常 | | | 46,XY核型异常 | 常染色体核型异常 |
|---|---|---|---|---|
| X染色体数目异常 | X染色体结构异常 | X染色体与常染色体易位 | | |
| 45, X | 46, X, del(X)(q13) | 46, X, t(X; 2)(q13; q36) | 45, X[95]/46, XY[5] | 46, XX, t(5; 13)(q13; q14)[7] |
| 47, XXX | 46, X, del(X)(q21) | 46, X, t(X; 4)(q22; q21) | — | — |
| 45, X/46, XX | 46, X, del(X)(q22) | 46, X, t(X; 5)(q24; q22) | — | — |
| 45, X/47, XXX | 46, X, del(X)(q24) | 46, X, t(X; 6)(q24; q25) | — | — |
| 45, X/46, XX/47, XXX | 46, X, del(X)(q25) | 46, X, t(X; 12)(q22; p24) | — | — |
| 46, XX/47, XXX | 46, X, del(X)(q27) | 46, X, t(X; 14)(p10; p10) | — | — |
| — | 45, X[72]/46, X, del(X)(p11)[28] | 46, X, t(X; 14)(q22; q32) | — | — |
| — | 45, X[34]/46, X, del(X)(p21)[66] | 46, X, t(X; 19)(q22; q13) | — | — |
| — | 45, X[2]/46, X, del(X)(q26)[18]/46XX[80] | — | — | — |
| — | 46, X, i(X)(p10) | — | — | — |
| — | 46, X, i(X)(q10) | — | — | — |
| — | 45, X[61]/46, X, i(X)(p10)[39] | — | — | — |
| — | 45, X[46]/46, X, i(X)(q10)[34] | — | — | — |
| — | 45, X[89]/46, X, r(X)(p22-q25)[11] | — | — | — |
| — | 45, X[57]/46, X, inv(X)(q12q26)[43] | — | — | — |
| — | 46, X, psu idic(X)(q28) | — | — | — |
| — | 46, X, der(X), t(X; X)(p22; p22) | — | — | — |

表32-7 早发性卵巢功能不全的致病基因

| 分型 | 致病基因 | 染色体位置 | 遗传方式 | 早发性卵巢功能不全发生率 |
|---|---|---|---|---|
| POF1 | *FMR1* | Xq27.3 | XL | 3% ~ 15% |
| POF2A | *DIAPH2* | Xq21.33 | XLD | 罕见 |
| POF2B | *POF1B* | Xq21.1 | XLR | 2.2% |
| POF3 | *FOXL2* | 3q22.3 | AD | 罕见 |
| POF4 | *BMP15* | Xp11.22 | XL | 1.5% ~ 12% |
| POF5 | *NOBOX* | 7q35 | AD | 1% ~ 6.2% |
| POF6 | *FIGLA* | 2p13.3 | AD | 1% ~ 2% |
| POF7 | *NR5A1* | 9q33.3 | AD | 8% |

（续表）

| 分型 | 致病基因 | 染色体位置 | 遗传方式 | 早发性卵巢功能不全发生率 |
|---|---|---|---|---|
| POF8 | STAG3 | 7q22.1 | AR | 罕见 |
| POF9 | HFM1 | 1p22.2 | AR | 罕见 |
| POF10 | MCM8 | 20p12.3 | AR | 罕见 |
| POF11 | ERCC6 | 10q11.23 | AD | 罕见 |
| POF12 | SYCE1 | 10q26.3 | AR | 罕见 |
| POF13 | MSH5 | 6p21.33 | AR | 罕见 |
| POF14 | GDF9 | 5q31.1 | AR | 罕见 |
| POF15 | FANCM | 14q21.2 | AR | 罕见 |
| 卵巢发育不全1 | FSHR | 2p16.3 | AR | 0~1% |
| 卵巢发育不全2 | BMP15 | Xp11.22 | XL | 罕见 |
| 卵巢发育不全3 | PSMC3IP | 17q21.2 | AR | 罕见 |
| 卵巢发育不全4 | MCM9 | 6q22.31 | AR | 罕见 |
| 卵巢发育不全5 | SOHLH1 | 9q34.3 | AR | 罕见 |
| 卵巢发育不全6 | NUP107 | 12q15 | AR | 罕见 |
| 卵巢发育不全7 | MRPS22 | 3q23 | AR | 罕见 |
| 卵巢发育不全8 | ESR2 | 14q23.2~q23.3 | AD | 罕见 |
| Perrault综合征1 | HSD17B4 | 5q23.1 | AR | 罕见 |
| Perrault综合征2 | HARS2 | 5q31.3 | AR | 罕见 |
| Perrault综合征3 | CLPP | 19p13.3 | AR | 罕见 |
| Perrault综合征4 | LARS2 | 3p21.31 | AR | 罕见 |
| Perrault综合征5 | TWNK | 10q24.31 | AR | 罕见 |
| Perrault综合征6 | ERAL1 | 17q11.2 | AR | 罕见 |

注：AD，常染色体显性；AR，常染色体隐性；XLD，X-连锁显性；XLR，X-连锁隐性；XL，X-连锁。

早发性卵巢功能不全的发病机制目前尚不明确，超过50%的患者原因不明。目前认为两种可能的发病机制是：①原始卵泡数目过少；②窦前卵泡闭锁过快[30]。

【实验室与辅助检查】

1. 基础性激素水平FSH＞25U/L（月经周期第2~4天，或闭经时检测），LH高于正常，$E_2$水平低于正常。

2. 血清抗苗勒管激素低于正常。青春期前或青春期女性抗苗勒管激素水平低于同龄女性2倍标准差，提示有早发性卵巢功能不全风险。

3. 部分患者甲状腺自身抗体（TPO-Ab）、肾上腺皮质抗体（21OH-Ab）阳性。

4. 子宫及双附件超声提示子宫偏小（始基子宫或子宫显示不清），双附件呈条索状稍低回声（卵巢隐约可见或卵巢显示不清），双侧卵巢窦卵泡（直径2~10mm）数量少（双侧总数＜5个）。

5. 骨骼X线影像提示存在骨密度下降；部分青春期患者骨龄X线影像提示骨龄低于实际年龄。

6. 染色体核型异常（表32-6）。

7. 卵巢功能早衰相关致病基因变异（表32-7）。

【诊断标准】

早发性卵巢功能不全患者病因不同，临床表现多样。临床诊断要点为：①年龄＜40岁；②原发性闭经，或继发性少经/闭经持续时间至少4个月；③间隔1个月以上2次血清基础FSH水平＞25U/L以及$E_2$低值[25, 26]。如合并身体其他部位或器官病变，则考虑为综合征型早发性卵巢功能不全。在排除免疫、手术及放化疗等外因后，仍然原因不明的患者，考虑其遗传因素的可能性较大，建议进一步行遗传学分析（如染色体核型、致病基因变异检测），诊断流程如图32-4所示。

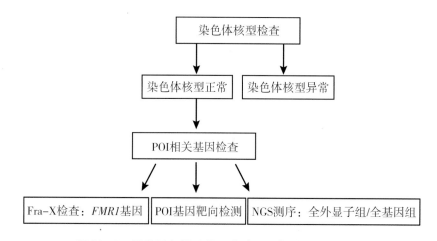

图32-4　早发性卵巢功能不全（POI）遗传学检测流程

【治疗与预后】

目前较为广泛的治疗方案为激素替代治疗至其生理性绝经时间（约50岁）。大多数治疗方案为雌激素替代治疗，如序贯疗法或口服避孕药。

在早发性卵巢功能不全患者初诊时，应测量骨密度，如骨密度降低，激素治疗5年内需复查骨密度。早发性卵巢功能不全患者（特别是Turner综合征患者）存在心血管疾病风险，遗传咨询的同时建议患者定期到心内科和生殖内分泌科诊治[25]。

对于有生育要求的早发性卵巢功能不全患者而言，可考虑人工周期下接受供卵体外受精治疗，同时可避免相关的致病基因变异遗传给后代。5%～10%的患者有排卵现象或能成功妊娠。另一措施是生育力保存，如胚胎冷冻、成熟卵母细胞冷冻、未成熟卵母细胞体外成熟技术、冷冻卵巢组织，后两者由于涉及人类冷冻非成熟卵后的体外生长和成熟技术有待完善，目前尚未进入临床应用[25, 26, 31]。

【遗传咨询与产前诊断】

1. 早发性卵巢功能不全患者多数为原发性不孕或继发性不孕，对于非医源性的原发性患者以及有早发性卵巢功能不全家族史的女性，建议尽早妊娠并行遗传学诊断。

2. 如遗传学诊断发现染色体异常与早发性卵巢功能不全相关，建议患者临床妊娠后进行侵入性产前检测（染色体核型分析）；如遗传学诊断发现基因变异与早发性卵巢功能不全相关，可根据具体致病基因情况来看是否需行配偶的相关基因检测（常染色体隐性遗传建议配偶检测），以判断后代患病风险。上述两种遗传风险，均需建议患者进行家族女性成员遗传咨询和检测。

3. 对有非遗传性早发性卵巢功能不全家族史的家族成员的建议　①目前还没有任何预测试验能证明家族女性成员发生早发性卵巢功能不全，除非先证者已检测到一个已知的相关变异。②针对早发性卵巢功能不全的发生，目前还没有有效的预防措施。③生育力保存可能作为一个选择方式。④可能存在潜在早绝经风险，建议尽早进行生育规划。

4. 植入前胚胎遗传学诊断在早发性卵巢功能不全患者的应用目前尚无文献报道，其可行性值得商榷，主要原因在于患者自身卵巢储备低下且对促排卵药物的反应不良，无法获得可利用的胚胎。

## 二、空卵泡综合征

空卵泡综合征（empty follicle syndrome）是指在辅助生殖体外受精（in vitro fertilization，IVF）取卵手术过程中发生反复抽吸、多次冲洗均无法获得卵子的现象，但患者卵巢反应及卵泡生长均正常[32]。在IVF控制性促排卵过程中，空卵泡综合征发生率为0.045%~7%[33]。根据取卵日血清β-人绒毛膜促性腺激素（beta-human chorionic gonadotropin，β-hCG）水平，分为假性空卵泡综合征（false empty follicle syndrome）和真性空卵泡综合征（genuine empty follicle syndrome）[34]。大部分的患者为假性空卵泡综合征，主要是由于医源性注射不当以致血清β-hCG浓度不足而不能发挥其药理作用，通过改变助孕方案可成功助孕[35]。而真性空卵泡综合征取卵日查血清β-hCG浓度正常，由于其发生率极低（约占IVF周期的0.016%）[34]，目前认为主要是由遗传因素导致[37]。这里主要介绍和遗传相关的真性空卵泡综合征。

【临床表型特征】

空卵泡综合征患者多数为原发性不孕症，且月经周期不规则，排卵监测可见优势卵泡生长。基础性激素水平正常或黄体生成素（LH）升高，抗苗勒管激素正常及双侧窦卵泡数正常，提示卵巢储备尚可。多数患者子宫双附件超声提示双侧卵巢体积大小不均等。IVF助孕时多次反复抽吸冲洗均不能在显微镜下发现任何卵子或卵丘复合物或颗粒细胞。

【遗传方式及相关致病基因】

真性空卵泡综合征表现为常染色体隐性遗传，其致病基因LHCGR[36]，定位于2p16.3，全长69kb，含11个外显子，编码的LH/hCG受体蛋白，纯合变异或复合杂合性变异均可导致疾病发生，但在家系各成员男女患者临床表现不同（表32-8）[36,37]。

### 表32-8　LHCGR基因与临床表型

| 临床表型 | 性别 | 致病基因 | 染色体位置 | 遗传方式 |
|---|---|---|---|---|
| 睾丸间质细胞发育不全合并性发育障碍病 | 男性 | LHCGR | 2p16.3 | AR |
| 性早熟 | 男性（青春期） | | | AD |
| 空卵泡综合征/LH抵抗 | 女性 | | | AR |

注：AD，常染色体显性；AR，常染色体隐性。

【实验室与辅助检查】

1. 反复多次取卵均未见任何卵子、卵丘复合物或颗粒细胞。

2. 取卵日血清β-hCG正常（＞40U/L）。

3. 基础性激素中LH正常或升高。

4. 抗苗勒管激素和双侧卵巢窦卵泡数正常提示卵巢储备正常。

5. 染色体核型涉及2p16.3处倒位或易位。

6. 染色体核型正常但致病基因*LHCGR*纯合变异或复合杂合变异。

【诊断标准】

1. 典型的临床特征　卵巢储备正常；反复多次取卵均未见任何卵子或卵丘复合物或颗粒细胞；取卵日血清β-hCG正常（＞40U/L）。

2. 常染色体隐性遗传　*LHCGR*基因纯合变异或复合杂合变异。

【治疗与预后】

根据假性和真性空卵泡综合征，其治疗方案有所不同[34]，如图32-5所示。如经基因诊断证实存在*LHCGR*基因致病变异，绝大部分真性空卵泡综合征患者获得卵子可能性很低，建议采取人工周期下供卵体外受精治疗。

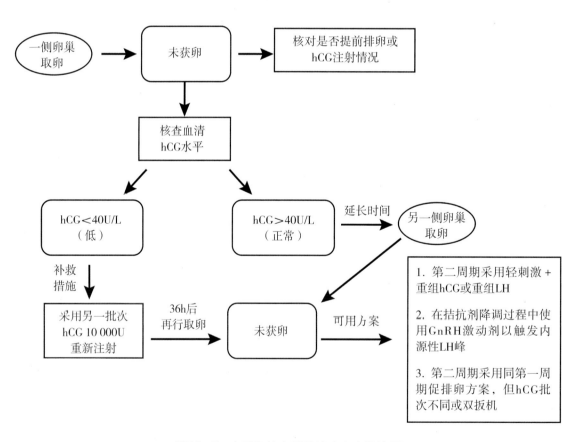

图32-5　空卵泡综合征的诊疗方案及流程

【遗传咨询与产前诊断】

1. 先证者如诊断为真性空卵泡综合征并发现致病基因及其变异，建议家族其他成员进行该基因位点的检测，特别是男性家族成员可能有睾丸间质细胞发育不全和性发育障碍疾病，后期存在睾丸癌变风险。

2. 真性空卵泡综合征为常染色体隐性遗传，女性患者极大可能由于无法获取卵子而无后代，遗传咨询时可以着重咨询家系其他成员的风险：如家系其他成员为*LHCGR*基因变异携带者，建议进行配偶的该基因变异检测，以明确后代遗传风险。

## 三、卵母细胞成熟障碍（GV、MⅠ、MⅡ阻滞）

哺乳动物的卵子生长发育、成熟和受精是由一系列分子信号调控各个关键节点，同时伴随卵子形态学变化的过程[38]。出生后，卵母细胞一直停滞于GV期（即初级卵母细胞减数分裂前期Ⅰ双线期），形态上可见生发泡（GV）；青春期后，在黄体生成素的刺激下，GV期卵母细胞恢复减数分裂Ⅰ，生发泡破裂（germinal vesicle breakdown）同时伴随染色质浓缩、纺锤体形成、染色体排列到赤道板上。卵母细胞进入到MⅠ期（即初级卵母细胞减数分裂后期Ⅰ—末期Ⅰ），形态上生发泡消失但未见第一极体；随后卵母细胞完成减数分裂Ⅰ，排出第一极体，并停滞在减数分裂中期Ⅱ（即MⅡ期）直到受精；成熟精子进入MⅡ期卵母细胞后再次启动减数分裂Ⅱ，并排出第二极体，完成受精[39]（图32-6）。辅助生殖体外受精技术为我们观察卵母细胞及胚胎发育提供一个窗口。卵母细胞成熟障碍（oocyte maturation failure）是指初级卵母细胞停滞在GV期、MⅠ期或MⅡ期，以致无法出现生发泡破裂、排出第一极体或完成正常受精的现象[40]。

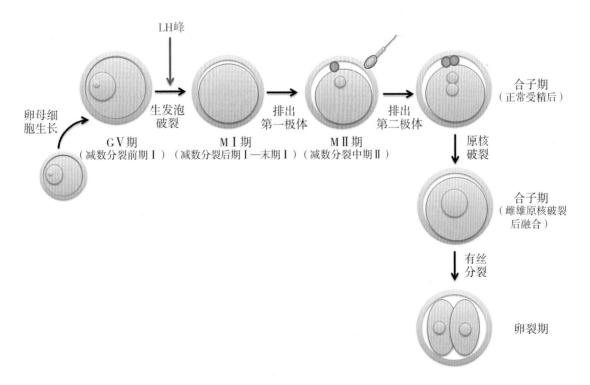

图32-6 卵子生长发育、成熟受精图示

【临床表型特征】

卵母细胞成熟障碍患者多以不明原因的原发性不孕于辅助生殖科初诊。绝大多数患者的一般情况、体格检查及生殖内分泌激素水平均正常。IVF助孕时由胚胎室技术人员发现卵母细胞停滞于GV期、MⅠ期或MⅡ期（图32-7），主要特征为：①多次IVF助孕时，其绝大多数卵子均不成熟（不成熟比例＞70%）；②体外成熟技术也不能促使其成熟；③即使采用单精子卵胞浆内注射技术也不能让MⅡ卵子成功受精[39]。

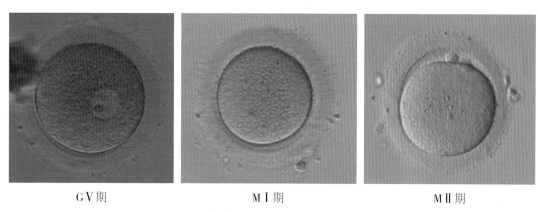

GV期　　　　　　　　MⅠ期　　　　　　　　MⅡ期

图32-7　光学显微镜下成熟障碍的卵母细胞

【遗传方式及相关致病基因】

根据卵母细胞成熟障碍停滞的不同时期，致病基因有所不同（表32-9）[40-42]。卵母细胞成熟缺陷2型为常染色体显性遗传或常染色体隐性遗传，其致病基因*TUBB8*位于10p15.3，长约2.3kb，含有4个外显子，编码β微管蛋白8，值得注意的是，本病表型限于女性卵母细胞成熟障碍，其中常染色体显性遗传主要表现为父源变异遗传至女儿发病，或女儿为新发变异。

表32-9　卵母细胞成熟障碍的致病基因及其表型遗传方式

| 分类 | 致病基因 | 染色体位置 | 遗传方式 |
| --- | --- | --- | --- |
| MⅠ期阻滞（不能排出第一极体） | *TUBB8* | 10p15.3 | AD/AR |
| MⅡ期阻滞（不能完成受精） | *TUBB8* | 10p15.3 | AD/AR |
| GV期阻滞（GVBD失败） | *PATL2* | 15q21.1 | AR |
| 卵母细胞成熟障碍1 | *ZP1* | 11q12.2 | AR |
| 卵母细胞成熟障碍2 | *TUBB8* | 10p15.3 | AR/AD |
| 卵母细胞成熟障碍3 | *ZP3* | 7q11.23 | AD |
| 卵母细胞成熟障碍4 | *PATL2* | 15q21.1 | AR |
| 卵母细胞成熟障碍5 | *WEE2* | 7q34 | AR |

注：AD，常染色体显性；AR，常染色体隐性。

【实验室与辅助检查】

1. IVF胚胎室光学显微镜下观察到卵母细胞成熟障碍。

2. 纺锤体观察仪（偏振光显微镜）不能观察到卵母细胞胞质中的纺锤体（图32-8）。

3. 相关基因发现致病性变异。

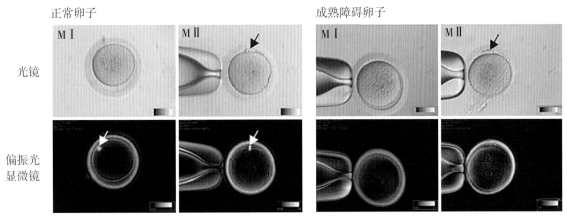

图32-8　光学和偏振光显微镜下正常卵子和成熟障碍卵子对比图[40]

黑色箭头是指极体，白色箭头是指纺锤体；在偏振光显微镜下正常卵子可见纺锤体，而成熟障碍卵子不能看见纺锤体。

【诊断标准】

1. 临床诊断标准　①原发性不孕症；②多次IVF助孕时，其绝大多数卵子均不成熟（不成熟比例＞70%）；③体外成熟技术不能促使其成熟；④无论采用IVF或单精子卵胞浆内注射技术均不能让MⅡ卵子成功受精。

2. 基因诊断标准　发现相关基因的致病性变异。

【治疗与预后】

目前尚无治疗成功的案例。由于卵子成熟障碍而无法正常受精及胚胎发育，对于有生育要求的患者而言，可考虑人工周期下接受供卵体外受精治疗。

【遗传咨询与产前诊断】

1. 绝大部分女性先证者就诊年龄在25岁以上，先证者如诊断为卵母细胞成熟障碍并发现致病基因及其变异，建议家族其他成员进行基因检测。由于先证者父母大都处于停育年龄，故遗传咨询重在咨询先证者家系其他成员情况，特别是男性家族成员，以免后代再次出现不孕风险。

2. 如为常染色体显性遗传，先证者的同胞有50%的概率会遗传致病变异；如基因诊断家系成员育龄男性为变异携带者，则其后代女儿患病概率为50%，儿子均不患病但有50%的概率为携带者。

3. 如为常染色体隐性遗传，先证者的同胞有25%的概率会遗传致病变异；如基因诊断家系成员育龄男性为变异携带者，则其女性后代的发病风险需结合配偶该基因检测情况判断。

## 四、无精子症因子（azoospermia factor，AZF）相关的无精子症及重度少精子症

无精子症及重度少精子症是男性不育常见的原因之一。无精子症的分类方法很多，通常根据是否存在梗阻因素分为梗阻性无精子症（obstructive azoospermia）和非梗阻性无精子症（nonobstructive azoospermia）。前者一般激素水平（如血清FSH水平）正常，睾丸体积大小及生精功能正常，主要是由于精子输送通路发生梗阻或缺如（如外伤、结扎、炎症、先天性输精管缺如等）；后者大多数患者血清FSH水平升高，睾丸体积偏小，由于病变发生在睾丸，可导致生精功能有不同程度损伤。目前认为非梗阻性无精子症是由于染色体异常和Y染色体微缺失等遗传因素导致。1976年，国外研究者在无精子症患者中发现一个Y染色体长臂缺失（Yq11.23），提出在Y染色体长臂上存在与精子生成相关的基因，故该部位称为无精子症因子（AZF）。目前已明确致病的AZF由AZFa、AZFb和AZFc3个重要亚区组成（见图32-9）[45]，而由Kent-First等[43]于1999年推测的AZFd亚区目前被认为不存在[46]。自发现AZF以来，各国各地区报道AZF缺失在不育男性中的发生率为5%~20%[44]。

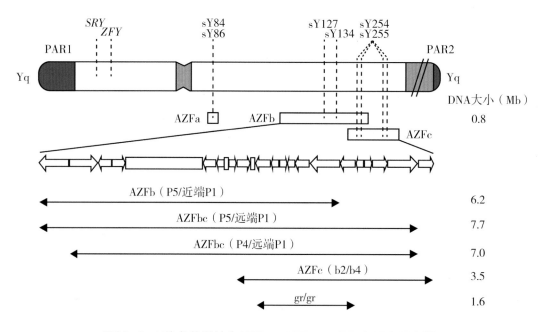

图32-9　Y染色体微缺失AZFa、AZFb、AZFc各亚区示意图

【临床表型特征】

男性患者通常以不育症就诊。精液分析是诊断该病的重要指标，严重少精子症是指3次或3次以上精子密度<5×10⁶/mL，无精子症是指3次或3次以上常规光镜下及离心沉淀后镜检仍未发现精子（WHO推荐转速3 000rpm，离心15min）。每次精液分析时间间隔1周以上，需排除不射精（如勃起功能障碍）和逆行射精等因素。部分患者体检及超声检查提示睾丸体积偏小，血清FSH水平升高。由于AZF各区域缺失，其临床表现不全相同，AZFa亚区缺失最严重，AZFc亚区缺失症状相对较轻（表32-10）。

【遗传方式及相关致病基因】

Y染色体微缺失现在被认为是在排除染色体异常外引起的无精子症及重度少精子症最重要的遗传学病因[43, 44]。检测不育男性患者是否有AZF微缺失，不仅能明确病因，而且对男性后代是否具有遗传风险具有重要意义。AZF各亚区及相关致病基因详见表32-10[47]。

表32-10　AZF各亚区及相关致病基因

| AZF亚区 | 候选基因 | 可能的发病机制 | 常见临床表现 |
| --- | --- | --- | --- |
| AZFa | USP9Y、DDX3、UTY | 该区域主导精母细胞的增殖，缺失或变异将导致严重的生精障碍及睾丸发育不良 | 大多表现为唯支持细胞综合征，同时伴有睾丸体积的缩小，也可以表现为重度少精子 |
| AZFb | EIF1AY、RPS4Y2、KDM5D、XKRY、RBMY1A1 | 可能是由于一些基因的mRNA前体剪切发生障碍而导致精子发生障碍，一般没有减数分裂后的精子细胞，精原细胞和初级精母细胞的比例通常在正常范围 | 少或严重少精子症，甚至是无精子症；AZFb的完全缺失常常提示临床睾丸穿刺活检获取精子失败 |
| AZFc | DAZ、BPY2、CDY1 | 减数分裂后的精子细胞成熟阻滞，DAZ基因只在睾丸表达，是影响精子生成的重要基因，只有DAZ1/DAZ2与生精障碍有关，而DAZ3/DAZ4几乎没有影响 | 患者临床表现多种多样，可表现为无精子症，也可表现为精子计数正常但伴有精子形态异常。可出现随时间进行性精子数量减少的现象，即表现为迟发性和进展性 |

【实验室与辅助检查】

1. 精液常规显示精液体积正常，但精子密度 $< 5 \times 10^6/mL$，或精液离心沉淀后仍未见精子。

2. 血清FSH水平处正常范围或高于正常。

3. 睾丸组织穿刺病理结果提示生精功能低下，或无生精功能（仅见支持细胞）。

4. Y染色体微缺失检测提示存在AZF亚区缺失。

【诊断标准】

1. 典型的临床表现　少精子症（精子密度 $< 5 \times 10^6/mL$）或无精子症。

2. 遗传学诊断　AZF亚区（AZFa、AZFb、AZFc）缺失。在排除以下情况后进行：染色体核型异常（除45, X/46, XY外）、梗阻性无精子症（除非FSH水平高于正常提示可能存在合并非梗阻可能）以及低促性腺素性腺功能低下[44]。

Y染色体微缺失遗传学检测常用方法是多重PCR或荧光PCR法，分别检测15个AZF相关序列标签位点（AZFa：sY84、sY86；AZFb：sY124、sY127、sY128、sY133、sY134、sY143；AZFc：sY239、sY242、sY254、sY255、sY152；AZFb,c：sY145、sY82），同时需要有内参基因SRY（sY14标签序列）作对照。

【治疗与预后】

1. AZFa区缺失或AZFb及AZFb,c全缺失提示无生精功能，睾丸病理结果符合唯支持细胞综合征（sertoli cell only syndrome）表现，生精功能已无法恢复，建议采用供精辅助生殖技术。

2. AZFc缺失的少精子症患者可通过辅助生殖技术中卵胞浆内单精子注射技术助孕；AZFc缺失的无精子症患者如睾丸穿刺活检病理提示有精子，则可通过辅助生殖技术中睾丸抽吸精子技术助孕。目前认为其临床结局与非Y染色体微缺失的少/无精子症患者之间无统计学差异。

【遗传咨询与产前诊断】

1. 遗传咨询

（1）Y染色体微缺失报告解读时，对于未检测到阳性结果的患者，需注意查看患者的染色体核型结果。如患者染色体核型未见异常，则需提醒患者由于目前的Y染色体微缺失检测方法无法检测基因变异，不排除存在影响生精功能基因变异的可能。

（2）如患者检测结果为阳性　①AZFa部分缺失、AZFb部分缺失、AZFc部分缺失或全缺失患者，其男性后代100%会遗传该缺失，有不育症风险，女性后代则不会获得遗传，并且建议其家族男性成员进行Y染色体微缺失检测，以尽早治疗，避免不育症及遗传风险；②AZFa全缺失、AZFb全缺失、AZFb,c全缺失和AZFa,b,c全缺失患者由于已无生精功能，不再建议其家族男性成员进行Y染色体微缺失检测。

2. 产前诊断　由于AZFa和AZFb全缺失患者无法获得后代，常规建议供精辅助生殖技术进行助孕治疗。大部分AZFc缺失患者可通过ICSI或TESA辅助生殖技术助孕，其男性后代会遗传该缺失。由于目前进行Y染色体微缺失的侵入性产前检测或胚胎植入前遗传学检测存在性别选择的争议，咨询时一般不建议上述选择，可建议患者及其男性后代通过卵胞浆内单精子注射或睾丸抽吸精子辅助生殖技术助孕。

## 五、先天性输精管缺如

先天性输精管缺如（congenital absence of the vas deferens，CAVD）是由于输精管发育异常所致的部分或完全缺如，是男性梗阻性无精子症及不育的重要原因。根据缺如特征分为3种亚型：先天性双侧输精管缺如（congenital bilateral absence of vas deferens）、先天性单侧输精管缺如（congenital unilateral absence of vas deferens）和先天性部分输精管缺如（congenital bilateral partial aplasia of vas deferens）[44]。其缺如部位可包括阴囊段和腹股沟段缺如（外缺如）与盆腔段缺如（内缺如），极少部分患者合并肾脏畸形。流行病学调查显示，先天性输精管缺如在男性不育患者的发生率为1%～2%，在梗阻性无精子症中可达25%[44]。97%～98%的囊性纤维化男性患者合并有先天性双侧输精管缺如，其发病率在东西方人种间差异较大，西欧人群中发病率为1/3 000～1/2 000，亚洲人群中发生率为1/31 000。CFTR基因变异是导致囊性纤维化和单纯性先天性输精管缺如的主要致病基因[45-47]。

此外，极少数先天性输精管缺如患者合并肾脏畸形（如肾缺如、马蹄肾等），这部分患者中绝大多数未能检测出CFTR基因变异，部分患者表现为变异携带者[45, 46]。目前认为先天性输精管缺如合并肾脏畸形致病基因不同于囊性纤维化或单纯性先天性输精管缺如患者，其机制可能是由于胚胎发育初期（输尿管芽形成前/时）中肾管（Wolffian duct）的缺陷导致整个中肾管缺如，最终致随后的输精管的缺如[47]。

【临床表型特征】

大多数囊性纤维化患者会以慢性呼吸道疾病为首发表现就诊，如咳嗽、咳痰、气喘、鼻窦炎等；可伴有胃肠道或营养不良表现，如胎粪性肠梗阻、新生儿黄疸期延长、远端肠梗阻综合征、胰腺功能不全（胰腺炎）、脂肪泻、直肠脱垂、慢性肝病等。成年男性患者可因输精管缺如所致梗阻性无精子症导致不育。女性患者基本不影响生育能力，少数患者可能会存在宫颈黏液异常导致不孕。囊性纤维化患者后期可表现为肺脓肿、肺部纤维化、急性/慢性胰腺炎、糖尿病、门脉纤维化、胆道梗阻、局灶性胆汁性肝硬化等，其中呼吸道病变是其主要致死原因，患者人群寿命中位数预测为40.7岁[47]。

单纯性先天性输精管缺如患者大多因不育症就诊，无其他临床症状。极少数患者有偶发的肺炎或胰腺炎病史。体检无法触及一侧或双侧阴囊段输精管。阴囊及盆腔B超可进一步提示精囊腺缺失或发育不良，患侧附睾头增大，或合并附睾体尾部的发育不良（图32-10）。患者精液检查可见精液量少（0.5～2.0mL），精液pH降低（5.5～6.5），精浆果糖降低或阴性提示梗阻性无精。先天性输精管缺如患者多为无精子症，表现为精液离心后显微镜下观察仍无精子；部分先天性单侧输精管缺如和先天性部

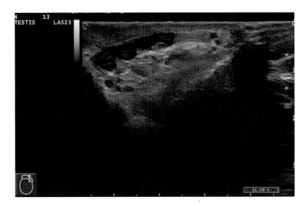

图32-10　附睾部分体部及尾部缺如

附睾头部及部分体部增大，内见扩张管道，部分体部及尾部未见显示。

分输精管缺如患者为极重度少弱精子症，精液中精子数量少且活力低。睾丸病理提示大部分患者睾丸发育及生精功能均正常[46, 47]。

【遗传方式及相关致病基因】

绝大多数先天性输精管缺如为CFTR基因致病变异所致，呈常染色体隐性遗传。CFTR基因定位于7q31.2，长约188kb，含27个外显子，编码的CFTR蛋白锚定于细胞膜上，具有氯离子通道作用，其活性状态能降低细胞内的氯化钠水平，促进细胞黏液分泌的作用。78%的先天性输精管缺如患者存在至少一个CFTR基因致病变异，46%的先天性输精管缺如患者存在两个CFTR基因致病变异。目前报道CFTR基因有近2 000个致病变异，变异类型涵盖了错义、无义、框移、剪切位点变异及片段缺失变异。目前认为严重的CFTR基因变异导致CFTR蛋白活性低于3%，造成CFTR蛋白功能丧失，合并胰腺受损；3%～8%的CFTR蛋白活性致轻度/无症状囊性纤维化，胰腺功能正常；具有8%～12%的CFTR蛋白活性的患者则表现为输精管缺如（如先天性输精管缺如），囊性纤维化症状很轻甚至无[47, 48]。

极少数先天性输精管缺如患者存在ADGRG2基因的缺陷，呈X-连锁隐性遗传。ADGRG2基因定位于Xp22.13，含29个外显子，存在9种可变转录本。ADGRG2蛋白属于G蛋白偶联受体家族成员，同时由于其特异性表达于男性生殖系统附睾输出管，又称为附睾特异跨膜蛋白。目前发现了5例先天性双侧输精管缺如患者存在该基因变异，变异类型有错义变异、插入/缺失变异[49, 50]。

【实验室与辅助检查】

1. 无精子症者精液离心后显微镜下观察仍无精子；极重度少弱精子症者精液常规检查提示精子总数少（$<2 \times 10^6/mL$）且活力低（PR<32%）。

2. 精液常规检查提示精液量减少（<2mL），pH低，离心后无精子。

3. 精浆生化检查提示精浆果糖和α葡萄糖苷酶低于正常。

4. 性激素水平（FSH、LH、T）及抑制素B均正常。

5. 睾丸超声或经直肠超声提示双侧或单侧输精管或精囊异常，多数为附睾体尾部缺失或发育不良。

6. 单纯性先天性输精管缺如患者胸片检查和胰腺功能检查均正常。

7. AZF微缺失检查正常。

8. 染色体核型检查绝大部分为正常核型（46, XY），极少数患者存在7号染色体臂间倒位或臂内倒位。

9. CFTR基因存在纯合变异或复合杂合变异，ADGRG2基因存在半合子变异。

【诊断标准】

1. 临床诊断标准　典型表现为无精子症，体检或超声提示存在输精管/精囊缺如或发育不良。

2. 基因诊断标准　CFTR基因存在纯合变异或复合杂合变异，ADGRG2基因存在半合子变异。诊断流程见图32-11。

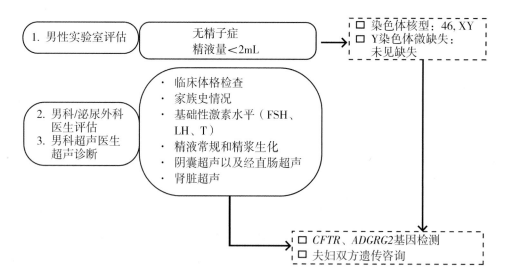

图32-11　先天性输精管缺如患者临床诊断流程

【治疗与预后】

先天性输精管缺如本身无法治疗，其引起的不育症可通过经皮穿刺附睾/睾丸抽吸精子后经体外受精-胚胎移植中的卵胞浆内单精子显微注射助孕方式来治疗。但如不进行胚胎植入前遗传学检测，则有可能带来子代遗传相同疾病的风险。因此，对于先天性输精管缺如患者来说，除了治疗不育症外，遗传咨询及CFTR基因检测更有助于查找病因及预防疾病传递给后代。

囊性纤维化患者存在预后不良；单纯性先天性输精管缺如对患者的主要影响是不孕不育，其寿命不会因该病而受影响。

【遗传咨询与产前诊断】

1. 遗传咨询

（1）确定咨询者先天性输精管缺如的临床诊断，建立遗传咨询档案，询问不育病史、家族史、既往史，查问是否有肺炎、胰腺炎或消化系统病史，精液检查是否为梗阻性无精子，超声检查是否存在输精管缺如或发育不良。

（2）绘制咨询者家系图，一般只有男性患者，患者父母多为携带者，判断是否符合常染色体隐性遗传或X-连锁隐性遗传方式。

（3）对先证者首先进行*CFTR*基因检测（全部外显子区域），如*CFTR*基因未找到变异，再进行*ADGRG2*基因变异检测。

（4）先证者确定变异后，需进行其父母变异验证；进行配偶的*CFTR*基因检测（全部外显子区域）。

（5）大部分患者的检测结果为严重的*CFTR*基因杂合变异复合5T杂合变异（c.1210-12T［5］），或5T纯合变异。①如其配偶未检测到任何*CFTR*基因致病变异，则子代100%为*CFTR*基因变异携带者；②如先证者为严重的*CFTR*基因变异复合5T变异，其配偶检测到一个严重的*CFTR*基因变异，则子代有25%的概率为囊性纤维化患者，有25%的概率为先天性输精管缺如患者，有50%的概率为*CFTR*基因变异携带者；③如先证者为5T纯合变异，其配偶检测到一个严重的*CFTR*基因变异，则子代有50%的概率为先天性输精管缺如患者，有50%的概率为*CFTR*基因变异携带者；④如先证者为严重的*CFTR*基因变异复合5T变异或5T纯合变异，其配偶检测到一个5T变异，则子代有50%的概率为先天性输精管缺如患者，有50%的概率为*CFTR*基因变异携带者。

（6）先证者如为*ADGRG2*基因变异，其母亲多为携带者。先证者后代中，女儿为变异携带者，儿子正常，但存在隔代遗传风险（即先证者外孙存在先天性输精管缺如风险）。

（7）如子代存在囊性纤维化或先天性输精管缺如患病风险，再生育时建议行辅助生殖技术的植入前遗传学诊断或者侵入性产前检测。

2. 产前诊断

（1）确认先证者的临床表型和*CFTR*基因致病变异位点。

（2）绝大多数先天性输精管缺如患者可采用辅助生殖技术助孕，如子代存在囊性纤维化或先天性输精管缺如患病风险，可考虑植入前遗传学诊断；或者在妊娠11～13周进行绒毛活检或16～22周抽取羊水进行胎儿细胞的*CFTR*基因变异检测。根据*CFTR*基因检测结果进行遗传咨询。

（3）对于经产前基因诊断后出生的新生儿，应进行随访和记录。

## 六、畸形精子症

畸形精子是包含多种精子异常表型的一类具有高度临床表型异质性的疾病，根据精子形态及部位，可分为头、颈、中段和尾的畸形，这些畸形可单独或同时存在。临床上，形态正常精子的百分率低于正常参考值下限，则可诊断为畸形精子症（teraozoospermia）[51]。根据2010年世界卫生组织第五版标准设定正常参考值下限为4%[52]。目前已明确与遗传相关的畸形精子症有：大头多尾精子症（macrozoospermia）、圆头精子症（globozoospermia）、多形态鞭毛异常精子症（multiple morphological abnormalities of the sperm flagella）及无头精子症（acephalic spermatozoa）[53]。

【临床表型特征】

畸形精子症的男性患者多以不育症就诊。正常精子形态为头部光滑，轮廓和形状大致呈椭圆形，顶体区域占头部（没有空泡的情况下）40%~70%，且顶体区域不能超过2个以上空泡，顶体以后区域不应含有空泡；多余的细胞质被认为异常（如超出精子头部大小1/3）；精子中段细长，长度大约等同于精子头部长径；精子尾部主段延续中段，但直径小于中段，约45μm长（大约是精子头长的10倍）（图32-12A）[54]。

1. 大头多尾精子症　精液体积、pH和黏稠度均正常，但密度和活力提示存在少、弱、畸形精子症；巴氏染色显示精子头部大，顶体异常，多尾（4~6条，多数为4条）（图32-12B），畸形精子比例为78%~100%[55]。对大头精子进行荧光原位杂交提示存在精细胞多倍体和非整倍体（单倍体比例为0~10.9%，二倍体比例为19.8%~60%，三倍体比例为10%~62.4%，四倍体为5.1%~36%）[51]。

2. 圆头精子症　精子密度多数正常，但精子头部存在顶体异常，表现为小顶体或者顶体缺失。根据顶体缺失多少分为Ⅰ型和Ⅱ型，Ⅰ型圆头精子症为圆头精子比例接近100%，顶体和顶体酶完全不存在；Ⅱ型圆头精子症表现为圆头精子和正常精子嵌合现象，精子保留残余细胞质和顶体[51]。巴氏染色显示精子头部呈圆形，无顶体区域（图32-12C）。此类患者由于顶体缺乏，精子黏附卵

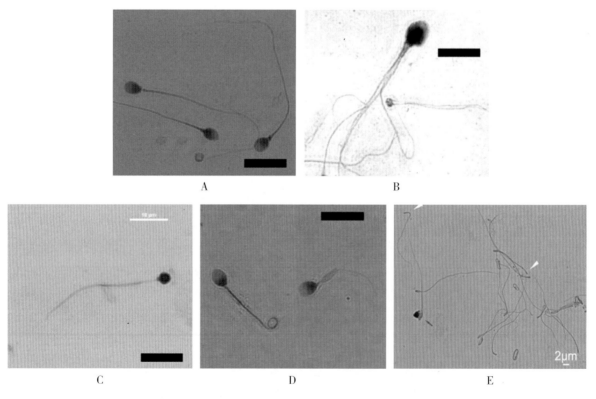

A 　　　　　　　　　　　　　　　　B

C 　　　　　　　　D 　　　　　　　　E

图32-12　光学显微镜下巴氏染色的畸形精子[51,54]

A. 正常形态精子：一个正常的头形，头部顶端浅染部分为顶体，具有典型的短中段后面紧跟鞭毛长主段。B. 大头多尾精子。C. 圆头精子。D. 鞭毛异常精子。E. 无头精子。

子透明带时无法发生顶体反应。

3. 多形态鞭毛异常精子症　精液体积多数正常，精子密度正常或低下，由于精子的鞭毛的形态异常，导致精子活力减弱，甚至无活力。值得注意的是，多形态鞭毛异常精子症需要和原发性鞭毛运动障碍（primary ciliary dyskinesia）鉴别。原发性鞭毛运动障碍也是导致男性弱精不育的原因之一，但原发性鞭毛运动障碍患者主要是由于鞭毛超微结构中的动力蛋白臂或微管易位导致鞭毛失去活力，但精子的形态大多数正常。而多形态鞭毛异常精子症患者精子鞭毛表现为各种形态异常：缺失、变短、弯曲、卷曲、不规则变宽，多以变短为主（图32-12D）。鞭毛畸形精子比例占80%～100%。电镜下观察可显示鞭毛纤维鞘及其他轴丝结构破坏[51]。

4. 无头精子症　患者存在少精子症（$<15 \times 10^6$ mL）和弱精子症表现（具有前向运动精子比例为0%）[54]。光镜下可见几乎100%精子存在畸形，表现为无头精子，头尾连接处异常，仅有精子头部（图32-12E）[51, 54]。电镜下显示一个无头的精子仍具有正常尾部结构，包含近端中心粒、分段、线粒体和所有其他元件；有头畸形精子部分具有正常（或扩大）的细胞核，头部存在顶体或缺如，但缺乏植入窝和基底板[54]。

【遗传方式及相关致病基因】

畸形精子症表型不同致病基因可能不同（表32-11）[55-57]，畸形精子所占比例越高，致病基因的变异检出率越高。

表32-11　畸形精子症的致病基因

| 分类 | 致病基因 | 染色体位置 | 遗传方式 |
|------|---------|-----------|---------|
| 大头多尾精子症 | *AURKC* | 19q13.43 | AR |
| 圆头精子症 | *DPY19L2* | 12q14.2 | AR |
| | *SPATA16* | 3q26.31 | AR |
| 多形态鞭毛异常精子症 | *DNAH1* | 3p21.1 | AR |
| | *CFAP43* | 10q25.1 | AR |
| | *CFAP44* | 3q13.2 | AR |
| | *CFAP65* | 2q35 | AR |
| 无头精子症 | *SUN5* | 20q11.21 | AR |
| | *TSGA10* | 2q11.2 | AR |
| | *DNAH6* | 2p11.2 | AR |

注：AR，常染色体隐性；*DNAH6*基因纯合/复合杂合变异的患者精子形态学表现为部分圆头精子和部分无头精子。

1. 大头多尾精子症　AURKC蛋白属于Aurora激酶家族，主要在睾丸表达，其结构中高度保守的丝氨酸/苏氨酸激酶对精母细胞、卵母细胞以及早期胚胎的减数分裂和有丝分裂有重要作用。*AURKC*基因纯合变异的男性主要表现为大头多尾精子症，畸形精子所占比例为78%～100%的患者大都可检测到*AURKC*基因的致病变异；因为AURKC参与细胞有丝分裂过程，因此纯合变异的女性可能由于非整倍体卵母细胞的产生而导致流产风险增加[58]。

2. 圆头精子症　SPATA16基因在人类睾丸中高表达，其编码蛋白包含高度保守的三角形四肽重复域，该蛋白定位于高尔基体，在精子形成过程中可参与前顶体囊融合形成顶体；SPATA16基因纯合变异罕见，目前仅1例家系报道；而PICK1基因纯合变异所致圆头精子症也仅有1例中国家系报道，PICK1（22q13.1）基因缺陷的小鼠也可导致圆头精子症状，初步推测其编码参与蛋白质运输的外膜蛋白是促进精子顶体发育的关键蛋白，缺失该蛋白将导致精子顶体结构破坏而失去受精能力；DPY19L2基因变异较为常见，被认为是圆头精子症的主要致病基因，变异率为60%~83.3%，变异类型以缺失为主（约占81%）；DPY19L2蛋白属于一种新的含有核被膜的跨膜蛋白家族，其导致圆头精子症的机制尚不明确[52]。

3. 多形态鞭毛异常精子症　精子鞭毛的形态异常主要是由于编码鞭毛纤维鞘和轴丝基因变异所致。约28%的多形态鞭毛异常精子症患者可以检测到DNAH1基因变异。

4. 无头精子症　SUN5基因特异性表达于睾丸，并定位于附睾精子的头尾连接处，基因变异可能导致植入窝和基底板异常，以至于头尾衔接处畸形、易断，从而导致头尾分离。

【实验室与辅助检查】

1. 实验室诊断主要以精子形态学分析（巴氏染色）为诊断依据。

2. 精液分析中精液体积、pH、精子密度和活力等可表现为正常，部分患者合并存在少、弱精子症。

3. 染色体核型多数为正常。

4. 分子遗传学诊断。相应致病基因的变异检测。

【诊断标准】

1. 临床诊断主要特点　男性不育患者的精子形态学分析提示畸形精子症：大头多尾精子症、圆头精子症、多形态鞭毛异常精子症及无头精子症（图32-12）。

2. 基因诊断　常染色体隐性遗传特征，致病基因的纯合变异或复合杂合变异（表32-11）。

【治疗与预后】

绝大多数畸形精子症患者除了不育症外，无其他临床症状。目前针对不育症多数是通过辅助生殖技术中的单精子卵胞浆内注射技术助孕，原则上可在光学显微镜下挑选形态正常的精子进行成熟卵母细胞的注射受精，但这主要针对存在部分形态正常精子的患者。

目前对于大头多尾精子症患者，单精子卵胞浆内注射辅助生殖技术助孕被认为是禁忌证[52]。AURKC基因纯合变异大头多尾精子患者由于易产生染色体异常配子，建议供精辅助生殖技术进行助孕治疗。

对于圆头精子症患者，可以采用单精子卵胞浆内注射授精辅助生殖技术获得后代，但目前多数研究发现采用单精子卵胞浆内注射技术的圆头精子症患者夫妇存在较低受精率、妊娠率和活产率，总体估计分别为38%、20%和14%，这可能与DPY19L2基因变异患者圆头精子细胞核存在较多DNA碎片，导致卵子激活率低、胚胎发育较差相关[52]。此外，可考虑对患者进行精子形态筛选的卵胞浆内单精子注射技术（intracytoplasmic morphologically selected sperm injection technique），提高受精率和可利用胚胎率[52]。

有研究认为鞭毛异常可能会影响精子中心粒进而影响精子减数分裂，导致非整倍体精子产生，故针对单精子卵胞浆内注射技术助孕的多形态鞭毛异常精子症患者而言，不一定能获得理想的临床结局[52]。但也有报道通过单精子卵胞浆内注射技术成功助孕并活产的案例[59]。根据文献综述，对多形态鞭毛异常精子症患者进行辅助生殖助孕，其受精率、妊娠率和活产率分别为63%、57%和43%[58]。

目前该病报道较少，仅以本中心两例无头精子的治疗体会分析，可进行单精子卵胞浆内注射辅助生殖技术助孕，挑选头部形态相对正常的精子进行显微注射，其中1例已获得临床妊娠。

【遗传咨询与产前诊断】

1. 大头多尾精子症　患者的大头畸形精子比例超过30%，应进行AURKC基因检测。如变异检测为阳性（即纯合变异患者），由于易产生染色体异常配子，不建议进行辅助生殖技术助孕[53]。建议供精辅助生殖技术进行助孕治疗。

2. 圆头精子症　检测3个已知基因，首选DPY19L2基因。如变异检测为阳性（即纯合或复合杂合变异患者），建议配偶进行该致病基因的变异检测。

（1）如配偶为变异携带者，则后代男性患者有50%的风险可能患圆头精子症，妊娠后建议进行产前诊断。

（2）如配偶为阴性，则后代为携带者，不会发病。由于圆头精子症患者多数胚胎发育较差，可利用胚胎数较少，常规不建议患者进行胚胎植入前遗传学检测。如采用自身精子进行辅助生殖技术助孕且反复失败，可建议供精辅助生殖技术进行助孕治疗。

3. 多形态鞭毛异常精子症　对患者进行候选基因的变异检测，可首选筛查DNAH1基因。目前尚未报道这类致病基因纯合变异在女性的表型。由于该病呈常染色体隐性遗传，如患者致病基因检测结果为阳性，均建议配偶进行基因检测。对于配偶为变异携带者的患者夫妇，可建议单精子卵胞浆内注射助孕，妊娠后再进行侵入性产前检测，或考虑胚胎植入前遗传学检测。

4. 无头精子症　对患者进行候选基因的变异检测，可首选筛查SUN5基因。该病呈常染色体隐性遗传，如患者致病基因检测结果为阳性，均建议配偶进行基因检测。对于配偶为变异携带者的患者夫妇，可建议单精子卵胞浆内注射助孕，妊娠后再进行侵入性产前检测，或考虑胚胎植入前遗传学检测。

（杨冬梓　袁　萍　郑灵燕）

## 参考文献

[1] Cools M, Wolffenbuttel KP, Drop SL, et al. Gonadal development and tumor formation at the crossroads of male and female sex determination [J]. Sex Dev, 2011, 5: 167-180.

[2] Eggers S, Ohnesorg T, Sinclair A. Genetic regulation of mammalian gonad development [J]. Nat Rev Endocrinol, 2014, 10: 673-683.

[3] Biason-Lauber A. Control of sex development [J]. Best Pract Res Clin Endocrinol Metab, 2010, 24: 163-186.

[4] 杨冬梓. 生殖内分泌疾病检查项目选择及应用 [M]. 2版. 北京: 人民卫生出版社, 2016: 44-58.

[5] Lee PA, Houk CP, Ahmed SF, et al. Consensus statement on management of intersex disorders. International

Consensus Conference on Intersex [J]. Pediatrics, 2006, 18: 488–500.

[6] Carel JC, Léger J. Precocious puberty [J]. N Engl J Med, 2008, 358: 2366–2377.

[7] Abreu AP, Dauber A, Macedo DB, et al. Central precocious puberty caused by mutations in the imprinted gene MKRN3 [J]. N Engl J Med, 2013, 368: 2467–2475.

[8] Simon D, Ba I, Mekhail N, et al. Mutations in the maternally imprinted gene MKRN3 are common in familial central precocious puberty [J]. Eur J Endocrinol, 2016, 174: 1–8.

[9] Grandone A, Capristo C, Cirillo G, et al. Molecular Screening of MKRN3, DLK1, and KCNK9 genes in girls with idiopathic central precocious puberty [J]. Horm Res Paediatr, 2017, 88: 194–200.

[10] Shenker A, Laue L, Kosugi S, et al. A constitutively activating mutation of the luteinizing hormone receptor in familial male precocious puberty [J]. Nature, 1993, 365: 652–654.

[11] 中华医学会儿科学分会内分泌遗传代谢学组. 中枢性(真性)性早熟诊治指南 [J]. 中华儿科杂志, 2007, 45: 426–427.

[12] Leschek EW, Chan WY, Diamond DA, et al. Nodular Leydig cell hyperplasia in a boy with familial male-limited precocious puberty [J]. J Pediatr, 2001, 138: 949–951.

[13] Winston K, Stein R. Mixed germ cell tumour after testotoxicosis [J]. Clin Endocrinol (Oxf), 2014, 81: 786–787.

[14] Ascoli M, Fanelli F, Segaloff DL. The lutropin/choriogonadotropin receptor, a 2002 perspective [J]. Endocr Rev, 2002, 23: 141–174.

[15] 杨禄, 红姚辉. 外周性性早熟药物治疗 [J]. 中华实用儿科临床杂志, 2016, 31: 1591–1594.

[16] Traggiai C, Stanhope R. Delayed puberty [J]. Best Pract Res Clin Endocrinol Metab, 2002, 16: 139–151.

[17] 伍学众, 张宏冰, 聂敏, 等. 青春期延迟的诊断和治疗 [C]// 中华医学会第十二次全国内分泌学学术会议论文汇编. 2013: 88–89.

[18] Tafazoli A, Eshraghi P, Koleti ZK, et al. Noonan syndrome-a new survey [J]. Arch Med Sci, 2017, 13: 215–222.

[19] Romano AA, Allanson JE, Dahlgren J, et al. Noonan syndrome: clinical features, diagnosis, and management guidelines [J]. Pediatrics, 2010, 126: 746–759.

[20] van der Burgt I, Berends E, Lommen E, et al. Clinical and molecular studies in a large Dutch family with Noonan syndrome [J]. Am J Med Genet, 1994, 53: 187–191.

[21] 刘晓亮. Noonan综合征的诊治进展 [J]. 临床儿科学杂志, 2016, 34: 64–67.

[22] Miro F, Parker SW, Aspinall LJ, et al. Sequential classification of endocrine stages during reproductive aging in women: the FREEDOM study [J]. Menopause, 2005, 12: 281–290.

[23] Lim YM, Jeong K, Lee SR, et al. Association between premature ovarian insufficiency, early menopause, socioeconomic status in a nationally representative sample from Korea [J]. Maturitas. 2019, 121: 22–27.

[24] Qin Y, Jiao X, Simpson JL, et al. Genetics of primary ovarian insufficiency: new developments and opportunities [J]. Hum Reprod Update, 2015, 21: 787–808.

[25] Webber L, Davies M, Anderson R, et al. ESHRE guideline: management of women with premature ovarian insufficiency [J]. Hum Reprod, 2016, 31: 926–937.

[26] 陈子江, 田秦杰, 乔杰, 等. 早发性卵巢功能不全的临床诊疗中国专家共识 [J]. 中华妇产科杂志, 2017, 52: 577-581.

[27] Jiao X, Qin C, Li J, et al. Cytogenetic analysis of 531 Chinese women with premature ovarian failure [J]. Hum Reprod, 2012, 27: 2201-2207.

[28] Mohamadhashem F, Rafati M, Hoseininasab F, et al. Primary ovarian insufficiency with t(5;13): a case report and literature review on disrupted genes [J]. Climacteric, 2017, 20: 498-502.

[29] Rossetti R, Ferrari I, Bonomi M, et al. Genetics of primary ovarian insufficiency [J]. Clin Genet, 2017, 91: 183-198.

[30] Persani L, Rossetti R, Cacciatore C. Genes involved in human premature ovarian failure [J]. J Mol Endocrinol, 2010, 45: 257-279.

[31] Suzuki N, Yoshioka N, Takae S, et al. Successful fertility preservation following ovarian tissue vitrification in patients with primary ovarian insufficiency [J]. Hum Reprod, 2015, 30: 608-615.

[32] Coulam CB, Bustillo M, Schulman JD. Empty follicle syndrome [J]. Fertil Steril, 1986, 46: 1153-1155.

[33] Mesen TB, Yu B, Richter KS, et al. The prevalence of genuine empty follicle syndrome [J]. Fertil Steril, 2011, 96: 1375-1377.

[34] Stevenson TL, Lashen H. Empty follicle syndrome: the reality of a controversial syndrome, a systematic review [J]. Fertil Steril, 2008, 90: 691-698.

[35] Beck-Fruchter R, Weiss A, Lavee M, et al. Empty follicle syndrome: successful treatment in a recurrent case and review of the literature [J]. Hum Reprod, 2012, 27: 1357-1367.

[36] Yuan P, He Z, Zheng L, et al. Genetic evidence of 'genuine' empty follicle syndrome: a novel effective mutation in the LHCGR gene and review of the literature [J]. Hum Reprod, 2017, 32: 944-953.

[37] Latronico AC, Anasti J, Arnhold IJ, et al. Brief report: testicular and ovarian resistance to luteinizing hormone caused by inactivating mutations of the luteinizing hormone-receptor gene [J]. N Engl J Med, 1996, 334: 507-512.

[38] Mehlmann LM. Stops and starts in mammalian oocytes: recent advances in understanding the regulation of meiotic arrest and oocyte maturation [J]. Reproduction, 2005, 130: 791-799.

[39] Beall S, Brenner C, Segars J. Oocyte maturation failure: a syndrome of bad eggs [J]. Fertil Steril, 2010, 94: 2507-2513.

[40] Feng R, Sang Q, Kuang Y, et al. Mutations in TUBB8 and human oocyte meiotic arrest [J]. N Engl J Med, 2016, 374: 223-232.

[41] Chen B, Li B, Li D, et al. Novel mutations and structural deletions in TUBB8: expanding mutational and phenotypic spectrum of patients with arrest in oocyte maturation, fertilization or early embryonic development [J]. Hum Reprod, 2017, 32: 457-464.

[42] Chen B, Zhang Z, Sun X, et al. Biallelic mutations in PATL2 cause female infertility characterized by oocyte maturation arrest [J]. Am J Hum Genet, 2017, 101: 609-615.

[43] Kent-First M, Muallem A, Shultz J, et al. Defining regions of the Y-chromosome responsible for male

infertility and identification of a fourth AZF region (AZFd) by Y-chromosome microdeletion detection [J]. Mol Reprod Dev, 1999, 53: 27-41.

[44] Krausz C, Hoefsloot L, Simoni M, et al. EAA/EMQN best practice guidelines for molecular diagnosis of Y-chromosomal microdeletions: State-of-the-art 2013 [J]. Andrology, 2014, 2: 5-19.

[45] Chen H, Ruan YC, Xu WM, et al. Regulation of male fertility by CFTR and implications in male infertility [J]. Hum Reprod Update, 2012, 18: 703-713.

[46] Yang X, Sun Q, Yuan P, et al. Novel mutations and polymorphisms in the CFTR gene associated with three subtypes of congenital absence of vas deferens [J]. Fertil Steril, 2015, 104: 1268-1275.

[47] Ong T, Marshall S, Karczeski B, et al. Cystic fibrosis and congenital absence of the vas deferens. GeneReviews® [Internet]. 1993-2019.

[48] Radpour R, Gourabi H, Dizaj AV, et al. Genetic investigations of CFTR mutations in congenital absence of vas deferens, uterus, and vagina as a cause of infertility [J]. J Androl, 2008, 29: 506-513.

[49] Patat O, Pagin A, Siegfried A, et al. Truncating mutations in the adhesion G protein-coupled receptor G2 gene ADGRG2 cause an X-linked congenital bilateral absence of vas deferens [J]. Am J Hum Genet, 2016, 99: 437-442.

[50] Yang B, Wang J, Zhang W, et al. Pathogenic role of ADGRG2 in CBAVD patients replicated in Chinese population [J]. Andrology, 2017, 5: 954-957.

[51] Coutton C, Escoffier J, Martinez G, et al. Teratozoospermia: spotlight on the main genetic factors in the human [J]. Hum Reprod Update, 2015, 21: 455-485.

[52] World Health Organization. WHO Laboratory Manual for the Examination and Processing of Human Semen [M]. 5th ed. Cambridge: Cambridge University Press, 2010: 272.

[53] Dieterich K, Soto Rifo R, Faure AK, et al. Homozygous mutation of AURKC yields large-headed polyploid spermatozoa and causes male infertility [J]. Nat Genet, 2007, 39: 661-665.

[54] Zhu F, Wang F, Yang X, et al. Biallelic SUN5 mutations cause autosomal-recessive acephalic spermatozoa syndrome [J]. Am J Hum Genet, 2016, 99: 942-949.

[55] Tang S, Wang X, Li W, et al. Biallelic mutations in CFAP43 and CFAP44 cause male infertility with multiple morphological abnormalities of the sperm flagella [J]. Am J Hum Genet, 2017, 100: 854-864.

[56] Sha YW, Sha YK, Ji ZY, et al. TSGA10 is a novel candidate gene associated with acephalic spermatozoa [J]. Clin Genet, 2017, 93: 776-783.

[57] Li L, Sha YW, Xu X, et al. DNAH6 is a novel candidate gene associated with sperm head anomaly [J]. Andrologia, 2018, 50: e12953.

[58] Carmignac V, Dupont JM, Fierro RC, et al. Diagnostic genetic screening for assisted reproductive technologies patients with macrozoospermia [J]. Andrology, 2017, 5: 370-380.

[59] Yang S, Gao L, Wang W, et al. Successful intracytoplasmic sperm injection with testicular spermatozoa from a man with multiple morphological abnormalities of the sperm flagella: a case report [J]. J Assist Reprod Genet, 2018, 35: 247-250.

责任编委：娄探奇　王若光

# 第三十三章
## CHAPTER 33
# 泌尿系统疾病

遗传因素所致的泌尿系统疾病在临床并不罕见，主要是由于基因变异或者基因组异常导致先天性肾脏、尿道等器官发育异常，进而引起这些器官的组织结构、生理功能缺陷，产生一系列不同程度的临床病理后果。在产前影像检查中，泌尿系统各类型的发育和形态异常屡见不鲜，表型异常程度不等，涉及疾病种类复杂多样。临床医生需要根据不同的表型提示和异常特征，基于证据链的关联性，开展相应的功能检查和分子遗传学检测，以明确诊断，并进行科学合理的遗传咨询，评估病情、预后和指导治疗。

本章根据学科领域的相关进展结合临床实际情况，介绍的疾病包括多囊肾、Alport综合征、指甲-髌骨综合征、薄基底膜肾病、肾消耗病-髓质囊性病综合征，还有局灶性节段性肾小球硬化症、肾性尿崩症、遗传性肾结石/肾钙质沉着症等。针对疾病的临床表型特征、遗传机制、临床诊断、遗传咨询和产前诊断等方面展开讨论。

## ❧❧ 第一节　多囊肾病 ❧❧

多囊肾病是指以双侧肾脏多发性进行性囊肿为主要特征的一种常见的严重危害人体健康的疾病。囊肿一般起源于肾小管且充满液体。囊肿的生长使肾脏增大并导致肾功能衰竭。囊肿也有可能影响除肾脏以外的其他器官，如肝脏。按照遗传方式可以分为常染色体显性多囊肾病（autosomal dominant polycystic kidney disease，ADPKD）和常染色体隐性多囊肾病（autosomal recessive polycystic kidney disease，ARPKD）2种。

### 一、常染色体显性多囊肾病

常染色体显性多囊肾病多数是成人发病，少数患者会出现幼儿期发病的情况。常染色体显性多囊肾病是系统性疾病，患病率不少于1/1 000，无种族和地区差异，50%的ADPKD患者在60岁时发展为终末期肾病（end-stage renal disease，ESRD），占全部终末期肾病患者的7%~10%，已成为终末期肾病的第4大病因[1]。

【临床表型特征】

常染色体显性多囊肾病以多器官的囊肿形成以及心血管系统的异常为主要特征，多发于30~50岁，偶发于婴幼儿或老年。大多数患者在30~40岁以后才出现肾脏的症状，而肾外的表现可以出现在包括婴儿期的任何年龄。患者往往会因为其他疾病或常规体检时发现肾脏肿大而就诊，随着肾脏的肿大，患者会出现腹部肿块、腹胀、腹痛等症状。

50%~70%的患者伴随有肾功能障碍前后出现的高血压，是肾脏功能预后不好的原因之一。尿蛋白一般为持续性的轻度或中度阳性，尿蛋白量多小于1g/24h。

肾功能损伤是ADPKD的主要表现，也是患者的主要死因，早期表现为肾脏浓缩功能受损，进一步出现肾单位代偿功能失调和肾小球滤过率下降，可能进展为终末期肾病。

肾外的临床表现主要包括肝脏和胰腺的囊肿、脑动脉及胸主动脉瘤、心脏瓣膜病变、消化道憩室等。30%~80%的患者发生肝囊肿，但一般不会出现肝功能衰竭。4%~15%的ADPKD患者发生脑血管瘤，颅内动脉瘤虽然发病率较低（10%），但却是最可能导致患者急性死亡的合并症。约25%的患者出现二尖瓣脱垂。该病的外显率极高，80岁以上的患者外显率可达100%[2]。

ADPKD患者还常见反复发作的泌尿系感染、肾结石（草酸或尿酸结石）。囊内感染往往会引起腰痛、腹痛、发热和寒战等[3, 4]。

【遗传方式与相关致病基因】

ADPKD呈常染色体显性遗传，根据已知的导致ADPKD的主要致病基因可将ADPKD进一步划分为PKD1（*PKD1*基因）、PKD2（*PKD2*基因）和PKD3（*GANAB*基因）3个亚型[4]。其中*PKD1*基因和*PKD2*基因导致的ADPKD最为常见（分别占ADPKD病例的76%和14%），*GANAB*基因变异导致的ADPKD相对少见（占ADPKD病例的0.3%）；此外，致病基因还包括*PKD6*基因和*DNAJB11*基因等。

*PKD1*基因位于16p13.3，编码的多囊蛋白1是肾小管上皮细胞膜蛋白，还可以出现在平滑肌、骨骼肌和心肌细胞中，具有调节*PKD2*基因编码的多囊蛋白2（polycystin-2，PC-2）的钙通道活性的功能[5]。

*PKD2*基因位于4q22.1，编码多囊蛋白2。多囊蛋白2同样是肾小管上皮细胞膜蛋白，是一个钙激活型细胞内钙释放通道，分布与多囊蛋白1类似。*PKD1*和*PKD2*基因发生致病变异后，会导致钙离子通道失控，从而导致器官囊性病变[6]。

*GANAB*基因位于11q12.3，主要在肾脏和肝脏中表达。*GANAB*基因功能的失活可能是通过影响多囊蛋白1成熟而导致肾脏的囊性病变[7]。

【实验室与辅助检查】

目前ADPKD的临床诊断主要根据临床表现、家族史、影像学检查和基因分析等确定诊断，其中的影像学方法，主要包括腹部超声、磁共振及CT，超声是诊断的首选方法，必要时可以选择磁共振或CT。如果影像学手段无法确诊，或对无家族史的年轻患者，基因分析就非常重要。

ADPKD基因变异目前尚未发现有明确的热点存在，即在*PKD1*、*PKD2*和*GANAB*基因上的变异位点有着高度的分散度，基因的不同位置的序列都有可能发生变异而导致疾病的发生。目前已发现接近1 300个*PKD1*基因可能的致病变异，其中65%的致病变异可能导致蛋白截短。目前也发现大约200个*PKD2*基因可能的致病变异，其中85%的致病变异可能导致蛋白截短。*GANAB*基因发现较晚，目前已发现的致病变异数量不到10个，导致蛋白截短的变异居多[4]。

需要注意的是，*PKD1*基因的1~33号外显子在16号染色体上存在6个序列高度相似的假基因，并且部分区域GC含量高达70%~80%。检测*PKD1*基因时，需考虑假基因及GC含量对于检测结果的影响。

【诊断标准】

1. Pei等研究的最新超声诊断标准　15~39岁患者单侧或双侧肾囊肿数目≥3；40~59岁每侧肾脏囊肿数目≥2；≥60岁患者每侧肾脏囊肿数≥4，且家族史阳性的患者可诊断为ADPKD。

2. 基因诊断的临床指征包括　①排除肾脏捐献者是否为非典型ADPKD患者；②家族史阴性患者需明确诊断以排除其他囊肿性疾病；③基因型明确者胚胎植入前需行遗传学诊断；④需明确基因型，以对患者预后或疾病进展速度作出评估[8]。

【治疗与预后】

目前尚无特殊的治疗方法，主要为对症治疗，以缓解症状延长患者寿命，包括血压的严格控制、尿路感染防治、避免腹部外伤、注意饮食（如避免含大量咖啡因的食物和饮料的摄入）等。终末期肾功能衰竭患者给予透析或者肾移植治疗。ADPKD患者在60岁时，约有50%的患者会发生终末期肾病；男性、未有效控制血压、诊断年龄轻及*PKD1*基因变异者是发生终末期肾病的高危因素。约有5%的ADPKD患者因颅内动脉瘤破裂而死。ADPKD的治疗可以遵循改善全球肾脏病预后组织制定的《常染色体显性多囊肾病专家共识》进行（下文称之为《共识》）[9]。

1. 血压控制　成人ADPKD患者的高血压的控制与治疗，可以参考2012年KDIGO临床实践指南，即多囊肾患者应经常进行血压监测，严格控制血压，目标血压≤140/90mmHg（如果患者患有其他合并症或者并发症，需个性化制定血压控制目标，如患有左心衰竭、颅内动脉瘤、糖尿病、蛋白尿等疾病时，目标血压应降低至≤130/80mmHg）。由于多囊肾患者的高血压多存在肾素血管紧张素系统的激活，降压药首选肾素-血管紧张素-醛固酮系统（RAAS）阻断剂，例如ACEI或ARB类药物，一线降压治疗为限盐饮食联合RAAS阻断剂，有研究显示此类药物还可以延迟多囊肾患者终末期肾病的发生。

要求对于有ADPKD家族史的儿童进行高血压筛查，5岁开始每隔3年筛查1次。治疗仍然以RAAS阻断剂为首选。

2. 肾脏保护治疗　目前尚缺乏大规模临床随机研究证据表明传统肾脏保护措施（如血压控制、RAAS阻断剂、低蛋白饮食等）对于延缓ADPKD患者进入终末期肾病有益。已有研究表明，精氨酸加压素（AVP）在ADPKD进展中发挥重要作用，《共识》建议ADPKD患者增加摄水量以抑制内源性精氨酸加压素，避免大量摄入咖啡因。另有研究显示，托伐普坦可以减缓ADPKD患者肾脏体积增大，推迟肾脏功能丧失，且已经被欧盟批准用于治疗成人ADPKD，但在蛋白尿减少方面却无明显改善。

3. 血尿和囊肿出血　为ADPKD患者常见临床表现，发作通常自限，2~7天内消失，如持续1周以上或血尿首次发作年龄＞50岁，应排除肿瘤。对于畸形囊肿出血，发作时应暂停RAAS抑制剂和利尿剂，以避免急性肾损伤。目前已有抗纤维蛋白溶解剂氨甲环酸成功用于治疗ADPKD出血并发症的报道，但具体疗效尚缺乏对照研究结果。

4. 肾结石 多发于尿潴留患者，腹部CT是发现和评估肾结石的最佳影像学方法。其治疗方法与非ADPKD患者类同。

5. 囊肿感染 氟喹诺酮类药物是囊肿感染的标准治疗药物。

6. 慢性疼痛 肾区疼痛是ADPKD患者的常见症状，急性疼痛可以进展为慢性疼痛，需给予患者持续多元化的支持。连续用药应参考WHO的阶梯止痛疗法。如需进一步干预，可采用囊肿硬化或囊肿去顶减压术等。

7. 生育问题 所有育龄女性应接受生育辅导，血压和肾功能较好时可以顺利妊娠，但妊娠高血压或先兆子痫较普通孕妇多发。多次妊娠会增加进入终末期肾病的风险。应提前停用RAAS抑制剂，通过胎儿肾脏或肝脏超声对ADPKD进行产前筛查。

8. 终末期肾病的治疗 肾移植对于有适应证的ADPKD患者来说是最佳选择，相较于其他类型的终末期肾病，ADPKD合并症的严重程度较轻，肾移植可能会有更多获益。如果不能做肾移植或尚未做肾移植时，可以采用血液透析或腹膜透析的治疗模式。

9. 肾外合并症的治疗 肾外合并症主要表现为颅内动脉瘤（9%~12%）和多囊肝病。《共识》强烈建议控制心血管病危险因素，如吸烟、高脂血症等。对无症状的颅内动脉瘤患者（如家族史阳性、高危职业、突发非典型或加重的剧烈头痛并伴有其他神经系统症状的患者）进行筛查，磁共振血管成像是筛查和诊断的金标准。对于颅内动脉瘤的治疗需要肾脏科、神经外科、介入神经科等多学科讨论，根据动脉瘤的大小、位置、患者的健康状况、年龄、破裂的风险制定治疗方案。对于未处理未破裂的颅内动脉瘤应6~24个月重新评估。有阳性家族史而磁共振血管成像筛查阴性者应该每隔5~10年重新筛查。多囊肝病在成人ADPKD患者中的发病率＞80%，女性患者更为严重，尤其是多胎妊娠和外源雌激素使用者。多数无症状的多囊肝患者可保守治疗，如果有肝脏明显增大导致腹痛、腹胀、背痛、早饱、胃食管反流、肺功能受累、肝静脉回流受阻等症状（约20%患者），应根据患者个人情况选择治疗方案，包括穿刺抽液、硬化治疗、去顶减压、部分或节段肝切除、肝移植、经导管肝动脉分支栓塞术等。

【遗传咨询与产前诊断】

对于受累家庭，应该通过遗传咨询，使他们了解该病的治疗和预后的相关情况，指导高风险夫妇做知情选择。其主要内容包括：

1. ADPKD为常染色体显性遗传方式，但少数情况会出现比较复杂的遗传方式。双等位基因的致病变异可能会导致胚胎死亡；包含一个以上亚等位基因的致病变异可能会导致发病较早或者胎儿多囊肾的表型。遗传咨询时应考虑这类非经典的ADPKD致病基因导致的PKD的可能。

2. 大多数的ADPKD患者的父亲或者母亲也为ADPKD患者；大约有10%的ADPKD家庭是由于致病基因的新发变异导致的；如果先证者无阳性家族史，应考虑患者自身新发变异、父母的生殖细胞嵌合变异的可能。如果患者因新发变异导致发病，同胞的发病概率降低，但是由于存在父母生殖细胞嵌合体或低比例嵌合的可能，所以患者同胞的发病概率仍高于普通人群。

3. *PKD1*基因、*PKD2*基因及*GANAB*基因是目前已知的ADPKD的常见致病基因，*PKD1*基因的致病变异导致的临床表型最早且最严重，*PKD2*基因次之，*GANAB*基因的致病变异导致的临床症状最轻。携带*PKD1*基因和*PKD2*基因致病变异的患者患终末期肾病的平均年龄分别为58.1岁和79.9岁，而携带*GANAB*基因致病变异的患者尚未发现肾功能不全的案例。*PKD1*基因的致病变异类型中，导致蛋白截短的变异类型导致的临床症状最为严重。

4. 如果先证者的亲属作为肾移植的供体，应进行影像学检查或者分子诊断确定是否患有ADPKD。

5. 产前诊断。在进行产前诊断之前，一定要首先确定受累家族成员，尤其是双亲具体的致病基因变异，对涉及具体致病基因变异的ADPKD发病风险的胎儿，可在妊娠11~13周绒毛活检或16~22周时取羊水细胞进行DNA检测，以明确诊断胎儿的基因型。

## 二、常染色体隐性多囊肾病

常染色体隐性多囊肾病（ARPKD）是婴儿期最为常见的一类遗传性囊性肾病，发病率为1/40 000~1/10 000。ARPKD是一类以肾脏集合管纺锤形扩张和先天性肝纤维化为主要特点的先天性肝肾纤维囊性综合征，主要出现在新生儿期。大约50%的ARPKD患儿会在10岁前发展为终末期肾病[10]。

【临床表型特征】

ARPKD临床表现在不同时期表现不同。在围产期，ARPKD患儿多表现为羊水少，双肾海绵样增大，大小可以达到同龄儿肾脏的10~20倍。约有30%的患儿会在围产期前后死亡。新生儿期除了表现有双肾增大外，还会表现出肺功能不全和肾功能不全。度过新生儿期的ARPKD患儿随着年龄的增大会出现一些并发症，比如高血压、肾功能不全、泌尿系统感染等，这些患儿约有50%会在10岁前发展为终末期肾病。很少会出现青少年期或成年期的ARPKD患者，此类患者除了肾脏相关的临床表型外，还会有部分患者表现出先天性肝纤维化所引起的肝脾肿大及门脉系统高压。所有的ARPKD患儿在出生时都会有程度不同的肝胆管异常，最终会发展为肝纤维化和肝内胆管扩张，甚至肝母细胞瘤。部分青少年期或成年期的患者，可能会以肝功能损伤为主要的临床特征，而肾脏可表现为正常或体积无明显增大的肾囊肿性肾病[10]。

【遗传方式与相关致病基因】

ARPKD呈常染色体隐性遗传，根据已知的致病基因可将ARPKD进一步划分为PKD4（*PKHD1*基因）[10]和PKD5（*DZIP1L*基因）[11]两个亚型。*DZIP1L*基因引起的ARPKD明显少于*PKHD1*基因[12]。

*PKHD1*基因位于6p12.3-p12.2，编码单次跨膜的纤囊素蛋白（fibrocystin/polyductin，FPC）。纤囊素蛋白主要表达于胚肾的输尿管芽、成人肾集合管上皮细胞的细胞纤毛和基体附近。肾外组织主要表达在胆管细胞中。目前已知FPC参与钙离子信号的调控，以及体内各管道上皮细胞分化、增殖、极化和移动，并最终促成各种生理管道的形成[11]。

*DZIP1L*基因位于3q22.3，主要表达于人真皮成纤维细胞、小鼠胚胎成纤维细胞、小鼠肾内髓收集管细胞的中心粒和基体。*DZIP1L*基因的功能异常会导致多囊肾相关多囊蛋白1和多囊蛋白2在纤毛膜上的分布发生异常改变[12]。

【实验室与辅助检查】

目前ARPKD的诊断同样要根据临床表现、家族史、影像学检查和基因分析等，采用的技术方法与ADPKD类似，其中影像学检查主要包括腹部超声、磁共振及CT。腹部超声是最常用的方法，最典型的特征为双肾对称性增大、强回声伴有皮髓质分界不清，而有无肝纤维化的表现可以用于区分ARPKD和ADPKD。CT可以用于超声诊断不清或者存在0.5cm以下病变、肿瘤、结石等复杂ARPKD患者。磁共振的优势在于可以提供肝胆管树的全部影像以及肾脏皮髓质的特征性改变。

如果影像学手段无法确诊，或对无家族史的年轻患者，基因分析对于ARPKD的确诊就非常重要了。

ARPKD致病基因目前尚未发现有明确的变异热点，基因不同位置的序列都有可能发生变异而导致疾病，变异类型与表型之间没有明显的相关性。

【诊断标准】

目前的诊断标准是在由Zerres等提出的标准基础上逐步修改完善形成的。主要有：

1. 超声表现　增大的、强回声的、伴皮髓质分界不清的肾脏。

2. 符合以下内容中的一条或多条　①患儿父母＞40岁，超声检查未发现肾囊肿；②有临床、实验室或影像学证据证实患儿存在肝纤维化；③肝脏病理提示存在特征性肝胆管异常；④家族同胞中有确诊的ARPKD患者；⑤父母近亲婚配提示为常染色体隐性遗传。

另外，基因检测越来越多地被应用于ARPKD患者的临床诊断过程中。

【治疗与预后】

ARPKD的预后一般较ADPKD差，23%～30%的患儿会在新生儿期或1岁前死亡，呼吸功能不全或反复的肺部感染是主要死因；1年生存期的患儿占85%～87%；10年生存期的患儿约占82%。新生儿呼吸支持和肾脏移植将有效地提高患儿的生存率。

ARPKD目前同样缺乏有效治疗方法，主要以对症治疗为主。

1. 呼吸功能异常　ARPKD患儿的初始治疗一般以维持患儿的呼吸功能为主，必要时需要采用呼吸机。为了防止肾脏增大阻碍横膈膜移动或引起严重的进食不耐受，一些研究提出可以行单侧或双侧肾切除术。

2. 肾脏功能异常　伴有少尿或无尿的新生患儿，需要在出生后进行必要的腹膜透析治疗。

对于高血压患儿，可以采用血管紧张素转换酶抑制剂（ACEI）或血管紧张素受体抑制剂（ARBs）。

对于有明显慢性肾病的患儿，需要进行透析（腹膜透析）或肾脏移植治疗。三期或更晚期的慢性肾病患儿的贫血症状可以采取补铁或红细胞生成激素刺激剂治疗。

患者可有血尿和尿路感染，但肉眼血尿和囊肿壁破裂出血通常不会发生，尿路感染用常规的抗生素治疗。

3. 肝脏功能异常　任何年龄的先天性肝纤维化患者，包括出生后几周内的婴儿，都有发生反流性胆管炎的风险，且可以致命。对于有发热和上腹痛症状的ARPKD患儿，无论有无转氨酶或胆汁标记物（如谷酰转肽酶）升高，都需要应用抗生素。定期对患儿进行内窥镜检查明确是否存在食管静脉曲张，根据具体情况考虑肝移植手术。

4. 喂养困难　喂养困难是ARPKD患儿常见的表现，必要时可采用鼻胃管和鼻造口解决患儿营养问题。

5. 需要规避的治疗方案　治疗过程应尽量避免或减少使用肾毒性药物，包括非甾体类抗炎药及氨基糖苷类抗生素药物。对于有高血压的ARPKD患儿，需要避免拟交感神经药物的使用。尽量避免或减少使用肝毒性药物，包括对乙酰氨基酚、天然植物性营养补充剂及酒精。另外，已有细胞及动物模型实验表明咖啡因、茶碱类药物、钙通道阻滞剂等可能会促进肾囊肿的形成和增长，但尚未得到大规模人群的研究证实。

【遗传咨询与产前诊断】

对于受累家庭，应该通过遗传咨询，使他们了解该病的治疗和预后的相关情况，指导高风险夫妇做知情选择。其主要内容包括：

1. ARPKD为常染色体隐性遗传方式。

2. *PKHD1*基因、*DZIP1L*基因是目前已知的ARPKD的致病基因，*PKHD1*基因更多见。*PKHD1*基因的致病性变异在普通人群中的携带比例为1∶70。目前发现的与*DZIP1L*基因相关的ARPKD患儿多为产前或新生儿，尚未发现围产期死亡案例（围产期死亡案例约占*PKHD1*基因引起的ARPKD患儿的30%）。两个ARPKD的致病基因所导致的临床表型尚未发现明显区别。

3. 如果先证者的亲属作为肾移植的供体，应进行影像学检查或者分子诊断确定是否患有ARPKD或携带致病变异。

4. 产前诊断　在进行产前诊断之前，一定要首先确定受累家族成员，尤其是双亲具体的致病基因变异，对涉及具体致病基因变异的胎儿，可在妊娠11～13周进行绒毛活检或16～22周时取羊水细胞进行DNA检测，以明确诊断胎儿的基因型。

（王若光　娄探奇）

# 第二节　Alport综合征

Alport综合征（Alport syndrome），又称为遗传性肾炎、家族性肾炎和家族性进行性肾炎，是最常见的一种遗传性肾小球基底膜疾病，临床表现主要为血尿、感觉神经性耳聋和进行性肾功能减退等。Alport综合征并不罕见，尤其是在终末性肾脏病中占有一定比例。据文献报道Alport综合征发病率为1/50 000～1/10 000，在肾小球疾病中约占2%，在小儿慢性肾功能不全病例中约占3%，在肾移植病例中占2%～3%，在终末期肾功能衰竭患者中约占5%，在成人肾活检中占0.3%，而在儿童肾活检中占1.7%～2.5%。1902年Guthrie描述了几例家族性特发性血尿病例，并指出该综合征属母亲遗传；1927年Alport首次明确了血尿和神经性耳聋的联系，并指出了该病的严重程度和性别相关；1954年Sohar首次发现了该病伴有视觉异常；1961年Williamson将该病相关的系列症状归纳命名为Alport综合征。我国从1978年起已有该综合征的报道[13]。

【临床表型特征】

Alport综合征其临床表型特征主要分为　①肾脏异常：主要可见血尿、蛋白尿和肾功能衰竭。

血尿为最突出表现，大多为肾小球性血尿，并常为首发症状，表现为间断或持续发作的肉眼或镜下血尿，多在非特异性上呼吸道感染、劳累及妊娠后加重。显微镜下显示为畸形红细胞血尿，并常伴红细胞管型。肾功能常呈慢性、进行性损害。高血压及贫血常伴慢性肾功能衰竭出现，也随年龄而增加，且多发生于男性患者。②听力障碍：高频、神经性、进行性耳聋出现于30%～50%患者，发生于耳蜗部位，男性多见且较女性发生早，早期较轻，以后逐渐加重。耳聋多为双侧，与肾炎并存，但也有单侧及单独存在者。③眼部异常：10%～20%患者有眼部病变，球形（前圆锥形）晶状体、黄斑周围点状和斑点状视网膜病变及视网膜赤道部膜病变为本病特异表现。球形晶状体表现为中央部位突向前囊，可表现为变性近视，甚至导致前极性白内障或前囊自发穿孔，多于20～30岁时出现。其他表现还包括斜视、眼球震颤、圆锥形角膜、角膜色素沉着、白内障及眼底病变等。④其他表现：较少见AMME综合征（即伴有血液系统异常的Alport综合征，表现为Alport征、精神发育迟滞、面中部发育不良以及椭圆形红细胞增多等）、弥漫性平滑肌瘤（某些青少年型Alport综合征患者伴有显著平滑肌肥大，受累常在食管、气管和女性生殖道等部位）。肾脏异常和听力障碍多在10岁前发病。

【遗传方式与相关致病基因】

根据变异基因和遗传方式不同，Alport综合征分为3种类型，即X-连锁显性遗传Alport综合征（X-Linked dominant Alport syndrome，XLDAS）、常染色体显性遗传Alport综合征（autosomal dominant Alport syndrome，ADAS）和常染色体隐性遗传Alport综合征（autosomal recessive Alport syndrome，ARAS），其中以X-连锁显性遗传为主（约占80%），其次为常染色体隐性遗传，也有双基因遗传，常染色体显性遗传比较罕见[14]。

胶原蛋白是细胞外基质的重要组成成分，Ⅳ型胶原是其中的一员，是肾小球滤过膜的重要结构基础，主要分布于基膜上。Ⅳ型胶原包括6条α链，即α1～α6，分别由COL4A1～COL4A6基因编码。6个基因分成3对分别定位于3条染色体上，其中，COL4A1和COL4A2基因定位于13q34，COL4A3和COL4A4基因定位于2q36.3，COL4A5和COL4A6基因定位于Xq22.3。

Ⅳ型胶原的6条α链有3种组合，形成3种Ⅳ型胶原单体分子异构体，即α1α1α2、α3α4α5和α5α5α6。根据其α链成分的不同分为胎儿型Ⅳ型胶原和成人型Ⅳ型胶原。胎儿型Ⅳ型胶原由α1α1α2组成，仅存在于胎儿期；成人型Ⅳ型胶原由α3α4α5组成，在胚胎150天后由胎儿型Ⅳ型胶原发育转换而来。α3α4α5网状结构还见于哺乳类肾脏的远曲小管基膜、肺、睾丸、耳蜗和眼，α5α5α6网状结构见于皮肤、平滑肌、食管和肾脏的Bowman囊[13]。

X-连锁显性遗传Alport综合征由定位于Xq22.3的编码基底膜Ⅳ型胶原α5、α6链的COL4A5和COL4A6基因变异所致[14]。常染色体显性和隐性遗传Alport综合征由定位于2q36.3的COL4A3基因变异所致，也能由COL4A4基因变异所致。大部分是单个碱基的改变，大约15%的变异是大片段基因重排，包括缺失、插入、倒位或重复。变异可导致α链蛋白的缺失、不完整或功能障碍[15, 16]。

【实验室与辅助检查】

Alport综合征的肾组织在光镜和免疫病理方面均没有特殊的病理改变，电镜改变具有特征性，可观察到基底膜的增厚、变薄以及致密层的分裂。

确认前圆锥形晶状体常需借助眼科裂隙灯检查。黄斑周围点状病变和视网膜斑点状病变最好用视网膜摄像的方法观察，此病变虽不影响视力，但病变会伴随肾功能的减退而进展。

北京大学第一医院已经率先在国内开展皮肤活检技术诊断Alport综合征。取直径4～6mm的浅表皮肤组织，基于免疫荧光染色Ⅳ胶原α链分析，可以快速诊断或排除Alport综合征；培养皮肤成纤维细胞提取RNA，可对Alport综合征进行基因诊断[17]。

通过基因变异分析、皮肤和/或肾脏Ⅳ型胶原表达诊断Alport综合征，目前已经可广泛开展。不同遗传型Alport综合征致病基因的确认并不困难。同时筛查、分析X-连锁显性遗传Alport综合征家系的致病基因，可以快速确诊。在产前诊断中通过相关致病基因的分析，也使该病诊断时间大为提前。

【诊断标准】

典型的Alport综合征主要根据临床表现、阳性家族史以及电镜下肾组织的特殊病理变化可做出诊断，其中肾组织的电镜检查一直被认为是确诊该病的重要临床病理依据。沿用多年的临床四项诊断指标，如果血尿或慢性肾功能衰竭或二者均有的患者，符合如下4项中的3项便可诊断：①血尿或慢性肾功能衰竭家族史；②肾活检电镜检查有典型病变；③进行性感音神经性耳聋；④眼病变。

致病基因检测是诊断和分型的最直接可靠方法。

【治疗与预后】

至今尚无特别有效的治疗方法，激素对Alport综合征无效，一些中药可能改善部分症状，但疗效不肯定。药物干预的目的在于控制尿蛋白，延缓病程的进展，尽可能延长患者的生存期。由于肾脏病变症状常在感染、劳累及妊娠后加重，故应避免上述情况及使用肾毒性药物。

已用于Alport综合征试验性治疗的药物有血管紧张素转换酶抑制剂、血管紧张素受体阻断剂、醛固酮受体阻断剂和环孢霉素A等。对于进入终末期肾功能衰竭的患者，主要依靠透析维持生命。肾移植是有效的治疗措施之一，少数移植后患者会产生抗肾小球基底膜抗体及移植肾抗肾小球基底膜肾炎，应注意追踪观察。X-连锁显性遗传Alport综合征女性患者（如母亲），如果没有肉眼血尿、大量蛋白尿、听力异常和肾功能异常，可不作为首选，但仍可能成为患儿肾移植供体。

Alport综合征的基因治疗仍在探索。目前所有治疗的目的主要为延缓病程，改善生存质量，尚不能根治或治愈，因此早期诊断、携带者检测及产前诊断尤为重要。

男性X-连锁显性遗传Alport综合征患者肾脏预后极差。女性X-连锁显性遗传Alport综合征预后相对较好，甚至可正常生育（妊娠可能引发或加重肾功能损害，但分娩后多可恢复）。部分X-连锁显性遗传Alport综合征女性患者也会出现肾功能衰竭，至40岁大约12%，60岁以上30%～40%的患者出现肾功能衰竭。

男性患者几乎全部发展至肾功能衰竭，进展速度有所差异，通常从肾功能异常至肾功能衰竭需要5～10年。各家系中男性患者出现肾功能衰竭的年龄有所不同，根据家系中男性发生肾功能衰竭的年龄将Alport综合征家系分为青少年型（31岁前发生）和成年型（31岁以后发生）。

【遗传咨询与产前诊断】

Alport综合征的遗传方式有3种类型，其中X-连锁显性遗传约占80%；15%是常染色体隐性遗传；5%是常染色体显性遗传。85%的Alport综合征病例都表现出家族史，而15%是新发变异所致，血尿和肾功能衰竭的家族史分析为阴性。遗传咨询时应注意根据临床症状、家系图谱和可能获得的基因变异检测结果来确认Alport综合征的致病基因和遗传方式，并按照相应的遗传方式进行再发风险评估。

不同基因型所导致的临床表现严重程度存在差异，在鉴别诊断或发病时段估计时注意应用。如在X-连锁显性遗传Alport综合征中，基因大片段重排、无义变异和移码变异的患者，在30岁以前出现肾功能衰竭的概率是90%，50%在20岁时就出现肾功能衰竭；异常剪切变异的患者在30岁以前出现肾功能衰竭的概率是70%，50%在25岁时就出现肾功能衰竭；错义变异的患者仅50%在30岁前出现肾功能衰竭。

在耳聋风险的评估中，X-连锁显性遗传Alport综合征患者中COL4A5基因出现大的重排、无义变异或移码变异等缺陷时，约50%在10岁时出现耳聋，而错义变异的患者在20岁前出现耳聋的概率不到50%。然而，是否合并耳聋有助于预测基因变异类型并部分提示预后。

X-连锁显性遗传Alport综合征的家庭成员风险评估：若该家系有一个以上的男性先证者，则母亲为变异携带者；若仅一个男性先证者，则母亲有85%~90%的概率为携带者。

对于X-连锁显性遗传Alport综合征的携带者孕妇，可通过染色体分析等性别鉴定法来实施产前诊断。当然，在变异已知和有家系支持时，可通过DNA分析手段来实施产前诊断。

（娄探奇　王若光）

## 第三节　指甲-髌骨综合征

指甲-髌骨综合征（nail-patella syndrome），又称遗传性指甲骨关节发育不全（onychoosteo-dysplasia）、Turner-Keiser综合征或Fong综合征，是一种包括髂骨角、肘、膝和指甲四联畸形的家族性单基因遗传性疾病。早期曾被认为是Alport综合征的一个亚型，1960年Lucas指出两者是不同的病。白种人发病较多，美国人群的发病率为4.5/1 000 000，英国人群的发病率为22/1 000 000。国内有少数家系的个案报道。

【临床表型特征】

指甲发育不全、髌骨缺失或发育不良、肘关节发育不良和髂骨角四联征是本病最主要的临床症状。90%~98%的患者出现指甲缺损或发育不良，双侧对称，以三角形甲缘为其病理特征。92%~100%的患者有髌骨发育不全或缺失，导致巨膝、关节脱位或反复脱臼等。90%以上的患者有肘关节异常，包括桡骨头后半脱位、肱骨外上髁和小头发育不全以及内侧上髁突出。78%~80%出现髂骨后骨刺，有时可发现肩峰骨刺，均是本病的特征性表现。90%的患者可见肘及髋关节外翻畸形。指甲-髌骨综合征的另一个特征是髂骨角，从骨盆的髂骨部分背侧向外延伸。在许多情况下，髂骨角已经可以触诊，但在其他情况下，只能通过X线成像来检测，可在68%~81%的患者中发现[18-21]。指甲-髌骨综合征患者常伴有眼部异常，如双侧虹膜异色（西方人可达54%）、先天性开角型青光眼（10%~12%）、眼压高（4%~7%）、斜视、白内障等。46%~54%的患者可见其他肾外症状，如其他骨骼异常、听力、神经和牙齿问题等[18-21]。40%的患者肾脏受到影响，症状范围从轻度蛋白尿到终末期肾功能衰竭[19]。指甲-髌骨综合征患者还常有血管舒缩功能的障碍，并出现神经系统的表现，如手足麻木感、针刺感和烧灼感，可有类似"手套-袜套"样感觉，6%的指甲-髌骨综合征患者可有癫痫。

【遗传方式与相关致病基因】

指甲-髌骨综合征是常染色体显性遗传病，目前认为是由表达LIM-同结构域蛋白的*LMX1B*基因变异导致的。*LMX1B*基因位于9q33.3，与ABO血型及腺苷环化酶编码基因相连锁，基因重组率约10%，在女性中会更高。LIM-同结构域蛋白LMX1B在脊椎动物四肢的背/腹侧发育中起关键作用。LMX1B的功能异常可导致骨骼缺损，包括指甲发育不良、髌骨缺失和肾脏发育不全的特殊形式[19, 22, 23]。*LMX1B*基因变异可使翻译过早终止，导致基因表达的缺陷。

研究发现染色体平衡易位t(9;17)(q34.1;q25)、9q32-qter缺失也与指甲-髌骨综合征相关[18, 24]。9q32-qter杂合缺失患者引起成纤维细胞胶原V α1链表达不足，提示位于9q缺失区里的*COL5A1*基因的变异可能导致指甲-髌骨综合征的发生。

LMX1B蛋白还对肾脏足细胞的分化至关重要。LMX1B蛋白可靶向调控与足细胞相关的*COL4A4*、*CD2AP*和*NPHS2*基因等基因编码产物。编码肌动蛋白细胞骨架的*ABRA*基因和*ARL4C*基因也被认为是*LMX1B*基因的潜在调节靶基因[25, 26]。肾病和骨病的临床表现的发生率相差较大。近年来发现一些没有骨病仅有肾损害的家系。通过对*LMX1B*基因变异谱的研究发现，*LMX1B*基因中LIM结构域或同源结构域中的变异可导致经典的指甲-髌骨综合征；而同源结构域中的特定变异（如p.R246Q、p.R246P、p.R249Q及p.A278V）可导致无肾外表型的孤立性肾病。因此，有学者指出由*LMX1B*基因变异引起的孤立性肾脏疾病应根据分子遗传学定义为*LMX1B*基因相关肾病[27]。

【实验室与辅助检查】

1. X线影像可见到骨骼的异常表现（见【临床表型特征】）。

2. 尿常规检查可发现伴发的肾病。

3. 肾脏穿刺活组织病理检查，特别是电镜检查，具有诊断意义。早期光镜可正常，此后可发现肾小球呈慢性进行性局灶节段性硬化，小管萎缩，间质纤维化。免疫荧光可见明显IgM及补体沉积，为非特异性。电镜下所见有特异性，上皮足突融合，肾小球基底膜呈不规则增厚，内含致密的束状交叉胶原纤维（成分有Ⅰ型和Ⅲ型胶原纤维和异常分布的Ⅳ型胶原纤维），在系膜中也有类似的物质沉积。其基底膜病变一般认为是本病的特异性损害。一些无肾病表现的病例，其肾脏也有这种病理改变，有人称为亚临床型，原因尚未明。如果已通过基因检测确诊该病，则无需进行肾活检。

4. 分子遗传学检测。检测到*LMX1B*基因致病变异可确诊。

【诊断标准】

指甲-髌骨综合征的临床诊断基于特征性的临床表现和影像学检查（见【临床表型特征】）。主要包括：①指甲缺损或发育不良，三角形的指甲半月痕为本病特征性表现；②髌骨发育不全或缺如；③肘关节异常，包括肘关节发育不良、桡骨头后半脱位、肱骨外上髁和小头发育不全以及内侧上髁突出；④放射学检查发现髂骨角。

*LMX1B*基因变异的分子遗传学检测可用于确诊。在诊断不明确时，肾脏病理检查可协助诊断

指甲–髌骨综合征相关肾脏疾病。

【治疗与预后】

本病无特殊治疗，疾病管理旨在监测及治疗并发症。

对肾脏疾病的监测，应检查血压及晨尿标本的尿蛋白肌酐比。治疗方面，对于肾病患者，有研究指出血管紧张素转换酶（ACE）抑制剂或血管紧张素Ⅱ受体阻滞剂（ARBs）对于蛋白尿有一定治疗作用。应避免使用肾损害的药物（例如非甾体类抗炎药）。对于终末期肾病患者，肾移植是首选的替代疗法。移植后指甲–髌骨综合征不再发生，患者不会产生肾小球基底膜蛋白的抗体。骨病的管理包括镇痛药的使用，强化理疗及手术治疗应由具有治疗指甲–髌骨综合征专业知识的外科医生进行。青光眼及听力损失的治疗按相关规范处理。

指甲–髌骨综合征患者的预后由其肾脏疾病决定，据估计，8%的指甲–髌骨综合征患者最终死于肾功能衰竭[28]。

对于ACEI治疗无效或不良反应（低血压、血管性水肿）明显的患者可以尝试环孢素治疗[29, 30]。

【遗传咨询与产前诊断】

1. 指甲–髌骨综合征为常染色体显性遗传病，致病基因定位于常染色体，与性别无关。

2. 指甲–髌骨综合征的先证者的父母有88%的概率为携带者；12%的指甲–髌骨综合征患者是新发变异导致。在遗传咨询和家系分析时应注意。

3. 患病父亲或母亲的子女得病概率相同，均约50%。病情的轻重与性别无关，且无法预测。

4. 国外有在*LMX1B*基因位点两侧采用5个DNA分子标记进行连锁分析来检测胎儿指甲–髌骨综合征。在致病变异已知时，产前基因诊断和胚胎植入前遗传学检测也是可行的。

5. 采用B超在妊娠晚期（妊娠末3个月）进行产前诊断，可能发现马蹄内翻足、肢体异常或髂骨角增大。

（司美君　娄探奇）

## 第四节　薄基底膜肾病

薄基底膜肾病（thin-basement membrane nephropathy，TBMN）是以持续性镜下血尿为主要表现的一种遗传性肾病，因其呈家族遗传，预后良好，又称之为良性家族性血尿（benign familial hematuria，BFH）或良性再发性血尿（benign recurrent hematuria，BRH）。

【临床表型特征】

薄基底膜肾病可发生于任何年龄，根据已有的报道，最小年龄为1岁，最大年龄为86岁，以青中年最为常见。男女比例为1∶3～1∶2。

该病特征性临床表现为持续性镜下血尿，常于儿童时期发现，部分表现为间歇性血尿。偶见肉眼血尿，通常与上呼吸道感染或剧烈运动有关[31]。绝大多数患者尿红细胞位相差显微镜检查为大小不一、形态各异的肾小球源性血尿，少数患者可有红细胞管型。

多数患者为无症状性单纯性血尿，约1/3患者有腰部钝痛或酸痛感，女性多见。成人患者中有

25%～40%合并不同程度蛋白尿，其中多为轻、中度蛋白尿，少数为大量蛋白尿或肾病综合征，极少数患者出现高钙血症和高尿酸血症。

薄基底膜肾病患者通常血压正常，但有报道部分成人患者（<20%）可有轻度高血压。近期研究表明，部分薄基底膜肾病患者可出现肾外表现，其中13%～48%患者有听力损失，14%患者可出现眼异常，高达20%～30%的杂合子携带者发展为终末期肾病，平均年龄为70岁[32-34]。

【遗传方式与相关致病基因】

近年多数的研究认为TBMN主要以常染色体显性方式遗传，与位于2q36.3的*COL4A3*和*COL4A4*基因有关。有研究显示，部分患者家系与位于Xq22.3的编码Ⅳ型胶原α5链的*COL4A5*基因连锁[35]。

*COL4A3*基因编码α3链，*COL4A4*基因编码α4链。*COL4A3*基因和*COL4A4*基因变异可能导致α3、α4链结构异常，与α5链交联后无法形成正常Ⅳ型胶原分子，影响肾小球基底膜的厚度和稳定性，进而导致TBMN或Alport综合征的发生。尽管TBMN和Alport综合征涉及的基因一致，但由于变异的类型、位置的不同或杂合子的存在，导致了薄基底膜肾病与Alport综合征呈现不同表型，预后相差甚远。

现已在TBMN及常染色体隐性Alport综合征患者中发现部分致病变异，如*COL4A3*基因的p.G464V、p.G1015E，以及*COL4A4*基因的p.R1377X、p.S969X，内含子24和外显子25上的184bp缺失，以及外显子25上的18bp缺失等，说明TBMN可能为常染色体隐性Alport综合征的携带状态[36]。

【实验室与辅助检查】

目前TBMN的临床诊断主要根据临床表现、家族史、实验室检查和基因分析等确定诊断。实验室常规检查如尿细菌培养（包括结核杆菌）、尿素氮、肌酐清除率、尿浓缩功能、血培养、泌尿系统检查（膀胱镜、静脉肾盂造影）等一般均为正常，尿液分析可见镜下血尿。免疫荧光分析通常显示α3、α4和α5链正常染色。

肾脏活组织检查样品在光学显微镜下无异常，在电镜下可见大多数患有TBMN的个体表现出肾小球基底膜（glomerular basement membrane，GBM）的弥散性变薄（通常将GBM厚度<250nm视为变薄），部分患者表现为节段性肾小球基底膜变薄，特别是在学龄前儿童和小学儿童中。有研究表明，一些TBMN患者在活检时会出现局灶性节段性肾小球硬化的变化[31]。

*COL4A3*基因和*COL4A4*基因变异大多数为单个核苷酸的替代，导致错义或无义变异。鉴于基因的庞大及多态性，在血尿个体中筛选*COL4A5*基因变异以排除X-连锁Alport综合征尤为重要[37]。

【诊断标准】

国内章友康等提出诊断标准：

1. 临床表现、家族史、实验室检查（包括可疑患者的电测听和眼科检查）和病理学检查（包括Ⅳ胶原α链的免疫荧光或免疫组化的检测），排除继发性肾小球病、泌尿外科疾病和Alport综合征，属原发性肾小球病患者。

2. 肾小球基底膜弥漫性变薄，少数或个别肾小球GBM变薄范围至少≥50%，GBM仅可在局部和孤立的区域存在分层或增厚，并无发展趋势。

3. 肾小球基底膜的平均厚度≤280nm。由于测定方法的差异及病例选择等原因，已有学者将肾小球基底膜厚度临界值调整到250nm。

【治疗与预后】

绝大部分薄基底膜肾病呈良性肾小球疾病过程，对于中年伴有蛋白尿的患者预后较差，少数患者呈现肾功能衰竭。

目前没有明确的基于证据的治疗方案可用于TBMN，良性过程者无需特殊治疗。应避免感冒、过度劳累和使用肾损害的药物；每年对患有TBMN的个体进行高血压、蛋白尿和肾功能损害的检查。出现蛋白尿或血压升高需给予药物ACEI治疗[38]，ACEI可延缓发生肾功能衰竭并延长寿命。极少数患者伴有大量蛋白尿或肾病综合征，可用糖皮质激素治疗。

【遗传咨询与产前诊断】

对于受累家庭，应该通过遗传咨询，使他们了解该病的治疗和预后的相关情况，指导高风险夫妇做知情选择。其主要内容包括：

1. 薄基底膜肾病主要是常染色体显性遗传方式，患者的后代有50%的概率发病。

2. 该病目前暂无特殊治疗方法。对于单亲为薄基底膜肾病患者的子女要接受常规尿液检查，以及早筛选出薄基底膜肾病患者。

3. 患有薄基底膜肾病的个体如果具有正常的血压和肾功能且无蛋白尿，并且基因检测和肾活检排除了X-连锁Alport综合征和其他的肾病，则可能成为肾脏供体。在捐赠之前必须进行肾活检以评估肾损伤。患有薄基底膜肾病的个体需了解捐赠风险并使用肾保护策略以最小化手术后高血压和蛋白尿的影响[39]。

4. 如果不存在高血压、蛋白尿和肾功能损害，薄基底膜肾病女性患者在怀孕期间通常不会增加风险。合并先兆子痫不常见[39]。

5. 产前诊断。一旦COL4A3、COL4A4或COL4A5基因致病变异在受影响的家庭成员中被确认，应在妊娠期采集胎儿标本进行产前诊断，植入前遗传学检测也是可选方案之一，需要注意伦理争论[31]。

（王　成　娄探奇）

## 第五节　肾消耗病-髓质囊性病综合征

肾消耗病-髓质囊性病（nephronophthisis-medullary cystic kidney disease，NPHP-MCKD）综合征指一组罕见的以肾髓质囊肿形成和隐匿性慢性肾功能不全为特征的遗传性囊性肾病。肾消耗病-髓质囊性病综合征的发生率无明显性别差异。

肾消耗病是一种罕见病，没有性别倾向。青少年型是最常见的类型，此类患者在儿童期或青春期出现终末期肾病。全世界都有青少年型肾消耗病病例的报道。芬兰和加拿大的报道表明，每10 000例活产儿中估计有0.1~0.2例该型疾病患者。据估计，美国约2.4%的儿科终末期肾病都是由肾消耗病导致，该数据可能低于实际，因为欧洲研究发现的比例为15%[40]。髓质囊性病则是一种罕见的异质性遗传疾病。在美国，大约有200个家族罹患此病。单个家族可能因常染色体显性遗传和迟发性慢性肾脏病（chronic kidney disease）而存在大量受累个体。因诊断不当所致的漏报可能造成估计的患病率较低。

【临床表型特征】

肾消耗病-髓质囊性病综合征的主要临床表现为肾小管间质的损害，导致尿浓缩功能减退及钠盐丢失，最终出现慢性肾功能衰竭。肾消耗病以较早年龄的肾功能衰竭隐匿起病为特征，首发症状多为多尿及烦渴。肾消耗病几乎均会进展为终末期肾病，通常在20岁以前发生，大多数研究已发现，进展为终末期肾病平均年龄约为13岁。与其他遗传性肾脏疾病一样，其进展为肾功能衰竭的速率部分由遗传缺陷的类型和严重程度决定[41]。10%~20%的患者存在肾外表现，包括视网膜色素变性、肝纤维化和骨骼缺陷。其他表现还包括高尿酸血症、痛风性关节炎、小脑共济失调、肥胖、肾小管酸中毒、肾小管抵抗醛固酮、甲状腺功能不全、支气管扩张、先天性黑矇、性功能减退、六指（趾）畸形及周围骨发育不良等[42]。常染色体显性遗传的髓质囊性病患者多于成年后起病，平均发病年龄为28岁，也有少数儿童起病的报道。临床表现与肾消耗病类似，但多不伴有肾外损害[43]。临床上，根据终末期肾病发病的中位年龄，已经认识到肾消耗病的3个临床亚型：婴儿型肾消耗病、幼年型肾消耗病和青少年/成人型肾消耗病。3种亚型的主要临床特点、典型基因等[44]，详见表33-1。

表33-1　肾消耗病3种亚型的主要临床特点

| 指标 | 婴儿型肾消耗病 | 幼年型肾消耗病 | 青少年/成人型肾消耗病 |
|---|---|---|---|
| ESRD的中位发病年龄 | 1岁 | 13岁 | 19岁 |
| 临床表现 | 子宫内羊水过少（胎儿在宫内相继出现肢体挛缩、肺发育不良、面部先天畸形），出生后第1年进展为肾功能衰竭，伴严重的高血压 | 尿浓缩能力下降（多尿及烦渴），钠重吸收能力受损（低血容量、低钠血症），慢性肾脏病（严重贫血、生长迟缓），晚期出现蛋白尿，血压正常 | 同幼年型肾消耗病 |
| 肾脏超声 | 增大的肾脏，皮质回声增强且没有明显的髓质囊肿 | 肾脏大小正常或偏小，皮质回声增强、髓质囊肿及皮髓质分界不清 | 同幼年型肾消耗病 |
| 肾脏病理 | 肾小管萎缩，通常不伴肾小管基底膜改变，间质纤维化，集合小管囊性扩张，肾增大 | 肾小管萎缩，肾小管基底膜破坏，皮髓质交界区的囊肿，弥漫间质纤维化伴慢性炎症 | 同幼年型肾消耗病 |
| 肾外表现 | 肝纤维化，严重心脏瓣膜病变或间隔缺损，反复支气管感染 | 视网膜色素变性，小脑蚓部发育不全，凝视麻痹，肝纤维化，骨骼缺陷 | 同幼年型肾消耗病 |
| 相关基因 | *INVS*、*NPHP3*、*TTC21B*、*ZNF423*、*CEP83* | 除*INVS*外所有的NPHP基因 | *NPHP3*、*NPHP4*、*NEK8* |

注：ESRD，终末期肾病。

【遗传方式与相关致病基因】

肾消耗病是一种常染色体隐性遗传性疾病。肾消耗病患者存在纤毛蛋白编码基因的变异，这些蛋白在原纤毛、基体和中心体里表达。到目前为止发现与*NPHP1*、*INAS*、*NPHP3*、*NPIIP4*、*GLIS2*、*NEK8*、*TMEM67*、*TTC21B*、*WDR19*、*CEP83*、*ANKS6*、*DCDC2*、*MAPKB*、*ZNF423*和*CEP164*基因等有关[45]。*NPHP1*基因变异最常见，约见于20%的病例。其他每种基因变异所占的比例均不足3%。尚有30%的肾消耗病患者致病基因不明确。

髓质囊性病是常染色体显性遗传性疾病，大多数病例中存在*UMOD*基因变异，该基因编码尿调素（Tamm-Horsfall）蛋白。编码肾素的*REN*基因变异、编码黏蛋白1的*MUC1*基因变异，也在一些家族中被报道[46]。其他尚未被识别的基因变异，可能是部分病例的病因。尽管存在遗传学差异，但这些患者都表现为缓慢进展的间质性肾脏病，并呈常染色体显性遗传。大多数髓质囊性病的患者都有阳性的家族史，但少部分患者无明确家族史，这可能是由于不完全外显和基因变异造成。

【实验室与辅助检查】

阳性的基因检测结果可确诊，若无阳性的基因检测结果，肾活检显示慢性肾小管间质改变伴肾小管基底膜增厚提示诊断。表现出以下特点的儿童应考虑为肾消耗病：

1. 尿浓缩能力下降引起的多尿（肾性尿崩症），且尿液分析结果相对正常（即无血尿或蛋白尿）和尿钠保留能力降低。

2. 血压正常。

3. 超声检查显示肾脏较同年龄儿童正常或稍小，伴肾回声增强以及皮髓质分界消失。没有泌尿道扩张且最初的超声检查通常不会发现肾囊肿，但肾囊肿可能会出现在疾病的晚期阶段。

4. 存在相关肾外表现也支持诊断，特别是视网膜色素变性，如前所述。

临床高度怀疑肾消耗病的患者，应进行*NPHP1*基因缺失的筛查[47]。*NPHP1*基因（引起肾消耗病的最常见病因）所在染色体2q13位置上发生约250kb的纯合性缺失，可以通过基因组DNA标记物PCR扩增检测；该测试可以在受累的患者中快速准确地诊断该疾病。目前，不推荐对其他所有肾消耗病相关基因变异开展常规筛查，这是由于变异检出频率低且该操作成本高。根据个体患者的临床表现，可以进行特定基因的检测，高通量测序也是可选方案。本病需与其他一些以肾小管间质损害为主而肾小球无明显受累的疾病相鉴别，如慢性肾盂肾炎、尿道梗阻、多囊肾及髓质海绵肾等。

髓质囊性病综合征患者肾活检可以发现肾小管间质性纤维化及其他非特异性表现。鉴于可以使用变异分析，而且肾活检不能做出髓质囊性病综合征的具体诊断，所以我们不将肾活检作为疑似髓质囊性病综合征患者的常规诊断性检查的一部分。可能存在肾小管扩张（可以增大成为肾小管囊肿），有2个家族已被发现存在肾小球囊性改变，但这些改变均不是典型的髓质囊性病综合征[48, 49]。对于临床表现符合髓质囊性病综合征的患者，发现相关基因的致病变异即可确诊。

【诊断标准】

肾消耗病的诊断是基于以下临床症状、肾脏超声表现和家族史。

1. 临床症状 尿浓缩能力下降引起的多尿；生长迟缓；对治疗有抵抗的慢性贫血；不是由肾

脏的先天性结构异常引起的，没有肾小球疾病症状的慢性肾功能衰竭。

2. **肾脏超声表现**　正常或稍小的肾脏；肾回声增强以及皮髓质分界消失；在疾病后期，皮髓质交界可见肾囊肿；在某些情况下，由于慢性多尿症（尿路通常没有扩张）而引起的膀胱扩张。

3. **家族史**　与常染色体隐性遗传相一致[50]。

根据临床表现和家族史可疑诊为髓质囊性病综合征，并可通过基因检测确诊。对于表现为慢性肾脏病的年轻个体，以下表现可推定为髓质囊性病综合征：明显的肾脏病家族史（提示为常染色体显性遗传）；尿沉渣检查无明显异常，基本无蛋白尿。对于临床表现符合的患者，有相关基因变异的患者最终可以确诊。

肾消耗病的诊断通过临床特征提示，并通过基因诊断证实。肾活检在诊断中的作用存在争议，可用于与其他疾病的鉴别诊断。分子遗传学分析是目前唯一可用来诊断肾消耗病的方法，由于潜在致病性单基因数目的增加和高通量测序的发展，在肾消耗病的诊断中，外显子组测序已基本取代了特定基因测序[51]。

**【治疗和预后】**

肾消耗病–髓质囊性病综合征目前尚无特殊方法能够防治髓质囊肿的形成和慢性进行性肾功能衰竭。目前除了纠正可能出现的水和电解质失衡，没有特定的治疗手段。对于尚处疾病早期阶段的无肾损害的儿童，治疗主要关注补充持续水需求以防止低血容量的发生，此外，应保持足够的盐摄入量，特别是在并发可能改变液体状态的疾病时，如胃肠炎。

肾消耗病通常在20岁前就已经到达到肾功能衰竭，平均年龄为13岁。髓质囊性病起病较晚，平均发病年龄为28岁。

当进展到慢性肾功能衰竭时，按照慢性肾功能不全的常规给予对症及替代治疗，如透析和肾移植。患者均会进展为终末期肾病。肾移植是终末期肾病患者的首选疗法，因为报道的结局非常好，移植肾中不再发生肾小管损伤[52]。一项来自北美儿科肾试验和协作研究（North American Pediatric Renal Trials and Collaborative Studies）登记处的报道中，接受肾移植的肾消耗病患者（尤其是那些接受活体供肾肾移植患者）的效果比一般儿科移植总人群更好[53]。

**【遗传咨询与产前诊断】**

1. 对本病做早期诊断的关键是怎样对所有患者提供准确有效的遗传咨询。

2. **肾消耗病的遗传咨询**　肾消耗病是常染色体隐性遗传性疾病。当夫妇双方均为肾消耗病的携带者，子女有25%的概率患有此病，有50%的概率为变异基因携带者，有25%的概率为正常人。当父母双方有一方为肾消耗病的携带者，另一方为正常人时，子女有50%的概率为携带者，有50%的概率为正常人。PCR技术可以为70%的肾消耗病患者提供快速精确的诊断。

3. **髓质囊性病的遗传咨询**　髓质囊性病是一种常染色体显性遗传性疾病，这意味着夫妇双方有一方为患者时，后代有50%的概率患有此病。大多数髓质囊性病患者有阳性家族史，少部分无家族史的患者可能是由于新发变异或不完全外显造成。对有家族史且有50%概率发病的高风险个体建议相关的基因检测以确定是否有相关基因的缺失或变异。

4. 对于有阳性家族史的高风险夫妇，遗传咨询时需告知基因筛查和产前诊断，如绒毛活检、羊水细胞诊断、脐血检验等，以及可能的终止妊娠的措施。这些检查需要建立在家系明确诊断先证者的基础上。此外，考虑到并非所有的携带者都会在固定的年龄发病，并且同一家系中的疾病表现存在差异，因此基因检测诊断结果并不能预测患者发病年龄或者疾病的严重程度。此外，基因检测结果对阳性家系里患病高风险个体的预防性肾移植有指导作用。

（赖渭妍　娄探奇）

## 第六节　局灶性节段性肾小球硬化症

局灶性节段性肾小球硬化症（focal segmental glomerulosclerosis）是以局灶节段分布的肾小球硬化为基本病理改变的一组肾小球疾病，为儿童和成人肾病综合征（nephrotic syndrome）常见的原发因素，临床分类包括原发性、继发性和遗传性3大类，局灶性节段性肾小球硬化症病理特征显示肾小球节段性瘢痕，伴或不伴肾小球毛细血管内泡沫细胞形成和粘连。局灶性指只有部分肾小球被累及（受累肾小球少于50%）；节段性指肾小球的部分小叶被累及；硬化是指整个肾小球节段性的玻璃样变化或瘢痕形成。该病占儿童肾病综合征的12%～39%[54]，受种族和地域影响。在成人肾病综合征中的比例更高。局灶性节段性肾小球硬化症在非洲和南美洲患者中的发病率高于白种人，在所有的肾病综合征中约占80%[55]。

【临床表型特征】

可发生于任何年龄，儿童及青少年稍多。无显著发病高峰，男性较常见。主要临床表现包括患者有不同程度的蛋白尿，少数患者发病前有上呼吸道感染或过敏反应。60%以上表现为肾病综合征，常为首发症状，2/3的患者有大量蛋白尿和严重水肿，尿蛋白量可达1～30g/天，约50%患者有不同程度血尿。

成人中1/3～1/2患者起病时伴有高血压、肾功能不全，常有肾小管功能受损或慢性肾炎综合征表现。少数患者无明显症状，偶尔于常规尿检时发现蛋白尿。

儿童患者临床表现与成人相似，多以肾病综合征为主，而高血压和肾功能不全的发生比例较成人低。多数局灶性节段性肾小球硬化症患者病情缓慢进展，最终导致肾功能衰竭，少数患者病情进展较快，较早出现肾功能衰竭[55]。

【遗传方式与相关致病基因】

局灶性节段性肾小球硬化症具有高度遗传异质性，目前已经明确了10个致病基因[56]。具体染色体位置和基因如下（表33-2）。

表33-2　局灶性节段性肾小球硬化症各型致病基因及遗传方式

| 亚型 | 基因 | 染色体位置 | 遗传方式 |
|------|------|-----------|---------|
| 局灶性节段性肾小球硬化症1 | *ACTN4* | 19q13.2 | AD |
| 局灶性节段性肾小球硬化症2 | *TRPC6* | 11q22.1 | AD |
| 局灶性节段性肾小球硬化症3 | *CD2AP* | 6p12.3 | — |
| 易感性局灶性节段性肾小球硬化症4 | *APOL1* | 22q12.3 | — |

（续表）

| 亚型 | 基因 | 染色体位置 | 遗传方式 |
|------|------|-----------|---------|
| 局灶性节段性肾小球硬化症5 | *INF2* | 14q32.33 | — |
| 局灶性节段性肾小球硬化症6 | *MYO1E* | 15q22.2 | AR |
| 局灶性节段性肾小球硬化症7 | *PAX2* | 10q24.31 | AD |
| 局灶性节段性肾小球硬化症8 | *ANLN* | 7p14.2 | AD |
| 局灶性节段性肾小球硬化症9 | *CRB2* | 9q33.3 | AR |
| 易感性终末期肾病，糖尿病 | *APOL1* | 22q12.3 | — |

注："—"为遗传方式未明；AD，常染色体显性；AR，常染色体隐性。

【实验室与辅助检查】

1. 常规尿液镜检查 可见血尿、蛋白尿；发生率高于其他类型肾病综合征的无菌性白细胞尿、葡萄糖尿以及肾小管功能受损者的氨基酸尿及磷酸盐尿。

2. 常规血检 有明显低白蛋白血症，白蛋白常＜25g/L，少数甚至＜10g/L；肾小球滤过率下降、血液尿素氮、肌酐升高；多有高脂血症，血清C3大多正常，IgG水平降低，C1q大多正常，10%～30%存在循环免疫复合物阳性；部分存在血容量减少时，可见血细胞比容上升，白细胞及分类可正常，血小板轻度增高；如果有水潴留时血钠降低，长期限钠或获得性肾上腺功能不全，也会出现血钠降低；高脂血症会引起假性低钠血症；血小板增多也形成假性高钾血症。

3. 肾活检光镜检查 典型的局灶性节段性肾小球硬化症病变特征是肾小球局灶节段性硬化样改变，累及少数肾小球及肾小球部分节段的玻璃样硬化，肾小球毛细血管袢可见闭塞和胞外基质增加，透明样物质沉积于受损毛细血管袢的内皮细胞下，硬化区偶有泡沫细胞形成，常见局限性上皮细胞增生，未受累的肾小球正常或系膜基质增加。病理变化随病程呈逐步加重扩展，渐发展至终末期肾病。

4. 电镜 大量蛋白尿的病例电镜下可见大部分或全部肾小球呈现弥漫性或节段性足突改变，早期在毛细血管壁和/或系膜区可见泡沫细胞，系膜基质增加及部分毛细血管塌陷，内皮细胞下及系膜区有电子致密物沉积，系膜细胞增生，大块的电子致密物与光镜下的玻璃样变及免疫荧光IgM和C3沉积相对应，球旁系膜区及内皮细胞下亦可见细颗粒状电子致密物沉积。电镜因为所取肾小球数量少，可能看不到局灶性节段性硬化，可见比较广泛的足突消失、内皮下血浆渗出、足突与肾小球基底膜分离等征象。

实验室检查还建议进行T细胞亚群分析、肾脏功能及损伤指标检查、免疫7项（IgG、IgA、IgM、C3、C4、IL-6、CIC）、凝血机制、尿毒7项（BUN、Cr、UA、β2MG、CysC、HCY、RBP）、血脂7项［TG、CHOL、HDL-C、LDL-C、apoAI、apoB、LP(a)］等检查，对正确评估病情、进展及治疗效果具有重要意义。

【诊断标准】

肾活检进行病理分型，注意排除各种可能的继发性因素，如HIV感染、吸毒等。仔细询问病史、体检和实验室检查，有助于鉴别诊断。

病理诊断需连续切片，临床可疑诊断者应增加切片量，见一个节段性硬化即行诊断。

病理诊断区分继发性、其他肾小球病、遗传性、原发性等。疑似遗传病者应行基因诊断。由于基因检测的发展，对于病理拟诊病例及治疗效果较差者，均应行基因诊断。

根据2004年颁布的局灶性节段性肾小球硬化症病理分型的方案，目前将其分为以下5型。

1. 非特异型 原称为经典型或普通型。至少一个肾小球呈节段性细胞外基质增多，毛细血管闭塞，可伴有节段性毛细血管塌陷而无相应的足细胞增生。病理特点为肾小球毛细血管袢节段性实性变伴基质增多及毛细血管腔闭塞，硬化部位可位于血管极，也可见于周边部或其他部位，易见球性硬化、球囊粘连及玻璃样变，受累的肾小球可见系膜细胞和系膜基质的增生，可有少量门部型、细胞型、顶端型及塌陷型局灶性节段性肾小球硬化症的形态存在。

2. 门部型 至少一个肾小球呈现门部周围（肾小球毛细血管极）玻璃样变，或者>50%的节段性硬化的肾小球具有门部周围的硬化和玻璃样变。

3. 细胞型 至少一个肾小球呈节段性毛细血管内增生堵塞管腔，伴或不伴泡沫细胞及核碎裂。

4. 顶端型 至少一个肾小球呈现位于尿极的节段性病变（靠近尿极的25%的外围毛细血管袢），可以是细胞性病变或硬化，但一定要有球囊粘连或者是足细胞与壁层上皮细胞、肾小管上皮细胞的汇合。肾小管间质损伤最轻、肾功能最好、糖皮质激素治疗效果最好。

5. 塌陷型 至少一个肾小球呈节段性或球性塌陷并且伴有足细胞增生和肥大。塌陷型肾脏预后较差，与APOL1基因变异有关。

局灶性节段性肾小球硬化症各亚型诊断的顺序应该是塌陷型—顶端型—细胞型—门部型—非特异型。首先关注最严重类型的确诊，以保证及时采取合理的治疗措施。

【治疗与预后】

1. 对症治疗 抗凝，抗血栓形成，降血压，降血脂，降蛋白尿（ACEI、ARB），营养与支持疗法。

2. 保护肾功能 防止或延缓肾功能损害，减慢病情进展。

3. 防治并发症 包括感染、血栓栓塞性并发症、水电解质及酸碱代谢异常、药物治疗的不良反应等。

4. 药物治疗 病情反复发作的肾病综合征患者，需要药物治疗，虽有一定缓解作用，但对于遗传性疾病效果偏差。

（1）糖皮质激素 及时用泼尼松治疗，获得完全缓解的时间平均为3~4个月。成人在经过6个月的泼尼松治疗仍未缓解者，称为激素抵抗。对于老年人，一般主张隔天泼尼松治疗，持续3~5个月。对于激素依赖、抵抗和复发者，泼尼松联合间断环磷酰胺冲击治疗可增加缓解率，环磷酰胺总量不建议超过12g。

（2）环孢素（CsA）和普乐可复（FK506） 常规环孢素剂量治疗6个月后，可以减少尿蛋白并诱导缓解，减量或停药时易复发。因此维持缓解需长期应用。由于CsA具有肾毒性，使用过程中应注意监测血肌酐，根据情况调整药量。普乐可复的作用机制与环孢素相类，可以与激素合用，多用于坏孢素治疗无效或依赖者。

（3）细胞毒类药物（环磷酰胺和苯丁酸氮芥）　可作为二线疗法，疗效仍有待证实。

（4）血浆置换及蛋白吸附疗法　用于复发性局灶性节段性肾小球硬化症的肾移植患者。血浆置换或蛋白吸附可减少循环免疫因子，使尿蛋白暂时减轻。

（5）非甾体类抗炎药（NSAIDs）及血管紧张素转换酶抑制剂（ACEI）　通过降低肾小球率过滤而减轻蛋白尿及高脂蛋白血症。

（6）其他药物　硫唑嘌呤、霉酚酸酯（MMF）、血管紧张素Ⅱ受体阻滞剂（ACEI和ARB）等药物也可选择使用。中药辨证施治也有一定效果。

局灶性节段性肾小球硬化症各亚型蛋白尿严重程度的顺序为顶端型—细胞型—塌陷型—门部型—非特异型。局灶性节段性肾小球硬化症各亚型的预后由好到差：顶端型—非特异型—门部型—细胞型—塌陷型。

非特异型局灶性节段性肾小球硬化症预后相关的临床指标为血肌酐及蛋白尿，与预后有关的病理改变为肾间质纤维化的程度。小儿局灶性节段性肾小球硬化症多伴有系膜细胞和基质增生，且见于发病与肾活检间隔时间较短的患者，说明系膜增生病变可能为局灶性节段性肾小球硬化症发展过程中的早期病理改变，与预后无关，新的分型未将系膜增生病变列为独立的类型。

【遗传咨询与产前诊断】

局灶性节段性肾小球硬化症有遗传异质性，致病基因有多个，且具有不同遗传方式。遗传咨询时应注意根据临床症状、家系图谱和可能获得的基因变异诊断结果来初步推测遗传方式，并按照相应的遗传方式进行再发风险评估。

不同基因型所导致的临床表现严重程度存在差异，病理诊断与基因诊断应相结合。病理诊断切片及数量对于初步拟诊具有影响，因此对于可疑病例应尽量增加切片量。

基因诊断对于局灶性节段性肾小球硬化症可以进行准确区分和确诊。并且基于这些基因致病变异，根据先证者或家系图谱，可以进行产前诊断。

（王若光）

# 第七节　家族性肾性尿崩症

肾性尿崩症（nephrogenic diabetes insipidus）又称抗利尿激素不敏感综合征，最初于1955年由Cannon报道[57]，是一种以多尿、极度烦渴及持续性低渗尿为主要临床特征的罕见的肾小管功能异常性疾病，可以由遗传因素引起，也可能由于电解质紊乱、药物、妊娠等原因引起，前者往往造成家族性肾性尿崩症，后者一般为获得性肾性尿崩症。关于家族性肾性尿崩症发病率的人群数据很少[58]，尚缺乏准确的发病率的数据，零星的统计数据显示男性中的发病率约为8.8/1 000 000[59]。90%为X-连锁隐性遗传[60]，少数（约10%）显示常染色体隐性或显性遗传[61, 62]。

【临床表型特征】

家族性肾性尿崩症的主要典型临床特征是多饮、多尿和烦渴，多于出生后数月出现症状，常染色体显性遗传的家族性肾性尿崩症症状出现较晚。需要注意的是，一些患儿可能不以烦渴和多尿症为著，而以恶心、呕吐、喂食困难、便秘、腹泻、发育迟缓、发热、嗜睡或烦躁等临床表现为主要特征。由于婴幼儿不能表示渴感，患儿可能会由于脱水而出现高热、抽搐等临床症状。长期的脱水可造成智力障碍，严重的可导致死亡。稍大一些的患儿可能还会表现非直接相关症状的并发症，如行为异常、血肿及阑尾炎等。家族性肾性尿崩症病程较长的患者还可能出现泌尿道扩张、输尿管积水或肾盂积水甚至肾功能衰竭[62]。

【遗传方式及相关致病基因】

根据家族性肾性尿崩症致病基因的不同，可以分为Ⅰ型和Ⅱ型，致病基因分别为*AVPR2*和*AQP2*基因。

肾性尿崩症Ⅰ型是最为常见的亚型，属于X-连锁隐性遗传疾病，约占90%，致病基因*AVPR2*基因位于Xq28，编码精氨酸加压素受体2，也叫V2受体，属于含有7个跨膜结构域的G蛋白偶联受体超家族，定位于远曲小管和集合管细胞膜，受血管加压素作用后，与G蛋白偶联激活腺苷酸环化酶，从而导致细胞内的cAMP增加，激活蛋白激酶磷酸化级联反应，并进一步活化水通道蛋白2，使其附着于主细胞顶质膜和上皮细胞腔面膜上，形成水通道，增加水的再吸收。

肾性尿崩症Ⅱ型，属于常染色体显性或隐性遗传疾病，约占10%，一般以常染色体隐性相对常见，致病基因为位于12q13.12的*AQP2*基因，编码水通道蛋白2，该蛋白属于主要内源性蛋白质家族，分布于肾脏集合管主细胞的顶质膜和细胞内囊泡，是目前唯一已知的细胞内分布受激素调控的水通道蛋白，血管加压素刺激后，细胞内囊泡的水通道蛋白2会转移到细胞的顶质膜上，增加细胞膜的水通透性[63]。

【实验室与辅助检查】

肾性尿崩症可以通过测定血浆精氨酸加压素及禁水-升压素试验确定诊断。由于家族性肾性尿崩症的致病基因比较明确，也可以通过基因诊断进行确诊分型以及产前诊断，以羊水、绒毛、脐血为材料进行基因诊断，判断胎儿是否患病；或对新生儿外周血DNA进行检测，对患儿进行早期干预治疗，避免出现发育迟缓或智力障碍。

【诊断标准】

1. 临床表现

（1）烦渴、多饮、多尿，常有显著的低渗性多尿。

（2）患儿多于出生后数月出现症状。

（3）可伴随生长障碍和智力低下。

（4）对精氨酸加压素抵抗。

2. 实验室检查

（1）尿密度和渗透压降低，渗透压多<200mOsm/L。

（2）禁水-升压素试验显示对加压素无响应，即尿量无明显减少，尿渗透压不升高。

3. 分子诊断（遗传方式与基因型） *AVPR2*基因及*AQP2*基因发现致病变异。

【治疗与预后】

家族性肾性尿崩症的治疗要保障有足够的水摄入，以避免体液渗透压过高及体液缩减。目前尚无根治方法，只能对症治疗。噻嗪类利尿剂可使患者尿量减少一半，尿渗透压升高1倍以上，以氢氯噻嗪最为常用。使用噻嗪类利尿剂时，应关注血钾浓度，必要时在饮食和药物上进行补钾。非甾体类抗炎药由于可以提高尿浓缩能力，减少尿排出量，因此可以与噻嗪类利尿剂联合使用[62]。

【遗传咨询与产前诊断】

1. 该病常见的遗传方式为X-连锁隐性、常染色体显性和隐性遗传，以X-连锁隐性遗传为主，常染色体隐性遗传次之，常染色体显性遗传最少。

2. X-连锁隐性遗传的女性携带者一般无明显表型，但少数可能由于X染色体的随机失活而出现不同程度的肾性尿崩症的相关临床症状[64]。

3. X-连锁隐性遗传的家族性肾性尿崩症与常染色体隐性遗传的家族性肾性尿崩症的临床表现相近，而常染色体显性遗传的家族性肾性尿崩症症状较轻，发病年龄较晚。

4. 产前诊断之前应明确家族先证者的致病基因与基因型，一般在妊娠11~13周进行绒毛活检或16~22周采集胎儿羊水细胞进行基因检测，判断胎儿的基因型。

5. *AVPR2*基因的部分变异类型（p.D85N、p.G201N、p.P322S、p.S333del、p.Y128S）导致的肾性尿崩症发病年龄较晚，可保留部分对加压素的反应[65]。

（高　勇　王若光）

## 第八节　遗传性肾结石/肾钙质沉着症

肾结石（nephrolithiasis，NL）是在肾脏形成的由矿物质和/或酸性盐组成的沉积物。肾钙质沉着症（nephrocalcinosis，NC）是钙盐在肾实质的沉积（肾小管、上皮细胞、肾间质）[66, 67]。肾结石/肾钙质沉着症是泌尿系统的常见病，其病因包括遗传代谢性疾病、解剖结构异常、药物相关结石、泌尿道感染、饮食及环境因素等。多中心研究表明，15%以上的儿童肾结石/肾钙质沉着症由单基因变异引起[68-70]。但由于遗传性肾结石/肾钙质沉着症（hereditary nephrolithiasis and/or nephrocalcinosis）缺乏典型表现，临床认识有所不足，漏诊、误诊及诊断延迟较常见，部分患者在诊断明确时已进展至终末期肾病。因此，早期诊断并采取有效的治疗方案，对于改善患者预后，提高患者生活质量十分重要[71]。

【临床表型特征】

肾结石较常见的临床表现有肾绞痛、腹痛、恶心、呕吐、血尿、排尿困难和泌尿道感染等，而肾钙质沉着症则常无症状，部分可表现为肾小管功能障碍，如烦渴、多尿、夜尿等。遗传性肾结石/肾钙质沉着症缺乏典型的临床表现，轻者仅表现为无症状的肾结石/肾钙质沉着症，严重者可在婴儿期即出现肾功能不全，甚至进展至肾功能衰竭。同时，此类患者可伴有肾外表现，如听力障碍、视力障碍、神经及骨骼系统异常等，不同疾病的临床表现有所不同，具体可见表33-3[72-75]。

【遗传方式与相关致病基因】

遗传性肾结石/肾钙质沉着症涉及多种疾病，由不同的致病基因所致，遗传方式不同（表33-3）。

表33-3　遗传性肾结石/肾钙质沉着症主要相关疾病及其致病基因和遗传方式

| 常见疾病 | 致病基因 | 染色体位置 | 遗传方式 | NL/NC | 主要临床表型特征 |
|---|---|---|---|---|---|
| 高草酸尿症1型 | AGXT | 2q37.3 | AR | NL，NC | 肾钙质沉着症，肾结石，血尿，肾功能不全，婴儿期发病者可见生长发育障碍，其他包括心脏传导障碍，周围血管功能不全，骨痛、骨折风险增加，视力下降等 |
| 高草酸尿症2型 | GRHPR | 9p13.2 | AR | NL，NC | 血尿，部分可形成草酸钙肾结石，肾钙质沉着症，甚至肾功能不全等 |
| 高草酸尿症3型 | HOGA1 | 10q24.2 | AR | NL | 通常表现为幼儿期肾结石（平均年龄2岁），与1型、2型不同，3型患者很少发生复发性肾结石及终末期肾病等 |
| Dent病1型 | CLCN5 | Xp11.23 | XLR | NL，NC | 肾结石、肾钙质沉着症，进行性肾功能不全，部分可发生（进展至）终末期肾脏病，身材矮小，生长发育迟缓，佝偻病，骨密度降低，骨折风险增加、骨骼畸形等 |
| Dent病2型 | OCRL1 | Xq26.1 | XLR | NC | 肾钙质沉着症，进行性肾功能不全，部分可发生终末期肾脏病，水眼，白内障，发育迟缓，部分患者认知障碍、身材矮小等 |
| 低磷性肾结石/骨质疏松症1型 | SLC34A1 | 5q35.3 | AD | NL | 低磷血症，高磷尿症，高钙尿症，血1,25-(OH)$_2$D3水平升高，肾结石，骨质减少，骨质疏松，骨折风险增加，脊柱畸形等 |
| 遗传性低磷性佝偻病伴高钙尿症 | SLC34A3 | 9q34.3 | AR | NL | 肾结石，低磷性佝偻病，串珠肋，骨骼畸形，骨痛，骨折风险增加，身材矮小，生长发育障碍，前额突出，颅缝增宽，肌张力降低，肌无力等 |
| 家族性低镁血症高钙尿症伴肾钙质沉着症 | CLDN16（PCLN1） | 3q28 | AR | NL，NC | 尿钙、镁增加，多尿，肾钙质沉着症，肾结石，复发性尿路感染，生长发育迟缓，部分婴儿喂养困难等 |
| 家族性低镁血症高钙尿症伴肾钙质沉着症及眼部异常 | CLDN19 | 1p34.2 | AR | NL，NC | 尿钙、镁增加，肾钙质沉着症，肾结石，复发性尿路感染，进行性肾功能不全，黄斑缺损、近视、斜视、散光、视网膜变性及眼球震颤，部分患者牙釉质发育不全等 |
| 远端肾小管酸中毒 | SLC4A1 | 17q21.31 | AR/AD | NC，NL | 低钾高氯性代谢性酸中毒伴肾结石/肾钙质沉着症，部分AR患者存在生长发育障碍，肝脾肿大，可伴有溶血性贫血、红细胞增多症或小细胞增多症等 |
| 伴迟发性神经性耳聋 | ATP6V0A4 | 7q34 | AR | NL，NC | 低钾高氯性代谢性酸中毒伴肾结石/肾钙质沉着症，耳聋等 |
| 伴进行性神经性耳聋 | ATP6V1B1 | 2p13.3 | AR | NL | 低钾高氯性代谢性酸中毒伴肾结石，感音神经性耳聋等 |

（续表）

| 常见疾病 | 致病基因 | 染色体位置 | 遗传方式 | NL/NC | 主要临床表型特征 |
|---|---|---|---|---|---|
| Bartter综合征1型 | *NKCC2* | 15q21.1 | AR | NC | 多尿，低钾性代谢性碱中毒，高钙尿症，肾素-血管紧张素系统活性增强，继发性醛固酮血症，肾旁细胞肥大、增生，肾钙质沉着症，生长发育障碍，癫痫，肌无力，部分患儿母亲妊娠中晚期可出现羊水过多及早产等 |
| Bartter综合征2型 | *KCNJ1* | 11q24.3 | AR | NC | 多尿，低钾性代谢性碱中毒，高钙尿症，肾素-血管紧张素系统活性增强，继发性醛固酮血症，肾钙质沉着症，生长发育迟缓，肌无力，部分患者前额突出，大眼睛，招风耳，呈现三角面等 |
| Lesch-Nyhan综合征 | *HPRT1* | Xq26.2-q26.3 | XLR | NL | 痛风、肾结石、肾功能衰竭、反复呕吐的酸中毒，生长发育迟缓，神经系统出现严重的肌张力障碍、舞蹈病、手足徐动症，患者有轻中度精神发育迟滞及自我伤害行为等 |
| 磷酸核糖焦磷酸合成酶超活症 | *PRPS1* | Xq22.3 | XLR | NL | 磷酸核糖焦磷酸合成酶1活性增高，高尿酸血症，高尿酸尿症，尿酸结石，继发性肾功能不全，早发性感音神经性耳聋，痛风，神经发育障碍，张力减退，运动发育迟缓，智力障碍，共济失调等，女性携带者也可能发生痛风或感音神经性耳聋 |
| 腺嘌呤磷酸核糖转位酶缺乏症 | *APRT* | 16q24.3 | AR | NL | 2，8-二羟基腺嘌呤肾结石、黄棕色圆形结石，砖红色尿布渍，急性肾损伤，血尿，复发性尿路感染，肾功能不全等 |
| 黄嘌呤尿症I型 | *XDH* | 2p3.1 | AR | NL | 单纯性黄嘌呤脱氢酶缺失，黄嘌呤尿，血、尿尿酸减少，黄嘌呤结石，肾盂积水，肾盂肾炎，骨骼肌结晶沉积，肌病等 |
| 肾性低尿酸血症1型 | *SLC22A12* | 11q13.1 | AR | NL | 肾小管尿酸重吸收功能障碍，尿酸排泄增加，高尿酸尿症，低尿酸血症，尿酸结石，运动性急性肾功能衰竭伴急性肾小管坏死，10%患者可发生运动性肾功能衰竭和肾结石等 |
| 肾性低尿酸血症2型 | *SLC2A9* | 4p16.1 | AR/AD | NL | 尿酸排泄增加，低尿酸血症等，部分患儿可发生肾结石，部分患者可发生运动性急性肾功能衰竭 |

注：AD，常染色体显性；AR，常染色体隐性；XLR，X-连锁隐性；NL，肾结石；NC，肾钙质沉着症。

【实验室与辅助检查】

实验室检查是分析结石形成原因的重要方法，主要包括尿常规、尿沉渣镜检、尿生化、尿培养、24h尿检、血气分析、电解质、生化激素［甲状旁腺激素、1,25-(OH)$_2$D$_3$］、特异性酶检测等，通过评估各种结石形成相关物质的排泄水平，可初步判断患儿是否存在遗传代谢性病因。

尿沉渣检查及结石分析是了解结石形成原因的重要手段，儿童肾结石的主要成分包括草酸钙、磷酸钙/磷酸氢钙、磷酸铵镁结石、尿酸/尿酸盐结石、碳酸磷灰石、胱氨酸等，其中草酸钙是儿童肾结石的主要成分。特定的结晶/结石成分可以提示某些遗传性疾病，如胱氨酸结晶/结石（图33-1）提示胱氨酸尿症，2,8-二羟腺嘌呤结晶/结石提示腺嘌呤磷酸核糖转位酶缺乏，而一水草酸钙结晶/结石提示可能为原发性高草酸尿症[75-77]，而二水草酸钙结晶多为生理性结晶（图33-2）。

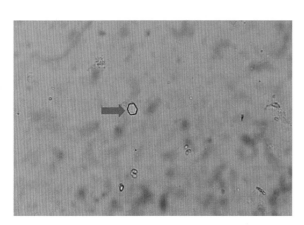

图33-1　胱氨酸结晶

箭头：胱氨酸结晶。

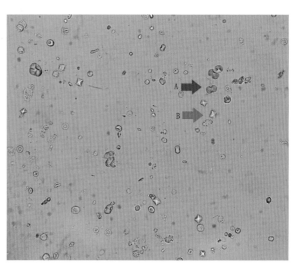

图33-2　草酸钙结晶

蓝箭头：一水草酸钙结晶（calcium oxalate monohydrate）；红箭头：二水草酸钙结晶（calcium oxalate dihydrate）。

1. **肾活检**　肾结石/肾钙质沉着症患者很少行肾活检，部分不明原因的肾功能不全和持续性蛋白尿等患者行肾活检时可发现有肾钙质沉着。

2. **基因检测**　遗传性肾结石/肾钙质沉着症的确诊依赖于基因检测，对于存在遗传风险的患者建议进行家系全外显子组检测，从而及早明确诊断。

【诊断标准】

遗传性肾结石/肾钙质沉着症的诊断主要基于临床表现、家族史、体格检查、影像学检查、实验室检查、肾活检、结石分析等，基因检测可明确诊断[73, 78]。

1. **体格检查**　主要包括腹部和肾区的触诊及叩诊，同时此类患者可伴有肾外表现，因此进行体格检查时要注意是否具有其他系统异常。

2. **家族史**　40%以上的遗传性肾结石/肾钙质沉着症患儿具有肾结石或慢性肾脏病家族史，尤其是影像学检查表现为双侧多发、复发性肾结石或弥漫性肾钙质沉着症的患儿，对于存在明确家族史的患儿进行基因检测非常必要。

3. 影像学检查　主要包括泌尿系B超、X线片、磁共振和非增强CT。美国泌尿外科协会及欧洲泌尿外科协会推荐超声检查为儿童肾结石/肾钙质沉着症的首选，必要时可以选择X线片或非增强CT检查。若影像学检查结果显示为双侧、多发、复发性结石，此时要考虑遗传性肾结石的可能。

4. 基因检测　根据表型特征和致病基因不同，明确遗传性肾结石/肾钙质沉着症相关疾病。

【治疗与预后】

目前尚无特殊的治疗方法，根据病情及病因，遗传性肾结石/肾钙质沉着症的治疗包括急症处理、预防性治疗、肾脏替代治疗，必要时可进行外科干预[78-81]。

1. 急症处理　肾结石可表现为恶心、呕吐、肾绞痛或腹痛等症状，需采用镇痛、止吐等对症治疗；部分结石患儿尿路梗阻可出现尿路感染，此时需加用抗生素治疗；对于结石<4~5mm，疼痛已控制，且无感染无急性肾功能不全的非孤立肾患者，可尝试药物排石治疗；部分出现严重并发症的患者必要时可采取外科手术取石治疗。

2. 预防性治疗　肾结石的复发率高达30%~50%，遗传性肾结石/肾钙质沉着症的复发率更高，因此采用预防性的治疗措施避免肾结石/肾钙质沉着症进一步形成，对于保护患儿肾功能，改善患儿预后十分重要。充足的饮水量，合理的饮食结构，可降低尿结晶物质的浓度，抑制肾结石/肾钙质沉着症的发展。如尿钠排泄增加可促进尿钙排泄，因此存在高钙尿症的患者宜采用低盐饮食。不同患者可根据病因及临床表现选择合适的药物，同时调节合适的尿pH，能有效降低尿结晶物质的浓度，保护患者的肾功能，改善患者预后。如部分Ⅰ型原发性高草酸尿症患者对吡哆醛有反应，此类患者服用吡哆醛补充剂可降低尿草酸浓度，保护患者肾功能，从而有效改善患者预后。

3. 肾脏替代治疗　部分患者肾功能进行性下降，进展至终末期肾病或肾功能衰竭。有效的肾脏替代治疗，如腹膜透析或血液透析等，可积极改善此类患儿预后并且有助于肾移植手术的顺利进行。

4. 移植手术　器官移植可积极改善已进入肾功能衰竭阶段患儿的预后，有效延长患儿的生存期，提高患儿的生活质量。单纯的肾移植手术对大多数患儿有效，但部分疾病需要进行联合移植手术，如Ⅰ型原发性高草酸尿症，其病因为肝特异性酶缺乏或活性降低，若仅进行单纯的肾移植，疾病易复发，很快形成新的肾结石/肾钙质沉着症，从而影响移植肾的功能，此类患者采用同时或序贯肝肾联合移植术可积极改善患儿预后[82]。

儿童肾结石/肾钙质沉着症较成人易引起急性肾损伤，但大多数预后良好，一项多中心的研究表明，90%以上肾结石患者的肾功能最终可完全恢复或有所改善[83]。儿童遗传性肾结石/肾钙质沉着症复发率高，且更易引起慢性肾脏疾病，甚至进展至终末期肾病。如Ⅰ型原发性高草酸尿症，部分患者可在婴儿期发病并进展至终末期肾病，但由于缺乏典型的临床表现，临床上诊断延迟较常见，若不采取有效的干预措施，90%的患者最终进展至终末期肾病。早期诊断并积极采取规范的治疗措施，能有效保护患者肾功能，预防慢性肾脏疾病形成，积极改善患者预后[84]。

【遗传咨询与产前诊断】

对于受累家庭，可通过遗传咨询，使其了解此类疾病的遗传风险、产前诊断、诊疗现状、预后和预防的相关情况，从而指导其优生优育。

1. 遗传性肾结石/肾钙质沉着症的遗传方式主要包括常染色体显性遗传、常染色体隐性遗传和X-连锁隐性遗传。对于已有先证者的家庭，应该完善其家系调查，根据遗传方式对相关家属成员进行遗传风险评估及分子诊断，通过遗传咨询，指导其生育方案。

2. X-连锁隐性遗传的疾病，如Dent病、Lesch-Nyhan综合征等，男性患病率高于女性，女性多为携带者。此类疾病家庭中携带变异基因的女性与正常男子结婚，所生女孩有50%的概率为基因变异携带者，所生男孩有50%的概率为患者。因此通过遗传咨询及产前诊断指导其优生优育十分必要。

3. 部分先证者无阳性家族史，此时应考虑到新发变异及来自非亲生父母家庭的可能，此类患者同胞的发病风险降低，但仍需根据疾病的遗传方式向受累家庭提供遗传咨询，指导其优生优育。

4. 产前诊断。此类疾病患者，应根据疾病的遗传方式，首先确定受累的家庭成员基因型。对于存在发病风险的胎儿，要积极进行产前诊断，可通过羊膜腔穿刺术提取羊水细胞进行DNA检测，从而明确其基因型[85]。

（徐　虹　计晓露）

## 参考文献

[1] Ong AC, Devuyst O, Knebelmann B, et al. Autosomal dominant polycystic kidney disease: the changing face of clinical management [J]. Lancet, 2015, 385: 1993-2002.

[2] Sommerer C, Zeier M. Clinical manifestation and management of ADPKD in western countries [J]. Kidney Dis (Basel), 2016, 2: 120-127.

[3] Rossetti S, Chauveau D, Kubly V, et al. Association of mutation position in polycystic kidney disease 1 (PKD1) gene and development of a vascular phenotype [J]. Lancet, 2003, 361: 2196-2201.

[4] Wilson PD. Polycystic kidney disease [J]. New Eng J Med, 2004, 350: 151-164.

[5] Song X, Di Giovanni V, He N, et al. Systems biology of autosomal dominant polycystic kidney disease (ADPKD): computational identification of gene expression pathways and integrated regulatory networks [J]. Hum Mol Genet, 2009, 18: 2328-2343.

[6] Zhang P, Luo Y, Chasan B, et al. The multimeric structure of polycystin-2 (TRPP2): structural-functional correlates of homo- and hetero-multimers with TRPC1 [J]. Hum Mol Genet, 2009, 18: 1238-1251.

[7] Porath B, Gainullin VG, Cornec-Le Gall E, et al. Mutations in GANAB, encoding the glucosidase IIα subunit, cause autosomal-dominant polycystic kidney and liver disease [J]. Am J Hum Genet, 2016, 98: 1193-1207.

[8] Simms RJ, Travis DL, Durkie M, et al. Genetic testing in the assessment of licing related kidney donors at risk of autosomal dominant polycystic kidney disease [J]. Transplantation, 2015, 99: 1023-1029.

[9] 景颖, 陈揭剑, 梅长林, 等. 对改善全球肾脏病预后组织制定的常染色体显性多囊肾病专家共识解读 [J]. 中华内科杂志, 2016, 55: 662-664.

[10] Sweeney WE, Avner ED. Polycystic kidney disease, autosomal recessive. GeneReviews® [Internet]. 1993–2019.

[11] Lu H, Galeano MCR, Ott E, et al. Mutations in DZIP1L, which encodes a ciliary–transition–zone protein, cause autosomal recessive polycystic kidney disease [J]. Nat Genet, 2017, 49: 1025–1034.

[12] Hartung EA, Guay–Woodford LM. Autosomal recessive polycystic kidney disease: a hepatorenal fibrocystic disorder with pleiotropic effects [J]. Pediatrics, 2014, 134: e833–e845.

[13] 陆国辉, 徐湘民. 临床遗传咨询 [M]. 北京: 北京大学医学出版社, 2007: 374–377.

[14] Kashtan CE. Alport Syndrome. GeneReviews® [Internet]. 1993–2019.

[15] Hertz JM, Persson U, Juncker I, et al. Alport syndrome caused by inversion of a 21 Mb fragment of the long arm of the X–chromosome comprising exon 9 through 51 of the COL4A5 gene [J]. Hum Genet, 2005, 118: 23–28.

[16] Anazi S, Al–Sabban E, Alkuraya FS. Gonadal mosaicism as a rare cause of autosomal recessive inheritance [J]. Clin Genet, 2014, 85: 278–281.

[17] 王芳. Alport综合征的实验室检查 [J]. 中华检验医学杂志, 2017, 40: 560–563.

[18] Bongers EM, Gubler MC, Knoers NV. Nail–patella syndrome. Overview on clinical and molecular findings [J]. Pediatr Nephrol, 2002, 17: 703–712.

[19] Bongers EM, Huysmans FT, Levtchenko E, et al. Genotype–phenotype studies in nail–patella syndrome show that LMX1B mutation location is involved in the risk of developing nephropathy [J]. Eur J Hum Genet, 2005, 13: 935–946.

[20] Carbonara P, Alpert M. Hereditary osteo–onycho–dysplasia (HOOD) [J]. Am J Med Sci, 1964, 248: 139–151.

[21] Sweeney E, Fryer A, Mountford R, et al. Nail patella syndrome: a review of the phenotype aided by developmental biology [J]. J Med Genet, 2003, 40: 153–162.

[22] Dunston JA, Lin S, Park JW, et al. Phenotype severity and genetic variation at the disease locus: an investigation of nail dysplasia in the nail patella syndrome [J]. Ann Hum Genet, 2005, 69: 1–8.

[23] Dunston JA, Reimschisel T, Ding YQ, et al. A neurological phenotype in nail patella syndrome (NPS) patients illuminated by studies of murine Lmx1b expression [J]. Eur J Hum Genet, 2005, 13: 330–335.

[24] McIntosh I, Dunston JA, Liu L, et al. Nail patella syndrome revisited: 50 years after linkage [J]. Ann Hum Genet, 2005, 69: 1–15.

[25] Najafian B, Smith K, Lusco MA, et al. AJKD atlas of renal pathology: nail–patella syndrome–associated nephropathy [J]. Am J Kidney Dis, 2017, 70: 19–20.

[26] Burghardt T, Kastner J, Suleiman H, et al. LMX1B is essential for the maintenance of differentiated podocytes in adult kidneys [J]. J Am Soc Nephrol, 2013, 24: 1830–1848.

[27] Harita Y, Kitanaka S, Isojima T, et al. Spectrum of LMX1B mutations: from nail–patella syndrome to isolated nephropathy [J]. Pediatr Nephrol, 2017, 32: 1845–1850.

[28] Witzgall R. Nail–patella syndrome [J]. Pflugers Arch. 2017, 469: 927–936.

[29] Callís L, Vila A, Carrera M, et al. Long–term effects of cyclosporine A in Alport's syndrome [J]. Kidney Int,

1999, 55: 1051−1056.

[30] Charbit M, Gubler MC, Dechaux M, et al. Cyclosporin therapy in patients with Alport syndrome [J]. Pediatr Nephrol, 2007, 22: 57−63.

[31] Kashtan CE. Alport syndrome and thin basement membrane nephropathy [M]. Seattle: University of Washington, 2015.

[32] Papazachariou L, Demosthenous P, Pieri M, et al. Frequency of COL4A3/COL4A4 mutations amongst families segregating glomerular microscopic hematuria and evidence for activation of the unfolded protein response. Focal and segmental glomerulosclerosis is a frequent development during ageing [J]. PLOS ONE, 2014, 9: e115015.

[33] Moriniere V, Dahan K, Hilbert P, et al. Improving mutation screening in familial hematuric nephropathies through next generation sequencing [J]. J Am Soc Nephrol, 2014, 25: 2740−2751.

[34] Deltas C, Savva I, Voskarides K, et al. Carriers of autosomal recessive Alport syndrome with thin basement membrane nephropathy presenting as focal segmental glomerulosclerosis in later life [J]. Nephron, 2015, 130: 271−280.

[35] Pierides A, Voskarides K, Kkolou M, et al. X−linked, COL4A5 hypomorphic Alport mutations such as G624D and P628L may only exhibit thin basement membrane nephropathy with microhematuria and late onset kidney failure [J]. Hippokratia, 2013, 17: 207−213.

[36] Xu Y, Guo M, Dong H, et al. A novel COL4A4 mutation identified in a Chinese family with thin basement membrane nephropathy [J]. Sci Rep, 2016, 6: 20244.

[37] Rana K, Wang YY, Buzza M, et al. The genetics of thin basement membrane nephropathy [J]. Semin Nephrol, 2005, 25: 163−170.

[38] Plevova P, Gut J, Janda J. Family hematuria: a review [J]. Medicine, 2017, 53: 1−10.

[39] Savige J, Gregory M, Gross O, et al. Expert guidelines for the management of Alport syndrome and thin basement membrane nephropathy [J]. J Am Soc Nephrol, 2013, 24: 364−375.

[40] Wolf MT, Hildebrandt F. Nephronophthisis [J]. Pediatric nephrology (Berlin, Germany), 2011, 26: 181−194.

[41] Hildebrandt F, Attanasio M, Otto E. Nephronophthisis: disease mechanisms of a ciliopathy [J]. J Am Soc Nephrol, 2009, 20: 23−35.

[42] Haghighi A, Savaj S, Haghighi−Kakhki H, et al. Identification of an NPHP1 deletion causing adult form of nephronophthisis [J]. Ir J Med Sci, 2016, 185: 589−595.

[43] Katabathina VS, Kota G, Dasyam AK, et al. Adult renal cystic disease: a genetic, biological, and developmental primer [J]. Radiographics, 2010, 30: 1509−1523.

[44] Luo FL, Tao YH. Nephronophthisis: a review of genotype−phenotype correlation [J]. Nephrology(Carlton), 2018, 23: 904−911.

[45] Hoefele J, Nayir A, Chaki M, et al. Pseudodominant inheritance of nephronophthisis caused by a homozygous NPHP1 deletion [J]. Pediatr Nephrol, 2011, 26: 967−971.

[46] Bleyer AJ, Kmoch S, Antignac C, et al. Variable clinical presentation of an MUC1 mutation causing

medullary cystic kidney disease type 1 [J]. C lin J Am Soc Nephrol, 2014, 9: 527–535.

[47] Kang HG, Lee HK, Ahn YH, et al. Targeted exome sequencing resolves allelic and the genetic heterogeneity in the genetic diagnosis of nephronophthisis–related ciliopathy [J]. Exp Mol Med, 2016, 48: e251.

[48] Lens XM, Banet JF, Outeda P, et al. A novel pattern of mutation in uromodulin disorders: autosomal dominant medullary cystic kidney disease type 2, familial juvenile hypcruriccmic nephropathy, and autosomal dominant glomerulocystic kidney disease [J]. Am J Kidney Dis, 2005, 46: 52–57.

[49] Gusmano R, Caridi G, Marini M, et al. Glomerulocystic kidney disease in a family [J]. Nephrol Dial Transplant, 2002, 17: 813–818.

[50] Stokman M, Lilien M, Knoers N. Nephronophthisis. GeneReviews® [Internet], 1993–2018.

[51] Gee HY, Otto EA, Hurd TW, et al. Whole–exome resequencing distinguishes cystic kidney diseases from phenocopies in renal ciliopathies [J]. Kidney Int, 2014, 85: 80–87.

[52] Stavrou C, Deltas CC, Christophides TC, et al. Outcome of kidney transplantation in autosomal dominant medullary cystic kidney disease type 1 [J]. Nephrol Dial Transplant, 2003, 18: 2165–2169.

[53] Hamiwka LA, Midgley JP, Wade AW, et al. Outcomes of kidney transplantation in children with nephronophthisis: an analysis of the North American Pediatric Renal Trials and Collaborative Studies (NAPRTCS) Registry [J]. Pediatr Transplant, 2008, 12: 878–882.

[54] 吴和燕, 高春林, 卢枚, 等. 局灶节段性肾小球硬化的流行病学进展 [J]. 临床儿科杂志, 2018, 36: 716–719.

[55] D'Agati VD, Fogo AB, Bruijn JA, et al. Pathologic classification of focal segmental glomerulosclerosis: a working proposal [J]. Am J Kidney Dis, 2004, 43: 368–382.

[56] Bartram MP, Habbig S, Pahmeyer C, et al. Three–layered proteomic characterization of a novel ACTN4 mutation unravels its pathogenic potential in FSGS [J]. Hum Mol Genet, 2016, 25: 1152–1164.

[57] Cannon JF. Diabetes insipidus: clinical and experimental studies with consideration of genetic relationships [J]. AMA Arch Intern Med, 1955, 96: 215–272.

[58] Bockenhauer D, Bichet DG. Pathophysiology, diagnosis and management of nephrogenic diabetes insipidus [J]. Nat Rev Nephrol, 2015, 11: 576–588.

[59] Arthus MF, Lonergan M, Crumley MJ, et al. Report of 33 novel AVPR2 mutations and analysis of 117 families with X–linked nephrogenic diabetes insipidus [J]. J Am Soc Nephrol, 2000, 11: 1044–1054.

[60] Rosenthal W, Seibold A, Antaramian A, et al. Molecular identification of the gene responsible for congenital nephrogenic diabetes insipidus [J]. Nature, 1992, 359: 233–235.

[61] Morello JP, Bichet DG. Nephrogenic diabetes insipidus [J]. Annu Rev Physiol, 2001, 63: 607–630.

[62] Knoers N. Nephrogenic Diabetes Insipidus. GeneReviews® [Internet]. 1993–2017.

[63] 侯彩云, 陈超. 水通道蛋白的结构与功能研究 [J]. 生命的化学, 2008, 28: 169–171.

[64] van Lieburg AF, Knoers NV, Monnens LA. Clinical presentation and follow–up of 30 patients with congenital nephrogenic diabetes insipidus [J]. J Am Soc Nephrol, 1999, 10: 1958–1964.

[65] Takahashi K, Makita N, Manaka K, et al. V2 vasopressin receptor (V2R) mutations in partial nephrogenic diabetes insipidus highlight protean agonism of V2R antagonists [J]. J Biol Chem, 2012, 287: 2099–2106.

[66] Shavit L, Jaeger P, Unwin RJ. What is nephrocalcinosis? [J]. Kidney Int, 2015, 88: 35–43.

[67] Habbig S, Beck BB, Hoppe B. Nephrocalcinosis and urolithiasis in children [J]. Kidney Int, 2011, 80: 1278–1291.

[68] Halbritter J, Baum M, Hynes AM, et al. Fourteen monogenic genes account for 15% of nephrolithiasis/nephrocalcinosis [J]. J Am Soc Nephrol, 2015, 26: 543–551.

[69] Braun DA, Lawson JA, Gee HY, et al. Prevalence of monogenic causes in pediatric patients with nephrolithiasis or nephrocalcinosis [J]. Clin J Am Soc Nephrol, 2016, 11: 664–672.

[70] Daga A, Majmundar AJ, Braun DA, et al. Whole exome sequencing frequently detects a monogenic cause in early onset nephrolithiasis and nephrocalcinosis [J]. Kidney Int, 2018, 93: 204–213.

[71] Goldstein B, Goldfarb DS. Early recognition and management of rare kidney stone disorders [J]. Urol Nurs, 2017, 37: 81–89, 102.

[72] Edvardsson VO, Goldfarb DS, Lieske JC, et al. Hereditary causes of kidney stones and chronic kidney disease [J]. Pediatr Nephrol. 2013, 28: 1923–1942.

[73] Hoppe B, Kemper MJ. Diagnostic examination of the child with urolithiasis or nephrocalcinosis [J]. Pediatr Nephrol, 2010, 25: 403–413.

[74] Halbritter J, Seidel A, Muller L, et al. Update on hereditary kidney stone disease and introduction of a new clinical patient registry in Germany [J]. Front Pediatr, 2018, 6: 47.

[75] Cochat P, Pichault V, Bacchetta J, et al. Nephrolithiasis related to inborn metabolic diseases [J]. Pediatr Nephrol, 2010, 25: 415–424.

[76] Bevill M, Kattula A, Cooper CS, et al. The modern metabolic stone evaluation in children [J]. Urology, 2017, 101: 15–20.

[77] Kirejczyk JK, Porowski T, Filonowicz R, et al. An association between kidney stone composition and urinary metabolic disturbances in children [J]. J Pediatr Urol, 2014, 10: 130–135.

[78] Van Batavia JP, Tasian GE. Clinical effectiveness in the diagnosis and acute management of pediatric nephrolithiasis [J]. Int J Surg. 2016, 36: 698–704.

[79] Türk C, Petřík A, Sarica K, et al. EAU guidelines on diagnosis and conservative management of urolithiasis [J]. Eur Urol, 2016, 69: 468–474.

[80] Dion M, Ankawi G, Chew B, et al. CUA guideline on the evaluation and medical management of the kidney stone patient – 2016 update [J]. Can Urol Assoc J, 2016, 10: 347–358.

[81] Tasian GE, Copelovitch L. Evaluation and medical management of kidney stones in children [J]. J Urol, 2014, 192: 1329–1336.

[82] Milliner DS, Harris PC, Cogal AG, et al. Primary hyperoxaluria type 1. GeneReviews® [Internet]. 1993–2018.

[83] Tang X, Lieske JC. Acute and chronic kidney injury in nephrolithiasis [J]. Curr Opin Nephrol Hypertens, 2014, 23: 385-390.

[84] Rule AD, Krambeck AE, Lieske JC. Chronic kidney disease in kidney stone formers [J]. Clin J Am Soc Nephrol, 2011, 6: 2069-2075.

[85] Rachid ML, Dreux S, Pean DPG, et al. Prenatal diagnosis of Bartter syndrome: amniotic fluid aldosterone [J]. Prenat Diagn, 2016, 36: 88-91.

责任编委：王若光　吴青青

# 第三十四章

CHAPTER 34

## 综合征与序列征

在1个个体中同时出现2个或2个以上畸形时称为多发畸形，多发畸形可以随机出现，也可按一定规律出现。各种综合征、序列征、联合征、畸形谱均属于多发畸形。

Spranger等从临床实用出发，提出了一个先天畸形的系统分类方法，现已被临床广泛采用。该分类系统中包括畸形、变形、阻断（disruption）、发育不良和序列征、联合征及综合征[1, 2]。

狭义的综合征是指在种种病理过程中，当出现一个症候时，同时会伴有另外几个症候，将这一群症候统一起来进行观察则称为综合征，可看作是由一个基本原因所引起。广义的综合征则可以包括序列征、联合征和狭义的综合征。

序列征是指某一单一畸形的发生可引起相关器官的一系列畸形发生。序列征根据其原发畸形不同，可分为若干类型：①畸形序列征（malformation sequence），如前脑无裂畸形序列征；②变形序列征（deformation sequence），如Potter序列征；③阻断序列征（disruption sequence），如羊膜带序列征[3]。

联合征指几种畸形常联合发生，成为一组畸形，原因不明，当见到其中一种时，往往可找到这种组合畸形的其他畸形，如VATER联合征。了解联合征的重要性在于，当我们发现联合征中的某种畸形时，常提醒我们去寻找有关其他几种畸形。

本章主要介绍临床常见的综合征与序列征，如Coffin-Siris综合征等。这些遗传病多具有遗传异质性，需要根据不同的基因型和表型进行诊断和咨询。部分属于单基因遗传疾病，可以根据表型特征、家系分析、基因检测等方法进行产前诊断和咨询。第二节精选前脑无裂序列征等12个疾病，这些疾病具体致病机制大多不清楚，畸形严重，临床表型显著，发育病理学上具有序列征特征。产前诊断主要依靠超声等影像学诊断确认，实验室或基因诊断手段如未建立，遗传咨询及再发风险确认困难。这些疾病需要关注相应的遗传研究进展、数据库更新等情况进行具体咨询和分析，判断再发风险和最大程度寻找致病因素。对于部分基因型清楚的疾病，则需根据致病基因和家系情况等特征进行产前诊断和遗传咨询。相关各个疾病的具体内容详见后述。

## 第一节　综合征

### 一、Coffin-Siris综合征

Coffin-Siris综合征（Coffin-Siris syndrome，CSS），又称为第5指综合征（fifth digit syndrome），为罕见先天性疾病之一，由Coffin和Siris于1970年首次报道[3]，后续又有多例报告和研究明确了不同的发病机制和表型特征。女性发病率约为男性3倍或以上。

【临床表型特征】

CSS原有5个临床分型，CSS1为最早发现并报道，近年又增加了CSS6、CSS7、CSS8、CSS9、CSS10等5个分型，各型的表型特征有所不同。

总体表型特征[4, 5]常见智力偏低或发育迟缓，骨龄延迟，语言能力、精细或大动作（如坐、走等）发展缓慢，自我表达或描述能力相对弱，人际适应互动发展慢。婴儿可见吸吮能力差，喂养困难。患者还表现为中度到重度的精神发育迟滞，肌张力低下。

特征性表现为第5指（趾）甲发育不良或缺失、第5指（趾）远端指骨缺失，伴有其他指（趾）轻度发育不良，肘关节桡侧脱位，髋外翻，膝盖骨小；面容粗陋（出生早期可无），鼻梁扁平，鼻尖部宽阔，人中长，嘴巴宽大，嘴唇较厚；偶可出现浓眉，长睫毛，腭裂畸形，大舌头（巨舌症），泪小管缺失，耳前皮赘，鼻后孔闭锁，血管瘤以及头围较小（小头畸形）。婴儿时期可见发量较少，长大后变成多毛症[4-9]。

部分病例表现肌张力较低、关节松弛、身材矮小、癫痫等症状，较常出现上呼吸道和耳部感染。少数合并心脏畸形（动脉导管未闭、室间隔和/或房间隔缺损、Fallot四联征、卵圆孔未闭伴肺静脉异常）[5]，或脊椎畸形（如隐性脊柱裂、侧弯、后凸畸形）、疝气、牙齿萌出延迟、视力或听力障碍，脐疝或腹股沟疝、胸骨短小、胃肠畸形（溃疡、肠套叠、肠旋转不良、冗余胃黏膜致胃出口梗阻）、前臂短、膈疝、Dandy-Walker畸形、胼胝体发育不全、小脑小[7, 8]，肾脏畸形（积水、小输尿管伴膀胱输尿管结合处狭窄、异位肾），生殖器畸形（隐睾、尿道下裂、子宫缺如），低血糖，乳房过早发育等问题[6-8]。

Coffin-Siris综合征1～10型除上述表型外，还具有其各自的表型特征（表34-1[5-12]）。

表34-1　Coffin-Siris综合征1～10型表型特征

| 分型 | 表型特征 |
| --- | --- |
| CSS1 | 同总体表型 |
| CSS2 | 严重或轻度的智力障碍、精神运动语言发育迟滞、身材矮小、胼胝体发育不全、癫痫发作、视力异常、耳畸形、巨舌、关节松弛、出牙和骨龄延迟、喂养困难、心脏畸形、严重感染并发症导致早期死亡等 |
| CSS3 | 更严重的神经发育障碍包括严重的智力障碍、颅内结构异常、语言障碍及脊柱侧凸等 |
| CSS4 | 生长迟缓，神经发育障碍等，如小头畸形、癫痫发作、Dandy-Walker畸形。并可见视力和听力异常、头发稀疏、眉毛浓、毛发粗、睫毛长 |

（续表）

| 分型 | 表型特征 |
|---|---|
| CSS5 | 严重或中度智力障碍、生长迟滞、心脏缺陷、胼胝体发育不全，以及Dandy-Walker畸形、小头畸形。偶见癫痫、长而纤细的手指及脚趾甲营养不良和发育不全 |
| CSS6 | 头发稀疏、癫痫、胃食管反流和便秘、小颌畸形或后鼻窦炎、低位耳或后转耳、上睑皱褶、睑裂下斜、高拱腭、额骨前倾。偶见漏斗胸、听力缺失、轻度脑室周围白质软化、蛛网膜小囊肿、侧脑室增宽、腭裂、膈肌破裂和房间隔缺损。可变的行为问题包括注意力缺陷-多动障碍、抽搐、焦虑、偏执、攻击、重复行为以及对噪音和特定食物结构的敏感性等 |
| CSS7 | 婴儿喂养困难、整体发育不良、低张力、听力障碍、行为异常、便秘、复发性中耳炎、远视和斜视。先天性心脏缺损，包括间隔缺损、瓣膜异常和持续性卵圆孔、矢状颅结节病、三头肌畸形、右侧小脑半球萎缩、小垂体和Chiari畸形Ⅰ型。但均无胼胝体异常。偶见其他远端骨骼异常，包括其他脚趾甲和/或指甲发育不全、短趾畸形 |
| CSS8 | 不同程度的智力发育受损，包括语言障碍、肌张力减退、进食异常和行为异常。可能存在变形特征，包括多毛症或头/毛发稀梳、眉毛浓密、鼻子上翘 |
| CSS9 | 轻度智力低下、面部畸形、多毛症、小头、生长迟缓和第5指（趾）甲发育不良 |
| CSS10 | 轻度至重度智力低下。全身发育迟缓，面部畸形，第5指（趾）弯曲和身材矮小。也可出现肌张力减退、室间隔缺损和痉挛性四肢截瘫 |

【遗传方式与相关致病基因】

CSS为常染色体显性遗传，具有遗传异质性。已证明是由SWI/SNF（SWItch/Sucrose Non-Fermentable）复合物，也称为BAF（BRG1 associated factors）复合物亚基的编码基因变异引起。该复合物具有染色质重构因子的作用。Coffin-Siris综合征1~10型由不同基因杂合变异所致（表34-2）。

表34-2　CSS各型致病基因与遗传方式

| 分型 | 基因 | 染色体位置 | 遗传方式 |
|---|---|---|---|
| CSS1 | ARID1B | 6q25.3 | AD |
| CSS2 | ARID1A | 1p36.11 | AD |
| CSS3 | SMARCB1 | 22q11.23 | AD |
| CSS4 | SMARCA4 | 19p13.2 | AD |
| CSS5 | SMARCE1 | 17q21.2 | AD |
| CSS6 | ARID2 | 12q12 | AD |
| CSS7 | DPF2 | 11q13.1 | AD |
| CSS8 | SMARCC2 | 12q13.2 | AD |
| CSS9 | SOX11 | 2p25.2 | AD |
| CSS10 | SOX4 | 6p22.3 | AD |

注：AD，常染色体显性。

另一个具有类似表型的疾病，Nicolaides Baraitser综合征（NCBRS，特征是严重的精神发育迟

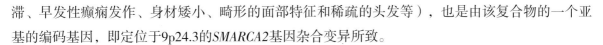

滞、早发性癫痫发作、身材矮小、畸形的面部特征和稀疏的头发等），也是由该复合物的一个亚基的编码基因，即定位于9p24.3的*SMARCA2*基因杂合变异所致。

【实验室与辅助检查】

表型分析主要是临床表现，即第5指（趾）及甲发育不全；特征面容包括长睫毛、宽大嘴巴、厚唇、面容粗陋，还有智力低下、发育迟缓、身体矮小、喂养困难等表征。这些基础表型初步可以拟诊。

产前超声检查及影像学检查可以发现特征性的第5指（趾）远端骨骼及甲发育不全或缺如、心脏缺陷、脊柱异常、胼胝体发育不全、小脑小、胃肠畸形（溃疡、肠套叠、肠旋转不良、冗余胃黏膜致胃出口梗阻）、肾脏畸形（积水、小输尿管伴膀胱输尿管结合处狭窄、异位肾）、生殖器畸形（隐睾、尿道下裂、子宫缺如）等。

其他实验室检查可发现低血糖。如有癫痫发作可行脑电图检查等。

基因诊断可以确认诊断，明确分型。

【诊断标准】

CSS诊断多数通过特征表型可以初步确认。Fleck等[13]2001年提出最低诊断标准为发育迟缓、面容粗陋、多毛症、第5指（趾）末节或甲发育不全或缺失。

CSS的分型通过表型及严重程度可以初步拟诊。通过基因诊断最终确认。

【治疗与预后】

CSS的治疗需要根据每个患儿不同的症状特征个体化进行，无固定治疗模式。根据情况可以给予适当的外科手术治疗，如美容矫形、腭裂修补、耳朵矫形、心脏手术、胃底折迭术、疝气修复、耳通气管置入术以及腺样体切除，其他还有气管切开术、肺动脉束缩术、眼部手术以及泪管探查等，肾脏或外生殖器异常也应进行相关手术治疗。

对症治疗包括肠外营养及胃食管反流的纠正，患儿可出现反复感染，尤其是上呼吸道和耳朵感染，需要对症药物治疗和支持。便秘可以通过乳果糖或益生菌进行改善。喂养问题，一般需要耐心和不断训练。患儿出生早期即出现哺乳困难和反复发作的上呼吸道或下呼吸道感染，严重者可能导致夭折，因此对症和支持治疗十分重要。

出生开始的发育迟缓和智力障碍，在成长、交流、语言等方面将遇到阻碍，应给予个性化评估治疗以及适当的支持和心理治疗，经良好治疗的患者大多能活到成年。随着年龄增长，头发稀疏会得到改善。

该疾病预后通常取决于心智障碍与发育迟缓的程度，而且与患儿所接受的早期疗育有很大的关系。

【遗传咨询与产前诊断】

对于患病的家庭，应通过较仔细的遗传咨询，分析家系中的发病情况，父母及兄妹健康状况，既往的不良孕产史，父母双方家庭亲戚中异常胎儿发病情况等。在产前诊断中，由于本病在产前超声等检查中难以发现，因此在产前进行选择优生难度较大。

1. 目前已知本病的7个分型均为常染色体显性遗传，文献报告中的家系由于早期的基因诊断条件所限，也有隐性遗传的报告。开展本病的遗传咨询时，仍应该首先通过系谱调查明确遗传方式，进行不同家庭个体化的遗传咨询。

2. 无论是产前超声诊断、患者诊断和遗传咨询，明确先证者遗传学病因是诊断基础。特殊情况如收养、亲属早亡或未能诊断家族成员的CSS，独立进行基因诊断也可能可以明确并分型。

3. 产前超声检查发现特征性表征时，可以通过羊膜腔穿刺进行胎儿细胞DNA检测，确认*ARID1B*、*ARID1A*、*SMARCB1*、*SMARCA4*、*SMARCE1*、*ARID2*、*DPF2*、*MARCC2*、*SOX11*或*SOX4*基因的杂合变异，并与类似表型的Nicolaides Baraitser综合征（*SMARCA2*基因变异）相鉴别。

（余　建　王若光）

## 二、Börjeson-Forssman-Lehmann综合征

Börjeson-Forssman-Lehmann综合征（Börjeson-Forssman-Lehmann syndrome，BFLS），首次由Börjeson等[14]于1962年报道描述，是以严重智力障碍、癫痫、内分泌代谢减退、肥胖、大耳、性腺机能减退，以及异常面容等一系列症状为表型特征。

【临床表型特征】

患儿主要表现为小头畸形，严重智力障碍，智商为10~40；面容粗陋，耳大，面部皮下组织肿胀，眶上嵴突出，上睑下垂，眼睛大而凹陷或眼裂窄，眼球震颤，视力差，常有视网膜及视神经异常。可见内分泌代谢减退性中度肥胖，但在生长后期减轻，身高落后于正常人约50%。脑电图异常（α波很少），癫痫发作。可表现多种骨骼畸形，颅盖骨厚、颈脊椎管小、脊柱轻度侧弯或后凸畸形、休门征样（Scheuermann）脊柱改变（胸椎或胸腰段僵硬型脊柱后凸呈驼背样畸形）。手和长骨干骺端肥大，指（趾）骨中远端发育不全，骨皮质薄、手软而厚、指端尖细、脚趾短。小阴茎、小睾丸或隐睾。促性腺激素分泌不足，导致第二性征延迟，性腺机能减退。神经元迁移引起原发性中枢神经系统畸形[14, 15]。

文献报道部分女性患者除具有上述表现外，还有如下特征：原发闭经，常有癫痫甚至因此致死[16]。具有典型BFLS的女性由于正常X染色体失活，可表现智力低下，生长发育障碍，身高矮，幼年呈代谢障碍性肥胖、糖尿病，到中年可发生酮症酸中毒[17]。内分泌机能减退的患者中还可见到部分甲状腺功能减退[18]。

BFLS有*PHF6*基因变异的病例，该病例患者可以呈现这两种综合征的临床表型[19]。

【遗传方式与相关致病基因】

X-连锁隐性遗传。由位于染色体Xq26.2的植物同源结构域（PHD）基因*PHF6*变异引起[20]，该基因编码锌指结构，定位于细胞核，尤其是核仁。目前对其功能研究尚少，其在小鼠大脑皮层神经元的迁移中发挥关键作用，与中枢性低促性腺、生长发育代谢低下及癫痫发生有关，基因变异时扰乱编码产物提高神经元迁移的能力。女性杂合子可无明显表型，或有生长发育、颅面部、眼睛以及骨骼等方面异常。女性杂合子的智力水平表现为中度智力障碍（智商56~70）到高于平均智力水平不等。

【实验室与辅助检查】

癫痫发作患者脑电图检查具有α波减少的特征。患者幼童期肥胖，血糖增高，青春期内分泌功能检查可见低促性腺激素导致腺机能低下，性腺激素6项检查呈现FSH、LH、PRL水平低，低E2、

低T等，超声检查性腺呈原始状态，无卵泡或卵泡少。睾丸小而性征不明显。

X线检查可见特征性骨骼影像，颅盖骨厚，颈脊椎管小，脊柱轻度侧弯，休门征样脊柱改变。手和长骨干骺端肥大，指（趾）骨中远端发育不全，骨皮质薄。偶见Turner征样脚趾缩短。眼科检查见眼球震颤，视力差，视网膜及视神经异常。

【诊断标准】

BFLS的典型临床表型包括X-连锁特征、严重智力障碍、癫痫、内分泌代谢减退、肥胖、大耳及对应的小生殖器或性征不明显、性腺机能减退等。通过以上临床表型，可以初步诊断为BFLS，基因诊断可以确认。

【治疗与预后】

从出生开始，BFLS就有肌张力减退和严重的发育迟缓。多数4～6岁才会行走且依然笨拙，最多只能讲少数短语。对于低促性腺机能减退，可于青春期及早使用生长激素及促性腺激素，以维持性征和生殖器发育，生育期可使用促性腺激素和性激素进行治疗，以维持基本功能。

糖尿病应及早给予规范剂量的胰岛素和配合二甲双胍进行治疗。甲状腺功能减低可行替代治疗。癫痫发作者应专科治疗，给予药物控制，部分难以控制可导致死亡。

加强营养，补充多种维生素和微量元素，必要时补充钙铁锌剂。

部分患者青年或中年时可死于支气管肺炎，但是临床没有发现显著的疾病易感性证据。BFLS的寿命可正常，由于神经发育严重受限，自理不足，应生活于受保护环境。

【遗传咨询与产前诊断】

对于患病的家庭，应基于X-连锁隐性遗传进行咨询和指导生育，分析家系中的发病情况。

在产前诊断中，由于产前表型征象不明显，超声检查难以发现。

对于已有患病的家庭，如基因诊断明确，家系成员怀孕或生育时，建议羊膜穿刺进行胎儿细胞DNA诊断。

（王若光）

## 三、Melnick-Needles综合征

Melnick-Needles综合征（Melnick-Needles syndrome，MNS），又称骨结构不良综合征，由Melnick和Needles[21]在1966年首次报道，主要表现为眼睛突出且眼距宽、小颌、弓形长骨、带状肋骨等表型特征。至目前为止国际上已经报告了数十例，患者多为女性。

【临床表型特征】

特征性的表型包括狭小胸廓及漏斗胸、不规则带状肋骨、锁骨短而近中段宽、肩窄、肩胛骨短、椎骨长、胸廓区段椎体前凹、脊柱后侧凸、髂骨及膝外翻、步态及弯腰异常、骨盆狭小[22-26]。眼睛突出且眼距增宽，脸形小而颊丰满，前额突出且有毛发，严重的小颌且下颌角钝圆，牙齿错位咬合，冠突发育不全，囟门闭合晚，头骨基底部致密，鼻窦发育迟滞，牙不整齐。上臂及远端指（趾）骨短，骨骺锥形，肱骨弓形，桡骨、尺骨及胫骨长骨干骺端呈喇叭状。偶见身材矮小、肌张力低、二尖瓣和三尖瓣脱垂、肘伸展受限、肢骨远端溶解、腭裂、斜视、大耳、声音有嘶哑、输尿管狭窄导致肾积水、髋关节脱位、足畸形、扁平足。男性患者可见皮肤过度松弛。男性

杂合子由于严重的后脑、心脏、肠、肾、骨骼发育异常可导致产前死亡，或成为幼年致死因素。

【遗传方式与相关致病基因】

MNS呈X-连锁显性遗传，绝大多数为女性患病，由位于Xq28的*FLNA*基因变异所致[27]。*FLNA*基因编码细丝蛋白A（filamin A），细丝蛋白A调控肌动蛋白细胞骨架的重组。正常母亲也可以生产*FLNA*基因新发变异的患儿。患病母亲的男性子代可呈现更加严重的表型，导致早期死亡。

*FLNA*基因变异导致多种综合征和特征性临床表型，如额骨干骺端发育不良、传导性耳聋、听小骨异常引起腭裂和轻度骨骼畸形、骨骼发育不良、耳聋和泌尿生殖系统缺陷。

*FLNA*基因变异除引起MNS外，还可引起X-连锁显性遗传的其他疾病，如X-连锁心脏瓣膜发育不良（cardiac valvular dysplasia，X-linked）、先天短肠综合征（congenital short bowel syndrome）、额骨干骺端发育不良1型（frontometaphyseal dysplasia 1）、脑室周围灰质异位（heterotopia periventricular）、假性肠梗阻（intestinal pseudoobstruction，neuronal）、otopalatodigital综合征 I 型（otopalatodigital syndrome，type I ）及otopalatodigital综合征 II 型（otopalatodigital syndrome，type II ）。其他还有FG综合征2型（FG syndrome 2）、端骨发育不良（terminal osseous dysplasia）等[27]。

【实验室与辅助检查】

X线影像检查可见特征性骨骼影像，骨骼干骺端膨大，颅底硬化，前囟闭合不全，狭小胸廓及漏斗胸，不规则肋骨缩窄如束带状，以及肩胛骨短，椎骨长，胸廓区段椎体前凹，脊柱后侧凸，髂骨及膝外翻，骨盆狭小，上臂及远端指（趾）骨短，骨骺锥形，肱骨及长骨弓形，桡骨、尺骨、胫骨、长骨干骺端呈喇叭状等。

多普勒超声检查可偶见二尖瓣和三尖瓣脱垂，输尿管狭窄和肾积水等征象。五官科专科检查可见听力缺陷，传导性耳聋，腭裂。

【诊断标准】

MNS通过典型的临床表型，如步态、胸廓、骨骼、面容、四肢、骨盆狭小变形等特征表现，以及X-连锁显性遗传特征，临床初步诊断并不困难。基因诊断可以确认*FLNA*基因变异。

【治疗与预后】

应给予一般支持治疗，加强营养，补充多种维生素和微量元素，多晒太阳，必要时补充钙剂和维生素$D_2$等。

胸廓狭小及漏斗胸，不规则带状肋骨等常导致频发呼吸道感染，影响生存质量，因此支持改善体质，避免感染对维持生存十分重要。规范抗感染治疗可以减少并发症发生。幼年反复发作的肺炎常是致死因素之一。

牵引成骨术（distraction osteogenesis）可用于严重小颌畸形合并重度阻塞性睡眠呼吸暂停低通气综合征（obstructive sleep apnea hypopnea syndrome）的患者。

男性半合子MNS由于严重临床表型，可导致产前死胎或幼年死亡。但目前也有MNS男性患者存活病例的报告，但因反复呼吸道感染而生存力弱[28]。

【遗传咨询与产前诊断】

对于患病的家庭，应基于X-连锁显性遗传进行咨询和指导生育，分析家系中的发病情况。

在产前诊断中，由于产前表型征象不明显，超声检查时可能难以发现。具有胸廓及肋骨等特征表现时，可以提供线索。本病可以是宫内死胎原因之一。

对于已有发病的家庭，基因诊断明确时，家系成员怀孕或生育时，建议羊膜穿刺进行胎儿细胞DNA基因诊断。

（高　勇　王若光）

## 四、Bardet–Biedl综合征

Bardet–Biedl综合征（Bardet–Biedl syndrome，BBS）是一种常染色体隐性和遗传异质性纤毛病，其主要特征是视网膜色素变性、肥胖、肾功能不全、多发性、行为障碍和性腺功能减退。Bardet在1920年最初报告描述了BBS表型特征[29]。

【临床表型】

智力障碍，语言和举止能力低，表情淡漠。所有病例均表现视网膜营养不良导致暗视力减弱，视野受限和色彩识别障碍，多数近视、散光、眼球震颤；少部分表现后囊性内障、成熟内障或无晶状体、青光眼；少数有典型视网膜色素沉着。智商与视力障碍的严重程度相关。多数病例表现为肥胖，身高低于常人的50%。足部宽而短小，轴后性多指（趾），并指，短指（趾）畸形等。肾盂异常绝大多数表现为胚胎期分叶状肾，部分肾交通性囊肿或憩室，少数肾弥散性皮质缺失，局部瘢痕。性腺机能减退导致小阴茎和小睾丸。偶见巨头畸形、牙齿异常、心脏发育缺陷、泌尿系异常、糖尿病、尿崩症、第5指（趾）弯曲畸形、肝内胆管和胆总管囊性扩张、肝纤维化、多毛症、听力缺陷等[30]。女性性征可正常，但经期不规则，有些患者会有阴道闭锁或阴道分隔，卵巢基质增生，残存的泌尿生殖窦、子宫发育不全等问题。

【遗传方式与相关致病基因】

BBS是常染色体隐性遗传和遗传异质性疾病，目前已经明确了24个BBS致病基因（表34–3）[31]。

表34-3　BBS各型致病基因与遗传方式

| 亚型 | 基因 | 染色体位置 | 遗传方式 |
|------|------|-----------|---------|
| Bardet–Biedl综合征1 | BBS1 | 11q13.2 | DR，AR |
| {Bardet–Biedl综合征1，修饰} | CCDC28B | 1p35.2 | DR，AR |
| {Bardet–Biedl综合征1，修饰} | ARL6 | 3q11.2 | DR，AR |
| Bardet–Biedl综合征2 | BBS2 | 16q13 | AR |
| Bardet–Biedl综合征3 | ARL6 | 3q11.2 | AR |
| Bardet–Biedl综合征4 | BBS4 | 15q24.1 | AR |
| Bardet–Biedl综合征5 | BBS5 | 2q31.1 | AR |
| Bardet–Biedl综合征6 | MKKS | 20p12.2 | AR |
| Bardet–Biedl综合征7 | BBS7 | 4q27 | AR |
| Bardet–Biedl综合征8 | TTC8 | 14q31.3 | AR |
| Bardet–Biedl综合征9 | PTHB1 | 7p14.3 | AR |
| Bardet–Biedl综合征10 | BBS10 | 12q21.2 | AR |

（续表）

| 亚型 | 基因 | 染色体位置 | 遗传方式 |
|------|------|----------|---------|
| ?Bardet-Biedl综合征11 | *TRIM32* | 9q33.1 | AR |
| Bardet-Biedl综合征12 | *BBS12* | 4q27 | AR |
| Bardet-Biedl综合征13 | *MKS1* | 17q22 | AR |
| ?Bardet-Biedl综合征14 | *CEP290* | 12q21.32 | AR |
| {Bardet-Biedl综合征14，修饰} | *TMEM67* | 8q22.1 | AR |
| ?Bardet-Biedl综合征15 | *WDPCP* | 2p15 | AR |
| Bardet-Biedl综合征16 | *SDCCAG8* | 1q43-q44 | AR |
| Bardet-Biedl综合征17 | *LZTFL1* | 3p21.31 | AR |
| ?Bardet-Biedl综合征18 | *BBIP1* | 10q25.2 | AR |
| ?Bardet-Biedl综合征19 | *IFT27* | 22q12.3 | AR |
| ?Bardet-Biedl综合征20 | *IFT74* | 9p21.2 | AR |
| Bardet-Biedl综合征21 | *C8orf37* | 8q22.1 | AR |

注：AR，常染色体隐性；DR，双基因隐性；？，表型和基因型之间的关联是暂时性的；{}，提示致病变异还可能是导致多种病症的因素；修饰（modifier of），是指该基因为相关BBS等位基因的遗传修饰基因。

【实验室与辅助检查】

1. X线影像检查可见指（趾）骨形态，明确多指（趾）、并指、短指（趾）骨骼异常。

2. 多普勒超声检查可明确心脏、肝胆、肾脏膀胱及生殖器官异常情况。

3. 专科检查可明确视力缺陷，视网膜异常，听力缺陷，传导性耳聋，腭裂等。

4. 肥胖者应行胰岛素释放和葡萄糖耐量试验，肝肾功能及脂代谢检查，评估明确糖、脂肪、蛋白质代谢情况。

5. 由于本病高度遗传异质性，明确基因诊断十分必要[31]。

【诊断标准】

在诊断方面以临床表型为主，若有表34-4所列的4个主要异常表型（包括视网膜病变）或3个主要异常表型加上2个次要表型即可诊断[30]。

表34-4　Bardet-Biedl综合征诊断评估表

| 主要异常表型 | | | | |
|------|------|------|------|------|
| 眼睛 | 四肢 | 行为 | 性腺机能低下 | 肾脏 |
| 100%视网膜萎缩 | 58%多指（趾） | 心智迟缓 | 88%阴茎及睾 | 95%肾盂异常 |
| 75%近视 | 50%伴并指，短指（趾） | | 丸小 | 62%有交通性囊肿或肾 |
| 63%乱视 | 畸形，脚宽而短小 | | | 盂憩室 |
| 52%眼球震颤 | 83%肥胖 | | | 59%有弥漫性肾脏皮质 |
| 22%青光眼 | | | | 缺失 |
| 44%被膜后白内障 | | | | 24%有局部瘢痕 |
| 30%成熟白内障或无晶状体 | | | | |
| 8%典型色素性网膜炎 | | | | |

（续表）

| 次要表型 |
| --- |
| 先天性心脏病，后天左心室肥大，头大，泌尿系统异常，糖尿病，第5指（趾）弯斜，肝纤维化，胆总管囊肿，多毛，卵巢基质增生，阴道闭锁，中耳炎，传导性耳聋，不稳定的性格，身材较矮（与父母及同胞比较），气喘及反应性的气道疾病等 |

基因诊断可以确认诊断并明确分型，目前采用高通量测序方法是可行的[32]。

【治疗与预后】

临床以对症治疗为主，视网膜萎缩至今尚无有效阻止视力丧失的方法，乱视及弱视应尽早矫正，多指（趾）可在出生后2年内外科矫形治疗；肾脏病变的介入治疗，则应视其为结构性或功能性的问题而定。男性性发育不全经确认为睾酮过低时，可给予促性腺激素或激素补充替代治疗，维持性征和功能。检查女性患者内外生殖器官是否存在结构异常，如有阴道隔或闭锁可以手术矫正，性腺机能下降时可以促性腺激素或激素替代治疗。对于肥胖患者，建议根据年龄制定适当的饮食管理及运动计划，过度肥胖可能会合并高血压、糖尿病与脂肪代谢异常，所以也需定期评估内分泌功能，以避免相关并发症的发生。

【遗传咨询与产前诊断】

由于BBS的高度异质性，通过表型初步诊断后，应行基因诊断予以分型[33]，明确遗传方式从而提供再生育风险咨询。

由于产前临床表型不典型，因此产前超声诊断可能缺乏明确征象。如果超声发现轴后性多指（趾）、并指、短指（趾）畸形、肾脏、心脏、肝胆或生殖器官异常时，可行羊膜穿刺进行羊水细胞DNA诊断而确诊并分型。

（王若光）

## 五、Vici综合征

Vici综合征（Vici syndrome，VS）主要有胼胝体发育不全（ACC）、白内障、色素性缺陷、渐进性心肌病，以及变异型免疫缺陷、精神发育迟滞、肌病、肌无力等表型特征。Vici综合征由Dionisi Vici于1988年首次报告描述[33]，是一种罕见的先天性多系统异常的免疫缺陷疾病。

【临床表型特征】

胼胝体发育不全，皮肤色素减退或白化病，免疫缺陷，易反复感染[34, 35]；白内障、眼球震颤、视网膜色素减退、视神经病变、唇腭裂；生长发育迟缓、小头畸形、肌张力低下、肥厚性心肌病；粗陋面容，如倒三角脸、眼睑下垂、唇厚、人中长、鼻梁低而大鼻头，小颌张口，高腭弓等；听力丧失、癫痫发作等[34, 35]。

产前超声检查在妊娠22周，或MRI检查在妊娠32周可发现胼胝体发育不全、小头畸形等征象[36]。

【遗传方式与相关致病基因】

VS呈常染色体隐性遗传，致病基因是位于18q12.3-q21.1的EPG5基因，变异导致该基因功能缺陷[37]，细胞自噬体的积累，自噬蛋白表达上调，致病蛋白EPG5介导自噬小体与晚期体内溶酶体融合，诱发多种组织，如心、脑、免疫系统、肌肉组织以及皮肤色素减退等病变发生[38]。

【实验室与辅助检查】

实验血液检查包括T细胞亚群、T细胞的增殖反应、免疫球蛋白水平和抗体反应。可见中性粒细胞减少，低总淋巴细胞和T细胞计数低，但免疫球蛋白均正常。血清IgG2缺乏，T4淋巴细胞反应枯竭，体液低免疫球蛋白和抗体反应不足。

超声检查可于产前发现胼胝体发育不全及小脑蚓部发育不良，头围小于正常2个标准差。产后超声检查可有轻度肥厚型心肌病。

CT或MRI检查可明确诊断胼胝体发育不全、小脑蚓部发育不良及透明隔囊肿。

肝肾功能检查可见肝酶持续升高，肌肉活检显示肌纤维变小、萎缩、罕见的退化和再生纤维，其内部有核和液泡。

个别患者X线检查可发现左肺发育不良和左心室肥厚。

【诊断标准】

通过典型临床表型如胼胝体发育不全、皮肤色素减退或白化病、免疫缺陷、易反复感染、肌肉萎缩和肌肉失神经支配、肌萎缩侧索硬化症或心肌病等，诊断一般并不困难。血液检查包括T细胞亚群、T细胞的增殖反应，免疫球蛋白水平和抗体反应等可以辅助初步明确诊断。基因诊断可以确诊。

【治疗与预后】

胼胝体发育不全、皮肤色素减退或白化病等缺乏治疗手段。

由于免疫缺陷，导致反复感染，可考虑输注免疫球蛋白、免疫辅助剂。给予一般支持治疗，改善营养，补充维生素和微量元素，促进生长发育。存在肌病或心肌病时可以对症治疗，也可以选择中药治疗。肝功能异常时需要保肝治疗，并注意用药减轻肝肾损害。听力丧失纠正困难。癫痫发作应专科治疗。

本病由于免疫缺陷导致的反复感染，可致幼年夭亡。心肌病或肺发育异常也会影响生存质量。胼胝体发育不全或脑桥小脑萎缩时，可合并智力障碍，需要在较好的监护下成长。

【遗传咨询与产前诊断】

本病属常染色体隐性遗传，对于患病的家庭，应进行表型梳理分析，仔细查体，分析家系和指导生育。

在产前诊断中，由于产前超声技术不断进步，对于胼胝体发育不全、小头畸形等征象在妊娠中期诊断并不困难，超声参数可以提供有价值证据，可以作为本病产前筛查的重要工具。

对于具有相关表型和超声征象者，应行基因诊断确认，已有发病并明确基因型的家庭，其成员怀孕或生育时，应建议羊膜腔穿刺进行细胞DNA基因诊断。

（王若光）

## ❧❧ 第二节　序列征 ❧❧

### 一、前脑无裂序列征

前脑无裂序列征（holoprosencephaly sequence，HS）又称无嗅脑-猴头畸形-独眼，是脊索前中胚层原发异常，为前脑未完全分开成左右两叶，而导致一系列脑畸形和由此而引起的一系列中面部畸形，其在新生儿中的发生率为1/20 000～1/10 000[39]。

【临床表型特征】

由于前脑无裂畸形者大脑皮质发育差而常出现小头，但有脑积水时头可增大。由于大脑半球不分开，可形成一系列不同程度的面部中线结构畸形（图34-1）。

根据大脑半球分开程度，前脑无裂畸形分为无叶前脑无裂畸形、半叶前脑无裂畸形和叶状前脑无裂畸形，其中以无叶前脑无裂畸形最严重。除了以上3种前脑无裂畸形的分型，近年来一些文献报道了一种前脑无裂畸形的亚型——中间变异型前脑无裂畸形（middle inter-hemispheric variant），主要的特征为大脑半球额叶后部和顶叶区域融合，侧脑室体部融合以及胼胝体的体部未发育。

1. 眼、鼻畸形　独眼畸形是面部中线发育严重异常的表现，双侧融合成一个菱形眼裂，嗅觉基板融合成为管状象鼻样结构，位于眼的上方，深部盲端不通。畸形较轻者可出现眼距过近、单鼻孔畸形、无鼻孔长鼻畸形等。

2. 面部中线器官发育不全　可表现为面部器官距离过近、正中唇腭裂、双侧唇腭裂、人中或鼻中隔缺如、单一中心门齿、先天性鼻梨形孔狭窄、上唇系带缺如等。

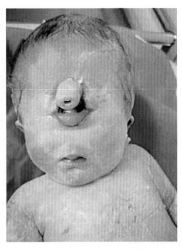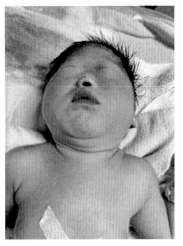

图34-1　前脑无裂畸形，面中部发育不全

（王若光提供图片）

【遗传方式与相关致病基因】

大多数前脑无裂畸形病因不明，现认为是遗传与环境多因素综合作用的结果。前脑无裂畸

形常伴有染色体数目的异常，其中多数为13三体，也可以发生于21三体、18三体和三倍体的患儿中，以及7号环形染色体[40]和染色体末端的重复与缺失[41]。具体分型见表34-5。

表34-5　HS分型

| 亚型 | 基因/基因组 | 染色体位置 | 遗传方式 |
| --- | --- | --- | --- |
| 染色体1q41-q42缺失综合征 | del(1)(q41q42) | 1q41-q42 | IC |
| 前脑无裂畸形1型 | HPE1 | 21q22.3 | AD，IC |
| 前脑无裂畸形2型 | SIX3 | 2p21 | AD |
| 前脑无裂畸形3型 | SHH | 7q36.3 | AD |
| 前脑无裂畸形4型 | TGIF1 | 18p11.31 | AD |
| 前脑无裂畸形5型 | ZIC2 | 13q32.3 | AD |
| 前脑无裂畸形6型 | HPE6 | 2q37.1-q37.3 | — |
| 前脑无裂畸形7型 | PTCH1 | 9q22.32 | AD |
| 前脑无裂畸形8型 | HPE8 | 14q13 | — |
| 前脑无裂畸形9型 | GLI2 | 2q14.2 | AD |
| 前脑无裂畸形11型 | CDON | 11q24.2 | AD，IC |
| 前脑无裂畸形12型 | CNOT1 | 16q21 | AD |

注：AD为常染色体显性，IC为散发。

前脑无裂畸形还与多种遗传综合征相关，包括Smith-Lemli-Opitz综合征、前脑无裂畸形-多指综合征、Meckel-Gruber综合征（主要与MKS基因异常有关）、脑积水综合征、22q11.2微缺失综合征、缺指（趾）-外胚层发育不良-唇腭裂综合征、胎儿乙内酰脲综合征、同卵双生及结构畸形、Pallister-Hall综合征等。

此外，患糖尿病的母亲或Meckel-Gruber综合征女患者生育前脑无裂的胎儿的风险增高。而宫内感染巨细胞病毒、风疹或弓形虫，均可能导致胎儿出现前脑无裂畸形[42]。

【实验室与辅助检查】

1. 无叶前脑无裂畸形（图34-2）

（1）脑内结构紊乱　正常结构如侧脑室、丘脑融合，不能显示两个侧脑室、两侧丘脑，仅可见一个较大的原始脑室，中央见单一丘脑低回声结构，呈融合状。脑中线结构消失，如脑中线回声消失，透明隔腔及第三脑室消失。胼胝体消失，脑组织变薄。

（2）面部结构严重异常　可出现长鼻畸形

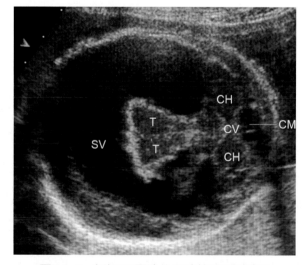

图34-2　妊娠30周胎儿无叶前脑无裂畸形

小脑水平横切面显示单一脑室（SV），脑皮质变薄，丘脑（T）融合；CH：小脑半球；CV：小脑蚓部；CM：颅后窝池。

或象鼻畸形，单眼眶或眼眶缺失，单眼球，正中唇腭裂等。

（3）早孕前表现　孕早期不能显示大脑镰，蝴蝶形脉络丛图像消失，胎头呈气球样。

2. 半叶前脑无裂异常（图34-3）

（1）前部为单一脑室腔且明显增大，后部可分开为两个脑室，丘脑融合、枕后叶部分形成。

（2）颅后窝内囊性肿物，多为增大的第4脑室或颅后窝池。

（3）可合并Dandy-Walker畸形。

（4）眼眶及眼距可正常，扁平鼻。也可合并有严重面部畸形，如猴头畸形、单鼻孔等。

3. 叶状前脑无裂畸形　胎儿期超声诊断困难，不易识别。透明隔腔消失时应想到本病可能，可伴有胼胝体发育不全，冠状切面上侧脑室前角可在中线处相互连通（图34-4）。

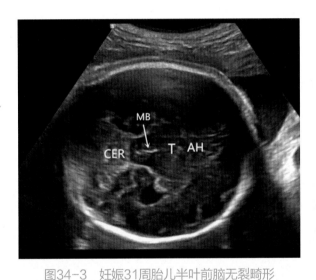

图34-3　妊娠31周胎儿半叶前脑无裂畸形

小脑水平横切面显示侧脑室前角（AH）融合，透明隔腔消失，丘脑（T）部分融合；MB：脑中线；CER：小脑。

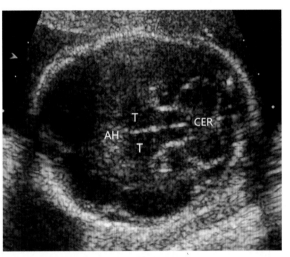

图34-4　妊娠22周胎儿叶状前脑无裂畸形

小脑水平横切面显示侧脑室前角（AH）融合，丘脑（T）分开；CER：小脑。

【治疗与预后】

前脑无裂畸形是严重的颅脑发育异常，无叶全前脑和半叶全前脑常为致死性的，出生后不久即夭折。叶状全前脑可存活，但存活者可能有严重的智力障碍、癫痫、窒息、喂养困难、内分泌病（如尿崩症等）。

【遗传咨询与产前诊断】

前脑无裂畸形是多因素引起的先天畸形。如果是常染色体隐性遗传，再发概率约为25%。前脑无裂畸形受累家族中，再发严重神经系统异常的概率约为12%。如果胎儿染色体异常，再发概率约为1%，如父母染色体平衡易位，则再发风险更高[44]。

（秦　越　李胜利）

## 二、脊髓脊膜膨出、无脑畸形、枕骨裂露脑畸形序列征

脊髓脊膜膨出、无脑畸形、枕骨裂露脑畸形序列征（meningomyelocele, anencephaly,

iniencephaly sequences）属于神经管缺陷（NTD）畸形[43]，主要与遗传倾向和环境因素的综合作用相关，可发生于13三体和18三体及染色体部分缺失和重复等多种遗传病中。

【临床表型特征】

1. 脊髓脊膜膨出后神经孔闭合失败所致，脊膜和/或脊髓通过未完全闭合的脊柱疝出或向外暴露。脊髓脊膜膨出大小不等，质软，表面有皮肤覆盖，根据膨出包块内容物的不同分为脊膜膨出和脊髓脊膜膨出。

如果脊膜从缺损处膨出即称脊膜膨出，膨出包块内仅含有脊膜和脑脊液；如果脊膜与神经组织均膨出即称为脊髓脊膜膨出，膨出包块内含有脊膜、脑脊液、脊髓和神经组织。

2. 无脑畸形是前神经孔闭合失败所致，是神经管缺陷的最严重类型，其主要特征是颅骨穹隆缺如，伴大脑、小脑及覆盖颅骨的皮肤缺如，但面骨、脑干、部分枕骨和中脑常存在。分为3种类型：①完全性无脑畸形，颅骨缺损达枕骨大孔；②不完全性无脑畸形，颅骨缺损局限于枕骨大孔以上；③颅脊柱裂畸形，为完全性无脑畸形伴开放性脊柱裂畸形。

3. 露脑畸形也是前神经孔闭合失败所致，主要特征为颅骨缺失，脑组织直接暴露、浸泡于羊水中，脑的表面有脑膜覆盖，但无颅骨及皮肤，脑组织结构紊乱、变性、变硬。

【遗传方式与相关致病基因】

1. 孕期前后服用叶酸可降低胎儿神经管畸形的发生率。越来越多的研究已筛选出关于叶酸通路和葡萄糖通路的候选基因。其中，亚甲基四氢叶酸还原酶（methylenetetrahydrofolate reductase，MTHFR）基因是叶酸代谢通路中研究最为广泛的候选基因。其他叶酸代谢通路中的候选基因包括二氢叶酸还原酶（dihydrofolate reductase，DHFR）相关基因、亚甲基四氢叶酸脱氢酶1［methylenetetrahydrofolate dehydrogenase（NADP$^+$ dependent）1，MTHFD1］相关基因、5-甲基四氢叶酸-同型半胱氨酸甲基转位酶（5-methyltetrahydrofolate-homocysteine methyltransferase，MTR）相关基因、甲硫氨酸合成酶还原酶（5-methyltetrahydrofolate-homocysteine methyltransferase reductase，MTRR）相关基因和胸苷酸合成酶（thymidylate synthetase，TYMS）相关基因。

2. 神经管缺陷，脑脊膜膨出相关疾病详见表34-6[43]。

表34-6　神经管缺陷，脑脊膜膨出相关疾病

| | |
|---|---|
| Meckel-Gruber综合征（脑膨出，无脑畸形） | Walker-Warburg综合征（脑膨出，脑和眼睛大范围的缺陷） |
| 隐性脊柱神经管闭合不全序列征 | Acrocallosal综合征（无脑畸形） |
| 脊髓脊膜膨出，无脑畸形，枕骨裂露脑畸形序列征 | Waardenburg综合征（内眦移位，局部白化病，耳聋） |
| Klippel-Feil序列征 | 胎儿氨基蝶呤/甲氨蝶呤综合征 |
| Cerebro-Costo-Mandibular综合征（脊髓脊膜膨出） | 胎儿丙戊酸盐综合征（脊髓脊膜膨出） |
| 眼-耳-脊椎畸形谱（脊髓脊膜膨出） | 胎儿酒精综合征（脊髓脊膜膨出） |
| 肢体-体壁复合畸形 | 胎儿乙内酰脲综合征（皮毛窦） |
| Jarcho-Levin综合征（多节椎骨分裂缺陷） | MURCS联合征 |
| 颈-眼-耳综合征（枕骨脊膜膨出） | 尾发育不良序列征（脊髓脊膜膨出） |
| Fanconi全血细胞减少综合征（桡骨发育不全，色素沉着过度，全血细胞减少症） | Pallister-Hall综合征 |

（续表）

| | |
|---|---|
| Fraser综合征（脊髓脊膜膨出） | Adams–Oliver综合征（先天性皮肤发育不全，肢远侧截断畸形） |
| 额鼻发育不良序列征（前基底区脑膨出） | Miller–Dieker综合征 |
| 45, X综合征（脊椎裂） | 22q11.2缺失综合征（DiGeorge综合征） |
| 体温过高诱发的畸形谱 | Roberts综合征（额部脑膨出，肢体发育不良，面中部缺陷，严重的生长缺陷） |
| 软骨外胚层发育不良（脊髓脊膜膨出） | CHILD综合征（脊髓脊膜膨出，单侧短肢畸形和皮肤发育不全，心脏缺陷） |
| 桡骨发育不全–血小板减少综合征（脊柱裂） | 叶酸缺乏性神经管缺陷 |
| 同卵双生及结构畸形 | 偏侧序列征（内脏完全或部分转位，左侧或右侧偏侧畸形） |
| 水致死综合征（无脑畸形） | 羊膜破裂序列征 |
| 胎儿卡马西平综合征（脊椎裂） | 泄殖腔外翻序列征（脊髓脊膜膨出） |
| 13三体综合征（脊髓脊膜膨出） | 三体综合征（脊髓脊膜膨出） |
| 18三体综合征 | 9号染色体三体综合征（嵌合型） |

【实验室与辅助检查】

NTD筛查程序[44]为：①血清学AFP（alpha fetoprotein）<2.0MoM，不需要进一步检查。②血清AFP>2.0MoM，超声确定孕周。③若超声孕周与筛查孕周相差<10天，筛查结果仍为阳性；若超声孕周与筛查孕周相差≥10天，需纠正血清AFP的MoM值，如纠正后仍>2.0MoM，筛查结果为阳性。筛查阳性者需进行遗传咨询及进行Ⅱ级及以上的超声检查，同时告知孕妇羊膜腔穿刺行羊水AFP检查的局限性及风险，由孕妇决定是否行羊膜穿刺。

羊水AFP升高同时乙酰胆碱酯酶阳性者，需考虑NTD诊断成立。Loft等[45]检测了964例单胎孕妇，其中有6例无脑畸形及18例开放性脊柱裂。用羊水AFP及乙酰胆碱酯酶的方法，对无脑畸形及开放性脊柱裂的检出率达100%，羊水AFP的假阳性率为0.08%，羊水乙酰胆碱酯酶的假阳性率为0.22%。随着超声诊断技术的发展，此方法与影像诊断结合应用，可进一步提高诊断效率。

脊髓脊膜膨出、无脑畸形、枕骨裂露脑畸形在产前超声诊断发现时，首先应注意是否为遗传疾病的表型之一，必要时行羊膜穿刺或脐血穿刺，或引产后对胎儿标本进行基因诊断。

【诊断标准】

产前诊断主要依靠超声检查。

1. 脊髓脊膜膨出的诊断标准　脊柱特征性表现为脊柱强回声线连续性中断，同时因裂口处皮肤及软组织缺损，皮肤光带及其深部软组织回声连续性亦中断，裂口处可见一囊性包块，内有马尾神经或脊髓组织，较大脊柱裂时，矢状切面上可显示明显的脊柱后凸畸形。脊柱横切时脊椎三角形骨化中心向后开放，呈典型的"V"或"U"字形改变。冠状切面也可显示后方的两个椎弓骨化中心距离增大。脊髓脊膜膨出的脑部特征包括香蕉小脑征、柠檬头征、颅后窝消失和脑室扩大等。

2. 无脑畸形诊断标准　不能显示胎儿完整颅骨和大脑回声时即可做出诊断。

3. 露脑畸形诊断标准　胎儿颅骨强回声光环消失，脑组织浸泡于羊水中，且脑组织的表面不规则，颅内结构紊乱，正常颅内解剖结构分辨不清，脑组织回声增强、不均匀。

【治疗与预后】

无脑畸形及露脑畸形一旦产前做出诊断，预后差，应及时终止妊娠。

脊髓脊膜膨出是非致死性畸形，可行外科手术治疗，包括产后手术、胎儿镜手术和宫内修复手术[47]。有研究表明产前手术组（宫内修复术）与产后手术临床试验比较，前者新生儿出生后1年的死亡率明显降低，脑室-腹腔分流率亦较产后手术组低，产前手术组的出生后30个月的贝利精神评估及独立行走能力评估结果均明显优于产后手术组[48]。其他研究表明，产前宫内手术组在改善后颅窝的大小、脑干功能方面有很大进步，膀胱功能方面无明显改善[48, 49]。产前手术组与产后手术组比较，术后并发症较多，易发生自发性胎膜破裂和呼吸窘迫综合征等[46]。

美国妇产科学会推荐[50]低风险孕妇每日叶酸摄入量为400μg。高风险或既往NTD患儿生育史的孕妇则需摄入叶酸4～5mg/天。

【遗传咨询与产前诊断】

只有5%的NTD病例有家族史，95%的NTD病例均为没有家族史的散发病例[44]。如前次妊娠为NTD，则再发风险较基础风险增高10倍；如前2次妊娠为NTD，再发风险增高20倍；如前3次妊娠为NTD，再发风险增高40倍[50]。

诊断时需要分析病史，如是否暴露于物理因素（如体温过高）、化学因素（如氨基蝶呤），以及酒精、乙内酰脲、卡马西平等药物。

对于先天畸形（如肢体-体壁复合畸形等）、眼-耳-脊椎畸形谱等，目前原因尚未明确，可能与多因素有关。

散发NTD病例往往是多基因多因素所致的非孟德尔遗传病，需要详细的病史收集和家系情况调查。

（吴青青　王若光）

## 三、神经管闭合不全序列征

神经管闭合不全序列征（occult spinal dysraphism sequence），又称束缚脊髓畸形序列征，是一种先天性发育异常，特指躯干、中线、骨骼、神经组织融合不全或不融合，依据脊髓与脊柱的发育过程与畸形的关系，常分为开放型神经管闭合不全（open SD）和闭合型神经管闭合不全（closed SD）。闭合型脊柱神经管闭合不全序列征是指表面有皮肤覆盖的、无暴露的神经组织及囊状结构的神经管闭合不全及相关中胚层结构异常。

【临床表型特征】

胎儿腰部以下的一个或多椎弓无法融合，椎管开放，但是病变无脊髓或者神经组织膨出表现，同时该部位表面覆盖有正常或较薄的组织和皮肤。常合并腰骶部局部皮肤色素沉着、异常毛发、皮毛窦、皮肤陷窝、脊髓纵裂和终丝脂肪瘤等（图34-5）。

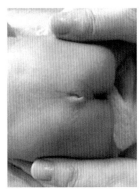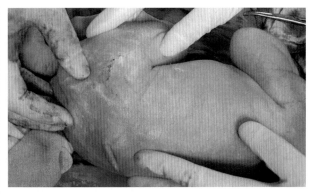

图34-5　闭合型脊柱裂，脊髓栓系

（王若光提供图片）

【遗传方式与相关致病基因】

文献报道大约60%的Currarino综合征患者合并闭合型脊柱裂，可检测到*MNX1*基因变异[51]。闭合型脊柱神经管闭合不全序列征致畸因素很多，在神经管形成的关键时期如果受到一些影响胎儿发育的因素，如缺乏叶酸，宫内感染，遗传因素[52, 53]，母体服用丙戊酸、激素等不良药物或辐射暴露和母亲为1型糖尿病患者等，均可能导致胎儿脊髓、脊柱中线愈合不全。孕期服用叶酸可以显著减少脊柱裂的发病率。孕妇缺少维生素、总胆碱升高、同型半胱氨酸升高也会增加胎儿脊柱裂的发病率。有研究显示孕前糖尿病及肥胖也是脊柱裂的危险因素，孕期服用叶酸可以明显降低糖尿病孕妇生育脊柱裂胎儿的风险[54]。

【实验室与辅助检查】

中期唐筛检查，通过检测AFP、游离β-hCG、uE₃等，通过软件进行联合分析，评估神经管缺陷风险。目前中期唐筛结合超声影像学检查已经成为神经管缺陷产前临床诊断的基本方法。

根据围受孕期增补叶酸预防神经管缺陷指南（2017），神经管缺陷与围孕期叶酸水平低相关，叶酸代谢基因亚甲基四氢叶酸还原酶基因（*MTHFR*基因）和甲硫氨酸合成酶还原酶基因（*MTRR*基因）检测对于神经管缺陷高危人群，具有一定意义。

其他诊断方法参阅脊髓脊膜膨出、尤脑畸形、枕骨裂露脑畸形序列征相关内容。

【诊断标准】

产前超声诊断较为困难，闭合型脊柱裂的主要声像表现包括：①行纵向扫描时，胎儿脊柱两条平行强回声结构中断，胎儿脊柱弯曲，冠状切面扫描显示胎儿两排的椎弓不对称，表明其节段性椎体发育不良。横向扫描时，可见胎儿脊柱裂部位失去原有的椎体三足鼎立光团，骶中心的强光环回声表现不完整，具有不同程度的缺陷，且缺损呈现典型的"V"或者"U"字形，结构相对紊乱。②椎管内椎髓圆锥显示不清晰或者位于骶尾部；椎管内或者骶尾部的皮下有高回声团，其主要是由于硬膜内或者脊髓内存在脂肪瘤或者终丝脂肪瘤所导致。③胎儿的背部或者骶尾部皮下有小结节软组织与椎管的组织相连接，尾端的椎体短小或者缺失，呈现出尾端退化综合征[56]。必要时结合MRI检查。

【治疗与预后】

可发生于脊柱任何部位，但常发生于腰骶部，可伴有脊髓神经发育畸形，产生神经系统、泌尿系统、消化系统以及运动系统等一系列临床症状和体征。大多数患者无临床表现或仅有轻微的临床症状，少数患者可出现肢体无力甚至下肢瘫痪、排尿排便功能障碍等脊髓栓系综合征表现。

一般认为无明显症状的患者无需治疗。对于有神经损害临床症状的闭合型脊柱裂（SBO）患儿，影像学检查可发现多伴有脊髓栓系，或椎管内脂肪瘤、皮样囊肿等，该类患儿的治疗目前学术界已形成共识是早发现早治疗，治疗时间越早越好。现在一致认为，通过早期的外科治疗，患儿的运动能力、泌尿系症状及尿动力学表现可能都会改善并稳定，且3岁以前手术治疗效果可能更好[56]。

美国妇产科学会推荐低风险孕妇每日叶酸摄入量为400μg。高风险或既往NTD患儿生育史的孕妇则需摄入叶酸4～5mg/d。

目前研究显示，围孕期补充叶酸的预防神经管缺陷的效益存在争议，但鉴于我国神经管缺陷发病率高，居于出生缺陷的前几位。因此，产前咨询中仍然建议按照指南进行。

【遗传咨询与产前诊断】

1. 只有5%的NTD病例有家族史，95%的NTD病例均为没有家族史的散发病例[44]。如前次妊娠为NTD，再发风险较基础风险增高10倍；如前2次妊娠为NTD，再发风险增高20倍；如前3次妊娠为NTD，再发风险增高40倍[50]。

2. 神经管缺陷的其他因素如孕期母体锌水平，以及产前农药（如滴滴涕、多氯联苯等）暴露增加相关出生缺陷风险。

3. DNA甲基化及*HOXA5*基因转录起始点上游区域高甲基化水平，以及表观遗传学研究均显示与神经管缺陷存在相关性。因此需要了解相关最新进展，做好高危人群或发病家庭的遗传咨询。

（吴青青）

## 四、透明隔-视神经发育不良

透明隔-视神经发育不良（septo-optic dysplasia，SOD）也称视-隔发育不良，中隔-眼发育不良序列征（septo-optic dysplasia sequence），是一种先天性中枢神经系统疾病，包括视神经发育异常、下丘脑垂体功能障碍伴透明隔缺如等脑中线结构缺陷为主要临床表现的一组序列征。由Reeves[57]在1941年首次报道，DeMorsier[58]于1956年命名，故又称DeMorsier综合征。该病临床罕见，在活产儿中发生率仅为1/10 000[59]，无性别差异，临床表现轻重不一。母亲为低龄产妇时更容易发生（平均分娩年龄为22岁）[60]。

【临床表型特征】

SOD临床罕见，与眼科、内分泌科和神经科均密切相关。临床表现差异大，极易造成误诊或延迟诊治。

1. 视神经发育不良 70%～85%的患者表现为视神经发育不良，可以累及单眼（57%），也可以双眼（32%）[61]。SOD病例视力受损程度不一，可以从完全无症状或仅轻微的视力受损到全盲，主要表现为患儿不能注视、追光运动差、严重视力损伤或盲、眼球震颤、斜视，极个别病例也可表现为眼发育缺陷，如无眼症和小眼症。

2. 脑中线结构缺陷　60%患者表现为脑中线结构缺陷[62]，主要为透明隔缺如，还包括胼胝体缺如、脑发育不良、脑室扩张、颅面部畸形等，表现为癫痫、智力发育延迟、脑瘫、运动障碍等。

3. 下丘脑垂体分泌激素异常　62%患者表现为垂体相关激素异常[62]，如生长激素、肾上腺皮质激素和甲状腺激素等，表现为身材矮小、智力及运动发育迟缓、性发育迟缓，甚至因低血糖、高血钠、尿崩症而继发死亡。

【遗传方式与相关致病基因】

在一些病例中遗传因素起重要作用，且兼有常染色体隐性及常染色体显性遗传特征。HESX1、SOX2基因在前脑、中线结构和垂体的发育期起着重要作用，与SOD相关。HESX1基因位于3p14.3，变异对SOD发生具有重要作用。SOX2基因位于3q26.33，变异也与SOD发生相关，会导致眼球发育异常、胼胝体和垂体发育不良以及发育迟缓。

【实验室与辅助检查】

1. 激素水平测定最常见生长激素偏低或缺乏，其次为肾上腺皮质激素水平异常。

2. 眼底检查提示视盘小、视神经苍白、发育不良、发育异常或缺损，视网膜小动脉、静脉迂曲，血管缺少分支，由色素沉着或脱色素的巩膜环构成双环征。

3. 头颅MRI检查提示视神经、视交叉、视束变细，视神经管变小，视交叉位置、形态异常，呈垂直状而非正常的水平状。脑中线结构缺陷主要为透明隔缺如，还包括胼胝体缺如、胼胝体变薄、脑发育不良和脑室扩张，还可以合并神经元移行异常，如脑裂畸形、灰质异位等。对于伴发下丘脑垂体功能障碍者，可见垂体柄和漏斗增大，垂体变小，垂体后叶异位，下丘脑发育不全。

【诊断标准】

1. 视神经发育不良。

2. 脑中线结构缺陷（透明隔缺如，以及胼胝体发育不良等）。

3. 垂体相关激素异常。

满足以上2条或2条以上特征诊断为SOD[63]。

【治疗与预后】

SOD胎儿如伴有严重的脑中线结构缺陷如前脑无裂畸形、脑裂畸形等，易于发现且预后差。如不伴有严重的脑中线结构缺陷，越早诊断治疗效果越好，确诊患者需要进行多科诊治和长期随访。

眼科治疗主要通过矫正视力及康复训练，促进视觉功能发育。神经系统康复训练可以有效提高患者生活质量。治疗垂体相关激素不足引起的全身异常，采用优化激素替代治疗方案，密切监测生长发育。

【遗传咨询与产前诊断】

1. 遗传咨询

（1）确定临床诊断包括询问SOD患儿的生长发育情况，如身高、智力、性器官发育情况、运动能力如是否可行走、跑跳等，患儿眼发育及视力发育情况。下丘脑垂体分泌激素如生长激素、肾上腺皮质激素、甲状腺激素等是否降低，检查眼底是否出现视神经、视网膜血管异常，头颅MRI确诊脑中线结构缺陷。

（2）曾有研究报道患有SOD的一对同胞姐弟[64]，因此基因变异在一些病例中可能起重要作用，应询问家族成员疾病发生情况。

（3）研究发现患儿SOD可能与母亲孕期病毒感染、妊娠期糖尿病、环境致畸物、饮酒、吸烟、药物服用等有关，应询问母亲围产期病史。该疾病再发概率低。

2．产前诊断

（1）二维、三维超声测量胎儿视交叉、视神经、视束，在评估透明隔缺如胎儿是否为透明隔-视神经发育不良中具有潜在应用价值。胎儿MRI检查可评估胎儿脑中线结构及脑皮质发育。

（2）确认是否存在先证者及其临床表型和基因变异位点。

（3）基因检查确认患者的致病基因型，明确为SOD者于妊娠11～13周进行绒毛活检或妊娠16～22周进行羊膜腔穿刺抽取羊水进行胎儿细胞*HESX1*、*SOX2*基因检查，若提示为患胎，应知情同意，由胎儿父母决定是否采取治疗性流产、引产或继续妊娠。

（4）对产前诊断已明确有基因变异并出生的患儿，应监测患儿生长发育情况，进行下丘脑垂体分泌激素的检测、眼底检查及头颅MRI，定期随访和记录。

（李晓菲　吴青青）

## 五、早期尿路梗阻序列征

早期尿路梗阻序列征（early urethral obstruction sequence）是在孕早期或中孕早期出现严重的膀胱扩张，从而导致肾发育不良、肾积水、严重羊水过少或无羊水以及肺发育不良的一系列症状[65]。其原因主要是输尿管发育异常、膀胱颈梗阻或输尿管末端梗阻[65]。

【临床表型特征】

早期尿路梗阻序列征的男女患病比例为20∶1，与前列腺尿道发育异常导致的畸形有关。最常见是发生在前列腺尿道形成尿道瓣膜时，其次是尿道闭锁或者尿道远端梗阻、持续性泄殖腔[68]。人胚胎发育第9周开始形成尿液，由于尿道解剖学的梗阻致使尿液无法排出，尿道近端扩张，继而膀胱扩张、增厚、膀胱内压增高，致使膀胱输尿管反流，导致输尿管积液乃至肾盂积液。发生在早期的肾积液可致肾发育不良，出现肾皮质囊性变以及肾实质回声增强。发育不良的肾脏产尿减少，出现羊水过少，导致肺发育不良，还可以引起变形性畸形。膀胱扩张，腹壁突起，使腹壁过度膨胀，同时膀胱扩张可致膀胱破裂，而随着膀胱压力降低使膨胀的腹部皮肤皱折呈梅干状。此外，增大的膀胱阻止睾丸下降，可继发隐睾。过分胀大的膀胱可限制结肠的完全转位，甚至压迫髂血管造成部分下肢血管缺失或受损[65]。

【遗传方式与相关致病基因】

散发，极少报道有家族复发风险，可能为多基因遗传。

【实验室与辅助检查】

部分早期尿路梗阻序列征患者可有染色体异常，例如21三体、18三体和13三体。可行绒毛、羊水或脐血染色体核型检查、CMA，检查了解是否存在染色体异常或微缺失及微重复。

【诊断标准】

产前诊断依靠超声波检查。

正常妊娠10～12周超声可见胎儿膀胱声像。妊娠12周膀胱直径大小为<7mm，孕早期膀胱直径>15mm提示存在梗阻性因素[66]。

1. 增厚的膀胱持续性明显扩张，可占据整个腹腔，扩张的膀胱可见膀胱壁增厚伴有小梁形成，膀胱内输尿管可被逐渐挤到膀胱外，形成膀胱憩室。40%的病例出现膀胱输尿管反流；肾盂可轻度扩张，肾皮质囊性变，可见发育不良的肾实质回声增强以及肾皮质下囊肿[67]。这种情形常伴无羊水。膀胱与扩张的后尿道形成"钥匙孔征"，并将膈肌推向胸腔方向（图34-6）。

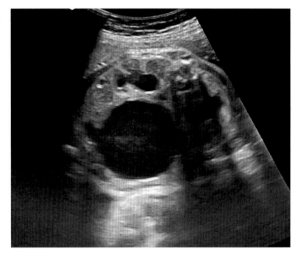

图34-6　后尿道瓣膜
扩张的膀胱与后尿道形成"钥匙孔征"。

2. 腹水或肾周尿性囊肿。

（1）严重的膀胱扩张所致膀胱破裂引起的尿性腹水，但没有其他水肿胎表现。

（2）严重的肾积液可以导致肾盏破裂，造成肾周尿性囊肿。

3. 中等至重度的膀胱扩张，扭曲的输尿管，以及肾盂肾盏系统扩张。明显的肾发育不良，预示预后不良。

4. 随着病程进展，羊水逐渐减少，可导致肺发育不良、Potter综合征和马蹄足等。

5. 如有染色体异常，可伴有泌尿生殖系统以外的畸形，常见有21三体、18三体、13三体[68]。

【治疗与预后】

严重的早期尿路梗阻通常导致胎儿在发育中晚期死亡，除非发生膀胱破裂使压力减低。随着压力的减低，胎儿的腹部呈梅干状。

预后取决于肾功能，羊水过少、肾皮质下囊肿可作为预测预后的可靠指标之一。肾皮质下囊肿可准确预测肾发育不良和不可逆的肾损害，而长期羊水过少导致的肺发育不良[69]是新生儿期死亡的主要原因，死亡率达95%。存活的新生儿由于肾脏功能严重受损，易发展为慢性肾功能衰竭，出生后很难长期存活，存活时需借助泌尿科手术以帮助排出尿液并控制泌尿系统的感染，若有染色体异常预后不良。

【遗传咨询与产前诊断】

1. 遗传咨询

（1）多数为散发病例，个别有家族发病的报道。如果合并染色体异常，生育患儿的再发风险略有增高。

（2）需要小儿外科、泌尿外科、产科在内的多学科会诊，对一些后尿道瓣膜或尿道闭锁的病胎予膀胱-羊膜腔引流或者胎儿镜下切除后尿道瓣膜，可能起到挽救胎儿生命的作用，但其远期预后目前仍在研究当中[70]。

（3）由于羊水少，可能存在肺发育不良，出生后出现新生儿呼吸窘迫综合征，分娩时做好复苏准备，但使用正压通气时需谨慎，谨防发生气胸。

（4）针对病因，出生后行去除后尿道瓣膜、膀胱造瘘术或输尿管皮肤造瘘等手术。

（5）合并其他严重畸形时，建议终止妊娠。

2. 产前诊断

（1）部分早期尿路梗阻序列征存在染色体异常，建议绒毛、羊水或脐血行胎儿染色体核型及染色体微阵列检查。

（2）胎儿膀胱穿刺术检查尿电解质、渗透压，脐血α-微球蛋白、β2-微球蛋白综合评估胎儿肾功能[72]。

（3）早期尿路梗阻序列征病因较多，行详细的超声检查，必要时做MRI检查，评估是否存在肾发育不良、肾皮质下囊肿及泌尿系统以外畸形。超声心动图检查排除心脏畸形。

（4）羊水过少导致的肺发育不良是新生儿期死亡的主要原因。超声复查羊水量，如果羊水量正常暂不需干预；若出现羊水过少，孕周≥32则提前终止妊娠，<32孕周需要评估胎儿肾功能后再行进一步处理。

（5）发现家系遗传证据、怀疑遗传因素所致时，其基因诊断和产前诊断可参见第三十三章泌尿系统疾病相关内容。

（冯穗华 方 群）

## 六、膀胱外翻序列征

膀胱外翻序列征（extrophy of the bladder sequence）是膀胱、下尿道及覆盖其上的耻骨联合、腹直肌、皮肤闭合障碍。常伴随其他畸形如肛门直肠畸形（anorectal malformations）、脊柱裂、马蹄肾、腹股沟斜疝等。

妊娠4~7周泄殖腔被尿直肠隔分为直肠和尿生殖窦两部分，尿生殖窦上段发育成膀胱。在胚胎早期，内胚层形成的泄殖腔与位于前面的外胚层靠近，以后在两层间嵌入一层附有血管的中胚层，形成前腹壁。膀胱外翻尿道上裂复合畸形是胚胎在妊娠4~10周时发育异常引起，如中胚层不发育或未在中线集合、泄殖腔发育缺陷（过度发育或向前移位），使内、外胚层直接接触，阻止了间质组织的迁移和下腹壁的正常发育。下腹壁皮肤与膀胱之间仅为一层无肌肉覆盖的薄膜，薄的表皮和膀胱前壁在外力作用下破裂，或局部外胚层和泄殖腔前壁被吸收，均可导致膀胱黏膜外露。由于泄殖腔膜穿破的时间和部位不同，从而发生从龟头形尿道上裂至泄殖腔外翻等一系列畸形。典型的膀胱外翻仅是这类畸形的一部分，约占50%[72]。

【临床表型特征】

膀胱外翻序列征是一种综合性的复杂畸形，发生率为1/50 000~1/25 000，是较少见的先天畸形，男女发病比例为2∶1[73, 74]。主要表现为膀胱前壁缺损、后壁前移膨出、与破裂的腹壁边缘融合，分为完全性和不完全性膀胱外翻。

1. 完全性膀胱外翻涉及泌尿系统、骨骼肌肉以及肛门畸形等，临床上多见此型。由于下腹壁、膀胱前壁及尿道背壁缺如，腹壁上可见外翻的膀胱黏膜和喷尿的输尿管，外翻膀胱的上缘（头侧）为脐尿带附着处，但它不能形成脐孔。男性患者表现为阴茎短，阴茎上翘，呈扁圆形，尿道背壁缺如形成尿道上裂，阴囊小、多合并隐睾。女性患者除尿道上裂外，还表现为阴蒂对裂，小阴唇远离，多有阴道狭窄。脐位置低，因骨盆发育异常，耻骨联合分离，两侧股骨外旋，患儿行走时呈摇摆步态。在膀胱外翻的两侧可触及圆滑的左右两耻骨端，距离可达5～7.5cm，腹直肌固定在耻骨端上，所以腹直肌亦分裂于外翻膀胱的两侧（图34-7）。

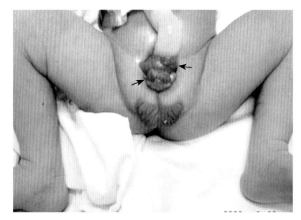

图34-7 膀胱外翻
可见外翻的膀胱黏膜，短而扁阔上翘的阴茎，阴囊小，隐睾。

患儿外翻膀胱黏膜裸露，颜色鲜红，异常敏感，易擦伤出血，可见双侧稍凸起的输尿管口阵发性排尿，衣裤湿渍，伴尿臭，下腹壁、会阴、大腿内侧皮肤可出现皮炎或湿疹。外翻膀胱黏膜早期光滑，可因长期暴露、机械摩擦形成绒毛、息肉或出现鳞状上皮化生，膀胱壁因逼尿肌纤维化而变厚、变硬。膀胱外翻患儿可伴有脊柱裂、马蹄肾、唇腭裂、肛门前移、肛门闭锁、脱肛等畸形。

2. 不完全性膀胱外翻腹壁缺损较小，膀胱黏膜突出不多，耻骨在中线正常联合。

【遗传方式与相关致病基因】

绝大部分为散发，个别有家族发病的报道，遗传类型至今尚未确定。膀胱外翻大部分未发现染色体异常，Lundin等[75]报道2例膀胱外翻合并听力障碍的患者存在22q11.2微重复。Wood等[76]研究发现，体外受精技术可使新生儿发生膀胱外翻概率增加7.5倍，这可能与母亲大剂量使用黄体酮有关。

【实验室与辅助检查】

小部分膀胱外翻序列征可出现染色体异常，如13三体[77]、22q11.2微重复。可行羊水或脐血染色体核型分析、染色体微阵列分析，了解是否存在微缺失或微重复。

【诊断标准】

在妊娠16周超声检查可诊断，患者的超声声像特点如下：

（1）超声下未见膀胱声像，矢状面在腹壁前面可见小隆起组织。

（2）男性外生殖器较正常位置高且靠前，脐带插入处位置较正常低。

（3）髂嵴异常增宽。

（4）若羊水量正常而见不到充盈的膀胱，肾脏正常，应认真检查下腹壁，注意是否膀胱外翻。

（5）偶然可见继发性输尿管积水和肾积水。

【治疗与预后】

孕期很少出现相关的并发症，不需要特别监护。剖宫产不能改善新生儿预后，因此无产科指征，以阴道分娩为宜。

保护膀胱功能是治疗的关键，手术的目标是恢复正常排尿功能，修复腹壁与膀胱，控制排尿、保护肾功能，男性可重建有功能的、外形合意的阴茎。典型的功能性重建术包括膀胱修复术，膀胱颈重建和防反流手术，以及尿道上裂修补术。目前推荐从新生儿期开始的分期功能性重建术。在新生儿期完成膀胱和后尿道修复术（出生后72h内一期手术），膀胱内翻缝合，修复腹壁，避免膀胱壁纤维化、长期暴露水肿及慢性炎症刺激。如果耻骨联合分离过宽，估计不能缝合，手术延迟到出生后7～10天做髂骨截骨术及膀胱内翻缝合术。3～5岁证实膀胱容量已达50～60mL，可行膀胱颈重建和防反流手术。术后1年行阴茎延长、背曲纠正及修复尿道上裂的尿道成形术。患儿的生殖能力需依靠药物辅助。

不经治疗，约50%患者于10岁左右死亡，2/3患者于20岁前死于肾积水及尿路感染，8%的病例由于长期膀胱黏膜暴露体外及感染，可发生恶变。出生后外科手术纠正有一定难度，治疗后60%～81%的患者可控制排尿。

【遗传咨询与产前诊断】

1. 遗传咨询[74]

（1）遗传学病因尚未确定，多数为散发病例，个别有家族发病的报道。父母患膀胱外翻或尿道下裂的后代再发风险比正常人群高500倍[72]。

（2）明确胎儿性别，以便遗传咨询和计划出生后功能重建。

（3）需要包括小儿外科、泌尿外科、妇科、产科在内的多学科会诊，就出生后新生儿将面临的功能重建手术给出适当的建议。

2. 产前诊断

（1）超声波在妊娠16周可诊断。

（2）大多数病例提示母血清AFP升高。

（3）建议膀胱外翻胎儿行染色体核型及染色体微阵列检查。

（4）若诊断明确，如希望继续妊娠者，行超声心动图检查以排除胎儿心脏畸形。

（5）虽然极少有染色体异常，但产前明确胎儿性别，对出生后外科手术纠正有一定帮助。

（冯穗华　方　群）

## 七、泄殖腔外翻序列征

泄殖腔外翻序列征（cloacal exstrophy sequence）是由泄殖腔膜发育异常引起下腹壁缺陷，导致下腹壁广泛缺失以及伴发的其他一系列先天异常，包括脐膨出（omphalocele）、内脏外翻（exstrophy）、肛门闭锁（imperforate anus）、脊柱畸形（spinal defects）、耻骨弓分离等，也称OEIS综合征。复杂的OEIS综合征还合并神经管缺陷，例如半椎体畸形、脊髓脊膜膨出。与膀胱外翻仅是脐下中胚层发育异常不同，泄殖腔外翻序列征是早期中胚层原始缺损影响了脐下中胚层、泄殖腔膈及腰骶椎的形成。

【临床表型特征】

泄殖腔外翻为一系列罕见的先天异常，活产儿发生率1/400 000～1/200 000[78]，男女发病比为2：1。泄殖腔严重外翻，膀胱和尿道前壁缺失开放，上部为脐膨出，下部为外翻的膀胱。外翻的膀胱上缘相连如蹄铁形，中线处被外翻的肠壁分成两半，每边可有一尿道口；回肠从开口处脱出形成"象鼻样畸形"（elephant-trunk deformity）；耻骨联合及直肠肌肉广泛分离、直肠发育不良、肛门闭锁。男性患者表现为阴囊宽合并隐睾，阴茎短而扁阔；女性患者则为阴蒂对裂，小阴唇分离，常有阴道狭窄，多为双角子宫、双阴道。48%~78%有脊柱畸形，50%合并神经管缺陷，主要为脊髓脊膜膨出，17%~26%合并下肢畸形，主要为足内翻、髋关节移位[79]。

【遗传方式与相关致病基因】

一般为散发，罕有同胞患病的报道。家庭中一人为患者，其他成员患病率较普通人群增高。

【实验室与辅助检查】

目前暂无文献报道泄殖腔外翻序列征有染色体核型及CMA的异常。

【诊断标准】

妊娠16周后超声检查有可能发现本病，超声声像图特点如下[80, 81]：

（1）缺乏膀胱，脐下大面积腹壁缺失，大的软组织包块突出腹腔，软组织可为囊性或实性。泄殖腔外翻孕早期和孕中期声像图可不一致：孕早期表现为一个或多个囊性包块突向下腹部，可能是没有破裂的泄殖腔膜；孕中期的早期泄殖腔膜可破裂，肠管等软组织包块突出腹腔。

（2）脐膨出很常见，因为存在腹水，常见胎儿肠管漂浮。

（3）常伴发其他畸形。30%合并腰骶部畸形，包括脊髓脊膜膨出及继发脑积水；50%存在肾畸形，包括肾发育不良、肾积水、马蹄肾及异位肾，胸廓窄小、有腹水。女性有双子宫、双阴道。30%合并内翻足，可为单脐动脉。

（4）多数有羊水过多，若合并肾脏异常可出现羊水过少。

（5）胎儿生长受限。

（6）耻骨分离是泄殖腔外翻的重要表现之一。

【治疗与预后】

目前对泄殖腔外翻胎儿无产前干预措施。

合并泌尿道梗阻、羊水过少时，新生儿因肺发育不良出现呼吸窘迫综合征，应做好复苏准备。新生儿娩出后用无菌塑料袋保护外翻的肠管、膀胱黏膜及脐膨出的内容物，防止水分及热量散失及机械性刺激。由于合并神经管异常的概率较高，应在生后24~72h内行脊髓超声或MRI检查。

出生后需要手术治疗，分为一次手术或分期手术。出生后即进行评估，一般情况稳定后行膀胱重建、脐疝修补、脊髓脊膜修补、生殖器矫形、耻骨切骨术等一系列手术。手术难度很大，伴发畸形少的病例可以一次手术，而伴发畸形多的病例需要二期手术。

术后存活率达90%以上，但会遗留其他问题如不孕、排尿以及排便控制问题等。新生儿病死率为50%~100%，存活婴儿的智力正常。近年来，重建手术后的生存率已将近100%[82]。

【遗传咨询与产前诊断】

1. 遗传咨询

（1）目前遗传学病因尚未确定，一般为散发，罕有同胞患病的报道。

（2）妊娠24周前诊断可考虑终止妊娠。

（3）如要保留胎儿，需行羊膜腔或脐带穿刺以明确胎儿的遗传学性别。当核型为46, XY，出生后因阴茎发育不全无法行男性重建手术时，可考虑变性手术。此外需要包括小儿外科、泌尿外科、妇科、神经外科、胃肠外科、产科在内的多学科会诊，就出生后新生儿将面临的多个重建手术给出适当的建议和意见[82]。

（4）泄殖腔外翻胎儿宫内死亡及死产的风险增加。

？ 产前诊断[79]

（1）超声可在妊娠16周诊断。

（2）多数病例提示母血清AFP升高。

（3）孕期超声检查无法确定的情况下，MRI可协助诊断[84]。

（4）羊水或脐血检查胎儿染色体核型及染色体微阵列分析。

（5）胎儿超声心动图检查排除心脏畸形。

（6）分娩时机的选择取决于羊水量及胎儿监护情况。

（冯穗华　方　群）

## 八、尿直肠隔畸形序列征

尿直肠隔畸形序列征（urorectal septummalformation sequence，URSMS）是尿直肠隔发育异常导致泄殖腔不能被完全分离引起的泌尿道、消化道、内外生殖器等一系列畸形，在文献中，URSMS曾被称为泄殖腔发育不全、泄殖腔畸形、永存泄殖腔等。外生殖器畸形是由于早期外生殖器结构诱导障碍和/或缺少形成相应结构的中胚层所致；内生殖器畸形则由于永存泄殖腔的阻挠或中胚层缺乏所致。

【临床表型特征】

URSMS是一种罕见畸形组合，包括肛门和/或会阴开口缺失，外阴性别不清楚、膀胱肠瘘、泌尿生殖器、结肠和腰骶骨等多种异常（图34-8）。URSMS发病率为1/250 000 ～ 1/50 000[84]。

根据共同泄殖腔是否与外界相通，将URSMS分为完全型和部分型。完全型URSMS的共同泄殖腔因泄殖腔膜未破裂，致与外界不相通，形成无效腔，预后差。而部分型URSMS是因泄殖腔膜正常破裂，共同泄殖腔与外界相通，尿液与粪便可以排出体外，预后较完全型URSMS好。

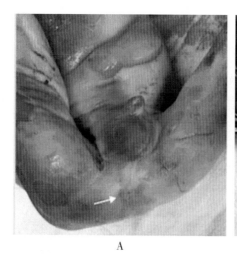
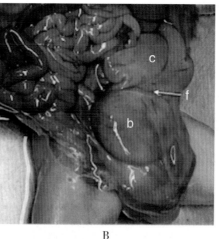

A　　　　　　　　　　　　　　　　B

图34-8　尿直肠隔畸形序列征

A. 肛门闭锁（箭头所示），阴囊无中线。B. 结肠直接开口于膀胱形成膀胱肠瘘。

c：结肠；b：膀胱；f：瘘。

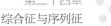

【遗传方式与相关致病基因】

1. URSMS为多为散发，其遗传方式尚不完全清楚。

2. 相关致病基因研究显示*SHH*、*HOX*、*PAX*和*EFNB2*基因变异可能对URSMS形成起重要作用[85-88]；动物实验发现黄曲霉素A和阿维A酯可造成包括URSMS在内的多种畸形发生[89]。但有些文献并不认同致畸剂可导致URSMS，是因为Achiron等[90]报道的2例（1例为双绒毛膜双羊膜囊双胎，1例单绒毛膜单羊膜囊双胎）均为双胎之一URSMS，因此认为单绒毛膜单羊膜囊双胎之一发病由致畸剂的影响或遗传因素影响的可能性很小，可能因受孕后15～21天合子随机因素造成的。同样Jain等[91]的研究中7例URSMS胎儿均无致畸剂接触史。

【实验室与辅助检查】

1. 影像检查为重要的辅助检查，其结果与诊断、治疗密切相关。

2. 高通量测序检测是否有致病基因致病性变异，这对家族内有两个以上的患者更有意义。

【诊断标准】

1. 临床表现　会阴处无开口或会阴处只有一个排泄口，共同排泄尿液及粪便，即可初步诊断。在男性患者中，会阴处见尿道与直肠共同开口，共同开口可位于尿道口、肛门处或两者之间，常常合并外生殖器的异常。在女性患者中，会阴处见尿道、阴道和直肠的共同开口、膀胱肠瘘、阴道瘘等。

2. 影像学诊断　应用造影、超声、磁共振和内镜等检查可评估共同管道的长度，尿道、阴道和直肠发育情况、相对位置及相互之间的汇合点等解剖关系，帮助术前评估。

【治疗与预后】

1. 手术治疗　一旦临床诊断泄殖腔畸形，需对患儿进行全面评估，先处理威胁患儿生命的先天畸形。新生儿在行根治手术前需先行结肠造瘘术，待患儿术后恢复良好后再行根治成形术，推荐年龄为6～12个月。

2. 预后　完全型URSMS因无会阴开口，预后差，而部分型URSMS相比完全型URSMS预后较好，但仍需要多次行肛门会阴尿道成形术、泌尿生殖窦整体移位术等，生活质量差。

【遗传咨询与产前诊断】

1. 遗传咨询　目前多数报道无明显家族史，绝大多数为散发病例。

2. 产前诊断　Pei等[92]报道总结了28例URSMS的产前超声描述，最常见的产前超声描述是羊水过少或无羊水、尿路异常、胎儿腹部囊肿、肠管扩张等。其中，特异性高的超声征象有肠石病，膀胱肠瘘。产前诊断URSMS虽不容易，但一些特异性高的超声表现仍可提示可能存在URSMS，仔细的产前胎儿超声检查非常重要。

（裴　燕　吴青青）

## 九、并腿畸胎序列征

并腿畸胎序列征（sirenomelia sequence）又称人体鱼序列征或美人鱼综合征，是一种罕见的致死性先天畸形，发生率为1/67 000～1/24 000，其中双胎妊娠占10%～15%，绝大多数为单卵双胎，三胎妊娠更罕见[93]。此外，人体鱼序列征多见于男性，男女发病比例为2.7：1[94]。

【临床表型特征】

并腿畸胎序列征的主要表型特征是双下肢融合，足缺如或发育不良，形似鱼尾，双下肢可完全融合、部分融合、仅有软组织融合，也可有下肢骨性融合。Stocker等[95]根据下肢发育不良的程度和并腿的严重程度，将该畸形分为7种类型：Ⅰ型为成对的股骨、胫骨和腓骨；Ⅱ型为单一腓骨或腓骨融合；Ⅲ型为腓骨缺如；Ⅳ型为股骨部分融合、单一腓骨；Ⅴ型为股骨部分融合、腓骨缺如；Ⅵ型为单一股骨、单一胫骨；Ⅶ型为单一股骨、胫腓骨缺如。

该序列征常合并其他结构畸形，如腰骶-尾椎骨发育不全或缺如，骨盆骨发育不全，单脐动脉，肛门闭锁，直肠不发育，双肾不发育或双肾多囊性发育不良，膀胱、输尿管、子宫缺如，内外生殖器官异常（不包括性腺）等。偶可伴有先天性心脏病、肺发育不全、桡骨和第5指缺如等（图34-9）。

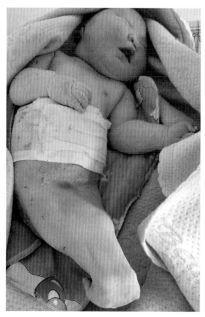

图34-9　并腿畸胎序列征
（王若光提供图片）

【遗传方式与相关致病基因】

Zakin等[96]研究指出Bmp7基因、Tsg基因双变异的小鼠可以出现并腿畸胎序列征的表型，这使得骨形成蛋白（bone morphogenetic protein，BMP）减少，而阻碍调节中后轴中胚层形成骨骼的信号通路的形成，而单一的BMP7基因变异并没有出现并腿畸胎序列征的表型，可利用其构建人体鱼序列征的动物模型，从而有利于进一步研究该疾病的分子机制。Garrido-Allepuz等[97]发现出现并腿畸胎序列征的小鼠缺乏一种降解维甲酸的酶-CYP26A1，而维甲酸可使得BMP减少从而阻碍信号通路的形成。2012年Gerard等[98]报道了对2个有并腿畸胎序列征患儿家族的随访研究结果，发现有7个基因与该畸形有关，即HLXB9、SHH、PATCHED、TBXT、CYP26A1、BMP7及TWSG1基因。同年Kurosawa等[99]报道了1例染色体核型为46,X,t(X;16)(p11.23;p12.3)的并腿畸胎序列征的胎儿，并且发现可导致小鼠出现并腿畸胎序列征的BMP7（20q13.31）、TWSG1（18p11.22）、BMP4（14q22.2）和CYP26B1（2p13.2）基因变异位点在其病例中的人类同源基因并未找到关联。并腿畸胎序列征与染色体异常的关系文献报道较少，除了1例染色体平衡易位，Tonni等[100]还报道了1例孕早期诊断的并腿畸胎序列征的胎儿，其染色体核型为69,XXX/46,XX嵌合体。

【实验室与辅助检查】

孕早期羊水量不受胎儿肾脏功能的影响，即使有双肾缺如，羊水量也可正常，因此孕早期（妊娠11～13$^{+6}$周）诊断并腿畸形相对于孕中晚期有优势。因此，如发现胎儿下肢显示不清，应高度警惕该疾病，可加强随访或采取胎儿磁共振进一步确诊。

孕中晚期由于肾脏发育不全或缺如，羊水极度减少或没有羊水，给产前超声对双下肢畸形的检出与辨认增加难度（图34-10）。

1. 羊水极度减少或几乎测不出羊水。

2. 双肾缺如、双侧多发性囊性发育不良肾。

3. 膀胱缺如而不显像。

4. 双下肢融合不分开，胎动时双下肢同步运动。

5. 双足畸形。

6. 脊柱异常。尾椎缺如、腰椎下部不同程度缺如及脊柱远端节段异常。

7. 腹部及下肢血管异常。

8. 由于畸形血管多为一根，故脐带内多为单脐动脉。

9. 由于羊水过少常可导致肺发育不良。

【诊断标准】

孕早期超声检查中发现并腿畸形（双下肢融合）的特征性影像，即可诊断。孕早期（妊娠11～13<sup>+6</sup>周）超声检查，或胎儿宫内姿势固定前进行超声检查，利于确认。

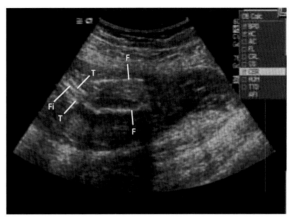

图34-10　胎儿人体鱼序列征Ⅱ型

双腿冠状切面显示大腿内两股骨（F），小腿内双侧胫骨（T）之间可见一根腓骨（Fi），三者距离较近。

并腿畸胎序列征需要与尾发育不良序列征相鉴别，本病特征是肢芽不能分裂成2个肢体而形成单独的下肢伴向后排列的膝关节及足；骶骨缺如或伴其他腰椎的缺损；无肛门或直肠缺如；无内外生殖器官；肾脏发育不全和膀胱缺如。单一脐动脉是主要鉴别点。

【治疗与预后】

孕中期产前超声发现羊水严重过少或无羊水，则警惕人体鱼序列征的发生。如产前超声诊断困难可结合MRI检查，MRI对于孕中期人体鱼序列征的产前诊断具有较高的价值。人体鱼序列征因严重双肾发育不全或缺如，导致严重羊水过少，肺发育不良，常是致死性的，出生后不久即死亡。

【遗传咨询与产前诊断】

1. 本病主要通过产前超声影像进行诊断，目前实验室生化或分子诊断尚无成熟方法。

2. 产前超声一旦诊断，则建议及早终止妊娠。

3. 建议孕期规范产检，在孕早期进行诊断可行而重要。

4. 目前的研究报告已知本病具有遗传性，相关致病基因报告有多个，但仍然不能用于产前基因诊断。

5. 本病再发风险尚未知，当发生一胎患病时，尚无法做到阻止再次出生。通过一些临床病例发现再次妊娠时并没有再次出现胎儿患病。

（秦　越　李胜利）

## 十、尾发育不良序列征

尾发育不良序列征（caudal dysplasia sequence，CDS），也称骶骨/骶尾发育不良综合征或骶尾退化综合征，是一种罕见的先天性缺陷，在正常妊娠的女性中其发病率为（0.1～0.25）/10 000。该疾病是由于椎体下段，包括骶骨（尾骨）部分或全部发育不良所致。这种序列征同时也可导致下肢的发育异常，或是脊柱、肾脏、胃肠及泌尿生殖系统管道异常。15%～25%的患儿母亲有胰岛素依赖型糖尿病[101]。

【临床表型特征】

临床表型取决于骶尾部病变范围和严重程度。CDS是胚胎早期中胚层组织受损的结果。由于中胚层是形成骨骼、肌肉、肾脏和其他器官的组织，因此尾发育不良的个体会有这些系统发育异常的表现。表型轻微的个体，仅有尾骨的缺失，可无任何神经系统的症状（有时意外地在X线影像上被发现）；严重者可合并多系统异常，包括椎体缺失或融合，半椎体以及神经系统、下肢、直肠肛门及泌尿系统发育异常，甚至危及生命；多数介于二者之间，可能发生肾脏畸形、胃肠道畸形、脊柱、心脏异常以及下肢发育问题。其中，神经源性膀胱是CDS较严重的问题，可引起尿路感染及肾功能衰竭。

典型的CDS患者，由于骶尾骨的缺如，在胎儿脊柱骶尾段横切面可见髂骨翼角度变小，两侧髂骨翼紧靠，即"盾牌征"典型征象。出生后查体发现臀部扁平，臀裂缩短，脊柱侧凸，脊柱裂。

当骶骨发育不全（通常只涉及骶骨2~5），同时合并肛门直肠畸形、骶前肿块以及泌尿生殖畸形，称为Currarino综合征。

骶骨缺损与骶前脊膜膨出（sacral defect with anterior meningocele，SDAM）是一种骶管发育不良性疾病，出生后，女性通常表现为难产、慢性便秘或脑膜炎。

Cama等人[102]描述了5种骶骨发育不全的类型：①骶骨全部发育不全伴腰椎下段缺失；②骶骨全部发育不全不伴腰椎下段缺失；③部分骶骨发育不全或骶骨成长不全；④骶椎半椎体；⑤尾骨发育不全。

Welch和Aterman[103]将先天的骶骨异常划分为4种不同的临床类型：①与母亲糖尿病相关的非家族性类型，表现为骶骨及椎骨下段完全缺失，同时有多发先天异常；②远端骶骨或尾骨段的发育不良；③骶骨发育不全伴骶前畸胎瘤；④骶骨发育不全伴脊髓脊膜膨出。对于后3种类型，考虑常染色体显性遗传。

【遗传方式与相关致病基因】

CDS的形成源于妊娠7周之前原肠胚时期胚胎尾侧脊索形成障碍（脊索复合体在成熟过程中发生中断，使胎儿骶尾段的脊髓发育障碍所致），确切的机制不清，病因可能与妊娠期糖尿病、遗传的易感性及血管灌注不足等有关。然而仅有16%~22%的患有尾发育不良序列征的胎儿的母亲是妊娠期糖尿病，因此一定有其他因素参与了此类疾病的发生，现阶段还不清楚。

母亲孕前糖尿病可能影响到肌醇和花生四烯酸的代谢，同时高血糖可以导致神经管闭合障碍包括细胞排列紊乱。然而也有动物研究表明，暴露于较高水平葡萄糖的胚胎虽然会发育异常，但高血糖并没有与人类胎儿异常发育有关。妊娠期糖尿病不增加胎儿尾发育不良的风险。

严重的CDS是散发的，轻型的CDS可以表现为常染色体显性遗传，如Currarino综合征与MNX1（HLXB9）基因的变异有关。然而，只有50%的散发性变异和90%的家族病例是由基因变异引起的[104]。虽然在VANGL1[105]、HOXD13[106]和PTEN[107]等基因上的变异已经被报道于尾椎或脊椎异常和/或椎骨异常的散发性病例，但并没有建立任何确切的遗传关联。

在维甲酸（retinoic RA）、锂、镉、硫酰胺或有机溶剂暴露的动物胚胎中，可以诱导出类似于CDS的表现型。包括CYP26A1、HOXD13、WNT3A、ACD、PTF1A和PCSK5基因在内的几个变异基因在小鼠体内形成了一种类似表型，然而在CDS患者中却从未发现过人类的基因变异。有趣的是，反过来也是如此，*MNX1*基因变异小鼠没有出现Currarino综合征的特征。人类与小鼠的表型相关的矛盾情况表明，人类和模式生物之间的遗传病因学存在差异[108]。

【实验室与辅助检查】

当考虑该病时，应关注患儿母亲是否患有糖尿病。

诊断主要通过产前超声检查，相关影像特征可参照诊断标准内容。

【诊断标准】

1. 产前主要依据超声诊断。孕早期头臀径缩短，中孕晚期超声检查提示骶尾骨缺失、股骨缩短、腰椎不同程度缺陷、脊柱变短、髂骨翼角度变小、两侧髂骨翼紧靠，腿部弯曲贴近臀部。除脊柱异常外，可合并其他系统异常，包括椎体缺失、融合、半椎体以及神经系统、下肢、直肠肛门及泌尿系统发育异常。

2. 出生后可以通过查体发现臀部扁平，臀裂缩短，脊柱侧凸，脊柱裂。除X线外，出生后通过MRI的断层扫描可以提供几乎所有与该疾病相关的解剖异常的细节，已成为出生后诊断的金标准。

3. 需与并腿畸形序列征（美人鱼序列征）、开放性脊柱裂、半椎体鉴别诊断。

（1）CDS与并腿畸形序列征是否为同一病症目前仍有争议，有学者认为二者不是同一个病症。并腿畸形序列征的胎儿源于卵黄动脉的迷走血管，起自高位的腹主动脉，行使脐动脉的功能，将血液从脐带输送到胎盘，使腹主动脉供应的远端区域组织严重灌注不全，导致脊柱、肾脏、下消化道、泌尿生殖道及生殖器严重畸形。但有研究者认为并腿畸形序列征是CDS最严重的表现形式。

（2）开放性脊柱裂。脊柱裂胎儿母体血清中的甲胎蛋白升高，CDS则正常。

4. 拷贝数变异及基因变异检测可以明确部分与常染色体显性遗传相关的CDS。

【治疗与预后】

预后取决于发生病变的部位和严重程度。

1. 轻度异常的患者可能仅有尾骨的部分缺失而没有其他症状，可能没有或很少出现症状（有时是通过X线检查的偶尔发现）。

2. 当病变范围较大时，可出现肾缺如，开放性脊柱裂，泌尿生殖道、肢体和肠管异常，严重时可威胁到生命安全。

3. 有严重症状的婴儿可能需要泌尿外科和骨科手术矫形，包括多次手术和终身医疗支持。

4. 治疗是终身的，手术不能治愈，只能减轻症状，并尽可能地提高生存质量。如脊柱裂可以通过手术闭合椎管，但如果已经有神经损伤，则无法恢复。

【遗传咨询与产前诊断】

确切病因不清，当母亲患有糖尿病，尤其是孕早期间血糖控制不佳，超声应关注骶尾形态，产前诊断主要依据超声。

1. 遗传咨询

（1）通过产前超声及产前/出生后影像学检查（X线或MRI）明确诊断，重点检查除骶尾骨发育不全外，是否合并其他系统异常。

（2）了解先证者母亲是否患有糖尿病，家系有无其他患者。本病通常为散发、非家族多发类型。部分患者母亲患有糖尿病、血糖控制不佳。

（3）拷贝数变异及基因变异的检测可明确部分病因，如Currarino综合征为常染色体显性遗传，*HLXB9*基因被认为是Currarino综合征的主要致病基因。骶骨缺损与骶前脊膜膨出（SDAM）考虑为常染色体显性遗传。

2. 产前诊断

（1）确认先证者临床表型及类型，先证者母亲是否患有糖尿病。

（2）拷贝数变异及全外显子组检测可以明确部分与常染色体显性遗传相关的CDS，如Currarino综合征及骶骨缺损与骶前脊膜膨出（SDAM）等。此时，父母验证有助于明确是否遗传或是新发变异。

（3）胎儿预后与临床表型相关，表型严重的患儿生后手术不能治愈，仅能减轻症状，是否终止妊娠需尊重胎儿双亲意见。

（4）糖尿病患者再次妊娠前血糖的控制与骶尾退化综合征发生的关系仍在探讨中。

（刘　妍　吴青青）

## 十一、羊膜破裂序列征

羊膜破裂序列征（amnion rupture sequence）又称羊膜带序列征（amniotic bands sequence）、先天性环状粘连带综合征、蛛网综合征等，是由部分羊膜破裂产生羊膜纤维带（羊膜带）束缚、压迫、缠绕胎儿某部位而形成的胎儿变形、畸形或肢体截断的一组复合畸形。现代胎儿畸形学家将其命名为ADAM复合畸形，即羊膜变形、粘连、肢体残缺复合畸形。大多数为散发病例，活产胎儿发生率为1/15 000～1/1 200，死产胎儿发生率约1/70[109]。由于妊娠早期发生的羊膜破裂通常导致胎儿严重畸形，引起胎儿流产、死胎，因此实际发生率要高于这个数值。目前没有发现羊膜破裂序列征的发生具有种族差异及性别差异，且没有发现其具有遗传倾向。

【临床表型特征】

羊膜破裂序列征引起胎儿畸形的表现具有多样化，常见受累部位是四肢、头部和躯干，临床可分为肢体型、颅面型和躯干内脏型。常见胎儿畸形包括①肢体：四肢截肢、淋巴水肿、并指（趾）、异常皮肤隆起、畸形足等；②颅骨：非对称性脑膨出、无脑畸形、颅骨缺如等；③颜面：唇裂、腭裂、鼻发育异常、非对称性小头畸形等；④胸腔：肋骨裂、心脏缺陷等；⑤脊柱：脊柱侧凸、脊柱裂等；⑥腹壁：腹裂、脐膨出、膀胱外翻；⑦外阴：生殖器畸形、肛门闭锁等。

【遗传方式与相关致病基因】

目前羊膜破裂序列征的病因尚未完全明确，关于胎儿畸形形成机制目前存在3种理论。

1. 内因论　1930年Streeter提出，未发现羊膜带造成胎儿截肢或畸形的直接证据，羊膜破裂序列征的发生是胎儿局灶性发育异常的结果，存在共同的内在因素导致羊膜带和胎儿畸形的发生。一些学者认为羊膜破裂序列征是一种由遗传物质异常导致胚胎发育紊乱或肢体结缔组织发育异常所引起，即"遗传物质缺乏论"。另一些学者则认为，致畸因素对胚胎-胎儿生长发育的影响远大于羊膜破裂[110]。

2. 外因论　1965年Torpin[111]提出妊娠早期发生羊膜破裂，破损的羊膜绒毛膜面的中胚层生成羊膜带缠绕、压迫突入绒毛膜囊的胎儿，引起局部缺血坏死，导致限制性胎儿畸形及胎儿死亡。中胚层羊膜带与胎儿局部接触粘连，也可导致胎儿发生腹壁缺损、颅面畸形。胎儿吞入羊膜带可造成面裂。羊膜破裂发生越早，所导致的畸形越重。但羊膜带对胎儿的机械压迫束缚作用并不只限于妊娠早期，妊娠中期行羊膜带松解术后，胎儿受累肢体能够恢复正常发育[112]。

3. 血管论　羊膜破裂序列征通常合并颅面、内脏等复杂畸形，部分学者认为，多种畸形难以用羊膜破裂的理论来解释，如肛门闭锁、多指（趾）畸形、唇腭裂，认为与羊膜破裂相关或者无关的畸形可能存在共同的病因，这种病因可能通过干扰血管系统而起作用，所涉及的因素可能是外在的，也可能是内在的，有些因素可能与胚盘发育异常有关[113]。

【实验室与辅助检查】

羊膜破裂序列征的诊断主要依靠影像学检查，包括产前超声和磁共振成像。

1. 产前超声是诊断羊膜破裂序列征的重要方法。超声下可见胎儿在宫内活动受限，多数胎儿的四肢可见带状缩窄环，常合并羊水过少，在胎儿畸形部位或其他部位可见漂浮的不规则带状回声，附着点位于绒毛膜板或胎体上。此外，多发、非对称性、复杂的胎儿畸形也可通过超声发现，最常位于四肢、颅面部、躯干、腹壁、胸腔、脊柱、外阴等部位。

2. 磁共振成像检查也是诊断羊膜破裂序列征的有效方法。国外已经有应用磁共振成像检查成功诊断产前超声漏诊的羊膜破裂序列征的病例[114]。磁共振成像检查可以作为产科超声的辅助技术用于诊断羊膜破裂序列征，尤其进行宫内手术治疗前，建议行磁共振成像检查进行全面评估。

3. 引产或分娩后可以对胎盘、胎膜、脐带和胎儿进行详细的检查，若胎儿存活可根据情况行各种影像学或介入性内镜检查，如胎儿死亡可以行尸检和组织学检查。但无论胎儿存活与否，均应进行染色体检查。

【诊断标准】

产前超声胎儿宫内位置相对固定，或可见带状漂浮物。胎儿肢体、颅面或躯干等部分畸形。

产后通过胎盘和胎膜检查发现羊膜破损，并且羊膜与胎儿肢体接触或粘连。

胎儿身体皮肤，特别是四肢或指（趾）部分出现缩窄环，或出现羊膜缠绕性、粘连性或溶解性损伤灶。

【治疗与预后】

羊膜破裂序列征的治疗方案需根据孕周、畸形部位及程度、畸形对胎儿生长发育的近期及远期影响、胎儿的珍贵程度、当地新生儿或胎儿医学尤其是胎儿外科学的水平等多种因素进行充分评估后制定。对胎儿和新生儿影响不大的较轻的畸形可以待胎儿正常分娩后再行处理，而对于存在严重影响胎儿近期及远期结局的复杂多发畸形或者胎儿已发生宫内死亡，则可根据家属意愿选择终止妊娠。随着产前诊断技术和胎儿手术治疗的不断发展，对一些小的胎儿畸形进行宫内手术治疗也成为可能，且宫内手术治疗应在充分评估后尽早进行。羊膜破裂序列征最常见的宫内手术治疗方式为羊膜带粘连松解术，通过胎儿镜切除羊膜带能够解除羊膜带对胎儿肢体的压迫，改善局部血液循环，恢复胎儿肢体功能，避免先天性截肢[112]。

【遗传咨询与产前诊断】

羊膜破裂序列征的遗传相关性尚未明确，研究发现，它既不遵循孟德尔遗传定律，也不能用遗传物质非整倍性解释。羊膜破裂序列征的发生具有散发性，并不增加再次妊娠复发的风险。但是羊膜破裂序列征的患者的一级亲属发生这种情况的风险要高于普通人群，提示羊膜破裂序列征的发生存在遗传易感性。

国外研究发现，孕妇于妊娠早期吸烟或使用某些药品（如对乙酰氨基酚、阿司匹林）、合并糖尿病或存在其他损害血管系统的行为，可能会增加羊膜破裂序列征发生的风险[115]。另外，也有妊娠早期行绒毛活检、妊娠中期行羊膜腔穿刺术后继发羊膜破裂序列征的报道，提示妊娠早中期的宫腔操作也可能增加羊膜破裂序列征发生的风险[116]。

有羊膜破裂序列征家族史或存在以上增加羊膜破裂序列征发生风险的因素的孕妇，应避免接触致畸因素，防止宫内感染，加强孕期宣教和围生期保健，定期行产前检查，尤其是按时进行产前超声检查，监测有无羊膜破裂序列征发生的超声征象，做到早发现、早诊断、早干预，实现优生优育。

（徐金玉　吴青青）

## 十二、肢体-体壁复合畸形

肢体-体壁复合畸形（limb body wall complex）是复杂性的畸形组合，又称体蒂异常（body stalk anomaly），是由于前腹壁关闭失败所引起的一种少见的严重腹壁缺陷，宫内死亡率高，在新生儿中的发生率为0.32/100 000[117]。近年来，随着NT检查的开展，该畸形在孕早期的检出率也随之增加，为1/7 500~1/3 000。

【临床表型特征】

肢体-体壁复合畸形具有广泛前侧腹壁裂、明显的脊柱侧凸、肢体畸形、颜面颅脑畸形、脐带极短等多种畸形，这些畸形可单独存在或合并存在，其特征性表现是羊膜绒毛膜不融合。因此，羊膜未覆盖脐带，但从脐带边缘呈片状伸出，与胎儿体壁及胎盘是连续的。

肢体-体壁复合畸形常伴其他结构畸形，如结肠闭锁和狭窄、小肠闭锁、泄殖腔外翻、阴道闭锁、泌尿生殖系统闭锁、外生殖器缺如、肾发育不良、膈肌缺如、脊柱裂、胸腔发育不良等。

【遗传方式与相关致病基因】

在现有的国内外研究中，肢体-体壁复合畸形的胎儿可出现母体血清AFP升高。2000年Chan等[118]报道了1例妊娠23周诊断为肢体-体壁复合畸形的胎儿，其羊膜穿刺结果显示染色体核型正常，但胎盘绒毛检测结果为16三体综合征，引产后的胎儿组织学检查发现胎儿为母源性的16号染色体单亲二体。然而该作者认为此病例为偶发个例，并不能由此得出相关结论。除了此篇报道，相关文献研究均认为肢体-体壁复合畸形的胎儿染色体核型正常。此外，在基因异常方面，2015年Paul等[119]首先报道了IQCK基因变异可以导致胎儿出现肢体-体壁复合畸形和羊膜带序列征的一些体征。此外，一些文献报道发现患有肢体-体壁复合畸形的胎儿合并有胆囊缺如和多脾，而胆囊缺如和多脾与偏侧化的基因相关，包括同源基因（HOX基因）、碱性成纤维细胞生长因子（BFGF基因）、TGFB1、BMP4、WNT1-8和SHH基因，并推测该复合畸形可能是由于参与偏侧化和尾部发育的基因变异所导致的[120]。

【实验室与辅助检查】

1. 胎儿腹部区域探测到一个回声复杂的包块，有时包块可达胸前区，包块与子宫壁紧贴（图34-11）。

2. 脐带极短或无脐带，彩色多普勒显示很短一段脐带或不能显示，约50%为单脐动脉。

3. 脊柱侧凸是该综合征的一个特征性改变。

4. 大多数病例存在肢体畸形，包括肢体缺失、手裂、足裂、少指（趾）、桡骨和尺骨发育不良等。

5. 颜面颅脑畸形主要有面裂、脑膨出、露脑畸形等。

6. 其他合并畸形包括膈肌缺如、肠道闭锁、肾脏畸形等。

7. 40%的病例可见羊膜带，提示有些畸形（如缩窄、截肢等）可能由羊膜带异常引起。

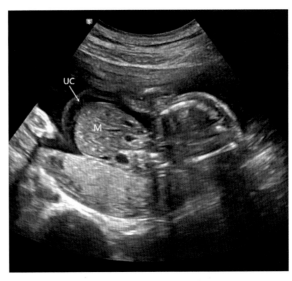

图34-11　胎儿肢体-体壁复合畸形

胎儿腹部横切面显示下腹部腹壁连续性回声中断，腹腔内脏器从缺损处膨出（M），腹部外翻的脏器与胎盘粘连在一起，脐带（UC）短。

【诊断标准】

目前，最常用的是Kamudhamas等[121]提出的诊断标准，以下3项出现2项或以上即可诊断为肢体-体壁复合畸形：①颜面颅脑畸形，包括露脑畸形、脑膨出和面裂畸形等；②胸部或/和腹部体壁缺损；③肢体异常。

【治疗与预后】

肢体-体壁复合畸形是一种受累部位广泛的严重畸形，通常是致死性畸形，宫内自然流产率高，一旦确诊，建议立即终止妊娠。本病无复发风险。

【遗传咨询与产前诊断】

肢体-体壁复合畸形目前所知是多因素造成的，再发风险和普通人群无异。因此无需担心再次出现，可以条件具备时再备孕。

目前产前诊断主要通过超声影像检查确认，由于多发畸形和后果严重，一旦发现，建议及早终止妊娠。

（秦　越　李胜利）

参考文献

[1] Kenneth L.J. SMITH人类先天性畸形图谱-分类、判定标准与遗传咨询 [M]. 傅松滨, 主译. 6版. 北京: 人民卫生出版社, 2007: 5.

[2] Kenneth L.J. Smith's Recognizable Patterns of Human Malformation [M]. 7th ed. Philadelphia: Elsevier Saunders, 2013.

[3]　Coffin GS, Siris E. Mental retardation with absent fifth fingernail and terminal phalanx [J]. Am J Dis Child, 1970, 119: 433-439.

[4]　van der Sluijs PJ, Jansen S, Vergano SA, et al. Correction: the ARID1B spectrum in 143 patients: from nonsyndromic intellectual disability to Coffin-Siris syndrome [J]. Genet Med, 2019, 21: 2160-2161.

[5]　Vergano SS, Deardorff MA. Clinical features, diagnostic criteria, and management of Coffin-Siris syndrome [J]. Am J Med Genet C Semin Med Genet, 2014, 166C: 252-256.

[6]　Wieczorek D, Bögershausen N, Beleggia F, et al. A comprehensive molecular study on Coffin-Siris and Nicolaides-Baraitser syndromes identifies a broad molecular and clinical spectrum converging on altered chromatin remodeling [J]. Hum Mol Genet, 2013, 22: 5121-5135.

[7]　Tsurusaki Y, Okamoto N, Ohashi H, et al. Mutations affecting components of the SWI/SNF complex cause Coffin-Siris syndrome [J]. Nat Genet, 2012, 44: 376-378.

[8]　Santen GW, Aten E, Vulto-van Silfhout AT, et al. Coffin-Siris syndrome and the BAF complex: genotype-phenotype study in 63 patients [J]. Hum Mutat, 2013, 34: 1519-1528.

[9]　Kosho T, Okamoto N. Coffin-Siris syndrome international collaborators. Genotype-phenotype correlation of Coffin-Siris syndrome caused by mutations in SMARCB1, SMARCA4, SMARCE1, and ARID1A [J]. Am J Med Genet C Semin Med Genet, 2014, 166C: 262-275.

[10]　Shang L, Cho MT, Retterer K, et al. Mutations in ARID2 are associated with intellectual disabilities [J]. Neurogenetics, 2015, 16: 307-314.

[11]　Bramswig NC, Caluseriu O, Ludecke HJ, et al. Heterozygosity for ARID2 loss-of-function mutations in individuals with a Coffin-Siris syndrome-like phenotype [J]. Hum Genet, 2017, 136: 297-305.

[12]　Vasileiou G, Vergarajauregui S, Endele S, et al. Mutations in the BAF-complex subunit DPF2 are associated with Coffin-Siris syndrome [J]. Am J Hum Genet, 2018, 102: 468-479.

[13]　Fleck BJ, Pandya A, Vanner L, et al. Coffin-Siris syndrome: review and presentation of new cases from a questionnaire study [J]. Am J Med Genet, 2001, 99: 1-7.

[14]　Borjeson M, Forssman H, Lehmann O. An X-linked, recessively inherited syndrome characterized by grave mental deficiency, epilepsy, and endocrine disorder [J]. Acta Med Scand, 1962, 171: 13-21.

[15]　Turner G, Lower KM, White SM, et al. The clinical picture of the Borjeson-Forssman-Lehmann syndrome in males and heterozygous females with PHF6 mutations [J]. Clin Genet, 2004, 65: 226-232.

[16]　Dereymaeker AM, Fryns JP, Hoefnagels M, et al. The Borjeson-Forssman-Lehmann syndrome: a family study [J]. Clin Genet, 1986, 29: 317-320.

[17]　Kubota T, Oga S, Ohashi H, et al. Borjeson-Forssman-Lehmannsyndrome in a woman with skewed X-chromosome inactivation [J]. Am J Med Genet, 1999, 87: 258-261.

[18]　Birrell G, Lampe A, Richmond S, et al. Borjeson-Forssman-Lehmann syndrome and multiple pituitary hormone deficiency [J]. J Pediatr Endocrinol Metab, 2003, 16: 1295-1300.

[19]　Wieczorek D, Bögershausen N, Beleggia F, et al. A comprehensive molecular study on Coffin-Siris and Nicolaides-Baraitser syndromes identifies a broad molecular and clinical spectrum converging on altered

chromatin remodeling [J]. Hum Mol Genet, 2013, 22: 5121–5135.

[20] Jahani-Asi A, Cheng C, Zhang C, et al. Pathogenesis of Börjeson-Forssman-Lehmann syndrome: insights from PHF6 function [J]. Neurobiol Dis, 2016, 96: 227–235.

[21] Melnick JC, Needles CF. An undiagnosed bone dysplasia: a two family study of 4 generations and 3 generations [J]. Am J Roentgen Radium Ther Nucl Med, 1966, 97: 39–48.

[22] Coste F, Maroteaux P, houraki L, et al. Osteodysplasty (Melnick and Needles' syndrome): report of a case [J]. Ann Rheum Dis, 1968, 27: 360–366.

[23] Robertson SP. Filamin A: phenotypic diversity [J]. Curr Opin Genet Dev, 2005, 15: 301–307.

[24] Verloes A, Lesenfants S, Barr M, et al. Fronto-otopalatodigital osteodysplasia: clinical evidence for a single entity encompassing Melnick-Needles syndrome, otopalatodigital syndrome types 1 and 2, and frontometaphyseal dysplasia [J]. Am J Med Genet, 2000, 90: 407–422.

[25] Donnenfeld AE, Conard KA, Roberts NS, et al. Melnick-Needles syndrome in males: a lethal multiple congenital anomalies syndrome [J]. Am J Med Genet, 1987, 27: 159–173.

[26] von Oeyen P, Holmes LB, Trelstad RL, et al. Omphalocele and multiple severe congenital anomalies associated with osteodysplasty (Melnick-Needles syndrome) [J]. Am J Med Genet, 1982, 13: 453–463.

[27] Robertson SP, Twigg SR, Sutherland-Smith AJ, et al. OPD-spectrum Disorders Clinical Collaborative Group. Localized mutations in the gene encoding the cytoskeletal protein filamin A cause diverse malformations in human [J]. Nat Genet, 2003, 33: 487–491.

[28] Krajewska-Walasek M, Winkielman J, Gorlin RJ. Melnick-Needles syndrome in males [J]. Am J Med Genet, 1987, 27: 153–158.

[29] Bardet G. Sur un syndrome d'obesite infantile avec polydactylie et retinite pigmentaire (contribution a l'etude des formes cliniques de l'obesite hypophysaire) [J]. Thesis: Paris, 1920, Note: No. 479.

[30] Beales PL, Elcioglu N, Woolf AS, et al. New criteria for improved diagnosis of Bardet-Biedl syndrome: results of a population survey [J]. J Med Genet, 1999, 36: 437–446.

[31] Khan SA, Muhammad N, Khan MA, et al. Genetics of human Bardet-Biedl syndrome, an updates [J]. Clin Genet, 2016, 90: 3–15.

[32] Janssen S, Ramaswami G, Davis EE, et al. Mutation analysis in Bardet-Biedl syndrome by DNA pooling and massively parallel resequencing in 105 individuals [J]. Hum Genet, 2011, 129: 79–90.

[33] Dionisi Vici C, Sabetta G, Gambarara M, et al. Agenesis of the corpus callosum, combined immunodeficiency, bilateral cataract, and hypopigmentation in two brothers [J]. Am J Med Genet, 1988, 29: 1–8.

[34] Cullup T, Kho AL, Dionisi-Vici C, et al. Recessive mutations in EPG5 cause Vici syndrome, a multisystem disorder with defective autophagy [J]. Nat Genet, 2013, 45: 83–87.

[35] Ehmke N, Parvaneh N, Krawitz P, et al. First description of a patient with Vici syndrome due to a mutation affecting the penultimate exon of EPG5 and review of the literature [J]. Am J Med Genet A, 2014, 164A: 3170–3175.

[36] Maillard C, Cavallin M, Piquand K, et al. Prenatal and postnatal presentations of corpus callosum agenesis

with polymicrogyria caused by EGP5 (sic) mutation [J]. Am J Med Genet A, 2017, 173A: 706–711.

[37] Chiyonobu T, Yoshihara T, Fukushima Y, et al. Sister and brother with Vici syndrome: agenesis of the corpus callosum, albinism, and recurrent infections [J]. Am J Med Genet, 2002, 109: 61–66.

[38] Wang Z, Miao G, Xue X, et al. The Vici syndrome protein EPG5 is a Rab7 effector that determines the fusion specificity of autophagosomes with late endosomes/lysosomes [J]. Mol Cell, 2016, 63: 781–795.

[39] Coletă E, Siminel M, Gheonea M. Holoprosencephaly sequence [J]. Rom J Morphol Embryol, 2011, 52: 725–728.

[40] Henderson LB, Corson VL, Saul DO, et al. First trimester diagnosis of holoprosencephaly secondary to a ring chromosome 7 [J]. Case Rep Genet, 2013, 2013: 578202.

[41] Chen CP, Huang MC, Chern SR, et al. Distal 3p duplication and terminal 7q deletion associated with nuchal edema and cyclopia in a fetus and a review of the literature [J]. Taiwan J Obstet Gynecol, 2015, 54: 297–302.

[42] Abakka S, Yousfi M. Alobarholoprosencephaly secondary to CMV infection [J]. Pan Afr Med J, 2014, 17: 8.

[43] 李胜利. 胎儿神经系统先天畸形 [M] // 李胜利, 罗国阳. 胎儿畸形超声诊断学. 2版. 北京: 科学出版社, 2017.

[44] Canick JA, Kellner LH, Bombard AT. Prenatal screening for open neural tube defects [J]. Clin Lab Ived, 2003, 23: 385–394.

[45] Loft AG, Hogdall E, Larsen SO, et al. A comparison of amniotic fluid alpha fetoprotein and acetylchonnesterase in the prenatal diagnosis of open neural tube defects and anterior abdominal wall defects [J]. Prenat Diagn, 1993, 13: 93–109.

[46] 庄于修, 郑珊. 胎儿外科技术在先天性脑脊髓脊膜膨出的应用现状和展望 [J]. 中华小儿外科杂志, 2016, 37: 230–233.

[47] Adzick NS, Thorm EA, Spong CY, et al. A randomized trial of prenatal versus postnatal repair of myelomeningocele [J]. N Engl J Med, 2011, 364: 993–1004.

[48] Danzer E, Finkel RS, Rintoul NE, et al. Reversal of hindbrain herniation after maternal–fetal surgery for myelomeningocele subsequently impacts on brain stem function [J]. Neuropediatrics, 2008, 39: 359–362.

[49] Lee NG, Gomez P, Uberoi V, et al. In utero closure of myelomeningocele does not improve lower urinary tract function [J]. J Urol, 2012, 188: 1567–1571.

[50] Reichler A, Hume RJ, Drugan A, et al. Risk of anomalies as a function of level of elevated maternal serum alpha fetoprotein [J]. Am J Obstet Gynecol, 1994, 171: 1052–1055.

[51] Kole MJ, Fridley JS, Jea A, et al. Currarino syndrome and spinal dysraphism [J]. J Neurosurg Pediatr, 2014, 13: 685–689.

[52] Etheredge AJ, Finnell RH, Carmichael SL, et al. Maternal and infant gene–folate interactions and the risk of neural tube defects [J]. Am J Med Genet A, 2012, 158A: 2439–2446.

[53] Narisawa A, Komatsuzaki S, Kikuchi A, et al. Mutations in genes encoding the glycine cleavage system predispose to neural tube defects in mice and humans [J]. Hum Mol Genet, 2012, 21: 1496–4503.

[54] Irnbard A, Benoist JF, Blom HJ. Nreural tube defects, folic acid and methylation [J]. Int J Environ Res Public

Health, 2013, 10: 4352-4389.

[55] 王能. 应用超声诊断胎儿隐性脊柱裂的研究进展 [J]. 检验与诊断, 2017, 11: 44.

[56] 文建国, 吴军卫, 李一冬. 隐性脊柱裂流行病学及诊疗研究进展 [J]. 中华小儿外科杂志, 2016, 37: 711-715.

[57] Reeves DL. Congenital absence of septum pellucidum [J]. Bull Johns Hopkins Hosp, 1941, 69: 61-71.

[58] De Morsier G. Studies on malformation of cranio-encephalic sutures. III. Agenesis of the septum lucidum with malformation of the optic tract [J]. Schweiz Arch Neurol Psychiatr, 1956, 77: 267-292.

[59] Patel L, McNally RJ, Harrison E, et al. Geographical distribution of optic nerve hypoplasia and septo-optic dysplasia in Northwest England [J]. J Pediatr, 2006, 148: 85-88.

[60] McNay DE, Turton JP, Kelberman D, et al. HESX1 mutations are an uncommon cause of septo-optic dysplasia and hypopituitarism [J]. J Clin Endocrinol Metab, 2007, 92: 691-697.

[61] Haddad NG, Eugster EA. Hypopituitarism and neurodevelopmental abnormalities in relation to central nervous system structural defects in children with optic nerve hypoplasia [J]. J Pediatr Endocrinol Metab, 2005, 18: 853-858.

[62] Morishima A, Aranoff GS. Syndrome of septo-optic-pituitary dysplasia: the clinical spectrum [J]. Brain Dev, 1986, 8: 233-239.

[63] Kelberman D, Dattani MT. Genetics of septo-optic dysplasia [J]. Pituitary, 2007, 10: 393-407.

[64] Wales JK, Quarrell OW. Evidence for possible Mendelian inheritance of septo-optic dysplasia [J]. Acta Paediatr, 1996, 85: 391-392.

[65] Bierkens AF, Feitz WF, Nijhuis JG, et al. Early urethral obstruction obstruction sequence: a lethal entity? [J]. Fetal Diagn Ther, 1996, 11: 137-145.

[66] 张慧婧, 马京梅, 杨慧霞. 胎儿先天性肾脏和尿道畸形的研究进展 [J]. 中华妇产科杂志, 2015, 50: 791-794.

[67] Bianchi DW, Crombleholme TM, D'Alton ME, et al. Fetology: diagnosis and management of the fetal patient [M]. 2nd ed. McGraw-Hill Education, 2010.

[68] Cusick EL, Didier F, Droulle P, et al. Mortality after an antenatal diagnosis of fetal uropathy [J]. J Pediatr Surg, 1995, 30: 463-466.

[69] Kemper MJ, Muellerwiefel DE. Prognosis of antenatally diagnosed oligohydramnios of renal origin [J]. Eur J Pediatr, 2007, 166: 393-398.

[70] Morris RK, Kilby MD. Long-term renal and neurodevelopmental outcome in infants with LUTO, with and without fetal intervention [J]. Early Hum Dev, 2011, 87: 607-610.

[71] 冯穗华, 方群, 陈健生, 等. 胎儿血清β2-微球蛋白及α1-微球蛋白评估泌尿系畸形胎儿肾功能 [J]. 中华小儿外科杂志, 2005, 20: 467-471.

[72] 葛午平, 冯穗华, 周佳亮. 胎儿膀胱外翻 [M] // 俞钢. 临床胎儿学. 北京: 人民卫生出版社, 2016: 389-391.

[73] Cacciari A, Pilu GL, Mordenti M, et al. Prenatal diagnosis of bladder exstrophy: what counseling? [J]. J Urol,

1999, 161: 259-261.

[74] Seyfettin U, Onur G, Murat A, et al. Bladder exstrophy [J]. Fetal Pediatr Pathol, 2012, 31: 225-229.

[75] Lundin J, Söderhäll C, Lundén L, et al. 22q11. 2 microduplication in two patients with bladder exstrophy and hearing impairment [J]. Eur J Med Genet, 2010, 53: 61-65.

[76] Wood HM, Trock BJ, Gearhart JP. In vitro fertilization and the cloacal-bladder exstrophy-epispadias complex: is there an association? [J]. J Urol, 2003, 169: 1512-1515.

[77] Kader S, Mutlu M, Sariaydin M, et al. A newborn with trisomy 13 presenting with cloacal exstrophy [J]. Turk J Pediatr, 2015, 57: 198-201.

[78] Woo LL, Thomas JC, Brock JW. Cloacal exstrophy: a comprehensive review of an uncommon problem [J]. J Pediatr Urol, 2010, 6: 102-111.

[79] Bischoff A, Calvo-Garcia MA, Baregamian N, et al. Prenatal counseling for cloaca and cloacal exstrophy-challenges faced by pediatric surgeons [J]. Pediatr Surg Int, 2012, 28: 781-788.

[80] Fleischer AC, Toy EC, Lee W, et al. Sonography in Obstetrics and Gysnecology: principles and practice [M]. 7th ed. McGraw-Hill Prof Med/Tech, 2009

[81] Vliet RV, Roelofs LA, Rassouli-Kirchmeier A, et al. Clinical outcome of cloacal exstrophy, current status, and a change in surgical management [J]. Eur J Pediatr Surg, 2015, 25: 87-93.

[82] 刘洪国. 超声诊断胎儿泄殖腔外翻1例 [J]. 实用医学影像杂志, 2009, 10: 208.

[83] Clements MB, Chalmers DJ, Meyers ML, et al. Prenatal diagnosis of cloacal exstrophy: a case report and review of the literature [J]. Urology, 2014, 83: 1162-1164.

[84] Escobar LF, Weaver DD, Bixler D, et al. Urorectal septum malformation sequence. Report of six cases and embryological analysis [J]. Am J Dis Child, 1987, 141: 1021-1024.

[85] Padmanabhan R, Naruse I, Shiota K. Caudal dysgenesis in staged human embryos: carnegie stages 16-23 [J]. Am J Med Genet, 1999, 87: 115-127.

[86] Kimmel SG, Mo R, Hui CC, et al. New mouse models of congenital anorectal malformations [J]. J Pediatr Surg, 2000, 35: 227-231.

[87] Jo Mauch T, Albertine KH. Urorectal septum malformation sequence: insights into pathogenesis [J]. Anat Rec, 2002, 268: 405-410.

[88] Dravis C, Yokoyama N, Chumley MJ, et al. Bidirectional signaling mediated by ephrin-B2 and EphB2 controls urorectal development [J]. Dev Biol, 2004, 271: 272-290.

[89] Wei X, Sulik KK. Pathogenesis of caudal dysgenesis/sirenomelia induced by ochratoxin A in chick embryos [J]. Teratology, 1996, 53: 378-391.

[90] Achiron R, Frydman M, Lipitz S, et al. Urorectal septum malformation sequence: prenatal sonographic diagnosis in two sets of discordant twins [J]. Ultrasound Obstet Gynecol, 2000, 16: 571-574.

[91] Jain D, Sharma MC, Kulkarni KK, et al. Urorectal septum malformation sequence: a report of seven cases [J]. Congenit Anom (Kyoto), 2008, 48: 174-179.

[92] Pei Y, Wu Q, Liu Y, et al. Prenatal sonographic diagnosis of urorectal septum malformation sequence and

chromosomal microarray analysis: a case report and review of the literature [J]. Medicine(Baltimore), 2016, 95: e5326.

[93] Orioli IM, Amar E, Arteaga-Vazquez J, et al. Sirenomelia: an epidemiologic study in a large dataset from the International Clearinghouse of Birth Defects Surveillance and Research, and literature review [J]. Am J Med Genet C Semin Med Genet, 2011, 157C: 358-373.

[94] Akbayir O, Gungorduk K, Sudolmus S, et al. First trimester diagnosis of sirenomelia: a case report and review of the literature [J]. Arch Gynecol Obstet, 2008, 278: 589-592.

[95] Stocker JT, Heifetz SA. Sirenomelia: a morphological study of 33 cases and review of the literature [J]. Perspect Pediatr Pathol, 1987, 10: 7-50.

[96] Zakin L, Reversade B, Kuroda H, et al. Sirenomelia in Bmp7 and Tsg compound mutant mice: requirement for Bmp signaling in the development of vertebral posterior mesoderm [J]. Development, 2005, 132: 2489-2499.

[97] Garrido-Allepuz C, Haro E, Gonzalez-Lamuno D, et al. A clinical and experimental overview of sirenomelia: insight into the mechanisms of congenital limb malformations [J]. Dis Model Mech, 2011, 4: 289-299.

[98] Gerard M, Layet V, Costa T, et al. Sirenomelia and caudal malformations in two families [J]. Am J Med Genet A, 2012, 158A: 1801-1807.

[99] Kurosawa K, Tanoshima-Takei M, Yamamoto T, et al. Sirenomelia with a de novo balanced translocation 46, X, t(X; 16)(p11. 23; p12. 3) [J]. Congenit Anom(Kyoto), 2012, 52: 106-110.

[100] Tonni G, Grisolia G. Sirenomelia: a review on embryogenic enviromental theories, novel three-dimensional ultrasound imaging and first trimester diagnosis in a case of mosaic 69, XXX/46, XX fetus [J]. Arch Gynecol Obstet, 2013, 288: 3-11.

[101] Versiani BR, Gilbert-Barness E, Giuliani LR, et al. Caudal dysplasia sequence: severe phenotype presenting in offspring of patients with gestational and pregestational diabetes [J]. Clin Dysmorphol, 2004, 13: 1-5.

[102] Cama A, Palmieri A, Capra V, et al. Multidisciplinary management of caudal regression syndrome (26 cases) [J]. Eur J Pediatr Surg, 1996, 6 Suppl 1: 44-45.

[103] Welch JP, Aterman K. The syndrome of caudal dysplasia: a review, including etiologic considerations and evidence of heterogeneity [J]. Pediatr Pathol, 1984, 2: 313-327.

[104] Belloni E, Martucciello G, Verderio D, et al. Involvement of the HLXB9 homeobox gene in Currarino syndrome [J]. Am J Hum Genet, 2000, 66: 312-319.

[105] Kibar Z, TorbanE, McDearmid JR, et al. Mutations in VANGL1 associated with neural-tube defects [J]. N Engl J Med, 2007, 356: 1432-1437.

[106] Garcia-Barceló MM, Wong KK, Lui VC, et al. Identification of a HOXD13 mutation in a VACTERL patient [J]. Am J Med Genet A, 2008, 146A: 3181-3185.

[107] Reardon W, Zhou X, Eng C. A novel germline mutation of the PTEN gene in a patient with macrocephaly, ventricular dilatation, and features of VATER association [J]. J Med Genet, 2001, 38: 820-823.

[108] Catala M. Genetic control of caudal development [J]. Clin Genet, 2002, 61: 89–96.

[109] Proffitt E, Phillips M, DeMauro C, et al. Ultrasonographic diagnosis of intrauterine fetal decapitation secondary to amnioticband sequence: a case report [J]. J Emerg Med, 2016, 50: 129–131.

[110] 吴青青, 陈焰. 羊膜带综合征的研究进展 [J]. 中国妇产科杂志, 2002, 37: 187–188.

[111] Torpint R. Amniochorionic mesoblastic fibrous strings and amnionic bands: associated constricting fetal malformations or fetal death [J]. Am J Obstet Gynecol, 1965, 91: 65–75.

[112] Quintero RA, Morales WJ, Phillips J, et al. In utero lysis of amniotic bands [J]. Ultrasound Obstet Gynecol, 1997, 10: 316–320.

[113] Hunter AG, Carpenter BF. Implications of malformations not due to amniotic bands in the amniotic band sequence [J]. Am J Med Genet, 1986, 24: 691–700.

[114] Lee SH, Lee MJ, Kim MJ, et al. Fetal MR imaging of constriction band syndrome involving the skull and brain [J]. J Comput Assist Tomogr, 2011, 35: 685–687.

[115] Yazdy MM, Mitchell AA, Liu S, et al. Maternal dietary glycaemic intake during pregnancy and the risk of birth defects [J]. Paediatr Perinat Epidemiol, 2011, 25: 340–346.

[116] Kohn G. The amniotic band syndrome: a possible complication of amniocentesis [J]. Prenat Diagn, 1987, 7: 303–305.

[117] Bhat A, Ilyas M, Dev G. Prenatal sonographic diagnosis of limb–body wall complex: case series of a rare congenital anomaly [J]. Radiol Case Rep, 2016, 11: 116–120.

[118] Chan Y, Silverman N, Jackson L, et al. Maternal uniparentaldisomy of chromosome 16 and body stalk anomaly [J]. Am J Med Genet, 2000, 94: 284–286.

[119] Paul K, Annette U, Leon M, et al. Limb body wall complex, amniotic band sequence, or new syndrome caused by mutation in IQ Motif containing K (IQCK)? [J]. Mol Genet Genomic Med, 2015, 3: 424–432.

[120] Gajzer DC, Hirzel AC, Saigal G, et al. Possible genetic origin of Limb–Body Wall Complex [J]. Fetal Pediatr Pathol, 2015, 34: 257–270.

[121] Kamudhamas A, Manusook S. Limb–body wall complex, report of 2 cases with their quintessence in prenatal diagnosis [J]. J Med Assoc Thai, 2001, 84: 602–608.

责任编委: 孟 岩

# 第三十五章
## CHAPTER 35
# 畸形谱与联合征

　　畸形谱（spectrum）通常指遗传或先天因素所致呈"集群"特性的一系列畸形，畸形之间具有发育关联性和次序性的谱系特征，即具有相同的发育病理学模式，概称畸形谱。有些畸形谱也曾被称为综合征，但通常畸形谱的规律性不如综合征强，病因不十分明确或统一，特别是遗传因素常常不明确。联合征（association）是指非随机发生的多种畸形共同出现，但并没有构成综合征，病因也常不明确。因此畸形谱或联合征常用于命名那些无法用单个畸形综合征、多发畸形综合征、发育不全或不良或序列征来涵盖，而又具有一些特征的先天疾病。本章主要介绍眼–耳–脊椎畸形谱、口与下颌–四肢发育不良畸形谱、PHACE综合征、VATER或VACTERL联合征、先天性小胃–肢缩小联合征、MURCS联合征。

## ❧❧ 第一节　眼–耳–脊椎畸形谱 ❧❧

　　眼–耳–脊椎畸形谱（oculo–auriculo–vertebral spectrum，OAVS），即眼–耳–脊椎发育不全综合征（oculo–auriculo–vertebral dysplasia syndrome），第一、二鳃弓综合征，下颌面骨发育不全–眼球上皮样囊肿综合征（mandibulofacial–dysostosis–epibulbar dermoids syndrome），眼–脊椎发育不全（oculo–vertebral dysplasia），耳–脊椎综合征（auriculo–vertebral syndrome），颜面–耳–脊椎异常（facio–auriculo–vertebral anomaly）。OAVS又称半侧颜面短小症（大小脸）、大口畸形、面横裂、半侧颜面短小畸形（hemifacial microsomia）等。由Gorlin和Pindborg于1964年发现并提出该畸形谱，是一种以眼、耳、颜面、脊椎畸形为主要特征的畸形谱，多数病例只显示部分体征[1]。

　　第一、二鳃弓综合征是人体胚胎的第一、二鳃弓发育不全导致的颜面口角、耳及腮腺等发育不良的综合表现，同时伴有面神经发育不全。患病率为1/5 600～1/3 500活婴，家族性不明显，大多为散发。男女发病比为3∶2，左右侧发病率无明显差异[2]。

　　【临床表型特征】

　　该畸形谱常在出生后发现，部分可以在仔细的产前超声检查中发现。其临床表型多以面部、眼、耳、口、脊椎等部位的畸形组合出现，一般双侧不对称，约70%为单侧异常。除面部、眼、耳、口、脊椎特征性畸形外，约50%的患者合并其他身体畸形，如泌尿系统、生殖系统、呼吸系统等畸形。

最明显的特征是面部颧骨、上颌骨或下颌骨发育不良。面部异常最为常见，表现为下颌升支和下颌髁突发育不良致颞下颌关节异常；单侧面横裂并延伸（图35-1、图35-2、图35-3），少数呈现双侧裂，巨口畸形（图35-4）；单侧发病时可见患者侧面肌发育不良，口角降肌发育不良。半侧面部发育不良的发生率约25%，面神经麻痹发生率为22%~25%。口腔内腮腺分泌减少或缺乏，牙齿发育畸形，舌结构或功能异常，软腭功能障碍，偶见异常肉阜，颈前侧有鳃裂残余，喉异常。其次常见特征为耳部异常，表现为小耳或极小耳、附耳、耳郭畸形、外耳道闭锁（图35-5）、耳前瘘管；耳前附有息肉或小凹，常发生于耳屏至口角连线上（图35-4、图35-5）；中耳异常；少数内耳缺损伴有不同程度耳聋（感音性或传导性耳聋），常并见小颌，耳部畸形发生率约65%。第三常见特征是脊椎异常，单侧脊椎或双侧脊椎发育不良，半椎体，侧弯，多数为颈椎发育不良，偶见胸椎或腰椎异常，颈椎融合，蝶形椎骨，脊柱裂，肋骨异常等。其中颈椎融合发生率约为60%[2-4]。

约有50%患者可见眼部畸形，如眼睑缺损（上眼睑切迹）、眼球上皮样囊肿或脂质皮样囊肿、斜视、小眼、无眼等，此类归称为Goldenhar综合征。有些患者可出现唇裂、腭裂。偶见心血管畸形，如室间隔缺损、主动脉弓畸形、动脉导管未闭、大动脉转位或缩窄、Fallot四联征、右位心、右室双出口、心室反向等异常（这些心脏异常发生率依次递减）。偶尔还可见泌尿系统异常，如肾异位或融合、肾缺如、肾发育不全、膀胱输尿管反流、输尿管肾盂连接处梗阻、输尿管重复畸形、多囊性肾发育异常。生殖系统可见尿道下裂、睾丸鞘膜积液、隐睾、阴囊异常、阴道发育不全等。消化道畸形可见肛门直肠异常、食管闭锁、气管瘘、食管瘘等；约10%伴有智力障碍（智商<85），发际低，可有宫内生长不良。胸腔偶见肺发育不良，一侧肺缺如，食管瘘，异常外部血管挤压致气管软化。偶见桡骨和肋骨异常。颅脑偶见Arnold-Chiari畸形，即小脑扁桃体下疝到椎管内或伴延髓和第四脑室延长下移，导致脑积水，枕部脑膨出，颅内皮样囊肿，胼胝体脂肪瘤，胼胝体和/或透明隔发育不良，大脑镰钙化等[4-6]。

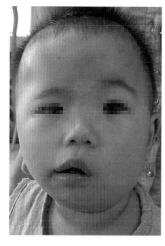

图35-1　女婴右侧面横裂合并面肌发育不良
（照片由河北省保定市中心医院周伟娜医生提供）

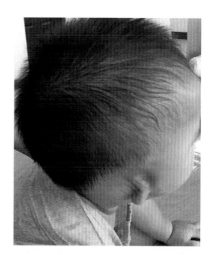

图35-2　同一女婴右耳发育不全，耳郭畸形
（照片由河北省保定市中心医院周伟娜医生提供）

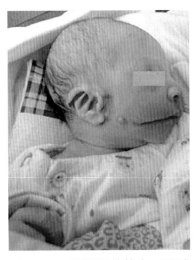

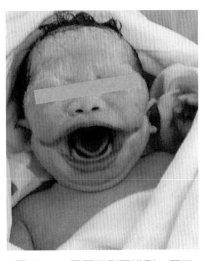

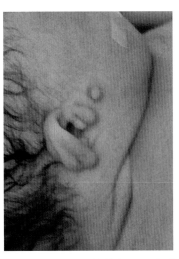

图35-3　男婴耳前赘肉，耳畸　　图35-4　男婴双侧面横裂，巨口　　图35-5　男婴耳前赘肉，耳畸形
形，右侧面横裂

**【遗传因素】**

目前存在先天性遗传因素，可能与多因素作用有关，但确切病因尚不明确，可能与孕中晚期
腮弓发育异常直接相关。各种原因导致胚胎的第一、二鳃弓发育异常是其机制。第一、二鳃弓的
结构包括耳郭、外耳道、中耳、面神经及面部骨骼结构等。目前血管学说认为胚胎时期分化为鳃
弓的组织局部出血导致发育不良，神经嵴细胞的迁移障碍导致发育畸形等，但这些学说仍然无法
圆满解释本病的所有表现[5]。

**【实验室与辅助检查】**

典型表现的病例，在产前超声检查中可以发现口部畸形、耳畸形或耳前赘肉等异常，但常易
漏诊，明确诊断并不容易。部分22q11缺失综合征可见此畸形谱临床表型[5]。

**【诊断标准】**

眼-耳-脊椎畸形谱（OAVS）是累及多器官系统的较严重的先天畸形，临床表现复杂多样，
抓住其特征性表现可做出诊断。典型的临床表现组成特征性畸形谱，主要是面部、口、眼、耳异
常，脊椎发育不良等。

诊断OAVS的最低标准是小耳畸形和半侧面部发育不良的二者之一和耳前肉赘。而耳前肉赘是
较常见畸形，是诊断的重要体征。

目前普遍认可的诊断标准，满足以下畸形表现中2项或以上即可诊断：①耳畸形（包括小耳畸
形和肉赘）；②半侧面部发育不良（包括小颌畸形）；③眼球皮样囊肿或脂质皮样囊肿和/或眼睑
缺损及脊椎异常（椎体融合或半椎体）[7, 8]。

**【治疗与预后】**

可以进行美容整形术，大多可达到正常形态[9]。

**【遗传咨询与产前诊断】**

该病多为散发病例，虽然目前认为属先天遗传因素所致，尚未确认具体致病基因。患者亲属
常可见一些次要异常表征，一级亲属复发率约为2%。部分病例的母亲患有糖尿病。孕早期出血、

人工授精、孕期母亲吸烟等也是导致本病的危险因素。

多数患者智力正常，只有10%的病例智力迟钝，并不危及生存。

出现小眼时常有智力缺陷，应尽早检查是否存在耳聋。

通过手术治疗的效果好，预后好[9]。

（李　荔　王若光）

## 第二节　口与下颌-四肢发育不良畸形谱

口与下颌-四肢发育不良畸形谱（oromandibular limb hypogenesis spectrum，OLHS）又称Hanhart综合征、短舌缺指（趾）综合征（hypoglossia-hypodactyly syndrome），是一组以先天性小下颌、短舌/无舌、下门齿缺乏、不同程度肢体发育不全、智力正常为主要特征的疾病。Rosenthal在1932年报道了第一例"无舌-缺指"患儿，1971年Hall根据临床症状的不同将其分为5种亚型[10]：Ⅰ型仅表现为孤立的短舌或无舌畸形；Ⅱ型为短舌合并缺指（趾）畸形；Ⅲ型为短舌或短舌并缺指（趾）合并舌腭关节僵硬；Ⅳ型为短舌或短舌并缺指（趾）合并口内融合；Ⅴ型主要包括几种具有类似表型的综合征（如Hanhart综合征、Pierre Robin综合征、Moebius综合征和羊膜带序列征等）。此外，还有一种类型为短舌合并内脏转位畸形。由于在临床表型及伴发畸形上存在重叠，有时会造成分类相对困难。此病发病率约为1/175 000，绝大多数为散发。

【临床表型特征】

1. 颅面部　小口畸形（小嘴）、小下颌及下巴后缩、短舌畸形。还可有下颌齿槽脊发育不良、下牙发育不全（门齿缺如）、舌下脊增厚、下唇缺陷、唾液腺肥厚、位于中线上的卜颌裂、牙龈异常等。

2. 四肢缺陷　可见不同程度的肢体发育不良，四肢均可受累，如远端指（趾）节缺损、完全无指（趾）畸形、部分肢体截断畸形，有些还合并并指（趾）。

3. 其他　有些患者会合并其他少见畸形，如脾性腺融合、腹裂、肺发育不良、肾缺如、肠闭锁等。部分患儿因短舌等畸形会造成出生后喂养困难和语言问题，绝大多数存活患者智力和身材基本正常[11]。

几种有类似表型综合征的主要临床表现见表35-1[12-15]。

表35-1　几种有类似表型综合征的主要临床表现

| 综合征 | 短舌 | 缺齿 | 小下颌 | 肢体发育不全 | 其他 | 遗传方式 |
|---|---|---|---|---|---|---|
| Hanhart综合征 | + | + | + | + | 脾性腺融合、腹裂、肺发育不良、肾缺如等 | IC |
| Pierre Robin综合征/序列征[12] | - | - | + | - | 舌后坠、腭裂、上气道梗阻、新生儿呼吸困难和喂养困难、心肺异常 | AR/XL/IC |

（续表）

| 综合征 | 短舌 | 缺齿 | 小下颌 | 肢体发育不全 | 其他 | 遗传方式 |
|---|---|---|---|---|---|---|
| Moebius综合征/序列征[13] | +<br>77% | +<br>37% | +<br>64% | + | 面具脸、面神经和外展神经麻痹症状；婴儿期喂养和吞咽困难、呼吸困难；眼、耳、腭、心、神经系统等多脏器受累 | IC/AD |
| 羊膜系带综合征/序列征[14] | – | – | – | + | 脑膨出、异位心、面裂、唇腭裂、眼睑缺损、胸裂、腹裂等 | IC |
| 短舌合并内脏转位畸形[15] | + | + | + | – | 内脏转位 | IC |

注："+"，存在；"–"，不存在；IC，散发；AD，常染色体显性；AR，常染色体隐性；XL，X-连锁遗传。

【遗传因素】

OLHS病因不清，绝大多数为散发病例，父母无亲缘关系，无阳性家族史。已报道患者核型检查均为正常。可能此病是由遗传和环境因素造成的多因素疾病。环境因素主要包括孕母在口面发育的关键时期（怀孕的前3个月）受到辐射、致畸药物、高热以及宫内创伤致血管意外、绒毛活检等均可造成胎儿口面和肢体发育异常。镫骨动脉负责胚胎第一鳃弓的供血，其过早退化或受损将影响舌的血液供应，同样，胎盘上胎儿血管内血栓形成会引起宫内血管栓塞而导致胎儿肢体截肢畸形。因此，宫内创伤和血管意外被认为是导致此病的主要原因[16]。

【实验室与辅助检查】

出生后主要根据体格检查及影像学检查进行诊断。

【诊断标准】

OLHS的特征较突出，临床诊断主要标准为不同程度的舌体缩小（短舌），中线部位的小下颌（下颌或上颌）畸形，不同严重程度的肢体畸形。对舌体大小判断需要结合静态和功能两方面评估，可能会受到观察者的主观影响，后两项为次要的诊断标准。

【治疗与预后】

婴儿期注意喂养，避免呛奶和营养不良。患儿的吞咽和语言功能随年龄增长会逐渐改善，语言训练能改善发音。严重畸形需进行外科手术，假肢及支具的使用能帮助患者改善运动功能及提高生活质量。

【遗传咨询与产前诊断】

本病绝大多数为散发，孕妇应避免高危致畸因素，如辐射、高热、致畸药物，尤其是怀孕的前3个月。孕早期B超较难发现肢体异常，孕晚期B超或MRI有助于四肢缺损的诊断。

（孔玮晶　孟　岩）

## 第三节　PHACE综合征

PHACE综合征是头面部节段性血管瘤并发一种或多种可能存在系统畸形为主要表现的神经皮肤综合征。1996年，Frieden建议将这一类疾病定义为PHACE综合征[17]。PHACE分别代表颅后窝畸形（posteriorfossa defects）、血管瘤（hemangiomas）、动脉异常（arterial cerebrovascular anomalies）、心血管系统异常（cardiovascular anomalies）、眼部异常（eye anomalies）和腹侧异常，腹侧异常主要包括胸骨发育缺陷或脐上裂（sternal defects or supraumbilical raphe）[18]。PHACE综合征发病率尚不明确，有报道称儿童时期PHACE的发病率为2%~3%[19]，男女发病比约为1∶9[20]。

【临床表型特征[18, 19]】

面部节段型血管瘤（直径＞5cm）是PHACE综合征的特征性表现。血管瘤98%发生于头颈部，发病区域主要位于额颞部、上颌骨、下颌骨、额鼻部。72%~94%的患儿存在脑结构和脑血管异常，脑血管异常包括发育不全（56%）、血管发生和发育异常（47%）、血管狭窄（39%）、血管闭塞或发育不全引起的不显影（20%）和胚胎动脉未退化（20%）。41% PHACE综合征患者伴发的心血管异常表现为主动脉弓、心脏内或头臂血管异常，锁骨下动脉异常搏动（21%）较缩窄（19%）略常见。7%~17%的PHACE综合征患者伴眼部异常，包括视神经发育不全、牵牛花症视神经盘异常、胚胎血管未退化、视网膜血管异常、缺损和视盘旁葡萄肿等眼后段异常。超过15%的患者伴脐上裂和胸骨裂，而动静脉畸形罕见。

【遗传因素】

目前还未确定致病基因。由于女性较男性的发病率高（9∶1），曾推测为X-连锁显性遗传，而近期关于X染色体失活研究不支持X-连锁显性遗传，并认为PHACE综合征具遗传异质性[22]。另有几种病因推测，由于大脑内动脉在脑部血管发育中的重要作用，有学者认为由于胚胎发育过程中动脉发育异常导致血流动力学发生改变及缺氧，这些改变与PHACE综合征大脑结构异常及血管瘤的发生存在密切联系[23]；另一观点认为中胚层血管内皮细胞异常克隆与PHACE综合征有关，来源于中胚层血管内皮层细胞的异常增生和分化引起婴儿血管瘤（infantile haemangioma，IH）。也有研究认为先兆子痫与前置胎盘可能是PHACE综合征的潜在风险因素，但还需更多研究证明[24]。

【实验室与辅助检查】

除了常规的体格检查外，还应进行全面而详细的心脏、眼科及神经系统评估。依据表型特征进行颅神经检查、气管检查、头颈部检查、颈部触诊排除甲状腺异常；内分泌相关的血液检查有助于排除甲状腺激素不足的情况；胸骨检查排除脐上裂和胸骨裂；筛查试验包括头颅CT或磁共振成像（MRI）、头颈部MRA、超声心动图、心脏大血管MRA和全面的眼科检查。＜3个月的患儿，有必要对腹部、骨盆和脊柱等部位进行超声筛查；＞3个月的患儿，应根据皮肤血管瘤和其他异常的部位进行MRI和MRA检查。

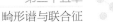

【诊断标准】

目前PHACE综合征诊断标准分为2类，即PHACE综合征和疑似PHACE综合征。皮肤以外的表现可分为主要和次要诊断标准（表35-2），当满足头面部直径＞5cm的血管瘤或节段型面部血管瘤+1条主要标准或2条次要标准可确诊PHACE综合征。满足以下其中一条则可诊断为疑似PHACE综合征：①头面部直径＞5cm的血管瘤+1条次要诊断标准；②颈部或躯干上部血管瘤+1个主要标准或2个次要标准；③无血管瘤+2个主要标准则可诊断为疑似PHACE综合征[20,25]。

表35-2 PHACE综合征主要和次要诊断标准

| 类型 | 主要诊断标准 | 次要诊断标准 |
| --- | --- | --- |
| 脑结构病变 | 颅后窝异常、Dandy-Walker畸形、双/单侧小脑萎缩/发育不全 | 髓外颅内血管瘤、脑垂体异位或畸形；胼胝体、透明中隔的发育不全、神经元移行障碍 |
| 脑血管异常 | 大脑或颈动脉异常、大脑动脉的发育不全、动脉狭窄或闭塞，伴或不伴烟雾病样病变、大脑动脉及颈动脉缺失或中度发育不良、大脑动脉的起源或走形异常、囊性动脉瘤、永存三叉动脉 | 1型和2型永存寰前节间动脉、原始耳动脉、原始舌下动脉 |
| 心血管异常 | 主动脉弓狭窄，锁骨下动脉起源异常、动脉瘤 | 室间隔缺损、卵圆孔未闭、右位主动脉弓（双主动脉弓） |
| 眼部异常 | 眼后段异常、玻璃体增生、持续性胎儿血管化、视网膜血管异常、视盘异常、视神经发育不全、视神经乳头周围的角膜葡萄肿 | 眼前段异常、小眼畸形、硬化性角膜、眼组织缺损、白内障 |
| 腹侧发育异常 | 胸骨裂、脐上裂、胸骨柄不连、胸骨发育过度、胸骨凹陷等 | 异位甲状腺、垂体机能减退、正中胸骨丘疹或畸胎 |

【治疗与预后】

PHACE综合征作为一个累及全身多系统的综合征，需要结合患者的具体情况，协同多学科医生，制定治疗方案，必要时需要入院治疗，以便监测与防止并发症。低剂量普萘洛尔可以有效治疗PHACE综合征的婴儿血管瘤（IH），由于会增加部分患者卒中风险（如有血管缺失、梗阻或狭窄等病例），因而需要监测。手术治疗，如间接血管重建术适于儿童，可防止大脑缺氧，减少术后并发症。合适的手术时机、对侧脑半球的潜在风险防范以及最佳的血管重建技术仍需深入研究[26]。

【遗传咨询与产前诊断】

本病大多数为散发，孕妇应避免高危致畸因素如辐射、高热、致畸药物，尤其是怀孕的前3个月。孕期B超或MRI检查可辅助诊断。

（谢建生）

# 第四节 VATER联合征或VACTERL联合征

VATER联合征是一系列畸形的非随机组合，包括脊柱缺陷（vertebral defects）、肛门闭锁（imperforate anus）、伴随食管闭锁的气管食管瘘（tracheoesophageal fistula with esophageal atresia）、桡骨或肾发育不良（renal malformations），VATER即为上述畸形的首字母缩写。此外，心脏缺陷（cardiac defects）、单脐动脉和出生前肢体发育缺陷（limb defects）也可非随机出现在该联合征中，因此也有学者将VATER联合征称为VACTERL联合征。该联合征是1972年由Quan及Smith首次提出，此病发病率为1/40 000～1/10 000，绝大多数为散发。

【临床表型特征】

VACTERL联合征患者至少有3种畸形特征，多数患者智力正常，60%～80%的患者具有脊柱缺陷，如椎骨畸形、椎骨融合、缺失或有额外椎骨，并且常伴有肋骨异常，也可仅呈现肋骨异常，而没有脊柱缺陷。55%～90%的患者有肛门狭窄或闭锁缺陷。25%的患者可发生泌尿生殖系统异常，但相比肛门闭锁，其特征并不明显。40%～80%的患者有心脏缺陷，严重的可危及生命，轻的可以没有任何症状。伴食管闭锁的气管食管瘘患者中，50%～80%的患者在出生后不久即可引起呼吸和喂养问题，通常需要在婴儿期进行手术矫正。50%～80%的患者合并肾脏畸形，包括1个或2个肾脏缺如、肾脏发育异常。40%～50%的患者伴肢体不全，通常包括拇指、前臂或手的发育不良或缺如[27]。

上述畸形特征是VACTERL联合征的核心特征。其他畸形，如脑积水、喉狭窄、耳畸形、囟门大、下肢缺陷、外生殖器缺陷等，在VACTERL联合征患者中也有报道。

【遗传因素】

VACTERL联合征病因不清。多为散发病例，其父母表型多正常，也有少数患者家庭成员有VACTERL联合征1～2个特征，但不足以诊断该病。有少数患者存在线粒体功能障碍，如耳聋、肌无力等[28]，在部分患者中发现存在致病性拷贝数变异及多个和VACTERL联合征相关的基因变异，如FGF8、FOXF1、HOXD13、LPP、TRAP1、ZIC3基因等，但这些基因变异均只在单个患者中发现，其致病性仍需进一步阐明[29, 30]。因此，目前多认为该病为遗传和环境共同作用，且这些因素在增加致病风险及严重程度方面均具有一定作用。

【实验室与辅助检查】

除了细致的体格检查，VACTERL联合征的确诊还需要其他辅助检查的配合，如X线、超声或MRI的检查可以帮助发现胎儿肢体畸形、脊柱缺陷、气管食管瘘、肛门闭锁、肾脏畸形及先天性心脏病等。

【诊断标准】

根据VACTERL联合征定义，诊断需要具备以下畸形中的至少3种：脊柱缺陷、肛门闭锁、伴随食管闭锁的气管食管瘘、桡骨或肾发育不良。此外，心脏畸形或泌尿生殖系统畸形也可同时存在。其中脊柱缺陷最常见，有些学者也将气管食管瘘、肛门直肠畸形作为重要的诊断依据，这一诊断标准的弊端是基于临床观察而非实验室检查。随着技术发展，一些没有临床症状的心脏畸形或功能异常，没有真正的气管食管瘘但存在吞咽、呼吸异常的患者也可通过影像学检查并明确诊断，为VACTERL联合征确诊提供依据。另外易误诊为该病的疾病有Alagile综合征、范可尼贫血、Baller-Gerold综合征、CHARGE综合征、Fryns综合征、MURCS联合征、眼-耳-脊椎综合征等，这些疾病虽然具有VACTERL的全部或部分畸形特征，但可通过详细查体、基因或血液学检查进行鉴别诊断。

【治疗与预后】

严重的心脏畸形、肛门闭锁和气管食管瘘，通常是在新生儿期或条件允许的情况下尽早进行手术治疗。多种先天畸形可引起近期或远期并发症，有些严重影响患者生活质量，如脊柱畸形导致的严重背部疼痛，肛门闭锁手术后远期并发便秘、尿失禁等，或肾脏畸形引起的感染、肾结石及肾功能下降，因此需相关专科关注这类患者畸形的相关后遗症。

【遗传咨询及产前诊断】

该病90%为散发病例，且家族中有这类患者几乎不增加后代患病风险，但患者一级亲属中有超过10%个体具有1种或多种VACTERL联合征相关畸形，这一比例明显高于普通人群，仍提示该病具有一定遗传性。部分病例的母亲患有糖尿病，这可能与高血糖、氧化应激等对遗传易感患者在某些重要发育阶段造成影响有关。其他环境因素包括不孕治疗、孕期应用雌激素、黄体酮、他汀类药物等。

孕妇应避免高危致畸因素如辐射、高热、致畸药物，尤其是怀孕的前3个月，如果在产检过程中发现单脐动脉，可能是产前诊断的重要暗示，应进一步检查VACTERL联合征的其他特征[31]。

（孔玮晶　孟　岩）

## 第五节　先天性小胃-肢缩小畸形联合征

先天性小胃-肢缩小畸形（microgastria-limb reduction defects，MLRD）联合征是一组很罕见的畸形联合征，由Robert在1842年报道了第一例患者，至今仅有不足百例的病例报道。

【临床表型特征】

MLRD患儿临床表型多样，面容大多正常，但均存在小胃畸形。轻者仅表现先天性小胃畸形，出生后即出现进食后频繁呕吐、呛咳、反复罹患吸入性肺炎、类似胃食管反流的表现，且很快出现贫血、严重生长发育落后和营养不良现象，甚至导致死亡。绝大多数患儿还合并有肢体缩短缩小畸形，但文献报道仅限于上肢畸形，可见不同程度的桡骨和尺骨发育不良或合并缺指，可为单侧或双侧发生，或仅拇指缺失、末端肱骨横向缺损、海豹肢、无肢等。MLRD患儿中先天性无脾症或脾脏发育不良、脾融合也很常见，另外还可合并肾异常，包括异位肾、单侧肾发育不全、多囊肾；心脏缺陷，如房间隔缺损、Ⅰ型动脉干等。少部分患儿还存在中枢神经发育异常，如胼胝体发育不良、多小脑回畸形、脑穿通囊肿等。以下畸形在MLRD患儿中也可见到，如先天性巨结肠、食管闭锁、肛门闭锁、肺分叶异常、无眼畸形、胆囊缺如、生殖器官发育异常等[32]。

**【遗传因素】**

MLRD的病因目前尚不清楚，绝大多数患者为散发，父母健康，同胞未见受累，未见致病基因报道。因有同卵双胞胎仅其中一人患病的报道，推测其为常染色体隐性遗传病的可能性极小。至今仅有一篇文献报道有两个来自于近亲婚配父母的同胞均患MLRD合并脑积水和胼胝体发育不良，推测可能MLRD合并神经系统发育异常的患儿符合常染色体隐性遗传病，提示MLRD是具有病因异质性的疾病[33]。

**【实验室与辅助检查】**

对疑似患儿进行必要的X线、超声等影像学检查，有助于明确骨骼和脏器发育情况。尤其是出生后即出现频繁呕吐、胃食管反流症状严重的婴儿，及早行上消化道造影检查，以明确诊断指导治疗。

**【诊断标准】**

此病诊断较容易，典型患儿多数具有小胃畸形合并无脾症或脾脏发育不良、脾融合和肢体缩短缩小畸形。少数患者仅表现小胃畸形。

合并心脏、肾脏、神经系统、外生殖器等多发畸形的患儿需与VATER联合征、Pallister-Hall综合征Ⅰ型（常染色体显性遗传病）等鉴别。对于单纯肢体畸形的患儿注意有无消化道异常症状。

**【治疗与预后】**

患儿常因频繁呕吐、反复吸入性肺炎等导致严重生长发育落后和重度营养不良，加之合并其他脏器畸形，50%的患者在出生后6个月内死亡。存活患者的生活质量、智力及生长发育和寿命与疾病的严重程度相关。

常规治疗胃食管反流的药物和鼻饲或胃造瘘手术效果欠佳。对于轻型患者可尝试保守治疗，即少量多次喂养，但患儿的胃体积很难改善，因此，此类保守治疗患儿的身高体重常低于同龄儿。故建议在初期尝试保守治疗。不能维持体重增加和体格生长的患儿，应及早行Hunt-Lawrence袋手术，以期获得相对满意的疗效[34]。

无脾患者应警惕感染，及时接种疫苗和预防感染。

每月注射维生素$B_{12}$，以避免维生素$B_{12}$缺乏相关疾病。

**【遗传咨询与产前诊断】**

胃起源于胚胎发育第4周前肠的扩张，第5周胃的正常轮廓已形成，同时背侧胃系膜开始分化形成脾的原基，心脏、气管、食管、椎体和肾脏异常与早期中胚层发育受损相关。孕妇在怀孕的前3个月，应避免高危致畸因素，如感染、辐射、高热、致畸药物等的接触。

孕期超声检测可以帮助诊断一部分合并严重畸形的胎儿，如严重肢体缩短畸形、心脏、肾脏、脑及一些严重消化道畸形胎儿。先天性小胃在超声影像上的表现类似气管食管瘘，二者很难区分[35]。

（孟　岩）

# 第六节　MURCS联合征

苗勒管、肾和颈椎缺陷（Müllerian duct aplasia-renal agenesis-cervicothoracic somite dysplasia，MURCS）联合征，主要特征是苗勒管发育不全，肾脏异常和颈胸体节发育不良构成的一组非随机联合征。1862年就有对此病的报道，1979年Duncan等对此病做了详细的描述并命名。该疾病在女性中的发病率约为1/50 000。MURCS联合征又被称为MRKH综合征（Mayer-Rokitansky-Kuster-Hauser）Ⅱ型。MRKH综合征是指先天性苗勒管疾病，患者具有正常女性染色体核型和第二性征，但子宫和阴道有2/3发育不良或不发育，根据临床表现将其分为2型，Ⅰ型仅有子宫阴道发育不良，Ⅱ型还合并有颈椎、胸椎畸形和肾脏发育异常[36]。

【临床表型特征】

MURCS联合征是发育障碍疾病，出生后即可有表现，绝大多数患者为女性，也有少数男性患者受累的报道。大多数患者智力正常。

主要临床表现有身材矮小或偏矮，成人身高常低于152cm；可见颈椎、胸椎缺陷，尤其是C5-T1椎体最常受累，严重者类似Klippel-Feil畸形（即先天性颈椎融合畸形），如短颈、后发际线低和颈椎活动受限。大部分女性患者常由于原发性闭经或虽具有正常的第二性征，但不能生育而就诊，查体发现泌尿生殖系统发育异常，近2/3患者无阴道，子宫发育不良或无子宫占96%，包括不完全阴道闭锁和不发育的双角子宫；肾发育不全或异位肾占88%。有些患者还会合并其他少见畸形，如面部不对称、小下颌、传导性耳聋、外耳畸形、唇腭裂、肋骨异常、高位肩胛畸形（Sprengel畸形）、上肢缺陷，尤其是双拇指位置异常、重复拇指、脊柱侧弯、内脏全转位畸形、小脑囊肿等[37]。

所有男性患者均存在因无精子症而导致的不育及Klippel-Feil畸形，其中50%还存在单侧肾脏发育不良。肛门闭锁、隐睾、双侧输精管发育不良也可见到[38]。

【遗传因素】

MURCS联合征患者具有很强的病因异质性，至今分子致病机制不明，近些年倾向认为其为常染色体显性遗传病或多因素疾病的可能性较大。患者的染色体核型均正常。但文献报道20%左右的患者可检出基因组微缺失微重复变异，如17q12微缺失、16p11.2微缺失、22q11.2微缺失、2q11.2微重复、2p24.3微缺失、5q35.1微重复、1q21.1微缺失等。这些区域内的重要功能基因作为候选基因，如*RBM8A*、*TBX6*、*LHX1*、*HNF1B*、*WNT9B*、*WNT4*等基因也受到了关注[39]。

【实验室与辅助检查】

1. 患者染色体核型正常。

2. aCGH、SNP-array或全基因组低深度测序等均能检测患者是否存在染色体微缺失微重复改变。但需结合数据库及家系分析判断是否为真正的致病性改变。

3. 高通量测序技术的应用有助于发现患者的致病基因。

4. 对疑似患者进行影像学检查，如肾脏、泌尿生殖系统超声或MRI，和颈椎、胸椎X线检查有助于发现该病的典型改变。

【诊断标准】

典型患者的诊断需符合以下3个主要特征：①无阴道或阴道发育不良；②子宫发育不良或无子宫；③单侧肾发育不良和颈胸体节发育不良。

此病在表型上与其他一些疾病或多发畸形综合征有交叉，应注意鉴别诊断，如Klippel-Feil综合征、22q11.2缺失综合征（DiGeorge综合征）等。此外，已有9例诊断VACTERL联合征（见本章第四节）患者合并MRKH综合征表型的报道[39]。

【治疗与预后】

目前无特效治疗，外科或妇科手术是治疗器官畸形的主要方法。肾移植可用于肾发育不良导致肾功能衰竭的患者。

若无合并严重内脏畸形，患者寿命或可接近正常。生育能力通常较难恢复。

【遗传咨询与产前诊断】

此病目前病因尚未完全明了，根据近年来遗传学检测的新发现，认为常染色体显性遗传病或者多因素病的可能性较大。该综合征再发风险较低。

胚胎发育第4周末是较低的颈、上胸廓、臂芽和前肾导管的胚泡发育关键时期，胚胎发育第5~6周是中肾管发育分化的关键时期。此期出现致畸物接触史，如沙利度胺、邻苯二甲酸酯等可能导致胚胎发育异常[40]。

遗传因素更需重视，对于先证者尽量完善遗传学检测，包括染色体核型、CNV及相关基因检测。先证者如果是微缺失、微重复变异或基因变异的成年人，几乎无生育能力，但建议其表型正常尚未生育的同胞做遗传咨询和相应检测。先证者如果是微缺失、微重复变异或基因变异的儿童，由于存在生殖细胞嵌合的可能性，建议其母亲在孕中期做羊水检测相应致病位点，以降低再发风险。

（孟　岩）

**参考文献**

[1] Goldenhar, M. Association malformatives de l'oeil et de l'oreille: en particulier, le syndrome: dermoide epibulbaire-appendices auriculaires—fistula auris congenita et ses relations avec la dysostose mandibulo-faciale [J]. J Genet Hum, 1952, 1: 243-282.

[2] 钱燕妮, 赵守琴, 龚树生, 等. 眼耳脊椎发育不良 [J]. 中国耳鼻咽喉头颈外科, 2011, 18: 13-16.

[3] Wang R, Martínez-Frías ML, Graham JM Jr. Infants of diabetic mothers are at increased risk for the oculo-auriculo-vertebral sequence: a case-based and case-control approach [J]. J pediatr, 2002, 141: 611-617.

[4] Derbent M, Orün UA, Varan B, et al. A new syndrome within the oculo-auriculo-vertebral spectrum: microtia, atresia of the external auditory canal, vertebral anomaly, and complex cardiac defects [J]. Clin Dysmorphol, 2005, 14: 27-30.

[5] Tasse C, Böhringer S, Fischer S, et al. Oculo-auriculo-vertebral spectrum (OAVS): clinical evaluation and severity scoring of 53 patients and proposal for a new classification [J]. Eur J Med Genet, 2005, 48: 397-411.

[6] Narushima M, Yamasoba T, Iida T, et al. Supermicrosurgical reconstruction for congenital aural atresia using

a pure skin perforator flap: concept and long-term results [J]. Plast Reconstr Surg, 2013, 131: 1359-1366.

[7] Kerckoff Villanueva H, Retamoza B, Bautista A. Diabetic mother's newborn with Goldenhar syndrome and cerebral malformations. Case report [J]. Ginecol Obstet Mex, 2008, 76: 691-694.

[8] Strömland K, Miller M, Sjögreen L, et al. Oculo-auriculo-vertebral spectrum: associated anomalies, functional deficits and possible developmental risk factors [J]. Am J Med Genet A, 2007, 143A: 1317-1325.

[9] 彭本刚, 苗旭涛, 高运军, 等. 外耳道狭窄或闭锁的手术治疗 [J]. 临床耳鼻咽喉头颈外科杂志, 2014, 28: 481-484.

[10] Hall BD. Aglossia-adactylia [J]. Birth Defects Orig Artic Ser, 1971, 7: 233-236.

[11] Hennekam RCM, Krantz ID, Allanson JE, et al. Gorlin's Syndromes of the Head and Neck [M]. 5th ed. Oxford University Press, New York, 2010.

[12] Hsieh ST, Woo AS. Pierre Robin Sequence [J]. Clin Plast Surg, 2019, 46: 249-259.

[13] Verzijl HT, van der Zwaag B, Cruysberg JR, et al. Moebius syndrome redefined: a syndrome of rhombencephalicmal development [J]. Neurology, 2003, 61: 327-333.

[14] Bamforth JS. Amniotic band sequence: Streeter's hypothesis reexamined [J]. Am J Med Genet, 1992, 44: 280-287.

[15] Faqeih E, Farra H, Al-Hassnan Z. A further case of micrognathia, aglossia, and situsinversustotalis with additional features [J]. Clin Dysmorphol, 2008, 17: 219-220.

[16] Graham JM Jr, Edwards MJ. Teratogen update: gestational effects of maternal hyperthermia due to febrile illnesses and resultant patterns of defects in humans [J]. Teratology, 1998, 58: 209-221.

[17] Frieden IJ, Reese V, Cohen D. PHACE syndrome: the association of posterior fossa brain malformations, hemangiomas, arterial anomalies, coarctation of the aorta and cardiac defects, and eye abnormalities [J]. Arch Dermatol, 1996, 132: 307-311.

[18] Metry DW, Garzon MC, Drolet BA, et al. PHACE syndrome: current knowledge, future directions [J]. Pediatr Dermatol, 2009, 26: 381-398.

[19] Metry DW, Haggstrom AN, Drolet BA, et al. A prospective study of PHACE syndrome in infantile hemangiomas: demographic features, clinical findings, and complications [J]. Am J Med Genet A, 2006, 140: 975-986.

[20] Rotter A, Samorano LP, Rivitti-Machado MC, et al. PHACE syndrome: clinical manifestations, diagnostic criteria, and management [J]. An Bras Dermatol, 2018, 93: 405-411.

[21] Itinteang T, Withers AH, Davis PF. Biology of infantile hemangioma [J]. Front Surg, 2014, 1: 38.

[22] Sullivan CT, Christian SL, Shieh JT, et al. X Chromosome-inactivation patterns in 31 individuals with PHACE syndrome [J]. Mol Syndromol, 2013, 4: 114-118.

[23] Hess CP, Fullerton HJ, Metry DW, et al. Cervical and intracranial arterial anomalies in 70 patients with PHACE syndrome [J]. AJNR Am J Neuroradiol, 2010, 31: 1980-1986.

[24] Wan J, Steiner J, Baselga E, et al. Prenatal risk factors for PHACE syndrome: a study using the PHACE syndrome International clinical registry and genetic repository [J]. J Pediatr, 2017, 190: 275-279.

[25] 张凌, 郑家伟. PHACES综合征研究进展 [J]. 中国口腔颌面外科杂志, 2016, 14: 467-470.

[26] Tortora D, SeverinoM, Accogli A, et al. Moyamoya vasculopathy in PHACE syndrome: six new cases and review of the literature [J]. World Neurosurg, 2017, 108: 291-302.

[27] Solomon BD, Pineda-Alvarez DE, Raam MS, et al. Analysis of component findings in 79 patients diagnosed with VACTERL association [J]. Am J Med Genet A, 2010, 152A: 2236-2244.

[28] Solomon BD, Patel A, Cheung SW, et al. VACTERL association and mitochondrial dysfunction [J]. Birth Defects Res A Clin Mol Teratol, 2011, 91: 192-194.

[29] Schramm C, Draaken M, Bartels E, et al. De novo microduplication at 22q11. 21 in a patient with VACTERL association [J]. Eur J Med Genet, 2011, 54: 9-13.

[30] Hilger AC, Halbritter J, Pennimpede T, et al. Targeted resequencing of 29 candidate genes and mouse expression studies implicate ZIC3 and FOXF1 in human VATER/VACTERL association [J]. Hum Mut, 2015, 36: 1150-1154.

[31] Murphy-Kaulbeck L, Dodds L, Joseph KS, et al. Single umbilical artery risk factors and pregnancy outcomes [J]. Obstet Gynecol, 2010, 116: 843-850.

[32] Vasas P, Mudan SS, Akle CA. Congenital microgastria with limb defect combined with megaduodenum: case report and review of literature [J]. Indian J Surg, 2011, 73: 122-124.

[33] al-Gazali LI, Bakir M, Dawodu A, et al. Recurrence of the severe form of microgastria limb reduction defect in a consanguineous family [J]. Clin Dysmorphol, 1999, 8: 253-258.

[34] Jones VS, Cohen RC. An eighteen year follow-up after surgery for congenital microgastria-case report and review of literature [J]. J Pediatr Surg, 2007, 42: 1957-1960.

[35] Hill LM. Congential microgastria: absence of the fetal stomach and normal third trimester amniotic fluid volume [J]. J Ultrasound Med, 1994, 13: 894-896.

[36] Strubbe EH, Willemsen WN, Lemmens JA, et al. Mayer-Rokitansky-Kuster-Hauser syndrome: distinction between two forms based on excretory urographic, sonographic, and laparoscopic findings [J]. AJR Am J Roentgenol, 1993, 160: 331-334.

[37] Ekbote AV, Kamath MS, Danda S. MURCS association with situsinversustotalis: expanding the spectrum or a novel disorder [J]. J Pediatr Genet, 2014, 3: 167-173.

[38] Uloko M, Bearrick E, Bodie J. Azoospermia in a male with Klippele-Feil anomaly [J]. Urol Case Rep, 2017, 13: 51-52.

[39] Bjørsum-Meyer T, Herlin M, Qvist N, et al. Vertebral defect, anal atresia, cardiac defect, tracheoesophageal fistula esophageal atresia, renal defect, and limb defect association with Mayer-Rokitansky Küster-Hauser syndrome in co-occurrence: two case reports and a review of the literature [J]. J Med Case Rep, 2016, 10: 374-379.

[40] Hannas BR, Howdeshell KL, Furr J, et al. In utero phthalate effects in the female rat: a model for MRKH syndrome [J]. Toxicol Lett, 2013, 223: 315-321.

责任编委：张　巍　蒋海山

# 第三十六章

CHAPTER 36　**线粒体遗传病**

作为人体细胞的"动力工厂"，线粒体通过有氧呼吸，经氧化磷酸化作用为身体提供90%以上的能量。临床上特指的原发性线粒体遗传病具有临床表型和基因型的异质性，使其诊断尤为复杂和困难。特征性的肌肉组织病理学检查有助于线粒体遗传病的诊断，精确的诊断则有赖于线粒体基因组和线粒体相关核基因的分子病因确定。双基因组（线粒体基因组与细胞核基因组）相关的线粒体遗传病使得在疾病遗传咨询和产前诊断时需采用不同的策略，因细胞核基因组引起的线粒体遗传病遵循孟德尔遗传规律的遗传咨询和产前诊断原则；线粒体基因组导致的线粒体遗传病的遗传咨询和产前诊断由于特有的阈值效应和瓶颈效应等因素而尤为困难，详见第三章相关内容。

## 第一节　糖尿病伴耳聋

糖尿病是一种最常见的内分泌代谢疾病，具有遗传易感性，是现代社会的一个重大公共卫生问题。近年来发现线粒体DNA（mitochondrial DNA，mtDNA）变异是导致家族性糖尿病的原因之一。1992年，Ballinger等[1]和Van den Ouweland等[2]分别在母系传递的糖尿病伴感音神经性耳聋家族中发现mtDNA 10.4kb的缺失和mtDNA tRNA$^{leu(UUR)}$基因m.3243A＞G点变异，为糖尿病病因的遗传异质性提供了证据；同年Reardon等[3]在患有糖尿病伴耳聋的家系中发现m.3243A＞G点变异与线粒体脑肌病伴乳酸酸中毒及卒中样发作（MELAS，详见本章第五节）的变异完全相同，但这些病例中均未伴有其他神经系统症状。这一种独特的糖尿病亚型，即母系遗传糖尿病伴耳聋（maternally inherited diabetes and deafness，MIDD），也称为线粒体糖尿病，约占糖尿病总数的1%[4]。

【临床表型特征】

临床上，MIDD常被误诊为1型或2型糖尿病，主要表现为成人发病的糖尿病以及伴或不伴有感觉神经性耳聋。部分患者可伴有其他线粒体遗传病的临床特征，如眼外肌麻痹、眼睑下垂、视网膜色素变性、癫痫、卒中样发作、神经精神症状、肌萎缩、心肌病、肌病和肾病等。

1. 糖尿病　年轻发病，一般＜45岁；胰岛素依赖延迟，有研究发现，发病时87%患者可不依赖于胰岛素，但平均10年病程后其中46%需要胰岛素治疗。

2. 耳聋　研究显示，临床或亚临床的听力受损在MIDD中高达94%，多表现为双侧进行性感音神经性耳聋，以高频听力损害为主，男性多见且严重，进展速度为1.5～7.9dB/年；听力学检查显示，听力曲线常为缓降（斜坡）型，至终末期时则表现为平坦型。

【遗传方式与相关致病基因】

MIDD临床上主要表现为母系遗传，迄今已经发现多种与糖尿病相关的mtDNA变异[5]，高达85%的MIDD都是*MTTL1*基因的点变异m.3243A＞G所致[6]，在同时患有糖尿病伴耳聋的人群中，有75%的患者存在该位点的变异[5]。其他的点变异，诸如*tRNA*^*Glu*基因的m.14709T＞C点变异[7]和*tRNA*^*Lys*基因的m.8296A＞G点变异[8]也与母系遗传性糖尿病伴耳聋有关。线粒体*MTTL1*基因（m.3243A＞G）点变异是MIDD最常见的遗传病因。

【实验室与辅助检查】

当糖尿病患者年轻发病、存在母系遗传史、伴或不伴耳聋时，可怀疑为MIDD，实验室诊断可取其外周血，应用DNA分子诊断技术进行基因诊断，可明确是否存在m.3243A＞G的变异；但不排除其他致病性变异位点。

【诊断标准】

在已经发表的系谱中，m.3243A＞G变异引起的糖尿病大多表现为不典型的2型糖尿病，具有以下一些特点：①有母系遗传糖尿病家族史，母亲或母系亲属中存在患者；②起病年龄多＜45岁；③患者多不肥胖，体重指数（BMI）＜24；④逐渐出现对胰岛素的依赖，开始可用口服降糖药或饮食控制症状，最终需用胰岛素治疗；⑤75%的患者伴有不同程度的神经性耳聋；⑥胰岛细胞功能逐渐减退，表现为口服糖耐量试验、血浆C肽和24h尿C肽排泄量减少；⑦胰岛细胞抗体多为阴性；⑧家族内具有变异者临床表现各异，从糖耐量正常到胰岛素依赖性糖尿病，前者多见于家系内的儿童及青年；⑨有些患者可伴有神经、肌肉等其他多系统表现。

【治疗与预后】

对确诊的MIDD患者，临床医生应注意早期未发现的神经性耳聋，晚期使用听力辅助设备；逐渐出现胰岛素缺乏的患者需使用胰岛素治疗。对携带mtDNA变异但未发病的家系成员应采取综合性的预防措施，延缓其发病并跟踪调查。由于m.3243A＞G变异在线粒体脑肌病伴乳酸酸中毒及卒中样发作中与乳酸酸中毒相关，在这些患者的治疗过程中应避免使用双胍类药物。

【遗传咨询与产前诊断】

男性MIDD患者的后代基本上无致病性变异，女性患者的后代多有致病性变异，是否存在临床症状与线粒体基因的变异负荷有关。建议对患者的母系亲属进行致病基因的携带者筛查。

目前国内外对线粒体遗传病的产前诊断尚相当困难，其原因与线粒体遗传病的异质性、高度的表型变异、瓶颈效应和阈值效应等因素有关。

（张　璘）

## ❧❧ 第二节　氨基糖苷类耳聋 ❧❧

1945年，链霉素的耳毒性首次被报道，随着研究的不断深入，人们逐渐发现以链霉素为代表的氨基糖苷类药物的耳毒性与mtDNA有着密切的关系。目前发现主要是mtDNA中12S rRNA上的MTRNR1基因和MT-TS1基因与氨基糖苷类耳聋有关。本疾病也在第二十五章描述。

【临床表型特征】

氨基糖苷类耳聋可表现为轻度、中度、重度至极重度耳聋，在氨基糖苷类药物致聋时，耳聋程度与用药年龄相关，用药年龄越小，耳聋程度越重。此类耳聋一般先出现高频听力下降，因患者语言功能尚未受损，患者常不觉耳聋，此时如立即停药并采取治疗措施有可能制止耳聋发展。此外，该类药有明显的家族易感性，用药量与中毒程度极不相称，少量用药即可导致不可逆的重度耳聋。

【遗传方式与相关致病基因】

氨基糖苷类耳聋主要由mtDNA变异引起，变异形式主要有mtDNA大片段重排、缺失和点变异。氨基糖苷类耳聋的遗传方式主要表现为母系遗传，即母亲可将致聋基因传递给所有的子女，但只有女儿可再将致聋基因传递给自己的所有子女；而儿子几乎不会将致聋基因传递给下一代。目前发现主要是mtDNA中12S rRNA编码MTRNR1基因的m.1494C＞T和m.1555A＞G变异和MT-TS1基因的m.7445A＞G、m.7510T＞C、m.7511T＞C等变异与氨基糖苷类药物敏感性耳聋有关[9, 10]。

【实验室与辅助检查】

目前氨基糖苷类耳聋基因诊断从技术层面可分为mtDNA热点变异检测和mtDNA全长序列测定2种类型。

与mtDNA全长序列测定技术相比，mtDNA热点变异检测的检测成本更低，自动化程度较高，因其只针对常见变异位点检测，故结果判读更简单。目前已有较为成熟的商品化检测试剂盒，更适合于大规模人群的基因筛查。而mtDNA全长序列测定可以进行全序列的变异检测，可用于某些相对罕见的和新发的耳聋基因致病变异的检测和诊断。

【诊断标准】

通过对氨基糖苷类耳聋基因的序列分析，鉴定是否存在致病变异。

【治疗与预后】

由于药源性耳聋目前尚无理想的治疗方法，所以预防更重于治疗。对氨基糖苷类耳聋基因变异的患者，应避免使用各种氨基糖苷类药物或其他耳毒性药物。患者母系亲属同样需要慎用或禁用此类耳毒性药物，必要时可给予致聋药物提示卡。

药物中毒性耳聋发生后很少能够恢复，尽早发现、及早治疗是关键。治疗多采用改善细胞代谢、神经营养和促进细胞氧化还原的药物，如ATP、辅酶A、维生素C、维生素A、B族维生素、神经生长因子等；也可考虑使用助听器或人工耳蜗植入等。

【遗传咨询与产前诊断】

氨基糖苷类耳聋的诊疗过程通常应详细询问先证者的症状特征及家族史，重点询问氨基糖苷类药物用药史，同时对患者进行听力学检测和线粒体基因检测（重点是12S rRNA的基因检测），如确诊为氨基糖苷类耳聋基因携带者应对其家族中母系成员进行基因筛查与用药指导，避免使用氨基糖苷类抗生素及其他耳毒性药物，并针对患者病情制定治疗方案。

产前诊断虽然是个难点，但孕妇如果确认为氨基糖苷类耳聋基因携带者，其后代可行氨基糖苷类耳聋基因携带者筛查。如检测为氨基糖苷类耳聋基因携带者，患者及其家族中母系成员应终生禁用氨基糖苷类抗生素或其他耳毒性药物。

（张　璘）

## 第三节　Leber遗传性视神经病

Leber遗传性视神经病（Leber hereditary optic neuropathy，LHON）呈母系遗传方式，以德国眼科医生Theodor Leber命名，发病年龄5～55岁，尤以10～30岁多见。85%的患者为男性，多从单眼开始逐渐进展到对侧，表现为中心视力迅速丧失而周边视力保留，瞳孔对光反射保存，伴色觉障碍。可伴有心脏传导阻滞、痉挛性截瘫或肌张力障碍，也易于合并多发性硬化症[11]。

【临床表型特征】

患者中85%为男性，但并非X-连锁遗传方式。虽然LHON以视神经症状为主，但越来越多的证据表明LHON是多系统病变。

1. 眼部症状　75%的患者从一侧开始逐渐进展到对侧，25%的患者双侧同时出现[12]，表现为中心视力迅速丧失而周边视力保留，瞳孔对光反射保存，伴色觉障碍。视力症状可由许多环境因素诱发，如吸烟、头部外伤、应激、中毒、医源性，许多药物也可以诱发，比如乙胺丁醇。眼底检查早期表现为视盘微血管病、假性视盘水肿、血管迂曲，晚期表现为视盘萎缩。

2. 其他神经系统症状　包括多发性硬化症样症状、姿势性震颤、周围神经病、运动障碍等。有的患者可出现20～30岁起病的痉挛性下肢轻瘫痪或肌张力障碍。有的患者可合并多发性硬化症。LHON患者合并多发性硬化症的发病率增高，尤其在女性患者中二者常见共病，几乎所有的患者均有视觉症状，至少有2次以上视觉症状发作，遗留视力减退，其发病机制可能与线粒体功能障碍引起免疫异常有关[13]。

3. 心律失常　主要表现为预激综合征。

【遗传方式与相关致病基因】

LHON呈母系遗传方式，是第1个确定线粒体基因组致病变异的线粒体遗传病[12]。自1988年Wallace等[14]确定*MT-ND4*基因m.11778G＞A变异是LHON最常见的致病变异（约60%），LHON的研究已经获得了很大进展。此后又证实*MT-ND1*基因m.3460G＞A和*MT-ND6*基因m.14484T＞C变异也是LHON较常见致病变异（约占15%）[15]。这3个变异位点是LHON患者最常见的变异。患者的临床表现差异与致病变异位点紧密相关，通常情况下，*MT-ND1*基因m.3460G＞A变异者视力损伤最严重，*MT-ND6*基因m.14484T＞C变异者视力预后较好，而*MT-ND4*基因m.11778G＞A变异引起的视力损伤严重程度介于上述二者之间。

【实验室与辅助检查】

1. 视网膜成像　可见视神经乳头水肿，视神经乳头周围血管扩张、迂曲。

2. 光学相干断层扫描　可见视网膜神经纤维层肿胀。

3. 视觉诱发电位VEP　有利于发现视神经病变，可见P100波幅降低，但潜伏期接近正常，这有利于和视神经脱髓鞘病变进行鉴别，后者可见P100波幅降低，同时潜伏期显著延长。

4. 头颅MRI　T2加权像可见视神经信号增高。

5. 肌肉组织病理　肌原纤维结构保留，没有破碎红纤维，电镜下可见线粒体异常增生及增大，内部嵴状结构异常。

6. 基因检测　如果临床确诊为LHON，可考虑进行3大热点变异的筛查，如果上述3大热点变异筛查阴性，可进行线粒体基因组全长的基因检测。

7. 其他　如果考虑患者合并多发性硬化症，可考虑进行腰穿脑脊液检查，包括脑脊液常规、生化、细胞学、寡克隆带、IgG鞘内合成率等。

【诊断标准】

以下临床表现提示LHON的诊断[16]：

1. 眼部症状

（1）双侧、无痛、亚急性进展的视力障碍，通常发生于成年早期，大部分病例视敏度可降至仅见指数，甚至更差，视野检查可见中央盲点扩大。

（2）视神经乳头水肿，视神经乳头周围血管扩张、迂曲，视网膜神经纤维层肿胀。在急性期可有20%患者缺乏基底部异常改变。

（3）视盘萎缩。

（4）电生理检查提示视神经功能障碍，但没有视网膜病变。

2. 眼外症状

（1）神经系统症状。姿势性震颤，周围神经病，运动障碍，多发性硬化症样病变。

（2）非特异性肌病。

（3）心律失常。

3. 神经影像　MRI通常正常，有时可能存在白质病变或视神经异常信号。

4. 生物化学　可检测出呼吸链功能异常，尤其是*MT-ND1*基因m.3460G＞A变异，与严重的呼吸链功能异常相关。

5. 家族史　高达60%的先证者呈母系遗传家族史，但家族史阴性不能排除诊断。

诊断依赖于典型的临床症状，通常发生于成年早期的双侧、无痛、亚急性进展的视力障碍。基因筛查可见有以下3种变异之一，*MT-ND4*基因m.11778G＞A，*MT-ND1*基因m.3460G＞A和*MT-ND6*基因m.14484T＞C。如果上述3种常见变异筛查阴性，可进行线粒体基因组全长的基因检测。由于目前基因测序技术完善，费用降低，也可直接进行线粒体基因组全长测序，分析点变异和变异负荷[17]。

【治疗与预后】

LHON治疗相对困难，尚无更好的治疗方案。目前的治疗以促进线粒体功能，降低氧化应激损伤，增加ATP生成为主。可选择的药物包括：辅酶Q10、艾地苯醌、维生素（B复合物、C、E）、硫胺素、左卡尼汀、甲萘二酚、二氯乙酸盐、环孢素、米诺环素、左旋精氨酸等。但目前没有任何一种药物可以扭转临床表现[13]。

1. 急性期治疗　尽管已有不少药物和手术治疗被应用于LHON急性期的治疗，但目前为止还没有一种治疗方案被证实临床有效。

2. 药物治疗

（1）免疫抑制剂　皮质类固醇激素被用于急性期LHON的治疗，但没有证据表明皮质类固醇激素可以减轻或预防视力丧失。环孢素A在体外实验中具有减少LHON杂交细胞凋亡的作用，目前法国正进行临床试验将环孢素A用于预防对侧健康眼的受累（表36-1）。

（2）溴莫尼定（brimonidine purite）　是一种被用于青光眼治疗的药物，主要用于降低眼内压，目前被证实由于具有抑制谷氨酸盐毒性作用，可用于维持视网膜神经节细胞存活。但是没有证据表明单眼起病后，溴莫尼定可以预防对侧健康眼的受累。

（3）鸡尾酒疗法　线粒体遗传病的共同治疗策略是易化呼吸链的电子传递，泛醌类似物辅酶Q10、艾地苯醌都被试验证实具有缓解患者视觉症状的作用，但有些试验结果并不具有统计学差异的显著性。EPI-743是一种结构上类似辅酶Q10、艾地苯醌的药物，但它修改了苯环，使其更容易促使能量生成，又能减少氧化应激损伤。目前临床观察，提示EPI-743对LHON有治疗作用，但尚需RCT研究评估疗效。此外，硫胺素、核黄素、维生素C、维生素K$_1$、左卡尼汀、生酮饮食等都有助于患者。

3. 基因治疗　是目前最有前景的LHON治疗方案。目前LHON基因缺陷已知，现在有许多临床注册研究使用腺相关病毒载体，通过修改致病缺陷基因的方法尝试治疗LHON（表36-1）[16]，其中包括我国开展的RAAV2-ND4治疗LHON的安全性及有效性研究[18]。

表36-1　LHON临床注册研究一览

| 研究题目 | 期 | 研究设计 | 药物 | 主要结果 | 地点 |
| --- | --- | --- | --- | --- | --- |
| LHON急性期环孢素A疗效研究 | II | Open Label | Cyclosporine | 视敏度 | 法国 |
| LHON患者基因治疗安全性评估 | I/II | Open Label | GS010（AAV-ND4） | 局部或全身性副作用和严重副作用发生率 | 法国 |
| RAAV2-ND4治疗LHON的安全性及有效性研究 | I/II | Open Label | RAAV2-ND4 | 视敏度 | 中国 |
| m.11778G＞A变异所致LHON采用AAV作为基因治疗载体的安全性研究 | I | Open Label | scAAV2-P1ND4v2 | 副作用 | 美国 |

4. 预后　一般出现症状后难以恢复，但年轻患者可能会有部分恢复，基因变异是最重要的预后预测因素，如m.11778G＞A变异患者中有4%～25%可能得到改善，m.14484T＞C变异患者临床预后较好，有37%～58%视力会改善[19]。

【遗传咨询与产前诊断】

LHON是母系遗传方式。除极罕见的线粒体基因是双亲遗传的病例外，男性患者后代无致病性变异，女性患者后代多有致病性变异，但由于存在遗传瓶颈效应、阈值效应等遗传特点，不是每个致病性变异携带者均会表现出临床症状。虽然呈母系遗传方式，但是85%患者为男性。不同的致病性变异表现出临床症状的差异性。应给所有的患者及携带者提供遗传咨询，包括后代的发病率及生育相关问题。

产前诊断是目前的难题，尤其是羊水细胞及绒毛膜细胞即便没有致病基因变异，也不能代表其他组织中也不携带致病基因变异。

（蒋海山）

# 第四节　肌阵挛性癫痫伴破碎红纤维

肌阵挛性癫痫伴破碎红纤维（myoclonic epilepsy and ragged red fiber，MERRF）是一种多系统受累的线粒体遗传病。1973年由Faye等[20]第1次报道本病。MERRF以肌阵挛癫痫伴全身强直阵挛样发作为主要临床表现，神经系统可以出现共济失调、肌无力和痴呆等表现，其他系统症状包括听力障碍、视神经萎缩、心肌病伴Wolff-Parkinson-White综合征。该病为母系遗传的线粒体遗传病，一般儿童期起病，早期发育可以正常。

【临床表型特征】

MERRF最早的特征为进行性加重的肌阵挛性癫痫和肌无力。对患者肌肉组织活检样本进行改良Gomori染色，可以发现破碎红纤维（ragged red fiber，RRF）和形态异常的线粒体。感音神经性耳聋、痴呆、周围神经病、运动不耐受、视神经萎缩和共济失调也是常见伴随症状。此外，还有一些少见的临床表现，包括心肌病（通常为扩张性心肌病）、心脏传导阻滞、眼外肌麻痹、视网膜色素沉着、锥体束征、多发性脂肪瘤等。MERRF的发病年龄多在儿童后期至成年期。

MERRF可以合并线粒体脑肌病伴乳酸酸中毒及卒中样发作（MELAS，详见本章第五节），表现出卒中样发作的特点；或合并Kearns-Sayre综合征，表现为进行性眼外肌麻痹和视网膜色素变性；也有合并脊髓小脑变性、腓骨肌萎缩症和Leigh综合征的病例报道[21-23]。

【遗传方式与相关致病基因】

MERRF是由线粒体基因变异所致，常见的变异基因包括*MT-TK*、*MT-TF*、*MT-TL1*、*MT-TI*、*MT-TH*基因。其中，最重要的变异是位于*MT-TK*基因m.8344G＞A。80%～90%的MERRF病例由该变异引起，它位于*tRNA*^lys基因T$\Psi$C环上，这个位点在进化上是高度保守的。T$\Psi$C环在蛋白质合成中与核糖体相互作用，变异可使多肽链合成受到影响，从而导致患者组织中呼吸链复合物Ⅰ和Ⅳ酶活性显著降低。*MT-TK*基因的另两个变异位点，m.8356T＞C和m.8363G＞A，被报道分别与MERRF/MELAS重叠[24]、MERRF合并心肌病或MERRF/Leigh综合征重叠相关[23, 25]。

由于线粒体基因异质性特点，MERRF患者的不同组织类型中mtDNA变异比例差异较大，在血液中往往不易被检测，而在特定组织内更易被检测，如骨骼肌、成纤维细胞、尿液沉渣细胞、口腔黏膜细胞、唾液（脱落细胞）和毛发（毛囊细胞）。其中骨骼肌中mtDNA变异的检出率最高，病情严重者可达80%以上甚至接近100%。

本病为母系遗传，但家系中携带者的临床表现可能存在异质性，不全都表现为MERRF。曾有报道，表现为MERRF的先证者家庭，可以仅表现为肢带型肌营养不良[26]。

【实验室与辅助检查】

1. 实验室检查　静止血乳酸和脑脊液乳酸常常会升高。同时，部分患者还会发现脑脊液蛋白升高。

2. 神经电生理检查　包括脑电图和肌电图，都是诊断MERRF重要的检查。其中，脑电图可以发现典型的尖波，伴背景慢波，也可以发现局灶性癫痫样放电。肌电图和神经传导检查可以发现（轻度）肌源性损害，或发现周围神经损害的证据，甚至可以在同一患者中发现肌源性合并周围神经损害。头颅影像学检查可以发现脑萎缩和基底节钙化。双侧壳核坏死，脑干小脑萎缩也有报道。

3. 肌肉组织活检　诊断MERRF的重要方法。改良Gomori染色中可见典型的RRF，这些肌纤维在SDH染色中表现为破碎蓝纤维，在COX染色中表现为活性丧失或降低。但少数MERRF患者肌肉活检并不能发现RRF。不伴RRF的MERRF诊断，需配合组织呼吸链酶复合物活性分析和线粒体基因检测[27]。

【诊断标准】

肌阵挛性癫痫伴破碎红纤维没有明确的诊断标准。临床诊断MERRF一般基于以下4个临床特点：①肌阵挛；②全身强直-阵挛发作；③共济失调；④肌肉组织活检发现破碎红纤维。

基因检测是非常重要的诊断标准。

【治疗与预后】

控制肌阵挛和癫痫发作是本病治疗的重点和难点。治疗肌阵挛癫痫药物有左乙拉西坦、氯硝西泮、唑尼沙胺、丙戊酸钠。但是，由于丙戊酸钠会产生继发性左卡尼汀缺乏，因此临床诊断MERRF后，尽可能避免使用该药。不得已使用丙戊酸钠时，需要充分补充左卡尼汀的摄入。补充左卡尼汀和辅酶Q10还有助于改善线粒体功能。避免接触线粒体毒性药物，如氨基糖苷类抗生素、利奈唑胺等。

建议每6~12个月对神经系统、眼、心脏和内分泌系统（血糖和TSH）进行评估。

【遗传咨询与产前诊断】

由于MERRF是一种母系遗传线粒体病。男性患者基本上不用担心子代患病，而女性患者将会把变异的线粒体基因传给子代。但子代是否发病跟其线粒体基因变异的负荷有关，目前临床尚不能开展产前诊断。

（林　洁）

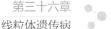

## 第五节　线粒体脑肌病伴乳酸酸中毒及卒中样发作

　　线粒体脑肌病伴乳酸酸中毒及卒中样发作（mitochondrial encephalomyopathies with lactic acidosis and stroke-like episodes，MELAS）是由于线粒体结构和/或功能异常引起多系统功能损害的疾病。临床上癫痫、偏瘫、偏盲等脑病表现突出，常伴有肌无力、乳酸酸中毒、发育异常等。本病较为少见，Uimonen等[28]在芬兰人群的研究中发现其患病率至少为16/100 000，日本人群的发病率为0.18/100 000[29]。MELAS是最常见的线粒体遗传病之一，为母系遗传。

　　【临床表型特征】

　　MELAS多在儿童、青少年期起病，早期典型表现为卒中样发作的癫痫和抽搐，可伴有听力下降、偏盲、痴呆、偏头痛样头痛发作以及血和/或脑脊液乳酸升高。起病年龄通常为2～40岁，平均起病年龄10岁，亦有个别报道63岁起病。大多数患者有广泛性脑损害表现，一段时间反复发作的头痛、恶心呕吐，或在局灶性神经功能损害的情况下出现抽搐、偏瘫、偏盲等卒中样发作。

　　MELAS常常合并中枢神经系统以外的脏器受累，包括①内分泌：可以出现发育矮小、糖尿病、性腺功能低下；②心脏：心脏传导阻滞，心肌肥厚；③视力：眼底检查，偶可发现视网膜色素沉着，但视神经萎缩并不多见；④听力：听力损害，尤其是高频听力缺失是常见的临床表现。

　　【遗传方式与相关致病基因】

　　MELAS是经典的母系遗传性线粒体病，变异携带者若为女性，变异基因可遗传给子代。根据变异负荷差异，临床表现存在异质性，变异负荷过低可能不发病，但由于瓶颈效应而存在产生高水平变异后代的可能性。约80% MELAS患者是由线粒体基因$tRNA^{leu(UUR)}$ m.3243A＞G变异引起；约15%是由m.3271T＞C和m.3252A＞G所致[30]。m.3243A＞G变异的临床表型变异广泛，包括易疲劳、肌病、肌痛、眼肌麻痹、视网膜色素沉着、肥大性或扩张性心肌病、心脏传导阻滞、肌阵挛、痴呆、共济失调、耳聋、乳酸酸中毒、各种内分泌异常和肾脏疾病等，不同的患者有不同的症状组合[31]。

　　与其他致病变异比较，m.3243A＞G变异的杂质性比例在血液和肌肉中的差异较大。破碎红纤维也不能作为诊断的依据，因为它并不一定与该病相关联。

　　【实验室与辅助检查】

　　MELAS患者实验室检查可以发现肌酸激酶、乳酸脱氢酶升高，往往有肌酸激酶与乳酸脱氢酶倒置现象。静息血乳酸和/或脑脊液乳酸升高也是重要的提示指标。既往也将运动后血乳酸升高作为诊断标准。但近几年的临床实践发现，由于运动后血乳酸的检测与活动方式、活动量、运动时间和抽血方式密切相关，检测结果可靠性有待商榷。

　　肌肉活组织病理检查是诊断MELAS的重要方法。目前用于MELAS病理诊断的主要方法有改良Gomori三色法（MGT）、琥珀酸脱氢酶染色（SDH）、细胞色素C氧化酶染色（COX）、油红O染色（O.R.O）等。典型的MELAS病理表现为：MGT见破碎红纤维，SDH见破碎蓝纤维和/或血管周围强染，以及COX活性改变。琥珀酸脱氢酶/细胞色素C氧化酶（SDH/COX）双染法可以提高阳性检出率。电镜下见到线粒体内晶格状包涵体具有诊断意义（图36-1）。

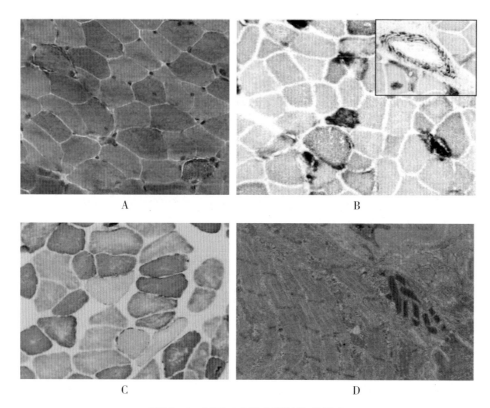

图36-1　MELAS肌肉活检染色特点

　　A. 改良Gomori染色，见破碎红纤维（RRF）。B. 琥珀酸脱氢酶染色，见破碎蓝纤维。右上角小图为SDH强反应血管（SSV）。C. COX/SDH复染，见COX活性降低的纤维表现为SDH染色阳性。D. 电镜，见晶格样排列的异常线粒体。

　　神经影像学检查是MELAS诊断的重要手段。除部分病者CT可见基底节区、丘脑、苍白球、壳核、尾核异常钙化灶外，MRI往往有较高诊断价值。MRI表现多为两侧半球后部，即顶、颞、枕区靠近皮层及皮层下多发片状异常信号。T1加权像呈等、低信号，T2加权像、FLAIR像呈高信号，通常不按血管支配区分布。MELAS为反复发作性疾病，在MRI和CT有病灶反复出现和消退的动态变化，并与临床表现发作间歇期一致（图36-2）。通过弥散加权磁共振（DWI）研究发现，发作期病灶既可以有血管源性水肿又可以表现为细胞毒性水肿。通过对病变表面弥散系数（ADC）进行量化研究发现，ADC值明显升高，说明病灶存在血管源性水肿，可能是由于小动脉内皮细胞的线粒体呼吸衰竭所致血脑屏障通透性增加；ADC值下降说明存在细胞毒性水肿，多由于能量代谢的快速衰减所致细胞内水聚集，细胞外间隙减少，细胞膜通透性改变引起。MRS于病灶区可见高乳酸峰。乳酸增多是由于线粒体遗传病患者氧化磷酸化功能不足，无氧代谢产生大量乳酸；也可能由于毛细血管和动脉内皮细胞中线粒体异常引起血管损害所致。

　　【诊断标准】

　　1992年，Hirano提出MELAS诊断标准[32]：①40岁以前的卒中样发作；②以癫痫和/或痴呆为表现的脑病；③有乳酸酸中毒和/或破碎红纤维的线粒体肌病证据。次要诊断标准还包括：①早期正常的精神运动发育；②反复发作的头痛；③反复发作的呕吐。

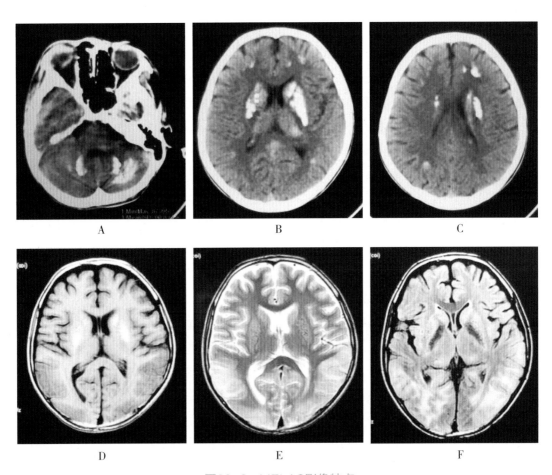

图36-2　MELAS影像特点

A-C. 头颅CT，见小脑，基底节，额叶散在多发钙化。D-F. 头颅MRI，双侧颞顶枕叶大片状异常
信号。D. T1加权像，见等低信号；E. T2加权像，高信号；F. FLAIR像，高信号。

2002年，Iizuka等[33]提出MELAS的诊断标准：①至少1次卒中样发作临床表现；②急性期在CT或MRI上可见与临床表现相关的责任病灶；③脑脊液乳酸升高；④肌肉活检MGT染色可见RRF，SDH染色可见强血管反应。符合前3条为临床拟诊，4条均满足为确诊。

2012年，Yatsuga提出了新的诊断标准[29]，至少2条A原则和2条B原则。A原则包括①头痛伴呕吐；②癫痫；③偏盲；④皮质盲；⑤影像学上表现的急性局灶性病灶。B原则包括①血或脑脊液乳酸升高；②肌肉活检见异常线粒体；③MELAS相关基因阳性。

从诊断标准的演变，不难看出肌肉活检和基因检测对于MELAS诊断具有重要的价值。

【治疗与预后】

MELAS治疗分为急性发作期治疗和间歇期治疗。对于急性发作期的患者，推荐静脉用负荷剂量左旋精氨酸，续以维持剂量，同时检测血气、肝功能、乳酸以及血糖水平，防止由于乳酸酸中毒、酮症酸中毒引起的代谢危象。急性期控制癫痫也非常重要，尤其是对癫痫持续状态的患者，更要严密观察生命体征。对于间歇期的治疗，推荐采用"鸡尾酒"疗法：口服精氨酸、左卡尼汀、辅酶Q10、艾地苯醌、B族维生素、维生素E、叶酸等。

需要注意的是，MELAS患者需要避免使用线粒体毒性药物：抗病毒药、干扰素、利多卡因、卡维地洛、异丙肾上腺素、卡铂、利福平、氨基糖苷类抗生素、他汀类药物、丙戊酸钠、苯妥英钠、苯巴比妥、卡马西平、奥卡西平等。

【遗传咨询与产前诊断】

MELAS母系遗传的特征使得男性患者后代几乎都是无变异线粒体基因的健康人，女性患者后代可能是正常个体，也可能是不同程度的变异基因携带者，这与线粒体遗传的异质性和瓶颈效应等因素有关。

目前临床尚不能开展产前诊断。

（林　洁）

## 第六节　Kearns-Sayre综合征

Kearns-Sayre综合征（Kearns-Sayre syndrome，KSS）属于mtDNA缺失综合征，少数可能呈母系遗传方式。多数20岁前发病，先出现持续性眼外肌麻痹，而后出现视网膜色素变性导致的视力下降以及心脏传导阻滞导致的心慌、胸闷症状。部分患者存在肢体无力、小脑性共济失调、神经性耳聋以及智能减退等症状。患者易于因心脏病而猝死[11]。

【临床表型特征】

KSS是多系统病变，常见三联征为20岁前发病、视网膜色素变性、进行性眼外肌麻痹[34]。此外，患者至少有以下症状之一：心脏传导阻滞、脑脊液蛋白浓度超过100mg/dL、小脑性共济失调。

KSS早期常表现为上睑下垂、眼外肌麻痹，或者二者同时出现。此外，运动不耐受、夜视力减退也可见于早期症状。咽喉部肌无力导致吞咽困难及咽部失弛缓症。患者多于成年早期即因病情进展而病逝（图36-3）。

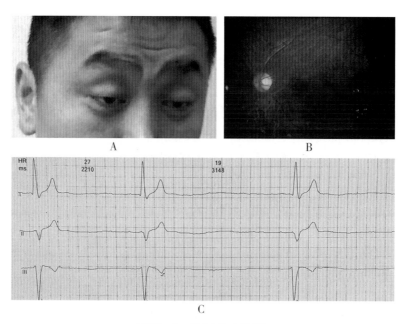

图36-3　KSS临床表现

A. 上睑下垂、眼外肌麻痹。B. 眼底视网膜色素变性。C. 心脏传导阻滞。

1. 眼部症状　患者早期即出现上睑下垂和眼外肌麻痹，经常容易被误诊为重症肌无力，与后者的区别是渐进性进展，没有明显波动性。视网膜色素变性是KSS的临床三大主征之一，其特征是暗视觉的受累较视敏度的受累更加明显，患者常描述夜晚视力减退明显。患者视力渐进性下降，但常难以准确描述视力下降的具体时间。

2. 中枢神经系统症状　主要表现为小脑性共济失调，智能减退，感音神经性耳聋，罕见癫痫及卒中症状。

3. 肌肉症状　表现为进行性眼外肌麻痹、上睑下垂、咽喉部肌无力、吞咽功能障碍、运动不耐受、近端重于远端的肢体无力。

4. 心脏症状　心脏的症状以传导阻滞为主，一旦患者出现相关表现，要及时安装心脏起搏器，否则有可能发生心源性猝死[35]。此外，合并心肌病也较为常见。心肌受累与患者死亡率增高相关，心肌受累患者的死亡率远高于无心肌受累患者的死亡率[36]。

5. 内分泌症状　糖尿病在KSS患者中较为常见，由于糖尿病的发病机制是胰岛素分泌不足，因此治疗以补充胰岛素为主。此外，还可见甲状旁腺功能减退、月经失调、生长激素缺乏。生长激素缺乏是患者身材矮小的原因。

6. 肾脏症状　部分患者可见肾小管性酸中毒。

【遗传方式与相关致病基因】

mtDNA片段缺失通常是散发性，几乎不通过母系遗传。mtDNA片段重复较为罕见，但是可以通过母系遗传给后代[37]。已知超过150种不同的mtDNA片段缺失与KSS有关，其中一段4977碱基的缺失（m.8470_13446del4977）最为常见。

【实验室与辅助检查】

1. 血及脑脊液　血乳酸及脑脊液乳酸检查，可进行简易乳酸运动试验帮助判断，如果患者以中等速度连续上下楼梯5min（3层楼来回上下），运动后即刻血乳酸浓度超过静息状态的5倍以上，休息10min后血乳酸浓度超过静息状态的3倍以上即为阳性。还可进行最小运动量试验帮助诊断。进行糖耐量试验及糖化血红蛋白检查，以明确有无糖尿病。

2. 神经电生理　常表现为肌病性肌电图，有时也可表现为周围神经病变。

3. 头颅MRI　常表现为脑白质病变，伴有脑或小脑萎缩或基底节损伤，缺乏特异性。

4. 心脏电生理　心电图用以评估心脏节律有无异常，以及有无心肌肥厚导致的心电改变，这是非常重要的随访观察指标，同时是评估是否需要安装心脏起搏器的基础。

5. 心脏影像学　包括超声心动图及心脏MRI，前者价格便宜，便于随访，但后者相对于前者而言，对诊断亚临床性心肌病和心脏瓣膜病更加敏感[35]。

6. 肌肉活检　MGT染色可见破碎红纤维、SDH染色可见破碎蓝纤维、COX染色可见COX阴性肌纤维（图36-4）。

7. 线粒体呼吸链酶复合物检测　通过新鲜肌肉标本进行检测，用于明确具体的呼吸链酶复合物功能障碍。

8. 基因检查　几乎99%的KSS患者均存在mtDNA大片段缺失，而且这种基因改变在全身各种组织中都可以检出，但是有时在血液标本中难以检出，使得肌肉标本成为基因检测的理想选择。

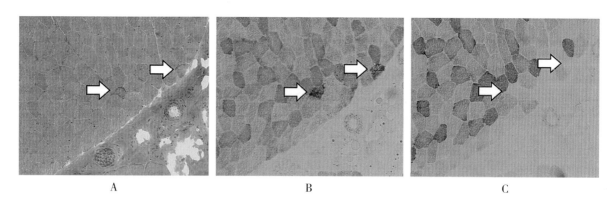

图36-4　KSS肌肉活检

A. MGT-破碎红纤维。B. SDH-破碎蓝纤维。C. COX-阴性肌纤维。

【诊断标准】

1. KSS临床诊断具有以下三联征

（1）20岁前起病。

（2）视网膜色素变性，眼底镜检查可见不典型的胡椒盐征，视野计检查可见正常视野，视网膜电图可见视网膜萎缩。

（3）进行性眼外肌麻痹。

2. 患者至少有以下症状之一

（1）心脏传导阻滞。

（2）脑脊液蛋白浓度>100mg/dL。

（3）小脑性共济失调。

此外，患者还可能具有以下临床表现：身材矮小、听力丧失、痴呆、肢体萎缩、糖尿病、甲状旁腺功能减退、生长激素缺乏等。

确诊需要完善肌肉活检病理和基因检测。

【治疗与预后】

1. KSS主要采用对症治疗

（1）安装心脏起搏器，密切监测患者，当存在心脏传导阻滞症状时要及时安装心脏起搏器，以减少心源性猝死的发生率。

（2）眼科手术安装眼睑吊索，减轻上睑下垂的问题。

（3）人工耳蜗植入减轻感音神经性耳聋症状。

（4）激素替代治疗减轻内分泌症状，如针对身材矮小，给予生长激素治疗，可以促进患者长高，体重增加。

（5）扩张上端食管括约肌减轻吞咽困难症状。

（6）补充叶酸，减轻脑脊液叶酸降低现象。

（7）给予辅酶Q10（50～200mg/次，3次/天）和左卡尼汀（330mg/次，3次/天）。

（8）其他对症支持治疗。

2. 预后　KSS患者预后不佳，患者多于20～40岁病故。应严密监测心电图，每6～12个月检查1次，一旦发现心脏传导阻滞，应积极安装心脏起搏器。每年进行1次听力及内分泌功能的评估。避免使用具有线粒体毒性的药物，如氨基糖苷类抗生素、氯霉素、利奈唑胺、丙戊酸、核苷类逆转录酶抑制剂等。

【遗传咨询与产前诊断】

先证者的父亲不具有和先证者一样的致病基因变异，而其母亲可能有相同变异。致病性基因变异经常是新发变异，既可出现于患者母亲的卵细胞中，也可在胚胎形成时发生。产前诊断是目前的难题，羊水细胞及绒毛细胞即便没有致病基因变异，也不能代表其他组织中不携带致病基因变异。

（蒋海山）

## 第七节　原发性辅酶Q10缺乏症

辅酶Q10，又称泛醌，是一种脂溶性异戊二烯苯醌。辅酶Q10是线粒体氧化磷酸化过程中重要的电子递呈物。辅酶Q10代谢异常，主要表现为辅酶Q10缺乏。辅酶Q10缺乏症可表现为原发性辅酶Q10缺乏症和继发性辅酶Q10缺乏症，前者为遗传所致，后者常常与特殊药物、变性病相关。原发性和继发性辅酶Q10缺乏症均会造成线粒体功能异常，本节主要讨论原发性辅酶Q10缺乏症。原发性辅酶Q10缺乏症由核基因变异所致，目前报道的相关病例主要为常染色体隐性遗传。

【临床表型特征】

原发性辅酶Q10缺乏症是一组多系统损害的疾病，临床异质性大，可以表现为：①孤立性肌病，表现为肌无力、运动不耐受。②脑肌病，以复发性肌红蛋白尿，脑病和肌肉活检发现破碎红色纤维为三联征。临床可以出现"酱油色"尿液、肌无力、运动不耐受、癫痫等。③小脑共济失调，主要表现为步态不稳，言语障碍。④Leigh综合征伴发育迟缓、共济失调和耳聋，还可伴有周围神经损害表现。⑤严重的婴儿多系统疾病，表现为共济失调、癫痫、运动发育迟缓、肌张力障碍、乳酸酸中毒、肾病等。⑥成年起病，多系统萎缩样表现，如自主神经功能异常、帕金森样表现、共济失调、锥体束损害等。⑦肾病，表现为激素抵抗的肾病综合征、终末期肾病等。

原发性辅酶Q10缺乏症从儿童至成年均可发病，有些类型症状不严重，病程可以达10年，甚至更长。

【遗传方式与相关致病基因】

在线粒体氧化磷酸化过程中，辅酶Q10是重要的电子传递物质，负责将电子从呼吸链复合物Ⅰ传递至呼吸链复合物Ⅱ和呼吸链复合物Ⅲ。因此，原发性辅酶Q10缺乏症患者组织内呼吸链复合物Ⅰ+Ⅲ、Ⅱ+Ⅲ活性降低。

目前报道的导致原发性辅酶Q10缺乏症的主要基因包括*COQ2*、*COQ4*、*COQ6*、*COQ7*、*COQ8A*、*COQ8B*、*COQ9*、*PDSS2*、*ADCK3*等[38-41]。目前已报道与原发性辅酶Q10缺乏症相关的致病基因均为常染色体隐性遗传方式。

**【实验室与辅助检查】**

血清、组织或培养的细胞中测定辅酶Q10含量明显下降。在所有可供选择的检测组织中，肌肉组织的检测结果最为可靠[42]。另外，组织中检测呼吸链复合物酶Ⅰ＋Ⅲ、Ⅱ＋Ⅲ活性降低，也是重要的诊断标准。而在这些患者的组织中，单独检测呼吸链复合物酶Ⅱ或Ⅲ的活性，很可能是正常的[43]。

原发性辅酶Q10缺乏症患者常表现有静止血乳酸或脑脊液乳酸升高，尤其在新生儿中。但是，正常血乳酸或脑脊液乳酸水平也不能排除本病[43]。

**【诊断标准】**

由于原发性辅酶Q10缺乏症临床异质性大，目前没有明确的临床诊断标准，主要根据辅酶Q10水平进行判断，以及基因检测发现辅酶Q相关基因致病性变异。

**【治疗与预后】**

大剂量口服辅酶Q10替代治疗是本病最有效的治疗方法，可以抑制疾病的发展甚至逆转病情。严重的神经系统和/或肾脏损害很难纠正。婴儿期发病的患者，如未能及早发现并治疗则致死或致残率高。推荐每日补充辅酶Q10剂量为5～50mg/（kg·d）。对于有蛋白尿的患者，推荐ACEI类药物与辅酶Q10一起服用[43]。

由于本病是可治性疾病，早期发现，及早用药，症状可以控制甚至完全缓解。所以，需要临床医生高度重视。

**【遗传咨询与产前诊断】**

原发性辅酶Q10缺乏症是核基因变异导致的疾病，并且遗传方式是常染色体隐性遗传。因此，先证者需要明确在两条染色体上都找到同一基因变异，表现为纯合变异或复合杂合变异，并出现辅酶Q10水平降低，方可诊断。如果先证者为父母中的一位，其配偶不携带该基因变异，其子代几乎没有患病风险，除非发生新发变异。如果子代患病，证实父母各携带一个基因变异位点，再生育时有25%的概率再次患病，可以考虑胚胎移植前遗传学检查，并作变异位点的产前诊断。

（林　洁）

# 第八节　线粒体DNA耗竭综合征

线粒体DNA耗竭综合征（mitochondrial DNA depletion syndrome，MTDPS）是由于核基因变异引起mtDNA数量严重减少，导致以组织和器官能量产生障碍为特点的遗传性疾病，属于线粒体遗传病的一种，多呈常染色体隐性遗传[44]。目前该病的致病基因已经发现有17个[45]，其对线粒体基因的影响主要分为4类：第1类是影响线粒体核苷酸（dNTP）库的基因（*TK2*、*SUCLA2*、*SUCLG1*、*RRM2B*、*DGUOK*、*TYMP*、*SLC25A4*、*ABAT*），其中任何一个基因变异均会导致线粒体内DNA合成原材料的合成受阻，使得mtDNA耗尽；第2类是影响mtDNA的复制（*POLG*、*POLG2*、*TFAM*、*MGME1*和*TWNK*）；第3类是*AGK*和*OPA1*基因，其编码产物的功能可能与能量合成有关；第4类是

*MPV17*基因和*FBXL4*基因，其编码蛋白的具体功能仍不清楚[45]。

【临床表型特征】

MTDPS主要受累器官为肌肉、肝脏、大脑和肾脏，是一组遗传异质性的疾病，由于mtDNA严重减少导致能量产生障碍，造成组织和器官损伤，临床表现多种多样。按照临床表现分为肌病型、脑肌病型、神经胃肠道脑病型和肝脑型4种，涉及18个亚型，分别与不同基因变异相关，具体临床表型见表36-2。

表36-2　不同变异基因所导致MTDPS的常见临床表型

| 分类 | 发病年龄 | 主要临床表现 |
| --- | --- | --- |
| 肌病型 | 幼儿期 | 肌张力障碍，近端肌无力，进食困难，认知困难。通常情况下，在发病数年之内，肌肉无力伴有呼吸衰竭发展迅速，发病数年内死亡，通常在2岁前出现肌力及肌张力低下 |
| 脑肌病型 | 婴儿时期 | 肌张力减退和全面发育迟缓，可以观察到其他特征，包括耳聋、运动障碍、Leigh综合征和肾脏疾病，通常在婴儿期出现肌张力低下和严重的神经功能异常 |
| 神经胃肠道脑病型 | 青少年期到成年早期 | 进行性胃肠功能障碍，恶病质和周围神经病变，患者多于20岁之前出现进行性胃肠动力障碍及周围神经病变 |
| 肝脑型 | 新生儿，婴儿或儿童后期 | 早期的肝功能障碍如肝脾肿大、黄疸或胆道闭锁等；神经系统受累，包括发育迟缓、头小畸形、肌张力下降、异常眼球运动和周围神经病变，孤立性肝损害患者最终可演变为肾功能不全，多表现早发性肝功能障碍和神经系统受累 |

【遗传方式与相关致病基因】

MTDPS是线粒体遗传病中一组罕见疾病，因核基因缺陷而影响mtDNA复制和稳定，引起多种mtDNA片段的缺失，导致能量产生障碍，造成组织和器官损伤；MTDPS为常染色体隐性遗传病，相关基因见表36-3。

表36-3　MTDPS分型相关基因

| 分类 | 相关基因 |
| --- | --- |
| 肌病型 | *TK2*、*AGK*、*MGME1*、*SLC25A4* |
| 脑肌病型 | *SUCLA2*、*SUCLG1*、*RRM2B*、*OPA1*、*ABAT*、*FBXL4* |
| 神经胃肠道脑病型 | *TYMP* |
| 肝脑型 | *DGUOK*、*POLG*、*POLG2*、*TWNK*、*TFAM*、*MPV17* |

【实验室与辅助检查】

对患有MTDPS的个体应对不同器官进行评估以了解其受累情况，包括神经肌肉、肝脏、胃肠、心脏和肾脏系统。神经影像学、神经传导速度可用于评估神经系统受累程度；肌电图评估肌病；癫痫发作者采用脑电图检查；还需要全面的眼科和听力评估。可以通过肝功能测试、超声检查、甲胎蛋白来评估肝脑型患者的肝功能。胃肠评估取决于症状，可以包括以下内容：胃肠会诊，腹部影像学，上消化道造影X线摄影，食管胃十二指肠镜检查，乙状结肠镜检查，液相闪烁照相术和十二指肠测压。超声心动图和心电图来检测心脏的受累程度。肺功能检查和血气评估肌病患者呼吸功能。进食困难和生长迟缓者需要进行营养评估和吞咽评估。还可以通过尿液分析，尿液电解质和尿液氨基酸评估肾小管病变；同时配合DNA测序了解患者是否存在相关基因的致病变异。

【诊断标准】

对患有MTDPS的个体如出现相应临床症状，且相关核基因测序结果显示为相应基因的致病性变异可诊断为MTDPS。

【治疗与预后】

MTDPS是多器官受累疾病，大多数受影响的个体预后不良，目前仍无有效的治疗方法。应对患者不同的受累系统进行全面的评估后采取多学科综合治疗，包括对癫痫发作、关节挛缩、呼吸功能不全等给予支持和对症治疗。同时可选择饮食调节、补充辅助因子、肝移植和干细胞移植。

【遗传咨询和产前诊断】

MTDPS致病基因较多，已知的遗传方式均为常染色体隐性遗传，可根据常染色体隐性遗传方式进行遗传咨询和产前诊断。

1. 遗传咨询  详细询问家族史，绘制家系图，明确遗传规律，筛查先证者的致病基因，对父母和家系其他成员进行验证，对患者配偶进行相同致病基因检测。

只有来自父母双方的等位基因均发生变异（纯合变异或复合杂合变异）时才致病，致病基因携带者理论上不存在发病的风险。一般患者的父母双方均为致病基因携带者，患者的同胞兄妹有25%的概率患病，50%的概率为携带者，25%的概率为正常。

2. 产前诊断  目前患者并没有生育的报道，其生育率仍不清楚。若确认患者父母为致病基因变异携带者，建议通过胚胎植入前遗传学检测技术，淘汰携带致病基因的胚胎。若已再次妊娠，在妊娠11~13周进行绒毛活检或16~22周进行羊膜腔穿刺，对胎儿进行相关致病基因的产前诊断。

（张　璘）

## 第九节　线粒体DNA耗竭肌病型

线粒体DNA耗竭综合征（MTDPS）是一组常染色体隐性遗传性疾病，导致mtDNA在受影响的组织中的数量显著下降从而影响不同组织包括肌肉组织或肝、肌肉和脑的正常功能。在婴儿期和儿童早期出现临床表现一般比较严重，通常是致命的[46, 47]，但也有存活到青少年和成年的病例，可能与基因的不同变异类型有关[48]。引起常见TK2基因相关的MTDPS的原因，是由于胸苷激酶在细胞线粒体的结构或功能异常引起mtDNA的产生和维持的异常所致。MTDPS已在第八节详细描述，本节重点描述其肌肉病变。

【临床表型特征】

最典型的表现为婴儿和儿童中发生的渐进性肌肉疾病，其临床特征包括全身性低张力、近端肌肉无力、运动技能的丧失、进食不良和呼吸困难，可能会引起呼吸衰竭等并发症[47]。其他相关严重的表现还包括①新生儿脑病、癫痫和快速进行性近端肌无力。②类似于脊髓性肌萎缩症的表现。③渐进性肌病伴营养不良改变（部分患儿可能有感音神经性听力障碍）[49]。④肝肿大，肝酶异常。

轻度的临床表现可能包括①迟发性近端肌无力。②成人起病的渐进性线粒体肌病。③迟发性近端肌无力伴慢性进行性眼外肌麻痹。

【遗传方式与相关致病基因】

*TK2*基因引起的MTDPS是常染色体隐性遗传性疾病。

【实验室与辅助检查】

*TK2*基因MTDPS的实验室诊断包括以下几个方面。

1．生化检查　血清肌酸激酶的升高，是正常的5～10倍。血清乳酸和血清转氨酶通常是正常的，但部分也可以出现升高。

2．电生理检查　肌电图和神经传导测定可以发现肌源性损害和/或神经源性损害，部分患者也可表现为正常。

3．肌肉组织病理　肌肉组织病理学表现包括纤维大小不均、肌浆空泡和结缔组织增多。肌肉病理活检可以发现线粒体损害证据，包括破碎红纤维，SDH染色呈活性增加，COX活性降低等。

4．肌肉/肝脏组织的mtDNA数量分析　在肌肉/肝脏组织的线粒体DNA含量是严重降低的，与正常对照来比，通常是在5%～30%的范围内[50]。

【诊断标准】

*TK2*基因引起的MTDPS可以结合临床表现、电生理检查、肌肉组织病理检测、相关*TK2*的基因检测和肌肉/肝脏组织的mtDNA数量等进行分析[48,51]。

【治疗与预后】

对于*TK2*基因引起的MTDPS患儿治疗管理应包括对喂养困难的积极管理，包括使用鼻胃管或胃造口管。物理治疗和康复可以帮助维持肌肉功能和防止关节挛缩。改善肺功能，降低肺部感染的风险，并管理呼吸功能不全并发症。

【遗传咨询与产前诊断】

同第八节线粒体DNA耗竭综合征。

（张　巍）

# 第十节　线粒体DNA耗竭综合征肝脑型

目前已报道导致线粒体DNA耗竭综合征肝脑型的单基因变异涉及5个核基因：*DGUOK*、*MPV17*、*POLG*、*POLG2*、*TWNK*和线粒体基因*TFAM*（*mtTF1*或*mtTFA*）。

【临床表型特征】

线粒体DNA耗竭综合征肝脑型多于新生儿—幼儿期发病，特征为肝脏和中枢神经系统受累，伴或不伴其他系统病变，典型者可检出肝mtDNA的减少和耗竭，有助于确诊。根据致病基因及变异位点的不同，临床表型各异（表36-4）。

表36-4  不同变异基因所导致MTDPS肝脑型的常见临床表型

| 变异基因 | 发病年龄 | 临床表型 |
| --- | --- | --- |
| *DGUOK* | 新生儿期 | 肝功能障碍，精神运动迟缓，肌张力低下，旋转性眼球震颤，乳酸酸中毒，低血糖症 |
| *MPV17* | 婴儿—儿童期 | 肝功能障碍，精神运动迟缓，肌张力低下，周围神经病变，乳酸性酸中毒，低血糖症，神经影像学提示脑白质病 |
| *POLG* | 学龄前幼儿期 | 进展性痉挛性轻瘫，卒中或卒中样发作，肌阵挛，舞蹈病，帕金森样表现，眼球震颤，嗜睡，烦躁不安，皮层视觉丧失和感觉神经性听力障碍的肝功能障碍，癫痫，精神运动性迟缓，共济失调，神经影像学提示脑萎缩 |
| *POLG2* | 新生儿—婴儿期 | 肝功能障碍 |
| *C10orf2/TWNK* | 新生儿—婴儿期 | 肝功能障碍，精神运动迟缓，癫痫，周围神经病变，肌张力低下，眼肌麻痹，眼球震颤，手足徐动症，共济失调，感觉神经性听力障碍，乳酸酸中毒，小脑皮层神经影像学提示脑萎缩 |
| *TFAM* | 新生儿期* | 肝功能障碍 |

注：* 仅见于一个家族近亲结婚夫妇的研究报道。其孪生男性患儿均于新生儿期出现肝功能衰竭，并迅速进展、死亡。

【遗传方式与相关致病基因】

目前发现线粒体DNA耗竭综合征肝脑型全部表现为常染色体隐性遗传，其致病变异大多在人群中发生频率极低，因此相关的报道很少或罕见，一些病例见于特殊家系纯合个体的研究。根据致病基因和临床特征的不同，可将线粒体DNA耗竭综合征肝脑型分为7个亚型，即MTDPS 3型（*DGUOK*基因）、MTDPS 6型（*MPV17*基因）、MTDPS-4A/APERS型（*POLG*基因）、MTDPS-4B/MNGIE型（*POLG*基因）、MTDPS 7型（*TWNK*基因）以及新近报道的MTDPS 15型（暂定）（*TFAM*基因）和MTPS 16型（*POLG2*基因）[52,53]。

*DGUOK*基因定位于2p13.1，纯合变异或复合杂合变异可引起MTDPS 3型（MTDPS3）；*MPV17*基因定位于2p23.3，纯合变异或复合杂合变异可引起MTDPS 6型（MTDPS6）。人类*POLG*基因又名*POLG1*基因，位于染色体15q26.1，*POLG*基因的纯合变异或复合杂合变异可引起MTDPS 4A/ALPERS型（MTDPS4A，MTDPS ALPERS），或MTDPS 4B/MNGIE型，两种亚型的临床表现有差别，该病复杂多样，与MTDPS 1型的临床表型特点有交叉，而MTDPS 1型由*TYMP*基因变异所致。*POLG2*基因位于染色体17q23.3，纯合变异或者复合杂合变异引起MTDPS 16型（MTDPS16）；*TWNK*基因位于染色体10q24.31，纯合变异或复合杂合变异主要引起MTDPS 7型（MTDPS7），所编码的线粒体蛋白质Twinkle通过不同的结合位点，以不同的亲和力结合单链DNA（ssDNA）和双链DNA （dsDNA），是同时具有催化解链和退火活性的双功能解旋酶[54]；*TFAM*基因编码产物为线粒体转录因子A，是线粒体DNA转录的关键激活因子以及线粒体基因组复制的参与者。TFAM结合线粒体DNA启动子，参与线粒体基因组的转录。

【实验室与辅助检查】

对患有MTDPS肝脑型的个体应通过肝功能测试、超声检查、甲胎蛋白等来评估肝脑型患者的肝功能，并配合相关致病基因的检测明确是否存在致病变异。

【诊断标准】

对患有MTDPS肝脑型的个体如出现相应临床症状且基因测序结果出现*DGUOK*、*MPV17*、*POLG*、*C10orf2*（*TWNK*）或*TFAM*（*mtTF1*或*mtTFA*）基因位点的致病变异可诊断为MTDPS肝脑型。

【治疗与预后】

本病目前缺乏有效的治疗方式，虽有使用维生素、呼吸底物及辅酶治疗的报道，但疗效甚微。仅肝脏受累而无神经系统异常者可选择肝脏移植，但当患儿出现精神运动发育迟滞或眼球震颤时，肝脏移植效果不佳。

【遗传咨询与产前诊断】

目前发现MTDPS肝脑型全部遵循常染色体隐性遗传规律，可根据常染色隐性遗传规律进行遗传咨询，详见第七章。目前了解的常见致病变异多为复合杂合形式，而纯合变异仅见于特殊家系。某些位点变异在患者中高发，如*POLG*基因的p.A467T、p.W748S和p.G848S变异。

由于目前尚无有效的治疗方案，故对先证者及其家族成员进行遗传咨询并对孕期妇女进行产前诊断是有效减少MTDPS肝脑型发病的手段。

（张　璘）

## 第十一节　线粒体肌病

根据2015年中国神经系统线粒体病的诊治指南，通常把神经系统线粒体病分为四大类，线粒体脑病、线粒体脑肌病、线粒体神经病和线粒体肌病[11]。其中线粒体肌病主要包括慢性进行性眼外肌麻痹（CPEO，详见本章第十五节内容）和线粒体肢带型肌病，本节重点介绍线粒体肢带型肌病（mitochondrial limb girdle myopathy，MLGM）。该病呈母系遗传方式，多在儿童期或青少年期起病，主要临床表现为四肢近端无力，运动不耐受及肌痛，休息后可好转，可伴随其他系统受累的临床表现[11]。

【临床表型特征】

线粒体遗传病通常累及多个系统，单纯以肌病为临床表现的线粒体遗传病相对罕见。其中最常受累的肌肉以眼外肌和肢带肌为主。眼外肌受累表现为进行性眼外肌麻痹；而肢带肌受累的患者临床表现类似于肢带型肌营养不良，运动不耐受及肌痛症状较为突出，肌活检可见破碎红纤维及COX阴性肌纤维，基因检测可见mtDNA基因变异。

【遗传方式与相关致病基因】

MLGM的致病变异呈母系遗传方式，目前已报道的致病基因变异有m.5888insA、m.14639A＞G[55]和m.4450G＞A[56]等。基因变异导致线粒体呼吸链酶功能异常。

【实验室与辅助检查】

1. 生化分析　血肌酸激酶可正常或轻度增高，当并发横纹肌溶解时，可显著增高，同时伴有肌红蛋白增高。血乳酸及脑脊液乳酸可增高，为提高诊断标准性，可进行运动耐量试验帮助判断，运动后乳酸水平常可显著增高，血乳酸/丙酮酸的比值也可作为评价指标。

2. 神经电生理　肌电图呈肌源性损害，但这种肌电图表现并不具有特异性。有时神经电生理检查还可以发现亚临床的神经源性损害的表现。有时肌电图表现也可完全正常。

3. 肌肉影像学　肌肉超声、肌肉MRI是最常用两种影像学检查手段，前者可实时动态观察，但图像质量有限。将来可通过改良检查手段，提高检出率和阳性率。后者是目前常规进行的肌肉影像学检查手段，其检查模式多样，显示肌肉解剖结构清晰，病变程度可分级，将来随着检查模式的开发，还有望显示肌肉代谢及功能。尤其是$^{31}$P-MRS有助于通过测量肌肉能量代谢时产生的磷酸肌酸、ATP、无机磷酸盐，以及静息态磷酸肌酸与无机磷酸盐比值来帮助判断线粒体功能，这种检查虽然特异性很高，敏感性却很低，导致应用受限[57]。

4. 肌肉活检　肌肉活检染色可见破碎红纤维，COX染色可见COX阴性肌纤维。电镜超微显像可见异常线粒体聚集，同时可见线粒体异常的嵴及嵴内结晶样包涵体，但这些超微结构也可见于其他肌病，不具有特异性。

5. 肌肉线粒体呼吸链酶复合物检测　通过新鲜肌肉标本进行检测，用于明确具体的呼吸链酶复合物功能障碍。

6. 基因检测　除了要检测已报道的和MLGM相关的基因变异外，还要将肢带型肌营养不良所涉及的基因一起进行检测以作鉴别诊断，因此常规进行线粒体基因组及相关鉴别诊断基因的测序。

【诊断标准】

根据母系遗传方式，临床表现为四肢近端无力，运动不耐受及肌痛（休息后可好转），可伴随其他系统受累的临床表现，临床可拟诊MLGM；通过辅助检查，尤其是肌肉组织病理活检，可见大量COX阴性肌纤维，病理拟诊MLGM。通过基因检测最终确诊。

【治疗与预后】

MLGM的治疗同其他线粒体肌病一样，主要分为饮食控制、康复锻炼及药物治疗。

1. 饮食控制　应保持人体代谢所需的能量平衡，避免挨饿、饮酒；如果在急性期，可考虑给予生酮饮食。

2. 康复锻炼　可进行适度的有氧锻炼，但不可在空腹、饥饿状态下进行锻炼，锻炼期间注意休息，避免过劳。

3. 药物治疗　主要采用大剂量辅酶Q10替代治疗，每日剂量300mg；此外可以提供患者肌肉代谢所需能量及原料，及维持呼吸链电子传递的药物如艾地苯醌、左旋肉碱、维生素B$_1$、维生素B$_2$、维生素E、亚叶酸、硫辛酸、精氨酸、支链氨基酸等。根据患者并发的临床症状选择对症治疗的药物，包括抗癫痫药物、治疗心脏病药物等。避免使用可以引起线粒体功能障碍的药物。

【遗传咨询与产前诊断】

MLGM是母系遗传方式。男性患者后代无致病性变异，女性患者后代均有致病性变异。但由于存在遗传瓶颈、阈值效应等遗传特点，不是每个致病性变异携带者均会表现出临床症状。不同的致病性变异和临床症状有关，应给所有的患者及携带者提供遗传咨询，包括后代的发病率及生育相关问题。产前诊断是目前的难题，羊水细胞及绒毛细胞即便没有致病基因变异，也不能代表其他组织中不携带致病基因变异。

（蒋海山）

# ⇢● 第十二节　线粒体脑肌病 ●⇠

线粒体脑肌病是一组由于线粒体呼吸链功能障碍导致的疾病，其临床表现以脑病及肌肉损害为主要表现，神经系统症状有癫痫、共济失调、偏瘫、肌无力、运动不耐受等，常伴多系统损害。其中，以MELAS、MERRF、周围神经病伴共济失调和视网膜色素变性（neuropathy, ataxia, and retinitis pigmentosa, NARP）、Leigh综合征，线粒体神经胃肠型脑肌病（MNGIE，详见本章第十三节内容）、感觉性共济失调伴构音障碍及眼外肌麻痹（sensery ataxia neuropathy with dysarthria and ophthalmoplegia, SANDO）等多见。线粒体脑肌病可以因线粒体基因异常和/或核基因异常所致。根据相应致病基因的特点，遗传方式包括母系遗传、常染色体显性遗传、常染色体隐性遗传和X-连锁遗传[58]。

【临床表型特征】

MERRF和MELAS详见本章第四节和第五节内容。

1. NARP　是一组以近端肌无力伴感觉神经病、共济失调和视网膜色素变性为主要表现的线粒体脑肌病（图36-5）。早期比较特殊的表现是共济失调和学习困难[59]。

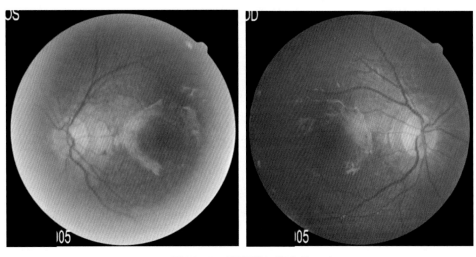

图36-5　视网膜色素变性

2. Leigh综合征　又称为亚急性坏死性脑病。往往是婴儿至儿童期起病。神经系统症状包括肌张力降低、痉挛步态、运动障碍、小脑共济失调、周围神经病。部分患者可以伴有非神经系统症状，包括肥厚性心肌病。50%患者3岁前死亡，原因与呼吸衰竭和心力衰竭相关。

3. MNGIE　线粒体神经胃肠型脑肌病是一种以胃肠功能障碍、消瘦、眼睑下垂、眼外肌麻痹、脑白质损害和脱髓鞘性周围神经病变为主要临床表现的线粒体脑肌病。发病年龄从10岁至50岁不等，男女均可发病，但一般症状出现在20岁之前。胸苷磷酸化酶活性降低，或血浆中胸腺嘧啶脱氧核糖核酸和脱氧尿嘧啶浓度升高。MNGIE的致病基因是*TYMP*基因[60]。

4. SANDO　是一组以感觉性周围神经病、构音障碍、眼外肌麻痹为主要临床症状的线粒体遗传病。发病年龄跨度较大，从10岁至50岁均可发病，也有70岁发病的报道。*POLG*基因是该病最主要的致病基因，可以继发出现线粒体基因多重片段缺失[61]。

【遗传方式与相关致病基因】

1. 线粒体遗传　线粒体基因变异导致的线粒体脑肌病是母系遗传的一组疾病。在一个患病家庭中，子代男女均可患病，但只有女性会将变异基因遗传给子代。NARP最主要的致病机制是*MT-ATP6*基因m.8993T>G/C变异，该位点也是母系遗传Leigh综合征的高发变异位点。通常认为，m.8993T>G变异负荷为70%～90%，表现为NARP；变异负荷>90%，表现为母系遗传Leigh综合征。ATP合成酶第六个亚单位是氧化磷酸化跨膜通道的重要组成部分，该位点变异会导致ATP能量合成障碍[59, 62]。

2. 线粒体相关核基因　与线粒体脑肌病致病相关的核基因有1 500多种。常见的包括*POLG*、*POLG2*、*PEO1*、*RRM2B*、*SLC25A4*、*TK2*、*OPA1*、*SUCLA2*和*MPV17*基因等。这些基因的遗传方式多为常染色体隐性遗传，也有常染色体显性遗传和X-连锁遗传。

【实验室与辅助检查】

1. 生化检查　血乳酸或脑脊液乳酸升高是线粒体脑肌病重要的诊断依据之一，部分患者脑脊液蛋白升高。在一些患者还能发现甲状腺激素水平降低或升高，甲状旁腺水平降低，性腺激素水平降低。血糖升高，尤其是空腹血糖升高明显。

2. 电生理检查　电生理检查可发现对称或不对称的高频听力损害。肌电图和神经传导测定可以发现肌源性损害和/或神经源性损害，部分患者也可表现为正常。对于有脑病表现的患者，需要关注是否存在异常脑电图。

3. 影像学检查　头颅CT可以发现基底节、小脑等钙化，表现为高信号。头颅MRI表现多样，与线粒体脑肌病具体疾病诊断相关。如在MELAS患者头颅MRI病灶可以表现为T1加权像等低信号，T2加权像及FLAIR像高信号，以颞顶枕叶为主，不按血管支配区分布。Leigh综合征表现为基底节或脑干病变。MERRF、MNGIE可以表现为对称白质病变。线粒体脑肌病头颅磁共振波谱（MRS）病灶表现为乳酸峰升高。

4. 肌肉组织病理活检　可以发现线粒体损害证据。

5. 基因检测　线粒体基因组和/或相关致病核基因的测序可以发现致病基因变异。

【诊断标准】

线粒体脑肌病涵盖范围较广，包含病种较多，各病种分别制订了各自的诊断标准。请参考相应章节。

【治疗与预后】

根据中国神经系统线粒体遗传病诊治指南的意见[11]，结合线粒体脑肌病进行治疗。主要包括疾病发作期和间歇期，以及慢性病治疗和管理。药物治疗包括以补充能量为主的治疗，如辅酶Q10、精氨酸、左卡尼汀、叶酸、多种维生素等。除药物治疗之外，还包括物理治疗、运动管理。另外，对于有胃造瘘、气管切开或留置胃管的患者，伤口护理及定时补充食物、定期更换胃管等护理尤显重要。以小分子为主的一组新型的核基因治疗方案是未来的方向[63, 64]。

【遗传咨询与产前诊断】

对于线粒体基因变异所致的线粒体脑肌病，由于存在瓶颈效应、阈值效应等遗传特点，不是每个致病性变异携带者均会表现出临床症状。产前诊断是目前的难题，羊水细胞及绒毛膜细胞即便没有致病基因变异，也不能代表其他组织中不携带致病基因变异。

核基因变异所致的线粒体脑肌病的遗传咨询和产前诊断与其他核基因病类似，遵循相应的原则，详见第六章相关内容。

（林　洁）

## 第十三节　线粒体神经胃肠型脑肌病

*TYMP*基因编码的胸苷磷酸化酶（thymidine phosphorylase）是在线粒体内维持细胞中胸腺嘧啶含量的重要物质。TYMP相关的线粒体神经胃肠型脑肌病（mitochondrial neurogastrointestinal encephalopathy disease，MNGIE）的患者是由于相关的致病基因变异降低或消除了胸苷磷酸化酶的活性。这种酶的缺乏使得胸腺嘧啶在体内形成非常高的水平。过量的胸腺嘧啶对mtDNA有损害作用，破坏了mtDNA的正常维护和修复，使其变得不稳定，因此这些遗传改变会损害线粒体的正常功能。尽管mtDNA异常是MNGIE疾病消化系统和神经系统问题的基础，但尚不清楚线粒体的缺陷导致疾病的具体细节[65, 66]。

【临床表型特征】

*TYMP*基因变异引起的常染色体隐性遗传病MNGIE可以影响多种器官系统的正常功能。*TYMP*基因在消化系统和中枢/外周神经系统的高表达与观察到的早期出现的严重胃肠道症状、脑白质病变以及周围神经病变有密切相关性[67, 68]。这个疾病不同于DNA聚合酶亚单位γ（POLG）异常引起的广泛表型谱，*TYMP*基因变异引起临床表现相当一致，胃肠动力障碍和恶病质通常是患者寻求医疗帮助的早期症状。由烈性变异引起的严重酶活性缺乏的患者往往在儿童早期有可识别的症状，一般发病在青少年时期[68]。不少患者通常存活可以为30~40岁，死亡原因主要是营养状况不良、胃肠道系统并发症或感染。部分患者的起病年龄可以为40~60岁[69-71]。晚发性疾病的症状可以包括上睑下垂、眼肌麻痹和周围神经病。MRI显示弥漫性白质脑病在MNGIE患者中似乎与患者的临床症状没有直接相关性，这个也是与其他疾病进行鉴别诊断的重要特征之一[72]。

【遗传方式与相关致病基因】

*TYMP*基因引起的线粒体神经胃肠型脑肌病是常染色体隐性遗传性疾病，有关*TYMP*基因致病变异研究综述详见表36-5[73]。

表36-5 *TYMP*基因致病变异

| 变异类别 | 变异数目 |
| --- | --- |
| 错义变异 | 43 |
| 无异变异 | 4 |
| 剪切位点变异 | 12 |
| 移码变异 | 19 |
| 合计 | 78 |

【实验室与辅助检查】

*TYMP*基因引起的MNGIE的实验室诊断包括以下几个方面：

1. 生化检查　血浆胸腺嘧啶脱氧核苷和脱氧尿苷浓度。血浆胸腺嘧啶浓度＞3μmol/L或血浆脱氧尿苷浓度＞5μmol/L时，有助于这个病的诊断。

2. 影像学检查　头部MRI显示白质脑病，其表现为弥漫性异常（T2加权像和FLAIR像）。如没有白质脑病，MNGIE疾病可排除。虽然磁共振波谱（MRS）可以显示在白质内乳酸的增加，但一般不认为这个指标是该疾病的敏感表现。

3. 基因检测　采用高通量测序方法对相关致病基因进行测序。

【诊断标准】

*TYMP*基因引起的MNGIE可以结合临床表现、胸腺嘧啶脱氧核苷水平、神经影像学、家族史和基因检测结果进行确诊。

【治疗与预后】

MNGIE患者的治疗管理包括：早期注意吞咽困难和气道的保护，特别是盐酸洛美哌酮治疗恶心呕吐的临床使用注意事项，还包括营养支持、抗生素对肠道菌群过度生长的治疗等。

【遗传咨询与产前诊断】

根据常染色体隐性遗传方式进行遗传咨询和产前诊断。对于有明确临床表现和基因诊断患孩，其父母的下一胎有25%的概率受累，50%的概率是无症状携带者，25%的概率既不是患者也不是携带者。若确认患者母亲为致病基因变异携带者，再次妊娠时可在妊娠11～13周进行绒毛活检或16～22周进行羊膜腔穿刺，对胎儿进行*TYMP*基因的产前诊断。也可通过胚胎植入前遗传学检测规避患孩的出生。

（张　巍）

## 第十四节　遗传性乳酸酸中毒

遗传性乳酸酸中毒，又称先天性乳酸中毒、先天性高乳酸血症。在正常机体中，在人体内循环的乳酸由葡萄糖的无氧代谢产生。在有氧状态下，丙酮酸、NADH、$H^+$和ATP进入线粒体，在丙酮酸脱氢酶的作用下生成乙酰辅酶A，参与三羧酸循环生成ATP、二氧化碳和水。在缺氧状态下，乳酸脱氢酶催化丙酮酸在胞浆内生成乳酸。机体所有组织均有糖酵解产生乳酸的能力，内脏、大脑和骨骼肌等高代谢器官是乳酸生成的主要来源。虽然这个无氧代谢的产物大部分被肝脏吸收并转变成葡萄糖，但在生理状态下，血液中乳酸的浓度主要取决于肝脏和肾脏的合成及其代谢速度。任何这些途径中的缺陷都可能导致丙酮酸和乳酸从循环中去除不足，导致乳酸血症的状态[74]。

【临床表型特征】

乳酸持续地累积于血液、尿液或脑脊髓液内时，婴幼儿会出现多系统器官异常：肌肉张力下降、运动失调、脑部发育异常、多器官衰竭，纠酸治疗有可能恢复。这些患者容易在感染时发生急性酸代偿机能减退，严重时可能危及生命。因核基因变异而影响呼吸链酶复合体缺陷的通常在新生儿期出现症状，而带有mtDNA基因变异的患者，其临床表现多样，可能在新生儿、儿童时期，甚至成年才表现出疾病特征或症状[75, 76]。

当在出生时出现极高的乳酸酸中毒，会导致新生儿死亡。如果乳酸血症是中度的，随着年龄的增长会出现神经系统异常，包括精神运动迟滞，伴脑干、胼胝体异常、基底节对称性坏死性病变等。如果乳酸轻度增高，会在发病后期引起发作性共济失调，通常伴有轻度发育迟缓[77, 78]。

【遗传方式与相关致病基因】

*PDHA1*基因缺陷是最常见的原因之一，属于X–连锁显性遗传疾病。*PDHA1*基因定位于Xp22.12，编码丙酮酸脱氢酶，通过催化丙酮酸不可逆地转化成乙酰辅酶A，将糖的有氧氧化与三羧酸循环和氧化磷酸化连接起来。

另外一个需要注意的相关疾病是MELAS。最常见的变异为发生在线粒体mtDNA m.3243A＞G，变异比例与临床表现严重程度有部分相关性，其临床表现在婴儿期症状轻微，智力和运动发育可能基本正常。常以肌肉受累，肌无力、疲乏或肌痛，“线粒体肌病”表现，之后随着时间进展为中枢系统的卒中样发作多见[79]。临床遗传特征为母系遗传，母亲将她的mtDNA传递给儿子和女儿，但只有女儿能将其mtDNA传递给下一代。

【实验室与辅助检查】

1. 生化检查　正常血清乳酸为0.5～1.6mmol/L，高乳酸血症通常被定义为乳酸血浓度＞2.25mmol/L。当乳酸浓度≥5.0mmol/L时常伴代谢性酸中毒，即乳酸酸中毒，血丙酮酸相应增高，乳酸/丙酮酸比例增高。

2. 血尿质谱筛查　可能有丙氨酸的增高，尿液质谱结果可能提示三羧酸循环的中间代谢产物异常升高。

3. 影像学检查　头部MRI提示白质脑病，磁共振波谱提示白质内乳酸增加。

4. 酶学检查　可以进行成纤维细胞的丙酮酸脱氢酶活性的检测。

5. 基因检测　线粒体基因组和相关核基因的检测。

【诊断标准】

可以结合临床表现、神经影像学、家族史和基因检测结果诊断。临床上有上述表现，怀疑乳酸酸中毒时，应测定血乳酸水平，如血乳酸浓度＞2.25mmol/L，血pH≤7.35，在排除其他酸中毒原因后，可诊断为高乳酸血症；当动脉血乳酸浓度≥5mmol/L，pH≤7.35为乳酸酸中毒。

【治疗与预后】

乳酸酸中毒预后危重，死亡率很高，目前尚缺乏满意的治疗方法。当血乳酸水平超过5mmol/L时，罕见存活者。故对乳酸酸中毒必须提高警惕，对患儿提前留样，之后可以完善基因诊断[80]。

【遗传咨询与产前诊断】

对于有明确临床表现和基因诊断的患儿，根据其遗传方式进行相关遗传咨询。对于线粒体基因变异所致的线粒体乳酸血症，男性患者后代基本上无致病基因携带，女性患者后代有不同的概率携带致病基因，但由于瓶颈效应和阈值效应等因素，目前产前诊断非常困难。

*PDHA1*基因变异的患者，根据X-连锁显性遗传特征进行遗传咨询。女性杂合患者可将致病基因传给子女，且机会均等，与正常男性婚配时，后代儿子有50%的概率发病，女儿有50%的概率发病；而男性患者只能将致病基因传给女儿，不会传给儿子，与正常女性婚配时，儿子正常，女儿发病。再次妊娠时可在妊娠11～13周进行绒毛活检或16～22周进行羊膜腔穿刺，对胎儿进行*PDHA1*基因的产前诊断。也可通过胚胎植入前遗传学检测规避患儿的出生。

（张　巍）

# 第十五节　进行性眼外肌麻痹

进行性眼外肌麻痹（progressive external ophthalmoplegia，PEO）呈母系或常染色体遗传方式，多在青少年期缓慢发病，主要表现为对称性持续性上睑下垂和眼球活动障碍。其中常染色体隐性遗传性DNAγ-聚合酶相关性眼外肌麻痹以眼外肌慢性进行性无力为主，发病数年后出现其他表现。常染色体显性遗传性DNAγ-聚合酶相关性眼外肌麻痹出现全身无力，伴随听力下降、轴索性神经病、共济失调、抑郁、帕金森病、性腺功能低下和白内障。PEO和KSS、Pearson综合征、Leigh综合征（部分）同属于mtDNA缺失，尤其与KSS早期表现一致，需要进行鉴别。有学者认为PEO更倾向于是一种症状学的描述，而不是诊断，如果单独发生，不合并有其他症状，更倾向于诊断为慢性进行性眼外肌麻痹（chronic progressive external ophthalmoplegia，CPEO）[81]。

【临床表型特征】

和KSS不同，PEO一般多于20岁后起病，临床表现仅限于肌肉症状，主要表现为进行性上睑下垂（图36-6）、眼外肌麻痹伴复视、口咽部肌无力，以及不恒定的近端肌无力，症状一般缓慢进展。极少数PEO患者会有KSS的其他症状，但又不符合KSS诊断标准，这种病例被称为"不全性KSS"或"PEO叠加"。

PEO最早出现也是最显著的症状是进行性上睑下垂，与提上睑肌功能障碍有关。由于上睑下垂，患者经常代偿性的头部后仰。上睑下垂常同时合并眼外肌麻痹，但是也有极少数患者缺乏上睑下垂症状而仅表现为眼外肌麻痹。上述症状多双侧同时起病，但也有少数患者是单侧起病。当患者最大限度上视和下视时，眉毛相距≥12mm，而PEO患者＜8～10mm[81]。

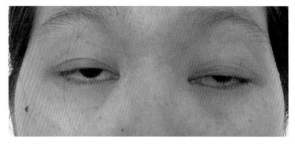

图36-6　PEO患者的眼部症状示上睑下垂

【遗传方式与相关致病基因】

PEO患者呈显著的异质性。散发患者接近50%，可以通过对线粒体基因组全长的检测发现新发mtDNA片段缺失，通常不传递给后代。有家族史的PEO患者，遗传方式可以是常染色体显性遗传（AD）、常染色体隐性遗传（AR）或母系遗传。

AD型PEO患者从儿童早期至成年晚期发病，至少有7个基因与其相关，*POLG1*、*POLG2*、*ANT1*、*TWNK*、*RRM2B*、*DNA2*和*OPA1*基因，其中*POLG1*基因最为常见。这些核基因变异影响了mtDNA的维持和复制。*POLG1*基因和*POLG2*基因产物组成异源二聚体复合物，即DNAγ-聚合酶和Twinkle（*TWNK*基因编码的线粒体解旋酶），是mtDNA复制的关键酶。当变异影响酶活性时，可造成mtDNA复制减慢或停滞，导致继发性mtDNA片段缺失。AD型PEO患者既可以表现为PEO，但更多地表现为"PEO叠加"或"不全性KSS"。除了PEO症状外，还可能合并有痴呆、帕金森样症状、脊髓小脑性共济失调、肌阵挛、构音障碍、延髓麻痹、抽搐、Perrault、Alpers等表现[81]。

AR型PEO患者与*TYMP*、*POLG1*、*DGUOK*、*TK2*、*MGM1*和*RNASEH1*等基因变异相关。这些核基因变异既可以导致多重mtDNA缺失，也可以影响mtDNA的稳定性，从而导致mtDNA片段缺失。AR型PEO患者通常不表现为单纯的PEO，其症状更加复杂，比如*TYMP*基因变异可引起MNGIE（肌病、周围神经病、胃肠道症状、脑病），*POLG1*基因变异可引起SANDO（感觉性共济失调性周围神经病、构音障碍、眼外肌麻痹）[81]。

母系遗传方式致病基因与KSS有相关性，其中KSS患者中最常见的4977碱基的缺失（m.8470_13446del4977）也可见于PEO患者。mtRNA^Leu、mtRNA^Gln、mtRNA^Ala、mtRNA^Tyr、mtRNA^Lys、mtRNA^Asn、mtRNA^Ile和mtRNA^Pro等mtDNA点变异可导致多系统病变，引起MELAS或者单纯性PEO[81]。

【实验室与辅助检查】

1. 血及脑脊液　肌酸激酶一般正常或可轻度增高，多数患者可出现血乳酸增高，可行乳酸运动耐量试验检测。必要时可行脑脊液乳酸检查进行鉴别诊断。纤维母细胞生长因子21可用作筛查标志物。其他合并症的筛查，如进行糖耐量试验、糖化血红蛋白检查以明确有无糖尿病，肝功能检查以明确有无肝功能损害。

2. 心电生理　和KSS不同，虽然不累及心脏，但PEO患者一般3～5年应复查1次心电图，以发现各种类型的心脏传导阻滞和其他异常改变[82]。

3. 神经电生理　肌电图可表现为非特异性肌病性改变，单纤维肌电图通常显示为异常的肌纤维颤搐。

4. 头颅MRI　PEO一般不合并有颅内病变，与KSS鉴别时，需要安排头颅MRI检查。另外眼眶MRI可借助特定线圈观察到T1WI眼外肌"海绵状"信号，这样的改变也可见于其他眼肌肥大的疾病，如甲状腺功能亢进性突眼症、眼外肌先天性纤维化，而在去神经支配的眼肌病变及眼肌型重症肌无力上，没有类似改变[81]。

5. 线粒体呼吸链酶复合物检测　通过新鲜肌肉标本进行检测，用于明确具体的呼吸链酶复合物功能障碍。

6. 肌肉活检　最突出的病理表现是COX染色可见大量COX阴性肌纤维，其他酶组织化学染色可无异常，也可见MGT染色破碎红纤维、SDH染色破碎蓝纤维等病理表现（图36-7）。肌肉活检标本除了可以用作病理学检查外，还可以用于线粒体呼吸链酶复合物检测及基因检测。

7. 基因检测　基因检测多表现为显著的异质性。散发患者接近50%。有家族史的PEO患者，遗传方式可以是常染色体显性遗传、常染色体隐性遗传或母系遗传。因此基因检测时应兼顾线粒体基因及核基因的检查，采用核基因高通量测序及mtDNA全长测序的检测方案。

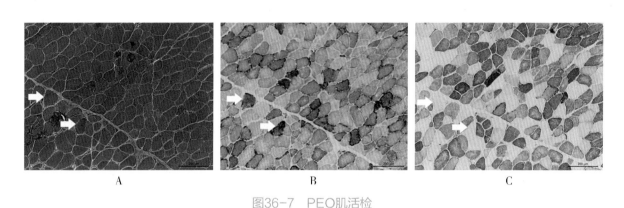

| A | B | C |

图36-7　PEO肌活检

A. MGT-未见破碎红纤维；B. SDH-破碎蓝纤维；C. COX-阴性肌纤维。

【诊断标准】

如果患者有进行性上睑下垂、眼外肌麻痹的症状，可同时伴有复视、口咽部肌无力，以及并不恒定的近端肌无力，即应考虑PEO的诊断。但这种症状需要和KSS、重症肌无力眼肌型、Miller-Fisher综合征、眶肌炎、眼咽远端型肌营养不良等疾病进行鉴别。其中KSS多在20岁前起病，除上睑下垂、眼外肌麻痹外，还有眼底视网膜色素变性、心脏传导阻滞等多种眼外临床表现；重症肌无力眼肌型，上睑下垂、眼外肌麻痹的症状呈劳力相关性疲劳，有晨轻暮重的特点，疲劳试验、新斯的明试验、肌电图重频电刺激、MG相关抗体的检查可帮助鉴别；Miller-Fisher综合征除了眼外肌症状外，还伴有腱反射消失及共济失调的临床表现，患者GQ1b抗体多呈阳性。眶肌炎及眼咽远端型肌营养不良的鉴别诊断相对困难，可通过眼眶MRI、肌活检及基因检测帮助。线粒体遗传病中除PEO、KSS外，还有很多疾病可以引起眼外肌麻痹，如MELAS、MERRF、Pearson综合征、Leigh综合征、SANDO、MNGIE、MTDPS、Wolfram综合征、常染色体显性遗传视神经萎缩[83]。

【治疗与预后】

PEO患者上睑下垂渐进性发展可导致患者视物受阻，因此患者早期常借助额肌力量代偿性提上睑肌力量，后期经常呈代偿性的头部后仰特殊体态。

1. 非手术治疗方案　针对早期上睑下垂导致遮盖瞳孔的患者，可考虑放置眼睑支架或胶带，但患者常不能耐受支架带来的异常感觉，同时也在意影响外观，多难以坚持治疗。

2. 手术治疗方案　眼科手术安装上睑吊索或者进行额肌悬吊，从而减轻上睑下垂的问题，可有效缓解患者视物受阻的情况。但是，无论采取哪种矫正手术方式，都应该避免过矫，通常认为睑裂大小以遮盖角膜2mm为满意，但其实，患者只要瞳孔露出2/3，即睑裂大小遮盖角膜4~4.5mm即可恢复视觉，同时又不容易并发暴露性角膜炎。

【遗传咨询与产前诊断】

PEO患者呈显著的异质性。散发患者接近50%，有家族史的PEO患者，遗传方式可以是常染色体显性遗传、常染色体隐性遗传和母系遗传。遗传咨询和产前诊断必须建立在准确诊断先证者的基础上。由于散发患者通常不遗传给后代，因此，在明确为散发病例的基础上，一般无需进行产前诊断。但其他类型的PEO应根据其变异基因及相应的遗传方式，给予患者针对性遗传咨询和产前诊断，详见第七章。

（蒋海山）

## 参考文献

[1] Ballinger SW, Shoffner JM, Hedaya EV, et al. Maternally transmitted diabetes and deafness associated with a 10. 4 kb mitochondrial DNA deletion [J]. Nat Genet, 1992, 1: 11–15.

[2] van den Ouweland JM, Lemkes HH, Ruitenbeek W, et al. Mutation in mitochondrial tRNALeu (UUR) gene in a large pedigree with maternally transmitted type 11 diabetes mellitus and deafness [J]. Nat Genet, 1992, 1: 368–371.

[3] Reardon W, Ross RJ, Sweeney MG, et al. Disbetes mellitus associated with a pathogenic point mutation in mitochondrial DNA [J]. Lancet, 1992, 340: 1376–1379.

[4] Murphy R, Turnbull DM, Walker M, et al. Clinical features, diagnosis and management of maternally inherited diabetes and deafness (MIDD) associated with the 3243A＞G mitochondrial point mutation [J]. Diabet Med, 2008, 25: 383–399.

[5] Li HZ, Li RY, Li M. A review of maternally inherited diabetes and deafness [J]. Front Biosci(Landmark Ed), 2014, 19: 777–782.

[6] Naing A, Kenchaiah M, Krishnan B, et al. Maternally inherited diabetes and deafness (MIDD): diagnosis and management [J]. J Diabetes Complications, 2014, 28: 542–546.

[7] Perucca-Lostanlen D, Taylor RW, Narbonne H, et al. Molecular and functional effects of the T14709C point mutation in the mitochondrial DNA of a patient with maternally inherited diabetes and deafness [J]. Biochim Biophys Acta, 2002, 1588: 210–216.

[8] Kameoka K, Isotani H, Tanaka K, et al. Novel mitochondrial DNA mutation in tRNA(Lys)(8296A→G)

associated with diabetes [J]. Biochem Biophys Res Commun, 1998, 245: 523–527.

[9]  Mutai H, Watabe T, Kosaki K, et al. Mitochondrial mutations in maternally inherited hearing loss [J]. BMC Med Genet, 2017, 18: 32.

[10]  Kytövuori L, Gardberg M, Majamaa K, et al. The m.7510T>C mutation: hearing impairment and a complex neurologic phenotype [J]. Brain Behav, 2017, 7: E00859.

[11]  中华医学会神经病学分会, 中华医学会神经病学分会神经肌肉病学组, 中华医学会神经病学分会肌电图与临床神经生理学组. 中国神经系统线粒体病的诊治指南 [J]. 中华神经科杂志, 2015, 48: 1045–1051.

[12]  Jurkute N, Yu-Wai-Man P. Leber hereditary optic neuropathy: bridging the translational gap [J]. Curr Opin Ophthalmol, 2017, 28: 403–409.

[13]  Rasool N, Lessell S, Cestari DM. Leber hereditary optic neuropathy: bringing the lab to the clinic [J]. Semin Ophthalmol, 2016, 31: 107–116.

[14]  Wallace DC, Singh G, Lott MT, et al. Mitochondrial-DNA mutation associated with Lebers hereditary optic neuropathy [J]. Science, 1988, 242: 1427–1430.

[15]  Yu-Wai-Man P, Griffiths PG, Hudson G, et al. Inherited mitochondrial optic neuropathies [J]. J Med Genet, 2009, 46: 145–158.

[16]  Yu-Wai-Man P, Chinnery PF. Leber hereditary optic neuropathy. GeneReviews® [Internet], 1993–2017.

[17]  Zhang W, Cui H, Wong LJ. Comprehensive one-step molecular analyses of mitochondrial genome by massively parallel sequencing [J]. Clin Chem, 2012, 58: 1322–1331.

[18]  Chinnery PF. Mitochondrial disease in adults: what's old and what's new? [J]. EMBO Mol Med, 2015, 7: 1503–1512.

[19]  Chun BY, Rizzo JF. Dominant optic atrophy and Leber's hereditary optic neuropathy: update on clinical features and current therapeutic approaches [J]. Semin Pediatr Neurol, 2017, 24: 129–134.

[20]  Faye G, Fukuhara H, Grandchamp C, et al. Mitochondrial nucleic acids in the petite colonie mutants: deletions and repetition of genes [J]. Biochimie, 1973, 55: 779–792.

[21]  Orcesi S, Gorni K, Termine C, et al. Bilateral putaminal necrosis associated with the mitochondrial DNA A8344G myoclonus epilepsy with ragged red fibers (MERRF) mutation: an infantile case [J]. J Child Neurol, 2006, 21: 79–82.

[22]  Teive HA, Munhoz RP, Muzzio JA, et al. Cerebellar ataxia, myoclonus, cervical lipomas, and MERRF syndrome. Case report [J]. Mov Disord, 2008, 23: 1191–1192.

[23]  Shtilbans A, Shanske S, Goodman S, et al. G8363A mutation in the mitochondrial DNA transfer ribonucleic acidLys gene: another cause of Leigh syndrome [J]. J Child Neurol, 2000, 15: 759–761.

[24]  Nakamura M, Yabe I, Sudo A, et al. MERRF/MELAS overlap syndrome: a double pathogenic mutation in mitochondrial tRNA genes [J]. J Med Genet, 2010, 47: 659–664.

[25]  DiFabio R, Santorelli FM, Nola G, et al. Clinical and audiological follow up of a family with the 8363G>A mutation in the mitochondrial DNA [J]. Neuromuscul Disord, 2009, 19: 291–296.

[26] Altmann J, Buchner B, Nadaj-Pakleza A, et al. Expanded phenotypic spectrum of the m.8344A>G "MERRF" mutation: data from the German mitoNET registry [J]. J Neurol, 2016, 263: 961-972.

[27] Mancuso M, Petrozzi L, Filosto M, et al. MERRF syndrome without ragged-red fibers: the need for molecular diagnosis [J]. Biochem Biophys Res Commun, 2007, 354: 1058-1060.

[28] Uimonen S, Laitakari K, Majamaa K. The Finnish speech-in-noise test in MELAS mutation and other sensorineural hearing impairments [J]. Scand Audiol Suppl, 2001: 83-84.

[29] Yatsuga S, Povalko N, Nishioka J, et al. MELAS: a nationwide prospective cohort study of 96 patients in Japan [J]. Biochim Biophys Acta, 2012, 1820, 619-624.

[30] Longo N. Mitochondrial encephalopathy [J]. Neurol Clin, 2003, 21: 817-831.

[31] Zhang J, Guo J, Fang W, et al. Clinical features of MELAS and its relation with A3243G gene point mutation [J]. Int J Clin Exp Pathol, 2015, 8: 13411-13415.

[32] Hirano M, Ricci E, Koenigsberger MR, et al. MELAS: an original case and clinical criteria for diagnosis [J]. Neuromuscul Disord, 1992, 2: 125-135.

[33] Iizuka T, Sakai F, Suzuki N, et al. Neuronal hyperexcitability in stroke-like episodes of MELAS syndrome [J]. Neurology, 2002, 59: 816-824.

[34] Goldstein A, Falk MJ. Mitochondrial DNA deletion syndromes. GeneReviews® [Internet], 1993-2019.

[35] Kabunga P, Lau AK, Phan K, et al. Systematic review of cardiac electrical disease in Kearns-Sayre syndrome and mitochondrial cytopathy [J]. Int J Cardiol, 2015, 181: 303-310.

[36] Holmgren D, Wåhlander H, Eriksson BO, et al. Cardiomyopathy in children with mitochondrial disease: clinical course and cardiological findings [J]. Eur Heart J, 2003, 24: 280-288.

[37] Davis RL, Sue CM. The genetics of mitochondrial disease [J]. Semin Neurol, 2011, 31: 519-530.

[38] Salviati L, Sacconi S, Murer L, et al. Infantile encephalomyopathy and nephropathy with CoQ10 deficiency: a CoQ10-responsive condition [J]. Neurology, 2005, 65: 606-608.

[39] Sondheimer N, Hewson S, Cameron JM, et al. Novel recessive mutations in COQ4 cause severe infantile cardiomyopathy and encephalopathy associated with CoQ10 deficiency [J]. Molecul Genet Metab Rep, 2017, 12: 23-27.

[40] Gigante M, Diella S, Santangelo L, et al. Further phenotypic heterogeneity of CoQ10 deficiency associated with steroid resistant nephrotic syndrome and novel COQ2 and COQ6 variants [J]. Clin Genet, 2017, 92: 224-226.

[41] Barca E, Musumeci O, Montagnese F, et al. Cerebellar ataxia and severe muscle CoQ10 deficiency in a patient with a novel mutation in ADCK3 [J]. Clin Genet, 2016, 90: 156-160.

[42] Montero R, Sanchez-Alcazar JA, Briones P, et al. Analysis of coenzyme Q10 in muscle and fibroblasts for the diagnosis of CoQ10 deficiency syndromes [J]. Clin Biochem, 2008, 41: 697-700.

[43] Rahman S, Clarke CF, Hirano M. 176th ENMC international workshop: diagnosis and treatment of coenzyme Q10 deficiency [J]. Neuromuscul Disord, 2012, 22: 76-86.

[44] Basel D. Mitochondrial DNA depletion syndromes [J]. Clin Perinatol, 2020, 47: 123-141.

[45] El-Hattab AW, Scaglia F. SUCLG1-related mitochondrial DNA depletion syndrome, encephalomyopathic form with methylmalonic aciduria. GeneReviews® [Internet], 2017.

[46] Finsterer J, Ahting U. Mitochondrial depletion syndromes in children and adults [J]. Can J Neurol Sci, 2013, 40: 635-644.

[47] Chanprasert S, Wong LJC, Wang J, et al. TK2-related mitochondrial DNA depletion syndrome, myopathic form. GeneReviews® [Internet]. 1993-2019.

[48] Chanprasert S, Wang J, Weng SW, et al. Molecular and clinical characterization of the myopathic form of mitochondrial DNA depletion syndrome caused by mutations in the thymidine kinase (TK2) gene [J]. Mol Genet Metab, 2013, 110: 153-161.

[49] Marti R, Nascimento A, Colomer J, et al. Hearing loss in a patient with the myopathic form of mitochondrial DNA depletion syndrome and a novel mutation in the TK2 gene [J]. Pediatr Res, 2010, 68: 151-154.

[50] Dimmock D, Tang LY, Schmitt ES, et al. Quantitative evaluation of the mitochondrial DNA depletion syndrome [J]. Clin Chem, 2010, 56: 1119-1127.

[51] Zhang S, Li FY, Bass HN, et al. Application of oligonucleotide array CGH to the simultaneous detection of a deletion in the nuclear TK2 gene and mtDNA depletion [J]. Mol Genet Metab, 2010, 99: 53-57.

[52] Stiles AR, Simon MT, Stover A, et al. Mutations in TFAM, encoding mitochondrial transcription factor A, cause neonatal liver failure associated with mtDNA depletion [J]. Mol Genet Metab, 2016, 119: 91-99.

[53] Varma H, Faust PL, lglesias AD, et al. Whole exome sequencing identifies a homozygous POLG2 missense variant in an infant with fulminant hepatic failure and mitochondrial DNA depletion [J]. Eur J Med Genet. 2016, 59: 540-545.

[54] Spelbrink JN, Li FY, Tiranti V, et al. Human mitochondrial DNA deletions associated with mutations in the gene encoding twinkle, a phage T7 gene 4-like protein localized in mitochondria [J]. Nat Genet, 2001, 28: 223-231.

[55] Meulemans A, De Paepe B, De Bleecker J, et al. Two novel mitochondrial DNA mutations in muscle tissue of a patient with limb-girdle myopathy [J]. Arch Neurol, 2007, 64: 1339-1343.

[56] Born AP, Duno M, Rafiq J, et al. A mitochondrial tRNA (Met) mutation causing developmental delay, exercise intolerance and limb girdle phenotype with onset in early childhood [J]. Eur J Paediatr Neurol, 2015, 19: 69-71.

[57] Jeppesen TD, Quistorff B, Wibrand F, et al. $^{31}$P-MRS of skeletal muscle is not a sensitive diagnostic test for mitochondrial myopathy [J]. J Neurol, 2007, 254: 29-37.

[58] Kirkman MA, Yu-Wai-Man P, Chinnery PF. The clinical spectrum of mitochondrial genetic disorders [J]. Clin Med, 2008, 8: 601-606.

[59] Claeys KG, Abicht A, Hausler M, et al. Novel genetic and neuropathological insights in neurogenic muscle weakness, ataxia, and retinitis pigmentosa (NARP) [J]. Muscle Nerve, 2016, 54: 328-333.

[60] Suh BC, Jeong HN, Yoon BS, et al. Compound heterozygous mutations of TYMP as underlying causes of mitochondrial neurogastrointestinal encephalomyopathy (MNGIE) [J]. Molecul Med Rep, 2013, 8: 17-22.

[61] Hanisch F, Kornhuber M, Alston CL, et al. SANDO syndrome in a cohort of 107 patients with CPEO and mitochondrial DNA deletions [J]. J Neurol Neurosurg Psychiatry, 2015, 86: 630–634.

[62] Sembrano E, Barthlen GM, Wallace S, et al. Polysomnographic findings in a patient with the mitochondrial encephalomyopathy NARP [J]. Neurology, 1997, 49: 1714–1717.

[63] Wong CC, Johnson MH. Therapy for mitochondrial genetic disease: are we at the thin end of the wedge? [J]. Reprod Biomed Online, 2014, 29: 147–149.

[64] Koopman WJ, Beyrath J, Fung CW, et al. Mitochondrial disorders in children: toward development of small-molecule treatment strategies [J]. EMBO Mol Med, 2016, 8: 311–327.

[65] Ferraro P, Pontarin G, Crocco L, et al. Mitochondrial deoxynucleotide pools in quiescent fibroblasts: a possible model for mitochondrial neurogastrointestinal encephalomyopathy (MNGIE) [J]. J Biol Chem, 2005, 280: 24472–24480.

[66] Valentino ML, Marti R, Tadesse S, et al. Thymidine and deoxyuridine accumulate in tissues of patients with mitochondrial neurogastrointestinal encephalomyopathy (MNGIE) [J]. FEBS Lett, 2007, 581: 3410–3414.

[67] Nishino I, Spinazzola A, Papadimitriou A, et al. Mitochondrial neurogastrointestinal encephalomyopathy: an autosomal recessive disorder due to thymidine phosphorylase mutations [J]. Ann Neurol, 2000, 47: 792–800.

[68] Garone C, Tadesse S, Hirano M. Clinical and genetic spectrum of mitochondrial neurogastrointestinal encephalomyopathy [J]. Brain, 2011, 134: 3326–3332.

[69] Marti R, Verschuuren JJ, Buchman A, et al. Late-onset MNGIE due to partial loss of thymidine phosphorylase activity [J]. Ann Neurol, 2005, 58: 649–652.

[70] Said G, Lacroix C, Plante-Bordeneuve V, et al. Clinicopathological aspects of the neuropathy of neurogastrointestinal encephalomyopathy (MNGIE) in four patients including two with a Charcot-Marie-Tooth presentation [J]. J Neurol, 2005, 252: 655–662.

[71] Slama A, Lacroix C, Plante-Bordeneuve V, et al. Thymidine phosphorylase gene mutations in patients with mitochondrial neurogastrointestinal encephalomyopathy syndrome [J]. Mol Genet Metab, 2005, 84: 326–331.

[72] Hirano M, Nishigaki Y, Marti R. Mitochondrial neurogastrointestinal encephalomyopathy (MNGIE): a disease of two genomes [J]. Neurologist, 2004, 10: 8–17.

[73] Zhang W. Protein structural based analysis for interpretation of missense variants at the genomics era: using MNGIE disease as an example [M]. Next Generation Sequencing, 2013: 79–96.

[74] Adeva-Andany M, Lopez-Ojen M, Funcasta-Calderon R, et al. Comprehensive review on lactate metabolism in human health [J]. Mitochondrion, 2014, 17: 76–100.

[75] Wong LJ. Diagnostic challenges of mitochondrial DNA disorders [J]. Mitochondrion, 2007, 7: 45–52.

[76] Wong LJC. Molecular genetics of mitochondrial disorders [J]. Dev Disabil Res Rev, 2010, 16: 154–162.

[77] Almannai M, Dai H, El-Hattab AW, et al. FBXL4-related encephalomyopathic mitochondrial DNA depletion syndrome. GeneReviews® [Internet], 1993–2018.

[78] Dai H, Zhang VW, El-Hattab AW, et al. FBXL4 defects are common in patients with congenital lactic acidemia and encephalomyopathic mitochondrial DNA depletion syndrome [J]. Clin Genet, 2017, 91:

634-639.

[79] Koenig MK, Emrick L, Karaa A, et al. Recommendations for the management of stroke like episodes in patients with mitochondrial encephalomyopathy, lactic acidosis, and strokelike episodes [J]. JAMA neurology, 2016, 73: 591-594.

[80] El-Hattab AW, Adesina AM, Jones J, et al. MELAS syndrome: clinical manifestations, pathogenesis, and treatment options [J]. Mol Genet Metab, 2015, 116: 4-12.

[81] McClelland C, Manousakis G, Lee MS. Progressive external ophthalmoplegia [J]. Curr Neurol Neurosci Rep, 2016, 16: 53.

[82] Pfeffer G, Mezei MM. Cardiac screening investigations in adult-onset progressive external ophthalmoplegia patients [J]. Muscle Nerve, 2012, 46: 593-596.

[83] Finsterer J, Zarrouk-Mahjoub S, Daruich A. The eye on mitochondrial disorders [J]. J Child Neurol, 2016, 31: 652-662.

责任编委：陆国辉

# 第三十七章
CHAPTER 37
## 遗传性肿瘤

目前中国的肿瘤发病率非常高，每年新发肿瘤患者占全球的1/4[1]，被诊断发现的遗传性肿瘤患者越来越多，可占肿瘤总病例的5%~10%。

遗传性肿瘤及其遗传咨询与遗传病的遗传咨询不一样，有其遗传咨询的独特性，将是临床遗传性肿瘤密切相关而且是必不可少的专科，但其有关内容在中国尚为鲜见，尽管早在2007年已被提出[2]。因此，本书特别把遗传性肿瘤作为开拓性重点的一章编写，把其遗传咨询放在第一节详细描述。

遗传性肿瘤繁多，可以发生在人体各系统部位。对于与狭义遗传病相关的遗传性肿瘤也已经在相关遗传病所在的章节描述，其中包括Beckwith-Wiedemann综合征（胚胎瘤，如肾母细胞瘤、肝母细胞瘤、神经母细胞瘤、横纹肌肉瘤等，见第十八章）、神经纤维瘤（neurofibromatosis，NF）（见第二十三章和第二十五章）、多发性家族性毛发上皮瘤（multiple familial trichoepithelioma，MFT）（基底细胞癌或毛母细胞癌，见第二十八章）、着色性干皮病（xeroderma pigmentosum，XP）（恶性黑色素瘤、鳞状细胞癌和基底细胞癌，见第二十八章）、Birt-Hogg-Dubé综合征（肾细胞瘤、肾嗜酸细胞瘤，见第三十章）等。

病理检查仍然是肿瘤诊断的金标准，本章特别设置【诊断标准与实验室/辅助检查】部分内容。由于篇幅的有限，本章只能重点介绍重要的几种疾病。

## 第一节　临床遗传性肿瘤遗传咨询

临床遗传性肿瘤遗传咨询是在对遗传性肿瘤有深刻认知的基础上，为相关肿瘤患者和肿瘤基因携带者提供完善管理必不可缺的重要过程。这关系到一个家族里各成员繁多复杂的健康管理问题，包括：①肿瘤的发生及其进展的基本专业知识；②相关肿瘤基因在家族里往下一代传递的概率及其肿瘤发生的风险；③肿瘤基因检测的指导及其结果的准确解读；④对已发病患者的临床指导；⑤对基因携带者的肿瘤发生及其预防管理指导以及有生育能力的携带者如何规避相关遗传性肿瘤往下代传递的防控措施；⑥重要的心理咨询及其方法；⑦伦理和法律等错综复杂的问题。

目前中国的规范性产前遗传性肿瘤遗传咨询欠缺，这是中国临床遗传咨询的又一大挑战。南方医科大学南方医院于2017年2月启动孕/产前遗传性肿瘤遗传咨询门诊，为不少有需求的肿瘤患者及其家属解决问题。

要把遗传性肿瘤的遗传咨询做好，首先需要掌握遗传性肿瘤的定义及其临床特点，以及遗传咨询门诊所需要的服务内容和知识。

## 一、高度怀疑遗传性肿瘤的依据

遗传性肿瘤指的是由于生殖细胞肿瘤基因变异发生后，往下一代传递而导致在家族里高发的肿瘤。遗传性肿瘤占肿瘤人群总数的5%～10%。最常见的遗传性肿瘤是乳腺癌，其主要的相关致病基因是*BRAC1*基因和*BRCA2*基因（见本章第三节）。

遗传性肿瘤有如下特点，并可以视为高度怀疑遗传性肿瘤的依据：

1. 发生在不同的肿瘤相关综合征中。
2. 一个家族里不同辈分成员出现多个同种，或者不同种类的肿瘤患者。
3. 儿童期发病的肿瘤，或者肿瘤发生年龄小，通常在50岁以前或者更年轻发生。
4. 罕见肿瘤的出现，例如男性乳腺癌。
5. 同一患者有多个或双侧性肿瘤的出现。
6. 相关生殖细胞（germline）肿瘤基因变异。

每种特定的遗传性肿瘤的诊断有其不同的诊断标准，详见本章相关疾病内容。

（陆国辉）

## 二、肿瘤遗传咨询门诊

临床遗传咨询是医学遗传发展必备的三大组成板块之一，临床遗传咨询师、临床遗传医师与临床遗传实验室诊断医师（例如临床分子遗传诊断医师）形成"三联系统"（图37-1），以患者及其家庭为中心，确保精准医学的临床应用。没有临床遗传咨询，医学遗传的开展就难以得到开拓和推进；没有规范性遗传咨询服务，会给遗传性肿瘤基因检测带来专业和心理压力的困扰。中国十几年前已具有指导性和开拓性的临床遗传咨询[2]，在医学遗传领域发展的过程中发挥了不可替代的重要作用，至今已经培养了大批遗传咨询从业人员，尤其推动了产前诊断的发展。在美国，遗传咨询师硕士研究生毕业后，需要经过严格的特殊专业培训取得遗传咨询师执照，方可从事遗传咨询门诊工作。经过近十几年的发展，亚洲部分国家和地区的临床遗传咨询在医学院校教育培养以及临床服务中也已经取得了比较成熟的发展[3, 4]。全球2018年统计已有近7 000名经过正规培训的遗传咨询师[5]。中国的临床遗传咨询最近几年也在不同的短期培训方面积极推进，并且根据中国现有条件和需求的特点，有把传统的遗传咨询有步骤、规范性地往临床医生甚至临床基因检测领域拓展的发展势头。然而，与美国等其他国家相比，中国的临床遗传咨询的学位型教育和服务有待提高和规范化。

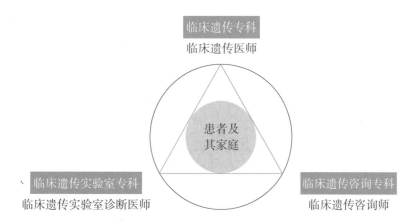

图37-1　由临床遗传医师、临床遗传实验室诊断医师和临床遗传咨询师组成的以患者为中心的"三联系统"

与单基因遗传疾病的遗传咨询相比（见第六章），遗传性肿瘤的遗传咨询有其独特的内容，特别是高度的临床异质性，同一种遗传性肿瘤可以由多个不同肿瘤基因及其变异导致疾病的发生，同一个肿瘤基因的变异可以导致多种不同的肿瘤发生，同一个癌症综合征可以导致不同系统的遗传性肿瘤的出现，显得更加复杂，更具有挑战性。因此，有主张认为如果没有专业的遗传性肿瘤遗传咨询跟进配合，不可贸然开展遗传性肿瘤检测或者筛查，以免给遗传性肿瘤患者及其家属带来极端严重的心理压力甚至发生意想不到的事故。

遗传咨询师根据特定肿瘤以及其他不同肿瘤在家族中发生的特点，即上述的遗传性肿瘤的高度临床异质性进行，例如以结肠癌发生为主的Lynch综合征患者，其家族成员根据性别也可以发生子宫内膜癌、卵巢癌、胃癌、肝胆道癌、泌尿道癌、中枢神经系统癌、小肠癌和皮脂腺癌等，累及多个不同系统。遗传咨询门诊为肿瘤患者及其家属提供对不同肿瘤的认识，包括变异肿瘤基因往下一代传递的概率、变异肿瘤基因携带者一生中在不同年龄段的肿瘤发生风险、临床管理和预防等信息。通常，肿瘤患者及其家人会产生对肿瘤致死的恐惧心理，加上遗传性肿瘤能往家族下一代传递，心理咨询及其咨询技巧以及所需较长的咨询时间是肿瘤遗传咨询师门诊经常面临且颇具挑战性的内容。遗传咨询师需要与患者及其医生密切沟通合作，制定实验室基因检测方案并解释检测结果。因此，遗传咨询师起到了肿瘤患者和临床医生之间，肿瘤患者和基因检测实验室之间必不可少的桥梁作用。

由于肿瘤遗传咨询是一个连续性复杂的过程，下述的各方面的内容有必要重复。

（一）遗传咨询师需要的资料

必须做好肿瘤遗传咨询门诊前的准备，围绕遗传性肿瘤高度怀疑根据，收集门诊过程中需要的资料[5,6]：

1. 肿瘤家族史　先证者的肿瘤种类（包括良性与恶性），相关肿瘤在家族各成员身上发生的具体临床资料。信息起码来自三代成员，包括父母、兄弟姐妹、子女、姨、舅、叔、姑、侄女、侄子、祖父母等。

2. 家族中肿瘤患者信息　包括性别、发病或者诊断年龄、死亡年龄和死亡原因，以及家族其他成员的年龄和健康状况。

3. 临床资料 包括患者的住院和/或门诊病历、各项临床实验室检查报告或者筛选检查报告、影像检查报告如结肠镜检查等。结合基因检测，病理检查报告非常重要，包括病理活检或者手术标本检查的准确诊断报告。病理检查仍然是肿瘤诊断的"金标准"。

4. 肿瘤基因检测诊断报告 注意收集检测的平台和所检测的基因种类信息，以便对检测结果作准确性的判断。

需要注意因为咨询者对家族史了解不多而回避遗传咨询的出现。门诊咨询时，在患者同意的前提下，要求带上陪同人员，可以是家人或者知心朋友。遗传咨询门诊会讨论很多问题，陪同人员可以帮助倾听和思考问题。带上家庭成员有助于提供更多家族史的信息。

（二）遗传咨询师的遗传咨询门诊内容

在遗传咨询门诊期间，遗传咨询师应讨论以下内容[6-9]：

1. 咨询者的个人病史和肿瘤筛查史。

2. 咨询者的肿瘤家族史。遗传咨询师将根据家族史绘制家系图谱，包括至少三代直系亲属，记录患肿瘤的家庭成员，肿瘤类型，以及患者的肿瘤诊断年龄。根据家族史分析和先证者的临床表型特征，归纳高度怀疑遗传性肿瘤的依据，从而提供是否患上特定类型的遗传性肿瘤可能性的解释。

3. 通过家族史分析，提供肿瘤基因检测及其家族成员携带者验证必要性的咨询，帮助评估肿瘤发生的风险。特别注意的是，先证者的一些家族成员由于对已知致病性基因检测的必要性不理解，认为万一被确认是基因携带时对肿瘤发生风险的恐惧心理而拒绝必要的基因检测；对此必须给予耐心的解释：①对携带者有相应的预防管理措施；②在证实未携带后，罹患相同肿瘤的风险就极低了。

4. 解释肿瘤基因检测的必要性、优点、准确性和局限性，并且提供合适的基因检测策略。肿瘤筛查和监测，选择合适的预防措施、诊断和治疗方案。

5. 肿瘤基因检测结果解释后患者及其家属的情绪、心理和社会后果的心理咨询。

6. 提供遗传信息隐私保护相关的现行法律。

7. 伦理委员会信息。

在肿瘤遗传咨询发展完善的国家，遗传咨询师还为咨询者提供与基因歧视相关的法律保护信息。

在遗传性肿瘤诊断明确的情况下，遗传咨询需要针对患者、肿瘤基因携带者分别提供诊治、监测和预防保健管理措施（包括预防性切除手术）的指导，有生育需求的则提供如何规避相关肿瘤往下代发生的孕产前肿瘤基因筛查诊断指导。

咨询内容多而复杂，因此，遗传咨询门诊通常需要30~45min甚至更长的沟通时间。

（三）遗传咨询门诊后相关事宜

遗传咨询师对咨询者门诊咨询以后，根据不同的个案还有很多事情需要跟进[2, 6, 7]，主要包括：

1. 遗传咨询摘要 这是给咨询者的咨询门诊沟通总结。通常，这份报告的复印件将发给咨询者及其医生。

2. 提供咨询者家族史相关的书面总结报告　在特殊情况下，咨询者及其家属可能有资格参与相关肿瘤科研项目。遗传咨询师会提供有关研究信息，并帮助作必要的安排。

3. 先证者基因检测的选择　遗传咨询师需要帮助协调检测细节，包括与提供规范性基因检测的实验室沟通医疗保险报销事宜，以及想办法节省检测费用。

4. 基因结果解读　得到基因检测结果后，及时向咨询者准确解释检测结果，明确基因变异的致病性或者其致病性的可能性，帮助理解结果的临床意义，"意义不明"结果不等于没有意义。

5. 家族成员基因检测与风险评估和预防措施　根据检测结果和家系分析，继续为咨询者选择家族成员进行相关基因检测，提供肿瘤发生风险评估分析，以及如何规避相关肿瘤在下一代发生的孕/产前指导，包括第三代试管婴儿和常规的妊娠16～18周的肿瘤基因产前诊断及其伦理沟通。

肿瘤遗传咨询是一个连续性的服务指导过程，如果咨询者及其家属有任何问题或者相关肿瘤在家族里发生新变化，应该及时与遗传咨询师沟通联系。

完整的基因检测后结果咨询，还体现在如何为肿瘤患者提供临床处理管理过程中的不同阶段的管理指导，例如用药、肿瘤治疗的进展、复发、耐药、治疗相关性白血病（therapy-related leukemia）等（图37-2）。

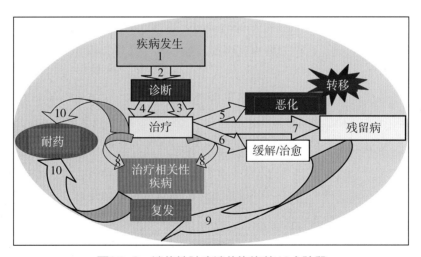

图37-2　遗传性肿瘤遗传咨询的10个阶段

（译自：Gary Lu. Cancer cytogenomics [M] // Tan DF, Lynch HL. Principles of Molecular Genetics and Personalized Cancer Genomic Medicine. New York: LWW/Wolters Kluwer Health, 2012.[8]）

### （四）考虑肿瘤基因检测的因素

遗传性肿瘤基因检测是患者及其家属由于各种原因而作出的个人决定。这是包括伦理的一个复杂的决定，最好能让咨询者及其家人、医生和遗传咨询师共同参与讨论。决定进行遗传性肿瘤基因检测的主要因素包括：

1. 个人或家族病史分析表明存在遗传性肿瘤的可能性。

2. 基因检测将能清楚地显示特定的基因及其变异的致病性以帮助确诊。

3. 检测结果有助于相关遗传性肿瘤的早期预防（包括预防性的婚前孕期筛查），或者规范性的产前诊断，或者对于患者的临床管理，包括如何降低肿瘤发生风险的措施：预防性手术/药物治疗、筛查或改变生活方式等。

4. 除了能在儿童发生的遗传性肿瘤外，通常不主张对未成年人（18岁以下）开展肿瘤基因检测。对有肿瘤家族史而致病性肿瘤基因变异明确的未成年人的基因检测，应在严格的父母以及未成年人的遗传咨询和知情同意签字的前提下，由咨询者及其家属作决定。

**（五）遗传性肿瘤基因检测前、后需要了解更多的遗传性肿瘤基因检测信息**

因为遗传性肿瘤基因检测涉及咨询者及其每位家族成员，还需要考虑如下因素以提供完善的遗传咨询[6, 10]：

1. 基因检测存在的局限性，咨询者及其家属需要明白阴性结果时肿瘤发生的可能性。

2. 检测阳性结果可导致情绪变化问题，主要包括沮丧、焦虑或内疚感。

（1）阳性结果意味着所携带的相关肿瘤基因的变异，这可能给受检者带来负面的心理压力。

（2）部分无症状的肿瘤基因携带者可能认为自己罹患肿瘤而产生恐惧。

（3）因有可能往下一代传递肿瘤基因导致后代发生肿瘤而产生罪恶感，家庭关系紧张。

（4）肿瘤基因携带者觉得有义务告诉家人基因检测阳性结果，但害怕信息的告知会给家人带来心理压力，不敢透露结果而产生虚假的安全感。

3. 阳性结果、阴性结果和意义不明结果的解释。肿瘤基因变异的分类及其解读，与孟德尔遗传病的基本相同；但需要注意解释致癌物（carcinogen）对肿瘤发生的重要影响。

4. 基因检测成本相对高。目前的肿瘤基因检测成本相对昂贵，假如保险不支付，受检者需自己承担检测费用。

5. 歧视和隐私问题。部分人害怕阳性结果带来的基因歧视，另外部分人也许会担心遗传信息的隐私性。在不同国情和不同基因歧视法律管理下，基因信息的隐私必须得到法律保护。

随着肿瘤基因高通量测序的应用，在严格的实验室建立和质控前提下，不少以往没有发现的基因变异被检测出来，包括肿瘤基因的缺失、扩增、新发变异或者嵌合体等。检测结果的准确解读是肿瘤基因检测具有挑战性的瓶颈，专业性规范化管理始终是临床基因检测的关键[11, 12]，这也是肿瘤遗传咨询日常面临的专业挑战。

6. 与单基因遗传病的基因检测一样，在向患者及其家属提供孕/产前相关遗传性肿瘤基因包检测时，需要参照刚发表的美国ACMG规范告知并详细解释基因检测的内容，强调基因包里的基因名称、各基因检测的理由、技术平台存在的局限性、可能出现的检测结果等，规范性地遵循经济、灵活、高效和准确的原则[13]。

尤其值得注意的是，在获得遗传性肿瘤基因检测阳性结果后，遗传咨询师第一时间需要做的是与基因检测者的医生沟通交流检测结果，互相配合妥善安排好检查者的遗传咨询门诊。阳性结果只能当面给检测者，并加以详细的咨询解释，咨询时讲究咨询技巧，最大限度地减轻携带者的心理压力和恐惧感或者罪恶感；肿瘤遗传咨询门诊应该有家属或者知心朋友参与。

（陆国辉　钟　梅）

### 三、遗传性肿瘤孕产前筛查诊断的伦理

由于遗传性肿瘤的发生将对患者、家庭和社会带来与一般单基因遗传病不一样的严重的经济负担和恐惧、负罪感等心理压力，而遗传性肿瘤孕产前筛查诊断能有效地防控遗传性肿瘤在后代的发生，规范性的伦理原则建立和执行显得更重要而迫切。

患者或者孕妇及其家属的自主（autonomy）原则是遗传性疾病筛查诊断伦理的核心[14]（详见第六章、第八章），而自主原则是基于对患者及其家属的有利（beneficence）和尊重（respect）。由于①上述的遗传性肿瘤发生带来的特殊性重大影响及其可行的防控，②除了个别病种（例如视网膜母细胞瘤）能在出生时发病之外，大多数遗传性肿瘤通常在成年后发生并其发生的风险随着年龄的增加而升高，遗传性肿瘤的筛查和产前诊断应该有其伦理应用的特殊性。

患者或者孕妇及其家属的自主原则应该基于相关遗传性肿瘤基因变异的致病性。所以，是否允许携带生殖细胞致病性变异肿瘤基因的胎儿出生或者受精卵泡移植是目前争论的焦点。在作出符合伦理标准的决定前，对相关遗传性肿瘤基因变异致病性的解读和确定是重中之重。基于基因变异致病性结果，对当事人给予相关肿瘤的专业性和心理咨询，让他们知情同意签字作决定。图37-3介绍的是能在儿童期发生恶性肿瘤的遗传性肿瘤的咨询门诊。家族成员提出对年幼小孩作预防性肿瘤基因检测要求时如何规范性伦理应用。

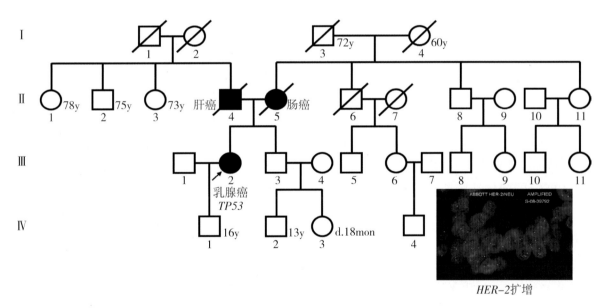

图37-3　遗传性肿瘤小孩基因检测伦理案例

先证者Ⅲ-2，女性，42岁，2019年2月份发现右乳腺增大结节，到医院遗传性肿瘤遗传咨询门诊就诊。家族史：母亲（Ⅱ-5）在53岁时患结肠癌去世，父亲（Ⅱ-4）在54岁时患肝癌去世；外公（Ⅰ-3）、外婆（Ⅰ-4）分别在72岁、60岁时去世，进一步沟通了解知道外婆去世前一年"疼痛严重"；舅舅（Ⅱ-6）于43岁时因为"中风"去世，母系其他成员健康状况没有发现异常。除了父亲右肝癌外，父系其他成员没有可疑的肿瘤病史。临床症状：右乳腺可触黄豆样大小结节，质硬不圆滑，微痛感；病理活检检查诊断为浸润性小叶癌。免疫生化检查结果：CK（AE1/AE3）（＋），p63（－），E-Cadherin（＋），ER（90%），P120（胞浆阳性为主），PR（90%），HER2（3+），Ki-67（5%）；先证者通过基因检测发

现*TP53*基因致病性变异，弟弟（Ⅲ-3）自动要求做基因检测发现同样的*TP53*基因变异。*HER2*基因检测扩增阳性（右下图）。根据先证者乳腺癌的发病年龄较早的情况及其基因检测结果，以及其亲弟弟存在同样的*TP53*基因变异，先证者被诊断为李-弗洛曼尔综合征（Li-Fraumeni syndrome，LFS）。

此案例的LFS诊断比较明确，患者及其弟弟心态很好，比较乐观，而且主动要求各自的儿子（Ⅳ-1、Ⅳ-2）做基因检测。这一要求就涉及肿瘤基因检测的伦理问题。按照伦理标准，通常不主张对未成年人进行遗传性肿瘤的基因检测。是否让分别为16岁、13岁的未成年人做*TP53*基因检测需要考虑多方面因素：①父母是否愿意；②肿瘤基因变异的致病性及其风险；③对相关肿瘤的特点了解（恶性度、发病年龄）；④患者及其家属成员对相关肿瘤的了解；⑤患者及其家属成员对患上相关肿瘤的经济和心理压力状态；⑥要求对未成年人进行肿瘤基因检测的目的，是否有面对阳性结果时的心理承受力以及采取的措施；⑦做基因检测前的规范化咨询门诊；⑧检测结果为阳性时如何遵循"告知结果"的原则和实施预防管理方案；⑨对各方成员咨询时的技巧，特别是应对心理压力的心理咨询。

根据①LFS相关肿瘤的4个"核心肿瘤"（骨和软组织肉瘤、乳腺癌、脑瘤、肾上腺皮质癌）和其他风险增高的多种类肿瘤（例如结直肠癌、子宫内膜癌、食管癌、性腺生殖细胞瘤、白血病、淋巴瘤、肺癌、黑色素瘤、非黑色素瘤皮肤癌、卵巢癌、胰腺癌、前列腺癌、胃癌、甲状腺癌、肾癌等）高度临床异质性、高度恶性（乳腺癌先证者*HER2*扩增阳性）和肿瘤幼年发病特点；②以上各方面经过多次的遗传咨询交流得到的咨询者正面心态和认可；③父母在"知情同意书"上签字，决定同意两位小孩做基因检测，明确双方对阳性结果进行保密，直到小孩满18岁，或者经过反复教育沟通使小孩有能力并愿意接受时如实告知；④父母一致同意制定和实施每年有目的的体检方案。最终两个小孩做了相应的*TP53*基因检测，结果均为阴性。这样，从咨询上做到自愿、教育、非指导性、保护隐私，在伦理上做到让咨询者自主、有利和被尊重。

（陆国辉）

## 第二节 视网膜母细胞瘤

视网膜母细胞瘤（retinoblastoma，RB）是儿童最常见的原发性眼内恶性肿瘤，发生率约为1/20 000～1/15 000。全世界每年大约有9 000例新增患者[15]。我国人口出生率高，每年新增患者约为1 100人，且84%为晚期高风险患者[15, 16]。本病于1809年由英国爱丁堡眼科医生James Wardrop首先详细描述并提出早期眼球摘除可治愈。RB一般在6岁前发病，但有家族史或双眼发病者多在一岁以前发病。1971年Alfred Knudsen提出RB发病机制"双重打击"（double-hit）假说，认为RB的发生先后由生殖细胞*RB1*基因变异和体细胞*RB1*基因变异引起。通常，双眼发病患者的*RB1*基因变异不但发生在肿瘤细胞而且发生在非肿瘤细胞，如外周血白细胞，并提示生殖细胞变异。散发性RB通常是单侧发病，*RB1*基因变异通常仅见于肿瘤细胞，提示体细胞变异[15-17]。

【临床表型特征】

白瞳症，俗称"猫眼"，是视网膜母细胞瘤最为常见也最为典型的一个症状。当患者在闪光灯下直视摄像头时可以看到瞳孔区视网膜内的RB表现为灰白色，圆形或椭圆形拱状视网膜肿物[15, 16]（图37-4），常伴有明显扩张的视网膜血管。

25%患者的临床表现为斜视（内斜或外斜）。其他较少见的有红眼症、流泪、角膜混浊、玻璃体出血、前房出血、眼内或眼周边组织炎症、青光眼、突眼和前房积脓。

肿瘤可从视网膜往视网膜色素上皮和脉络膜方向生长（外生长型）。肿瘤细胞也可散播于玻璃体，从而出现肿瘤从视网膜往玻璃体内生长（内生长型）。临床上根据RB是否局限在眼内可分为眼内期、青光眼期、眼外期以及全身转移期4个时期。

生殖细胞变异RB患儿发病较早，通常1岁以内发病，且为双眼多发性视网膜肿瘤。加上颅内肿瘤，如松果体母细胞瘤、异位性颅内视网膜母细胞瘤、原发性原始神经外胚层肿瘤（primary primitive neuroectodermal tumor,

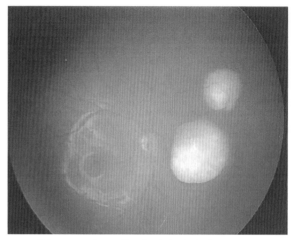

图37-4　视网膜母细胞瘤患者的眼内肿块

PNET）等，并称为"三侧性RB"。其临床表现有嗜睡、头痛和其他临床神经症状。

生殖细胞*RB*基因变异阳性患者的成骨肉瘤、软组织肉瘤、黑色素瘤、实质器官恶性肿瘤如乳腺癌和胃肠道癌发生的危险性高，也可见小细胞肺癌、膀胱癌、前列腺癌以及白血病等[15]。

体细胞变异RB患儿发病较迟，但极少超过6岁，为单侧单发性视网膜肿瘤。至少15%单侧性RB患者有生殖细胞*RB*基因变异。偶尔RB可自行停止生长而失去其恶性特征，发展成良性视网膜细胞瘤。

【遗传方式与相关致病基因】

从基因水平而言，RB属常染色体隐性遗传，与抑癌基因（tumor suppressor gene）*RB1*变异相关。只有*RB1*基因的2个等位基因都发生变异，才会导致RB的发生（图37-5）。第1个等位基因的变异通常源于生殖细胞，由父母遗传而来，第2个*RB1*基因变异则通常发生在体细胞，发生于合子

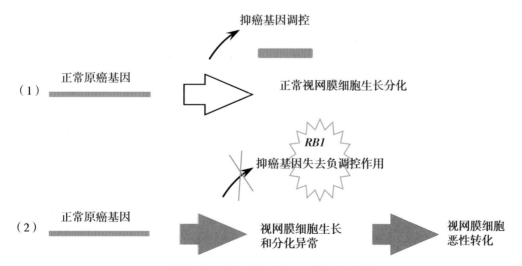

图37-5　原癌基因、抑癌基因与癌发生

原癌基因（proto-oncogene）和抑癌基因是调控细胞生长分化的一对基因，前者起正调控作用，后者起负调控作用。当两者都处于正常的情况下，细胞生长分化正常（1）。在*RB1*基因发生变异或缺失时，正负调控失去平衡使视网膜细胞生长发育异常，导致RB肿瘤的发生（2）。（引自：陆国辉.产前遗传病诊断[M].广州：广东科技出版社，2002.[2]）

形成之后。在含有从父母遗传而来的一个拷贝变异型的*RB1*基因的儿童中，90%会发生另一拷贝基因的变异而导致肿瘤的发生。患者的子女接受变异*RB1*基因的风险为50%，进一步发生体细胞变异后而发病。因此，从肿瘤发生的角度来说，RB属常染色体显性遗传[15, 16]。

*RB1*基因是第一个被克隆的抑癌基因，并已被定位于13q14.2。*RB*基因启动子含由丰富的CG碱基组成的CpG岛，并包含与ATF和SP-1等转录因子的敏感结合序列。RB蛋白（pRB）含有病毒蛋白结合区，A区和B区（图37-6）。病毒蛋白与A区、B区的结合会导致RB蛋白的失活。A区、B区活性的表现反映在对细胞生长的抑制、与核物质和转录因子的结合以及细胞周期G1期的磷酸化作用。通过基因产物本身的磷酸化和去磷酸化作用以及与其他细胞蛋白相互作用，RB蛋白参与调控细胞周期的整个过程。如果在胚胎期视网膜细胞缺少这种基因蛋白，就会导致细胞增生而最终发生视网膜母细胞瘤。

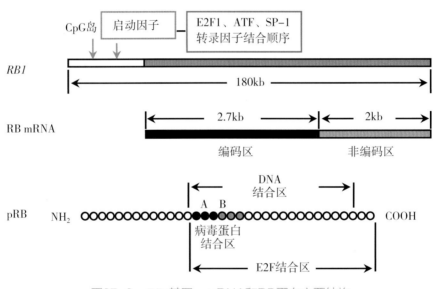

图37-6　*RB1*基因、mRNA和RB蛋白主要结构

（引自：陆国辉. 产前遗传病诊断 [M]. 广州：广东科技出版社, 2002.[2]）

目前已发现超过100种的*RB1*基因变异，以无义和移码变异多见，部分为缺失变异。基因变异主要发生在与RB蛋白和病毒蛋白结合有关的序列。另一主要部位是基因启动子上辨认转录因子ATF和SP-1的序列。造成*RB1*基因缺失的原因包括染色体13q14区带的缺失或与累及该区带的其他染色体重排，但只占少数病例，并通常与其他疾病相关。除了*RB1*基因本身发生变异、13q14缺失或重排外，导致*RB1*基因丢失的机制还包括减数分裂或有丝分裂过程13号染色体不分离导致13号染色体的丢失。*RB1*基因变异体现了肿瘤发生的"双重打击"学说（图37-7）。杂合子情况下再发生第2次基因变异，使杂合子变成变异纯合子。抑癌基因*RB1*的双重打击使RB蛋白的功能丢失（loss-of-function）而导致RB的发生。生殖细胞变异可以遗传给下一代。携带者所有的细胞均缺少一个正常*RB1*基因拷贝（嵌合变异除外）。在体细胞性的RB，基因变异仅发生于一小部分的未成熟视网膜母细胞。

*MYCN*基因的扩增可以发生于罕见的RB病例[15]。

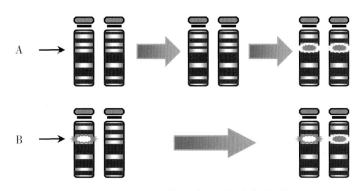

图37-7　*RB1*基因"双重打击"机制

　　A. 散发性RB肿瘤发生机制：生殖细胞阶段没有基因变异的发生，13号染色体长臂上的2个等位基因先后发生体细胞变异；B. 遗传性RB肿瘤发生机制：在生殖细胞阶段已发生第1次基因变异，第2次变异属体细胞性。（引自：陆国辉. 产前遗传病诊断 [M]. 广州：广东科技出版社，2002.[2]）

【诊断标准与实验室/辅助检查】

实验室/辅助检查包括多种[15, 16, 18]。

1. 检眼镜和裂隙灯检查。

2. 眼部超声和CT。

3. 头部和眼眶MRI观察是否有视神经和眼外受累。

4. 术中切除样本行病理分析。

5. 微创病理检查结合相关基因检测[18]。镜下见肿瘤由小圆形细胞构成，通常只见细胞核而胞浆不明显。细胞核呈圆形深染，核分裂象多见。

　　除了详细的眼科检查包括裂隙灯和散瞳眼底检查外，其他辅助检查包括：眼部超声和CT检查。眼部超声检查常有助于RB的诊断。由于大部分较大的RB（直径为10～15mm）常有多处肿瘤内部钙化斑，超声波检查可发现钙化灶的强回声。CT检查可帮助确诊，特别是当视网膜脱离时，CT有助于鉴别RB或其他非肿瘤病变，如Coats病。头部和眼眶的MRI可以评估是否有视神经和眼外受累，以及"三侧性RB"。同时可排除异位性颅内RB、排除颅内肿瘤（如松果体母细胞瘤和异位性颅内视网膜母细胞瘤）。

　　通常不主张眼内穿刺检查，因为这可造成肿瘤细胞的播散转移，故只适用于特殊情况。1%的病例可发现父母一方有自发性退化RB或良性的视网膜瘤。

　　对家族史阳性者或可疑者需要结合病理检查和基因检测进行确诊。

【治疗与预后】

　　目前RB的治疗方法已不仅是以往的眼球摘除，治疗原则也不再局限于挽救生命和保住眼球，还应尽可能挽救患儿的有效视力。目前可供选择的手段主要包括局部治疗、手术治疗和全身治疗3种形式。眼局部治疗是一组直接破坏肿瘤以保留眼球的治疗，包括冷冻治疗、激光光凝治疗、经瞳孔温热疗法（transpupillary thermotherapy）治疗、局部放射治疗、外放射治疗等；全身治疗目前应用较广的是全身化学药物治疗（全身化疗）；手术治疗主要指眼球摘除术及眼眶内容物剜除手术。早期肿瘤患者可选择眼局部治疗，如冷冻治疗、激光光凝治疗、经瞳孔温热疗法治疗、局部放射治疗等；中期肿瘤选择化学减容治疗联合眼局部治疗；晚期肿瘤患者选择眼球摘除和全身化疗。如果出现肿瘤眼球外生长，还要追加眼眶部放射治疗；肿瘤全身转移患者一般通过强化的全身化疗联合自体干细胞移植等方法治疗。但放射治疗可引起放射区域内继发性肿瘤和颜面中线结构发育不良，如果放射区包括下丘脑及垂体还会引起内分泌失调。近年来逐步开展的基因治疗及免疫治疗等RB靶向治疗，致力于寻找RB的特异性靶点[15, 19]。因此，个体化靶向抗肿瘤药物的研发可能成为RB治疗的未来趋势。

化疗联合局部治疗是目前国际上的首选治疗，尤其是已经外源射线放射治疗后复发的RB。即使出现视网膜全脱离，化学疗法仍有疗效。临床治疗应做到早发现、早诊断、早治疗，综合各种情况，最终制定个体化的治疗方案。尽量避免眼球摘除术和放射治疗，减少患者继发性肿瘤的可能性，降低长期的副作用。双侧性RB肿瘤易于复发，故在原发肿瘤经治疗消失后仍然需要密切追踪检查，至少到5~6岁，同时要注意继发性肿瘤的发生。

值得注意的是，由于父母特别关注小孩的眼睛和视力而容易产生心理和感情伤害，在开始对确诊或者高度怀疑视网膜母细胞瘤新生儿的治疗之前，应通过临床检查和测试确诊。 视网膜母细胞瘤有几种化疗方法。一般而言，对大多数患有双侧视网膜母细胞瘤的儿童给予全身性静脉内化疗治疗有利于控制眼部肿瘤，这也有助于预防肿瘤的转移、松果体母细胞瘤和继发性肿瘤的发生。对于单侧视网膜母细胞瘤，动脉内化疗能提供对肿瘤显著的控制，同时具有最小的全身反应的优点。眼周化疗联合全身静脉内化疗，可以增强晚期病例的眼部药物剂量。 晶体内化疗目前仅用于那些用其他方法不能完全控制而复发的案例[20-22]。

【遗传咨询与产前诊断】

几乎所有的双侧性RB肿瘤病例都属常染色体显性遗传，变异基因由父母传递而来，变异基因传递的概率是50%，其外显率可达90%[15-17]。

1. 约70%RB病例的肿瘤通常呈单侧性，其余的30%呈双侧性。双侧性的RB通常是遗传性。单侧性RB肿瘤病例中，属遗传性者仅占15%，其余的为散发性。

2. 80%~90%的双侧性RB病例无家族史而表现为基因新发变异，父母无病；但部分父母表现为无症状性良性视网膜瘤，故在作出结论前必须对患者的父母做扩孔眼瞳检查。

3. 在生殖细胞变异型*RB1*基因携带者中，有90%会发展为RB患者。表37-1列举各种情况下的再发风险。

表37-1　RB患者子女再发风险

| 单侧性 | 概率/% | 双侧性 | 概率/% |
| --- | --- | --- | --- |
| 患者本身患病，但父（或母或同胞）也患病 | 45 | 患者本身患病，其他亲属也患病 | 45 |
| 患者本身不患病，但父（或母）和一个同胞，或两个同胞也患病 | 5 | 患者本身患病，没有其他亲属发病 | 45 |
| 患者本身患病，但没有其他亲属患病 | 1 | 患者本身不患病，但有一个子女发病 | 2 |
| 患者本身不患病，但已有一个患病子女 | 1 | 患者本身不患病，但父母发病 | 5 |
| 患者本身不患病，但已有一个同胞患病 | 1 | | |

4. 偶然会发现RB自发性消失而只遗留视网膜瘢痕的病例。对这样的患者的父母必须进行详细的检查跟踪，并建议做基因检测。

5. 通过检测*RB1*基因或采用连锁分析方法，可对胎儿视网膜母细胞瘤进行孕/产前诊断。

6. 在对有非典型显性遗传家族病史案例作产前诊断时需要注意生殖细胞嵌合体的可能性[23]。

（陆国辉　睢瑞芳）

## 第三节　遗传性乳腺癌/卵巢癌综合征

乳腺癌是全球女性肿瘤中发病率居于第1位，而死亡率居第2位的恶性肿瘤。约有10%的乳腺癌是由于某些明确的基因变异所引起，并且在家族中遗传，称为遗传性乳腺癌。大部分遗传性乳腺癌与*BRCA1/2*基因变异有关，称为遗传性乳腺癌/卵巢癌综合征。此外，Li-Fraumeni综合征和Cowden综合征是两种比较少见的遗传综合征，也表现出乳腺癌发病风险的升高，分别与*TP53*基因和*PTEN*基因的生殖细胞变异有关[24, 25]。与*BRCA1/2*基因类似，*TP53*基因和*PTEN*基因也编码参与抑制肿瘤的蛋白，例如DNA损伤和细胞周期调节相关蛋白。遗传性弥漫性胃癌的乳腺小叶癌发病风险升高，与抑癌基因*CDH1*基因变异相关。这里重点描述遗传性乳腺癌/卵巢癌综合征。

遗传性乳腺癌/卵巢癌综合征（hereditary breast and ovarian cancer syndrome，HBOCS）与*BRCA*基因相关，故也称之为*BRCA*相关乳腺癌/卵巢癌综合征[26]。*BRCA*基因包括*BRCA1*基因和*BRCA2*基因两个分型，是遗传性乳腺癌和卵巢癌发生最常见的两个基因。

【临床表型特征】

*BRCA1*基因和*BRCA2*基因变异相关性乳腺癌与散发性乳腺癌的解剖标本没有区别（图37-8），但前者的双侧性肿瘤比后者的常见，而且发病年轻。临床症状包括乳房肿块、皮肤改变、乳头改变、腋窝淋巴结肿大、全身症状，特殊类型乳腺癌如炎性乳腺癌的乳房表面有类似炎症表现。多项研究表明*BRCA1*基因相关乳腺癌表现为雌激素受体（ER）、孕激素受体（PR）和人表皮生长因子受体-2（HER-2）阴性，即"三阴性"乳腺癌。文献报道的"三阴性"乳

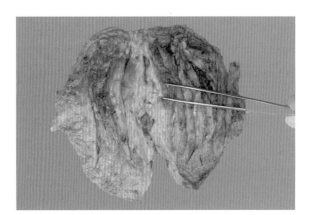

图37-8　乳腺癌大体标本

腺癌中*BRCA1*基因变异率为8.5%～28%，而"三阴性"乳腺癌中*BRCA2*基因变异率为1%～17%。

在"三阴性"乳腺癌患者当中，*BRCA1/2*基因变异携带者较非变异者更为年轻。在一项大型"三阴性"乳腺癌队列研究中，*BRCA1*基因变异携带者中位诊断年龄为39岁。在早发（发病年龄＜40岁）"三阴性"乳腺癌人群中，*BRCA1*基因变异的发生率为36%。在有家族史的"三阴性"乳腺癌患者中，*BRCA1*基因变异的发生率达到48%。

BRCA1/2基因变异也与男性乳腺癌发病率升高相关。一项研究报道了26个至少有1例男性乳腺癌患者的高风险家庭，77%的家庭携带有BRCA2基因变异。在不考虑家族史的男性乳腺癌患者中，4%～14%携带有生殖细胞BRCA2基因变异。

此外，BRCA1/2基因变异患者卵巢癌、输卵管癌和腹膜肿瘤的发生率升高。生殖细胞BRCA1/2基因变异与10%的卵巢上皮癌相关。BRCA1/2基因变异还与前列腺癌、胰腺癌和黑色素瘤发病风险增高有关。

【遗传方式与相关致病基因】

遗传性乳腺癌/卵巢癌综合征是由BRCA1/2基因生殖细胞变异引起的，变异可以从双亲往下代传递，表现为常染色体显性遗传方式，患者或者基因携带者将BRCA1/2基因变异往下一代传递概率为50%。

目前已发现数百个BRCA1基因和BRCA2基因变异位点。然而一些在家族史人群中发现的特定基因变异，在扩大人群和无亲缘关系人群中也能发现，属于非致病性基因变异。然而，在某些群体中观察到许多始祖效应（founder effects），其中在多个不相关的家族中发现了相同的变异，并且可以追溯到共同的祖先。例如，在德系犹太（Ashkenazi Jewish）人群中，BRCA1基因的c.187delAG、c.5385insC以及BRCA2的c.6174delT这3个变异的频率约为1/40。在其他群体中也确定了某些其他始祖变异，目前估计90%以上的家族遗传性乳腺癌和卵巢癌都是由于BRCA1/2基因变异引起。

BRCA1基因和BRCA2基因都编码抑制癌症的蛋白。BRCA1基因定位于17q21，编码产物参与DNA损伤修复和调控细胞周期监测点，但BRCA1基因保护基因组稳定的具体分子机制尚不明确。BRCA2基因定位于13q13.1，参与DNA复制过程中的双链损伤修复。

BRCA1基因和BRCA2基因可表现为高度外显差异，即使是携带同一变异基因型的家族中BRCA1/2基因变异携带者患癌风险也各不相同。据估计基因变异携带者一生中患乳腺癌的外显率为41%～90%，并且，女性携带者一生中患卵巢癌风险高，约为62%。2007年的一项分析评估了BRCA1/2基因的外显率，显示BRCA1基因变异携带者到70岁时患乳腺癌和卵巢癌的累计风险分别为57%和40%，而BRCA2基因变异携带者的预计风险分别为49%和18%。目前普遍认为BRCA1/2基因变异携带者乳腺癌和卵巢癌发病风险提高，发病年龄提前，因此需要有更严密的筛查和预防措施。

【诊断标准与实验室/辅助检查】

1. 临床诊断　BRCA1/2基因相关HBOCS的诊断是通过基因检测识别先证者的BRCA1基因或BRCA2基因生殖细胞致病性杂合变异而建立[26]。凡是符合下述一条或多条标准的咨询者都建议进行下一步的个性化风险评估、遗传咨询、基因检测和应对策略。需要注意的是，只有在适合的受累家庭成员无法进行检测时，才应考虑对没有患癌症的家庭成员进行基因检测，且需要注意的是此种情况下未检测出致病基因变异并不排除家庭中存在BRCA1/2基因致病变异的可能性。

2. BRCA1/2基因检测标准[27]

（1）家族中具有已知的BRCA1/2基因致病性变异或者疑似致病性变异，包括在研究性检测中发现的致病性变异。

（2）个人有乳腺癌病史，同时含有以下一项或多项：①诊断年龄≤45岁；②诊断年龄为46～50岁并伴有任何年龄新增的原发性乳腺癌，或≥1位在任何年龄患乳腺癌的近亲，或≥1位患前列腺癌的近亲（Gleason评分≥7），未知或有限的家族史信息；③诊断年龄≤60岁的三阴性乳腺癌；④任何诊断年龄并伴有≥1位近亲患乳腺癌诊断年龄≤50岁，或患有卵巢癌，或患有男性乳腺癌，或患有转移性前列腺癌，或患有胰腺癌，或有≥2位在任何年龄发生的患乳腺癌近亲，或为德系犹太人。

（3）个人有卵巢癌病史。

（4）个人有男性乳腺癌病史。

（5）个人有胰腺癌病史。

（6）个人有转移性前列腺癌病史。

（7）任何年龄诊断的前列腺癌（Gleason评分≥7）的个人病史，同时有：≥1位近亲在任何年龄诊断的卵巢癌、胰腺癌或转移性甲状腺癌或诊断年龄<50岁的乳腺癌；或≥2位近亲在任何年龄诊断的乳腺癌或前列腺癌；或为德系犹太人。

（8）在未进行生殖细胞*BRCA1/2*基因致病性变异或者疑似致病性变异检测时，其他任何类型肿瘤分析检测到的*BRCA1/2*基因致病性变异或者疑似致病性变异。

（9）无论家族病史如何，患有*BRCA*相关肿瘤的个体可能会从基因检测中受益，以确定是否有资格进行靶向治疗。

（10）不符合其他标准但有≥1位一级或二级亲属符合上述任何标准的个体。应该讨论未发病个体的基因检测结果，解释存在的局限性。

3. 病理诊断　与非遗传性肿瘤一样，肿瘤组织病理诊断是乳腺癌和卵巢癌诊断的金标准，在大体标本分析的基础上进行组织病理形态检查以及免疫组化检查（图37-9）。

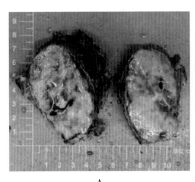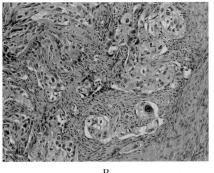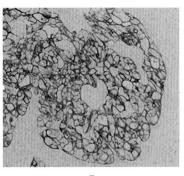

A　　　　　　　　　　　B　　　　　　　　　　　C

图37-9　*BRCA2*基因变异型卵巢癌

患者基因检测结果发现致病性*BRCA2*基因变异：c.4318_4319delAA。A. 大体标本，左侧卵巢肿瘤，切面囊实型，以实性为主，灰白色，质地中等，可见少量较为清亮的液体。B. HE染色，×200倍，卵巢组织内见异型细胞呈巢状分布，浸润性生长，肿瘤细胞梭形或上皮样，胞浆较丰富，部分胞浆透明，核增大，部分可见核仁，形态符合高级别浆液性癌。C. 免疫组化显示肿瘤细胞CK7膜阳性。

4. 基因检测

（1）对符合上述检测标准的个体，推荐进行*BRCA1/2*基因变异检测。如果变异检测结果阴性，也可考虑进行包含*BRCA1/2*基因和其他乳腺癌风险增高相关的遗传性肿瘤综合征基因的多基因检测。对于家族中生殖细胞*BRCA1/2*基因致病性变异或疑似致病性变异的，多数情况下，只需要对特定的家族基因变异进行检测。对于德系犹太人应考虑对3个始祖基因变异的检测。

（2）*BRCA1/2*基因检测方法应包括基因全长测序和基因缺失/重复分析。对*BRCA1/2*基因变异的检测可以采用高通量测序的方法。需特别强调的是，对基因的初次测序可能会遗漏某些大片段重排，因此对部分病例需要进行补充检测。例如，对*BRCA1/2*基因全长进行测序，以提高对大片段重排的检出率。

由于测序技术的进步，*BRCA1/2*基因变异的检测越来越简单可行。Feliubadaló等[28]使用高通量测序技术构建了一种常规检测HBOCS的流程，可以方便快捷地完成对*BRCA1/2*基因变异的检测，敏感度和特异度都符合HBOCS的检测标准。Michils等[29]报道了一种基于扩增建库的焦磷酸测序法，可以测出变异频率为22%～62%的变异，其敏感性高达95%，特异性为91%，费用和时间相对较少。Saito等[30]研究发现，在*BRCA1/2*基因变异的人群中，基因测序与免疫组织化学技术具有一致性，可以考虑使用免疫组织化学技术作为筛查工具。

随着高通量基因检测技术平台的更新发展，与遗传性乳腺癌/卵巢癌发生相关的新基因或者基因变异不断被发现而需要提高基因检测及其解读水平，对怀疑遗传性乳腺癌/卵巢癌，甚至对所有有乳腺癌个人病史的患者都建议进行基因检测[31, 32]，其中包括与常见的肿瘤综合征相关的基因（表37-2），以及数十个其他基因，包括*TP53*、*CHEK2*、*NBN*等[27]。

表37-2 与乳腺癌风险相关的常见遗传性肿瘤综合征

| 综合征 | 受累基因 | 临床表现 |
| --- | --- | --- |
| 遗传性弥漫性胃癌综合征 | *CDH1* | 乳腺小叶癌 |
| 毛细血管扩张性共济失调症 | *ATM* | 典型的共济失调毛细血管扩张症，免疫缺陷，白血病、淋巴瘤、乳腺癌等恶性肿瘤 |
| Bloom综合征 | *BLM* | 白血病、多种实体肿瘤 |
| Fanconi贫血 | *BRCA*、*BRIP1*、*PALB2*、*RAD51C*等 | 多发性的先天畸形，骨髓衰竭伴血细胞减少，急性髓细胞白血病及其他实体瘤 |
| Peutz-Jeghers综合征 | *STK11* | 胃肠息肉，黏膜色素沉着，胃肠道肿瘤、乳腺癌、卵巢癌 |
| 自身免疫性淋巴细胞增生综合征 | *APT1* | 脾肿大，Coombs阳性溶血性贫血，自身免疫疾病，淋巴瘤、肝细胞癌、甲状腺和乳腺多发性腺癌 |
| PTEN错构瘤综合征 | *PTEN* | 多发的错构瘤，可累及生殖细胞所有3个胚层的器官，乳腺癌、子宫癌和非髓性甲状腺癌 |
| 黑色素瘤 | *BRCA2* | 前列腺癌、胰腺癌、乳腺癌 |

【治疗与预后】

遗传性乳腺癌/卵巢癌的治疗原则仍然与非遗传性乳腺/卵巢癌的治疗原则相似，只是在具体的细节方面有其特殊性。

1. 药物治疗　目前并无证据显示在内分泌治疗方面需要采用与非*BRCA1/2*基因变异的患者的原则和药物不同的治疗，在临床实践中，因*BRCA1/2*基因变异的晚期乳腺癌患者对铂类药物有较高的反应率和更长的获益时间，建议首选含铂类的治疗方案。对于早期乳腺癌，目前的标准仍然是含蒽环、紫杉类药物方案，针对铂类药物可能获益的患者，标准方案联合铂类药物可进一步提高治愈率。PARP抑制剂目前已被批准用于存在*BRCA1/2*基因生殖细胞变异晚期乳腺癌患者的治疗。

对个别有*HER-2*扩增阳性的乳腺癌的治疗，则使用赫赛汀。

2. 手术治疗　由于*BRCA1/2*基因变异与双侧乳腺癌或多灶性乳腺癌的发生有关，因此需要慎重考虑对早期乳腺癌患者施行保乳手术的风险和获益。

对于*BRCA1/2*基因变异的乳腺癌患者或者遗传性乳腺癌患者，患侧乳腺癌实施切除术后推荐行对侧乳腺预防性切除术。然而，随着乳房重建技术的发展，也有学者提倡行保留乳头乳晕的乳腺全切术（nipple-sparing mastectomy，NSM）与保留皮肤的乳腺全切术（skin-sparing mastectomy，SSM）。

3. 预防

（1）生活方式的改变　大量的观察性研究表明，母乳喂养可以降低*BRCA1/2*基因致病性变异或疑似致病性变异携带者患乳腺癌的风险。因此，如果可以，应鼓励母乳喂养。此外，还鼓励规律运动，保持健康的体重，限制饮酒，避免激素替代疗法。

（2）手术预防　对于已经确诊*BRCA1/2*基因致病性变异或者疑似致病性变异的健康人群，考虑患者具体的情况并与患者充分的沟通后可以行预防性双乳切除术。

（3）药物预防　使用选择性雌激素受体调节剂（如他莫昔芬）已证明可以降低绝经后妇女浸润性乳腺癌的风险。关于*BRCA1/2*基因变异与乳腺癌预后的相关性目前文献报道不一致，各研究之间异质性较大，尚无法得出确切的结论。

【遗传咨询与产前诊断】

1. 对于HBOCS患者（*BRCA1/2*基因致病性变异或者疑似致病性变异携带者）的监测管理咨询[18, 21-26]。

（1）对于女性

a. 对于18岁以上者需告知乳腺癌风险。

b. 从25岁开始，每6~12个月进行乳腺临床检查。

c. 乳腺筛查。乳腺筛查有助于乳腺癌的早期诊断，其内容主要包括①25~29岁期间，每年进行乳腺增强MRI筛查。②30~75岁期间，每年进行乳腺钼靶和乳腺增强MRI检查。③大于75岁者，筛查计划需进行个体化制定。④对于携带*BRCA*基因致病性变异或者疑似致病性变异且接受过乳腺癌治疗，但未进行双侧乳腺切除术的女性，每年仍需要进行乳腺钼靶和乳腺增强MRI的筛查。

d. 考虑降低风险的乳腺切除术，需充分咨询风险降低程度、乳腺癌风险和乳房重建。此外，在咨询过程中还应考虑家族病史和乳腺残余风险随年龄和预期寿命的变化。

e. 推荐进行预防性双侧输卵管卵巢切除术（RRSO），特别是对于35~40岁已有生育的女性。因*BRCA2*基因致病性变异或者疑似致病性变异者卵巢癌平均发病时间较*BRCA1*基因致病性变异或者疑似致病性变异者晚8～10年，对于*BRCA2*基因致病性变异或者疑似致病性变异者的RRSO可延缓至40～45岁进行。相关的遗传咨询需包括生育需求、癌症发生风险告知、手术对乳腺癌和卵巢癌风险降低程度、绝经期综合征的管理和激素替代治疗等。虽然间隔输卵管切除术和延迟卵巢切除术的临床试验正在进行，但单纯的输卵管切除术并不是降低风险的标准。单独进行输卵管切除术的女性仍有患卵巢癌的风险。此外，在绝经前妇女中，卵巢切除术可能会降低患乳腺癌的风险，但其程度尚不确定，可能是基因特异性的。

f. 有限的数据显示，*BRCA1*基因致病性变异或者疑似致病性变异的女性罹患浆液性子宫癌的风险可能略有增加。这些发现的临床意义尚不清楚，需要进一步评估*BRCA1*基因人群中浆液性子宫癌的风险。对于*BRCA1*基因致病性变异或者疑似致病性变异的女性，术前进行RRSO时，应讨论同时进行子宫切除术的风险和益处。

g. 探讨与预防性手术相关的心理、社会和生活质量方面问题。

h. 对于未进行预防性双侧卵巢和输卵管切除术的患者，经阴道卵巢彩超联合血清CA-125检测进行卵巢癌筛查，虽然效果不明确，但可选择性对部分30～35岁以上患者推荐。

i. 考虑预防性药物治疗，包括探讨相关风险和获益。

j. 如有条件，考虑入组影像诊断和筛查的临床试验。

（2）对于男性

a. 35岁开始接受乳腺自检的教育。

b. 35岁开始每12个月进行一次临床乳腺检查。

c. 45岁开始，*BRCA2*基因致病性变异或者疑似致病性变异携带者需进行前列腺癌筛查。

（3）对于女性和男性

a. 接受恶性肿瘤相关症状和体征的教育，特别是*BRCA*致病性变异或者疑似致病性变异相关肿瘤。

b. 对胰腺癌和黑色素瘤筛查计划应根据家族史等情况个体化制定。

2. 亲属风险　对于患者家属，咨询可能的遗传性肿瘤风险，风险评估的方式和管理。建议患者家属进行遗传咨询并考虑基因检测。

3. 生育建议　对于生育期患者，建议选择产前诊断和辅助生殖技术，包括胚胎植入前遗传学诊断。需充分讨论肿瘤风险、技术局限性和获益。

目前，对遗传性乳腺癌/卵巢癌基因检测的指导原则是基于个人病史、家族病史、家系分析，以及在某些情况下的肿瘤发生风险模型，包括病理检查报告以及通过病历和/或患者死亡证明对肿瘤的确诊。孕/产前的乳腺癌/卵巢癌基因检测前、后的遗传咨询需要与咨询者讨论基因检测的原因、告知检测结果、评估其他癌症的发生风险和确定教育需求。必要的肿瘤诊治推荐是咨询的重要组成部分，有利于患者进行持续治疗[33]。

（史艳侠　陆国辉　王树森）

## 第四节　Lynch综合征

据2017年最新统计，我国结直肠癌发病率男性人群排第5，女性人群排第3[1]。大多数的结直肠癌属于散发性，由遗传性肿瘤综合征或者遗传性肿瘤基因变异引起的病例数占5%以上。遗传性结直肠癌包括非息肉综合征（non-polyposis syndromes）和息肉综合征（polyposis syndromes）两类。前者以Lynch综合征（Lynch syndrome），也称遗传性非息肉结直肠癌综合征（hereditary non-polyposis colorectal cancer syndrome，HNPCC）为代表；后者以家族腺瘤性息肉病（familial adenomatous polyposis，FAP）和MutY人类同源物（MUTYH）相关息肉病（MAP）常见。Lynch综合征和家族腺瘤性息肉病有时也被称为Gardner综合征（具有结肠外肿瘤的FAP）、Muir-Torre综合征（具有皮脂腺皮损的Lynch综合征）和Turcot综合征（具有髓母细胞瘤的FAP或具有胶质母细胞瘤的Lynch综合征）。FAP和Lynch两者之间的区别是：①FAP只与单个致病基因（*APC*基因）相关，其患者的良性息肉数可超千个，而Lynch综合征与5个主要致病基因（*MLH1*基因、*MSH2*基因、*MSH6*基因、*PMS2*基因和*EPCAM*基因）相关，其患者的息肉数较少。②Lynch综合征患者的息肉以正常速率发展成腺瘤，但其癌变发生阶段进展更快。③Lynch综合征中的腺瘤和癌症在近端结肠中发生更多[34]。

Lynch综合征、FAP和MAP是遗传性结直肠癌的3种主要已知类型，占所有结直肠癌病例的5%[38]。Lynch综合征和FAP的遗传方式是常染色体显性遗传，而MAP是常染色体隐性遗传。另外，Peutz Jeghers综合征（PJS）、幼年息肉综合征（JPS）和其他一些综合征，如Li-Fraumeni综合征（LFS）和Cowden综合征/PTEN错构瘤肿瘤综合征（PHTS）也与结直肠癌的发病风险增高相关（表37-3）。这里阐述的是Lynch综合征。

表37-3　主要遗传性结直肠癌相关遗传综合征

| 遗传综合征 | 致病基因 | 遗传方式 | 一生患结肠癌的概率/% |
| --- | --- | --- | --- |
| 遗传性非息肉病性结直肠癌（Lynch综合征/HNPCC） | 错配修复相关基因生殖细胞变异：*MSH2*、*MLH1*、*MSH6*、*PMS2*、*EPCAM* | AD | 50~80 |
| 家族腺瘤性息肉病（FAP） | *APC*基因生殖细胞变异 | AD | 100 |
| MUTYH相关息肉病（MAP） | *MUTYH*生殖细胞双等位基因变异 | AR | 80 |
| 错构瘤息肉综合征（hamartoma-tous polyposis syndromes） | — | — | — |
| 幼年息肉病综合征（Juvenile polyposis syndrome） | *SMAD4*或*BMPR1A*基因生殖细胞变异 | AD | 39 |
| Peutz-Jeghers综合征 | *STK11*基因生殖细胞变异 | AD | 39 |

注：AD，常染色体显性；AR，常染色体隐性。

Lynch综合征（Lynch syndrome，LS）是以Henry T. Lynch名字命名的肿瘤综合征。Lynch博士在20世纪初收集研究了一个庞大的癌症家族，首先发现遗传性结直肠癌而找到癌症的遗传性根据，奠基了肿瘤遗传学的基础而被誉称为"肿瘤遗传学之父"。他于2019年6月2日去世,享年91岁。Lynch综合征患者的遗传性结直肠癌发生最常见,占所有结直肠癌病例的2%~4%,而女性患者中遗传性子宫内膜癌也常见,约占所有子宫内膜癌的2.5%。中国、日本及韩国等Lynch综合征肠外癌以胃癌为主,而西方国家则以子宫内膜癌为主,这种差别可能与生活环境、种族和基因类型有关。

Lynch综合征患者一生中的结直肠癌发生风险高达80%,子宫内膜癌风险高达60%。此外,其他原发性肿瘤的发生风险也相当高,包括卵巢癌(11%)、胃癌(9%)、皮肤癌(皮脂腺腺瘤,角化棘皮瘤)(9%)、尿道(输尿管,肾盂)上皮癌(8%)、小肠癌(4%)、脑癌(主要是胶质母细胞瘤)(4%)、胆管癌(1%)、胰腺癌(2%)等[34-37]。随着对Lynch综合征深入的研究,包括MMR蛋白的新作用和MMR修复缺陷在结直肠癌中的免疫反应及其在对结直肠癌的免疫疗法,将会是传统治疗方法的有效替代方案,延长Lynch综合征相关结直肠癌的患者的预期寿命[37]。

【临床表型特征】

Lynch综合征患者的临床特征比较独特,其肿瘤临床表型特点为[34, 36, 37]:

1. 发病年龄较早,中位年龄约为44岁。

2. 原发结直肠癌数量明显增多并大多位于近端结肠。

3. 组织类型以低分化腺癌、黏液腺癌常见,且伴有淋巴细胞浸润或淋巴样细胞聚集。

4. 肿瘤大多呈膨胀性生长,而非浸润性生长。

5. 肠外恶性肿瘤。子宫内膜癌、胃癌、胰腺癌等发病率较高;肝胆管癌、泌尿道肿瘤(如肾盂移行癌)、皮肤癌(如皮脂腺癌)等风险增高;喉癌和血液肿瘤(白血病和淋巴瘤)的风险也增高;子宫内膜癌是Lynch综合征仅次于结直肠癌的常见肿瘤。脑癌瘤(如胶质母细胞瘤)也是Lynch综合征的一个特征。

6. 预后比散发性结直肠癌好。

7. 子宫内膜癌临床表型特征。与散发性子宫内膜癌女性的平均发病年龄相比,Lynch综合征的女性患者发生子宫内膜癌的平均年龄低,为46.2岁;<50岁女性中有20%诊断患有Lynch综合征[35-37]。Lynch综合征相关的子宫内膜癌与常见的散发子宫内膜癌的临床表现相似,癌组织原发在子宫内膜时多数表现为异常子宫出血、绝经后阴道出血。当肿瘤发生子宫附件转移,需要通过CT检查确诊。

【遗传方式与相关致病基因】

Lynch综合征疾病的发生与错配修复(mismatch repair,MMR)相关基因生殖细胞变异相关,从而使相应的MMR蛋白丢失,影响DNA的错配修复功能,导致微卫星不稳定(microsatellite instability,MSI),增加细胞恶变的风险。错配修复基因包括*MLH1*基因、*MSH2*基因、*MSH6*基因和*PMS2*基因,其中*MLH1*基因、*MSH2*基因是最主要的相关基因,占所有Lynch综合征生殖细胞变异的80%~90%。Lynch综合征的遗传方式属于常染色体显性遗传,患者往下一代传递基因变异的概率是50%。此外,非错配修复(non-mismatch repair,NMMC)相关基因、上皮细胞黏附分子(epithelial cellular adhesion molecule)基因*EPCAM*在细胞分裂过程中发生大片段的缺失导致*MSH2*

基因功能改变，也能导致Lynch综合征的发生[38, 39]。*EPCAM*基因变异在Lynch综合征相关性结直肠癌中比较少见。

MMR相关基因编码错配修复蛋白，通过纠正DNA复制或基因重组过程中产生的碱基错配、插入及缺失，来维持基因组的完整性。DNA错配通常发生在被称为微卫星（microsatellite）的短串联重复序列区，如果错配修复功能缺陷，将导致微卫星不稳定。90%以上的Lynch综合征存在微卫星不稳定，但10%~15%的散发性结直肠癌也存在微卫星不稳定，多与*MLH1*基因启动子甲基化或存在*BRAF*基因p.V600E变异相关，在Lynch综合征中尚未发现*BRAF*基因的变异。

与Lynch综合征相关的其他基因还有*PMS1*、*TGFBR2*、*MLH3*及*BRAF*基因。

【诊断标准与实验室/辅助检查】

Lynch综合征的诊断是通过相关的Lynch综合征诊断标准及基因检测识别先证者的*MLH1*、*MSH2*、*MSH6*或*PMS2*基因的生殖细胞杂合致病性变异或*EPCAM*基因缺失来建立的。

常用的临床诊断标准包括AmsterdamⅡ标准、修改后的Bethesda指南。

1. AmsterdamⅡ标准[35-37]（"3-2-1-0标准"）

（1）3：至少3个家系成员有Lynch综合征相关肿瘤（结直肠癌、子宫内膜癌、小肠癌、输尿管癌或肾盂癌），其中1人应为其他2人的一级亲属。

（2）2：至少连续2代有肿瘤受累。

（3）1：至少1人肿瘤诊断年龄＜50岁。

（4）0：没有家族性腺瘤性息肉病（FAP）。

使用AmsterdamⅡ标准对Lynch综合征的诊断，需经过病理检查证实肿瘤（图37-10）。

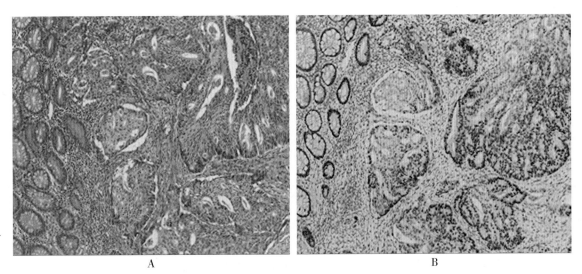

A                                                              B

图37-10　Lynch综合征相关结肠癌组织病理和免疫组化染色检查

A. HE染色显示中分化腺癌，肿瘤部分区域伴淋巴细胞浆细胞浸润。B. MSH2免疫组化染色阳性，与基因检测发现*MSH2*基因变异结果相一致。

AmsterdamⅡ标准在诊断上过分严格限制家族史，并且未考虑所有的Lynch综合征相关肿瘤，因此AmsterdamⅡ标准的诊断敏感性较低，导致Lynch综合征患者的漏诊率达68%。

　　由于小家系因素，能在一个家系里出现3位肿瘤患者比较少见，这是只通过家族史分析而发现Lynch综合征过程中遗传性肿瘤遗传咨询中的一个挑战。

　　2. 修改后的Bethesda标准[35-37]

　　①结直肠癌的诊断年龄＜50岁；或②在任何年龄患有同时或异时结直肠癌或其他Lynch综合征相关肿瘤，包括结直肠癌、子宫内膜癌、胃癌、小肠癌、卵巢癌、胰腺癌、输尿管癌或肾盂癌、胆管癌、脑癌（主要是胶质母细胞瘤）；或③60岁前患结直肠癌且肿瘤组织学特点表现为微卫星高度不稳定（MSI-H）（肿瘤浸润淋巴细胞，Crohn样淋巴细胞反应，黏液或印戒分化，髓样生长）；或④有1个或多个一级亲属患有Lynch综合征相关肿瘤，其中1个癌症的诊断年龄＜50岁；或⑤有2个或多个一级和/或二级亲属患有Lynch综合征相关肿瘤，无论任何发病年龄。

　　Bethesda标准对家族史的依赖程度较低，同时包括较不常见的Lynch综合征相关肿瘤。对比Amsterdam Ⅱ，Bethesda标准的敏感性较高，但特异性较低。然而，相当多的Lynch综合征患者甚至没有达到修订后的Bethesda标准。

　　根据我国情况，中国抗癌协会大肠癌专业委员会曾提出中国人Lynch综合征/HNPCC筛查标准[36]：家系中至少有2例组织病理学明确诊断的结直肠癌，其中的2例是父母与子女或同胞兄弟姐妹的关系（一级亲属），并且符合以下其中的一项：①至少1例为多发性结直肠癌患者（包括腺瘤）。②至少1例结直肠癌发病年龄＜50岁。③家系中至少1人患Lynch综合征相关性肠外恶性肿瘤（包括胃癌、子宫内膜癌、小肠癌、输尿管或肾盂癌、卵巢癌、肝胆系统癌）。

　　对于符合上述3个标准中的1个或多个的结直肠癌患者，均应进行Lynch综合征相关的肿瘤组织筛查（MSI和/或IHC）及基因检测（MMR相关基因、EPCAM基因）。

　　3. Lynch综合征的常规肿瘤筛查标准[35-41]

　　（1）几乎所有的Lynch综合征的诊断标准都存在一个问题，就是敏感性不够理想。2016年，NCCN推荐了一种替代筛查标准——普遍筛查，即对所有新诊断的结直肠癌患者进行肿瘤筛查（MSI和/或IHC）检测。该标准对Lynch综合征患者的诊断敏感性为100%，特异性为93.0%。

　　（2）另一种筛查标准是选择性的普遍筛查，是将筛查范围限制在结直肠癌诊断年龄＜70岁以及诊断年龄＞70岁且符合Bethesda准则的个体，进行肿瘤筛查（MSI和/或IHC）。该标准对Lynch综合征患者的诊断敏感性为95.1%，特异性为95.5%。

　　4. Lynch综合征的肿瘤组织筛查诊断[35-42]　　几乎所有与Lynch综合征相关的结直肠癌都表现出错配修复异常，超过90%的Lynch综合征肿瘤是MSI-High（MSI-H）和/或IHC至少缺乏一种MMR蛋白的表达。目前，免疫组织化学染色（immunohistochemistry staining，IHC）和微卫星不稳定性检测是对Lynch综合征初步筛查的两种方法。IHC和MSI可单独进行也可联合进行，检查标本是结肠癌和子宫内膜癌肿瘤组织，两者检测之间的一致性很高，并且都具有高敏感度。

　　（1）IHC检测MMR蛋白表达　　①IHC是指对肿瘤组织免疫组织化学染色以寻找由MMR相关基因（MLH1、MSH2、MSH6、PMS2）编码的蛋白质的表达（图37-11）。IHC结果正常表示所有4个MMR蛋白都是正常表达的，提示没有错配修复基因变异。IHC结果阳性则表示至少有一种蛋白质没有表达，提示错配修复基因变异，并应提供进一步的相关基因检测，确定基因变异源于生殖细胞或体细胞。根据IHC结果指导进一步的基因检测见表37-4[35, 37]。②如果IHC结果显示肿瘤组织中

*MLH1*基因（单独或与*PMS2*基因同时）蛋白未表达，则应对肿瘤组织进行*BRAF*基因p.V600E体细胞变异或*MLH1*基因启动子（在血液或正常组织中）的甲基化检测。若检测结果为阳性，则表明为散发性结直肠癌而不是Lynch综合征。需要注意的是，由于*BRAF*基因的p.V600E体细胞变异在子宫内膜癌中是罕见的，因此这里不对子宫内膜癌的肿瘤组织进行*BRAF*基因的p.V600E体细胞变异检测，只进行*MLH1*基因启动子甲基化检测。③对于IHC结果显示*MSH2*基因和*MSH6*基因未表达的情况，应考虑对*EPCAM*基因（也称为*TACSTD1*基因）的缺失进行基因检测。已证明*EPCAM*基因的3'末端缺失导致相邻*MSH2*基因的启动子高甲基化和表观遗传沉默。④如果临床高度怀疑Lynch综合征，即使正常的IHC筛查结果，仍应考虑进行MMR相关基因检测。⑤IHC检测的假阴性率为5%～10%。

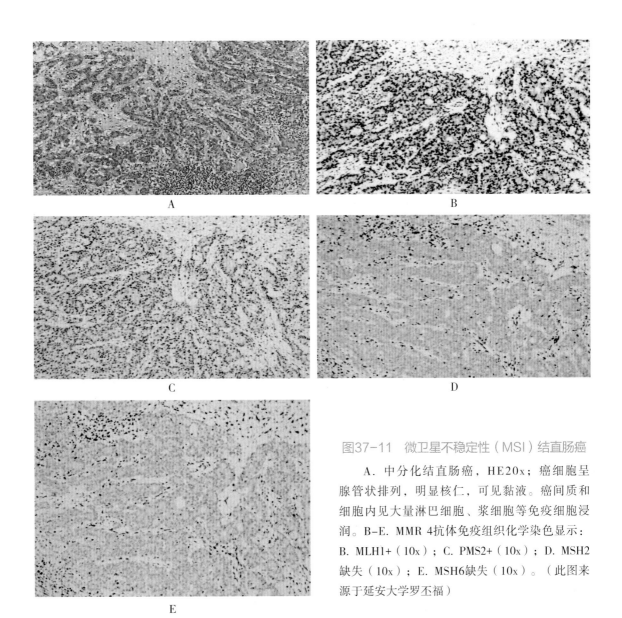

图37-11　微卫星不稳定性（MSI）结直肠癌

A. 中分化结直肠癌，HE20x；癌细胞呈腺管状排列，明显核仁，可见黏液。癌间质和细胞内见大量淋巴细胞、浆细胞等免疫细胞浸润。B-E. MMR 4抗体免疫组织化学染色显示：B. MLH1+（10x）；C. PMS2+（10x）；D. MSH2缺失（10x）；E. MSH6缺失（10x）。（此图来源于延安大学罗丕福）

表37-4　基于IHC检测结果的基因检测策略

| | |
|---|---|
| *MLH1*及*PMS2*表达缺失 | *MLH1*甲基化和/或*BRAF*的p.V600E检测或*MLH1*生殖细胞变异检测，若检测结果阴性，考虑*PMS2*生殖细胞变异检测 |
| *PMS2*表达缺失 | *PMS2*生殖细胞变异检测，若检测结果阴性，考虑*MLH1*生殖细胞变异检测 |
| *MSH2*及*MSH6*表达缺失 | *MSH2*生殖细胞变异检测，若检测结果阴性，*TACSTD1*缺失检测；若检测结果阴性，*MSH6*生殖细胞变异检测 |
| *MSH6*表达缺失 | *MSH6*生殖细胞变异检测，若检测结果阴性，考虑*MSH2*生殖细胞变异检测 |

（2）MSI分析MMR相关基因变异　①MMR相关基因变异导致MSI，对于MSI的检测可间接确定MMR相关基因变异。利用PCR技术，对5个微卫星核苷酸标记物进行检测，如果至少40%的标记物不稳定，则认为肿瘤具有微卫星高度不稳定（MSI-H），绝大多数Lynch综合征肿瘤均为MSI-H。但是，MSI的存在不能诊断Lynch综合征。10%～15%的散发性结直肠癌也显示MSI。MSI检测可用作初步筛查，但需要进一步的相关基因检测。②实验室MSI检测的方法各不相同。MSI检测标记物可以由单核苷酸和二核苷酸标记物共同组成。二核苷酸标记物可能不如单核苷酸标记物特异性强。③MSI检测有5%～10%的假阴性率。

5. 基因检测

（1）经基因检测发现存在Lynch综合征致病基因变异，即可确诊Lynch综合征。与Lynch综合征相关的4个错配修复基因为*MLH1*、*MSH2*、*MSH6*、*PMS2*。*MLH1*和*MSH2*基因变异约占Lynch综合征基因变异的90%，*MSH6*基因变异占7%～10%，*PMS2*基因变异占不到5%。目前已知的*MLH1*、*MSH2*、*MSH6*、*PMS2*的基因变异数目分别高达8 023、6 346、2 297和1 264[37]。

（2）对MMR相关基因生殖细胞变异的检测应包括基因全长测序及基因缺失/重复分析。

（3）*EPCAM*基因的大片段缺失可造成*MSH2*基因的启动子高甲基化和表观遗传沉默，进而导致Lynch综合征的发生。可以使用Southern Blot，MLPA或基因靶向的aCGH技术检测*EPCAM*基因的缺失。

（4）对于家族中有已知的MMR相关基因或*EPCAM*基因变异的，应直接对个体进行家族MMR相关基因变异检测。

（5）对于家族中MMR相关基因或*EPCAM*基因变异未知的，大部分情况下，考虑到成本经济效益，基因变异检测是作为二线检测进行。肿瘤筛查（MSI和/或IHC）作为初始筛查检测，进而根据检测结果指导对4个MMR相关基因进行检测。然而，对于肿瘤组织无法获得或家系中所有患癌成员均已死亡的情况，无法进行肿瘤筛查测试，就需要直接对Lynch综合征相关的5个基因（*MLH1*、*MSH2*、*MSH6*、*PMS2*及*EPCAM*）同时进行检测。

（6）结直肠癌患者的肿瘤标本若有微卫星不稳定性且错配修复基因变异，则可以诊断为Lynch综合征。

（7）确定具有异常免疫组织化学染色和/或异常微卫星不稳定性，而基因检测不显示生殖细胞变异者，可能是MMR相关基因体细胞变异的结果。有MMR相关基因体细胞变异的个体可能没有Lynch综合征。

（8）对于Lynch综合征相关基因*MLH1*、*MSH2*、*MSH6*、*PMS2*及*EPCAM*变异检测结果阴性，但其个人或家族史仍强烈提示有Lynch综合征的个体，可以考虑进行包括MMR相关基因、*EPCAM*基因及多个遗传性肿瘤综合征基因的多基因检测。

6. 鉴别诊断　临床上Lynch综合征相关的子宫内膜癌与常见散发子宫内膜癌的实验室诊断一致，可通过阴道超声检查了解子宫内膜厚度、CA-125筛查、进一步宫腔镜检查并行子宫内膜活检确诊。此外，术前MRI及PET-CT等影像学检查可帮助了解癌组织浸润转移情况[42]。图37-12、图37-13显示了2例子宫内膜癌患者相关影像学表现及病理结果。

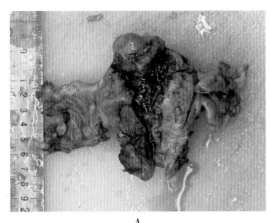
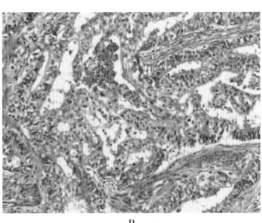

A　　　　　　　　　　　　　　　　B

图37-12　子宫内膜癌患者大体标本及病理结果

子宫内膜癌Ⅲc期患者。A. 大体标本可见子宫后壁约3cm×2cm赘生物。B. 术后病理免疫组化提示子宫内膜样腺癌Ⅰ型Ⅱ级。大体标本及病理结果均可见癌组织侵及子宫壁深肌层及宫颈管黏膜层、肌层，病理检查见脉管内癌栓，盆腔淋巴结可见转移。

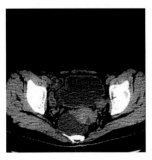
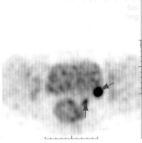
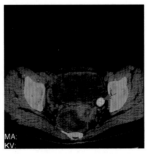
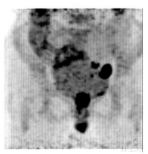

图37-13　子宫内膜癌Ⅲa期患者（附件转移）PET-CT结果

子宫内膜癌Ⅲa期患者，术前PET-CT影像学检查提示附件区转移（箭头），术后肿瘤病理结果提示为子宫内膜高级别浆液性腺癌，伴左输卵管转移。

在组织病理学特点上，Lynch综合征相关的子宫内膜癌有显著的自身特点[43-45]：①组织学上呈现多样化，包括子宫内膜样与非子宫内膜样的组织类型。其中透明细胞癌、子宫内膜浆液性癌、未分化癌、癌肉瘤属于非子宫内膜样的Lynch综合征相关的子宫内膜癌，但子宫内膜浆液性癌较少见。②由于高度的微卫星不稳定，其微观特点包括分化差、黏液样分化、印戒细胞样分化、混杂的肿瘤组织、肿瘤细胞以骨髓胶质类型生长、肿瘤易于浸润淋巴结、肿瘤在向周围及深部进展时表现出Crohn样的炎症浸润。③Lynch综合征相关的子宫内膜癌多位于子宫下段。研究表明发生于子宫下段的肿瘤，34%都表现为较高的微卫星不稳定水平，而其中29%证实是来自患有Lynch综合征的女性。

临床上使用高通量基因检测疑似子宫内膜癌和结直肠癌年轻患者进行Lynch综合征相关基因检测，特别是*MLH1*、*MSH2*、*MSH6*基因检测的阳性率高，有利于与Lynch综合征相关的遗传性子宫内膜癌和结直肠癌的诊治[46-48]。

【治疗与预后】

主要治疗方法包括手术治疗、药物治疗和免疫疗法。

1．手术治疗

（1）结直肠癌　结直肠癌一旦被确诊，或者发现无法除去的晚期腺瘤，可以考虑进行结肠切除术。随着手术治疗手段的发展，对于确诊的腺癌和/或腺瘤性息肉患者，可以选择节段性或延长性的结肠切除术，这取决于个人的考虑和风险的讨论评估。建议术后每隔1～2年进行肠镜检查跟踪随访。对于无症状Lynch综合征患者，预防性结肠切除术还没有确定的临床意义。目前，ESMO及ASCO指南均不推荐对Lynch综合征家族成员中健康携带者行预防性结肠切除术。

（2）子宫内膜癌和卵巢癌　盆腔检查，经阴道超声，子宫内膜活检和/或CA-125个体化检查。任何异常的子宫/阴道出血均应立即评估。

（3）其他结肠外肿瘤　参照有关肿瘤手术处理方法。

2．药物治疗　非甾体抗炎药对Lynch综合征患者的疗效正在研究中。有数据表明阿司匹林的使用可能会降低Lynch综合征的结直肠癌发生风险，但最佳剂量和持续时间仍然不确定。

3．免疫疗法　以MMR蛋白在DNA修复中作用及微卫星高度不稳定特点为基础的药物研究，使用不同的抗体的免疫疗法，例如单独使用的抗PD-1抗体Pembrolizumab，或者使用不同抗体组合（如抗PD-1抗体Nivolumab与抗细胞毒性T淋巴细胞抗原4（CTLA-4）抗体Ipilimumab合用），能明显延长肿瘤患者的生存期。临床资料已经显示出免疫疗法将是传统疗法的候选替代疗法[37]。

Lynch综合征女性患者的子宫内膜癌和卵巢癌的终身累积风险概率分别为60%和20%，故目前认为对于已完成生育的女性患者，应考虑进行预防性子宫和双侧附件切除术。子宫和双侧附件切除可有效地降低其发生子宫内膜癌的危险，但仍未被推荐为标准的治疗方法。如果患者不考虑进行预防性手术，则建议每1～2年进行1次子宫内膜活检并进行阴道超声检查。

Lynch综合征预后良好，只要做到有针对性的定期、全面检查，采取必要的预防措施，是完全可以避免的。

【遗传咨询与产前诊断】

与普通人群相比，Lynch综合征家系中携带MMR相关基因变异的成员患结直肠癌、子宫内膜癌及其他恶性肿瘤的风险较普通人群显著升高，Lynch综合征基因变异至70岁时肿瘤的发生风险见表37-5[33, 38]。对于MMR相关基因变异携带者，建议加强肿瘤监测，达到早期诊断治疗的目的。

表37-5　Lynch综合征基因变异携带者至70岁时肿瘤发生风险

| 肿瘤类别 | 普通人群中肿瘤发生风险 | *MLH1*或者*MSH2*基因携带者肿瘤发生风险 | |
|---|---|---|---|
| | | 风　　险 | 肿瘤发生中位年龄（岁） |
| 结直肠癌 | 4.5% | 52%~82% | 44~61 |
| 子宫内膜癌 | 2.7% | 25%~60% | 48~62 |
| 胃癌 | <1% | 6%~13% | 56 |
| 卵巢癌 | 1.6% | 20%（*MLH1*基因）<br>24%（*MSH2*基因） | 45（*MLH1*基因）<br>43（*MSH2*基因） |
| 肝胆道癌 | <1% | 1%~4% | 50~57 |
| 上泌尿道癌 | <1% | 1%~7% | 54~60 |
| 小肠癌 | <1% | 3%~6% | 47~49 |
| 脑/中枢系统癌 | <1% | 1%~3% | ~50 |
| 皮脂腺癌 | <1% | 1%~9% | 未知 |
| 胰腺癌 | <1% | 1%~6% | 未知 |

1. Lynch综合征患者（生殖细胞*MLH1*、*MSH2*、*MSH6*、*PMS2*和*EPCAM*基因致病性变异或者疑似致病性变异携带者）的监测管理咨询。

（1）结直肠癌

a. 从20~25岁开始，每1~2年进行1次结肠镜检查；若家族中结直肠癌最早发病年龄<25岁，则筛查开始年龄较其提前2~5年。

b. 对于已患结直肠癌的Lynch综合征患者不常规推荐服用阿司匹林等药物以预防其他肿瘤。

c. 对于MMR相关基因变异携带者，有可能从阿司匹林治疗中获益，以降低Lynch综合征相关结直肠癌的发病率，但是最佳剂量和服用时间尚不确定，且需平衡好阿司匹林长期使用的利与弊。

（2）其他结肠外肿瘤

a. 胃癌和小肠癌　　没有明确的数据支持对Lynch综合征患者胃癌、十二指肠癌和小肠癌的监测。可考虑从30~35岁开始，每3~5年进行1次十二指肠结肠镜检查。考虑检测和治疗幽门螺杆菌。

b. 移行细胞癌　　对有泌尿道上皮癌家族史或*MSH2*基因变异的个体（尤其是男性）需要考虑进行筛查。监测方法的选择包括从30~35岁开始每年进行尿液分析。但是，没有足够的证据支持建议具体的监测策略。

c. 中枢神经系统（CNS）肿瘤　　考虑从25~30岁开始，每年进行神经系统检查。

d. 胰腺癌　　尽管有数据表明胰腺癌的风险增加，但尚未发现有效的筛查方法。因此，目前不进行监测推荐。

e. 乳腺癌　　有证据表明Lynch综合征患者乳腺癌的风险增加，然而，暂时没有足够证据支持对Lynch综合征患者进行高于一般风险乳腺癌筛查的增强筛查建议，建议进行常规乳腺癌筛查。

f. 子宫内膜癌　　①由于子宫内膜癌通常可以根据症状早期发现，因此应教育女性及时报告和评估任何异常子宫出血或绝经后出血的重要性。这些症状的评估应包括子宫内膜活检。②子宫内膜癌筛查对Lynch综合征女性患者的受益还没有得到证实。然而，作为诊断程序，子宫内膜活组织检查具有高度敏感性和特异性。可以考虑每1～2年通过了宫内膜活检进行筛查。③经阴道超声筛查对绝经后女性的子宫内膜癌尚未被证明具有足够的敏感性或特异性而被推荐，但可由临床医生自行决定。经阴道超声不建议作为绝经前女性的筛查工具，因为在整个正常月经周期中子宫内膜条纹厚度范围广泛。④在完成生育后讨论子宫切除术的选择，需充分咨询风险降低程度、癌症风险和生育期望。⑤探讨与预防性手术相关的心理、社会和生活质量方面问题。

g.卵巢癌　①女性应接受可能与卵巢癌相关症状的教育，如盆腔痛或腹痛，腹胀，腹围增加，进食困难，早饱或尿频率或紧迫感。②推荐进行预防性双侧输卵管卵巢切除术（RRSO），特别是已生育的女性。遗传咨询需包括生育需求、癌症发生风险告知、手术对乳腺癌和卵巢癌风险降低程度、绝经期综合征的管理和激素替代治疗等。③经阴道超声筛查对绝经后女性的卵巢癌尚未被证明具有足够的敏感性或特异性而被推荐，但可由临床医生自行决定。经阴道超声不建议作为绝经前女性的筛查工具，因为在整个正常月经周期中子宫内膜条纹厚度范围广泛。血清CA-125检测可作为另外一项卵巢癌筛查。

h.药物预防　讨论降低子宫内膜癌和卵巢癌的药物预防，包括风险和受益。

2. 生育建议

（1）对于生育期患者，建议选择产前诊断和辅助生殖技术，包括胚胎植入前遗传学诊断。需充分讨论肿瘤风险、技术局限性和获益。

（2）对于生育期患者，咨询罕见的常染色体隐性遗传的体质性错构修复缺陷（constitutional mismatch repair deficiency，CMMRD）综合征的风险。如果夫妻双方都携带同一MMR相关基因或EPCAM变异（都携带PMS2基因变异），那么他们未来的后代就有CMMRD综合征的风险，患病概率为25%。

3. 亲属风险　Lynch综合征的遗传方式属于常染色体显性遗传，患者或者变异基因携带者后代的基因携带者的概率是50%，而发生肿瘤的风险随着年龄增加而提高，需要给予肿瘤防控健康管理的咨询，建议患者家属进行遗传咨询并考虑基因检测，这对于肠癌高风险家族成员特别重要[50]。

最新包含有1 808案例的前瞻性癌症研究结果表明：①致病性MLH1和MSH2基因变异能导致癌症综合征的高外显率，其中的结直肠癌、子宫内膜癌和卵巢癌3种肿瘤的发生风险几乎同等。②年纪大的MSH2基因携带者具有较高的上尿道、上胃肠道、脑，特别是前列腺癌的发生风险。③致病性MSH6基因变异具有性别受限（sex-limited）的遗传特点，子宫内膜癌发生风险高，但在男女两种性别中的结直肠癌风险只是适度增加。④致病性PMS2基因变异携带者的癌症风险升高不明显。⑤结肠癌、子宫内膜癌或卵巢癌患者的10年存活率可以超过80%[39]。

（陆国辉　李小毛）

## 第五节　多发性内分泌瘤

多种遗传性综合征能导致不同内分泌肿瘤的发生，而不同综合征相关的基因和肿瘤发生的器官不一样。能导致内分泌肿瘤发生的综合征主要包括多发性内分泌瘤（multiple endocrine neoplasia，MEN）和导致嗜铬细胞瘤发生的von Hippel-Lindau综合征。与*PTEN*基因变异相关的Cowden综合征也可以导致甲状腺癌的发生，遗传性胰腺肿瘤也是其中的一部分。

多发性内分泌瘤是一组导致内分泌激素紊乱的疾病。内分泌腺释放激素，通过血液流动运输到身体各部位，调节身体各处细胞和组织的功能。多发性内分泌瘤通常包括至少2个内分泌腺的肿瘤，肿瘤也可再发生在其他实体器官和组织。这些肿瘤可以是良性，也可以是恶性，如果肿瘤发生癌变，则可能危及生命。

多发性内分泌瘤的主要分型有1型（MEN 1）、2型（MEN 2）和4型（MEN 4），以MEN 1和MEN 2常见，MEN2分为MEN 2A、MEN 2B和甲状腺髓样癌（FMTC）3个分型。这些分型间的区别在于所涉及的基因、激素类型及特征性体征和症状不同。MEN 1的发病率是1/30 000，MEN 2的发病率是1/35 000，而MEN 4的发病率尚不清楚[51]。

【临床表型特征】

MEN 1的特征是甲状旁腺、胰岛和垂体前叶肿瘤的发生；MEN 2A的特征是伴有嗜铬细胞瘤和甲状旁腺肿瘤的甲状腺髓样癌的发生；MEN 2B的特征在于甲状腺髓样癌和嗜铬细胞瘤的发生与马凡综合征症候群、黏膜神经瘤、髓质角膜纤维和肠自主神经节功能障碍相关，导致巨结肠；MEN 4的特征在于甲状旁腺和脑下垂体肿瘤的发生，也可能与肾上腺、肾和生殖器官的肿瘤有关[51]。

各型MEN相关的主要肿瘤种类及其发病率不一样（表37-6）[51, 52]。

1. MEN 1　MEN 1常累及多种内分泌腺，其中以甲状旁腺（parathyroid）、脑垂体（pituitary）和胃-肠-胰（gastro-entero-pancreatic，GEP）腺多见。这些腺体中的肿瘤会导致相关激素的过度分泌。正常的甲状旁腺释放到血液中的甲状旁腺激素（parathyroid hormone，PTH），有助于维持血液、骨骼及尿正常钙的供应。

表37-6　MEN相关肿瘤主要疾病和发病率

| 疾病 | MEN分型 | | |
| --- | --- | --- | --- |
| | MEN 1 | MEN 2A | MEN 2B |
| 甲状旁腺瘤 | 90% | 20% ~ 30% | – |
| 胃-肠-胰-腺瘤 | 30% ~ 70% | – | – |
| 脑下垂体肿瘤 | 30% ~ 40% | – | – |
| 甲状腺髓样癌（MTC） | – | 90% | >90% |
| 肾上腺皮质瘤 | <1% | | |
| 嗜铬细胞瘤 | 40% | 50% | 50% |
| 神经瘤（神经周围黏膜上） | – | – | 接近100% |
| 马凡综合征症候群 | – | – | 接近100% |

（1）原发性甲状旁腺功能亢进（primary hyperparathyroidism，PHTP） 为MEN 1最常见且最早出现的病变，可见于90%的MEN 1患者，与散发性甲旁亢病例相比较，起病较早（20余岁），在病理上为多个甲状旁腺增生（图37-14），大小可不一致。诊断依据同一般散发性病例。PHTP导致高钙血症，同时并存有胃泌素瘤（gastrinoma）时患者的临床症状及血胃泌素水平升高。高钙血症可以导致骨骼变薄、肌肉或骨骼疼痛、恶心呕吐、便秘、消化不良、高血压、虚弱和疲劳等的发生。过量的钙溢入尿液从而导致肾结石。疾病的发生无性别差异，也没有地域、种族或民族的偏向。

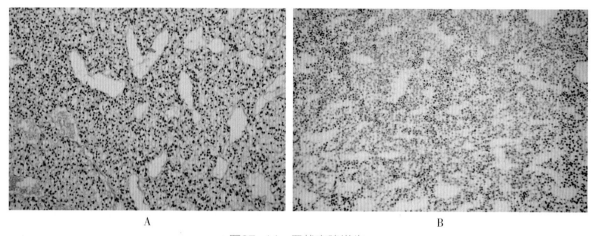

A                                    B

图37-14　甲状旁腺增生

A. 以透明细胞增生为主的甲状旁腺增生，HE染色。B. 甲状旁腺免疫组化：Gata3核阳性染色。甲状旁腺增生常为一个或多个甲状旁腺增生和增大，可以是MEM1综合征的表现之一。增生的细胞多为主细胞，也可为水样透明细胞增生，增生的腺体没有明显包膜。免疫组化染色显示PTH+和Gata3核阳性。

（2）胃-肠-胰腺瘤　以胃泌素瘤和胰岛素瘤（insulinoma）多见，通常以<0.5cm病灶出现在十二指肠，可为功能性或无功能性。胃泌素瘤表现为Zollinger-Ellison综合征，约占MEN 1中胃-肠-胰腺瘤的50%[53]。此类胃泌素瘤的特点为体积小、多中心性，也可以是异位性，不位于胰腺内，而位于十二指肠黏膜下，常为恶性，但其侵犯性不如散发性者严重（图37-15）。诊断依据为同时存在高胃泌素血症及高胃酸分泌，据此可与常见的胃酸缺乏症伴高胃泌素血症相鉴别。必要时可做胃泌素（secretin）兴奋试验，胃泌素瘤患者血浆胃泌素升高。由于MEN中胃泌素瘤体积小，其定位诊断较困难，CT及MRI可检出肝转移性病灶，但对胃泌素瘤往往难以确诊。进一步定位方法包括内镜超声、选择性动脉注射胰泌素后肝静脉采血测定胃泌素及放射性核素标记奥曲肽扫描。MEN 1中胰岛素瘤约占胰岛肿瘤的20%，其余的为胰升糖素瘤、舒血管肠肽瘤及无功能瘤。MEN 1中胰岛素瘤发生部位常不定，定位亦较困难，内镜超声检查、选择性滴注钙剂后肝静脉采血测胰岛素等有助于定位。

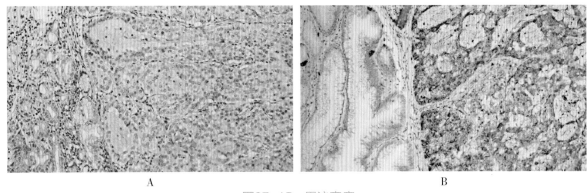

图37-15　胃泌素瘤

A. MEN1综合征相关胃泌素瘤多位于胃窦和十二指肠，分泌胃泌素而导致Zollinger Ellison综合征。形态学上表现为低级别神经内分泌肿瘤（类癌），但常发生转移。肿瘤细胞形态温和，低核浆比，核均一、染色质细腻和颗粒感，可见小的核仁。B. 免疫组化染色显示神经内分泌标记，CD56+，Synaptophysin+，Chromogranin+等。

（3）脑下垂体瘤　发生率约为25%，大多为催乳素瘤，直径<1.0cm，可伴或不伴生长激素分泌增多，其次为生长激素瘤、无功能瘤及促肾上腺皮质激素（ACTH）腺瘤（与Cushing综合征相关）。MEN 1型中垂体瘤甚少为恶性，其诊断、治疗同于散发性病例。

（4）肾上腺腺瘤（adrenal adenomas）及其他病变　包括分泌皮质醇的腺瘤可见于MEN 1。MEN 1中出现的Cushing综合征有3种肿瘤可能性：①肾上腺腺瘤。②垂体瘤。③类癌伴异位促肾上腺皮质激素腺瘤。Cushing综合征以垂体瘤较多见（图37-16）。在MEN 1中甲状腺腺瘤及其他甲状腺疾病较为多见。在MEN 1的家族成员中，出现皮下脂肪瘤、皮肤胶原瘤及多发性面部血管纤维瘤者占30%～90%，对有此类临床表现的个体建议进行筛查，以明确*MEN1*基因变异携带者。

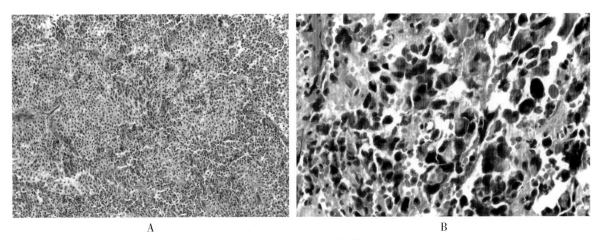

图37-16　垂体腺瘤

A. 垂体腺瘤，肿瘤细胞以嗜酸性为主，HE染色。B. 高倍镜下垂体腺瘤因挤压而导致细胞异形，HE染色。垂体腺瘤位于丘脑下脑垂体前叶，肿瘤产生多种内分泌激素，如：生长激素、泌乳素等。肿瘤细胞多显示均一胞核和丰富胞浆，核呈点彩细颗粒感。因细胞着色不同分为嗜酸性、嗜碱性和嫌色细胞肿瘤。肿瘤常因挤压而产生细胞异形和染色质深染假象，少见核分裂，不要误以为垂体腺癌。诊断垂体腺癌最可靠的证据为远距离转移。

虽然与MEN 1相关的许多肿瘤在发病时是良性，但大约一半的患者最终会发展为恶性肿瘤。

MEN 1患者也可发生非内分泌腺肿瘤，包括皮肤瘤（如皮肤血管纤维瘤、胶原蛋白瘤、脂肪瘤），中枢系统瘤（脑膜瘤）和子宫肌瘤等。

2. MEN 2　MEN 2的内分泌肿瘤通常具有多器官性或者双侧性（或者多个腺体），并有年龄早发的特点。

MEN 2最常见的临床表型是甲状腺髓样癌（medullary thyroid cancer，MTC）和嗜铬细胞瘤，以及甲状旁腺功能亢进症。MEN 2分为3型：MEN 2A、MEN 2B（曾被称为MEN 3型）和家族性甲状腺髓样癌（family medullary thyroid carcinoma，FMTC）。这些亚型的症状、体征及特定肿瘤发生的风险不同。例如，甲状旁腺功能亢进症多发生在MEN 2A型，甲状腺髓样癌是FMTC的唯一特征性肿瘤（表37-7）。在任何一个家族中的MEN 2患者的症状和体征都相对一致。

表37-7　MEN 2的分型及主要临床表型

| MEN 2分型 | 主要临床表型 |
|---|---|
| MEN 2A | 甲状腺髓样癌，嗜铬细胞瘤，原发性甲状腺亢进（包括Hirshsprung病和皮肤苔藓样淀粉样变性） |
| MEN 2B | 甲状腺髓样癌，嗜铬细胞瘤，马凡综合征症候群，小肠神经瘤，黏膜神经节瘤 |
| FMTC | 甲状腺髓样癌 |

注：Hirschsprung病由于在肠端的神经节细胞缺失而导致的肠道疾病，临床表现主要包括便秘、呕吐、腹胀和生长衰竭。

（1）甲状腺髓样癌（图37-17）　占80%～92%，起源于甲状腺C细胞。临床上除符合癌症特点的甲状腺肿大外，还有因过度分泌降钙素及多种异源性激素（ACTH、VIP、5-HT等）而引起的多种临床症候群，如消化性溃疡、腹泻、皮肤潮红、高血压、血降钙素升高，但血清钙并不低甚至偏高。

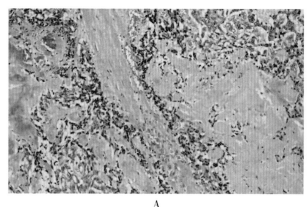
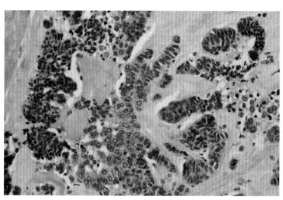

A　　　　　　　　　　　　　　　　　B

图37-17　甲状腺髓样癌

A. 甲状腺髓样癌在低倍镜下由多形肿瘤细胞组成，肿瘤细胞与很多砖红色团块状淀粉样物质混存，HE染色。B. 高倍镜下肿瘤细胞为梭形、浆细胞样、小细胞等大小不等，形成小梁状、巢状或实性分布，易见核分裂和坏死。在淀粉样物质丰富的区域，肿瘤细胞浸泡在砖红色团块状淀粉样物质之间；HE染色。

　　不同的基因变异肿瘤发生的年龄段不同。早发的甲状腺髓样癌恶性度高，进展快，总生存率低，其肿瘤的发生风险与基因型密切相关。

　　（2）嗜铬细胞瘤（图37-18）　占70%~80%，多见于双侧肾上腺髓质，但转移概率低。与散发性嗜铬细胞瘤不同，家族性嗜铬细胞瘤以分泌肾上腺素为主。70%呈家族性，10%临床上无症状，90%呈嗜铬细胞瘤临床特征。少数伴发神经纤维瘤病及小脑-视网膜综合征。嗜铬细胞瘤可引起难治性高血压或者麻醉导致高血压危象的发生，此类现象在临床上应特别重视。

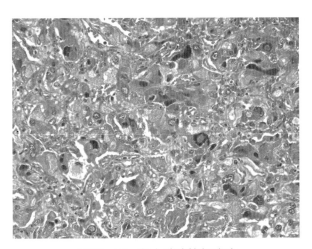

图37-18　肾上腺嗜铬细胞瘤

　　肿瘤细胞大小和形态极不一致、奇形怪状和核染色深的瘤细胞随机分布于粉色纤维状背景中（HE染色）。

　　（3）甲状旁腺功能亢进（增生或腺瘤）（图37-19）　占50%，表现为高钙血症。甲状旁腺病变主要包括良性甲状旁腺瘤，多腺性增生，无临床症状或者轻度的血钙升高。

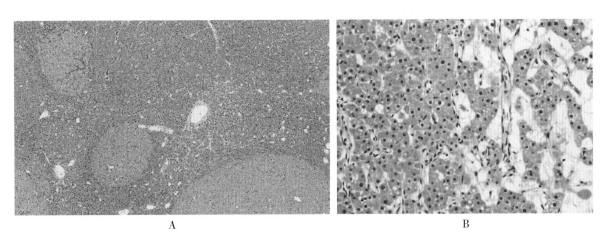

A　　　　　　　　　　　　　　　　　　B

图37-19　甲状旁腺腺瘤

　　A. 甲状旁腺腺瘤，以嗜酸性细胞为主，HE染色。B. 高倍镜下显示甲状旁腺嗜酸细胞腺瘤，HE染色。甲状旁腺为单个有包膜的甲状旁腺增生，肿瘤细胞组成微滤泡。肿瘤细胞可为主细胞，也可为嗜酸细胞，或者两者的混合。

3. MEN 4　　多发性内分泌腺瘤4型与MEN 1的症状和体征相似，甲状旁腺功能亢进是最常见的特征，其次是脑垂体肿瘤、其他内分泌腺和器官的病变。脑垂体肿瘤可以引起高钙血症。此外，MEN 4也可以发生胃肠道神经内分泌肿瘤[54]。

【遗传方式与相关致病基因】

1. MEN 1　　MEN 1是一种常染色体显性遗传疾病，由抑癌基因*MEN1*基因（位于11q13）变异导致疾病发生。*MEN1*基因编码一种多发性内分泌腺瘤蛋白（menin），具有转录调控、基因组稳定、细胞分裂和细胞周期调控等功能。目前已经发现超过1 300种分布在整个*MEN1*编码区不同位置的基因变异，其中以无义变异和移码变异为主，其余的包括错义变异和片段缺失，也有剪切区变异的报道。到目前为止，尚没有确定有变异热点区域或基因型与表型的密切相关性，即使在同一家族内或家族间，甚至在同卵双胞胎中，基因型和临床表现也有很大的变化。最近有研究结果表明*MEN1*基因第2外显子变异的多内分泌肿瘤1型年轻患者发生胰腺神经内分泌肿瘤的风险升高2倍，并有远处转移的高风险。应考虑对潜在高危人群进行更深入地筛查和更为宽松的初级手术干预[52]。

生殖细胞*MEN1*基因变异的检测率高，可见于80%～90%的有2位以上MEN 1患者的家族，或者65%的没有明确家族史的单发病人。散发性甲状旁腺功能亢进或者散发性脑垂体瘤患者的*MEN1*基因变异检出率不高，分别是2%和5%。但是，发病较早的（30岁以下）肿瘤患者的*MEN1*基因变异检出率会升高。

约20%的散发性甲状旁腺瘤及一部分散发性胰腺内分泌癌、肺类癌亦可出现*MEN1*基因变异，但此种变异属于体细胞变异，只发生于肿瘤组织而不见于患者的正常细胞，故不形成疾病家族性聚集现象。

2. MEN 2　　*RET*基因变异导致多发性内分泌腺瘤Ⅱ型的发生，属常染色体显性遗传。*RET*基因位于染色体10q11.2，是原癌基因，编码包括细胞间、跨细胞膜及细胞内结构域的酪氨酸激酶受体。*RET*基因变异则激活酪氨酸激酶受体，从而引起细胞过度生长和分裂，导致肿瘤的发生。

在甲状腺髓样癌的病例中，75%为散发性，25%为家族性。几乎所有的遗传性甲状腺髓样癌患者都发生生殖细胞*RET*变异，而高达75%的散发性甲状腺髓样癌患者发生体细胞*RET*基因变异。*RET*基因不同密码子变异与甲状腺髓样癌发生风险密切相关，这种基因型-表型关联性有助于提高基因检测的准确性（表37-8）。因此，规范性的对*RET*基因检测是MEN肿瘤临床管理的重要组成部分。有体细胞*RET*基因变异的甲状腺髓样癌比没有变异的甲状腺髓样癌的临床表型病情进展快，且预后差。没有*RET*基因变异的MEN 2病例表明有能诱发MEN 2和散发性甲状腺髓样癌发生的其他基因变异的存在，包括*RB1*基因、*TP53*基因和*RAS*基因等。

表37-8　*RET*基因密码子变异与MTC发生风险

| 甲状腺髓样癌发生风险程度 | 最常见密码子变异 | 预防性甲状腺切除年龄 |
| --- | --- | --- |
| 高 | 609，630，768，790，791，804，891 | 3～5岁 |
| 更高 | 611，618，620，634 | 5岁 |
| 最高 | 883，918，922 | 出生后6个月内（出生后第1个月更好） |

*CDKN1B*基因（位于12p13.1）变异导致MEN 4的发生。这个基因编码p27蛋白与多发性内分泌腺瘤蛋白一样，p27蛋白也是抑癌基因产物，有助于控制细胞的生长和分裂。在*CDKN1B*基因发生变异情况下，p27蛋白发生量及其功能在变化，使细胞生长和分裂失去控制，导致内分泌腺和其他组织肿瘤的发生。

【诊断标准与实验室/辅助检查】

1. 临床诊断　根据不同内分泌腺肿瘤的发生，结合相应的肿瘤基因检测可以作不同类型的多发性内分泌腺瘤的诊断。

（1）MEN 1诊断标准[52]　符合以下任一项，即可临床诊断为MEN 1：①已经诊断患有2种或2种以上内分泌瘤包括甲状旁腺、垂体腺或者胃-肠-胰腺消化道（包括胃、十二指肠、胰腺和肠道）肿瘤的个体。②已经被确诊为MEN 1相关肿瘤中的一种（甲状旁腺、垂体腺或者胃-肠-胰腺消化道肿瘤），并有一个一级亲属诊断为MEN 1综合征的个体。③已经证明携带*MEN1*基因生殖细胞变异的个体，个体可能是无症状的并且尚未表现出提示肿瘤发展的血清生化或放射学异常。

（2）MEN 2诊断标准[55]　符合以下任一项，即可临床诊断为MEN 2：①MEN 2A的临床诊断，同一个体或者近亲中患有2种或者2种以上的特定内分泌肿瘤（甲状腺髓样癌、嗜铬细胞瘤或甲状旁腺瘤/增生）。②FMTC的临床诊断，在没有嗜铬细胞瘤或甲状旁腺瘤/增生的情况下，家族中有4个或4个以上的甲状腺髓样癌。③MEN 2B的临床诊断，早发性甲状腺髓样癌，唇舌黏膜神经瘤，髓质角膜神经纤维，特征性面容和大唇，马凡综合征症候群。④已经证明携带*RET*基因生殖细胞变异的个体，但此个体可能没有MEN 2的临床特征。

2. 基因检测

（1）对于符合上述诊断标准的，临床诊断为MEN 1或MEN 2的个体，推荐进行基因检测进行确诊。

（2）对于MEN 1或MEN 2的基因检测包括*MEN1*基因或*RET*基因的单基因检测和包含*MEN1*和*RET*及内分泌系统肿瘤相关的其他遗传综合征基因在内的多基因检测。对*MEN1*基因的单基因检测方法应包括基因全长测序及基因重排分析（检测缺失、重复）。

（3）与多发性内分泌瘤发生相关的其他基因主要包括*PTEN*、*ADHX*和*VHL*。

3. 其他实验室检查

（1）血液检查测定血液中各种激素浓度，如降钙素、甲状旁腺激素、生长激素、5-羟色胺等及血糖水平，有助于早期诊断。

（2）尿香草扁桃酸（vanillylmandelic acid，VMA）、血糖、血去甲肾上腺素、肾上腺素及降钙素可有明显升高，血电解质、$T_3$、$T_4$、醛固酮、皮质醇及胰高血糖素等需做常规检查。

（3）激发试验。单纯性嗜铬细胞瘤用胰高血糖素或酪胺做激发试验均呈阳性，若嗜铬细胞瘤合并其他内分泌腺肿瘤，特别是甲状腺髓样癌时，则酪胺试验呈阴性，胰高糖素呈阳性反应。

（4）其他辅助检查。影像学检查如X线、B超、CT扫描等发现甲状旁肿瘤、嗜铬细胞瘤、甲状腺髓样癌、肾上腺腺瘤等，或发现肾上腺转移癌，颈部、腹膜后淋巴结肿大等，尚可检出消化性溃疡、巨结肠等病变。

【治疗与预后】

1. 对与MEN 1相关的甲状旁腺功能亢进的药物治疗

（1）饮食治疗 限制钙摄入，停用一切可引起高血钙药物。

（2）高血钙危象处理 纠正脱水、酸中毒及电解质紊乱。口服磷酸盐合剂1～1.5g/d。糖皮质激素静注或口服，泼尼松至少用1个月才能判定是否有效。降钙素主要用于维生素D中毒，长期卧床效果好。

（3）暂时低钙血症 常见于术后，可输入10%葡萄糖酸钙。

（4）皮质醇增生症 通常用血清素拮抗剂噻庚啶治疗皮质醇增多症，副作用较小。成人的治疗剂量为8mg/d，递增至24mg/d。疗程3～6个月。可获得近期的和较远期的临床和生化方面的缓解。

2. 对MEN 2肿瘤的治疗 大多数遗传性甲状腺髓样癌患者和所有散发性甲状腺髓样癌患者均存在甲状腺结节，其中大部分在诊断时已经有区域淋巴结或远处的转移，包括脑、骨、肺和肝。淋巴结清除术难以治愈甲状腺髓样癌。局限于单个器官的远处转移可以用治疗性手术切除或其他治疗处理，如射频消融或外照射治疗。化疗在甲状腺髓样癌患者中相对无效。外照射放疗可提高对局部疾病的控制。最近的几个分子靶向治疗药物（MTTS）已用于局部性晚期或转移性MTC患者的临床试验，但要取得新的、更有效的和有选择性的针对性基因治疗仍然需要有更多的临床研究[56]。

最有效的药物是多酪氨酸激酶抑制剂凡德他尼（vandetanib）和卡博替尼（carbozantinib）。对 *RET* 基因变异携带者20岁前的预防性甲状腺切除术证明是有效的临床管理措施。

【遗传咨询与产前诊断】

1. MEN 1监测管理咨询

（1）90%的MEN 1患者的基因都来自于父母，但可能由于患者长期无症状、早期死亡或者迟发病而未发现家族史。

（2）MEN 1的筛查。对MEN 1患者的家族成员应作全面的病史采集及体检。重要的实验室检查为血离子钙浓度测定，或作血总钙测定加血浆蛋白测定作校正，从15岁起开始定期检查。此外，催乳素、胃泌素及空腹血糖测定也有助于诊断。*MEN1* 基因变异筛查则是重要的手段。

（3）MEN 1患者可患有多种内分泌系统（甲状旁腺、胰腺、脑下垂体、肾上腺和甲状腺）肿瘤，以及呼吸道和胃肠道的神经内分泌肿瘤。虽然有些患者接受早期预防性手术治疗（特别是在家族性甲状腺髓样癌），许多患者在术后一定的年龄段也会再发生肿瘤，其有效的早期筛查方法是影像检查[57]。

（4）年轻的MEN 1患者是甲状旁腺切除术最常见的候选者。在遗传咨询同意过程中，患者及其亲属应充分了解风险和益处。这些患者需要通过术前影像学检查[58]。

2. MEN 2的监测管理咨询 关于MEN 2患者的生活质量和心理社会困扰的数据不多，但 *RET* 基因变异的携带者面临多种挑战，包括对未来的恐惧、对后代传递变异基因的负罪感、癌症治疗的副作用、面对慢性和经常无法治愈的癌症的应对行为，以及难以获得充足的医疗保健等。专业人员需要给予监测管理策略，以尽量减轻疾病和由此产生的心理压力对生活的负担，改善患者的生活质量。

（1）MEN 2相关肿瘤发生风险与*RET*基因变异有明确关系，建议作早期筛查（表37-9）。

表37-9　甲状腺癌风险评估时间安排

| 风险水平 | 基因检测 | 颈部超声检查 | 血清降钙素检测 | 甲状腺切除术 |
|---|---|---|---|---|
| A级 | 3～5岁前 | 3～5岁后 | 3～5岁后 | 5岁后由家长决定（降钙素，颈部超声检查正常，或者MTC家族史不明确时） |
| B级 | 3～5岁前 | 3～5岁后 | 3～5岁后 | 5岁前 |
| C级 | 3～5岁前 | 3～5岁后 | 3～5岁后 | 5岁前 |
| D级 | 即时 | 即时 | 即时 | 即时 |

（2）MEN 2的筛查　由于*RET*基因变异的基因位置明确，对MEN 2患者的家族成员应争取行基因检测，比测定降钙素的筛查方法更可靠。

（3）由于MEN 2疾病发病早，病情进展快，预后差，主张把患者推荐到能够提供专家诊断、治疗和连续性护理（包括心理支持）的专业团队，以确保病人的良好诊治。*RET*基因变异携带者的一生中患甲状腺髓样癌的概率几乎为100%。需要注意的是，如果MEN 2B患者不在1岁前行预防性甲状腺切除术，恶性肿瘤会早期转移。

（4）嗜铬细胞瘤的外显率和发病年龄与*RET*基因变异的基因型关系密切，随着年龄的增长，外显率稳步增加，患者需要终身随访[59]。

（5）1%～7%的散发性甲状腺髓样癌患者也有*MEN1*基因变异。

3. 亲属风险　对于患者家庭成员，建议进行遗传咨询，咨询相关的风险评估方式和监测管理方法，符合临床诊断标准的建议考虑基因检测。

4. 生育建议　MEN 1和MEN 2的主要致病基因分别是*MEN1*基因和*RET*基因，其遗传方式是常染色体显性遗传，患者或者变异基因携带者下代是基因携带者的概率是50%，而相关肿瘤的发生风险随着年龄的增大而升高。对于生育期患者，建议选择产前诊断和辅助生殖技术，包括胚胎植入前遗传学诊断。需充分讨论患病风险、基因检测技术的局限性和获益。

MEN 1父母分娩低出生体重新生儿常见，新生儿产后到15岁的死亡率比正常人群明显升高，其与MEN 1孕妇产前高钙血症的关系有待进一步研究，但需要关注产后婴儿的监控和儿童发育过程中的健康管理[60]。在提供多发性内分泌瘤基因检测时需要考虑与其他内分泌系统肿瘤相鉴别（表37-10）。

表37-10　遗传性综合征及其相关基因与主要的内分泌系统肿瘤

| 肿瘤 | 基因/相关疾病 | 基因/相关疾病 | 基因/相关疾病 | 基因/相关疾病 | 基因/相关疾病 |
| | *MEN1*/MEN 1 | *RET*/MEN 2 | *PTEN*/CS, PHTS | *SDHX*/HPCC, PGL | *VHL*/VHL |
|---|---|---|---|---|---|
| 肾上腺嗜铬细胞瘤 | — | X | — | X | X |
| 类癌 | X | — | — | — | X |
| 神经内分泌瘤 | X | — | — | X | — |

（续表）

| 肿瘤 | 基因/相关疾病 MEN1/MEN 1 | 基因/相关疾病 RET/MEN 2 | 基因/相关疾病 PTEN/CS, PHTS | 基因/相关疾病 SDHX/HPCC, PGL | 基因/相关疾病 VHL/VHL |
|---|---|---|---|---|---|
| 胰腺癌（胰岛细胞） | X | — | — | — | X |
| 甲状旁腺瘤 | X | X | — | — | — |
| 副神经节瘤 | — | — | — | X | X |
| 脑下垂体瘤 | X | — | — | — | — |
| 甲状腺瘤 | — | MTC | PTC, FTC | — | — |

注：MEN 1，多发性内分泌瘤Ⅰ型；MEN 2，多发性内分泌瘤Ⅱ型；CS，Cowden综合征；PHTS，PTEN错构瘤肿瘤综合征；HPCC，遗传性嗜铬细胞瘤；PGL，副神经节瘤；VHL，von Hippel-Lindau病；MTC，甲状腺髓样癌；PTC，Papillary thyroid carcinoma，乳头状甲状腺癌；FTC，Follicular thyroid carcinoma，滤泡性甲状腺癌；X，相应肿瘤的发生。

（陆国辉  罗丕福）

## 参考文献

[1] 国家癌症中心. 2017年中国肿瘤登记年报 [R/OL]. http://www. cn-healthcare. com/article/20170601/content-492834. html.

[2] 陆国辉. 产前遗传病诊断 [M]. 广州: 广东科技出版社, 2002.

[3] 潘小英, 陆国辉. 遗传咨询 [M]//陆国辉. 产前遗传病诊断. 广州: 广东科技出版社, 2002: 250-261.

[4] Chien S, Su PH, Chen SJ. Development of genetic counseling services in Taiwan [J]. J Genet Couns, 2013, 22: 839-843.

[5] Abacan M, Alsubaie L, Barlow-Stewart K, et al. The global state of the genetic counseling profession [J]. Eur J Hum Genet, 2019, 27: 183-197.

[6] Doyle DL, Awwad RI, Austin JC, et al. 2013 review and update of the genetic counseling practice based competencies by a task force of the accreditation council for genetic counseling [J]. J Genet Couns, 2016, 25: 868-879.

[7] Zierhut HA, Shannon KM, Cragun DL, et al. Elucidating genetic counseling outcomes from the perspective of genetic counselors [J]. J Genet Couns, 2016, 25: 993-1001.

[8] Gary Lu. Cancer cytogenomics [M]//Tan DF, Lynch HL. Principles of Molecular Genetics and Personalized Cancer Genomic Medicine. New York: LWW/Wolters Kluwer Health, 2012: 256-276.

[9] Ricci MT, Sciallero S, Mammoliti S, et al. Referral of ovarian cancer patients for genetic counselling by oncologists: need for improvement [J]. Public Health Genomics, 2015, 18: 225-232.

[10] Smith LA, Douglas J, Braxton AA, et al. Reporting incidental findings in clinical whole exome sequencing: Incorporation of the 2013 ACMG recommendations into current practices of genetic counseling [J]. J Genet Couns, 2015, 24: 654-662.

[11] Jennings LJ, Arcila ME, Corless C, et al. Guidelines for validation of next-generation sequencing-based

oncology panels: a joint consensus recommendation of the association for molecular pathology and college of American pathologists [J]. J Mol Diagn, 2017, 19: 341–365.

[12] Li MM, Datto M, Duncavage EJ, et al. Standards and guidelines for the interpretation and reporting of sequence variants in cancer: a joint consensus recommendation of the association for molecular pathology, American Society of Clinical Oncology, and College of American Pathologists [J]. J Mol Diagn, 2017, 19: 4–23.

[13] Bean LJH, Funke B, Carlston CM, et al. Diagnostic gene sequencing panels: from design to report–a technical standard of the American College of Medical Genetics and Genomics (ACMG) [J]. Genet Med, 2019, Nov 16. doi: 10. 1038/s41436–019–0666–z.

[14] Chervenak FA, McCullough LB. Ethical issues in the diagnosis and management of genetic disorders in the fetus [M]//Milunsky A, Milunsky JM, Eds. Genetic disorders and the fetus: diagnosis, prevention, and treatment. 7th Ed. New Jersey: John Wiley & Sons, Inc. 2016.

[15] Grossniklaus HE. Retinoblastoma. Fifty Years of Progress. The LXXI Edward Jackson memorial lecture [J]. Am J Ophthalmol, 2014, 158: 875–889.

[16] Thériault BL, Dimaras H, Gallie BL, et al. The genomic landscape of retinoblastoma: a review [J]. Clin Experiment Ophthalmol, 2014, 42: 33–52.

[17] Dimaras H, Corson TW, Cobrink D, et al. Retinoblastoma [J]. Nat Rev Dis Primers, 2015, 1: 15021–15032.

[18] Whitcup SM, Park WS, Gasch AT, et al. Use of microdissection and molecular genetics in the pathologic diagnosis of retinoblastoma [J]. Retina, 1999, 19: 318–324.

[19] Al–Lazikani B, Banerji U, Workman P. Combinatorial drug therapy for cancer in the post–genomic era [J]. Nat Biotechnol, 2012, 30: 679–692.

[20] Shields CL, Fulco EM, Arias JD, et al. Retinoblastoma frontiers with intravenous, intra–arterial, periocular, and intravitreal chemotherapy [J]. Eye(Lond), 2013, 27: 253–264.

[21] Chen Q, Zhang B, Dong Y, et al. Comparison between intravenous chemotherapy and intra–arterial chemotherapy for retinoblastoma: a meta–analysis [J]. BMC Cancer, 2018, 18: 486–492.

[22] Rojanaporn D, Chanthanaphak E, Boonyaopas R, et al. Intra–arterial chemotherapy for retinoblastoma: 8–year experience from a tertiary referral institute in Thailand [J]. Asia Pac J Ophthalmol(Phila), 2019, 8: 211–217.

[23] Kivelä TT, Hadjistilianou T. Neonatal retinoblastoma [J]. Asia Pac J Oncol Nurs, 2017, 4: 197–204.

[24] Starink TM, van der Veen JP, Arwert F, et al. The Cowden syndrome: a clinical and genetic study in 21 patients [J]. Clin Genet, 1986, 29: 222–233.

[25] Wan W, Hou Y, Wang K, et al. The LXR–623–induced long non–coding RNA LINC01125 suppresses the proliferation of breast cancer cells via PTEN/AKT/p53 signaling pathway [J]. Cell Death Dis, 2019, 10: 248.

[26] Petrucelli N, Daly MB, Pal T. BRCA1– and BRCA2–associated hereditary breast and ovarian cancer. 1998 Sep 4 [Updated 2016 Dec 15]//Adam MP, Ardinger HH, Pagon RA, et al. , editors. GeneReviews® [Internet]. Seattle(WA): University of Washington, Seattle, 1993–2019.

[27] NCCN. Genetic/familial high–risk assessment: breast and ovarian. Version 2. 2019– August 31, 2018 [S].

NCCN Clinical Practice Guidelines in Oncology (NCCN Guidelines).

[28] Feliubadaló L, Lopez-Doriga A, Castellsagué E, et al. Next generation sequencing meets genetic diagnostics: development of a comprehensive workflow for the analysis of BRCA1 and BRCA2 genes [J]. Eur J Hum Genet, 2013, 21: 864–870.

[29] Michils G, Hollants S, Dehaspe L, et al. Molecular analysis of the breast cancer genes BRCA1 and BRCA2 using ampliconbased massive parallel pyrosequencing [J]. J Mol Diagn, 2012, 14: 623–630.

[30] Saito M, Matsuzaki M, Sakuma T, et al. Clinicopathological study of non-palpable familial breast cancer detected by screening mammography and diagnosed as DCIS [J]. Breast Cancer, 2014, 21: 140–145.

[31] Shao D, Cheng S, Guo F, et al. Prevalence of hereditary breast and ovarian cancer predisposition gene mutations among 882 HBOC high-risk Chinese individuals [J]. Cancer Science, Cancer Sci. 2019 Nov 19. doi: 10.1111/cas.14242.

[32] Manahan ER, Kuerer HM, Sebastian M, et al. Consensus guidelines on genetic testing for hereditary breast cancer from the American Society of Breast Surgeons. Ann Surg Oncol. 2019, 26: 3025–3031.

[33] ACOG COMMITTEE. Hereditary cancer syndromes and risk assessment: ACOG committee opinion, Number 793 [J]. Obstet Gynecol. 2019, 134: 1366–1367.

[34] Shannon KM, Chittenden A. Cancer Principles & Practice of Oncology: handbook of clinical cancer genetics [M]. Philadelphia: Wolters Kluwer/Lippincott Williams & Wilkins. 2013.

[35] Kanth P, Grimmett J, Champine M, et al. Hereditary colorectal polyposis and cancer syndromes: a primer on diagnosis and management [J]. Am J Gastroenterol, 2017, 112: 1509–1525.

[36] 中国抗癌协会大肠癌专业委员会遗传学组. 遗传性结直肠癌临床诊治和家系管理中国专家共识 [J]. 中华肿瘤杂志, 2018, 40: 64–77.

[37] Duraturo F, Liccardo R, De Rosa M, et al. Genetics, diagnosis and treatment of Lynch syndrome: old lessons and current challenges [J]. Oncol Lett, 2019, 17: 3048–3054.

[38] Maida M, Macaluso FS, Ianiro G, et al. Screening of colorectal cancer: present and future [J]. Expert Rev Anticancer Ther, 2017, 17: 1131–1146.

[39] Dominguez-Valentin M, Sampson JR, Seppälä TT, et al. Cancer risks by gene, age, and gender in 6350 carriers of pathogenic mismatch repair variants: findings from the prospective Lynch syndrome database [J]. Genet Med, 2020, 22: 15–25.

[40] Sammour T, Hayes IP, Hill AG, et al. Familial colorectal cancer syndromes: an overview of clinical management [J]. Expert Rev Gastroenterol Hepatol, 2015, 9: 757–764.

[41] Kennelly RP, Gryfe R, Winter DC. Familial colorectal cancer: patient assessment, surveillance and surgical management [J]. Eur J Surg Oncol, 2017, 43: 294–302.

[42] Minamiguchi K, Takahama J, Uchiyama T, et al. Uterine endometrial carcinoma with DNA mismatch repair deficiency: magnetic resonance imaging findings and clinical features [J]. Japan J Radiol, 2018, 36: 429–436.

[43] Walsh MD, Cummings MC, Buchanan DD, et al. Molecular, pathologic, and clinical features of early-onset

endometrial cancer: identifying presumptive Lynch syndrome patients [J]. Clin Cancer Res, 2008, 14: 1692–1700.

[44] Bogani G, Tibiletti MG, Ricci MT, et al. Lynch syndrome–related non–endometrioid endometrial cancer: analysis of outcomes [J]. J Gynecol Cancer, 2020, 30: 56–61.

[45] Wong A, Ngeow J. Hereditary syndromes manifesting as endometrial carcinoma: how can pathological features aid risk assessment? [J]. Biomed Res Int, 2015, 2015: 219012.

[46] Libera L, Craparotta I, Sahnane N, et al. Targeted gene sequencing of Lynch syndrome–related and sporadic endometrial carcinomas [J]. Hum Pathol, 2018, 81: 235–244.

[47] Özdemir TR, Alan M, Sancı M, et al. Targeted next–generation sequencing of MLH1, MSH2, and MSH6 genes in patients with endometrial carcinoma under 50 years of age [J]. Balkan Med J, 2019, 36: 37–42.

[48] Perrott S, Lavrie K, Laws K, et al. Young–onset colorectal cancer in the North East of Scotland: survival, clinico–pathological features and genetiice [J]. BMC Cancar, 2020, 20(1): 108.

[49] Abedalthagafi M. Constitutional mismatch repair–deficiency: current problems and emerging therapeutic strategies [J]. Oncotarget, 2018, 9: 35458–35469.

[50] Gupta S, Provenzale D, Llor X, et al. NCCN guidelines insights: genetic/familial high–risk assessment: colorectal, Version 2. 2019 [OL]. J Natl Compr Canc Netw. 2019, 17: 1032–1041.

[51] Thakker RV. Multiple endocrine neoplasia type 1 (MEN 1) and type 4 (MEN 4) [J]. Mol Cell Endocrinol, 2014, 386: 2–15.

[52] Thakker RV, Newey PJ, Walls GV, et al. Clinical practice guidelines for multiple endocrine neoplasia type 1 (MEN1) [J]. J Clin Endocrinol Metab, 2012, 97: 2990–3011.

[53] Singh Ospina N, Donegan D, Rodriguez–Gutierrez R, et al. Assessing for multiple endocrine neoplasia type 1 in patients evaluated for Zollinger–Ellison syndrome–clues to a safer diagnostic process [J]. Am J Med, 2017, 130: 603–605.

[54] Frederiksen A, Rossing M, Hermann P, et al. Clinical features of multiple endocrine neoplasia type 4 – novel pathogenic variant and review of published cases [J]. J Clin Endocrinol Metab, 2019, 104: 3637–3646.

[55] Marquard J, Eng C. Multiple endocrine neoplasia type 2. GeneReviews® [Internet]. 1993–2019.

[56] Redaelli S, Plaza–Menacho I, Mologni L. Novel targeted therapeutics for MEN2 [J]. Endocr Relat Cancer, 2018, 25: T53–T68.

[57] Langer P, Kann PH, Fendrich V, et al. Prospective evaluation of imaging procedures for the detection of pancreaticoduodenal endocrine tumors in patients with multiple endocrine neoplasia type 1 [J]. World J Surg, 2004, 28: 1317–1322.

[58] Montenegro FLM, Brescia MDG, Lourenço DM Jr, et al. Could the less–than subtotal parathyroidectomy be an option for treating young patients with multiple endocrine neoplasia type 1–related hyperparathyroidism? [J]. Front Endocrinol (Lausanne), 2019, 10: 123.

[59]　Pilarski R, Nagy R. Genetic Testing by Cancer Site: endocrine system [M] // Matloff E, ed. Cancer Principles & Practice of Oncology: handbook of clinical of clinical cancer genetics. Philadelphia: Wolters Kluwer/ Lippincott Williams & Wilkins. 2013, 187–202.

[60]　Thompson M, Hogg P, De Paoli A, et al. Parental multiple endocrine neoplasia type 1 (MEN 1) is associated with increased offspring childhood mortality [J]. J Clin Endocrinol Metab. 2019 Nov 29. pii: dgz231. doi: 10.1210/clinem/dgz231.

责任编委：陈敦金

# 第三十八章
## CHAPTER 38
# 微生物感染先天畸形

微生物感染是造成先天畸形胎儿和新生儿发病及死亡的主要原因，病原体可以是细菌、病毒、霉菌及原虫等。可造成先天畸形的微生物主要包括弓形体、巨细胞病毒、单纯疱疹病毒、风疹病毒等，其他如梅毒、肝炎病毒、艾滋病病毒等也较为常见。其共同特点是：①以宫内或产时感染为主，由母亲直接传播。感染后，孕妇本身通常无症状，但在孕期可排毒，母体菌血症、病毒血症期可感染胎盘，并由此传给胎儿。②早期感染可导致流产、先天畸形；晚期感染常为亚临床感染，出生时多正常，以后几年内可出现症状。③胎儿、新生儿临床表现相似，称TORCH感染综合征，是最常见的先天性微生物感染病症。

## ❧❧ 第一节　先天性弓形体感染 ❧❧

先天性弓形体病（congenital toxoplasmosis，CT）是指母亲在妊娠期间感染弓形体后经胎盘垂直传播给胎儿，引起胎儿宫内感染，该病可以引起胎儿胚胎停育、死胎、胎儿畸形，甚至耳聋及失明[1]。弓形体感染是唯一的人畜共患病，在人群中具有普遍易感性。先天性弓形体病在西方国家发病率为1/10 000～10/10 000，研究显示我国弓形体抗体阳性率为5.17%，但仅有一部分孕妇感染后可造成胎儿宫内感染，母婴传播率约为30%。

【致病机制和特点】

弓形体的中间宿主极其广泛，包括鱼类、鸟类、爬行类、哺乳动物及人，终宿主为猫科。感染弓形体的猫对本病的传播有重要意义，孕妇急性感染弓形体后，到达子宫壁的弓形体通过胎盘进入胎儿血循环而感染胎儿，此为母胎传播。弓形体在胎盘中经过一个迟滞期后感染胎儿，在整个妊娠期，胎盘作为一个储器不断为胎儿提供有活力的病原体。

当孕妇在妊娠前已有弓形体隐性感染时，妊娠可使弓形体病灶活动化，诱发体内的弓形体包囊破裂，导致短期弓形体血症。通过血循环感染胎儿，或潜伏于子宫肌肉的弓形体包囊随子宫壁伸展或胎盘侵蚀子宫时使包囊破裂，弓形体侵入胎盘或经羊水感染胎儿。除经胎盘途径外，弓形体还可经羊水进入胎儿胃肠道使其感染。患急性弓形体感染的孕妇，有30%～40%能将弓形体传给胎儿，在胎盘、子宫和阴道分泌物中都发现有弓形体存在，故可能通过多种途径而感染胎儿。

【临床表型特征】

除了免疫力低下的患者，大多数孕妇没有明显症状，具有自限性。然而弓形体感染对胎儿危害的严重程度与母亲的感染时期、感染虫株的毒力、母亲抗体的形成及抗体向胎儿移行等因素有关。若孕妇在受孕前感染，胎儿感染的概率<1%，而在孕早期为10%~25%，孕中期为30%~55%，孕晚期为60%~80%。孕妇感染孕周越早，发生先天性弓形体病的风险越低，但是症状更严重；而发生在孕晚期的孕妇感染先天性弓形体病的发病风险则较高，但症状相对较轻，合并较严重症状的病例大概占先天性弓形体病的5%，而颅内及眼睛的炎症可占20%~30%。

除感染孕周的因素，有研究认为临床预后还与先天感染弓形体的浓度有关，如果羊水中弓形体的浓度在100/mL以上，则预后较差（OR=25.1，95%CI：4.4~143.1），而孕早期感染的病例大多数都可以达到这个浓度。而妊娠20周后感染的病例，羊水中弓形体的浓度一般较低，很少有病例会合并较严重症状，因此感染时的孕周和羊水中弓形体的浓度可以作为预测先天性弓形体病的一个早期指标。另有研究显示先天性弓形体病的临床预后与羊水中弓形体浓度有关，而与母体感染时孕周无关[2]。

孕妇在妊娠早期感染，可发生早产、先天性缺陷或畸形。在妊娠中期感染，可发生早产、死胎或分娩有脑积水和小眼等严重畸形的婴儿。在妊娠晚期感染时，娩出婴儿可能有以下几种情况：①有急性弓形体病表现的婴儿。②弓形体病处于静止期病变已愈的活婴儿。③正常婴儿但出生后数周或数年后出现感染征象。④死胎或畸形儿。

1. 先天畸形 早期宫内感染可出现的先天性畸形包括中枢神经系统异常（无脑儿、脑积水、小头畸形、脑膜膨出和脊柱裂等）、颜面异常（无眼、独眼、小眼畸形和唇腭裂）、心脏畸形、肢体畸形、食管闭锁、无肛门、生殖道畸形、尿道下裂、双侧多囊肾、联体畸胎等。各种畸形可表现为单发或多发，而以脑部和眼部病变最多见。

2. 急性弓形体病 孕晚期感染新生儿及婴儿可发生急性弓形体病的临床表现，起病急，表现为发热、皮疹、呕吐、腹泻、呼吸困难、黄疸、肝脾肿大，可持续数日或数月，可伴发脑膜炎、心肌炎、肾炎和贫血等。

3. 系统性感染可出现多个脏器受损征象

（1）中枢神经系统弓形体病 中枢神经系统是先天性弓形体感染最常受损的部位。出生时即有脑膜炎，多为重度；也可在出生时无表现，出生后数月或一年才发病，可出现痉挛性或弛缓性瘫痪、癫痫、智力低下、脑积水等，脑脊液涂片可找到弓形体原虫，脑损害可达76%~100%。

（2）眼弓形体病 早期受损可表现无眼球或小眼球畸形、脉络膜视网膜炎、葡萄膜炎、视神经萎缩、玻璃体混浊等，均可影响视力，致盲率为20%~50%。

（3）肝弓形体病 约50%出现黄疸、肝脾肿大，类似病毒性肝炎。

（4）其他 如肺炎、心肌炎、肾炎、皮疹、贫血、血小板减少、嗜酸性粒细胞明显增高及消化系统的表现。

（5）先天性弓形体四联征或三联征 前者包括脑钙化、脑积水、视网膜炎和精神运动障碍，后者则缺乏精神运动障碍。

【实验室与辅助检查】

1. 孕妇、胎儿或新生儿血清弓形体特异性抗体测定　IgM阳性，IgG阳性或IgG滴度升高；IgG亲和力指数可以提示弓形体感染类型，IgG亲和力指数低（＜30%）提示为初次感染，IgG亲和力指数高（＞60%）则为再发感染。

2. 逆转录PCR（RT-PCR）　为最有价值的检查，取羊水、绒毛组织、脐带血，或者取新生儿血液、尿液、脑脊液等行RT-PCR检测，可发现弓形体病毒核酸。

3. 小鼠接种　新生儿分泌物进行小鼠接种可以辅助诊断。

4. 分离病毒进行免疫荧光检测　标本可取新生儿鼻咽部分泌物、血液、尿液、脑脊液。

5. 产前超声检查　对可疑母体孕期弓形体感染者，每2～4周超声检查一次，排除胎儿中枢神经系统畸形、颜面部异常、心血管畸形、小头畸形、胎儿生长受限等表现。

6. MRI　产前MRI可以辅助诊断胎儿中枢神经系统及消化系统异常。

7. 新生儿检查还包括　胎盘PCR检测，眼底检查，经囟门超声检查及头颅MRI检查。

【诊断标准】

诊断先天性弓形体病的传统方法是母体血清中检测到IgG和IgM抗体，再结合可疑的胎儿超声症状，如四联征或三联征表现可作初步临床诊断。然而从20世纪末，诊断的金标准演变为通过PCR扩增技术检测到羊水中的弓形体DNA[3]。起初检测标准只能提供阳性或阴性的定性结果，经过20多年快速的分子生物学技术发展，目前已经可以采用qPCR技术进行弓形体DNA的定量测定，并可将其作为评估螺旋霉素等药物治疗效果的手段。

（1）脐血特异性IgM-ELISA　IgM不能穿过胎盘屏障，若脐血检出特异性IgM，则显示胎儿已发生宫内弓形体感染，要同时检测脐血和母血特异性IgG和IgM。需注意，脐血穿刺术引起胎儿流产率为1%左右，脐血IgM阴性并不意味胎儿未曾感染。

（2）羊水PCR实验　可以诊断胎儿先天性弓形体感染，羊水样本的特异性和阳性预测值接近100%；敏感性为70%～80%，当感染发生于妊娠17～21周时，羊水样本最好。而且目前qPCR还可以对弓形体进行定量检测，从而评估药物治疗的效果并作为早期判断胎儿先天性感染的预后指标。

【治疗与预后】

孕期有效的抗弓形体药物治疗已经被证实可以有效降低母胎传播，并可改善患儿预后[4]。对弓形体感染传统的治疗药物有螺旋霉素、乙胺嘧啶和氨苯磺胺。治疗常用药物如下：①磺胺嘧啶和乙胺嘧啶合用可抑制弓形体滋养体的繁殖。②螺旋霉素可通过胎盘，主要用于治疗孕妇在孕期获得性感染及先天性弓形体病。③孕妇可用克林霉素治疗。

对孕期急性感染弓形体的孕妇，应在整个妊娠期接受螺旋霉素治疗，使用剂量为2～3g/d，10～14d。以后再根据病情决定是否继续使用，必要时可间断用药直至分娩。

母亲在妊娠期间有弓形体感染，即使婴儿血清学检查阴性并且无任何临床症状的婴儿也应考虑予以治疗。首先以乙胺嘧啶和氨苯磺胺治疗，3周为1疗程。随后给予螺旋霉素，4～6周为1个疗程。近年来实验研究证明，大环内酯类抗生素，如阿奇霉素、罗红霉素、6-甲基红霉素、氮栓霉素等都有抗弓形体的作用。

目前尚无临床随机对照试验来评估通过治疗降低先天性弓形体病感染风险的益处和功效。SYROCOT研究团队对1 438例病例进行系统评估，发现早期治疗减少先天性弓形体病风险的证据不足，尚无足够证据证明早期治疗可以减少先天性弓形体病的风险。然而规范治疗可以降低严重神经系统后遗症和新生儿死亡率[5]。

【孕期咨询与产前诊断】

开展优生门诊和产前诊断，预测和监测先天性弓形体感染所致胎儿发育异常的危险程度，确定胎儿是否已感染，避免无弓形虫感染的胎儿被终止妊娠，对明确宫内感染的胎儿尽早给予宫内治疗有助于改善胎儿预后。详细的询问病史对评估病情非常重要，包括孕妇感染弓形体的孕周及药物治疗史。

详细的产前诊断见【诊断标准】。

对于孕前和孕期无弓形体感染的女性，预防先天性弓形体病非常重要，很多因素和先天性弓形体感染有关，包括传播方式、气候、文化行为、饮食习惯和卫生状况[4]。但是目前没有用于弓形体病的疫苗，因此如果要预防先天性弓形体病，预防感染是必要的。预防措施如下。

（1）育龄妇女尽量避免食用未经充分加热的食物，彻底清洗水果和蔬菜，并彻底清理所有与生肉、家禽、海鲜或未洗过的水果和蔬菜接触的器具。

（2）避免接触受弓形体感染的猫等动物。

（3）避免接触有弓形体感染的猫粪及泥土。

（4）在弓形体病流行的高发区或高危人群，应建立先天性弓形体病的早期诊断系统，包括孕妇的特异性IgM抗体效价测定。

（5）对近期感染弓形体的孕妇进行准确的产前监测与产前诊断，并给予积极合理的治疗，以免传播给胎儿、婴儿。

（6）确诊或疑诊的病例出生时，应进行系统监测及早期治疗，以预防各种先天性弓形体感染的后遗症。

（陈敦金　李志华）

## 第二节　先天性风疹病毒感染

风疹病毒感染是一种以自限性发热、皮疹为特征的急性呼吸道传染性疾病，当孕妇妊娠期感染时，风疹病毒可通过胎盘屏障感染胎儿，病毒进入胎儿体内，即为先天性风疹病毒感染；若病毒在胎儿体内复制，影响胎儿正常的生长发育，可引起流产、死胎，或出现出生缺陷，称为先天性风疹综合征（congenital rubella syndrome，CRS）。

【致病机制和特点】

风疹病毒属RNA病毒，主要通过空气飞沫传播、密切接触传播，先天性风疹病毒感染是孕妇感染后通过胎盘垂直传播。病毒进入机体后散播繁殖，引起免疫炎性反应。风疹病毒感染机体后，潜伏期14～21天，潜伏期后出现发热、皮疹、淋巴结肿大等症状。IgM抗体在皮疹出现后3d开始升高，迅速上升到峰值，4~12周消失，少部分1年左右才消失。IgG抗体在皮疹出现5d后升高，逐渐到达峰值，之后以一定滴度在机体终身存在。孕妇IgG抗体可以通过胎盘。若胎儿宫内感染风疹病毒，出生后1个月内可以检测出自身产生的特异性IgM、IgG抗体。在被动免疫或自身感染产生的主动免疫后，体内的IgG抗体对孕妇和胎儿具有保护作用[6]。先天性风疹病毒感染后是否出现CRS症状及出现的不同表现与母体和胎儿对风疹病毒的遗传易感性有关。

【临床表型特征】

妊娠期风疹病毒感染是重要的胎儿致畸因素之一。孕妇妊娠期感染风疹病毒，若发生在胚胎期，病毒通过胎盘屏障进入胎儿体内并繁殖，持续感染可引起流产、死胎和出生缺陷。部分先天性风疹病毒感染的新生儿没有明显的临床症状，但可能在出生后数年才有CRS表现。

CRS的临床症状以眼部疾病、听觉损害、心血管畸形及神经系统发育障碍为主。具体有以下表现[7]。

1. 眼部疾病　白内障、青光眼、小眼、睫状体炎、视网膜病变等。

2. 听觉损害　神经性耳聋、不语症、前庭损害等。

3. 心血管畸形　动脉导管未闭、房/室间隔缺损、肺动脉狭窄、肺动脉发育不全等。

4. 神经系统疾病　小头畸形、脑炎、脑膜炎、智力障碍、语言发育迟滞等。

5. 其他　低体重出生儿、肝脾肿大、血小板减少性紫癜、贫血、肺炎、骨骼畸形等表现。此外，也有文献报道，CRS与内分泌或自身免疫性疾病的发生有关，如糖尿病、甲状腺疾病等。

新生儿是否出现CRS症状与孕期感染风疹病毒的时间有关。妊娠16周前感染风疹病毒出现胎儿CRS出生缺陷的概率较大，出现不同的CRS症状也与感染时间相关，这可能与不同器官发育的时间及胎儿免疫系统的形成时间相称。据统计[6]，妊娠11周前风疹病毒的宫内感染率为90%，孕中晚期感染率下降到30%，但妊娠36周后感染率增高接近100%。妊娠12周前感染风疹病毒，胎儿出现不良妊娠结局及出生缺陷的概率高达85%，其中20%为自然流产；妊娠13~16周感染，胎儿出生缺陷率为20%~30%；妊娠16周后感染则胎儿极少出现出生缺陷。孕早期感染的胎儿CRS症状以听觉损害、先天性心脏病、白内障或青光眼较常见；孕晚期感染较少引起出生缺陷，但可出现胎儿生长受限。

【实验室与辅助检查】

1. 血清风疹特异性抗体测定　孕妇IgM阳性、IgG由阴性转为阳性或者IgG抗体滴度较前升高四倍以上表明近期感染，脐血或新生儿外周血IgM阳性可诊断风疹感染。

2. 风疹病毒RNA逆转录PCR（RT-PCR）测定　为最有价值的检查，取羊水、绒毛组织、脐带血，或者取新生儿血液、尿液、脑脊液、咽分泌物、唾液行RT-PCR检测，可发现风疹病毒核酸。通常采用羊水、脐带血标本行产前诊断，出生后用尿液、唾液、咽拭子检验阳性率高。

3. 分离病毒进行免疫荧光检测　标本可取新生儿鼻咽部分泌物、血液、尿液、脑脊液。

4. 超声检查　出现心血管畸形、眼部畸形、小头畸形、肝脾大、胎儿生长受限等表现。

【诊断标准】

典型的临床表现；风疹病毒分离阳性；风疹特异性抗体阳性表现；追问母亲病史，有妊娠期风疹病毒感染史。美国关于CRS的诊断标准见表38-1。

表38-1 美国CRS患儿诊断标准[8]

| 病例分类 | 诊断标准 |
| --- | --- |
| 符合病例 | 实验室资料不充分，但有下列（1）中的2项或（1）（2）各1项者：<br>（1）先天性白内障或青光眼、先天性心脏病、先天性耳聋、视网膜色素变性病<br>（2）血小板减少性紫癜、脾脏肿大、黄疸、小头畸形、智力低下、脑膜炎、骨质疏松 |
| 确诊病例 | 有胎儿畸形表现，同时有下列实验室检查中的1~2项者：<br>（1）风疹病毒分离阳性<br>（2）血清风疹病毒特异性IgM阳性<br>（3）血清风疹抗体持续存在，并高于被动免疫抗体应有的水平<br>（4）PCR测定风疹病毒核酸阳性 |
| 可疑病例 | 有上述胎儿畸形体征，但达不到符合CRS病例标准 |
| 先天性风疹病毒感染 | 缺乏CRS体征，但实验室检查证明有先天性风疹病毒感染依据 |

【治疗与预后】

1. CRS预后不佳，能存活下来的新生儿常伴有不可逆的多器官损害。妊娠16周前胎儿明确有风疹病毒感染，结合超声、血清学检查等结果，若评估胎儿出现流产、死胎和严重出生缺陷的可能性大，应向孕妇告知病情及风险，考虑是否终止妊娠。孕中晚期发生的感染，可继续妊娠，孕期监测胎儿的超声是否有异常。

2. 风疹病毒感染尚无有效的抗病毒治疗方法，无症状感染者无需特殊处理。CRS新生儿无特殊治疗，以对症处理及并发症治疗为主。先天性心脏病患儿可选择手术治疗，白内障患儿可行人工晶状体植入手术。

3. 先天性风疹病毒感染、CRS新生儿可作为传染源传播风疹病毒，孕妇应避免与患儿接触。

4. 预防以儿童计划免疫和孕前免疫为主。目前全球实行麻疹和风疹战略计划[9]，风疹的发病率逐渐减少，儿童及育龄妇女为接种风疹疫苗的对象，并对风疹的发病进行监测。我国儿童计划免疫接种麻疹、腮腺炎和风疹（measles-mumps-rubella）三联疫苗，初次接种为8个月龄，18~24个月龄复种。

【孕期咨询与产前诊断】

先天性风疹病毒感染对胎儿造成不可逆的先天性损害，治疗无特殊方法，因此应利用产前诊断技术，提早发现CRS患儿。妊娠期疑似风疹病毒感染的孕妇为产前筛查的重点对象。

1. 孕期咨询

（1）孕早期发现妊娠合并风疹病毒感染，若明确宫内感染、产前诊断发现畸形或考虑出现出生缺陷和先天性疾病可能性大，在孕妇知情同意后可考虑终止妊娠。

（2）孕中晚期，可疑风疹病毒感染在排除胎儿感染及畸形后可继续妊娠，但要加强胎儿发育监测和血清学风疹病毒特异性抗体的检测。

（3）育龄期妇女接种风疹疫苗后1个月内应避免受孕[10]。

（4）妊娠期接种疫苗，并不作为终止妊娠的指征。

2. 产前诊断

（1）妊娠期可疑风疹病毒感染（如出现皮疹、发热等），要筛查孕妇风疹病毒感染指标，并监测胎儿的发育和是否出现畸形。

（2）血清学检测风疹病毒IgM及IgG同时阳性的孕妇，妊娠2~3周复查，多次检测抗体滴度。

（3）怀疑风疹病毒宫内感染者，可取脐带血、羊水或绒毛检测风疹病毒RNA或者病毒分离。

（4）产前超声诊断，注意胎儿有无心脏畸形、小头畸形或生长受限等。

（5）可疑先天性风疹病毒感染的新生儿，出生后要完善眼部、听力、神经系统发育的检查，并随访监测。

（罗艳敏　刘家柳）

## 第三节　先天性巨细胞病毒感染

巨细胞病毒感染是由人巨细胞病毒（cytomegalovirus，CMV）引起的感染性疾病，在我国人群中感染率高。先天性巨细胞病毒感染（congenital cytomegalovirus infection）是感染CMV的孕妇妊娠期通过胎盘垂直传播给胎儿造成的宫内感染，可在新生儿出生2周内证实。先天性CMV感染是最常见的新生儿先天性感染，会引起新生儿听力或视力丧失、神经系统发育障碍等不可逆的多器官损害、致残或后遗症，对新生儿危害大[11]。

【致病机制和特点】

巨细胞病毒存在于人体唾液、血液、尿液、乳汁、宫颈分泌物等体液中，可通过垂直或水平传播。先天性CMV感染是孕妇妊娠期感染CMV后，通过胎盘垂直传播。病毒进入胎儿引起病毒血症，侵袭中枢神经系统、内皮网状系统、眼、肺等器官，影响细胞正常分裂，并引起机体免疫反应，导致不可逆的畸形及多器官损害。此外，新生儿也可通过分娩时的产道分泌物、母乳喂养感染CMV。

根据感染的时间，孕妇感染CMV分为原发感染、复发感染和再次感染。原发感染即初次感染CMV病毒，原发感染的孕妇30%~40%引起胎儿宫内感染，感染的胎儿有10%~20%出生时有临床症状，无症状的新生儿14%会在2岁内出现后遗症。复发感染指既往已感染过CMV，发生潜伏病毒再激活；再次感染指再次感染外源性不同病毒株、更大剂量的同种病毒株引起的感染。复发感染和再次感染的孕妇发生病毒传播的危险性为1%~3%，感染的胎儿约有1%出生时有临床症状，8%会在2岁内出现后遗症。虽然原发感染对胎儿、新生儿危害大，但人群中复发感染和再次感染的比例高，60%~75%的先天性CMV感染来源于母体的复发感染和再次感染[12]。

CMV感染刺激人体产生特异性抗体IgM、IgG等，血清特异性抗体的存在是CMV感染的重要指标。血清IgM抗体在感染后2周左右可检出，6~8周达高峰，持续12~28周，一般提示近期感染。再发感染时IgM再现。但少数患者IgM阳性可以持续到18个月甚至数年，造成近期感染的假阳性。IgG抗体在感染2周后可检出，滴度逐渐升高至高峰，可在机体终身存在，当机体再发感染CMV，IgG抗体滴度升高。IgM抗体不能通过胎盘屏障，IgG抗体可以通过胎盘。

【临床表型特征】

1. 妊娠期CMV感染表现　大多数孕妇在感染CMV后，一般没有明显的特异性症状，部分人可表现为发热、咳嗽、淋巴结肿大、肌肉酸痛等单核细胞增多症样表现。部分孕妇感染后可出现子痫前期等妊娠合并症或不良妊娠结局，如胎儿生长受限、流产、死胎、早产等[13]。

2. 胎儿CMV感染表现　胎儿CMV感染多数无表现，10%～20%可出现颅内钙化、脑室扩大、小头畸形、腹水、肝脾增大、肠管回声增强、胎儿生长受限等超声和MRI表现。先天性CMV感染对胎儿造成的损害和临床表现与感染的时间有关。若CMV感染发生在孕早期，病毒侵袭胎儿细胞，则干扰胚胎细胞的正常分裂和发育，易造成先天畸形、死胎、流产等，对胎儿危害大。孕中晚期感染，此时组织器官分化基本完成，感染CMV后主要影响靶器官、靶细胞的发育或致变性坏死，如出现胎儿生长受限、中枢神经系统发育障碍、血液系统变化等。

3. 先天性CMV感染　根据患儿临床征象分为症状性CMV感染（symptomatic CMV infection）和无症状性CMV感染（asymptomatic CMV infection）。

（1）症状性CMV感染　约占先天性CMV感染患儿的10%，即在宫内或出生后2周内发现CMV相关症状，并排除了CMV感染外的其他病因。特征为多系统、多器官均可受累，若累及2个或2个以上的器官、系统称全身感染。也可主要累及某一个器官或系统，如累及肝或肺时，称CMV性肝炎、CMV性肺炎。临床表现为：胎儿生长受限、小头畸形、肝脾肿大、黄疸、皮肤瘀斑或出血点、血小板减少症、听力丧失、视力丧失、脉络膜视网膜炎、智力低下、神经系统发育障碍、肺炎、心肌炎等。先天性CMV感染是非遗传性先天性耳聋最主要的病因。

（2）无症状性CMV感染　约90%的新生儿未出现CMV症状，但实验室检查可证实有CMV感染。约10%的无症状性感染新生儿会出现后遗症，如感音神经性耳聋（sensorineural hearing loss）、脑瘫、智力低下等，其中，感音神经性耳聋是先天性CMV感染最严重、发生率最高的后遗症。

【实验室与辅助检查】

1. 病毒学检查

（1）病毒分离　从胎儿羊水、脐血或新生儿血液、尿液、唾液中培养分离出CMV病毒。

（2）PCR法测定　样本取胎儿羊水、脐血或新生儿血液、尿液、唾液，测出有CMV-DNA片段，说明有CMV感染；若检测出有CMV-mRNA，说明CMV为活动期感染。利用新生儿出生时的干血片进行病毒分离及PCR测定，也能测出阳性结果。

（3）CMV病毒抗原测定　外周血细胞中测出CMV pp65抗原。

（4）镜检　发现CMV病毒包涵体。

（5）CMV病毒定量　评估患儿病毒载量。

2. 血清学测定

（1）血清特异性IgM抗体　近期感染时，IgM阳性；一些既往感染患者，IgM可长期维持低水平滴度。其他病毒感染或免疫性疾病可引起IgM假阳性。脐血IgM敏感性低，若脐血IgM阳性或在新生儿出生2周内测出阳性，可诊断为先天性CMV感染。

（2）血清特异性IgG抗体　近期感染时，IgG由阴转阳或者滴度大于4倍增高。IgG亲和力指数可以提示CMV感染类型，IgG亲和力指数低（<30%）提示为初次感染，IgG亲和力指数高（>60%）则为复发感染。

3. 超声检查　可出现胎儿生长受限、小头畸形、颅内钙化、脑室扩大、腹水、肝脾增大、肠管回声增强表现。

4. MRI检查　可出现脑室旁钙化点、脑室增大、脑皮质畸变、小脑发育不良、室周囊肿、脑白质异常等表现[14]。

5. 神经系统发育评估测定、听力测定、视功能评估　先天性CMV感染患儿出生后随访，可出现生长迟缓、智力低下、神经发育障碍、脑干听觉诱发电位异常等表现。

【诊断标准】

孕妇CMV原发感染及复发感染的诊断：若孕前血清学CMV-IgG抗体为阴性，孕期转为阳性，则为原发感染。但临床上往往缺乏孕前的血清学结果，无法进行对比判断。因此，常用CMV-IgM抗体测定结合IgG亲和力指数进行判断。CMV-IgM抗体阳性一般表示CMV近期活动性感染，若IgG亲和力指数低，为原发感染；高IgG亲和力指数表示复发感染。

胎儿或新生儿CMV感染的诊断：在宫内或新生儿出生后2周内，PCR法测出CMV-DNA和病毒分离阳性；CMV-IgM抗体阳性；伴或不伴CMV相关症状、超声检查或MRI有CMV感染征象。

【治疗与预后】

1. 抗病毒药物治疗　有个别临床试验认为，孕妇使用伐昔洛韦治疗可以有效地改善胎儿宫内感染的后遗症，但目前仍缺乏足够的有效性及安全性证据支持抗病毒药物对孕妇及胎儿的治疗。新生儿明确诊断后可进行抗病毒药物治疗，主要有缬更昔洛韦、更昔洛韦、伐更昔洛韦等。因其可能存在不同的药物毒性反应，用药期间，需监测患儿血常规、肝肾功能、药物浓度及体内病毒载量。

2. 静脉注射CMV高免疫球蛋白　孕妇诊断原发性CMV感染后，被动免疫CMV特异性免疫球蛋白，降低CMV宫内感染的有效性尚无定论。

3. 对症治疗　针对CMV相关肝炎给予护肝、退黄、降酶治疗。针对CMV肺炎给予氧疗、雾化治疗。

4. 听力、神经系统发育评估　对于先天性无症状CMV感染患儿，要定期评估听力、视功能和神经系统发育。3岁前每3~6个月评估听力，3~6岁每年评估监测。视觉评估、神经系统发育评估每年监测1次，直至5岁。

5. 预防　向孕妇宣教卫生知识，注意手卫生。幼儿园老师及家里有多个儿童的孕妇为CMV感染的高危人群，应避免接触儿童唾液、分泌物、尿液、尿布等CMV污染物。目前尚无有效的CMV预防疫苗。

6. 预后　已产生感音神经性耳聋、脑瘫、视力丧失等器官不可逆损害者，预后差。

【孕期咨询与产前诊断】

因CMV感染率较高，对患儿危害大，且目前尚无确切的治疗方法及有效的疫苗，对高危孕妇及时诊断、对高风险胎儿进行产前诊断对减少CMV感染危害具有重要的意义。

1. 孕期咨询

（1）确定孕妇是否感染CMV　妊娠前血清学阴性的孕妇、幼儿园工作或与儿童接触密切的女性是妊娠期CMV感染的高危人群。若出现单核细胞增多症样表现（如发热、咳嗽、淋巴结肿大、肌痛），应对孕妇进行血清学CMV抗体筛查，对孕妇的血液、尿液、宫颈分泌物、唾液等进行病毒学检测，诊断孕妇是否感染CMV。

（2）确定孕妇是否为原发感染　孕妇为原发感染，则将病毒传播给胎儿的风险较大。根据CMV-IgM抗体测定和IgG亲和力指数结果，鉴别原发及复发感染，为胎儿感染的风险评估及产前诊断提供指导。

（3）确定孕妇为孕期感染后，要对胎儿进行产前诊断，并监测胎儿超声及发育情况，若有不良妊娠结局或严重先天畸形，应及时向孕妇告知病情及风险，由孕妇选择是否继续妊娠。

2. 产前诊断[15]

（1）确定胎儿是否有CMV感染，最常用的方法是羊膜腔穿刺取羊水进行PCR法病毒检测和病毒分离培养。PCR法发现CMV-DNA和病毒分离阳性，则提示胎儿感染CMV。羊膜腔穿刺的时机建议在孕妇感染后7周或妊娠21周后，也可通过脐静脉穿刺取脐血检测CMV-IgM抗体，但脐静脉穿刺风险较大，敏感性较低。

（2）产前超声诊断及MRI检查，可发现是否发生CMV感染相关畸形。

（3）对产前诊断确诊后出生的新生儿，出生后应随访和监测患儿的听力、视力、神经系统发育等。

（罗艳敏　刘家柳）

## 第四节　先天性单纯疱疹病毒感染

先天性单纯疱疹病毒（herpes simplex virus，HSV）感染是常见的通过母婴传播的先天性病毒感染，新生儿在分娩过程中通过接触生殖道感染HSV[16]。在美国，每年有1 200～1 500例新生儿HSV感染病例[17]。

HSV感染的危险因素包括女性、性生活年限、少数民族、生殖器感染史、家庭收入及性伴侣数量。对HSV易感的女性在妊娠期间新感染HSV的发病率约为2%。感染的时机分布相对均匀，每3个月大约有1/3的女性被感染。

【致病机制和特点】

单纯疱疹病毒是一种双链DNA病毒，分为HSV-1型和HSV-2型，两者都可引起新生儿疾病。HSV-1是唇疱疹、龈口炎和角结膜炎的主要病原体。生殖器疱疹主要来源于HSV-2，但HSV-1感染越来越普遍。1/3～1/2的新生儿疱疹感染由HSV-1引起[17]。

HSV通过直接接触和性接触在人群中传播。病毒经口腔、生殖道黏膜和破损皮肤等途径侵入机体，经过2～12天的潜伏期后在表皮和真皮复制，从而破坏细胞和产生炎症反应。在感染初期，病毒可累及感觉神经元并潜伏于此[16]。潜伏的病毒可能间歇性地增殖，使病毒颗粒下移至神经纤维和皮肤表面，导致有症状的病损或无症状的排病毒。复发期有无症状表征，在一定程度上决定于皮肤表面存在的病毒颗粒的数量。

HSV母婴传播可发生于3个时期。①宫内（5%）：HSV感染孕妇可出现血行播散和上行感染，将HSV传播至胎盘或羊膜。②分娩中（85%）：经产道分娩时分泌物污染新生儿所致。③出生后（10%）：母亲口唇部位感染HSV，出生后因亲吻或其他行为接触传播给新生儿。

【临床表型特征】

1. 宫内感染HSV的危害　妊娠早期感染可引起流产、胎儿畸形、视网膜发育不良；妊娠中、晚期感染可引起早产、胎儿宫内发育迟缓、永久性神经功能障碍等。母体HSV-1抗体对胎儿的保护效应显著弱于HSV-2抗体的保护，妊娠期间激活的HSV-1传播给胎儿的风险显著高于HSV-2。

2. 新生儿HSV感染的临床表现

（1）皮肤、眼和口（skin-eye-mouth，SEM）病征（45%）　疾病局限于皮肤、眼部和口唇，出生后10～12d发病，表现为水疱疹、角结膜炎。若不治疗，可发展为中枢神经系统感染或播散性感染。

（2）中枢神经系统感染（30%）　出生后16～19天发病，表现为癫痫、嗜睡、纳差、前囟突起，60%～70%可出现皮损。脑脊液检查可发现白细胞轻度升高、蛋白质轻度增加。若不治疗，1岁内病死率为50%，即使存活，仅30%患儿神经系统发育正常[18]。

（3）散播性感染（25%）　出生后10～12天发病，可累及脑、肺、肝、肾上腺、皮肤、眼睛和口腔等多种组织器官，引起病毒性败血症、呼吸衰竭、肝衰竭和弥散性血管内凝血等。最常见的合并症为脑炎。该类型感染预后最差，1岁内病死率高达85%，即使存活，仅30%患儿神经系统发育正常[18]。

【实验室与辅助检查】

1. 病毒检测技术

（1）病毒分离培养　是诊断的"金标准"，出生后12～24h从皮损处或结膜、鼻咽、口唇和肛门表面取材，进行接种培养。怀疑中枢神经系统感染的患儿，可对其脑脊液标本进行培养。

（2）PCR检测病毒DNA　灵敏度高，可在低浓度时检测病毒DNA，且准确性比病毒培养高3～5倍。国外现多主张在临产前检查宫颈阴道分泌物中快速检测HSV-1/2 DNA，结合HSV-2抗体判断母婴传播HSV的风险，以决定采用剖宫产还是阴道分娩，或者尽早采取抗病毒药物干预。

2. 抗体检测技术——即时血清学试验　HSV具有特殊的蛋白质包膜，机体在感染病毒之后的2～3周内即产生针对病毒蛋白的特异性抗体——抗HSV抗体，并持续存在于机体内，可通过即时血清学试验被检出。

母婴传播HSV的风险与孕妇HSV血清阳性率及分娩时产道的病毒情况有关。分娩时生殖道有HSV脱落且HSV-2抗体阴性者，通过产道传播给新生儿的概率是30%～50%；相反，如果HSV-2抗体阳性，则大大降低了传播给新生儿的风险[17]。

当检测到HSV-1或HSV-2而血清中没有相应抗体存在的证据时，HSV的生殖器感染属于原发性感染。如果找到单一的HSV-1或HSV-2病毒，并且其相应抗体也同时存在，则认为属于反复发作病例[16]。

【诊断标准】[19, 20]

1. 临床表现　生殖器水疱或溃疡。

2. 实验室检测

（1）既往未感染生殖器HSV者　需同时进行病毒检测（病毒培养或PCR检测）和血清学检测。病毒检测结果阳性可确诊生殖器HSV感染。起病时的血清学检测有助于区分原发、继发或复发性HSV感染。对于高度怀疑HSV感染但病毒检测结果为阴性的孕妇，可在3～4周后重复血清学检测，若血清转化阳性，则确诊感染。

（2）既往实验室检测诊断生殖器HSV者　不需进一步实验室检测。但对于既往孕期有活动性生殖器溃疡、实验室检测阴性者，需进行病毒检测以核实是否发生复发性HSV感染。

【治疗与预后】

1. 母亲的治疗

（1）生殖器疱疹首次发作　2016年世界卫生组织（WHO）的推荐方案为：口服阿昔洛韦400mg/次，3次/天，共10天；或阿昔洛韦200mg/次，5次/天，共10天；或伐昔洛韦500mg/次，2次/天，共10天；或泛昔洛韦250mg/次，3次/天，共10天[21]。

（2）复发性生殖器疱疹　口服阿昔洛韦400mg/次，3次/天，共5天；或阿昔洛韦800mg/次，2次/天，共5天；或阿昔洛韦800mg/次，3次/天，共2天；或伐昔洛韦500mg/次，2次/天，共3天；或泛昔洛韦250mg/次，2次/天，共5天[21]。

（3）妊娠期间生殖器疱疹频繁发作或严重感染　口服阿昔洛韦400mg/次，2次/天；或泛昔洛韦500mg/次，1次/天；或泛昔洛韦250mg/次，2次/天。需长期持续给药，疗程为6～12个月[21]。

2. 新生儿的治疗　2015年美国疾病控制中心（Centers for Disease Control and Prevention, CDC）的推荐方案为：阿昔洛韦20mg/kg静脉注射，每8h1次；皮损局限于皮肤黏膜者需连续治疗14天；中枢神经系统感染或播散性感染者需至少连续治疗21天，若此时脑脊液中HSV-DNA为阳性，需继续静脉滴注治疗直至转阴[22]。

【孕期咨询与产前诊断】

1. 不推荐在孕妇中进行常规HSV-2血清学筛查；对于无症状复发性患者，不推荐进行常规产前生殖器HSV病毒培养[16, 21, 22]。

2. 具有活跃的生殖器病损或前驱症状（如分泌期外阴病变或烧灼感）的产妇，剖宫产指征明确，且最好在破膜前进行[16, 22]。对于在分娩期有HSV感染史但无活跃的外阴病变的患者，不推荐剖宫产[16]。

3. 已知或怀疑有口唇疱疹及其他生殖器外皮损的母亲应避免与新生儿接触[18]。

（宋英娜）

# ❡❡ 第五节　其他先天性微生物感染 ❡❡

妊娠合并艾滋病病毒、乙肝病毒、梅毒感染都存在着宫内感染、母婴传播的风险，诊疗需要详细询问病史及相关疾病接触史。根据病情进行临床分型及分度，做好产前风险评估，特别在进行侵入性操作前应详尽评估宫内传播风险，需要进行侵入性产前检测或宫内治疗前，应根据具体情况慎重选择适合孕妇的产前检查方法。根据病情为患者及家属提供咨询建议，包括妊娠与乙肝、梅毒、艾滋病等的相互影响及发生母婴垂直传播的风险和预防措施。孕晚期及分娩期应根据实际情况与患者及家属讨论分娩方式及时机。

## 一、艾滋病病毒感染

艾滋病是获得性免疫缺陷综合征（acquired immunodeficiency syndrome，AIDS）的简称，是由人免疫缺陷病毒（human immunodeficiency virus，HIV）引起的慢性传染病。妊娠使婴儿获得艾滋病的风险进一步加倍，目前有关孕期和哺乳期间对HIV预防干预措施的数据很有限。Fatti G等人[23]在南非HIV感染率高的地区通过以社区为基础的HIV防御措施可减少欠发达地区产妇艾滋病毒的感染率。本病主要经性接触、血液及母婴传播，本节主要探讨妊娠合并HIV感染。

【致病机制和特点】

HIV是一种能攻击人体免疫系统的病毒。HIV通过直接或间接作用将人体免疫系统中最重要的CD4$^+$T淋巴细胞作为主要攻击目标，大量破坏该细胞，导致人体细胞免疫功能缺陷，易于感染各种疾病，如恶性肿瘤，病死率较高。CD4$^+$T淋巴细胞受损方式及表现：病毒复制产生的中间产物及gp120、vpr等诱导细胞凋亡；感染HIV的CD4$^+$T细胞表面gp120表达，与未感染细胞形成融合细胞，造成细胞溶解破坏；gp120与未感染的CD4$^+$T细胞结合成为靶细胞，被CD8$^+$细胞毒性T细胞介导的细胞毒作用及抗体依赖性细胞毒作用攻击而破坏；HIV感染骨髓干细胞，也可造成CD4$^+$T细胞产生速度减缓。

【临床表型特征】

我国部分HIV高流行地区孕妇的贫血现状调查分析表明，随着妊娠对生理影响的进一步变化，有可能会增加调查对象出现贫血的风险。从感染HIV到进入艾滋病期的时间通常为数月至15年，潜伏期平均9年，分为急性期、无症状期和艾滋病期，各期表现不同。急性期及无症状期症状轻微，发热、皮疹、头痛及不适是最常见的症状，心动过速及淋巴结增大是最常见的体征；艾滋病期以HIV相关症状、全身各种机会性感染及肿瘤为特征，实施抗逆转录病毒治疗后达到对HIV的抑制，但HIV感染者仍持续存在低度全身性炎症。这种抗炎反应不仅加剧了免疫反应而且还导致发展非艾滋病相关的非传染性疾病。

【实验室与辅助检查】

1. HIV抗体测定　抗体测定分初筛和确认检测。目前常用的标准筛查试验是EIA。在高度提纯的重组融合蛋白基础上，再加多肽包被，使其有广泛的检出位点，包含HIV-1、HIV-2和O亚型重组抗原，以确保测得O亚型。

2. HIV确认试验　我国目前规定主要用蛋白印迹法（Western Blot）对筛查试验结果阳性的血清HIV抗体进行核心（p17、p24、p55）、聚合酶和包膜蛋白确认检测。若阳性指示条带未显示或无可疑条带存在，则该试验为阴性。

3. 病毒载量　HIV-1病毒载量指体内病毒复制的数量，一般以血浆HIV RNA的拷贝数表示。病毒载量测定的方法有逆转录聚合酶链反应、分枝DNA信号扩大系统、核酸序列扩增系统和二对引物二种酶的扩增系统。

【诊断标准】

HIV抗体检测是目前诊断是否感染HIV的主要依据，抗体检测分为筛查实验（初筛和复检）与确证试验，确证试验目前最常用的是免疫印迹实验。符合以下1项者即可诊断为HIV感染者[24]：①HIV抗体确证试验阳性或血液中分离出HIV毒株。②有急性HIV感染综合征或流行病史，且不同时间的两次HIV核酸检测结果均为阳性。

【治疗与预后】

阻断HIV母婴传播的金标准为药物治疗+产科干预+人工喂养，如果给予药物治疗、产前/产时阻断，出生后人工喂养，母婴传播率可降低50%~67%。若选择剖宫产+药物治疗和产前阻断+人工喂养，传播率更低，甚至只有1%~2%。

【孕期咨询与产前诊断】

从2016年起，世界卫生组织确定将艾滋病病毒感染的婴儿和儿童作为常规病毒载量检测的优先群体。世界卫生组织规定，孕妇在妊娠首次产前检查（妊娠6~13周）时要常规筛查HIV。对于HIV感染与妊娠的相互影响，目前尚有争议，近年来普遍研究认为妊娠本身并不改变HIV感染进程，孕妇感染HIV，下一代感染风险高，母婴传播成为关注热点。尽管预防艾滋病母婴传播（PMTCT）项目取得了成功，但对于中低收入国家实现消除垂直艾滋病传播依然面临着巨大的挑战。PMTCT检测主要对HIV阳性孕妇或哺乳期妇女及其婴儿进行，包括对母亲进行HIV检测。若母亲为艾滋病病毒阳性需启动母体抗逆转录病毒疗法（antiretroviral therapy，ART）、婴儿艾滋病病毒检测及艾滋病病毒感染婴儿的抗逆转录病毒疗法。

1. 母婴传播　15岁以下儿童感染HIV的主要途径为母婴传播，在未采取任何干预措施情况下，艾滋病母婴传播率为15%~30%[25]。感染HIV的孕妇可经胎盘将病毒传给胎儿，也可经产道及产后血性分泌物、哺乳等传给婴儿。HIV最早是在妊娠8周出现在胎盘，由于分娩过程中胎儿接触产道分泌物和母体血液，因此新生儿皮肤黏膜易受感染。其他传播包括器官移植，母乳喂养时乳汁的HIV感染，外科、牙科医疗器械消毒不严导致感染。

2. 产前风险评估及产前诊断　HIV感染孕妇通过胎盘将HIV传播给胎儿，染上HIV的婴儿一般在出生后1~2年出现症状，2年内死亡[26]。对于已感染HIV的孕妇，应尽量使用非侵入性操作进行产前风险评估，尽量使用高灵敏度及低假阳性的检查，如血清学产前筛查联合胎儿颈部透明带检查、超声检查及母血胎儿游离DNA检测。母亲每毫升血浆HIV病毒载量与宫内母婴传播概率呈正相关[27]。

HIV阳性孕妇妊娠期间应尽量避免使用羊膜腔穿刺，未接受抗病毒治疗的孕妇行羊膜腔穿刺，病毒垂直传播的发生率36%。若不可避免地需要行侵入性操作时，需结合抗病毒治疗进行。如果时间条件允许，待孕妇体内病毒载量检测结果阴性时再进行操作则是更好的选择。任何操作前，需告知患者局限性，必须严格防止针尖靠近或穿破胎盘。

3. 妊娠结局及先天缺陷　孕妇患艾滋病或HIV携带者传给胎儿、婴儿风险率极高，对后代危害严重，亦是造成出生缺陷的主要因素。孕妇感染HIV后可显著增加流产、早产、低体重儿及小于胎龄儿等不良妊娠结局的发生率，同时增加念珠菌性阴道炎、尖锐湿疣的感染机会；母婴HIV垂直传播的发生率亦明显升高。加强孕期保健、预防HIV感染至关重要。

HIV感染的孕妇胎儿可能出现的先天缺陷有小头畸形、面部发育异常、先天性免疫缺陷等。产前应尽早并及时发现HIV感染，对感染HIV的孕妇采取母婴阻断的抗病毒治疗、产科干预、人工喂养等措施。这些措施能有效阻断HIV母婴传播，降低新生儿HIV感染的概率，尽可能地改善围生儿的结局。

（朱宝生　章锦曼）

## 二、乙型肝炎病毒感染

中国为乙型肝炎病毒（hepatitis B virus，HBV）感染的高发区，HBV感染率为34.28%，乙肝病毒表面抗原（HBsAg）流行率为7.18%。大多数为母婴垂直传播所致[28]。HBeAg阳性的携带者母亲，婴儿感染率可达到85%~95%，且大多成为携带者，一部分发展为慢性肝炎、肝硬化，甚至肝癌。

乙型肝炎病毒称为Dane颗粒，具有双层结构。外膜蛋白质可产生表面抗原，称为HBsAg。而核心部分具有环状双股DNA，DNA聚合酶可产生核心抗原及e抗原，它们是病毒复制的主体。

【致病机制和特点】

目前认为HBV母婴传播的途径有4种：①产前传播，孕早期胎盘屏障尚未完全形成，HBV可直接感染胎儿，或胎盘发生炎症、外伤时，HBV可经破坏的胎盘渗漏给胎儿。②产时传播，新生儿经过产道时，皮肤黏膜与母亲带病毒的血、羊水、阴道分泌物接触，或子宫收缩时胎盘绒毛的毛细血管破裂，少量被感染的母血进入胎儿血循环；产程延长可能增加感染概率。③产后传播，婴儿与母亲带病毒的体液接触。④生殖遗传传播，HBV感染生殖细胞而导致的传播。

母体血清的HBV DNA载量越高，母婴传播的概率越高。若母亲HBeAg阳性（病毒载量很高），脐血HBsAg的阳性率可达90%；若母亲HBeAg阴性，脐血HBsAg的阳性率为30%~40%[29]。

【临床表型特征】

胎婴儿感染HBV的时间越早，发展成慢性感染的可能性越大。1岁以内感染者约80%发展成慢性，1~4岁感染者30%~50%发展为慢性[30]。

感染后，病毒所引发的免疫反应对肝脏的损害较大。但由于婴儿免疫反应较低，所以感染HBV后，多不表现症状或为无症状的HBsAg携带者。有症状者也表现较轻，以无黄疸型或迁延型肝炎为主，但婴儿HBV感染多可导致成年期的肝炎、肝硬化、肝癌。

胎儿宫内感染HBV可导致肝功能损害。有人发现有宫内感染的胎儿肝功能异常者占75%，主要是由于转氨酶升高引起。有的人对患乙型肝炎孕妇所生的死婴进行尸解，发现存在弥散性肝细胞坏死及进行性肝硬化，说明尽管胎儿免疫系统未成熟，但仍有一定的免疫反应存在，造成肝脏损害。

【实验室与辅助检查】

1. 乙型肝炎血清学标志物　包括HBsAg、乙型肝炎表面抗体（抗-HBs）、HBeAg、乙型肝炎e抗体（抗-HBe）及乙型肝炎核心抗体（抗-HBc）。临床诊断意义见表38-2。

表38-2　HBV血清学标志物及其临床诊断意义

| HBsAg | 抗-HBs | HBeAg | 抗-HBe | 抗-HBc | 临床意义 |
|---|---|---|---|---|---|
| + | - | + | - | +/- | HBV感染，传染性强 |
| + | - | - | +/- | + | HBV感染，有传染性 |
| + | - | - | + | - | HBV感染，有传染性 |
| + | + | +/- | +/- | +/- | HBV感染，有传染性，HBV有可能变异 |
| + | - | - | - | - | HBV感染潜伏期，有传染性 |
| - | + | - | +/- | + | 既往HBV感染已恢复，有保护力 |
| - | + | - | + | - | 既往HBV感染已恢复，有保护力 |
| - | + | - | - | - | 接种疫苗或既往HBV感染已恢复，有保护力 |
| - | - | - | +/- | + | 既往HBV感染已恢复，无保护力 |
| - | - | - | + | - | 既往HBV感染已恢复，无保护力 |
| - | - | - | - | - | 既往无HBV感染，易感人群 |

注：HBsAg为乙型肝炎表面抗原（hepatitis B antigen）；抗-HBs为乙型肝炎表面抗体；HBeAg为乙型肝炎e抗原（hepatitis B e antigen）；抗-HBe为乙型肝炎e抗体；抗-HBc为乙型肝炎核心抗体；HBV为乙型肝炎病毒（hepatitis B virus）

2. 荧光实时定量PCR技术[31]　通过检测HBV DNA水平，可反映病毒载量的高低。需要注意的是，在约30%的HBsAg阳性而HBeAg阴性的孕妇，甚至少数HBsAg、HBeAg均阳性的孕妇中，HBV DNA低于检测下限，即"HBV DNA阴性"，但血液中仍有HBV，具有传染性。因此，对于HBsAg阳性的孕妇，无论其HBV DNA水平高低，其新生儿如不采取免疫预防，均有感染的可能性。

【诊断标准】

1. 孕妇HBV感染[31]　HBsAg阳性持续≥6个月者诊断为慢性HBV感染。如果肝功能正常，则称慢性HBV携带；如果肝功能异常，且排除其他原因，则称慢性乙型肝炎。

2. 新生儿宫内感染HBV　目前判断新生儿是否存在宫内感染HBV仍存在一定的困难。一方面，脐血HBsAg阳性并不能代表HBV宫内感染，因脐血容易受到母血的污染，而且也可能是分娩时母血渗漏所造成的HBsAg血症。另一方面，在肝脏中存在整合HBV DNA的携带者母亲，如果Dane颗粒没有释放到外周血中，即使HBsAg阳性也无传染性；如果有母婴间血液交流污染，也并不意味HBV感染。

另外，由于血清感染指标的敏感度及特异性低于组织感染指标，或是胎儿感染了HBV后处于"潜隐"状态，HBV以整合状态存在于肝脏或白细胞等其他组织中，在血清中未游离出HBV DNA或表达出抗原，因而胎儿宫内感染HBV实际发生率可能远高于血清感染率。因此，有以下2种情况的可作为诊断新生儿宫内感染HBV的标准：①携带者母亲的婴儿于出生时脐血或外周静脉血中HBV传染性标志物HBsAg、HBV DNA及抗-HBcIgM呈阳性，且在出生后1～6个月以上持续阳性者。②携带者母亲的婴儿出生后尽管及时给予HBIG和/或HBVac（乙肝疫苗）联合免疫，仍演变为慢性携带者。

【治疗与预后】

1. 妊娠期间的抗病毒治疗　有2项适应证：①治疗母亲的慢性疾病。②治疗以降低围产期传播的风险。在决定是否抗病毒治疗前，需要综合考虑适应证、预期的治疗持续时间、对胎儿的潜在不良影响、疗效、发生耐药性的风险等因素。治疗选择包括口服核苷酸类似物和皮下注射干扰素。除了替诺福韦和替比夫定为妊娠用药B类药外，其他所有抗病毒药物均为C类药。妊娠前接受治疗的患者，在严格避孕的情况下可选择干扰素，该药治疗持续时间仅48周。

2. 抗病毒治疗以预防母婴传播　①对于HBeAg阴性的孕妇，无需使用抗病毒治疗以预防母婴传播，其新生儿经正规预防后，保护率可达98%~100%。②对于HBeAg阳性的孕妇，85%~95%即使不行抗HBV治疗，其新生儿经正规预防后也可得到保护。目前尚不能将HBeAg阳性作为常规抗病毒治疗以减少母婴传播的适应证。

还需注意的是，核苷酸类似物不能清除病毒，停用后病毒将恢复原有水平，甚至更高，并可能诱发严重肝功能损害。长期服药会使病毒变异而产生耐药及其他副作用[31]。

【孕期咨询与产前诊断】

1. 慢性HBV感染者的孕期管理

（1）妊娠时机　肝功能始终正常的感染者可正常妊娠；肝功能异常者，如果经治疗后恢复正常，且停药后6个月以上复查正常则可妊娠。抗病毒治疗期间妊娠必须慎重。

（2）孕妇随访　慢性HBV感染者妊娠后，必须定期复查肝功能，尤其在妊娠早期和晚期。首次检测肝功能正常者，如无肝炎临床症状，每1~2个月复查1次；如丙氨酸转移酶（ALT）升高但不超过正常值2倍（<80U/L）且无胆红素水平升高时，无需用药治疗，但仍需休息，间隔1~2周复查；如ALT水平升高超过正常值2倍（>80U/L）或胆红素水平升高，需请相关专业医师会诊，必要时住院治疗，严重时需终止妊娠[31]。

2. HBV母婴传播的预防　接种乙型肝炎疫苗是预防HBV感染最有效的措施，必要时可联合应用乙型肝炎免疫球蛋白（hepatitis B immunoglobulin，HBIG）。乙型肝炎疫苗的有效成分是HBsAg，诱导人体主动产生抗-HBs而发挥作用。新生儿接种3针后抗-HBs阳转率高达95%~100%[32]，即使抗-HBs转阴，再次接触HBV后，机体也能在短时间内产生抗-HBs。HBIG可中和进入体内的HBV，避免和减少HBsAg慢性携带者的出生，并能有效地预防和阻断输血后HBV感染。

（1）足月新生儿　若孕妇HBsAg阴性，新生儿需在出生24h内、1个月和6个月分别接种1针乙型肝炎疫苗，不必再注射HBIG。若孕妇HBsAg阳性，新生儿需在出生12h内肌内注射1针HBIG，同时按照0、1个月、6个月3针方案接种乙型肝炎疫苗[32]。该预防方案对HBsAg阳性而HBeAg阴性孕妇的新生儿保护率为98%~100%，对HBsAg和HBeAg均阳性孕妇的新生儿保护率为85%~95%[31]。

（2）早产儿　通常需要接种4针乙型肝炎疫苗。对于HBsAg阴性的孕妇，如果早产儿出生体质量≥2 000g，可按0、1个月、6个月3针方案接种，最好在1~2岁再加强1针；如果早产儿<2 000g，待体质量达到2 000g后接种第1针，1~2个月后再重新按0、1个月、6个月3针方案接种。对于HBsAg阳性的孕妇，无论早产儿身体状况如何，在12h以内必须肌内注射HBIG，间隔3~4周后需再注射1次，出生24h内、3~4周、2~3个月、6~7个月分别行1针乙肝疫苗注射。

正规预防后，无论孕妇HBeAg阳性还是阴性，新生儿都可以母乳喂养，无需检测乳汁中有无HBV DNA载量[28]。

（宋英娜）

### 三、梅毒螺旋体感染

梅毒（syphilis）是由梅毒螺旋体（treponema pallidum，TP）引起的一种慢性传染病，主要通过性接触和血液传播。TP几乎侵犯人体所有器官，因此梅毒的临床表现极为复杂，并可通过胎盘传播引起流产、早产、死产和胎传梅毒，危害性极大。产前梅毒检测是先天梅毒、死产的预防关键措施。无产前梅毒筛查，孕妇不能在妊娠早期进行梅毒的诊断和治疗以防止不良后果。梅毒可增加HIV感染的风险，是严重的公共卫生问题。由于尚无有效的疫苗，抗生素仍是治疗梅毒的重要手段。尽管青霉素作为治疗的一线药物，但是并不是适用于所有患者，尤其不适于青霉素过敏者。我国《性传播疾病临床诊疗与防治指南（2014）》明确将头孢曲松列为青霉素的替代性药物，用于治疗早期梅毒、眼梅毒、神经梅毒、晚期梅毒、妊娠梅毒[33]。

【致病机制和特点】

梅毒的发病机制并未完全阐明，可能与TP表面的黏多糖酶的致病性有关。TP对皮肤、眼、胎盘、脐带等富含黏多糖的组织具有较高亲和力，可吸附到细胞表面，分解黏多糖造成组织血管塌陷、血供受阻，继而导致管腔闭塞性动脉内膜炎、动脉周围炎等病变。感染梅毒的孕妇，可通过胎盘将梅毒螺旋体传给胎儿，又称先天性梅毒或胎传梅毒。

【临床表型特征】

1. 获得性梅毒

（1）一期梅毒主要表现为硬下疳和硬化性淋巴结炎，一般无全身症状。

（2）二期梅毒以广泛的皮肤梅毒疹为主，可有梅毒性脱发、骨关节，以及眼、神经的损害，还可引起内脏梅毒。

（3）三期梅毒以局限性的皮肤、骨、黏膜的树胶肿、慢性结节、溃疡为主，一般出现在感染4年以上的个体中，可出现神经梅毒，如脊髓痨、麻痹性痴呆。心脏梅毒以心脏瓣膜损害为主。

2. 先天性梅毒临床症状　先天性梅毒（congenital syphilis）可分为早期先天性梅毒、晚期先天性梅毒和先天性潜伏梅毒，特点是：早期先天性梅毒较后天性梅毒重，严重可致流产、死胎、死产。晚期先天性梅毒有实质性角膜炎及神经性耳聋，侵犯心血管、神经系统者少而且症状轻，血清反应较多。先天性潜伏梅毒可无临床症状，仅出现血清反应阳性。在先天性梅毒患儿中，肝肿大是产前超声检查中最常见的异常。

（1）早期先天性梅毒　多为母体感染后的第一、第二胎。以后因母体抵抗力增强，死胎者较少，常早产。

a. 皮肤黏膜　皮肤松弛、貌似老人，口周及肛周常皲裂，愈合后遗留放射状瘢痕，手掌、足红肿浸润，甚至脓疱糜烂。

b. 梅毒性鼻炎　多于出生后1~2个月内发生。严重者可出现鼻中隔穿孔、鼻梁塌陷，形成鞍鼻。

c. 骨梅毒　较常见，常发生骨骺炎、指骨炎、病理性骨折、骨软骨炎、骨髓炎等。

（2）晚期先天性梅毒　多在5～15岁以内出现梅毒症状，80%为角膜实质炎，其次为神经性耳聋，再次为骨骼的异常，如马鞍鼻、锁骨近侧肥厚、佩刀状胫骨，方颅、胡氏点（即门牙呈桶状，有切迹、牙间隙疏，臼齿呈桑葚状等）。

（3）先天性潜伏梅毒　可全无临床症状，仅出现血清反应阳性，或早期出现症状之后未经治疗而消退。

【实验室与辅助检查】

梅毒的实验室诊断包括用暗视野显微镜或直接荧光抗体试验检查梅毒螺旋体，用聚合酶链反应检测梅毒螺旋体的核酸和血清学试验。血清学检查包括非螺旋体试验和螺旋体试验。

【诊断标准】

根据接触史、典型临床表现及实验室检查可做出诊断。

1. 实验室检查

（1）螺旋体的检查　病损分泌物做抹片，在暗视野显微镜下见到可活动的梅毒螺旋体即可确诊。

（2）血清学检查　包括非螺旋体试验和螺旋体试验。非螺旋体试验包括快速血浆反应素环状卡片试验（RPR）或性病研究实验室试验（VDRL）、不加热血清反应素试验（USR）、甲苯胺红不加热血清试验（TRUST）；螺旋体试验包括梅毒螺旋体血球凝集试验（TPHA）、荧光梅毒螺旋体抗体吸收试验（FTA-ABS）、梅毒螺旋体明胶凝集试验（TPPA）、梅毒酶联免疫吸附试验（TP-ELISA）、梅毒微粒子化学免疫测定法（CMIA）、胶体金免疫层析法（GICA）和梅毒化学发光免疫测定法（CLIA）等[34]。

2. 先天性梅毒的诊断　满足以下任何一项即可[35]。

（1）具有先天梅毒的临床症状和体征。

（2）从病损或体液暗视野检查梅毒螺旋体试验或PCR阳性。

（3）新生儿梅毒血清学检查非螺旋体试验抗体滴度较母亲增高>4倍。

【治疗与预后】

早期规范有效的治疗是改善妊娠结局的关键。妊娠期梅毒的治疗对象包括过去无明确接受过正规治疗的、最近证实与梅毒患者有性接触者、已接受正规治疗但有临床或血清学复发证据者。对是否终止妊娠仍然存在争议，在发达国家不主张终止妊娠。妊娠早期、中期有效的治疗可较好地控制先天梅毒的发生；妊娠中期、晚期发现的梅毒，虽然经过正规治疗也不保证杜绝先天梅毒。中晚孕才开始治疗的孕妇，预后较不乐观，应告知胎儿发生先天梅毒的可能，孕妇及家属有知情选择权。

【孕期咨询与产前诊断】

1. 产前诊断及干预　先天梅毒的产前诊断多用血清学方法，随着分子生物学技术的高速发展，可抽取孕妇羊水通过PCR进行产前诊断，这是目前检测梅毒螺旋体最敏感最特异的技术。胎传梅毒一般发生于妊娠16～18周之后，故妊娠初3个月如能及时发现并做驱梅治疗，则可以有效预防胎传梅毒的发生。妊娠晚期再一次治疗，主要为了保证已受感染的胎儿在宫内得到治疗，防止先天性梅毒儿产生，其母亲也可再次得到治疗。通过足够的产前检查和及时的梅毒筛查、积极治疗等综合干预，可使妊娠梅毒母婴传播阻断的成功率达到90.6%[36]。怀孕期间唯一推荐的治疗方法是苄星青霉素G，根据CDC的指导原则，按照母亲的感染期进行治疗。青霉素过敏的妇女应该脱敏，然后用适合梅毒阶段的青霉素进行治疗。充分的梅毒治疗后，应每月检查1次母体梅毒滴度，以确保母体梅毒滴度不增加4倍，因为这可明表明再度感染或者治疗失效[37]。

2. 妊娠结局　孕妇感染梅毒后，对孕妇本身和胎儿都有严重影响，可以出现多种不良的妊娠结局，引起自发性流产、胎儿宫内窘迫、胎儿水肿、胎儿宫内生长受限、胎死宫内、死产及围生儿死亡，或分娩出患先天性梅毒的新生儿，造成严重后遗症，直接危害下一代。因此早期规范有效的抗梅毒治疗是改善妊娠结局的关键，妊娠梅毒越早治疗，其不良妊娠结局及新生儿先天性梅毒发生率越低。梅毒螺旋体感染引起的不良妊娠结局是可防、可控的，必须多途径、多层面地展开健康教育普及预防母婴传播相关知识，尤其加强流动孕妇及流动儿童的管理，为孕妇和新生儿提供梅毒母婴传播的从产前到产后无缝链接的综合防治措施。提高妊娠梅毒早期诊断、及早规范治疗，是有效预防新生儿梅毒感染的重要手段，可较大程度地减少因梅毒母婴传播所造成的儿童感染。

（朱宝生　章锦曼）

## 参考文献

[1]　Maldonado YA, Nizet V, Klein JO, et al. Current concepts of infections of the fetus and newborn infant //Wilson CB, Nizet V, Maldonado YA, eds. Remington and Klein's Infectious Diseases of the Fetus and Newborn [M]. 8th ed. Philadelphia: Elsevier Saunders, 2016.

[2]　Yamamoto L, Targa LS, Sumita LM, et al. Association of parasite load levels in amniotic fluid with clinical outcome in congenital toxoplasmosis [J]. Obstet Gynecol, 2017, 130: 335–345.

[3]　Pomares C, Montoya JG. Laboratory diagnosis of congenital toxoplasmosis [J]. J Clin Microbiol, 2016, 54: 2448–2454.

[4]　Prusa AR, Kasper DC, Pollak A, et al. The Austrian toxoplasmosis register, 1992–2008 [J]. Clin Infect Dis, 2015, 60: 4–10.

[5]　SYROCOT (Systematic Review on Congenital Toxoplasmosis) study group, Thiébaut R, Leproust S, et al. Effectiveness of prenatal treatment for congenital toxoplasmosis: a meta analysis of individual patients' data [J]. Lancet, 2007, 369: 115–122.

[6]　Bouthry E, Picone O, Hamdi G, et al. Rubella and pregnancy: diagnosis, management and outcomes [J]. Prenat Diagn, 2014, 34: 1246–1253.

[7]　Yazigi A, De Pecoulas AE, Vauloup-Fellous C, et al. Fetal and neonatal abnormalities due to congenital rubella syndrome: a review of literature [J]. J Matern Fetal Neonatal Med, 2017, 30: 274–278.

[8]　Council of State and Territorial Epidemiologists. Public health reporting and national notification for congenital rubella syndrome. Position statement 09–ID–61. Atlanta, GA: CSTE, 2009.

[9]　Grant GB, Reef SE, Patel M, et al. Progress in rubella and congenital rubella syndrome control and

elimination-worldwide, 2000-2016 [J]. MMWR Morb Mortal Wkly Rep, 2017, 66: 1256-1260.

[10] ACOG Committee Opinion. American College of Obstetricians and Gynecologists. ACOG committee opinion. Number 281, December 2002. Rubella vaccination [J]. Int J Gynaecol Obstet, 2003, 81: 241.

[11] American College of Obstetricians and Gynecologists. Practice bulletin no. 151: cytomegalovirus, parvovirus B19, varicella zoster, and toxoplasmosis in pregnancy [J]. Obstet Gynecol, 2015, 125: 1510-1525.

[12] 中华医学会围产医学分会, 中华医学会儿科学分会, 中华医学会医学病毒学分会, 等. 先天性巨细胞病毒感染筛查与临床干预指南 [J]. 中国实用妇科与产科杂志, 2019, 35: 417-423.

[13] van Zuylen WJ, Hamilton ST, Naing Z, et al. Congenital cytomegalovirus infection: clinical presentation, epidemiology, diagnosis and prevention [J]. Obstet Med, 2014, 7: 140-146.

[14] Averill LW, Kandula VVR, Akyol Y, et al. Fetal brain magnetic resonance imaging findings in congenital cytomegalovirus infection with postnatal imaging correlation [J]. Semin Ultrasound CT MR, 2015, 36: 476-486.

[15] Society for Maternal-Fetal Medicine (SMFM), Hughes BL, Gyamfi-Bannerman C. Diagnosis and antenatal management of congenital cytomegalovirus infection [J]. Am J Obstet Gynecol, 2016, 214: B5-B11.

[16] ACOG Committee on Practice Bulletins, ACOG Practice Bulletin. Clinical management guidelines for obstetrician-gynecologists. No. 82 June 2007. Management of herpes in pregnancy [J]. Obstet Gynecol, 2007, 109: 1489-1498.

[17] Brown ZA, Wald A, Morrow RA, et al. Effect of serologic status and cesarean delivery on transmission rates of herpes simplex virus from mother to infant [J]. JAMA, 2003, 289: 203-209.

[18] Pinninti SG, Kimberlin DW. Preventing herpes simplex virus in the newborn [J]. Clin Perinatol, 2014, 41: 945-955.

[19] Boggess KA, Watts DH, Hobson AC, et al. Herpes simplex virus type 2 detection by culture and polymerase chain reaction and relationship to genital symptoms and cervical antibody status during the third trimester of pregnancy [J]. Am J Obstet Gynecol, 1997, 176: 443-451.

[20] Cone RW, Hobson AC, Brown Z, et al. Frequent detection of genital herpes simplex virus DNA by polymerase chain reaction among pregnant women [J]. JAMA, 1994, 272: 792 796.

[21] WHO Guidelines Approved by the Guidelines Review Committee. WHO Guidelines for the Treatment of Genital Herpes Simplex Virus [M]. Geneva: World Health Organization, 2016.

[22] Workowski KA, Bolan GA, Centers for disease control and prevention. Sexually transmitted diseases treatment guidelines, 2015 [J]. MMWR Recomm Rep, 2015, 64: 131-137.

[23] Fatti G, Shaikh N, Jackson D, et al. Low HIV incidence in pregnant and postpartum women receiving a community-based combination HIV prevention intervention in a high HIV incidence setting in South Africa [J]. PLoS One, 2017, 12: e0181691.

[24] 卫生部传染病标准专业委员会. 艾滋病和艾滋病病毒感染诊断标准 [J]. 中国艾滋病性病, 2012, 18: 272-285.

[25] De Cock KM, Fowler MG, Mercier E, et al. Prevention of mother-to-child HIV transmission in resource-

poor countries: translating research into policy and practice [J]. JAMA, 2000, 283: 1175-1182.

[26] Medizin S. HIV infection and pregnancy. Improved therapy management for HIV infected pregnant patients [J]. MMW Fortschr Med, 2016, 158 Suppl: 36-37.

[27] Magder LS, Mofenson L, Paul ME, et al. Risk factors for in utero and intrapartum transmission of HIV [J]. J Acquir Immune Defic Syndr, 2005, 38: 87-95.

[28] 卫生部疾病预防控制局, 中国疾病预防控制中心. 全国人群乙型病毒性肝炎血清流行病学调查报告 [M]. 北京: 人民卫生出版社, 2011.

[29] Ni YH. Natural history of hepatitis B virus infection: pediatric perspective [J]. J Gastroenterol, 2011, 46: 1-8.

[30] Cui F, Luo H, Wang F, et al. Evaluation of policies and practices to prevent mother to child transmission of hepatitis B virus in China: results from China GAVI project final evaluation [J]. Vaccine, 2013, 31 Suppl 9: J36-J42.

[31] 中华医学会妇产科学分会产科学组. 乙型肝炎病毒母婴传播预防临床指南 [J]. 中华妇产科杂志, 2013, 48: 151-154.

[32] Zou H, Chen Y, Duan Z, et al. Protective effect of hepatitis B vaccine combined with two-dose hepatitis B immunoglobulin on infants born to HBsAg-positive mothers [J]. PLoS One, 2011, 6: e26748.

[33] 中国疾病预防控制中心. 性传播疾病临床诊疗与防治指南 [M]. 上海: 上海科学技术出版社, 2014.

[34] 何基照. 梅毒螺旋体人类医学实验学检测进展 [J]. 临床合理用药杂志, 2016, 9: 176-178.

[35] Fan SR, Liang LF. CDC 2015 guideline for the diagnosis and treatment of syphilis [J]. Chinese General Practice, 2015, 18: 3260-3264.

[36] Cheng JQ, Zhou H, Hong FC, et al. Syphilis screening and intervention in 500, 000 pregnant women in Shenzhen, the People's Republic of China [J]. Sex Transm Infect, 2007, 83: 347-350.

[37] Rac MW, Revell PA, Eppes CS. Syphilis during pregnancy: a preventable threat to maternal-fetal health [J]. Am J Obstet Gynecol, 2017, 216: 352-363.

责任编委：陈敦金

# 第三十九章

CHAPTER 39

## 母源代谢性先天畸形

　　胎儿所需要的各种营养都来源于母体，母体不良环境暴露及代谢状况决定了胎儿的生长发育。各类不良生活史、特异体质及妊娠期或分娩期并发症导致的胎儿和新生儿疾病均为母源性疾病，本章重点讲述环境因素及母源代谢性疾病。母源代谢性先天畸形是指孕妇在受孕前或妊娠期间体内异常代谢物质对胚胎或胎儿的损害引起的先天畸形，不包括遗传信息传递所致的出生缺陷。这类疾病不仅种类多，而且发病率、病死率和致残率均很高，对新生儿的生命健康和生存质量威胁十分严重，要引起高度重视。

## ━◆ 第一节　先天性糖尿病综合征 ◆━

　　先天性糖尿病综合征又称母源性糖尿病综合征（maternal diabetics syndrome），是指患有糖尿病的孕妇在孕前血糖得不到控制导致妊娠期高血糖，使胎儿宫内受损引起的先天畸形。由于妊娠期代谢变化发生的妊娠期糖尿病（gestational diabetes mellitus，GDM），除引起巨大儿以外，一般不会导致严重的先天畸形。

【致病机制和特点】

　　1. 代谢障碍　目前认为高血糖是导致胎儿畸形的主要原因[1, 2]。孕早期高血糖可通过破坏细胞的形态条件和改变细胞器的动力学诱导卵黄囊损伤。高血糖促进氧化应激，导致细胞膜的改变，促使凋亡蛋白表达上调，诱导内质网应激，激活细胞异常的凋亡，从而导致发育中的胚胎畸形。高血糖导致的糖基化蛋白的升高与神经元祖细胞增殖减弱和皮质神经元的过早分化有关。高血糖可导致花生四烯酸和前列腺素代谢障碍及肌醇缺乏，从而影响胚胎形态发育。

　　2. 遗传因素　目前先天性糖尿病综合征有关的遗传因素还不十分明确[2]。许多不同的遗传因素（如基因的缺失、重复或变异）与心血管系统和神经系统畸形的发生有关。临床研究发现HIF-1α的缺失与室间隔缺损有关。高血糖可通过DNA甲基化、染色质修饰（如组蛋白甲基化和乙酰化）、转录调节（如microRNA的产生、RNA稳定性、蛋白合成和定位）等表观遗传水平上的改变导致胎儿发育异常。

【临床表型特征】

1. 巨大儿和大于胎龄儿[3]　一项高血糖与不良妊娠结局（hyperglycemia and adverse pregnancy outcomes，HAPO）关系的研究发现，空腹血糖（fasting plasma glucose，FBG）、餐后1h血糖、餐后2h血糖每增加1个标准差，其大于胎龄儿的相对危险度分别为1.38（1.32～1.44）、1.46（1.39～1.53）和1.38（1.32～1.44）。巨大儿与孕期血糖控制程度存在正相关。孕妇高血糖可通过胎盘进入胎儿体内，刺激胎儿胰岛β细胞增生肥大，胰岛素分泌增多，促进糖原和蛋白质合成增加，抑制脂肪分解，使脂肪和糖原在胎儿各组织中沉积，从而导致巨大儿。

2. 先天畸形　在糖代谢异常的孕妇中，胎儿畸形一般为多发畸形，以心血管和神经系统畸形常见，如：心血管畸形（大动脉转位、室间隔缺损、房间隔缺损、主动脉狭窄等），神经系统异常（神经管缺陷、前脑无裂畸形等），骨骼系统畸形（尾骨退化综合征，严重病例可有骶骨体缺如），胃肠道畸形（肛门闭锁、直肠闭锁、左结肠发育不良等）。其他畸形还包括唇裂、肺发育不全、无肢畸形等[2]。

3. 胎儿生长受限（fetal growth restriction，FGR）　妊娠早期高血糖影响胎盘发育。糖尿病合并微血管病变者，可造成胎盘低灌注、胎盘发育不良，进而影响胎儿发育。

糖尿病妊娠不仅导致畸胎发生率增高，死胎和围产儿患病率如新生儿红细胞增多症、新生儿呼吸窘迫综合征、新生儿高胆红素血症和新生儿窒息等也明显增加[1]。

【实验室与辅助检查】

孕前糖尿病合并妊娠（pre-gestational diabetes mellitus，PGDM）实验室检查，符合如下任何一项异常即可确诊[4, 5]。

1. 妊娠前已确诊为糖尿病的患者。

2. 妊娠前未进行过血糖检查、存在糖尿病的高危因素的孕妇，在首次产检时应明确是否存在PGDM。孕期血糖升高达到以下任何一项标准即可诊断为PGDM。

（1）空腹血糖（fasting plasma glucose，FPG）≥7.0mmol/L。

（2）75g口服葡萄糖耐量试验（oral glucose tolerance test，OGTT），服糖后2h血糖≥11.1mmol/L。

（3）伴有典型的高血糖或者高血糖危象症状，同时随机血糖≥11.1mmol/L。

（4）糖化血红蛋白（glycosylated hemoglobin，HbA1c）≥6.5%（采用NGSP/DCCT标准化的方法）。

妊娠24～28周对尚未诊断为糖尿病的孕妇行75g OGTT，诊断标准为空腹、服糖后1h、服糖后2h的血糖值分别为5.1mmol/L、10.0mmol/L、8.5mmol/L。任何一点血糖值达到或超过以上即可诊断为妊娠期糖尿病[6]。

3. 孕期胎儿超声检查　妊娠中期超声监测发现胎儿结构畸形，特别是心血管和神经系统畸形；孕晚期超声监测胎儿生长速度，注意胎儿腹围和羊水量的变化。

【诊断标准】

根据孕妇糖尿病病史、孕妇血糖异常和上述的先天畸形表现，排除染色体异常、基因变异、宫内感染等病因，可以做出临床诊断。

【治疗与预后】

1. 饮食控制　虽然需要控制糖尿病孕妇每天摄入的总能量，但应避免能量限制过度，妊娠早期应保证不低于1 500kcal/d（1kcal=4.184kJ），妊娠晚期不低于1 800kcal/d。推荐碳水化合物摄入量占总能量的50%～60%为宜，脂肪25%～30%，蛋白质15%～20%[5]。

2. 运动治疗　餐后30 min进行中等强度运动（如步行）对母儿无不良影响。

3. 药物治疗　大多数患者通过生活方式干预可使血糖达标，不能达标者，应给予药物治疗，首选胰岛素控制血糖。胰岛素的使用个体差异较大，一般根据病情调整剂量，注意在不同孕期及产后对胰岛素需要量的调整，并避免低血糖及酮症酸中毒的发生。

4. 预后

（1）对于超声发现的胎儿畸形，若为致死性畸形，建议终止妊娠。对于出生后可通过手术治疗进行矫正的畸形，排除遗传方面因素，综合母体情况考虑是否继续妊娠。

（2）母源性糖尿病综合征胎儿的预后视病情而定，病情严重者可导致宫内死亡，特别是患有严重先天畸形者。如果未合并先天畸形，经适当治疗护理后，大部分患者的病情基本可以得到控制，预后较理想。

【遗传咨询与产前诊断】

1. 所有计划妊娠的糖尿病妇女进行孕前咨询，了解妊娠与糖尿病的相互影响。

2. 糖尿病患者在妊娠前检测是否合并糖尿病并发症，检测患者血压、眼底情况及心肾功能，确定是否可以妊娠。合并并发症者，妊娠期间症状可能会加重，所以孕期需重新评估。

3. 糖尿病患者在孕前及孕早期将血糖严格控制在正常范围一段时间后方可妊娠。这对于降低先天性糖尿病综合征发生率至关重要。

4. 对于既往有妊娠期糖尿病病史，再次妊娠发生妊娠期糖尿病的概率为30%～50%。因此建议在孕前或者孕早期行OGTT检测。若血糖正常，在妊娠24～28周仍行OGTT检查。

5. 糖尿病患者在孕前或者孕早期应补充含叶酸的多种维生素。

6. 指导患者进行自我血糖监测，整个孕期均应在内分泌专科医生和产科医生的共同监护下妊娠。

7. 定期进行B超检查，了解胎儿发育情况，及时发现胎儿畸形。

8. 对于超声发现的结构畸形，建议行有创产前诊断，排除遗传方面的致病因素，评估胎儿预后。

（罗艳敏　朱　辉）

## 第二节　母源性苯丙酮尿症

苯丙酮尿症（phenylketonuria，PKU）是我国最常见的先天性氨基酸代谢病，为常染色体隐性遗传病，通过早期诊断、早期治疗可避免患儿发生智力残疾，为全球新生儿筛查的首选病种。孕妇在孕前患有苯丙酮尿症，未经治疗或虽经治疗但病情未得到控制，致使母体血液中苯丙氨酸异常蓄积，导致宫内胎儿大脑受损，出现以智力低下为主要特征的病变，称为母源性苯丙酮尿症（maternal phenylketonuria，MPKU）[7]。

【致病机制和特点】

该病为常染色体隐性遗传病，为苯丙氨酸羟化酶（phenylalanine hydroxylase，PAH）缺乏导致苯丙氨酸代谢障碍所致，*PAH*基因定位于染色体12q22–24.1，全长约90kb，含13个外显子，编码451个氨基酸。至今国内外已报道近800种*PAH*基因变异，具有高度的遗传异质性，存在着显著的地区和人种差异及个体差异。有关*PAH*基因变异导致疾病的发生机制请参考第二十章先天性代谢性疾病内容。

女性PKU患者和正常男性纯合子婚配时，所孕育胎儿为PKU杂合子，孕妇体内的血苯丙氨酸（phenylalaninine，Phe）通过主动转运送达胎盘，胎儿血Phe浓度可高于母体1.5～2.0倍，持续过高浓度的血Phe对胎儿体内各脏器的发育产生毒性损伤，尤其是对胎儿脑和心脏损害严重。有文献报道，血Phe浓度控制不良PKU孕妇产下的婴儿，最常见的异常包括宫内及出生后发育迟缓、小头畸形、先天性心脏病、颅面部畸形、面容异常、脊柱发育异常、斜视，甚至出现腭裂、膀胱外翻等严重畸形。

【临床表型特征】

中枢神经系统异常是MPKU的主要临床表现，常见胎儿宫内发育迟缓（IUGR）、智力低下、小头畸形，可见先天性心脏病。胎儿损害的程度和母血Phe的水平有关。有文献报道，当母体血Phe≥20mg/100mL时，92%的胎儿发生智力障碍，73%发生小头畸形，10%出现心脏畸形，40%合并IUGR。因此有人推荐在孕前及产前的母亲实行低苯丙氨酸饮食，对母源性苯丙酮尿症有较好的预防作用。

【实验室与辅助检查】

1. 对已经生育过小头畸形、智力低下患儿的女性没有确诊苯丙酮尿症的孕妇，要进行血Phe浓度测定及*PAH*基因分析。

2. 在不清楚配偶是否为*PKU*基因变异携带者的前提下，最好行配偶*PAH*基因分析，新生儿出生后行*PAH*基因分析。

3. 测定母体血Phe浓度，当血Phe≥20mg/100mL时，胎儿发生并发症风险升高。

4. 孕期规范超声检查，评估胎儿生长发育，排除各个系统结构异常。必要时2～3周复查1次超声。

【诊断标准】

1. 孕妇为确诊的PKU患者，已经出现如上所述的智力低下、小头畸形和先天性心脏病的异常表现，孕期血Phe控制不良。

2. 出生后行新生儿血Phe测定，并进行*PAH*基因测定可以确诊。

【治疗和预防】

受孕前对PKU的彻底治疗和怀孕期对PKU的控制，是防止母源性PKU综合征发生的重要而有效的措施。许多PKU孕妇饮食治疗极其困难，与普通孕妇一样，PKU孕妇有呕吐等孕期不适，不能忍受甚至拒绝低Phe配方奶粉等特殊饮食。为此，需寻找其他替代疗法。最近，国外将用于治疗四氢生物蝶呤（tetrahydrobiopterin，BH4）缺乏症的药物沙丙蝶呤（sapropterin dihydrochloride，6R-BH4）用于BH4反应型的高苯丙氨酸血症（hyperphenylalaninemia，HPA）孕妇，取得了一些效果。欧美、日本已将6R-BH4作为BH4反应型PKU孕妇的饮食治疗补充剂[8]。

为避免母源性PKU的发生，在广泛开展新生儿PKU筛查的地区，需进行严格的病例管理。诊断为PKU的患儿最好在出生后一周内开始治疗。之前传统的观念认为PKU患者的低Phe饮食控制至青春期，然而目前的观念认为长期的饮食控制可以改善生活质量。已有研究证实高苯丙氨酸血症与神经认知和精神问题相关，如焦虑、抑郁、恐怖症、执行力缺陷等相关。PKU妇女欲怀孕需在医生的指导下进行饮食治疗至少从孕前3个月开始，严格控制血Phe浓度，直至整个孕期结束，将血Phe浓度控制在120~360μmol/L。为了有效地控制PKU孕妇的血Phe浓度，国内外形成了一些共识。

首先，婚育期PKU女性患者如准备怀孕或已经怀孕，应及时寻求有经验的遗传学医师及营养师的帮助，获得合理的个体化饮食指导及营养代谢监测。为保证母胎及婴儿健康，每月至少复查1次体重，计算身体质量指数（BMI）；每周1~2次检测血Phe浓度；每周1次（至少每月1次）进行血氨基酸分析，每月1次（至少每孕期1次）进行血清前蛋白测定。每个孕期均要行清蛋白、总蛋白、铁蛋白、血常规、25-羟基维生素D的检测，如条件许可，还可进行血液维生素B、维生素A、叶酸、锌、铜、硒及必需脂肪酸测定，以全面掌控PKU孕妇的血Phe浓度和全面营养状况，并根据监测情况实时对饮食方案及相关治疗进行调整[9]。为保证母婴营养支持，需添加叶酸、维生素B和蛋白质，使胎儿血浆总同型半胱氨酸、叶酸、基础长链脂肪酸维持在正常水平，确认蛋白质供给充分，降低心血管疾病的风险，改善骨密度，减少宫内发育迟缓的发生。

【遗传咨询与产前诊断】

PKU的产前基因诊断主要适用于已生育过PKU患儿的家庭，即有先证者存在时。对于计划生育子女的PKU患者及其家庭，美国妇产科协会提出了如下一些建议[10]：①鼓励终身进行饮食控制及治疗，改善生活质量。②婚育年龄的PKU女性应接受遗传知识方面的教育，内容包括结婚对象的选择、家庭婚育计划及关于母源性PKU的相关问题。③准备怀孕的女性患者孕前至少3个月起控制血Phe浓度低于360μmol/L，自孕前直至整个妊娠期间血Phe浓度水平需维持在120~360μmol/L，因此严格的低Phe饮食控制非常重要。④评估妊娠导致患儿发生早期骨量减少的风险。⑤分娩后要兼顾好治疗和营养两个方面。⑥怀孕PKU女性应在富有经验的PKU治疗中心进行监控与营养干预。⑦如果婴儿不是PKU患儿，其肝脏内PAH活性正常，可以顺利代谢Phe，故母乳喂养是安全的。⑧尽管研究资料有限，对于BH4反应型的PKU孕妇，可以选择服用6R-BH4作为饮食治疗补充剂。

而在未全面开展PKU新生儿筛查的地区，Hanley等[11]建议广泛进行产前PKU筛查，妇女应该在孕前行PKU筛查，孕妇可选择性筛查。孕妇选择性筛查的指标有：①有PKU家族史。②生育过小头畸形或智力障碍子女的妇女。③IQ在70分以下或边缘水平（70~85）的妇女。④生过先天性心脏病患儿的妇女。

（陈敦金　李志华）

## 第三节　胎儿酒精综合征

胎儿酒精谱系障碍（fetal alcohol spectrum disorder，FASD）是指孕期酒精暴露导致的一系列异常，包括胎儿酒精综合征、部分胎儿酒精综合征，以及酒精暴露导致的神经发育异常。胎儿酒精综合征（fetal alcohol syndrome，FAS）是胎儿酒精谱系障碍中最严重的情况，主要有以下3方面特征：颅面部形态异常、生长迟缓、中枢神经系统异常，这些异常通常伴随着大脑结构和功能的损害[12]。在美国和加拿大，10%～15%的孕妇孕期饮酒，胎儿酒精综合征的发生率为1‰～2‰。

【致病机制和特点】

酒精引起先天畸形的确切机理尚不清楚，由于明显的伦理原因，酒精对人类大脑发育的影响的研究是有限的，大部分研究来自于动物模型，研究结果均提示无论在体质上还是在行为上酒精都是致畸物，其影响是广泛的和不可逆的。目前可能的机制如改变DNA甲基化、组蛋白乙酰化、改变神经免疫活性、引起氧化应激改变、扰乱神经元间的黏附、凋亡学说、干扰神经递质传导学说、引起胎盘损伤因素等，从而导致一系列发育异常[13, 14]。

大量的临床病例和胚胎学研究已经证实，酒精能够自由地通过胎盘进入胎儿的血液循环，影响胎儿细胞及组织的发育，而酒精对胎儿生长发育的影响很大程度上取决于胚胎发展的不同阶段。在孕早期饮用大量酒精可以导致面部和脑的畸形，在孕中期饮用则与自发性流产相关，在孕晚期大量摄入酒精，则可以导致婴儿出生体重、身高和脑容量的降低。从动物模型中研究发现，产前接触酒精会通过各种机制影响大脑发育的各个阶段，其中最重要的是认知、运动和行为功能障碍。

因此，女性在怀孕期间任何时期饮酒都是不安全的，但并不是所有孕期酗酒的母亲所生的孩子都患FAS，其发病率为1%～50%。有数据统计，大龄或者有过2～3次怀孕史的经产妇生育FAS患儿的概率明显增加，慢性酗酒的母亲要比短时期内接触酒精的女性更容易生育FAS患儿。此外，母体的营养状况、精神压力、药物滥用、围产期的并发症，以及胎儿对酒精的敏感度、环境、父方的饮酒状况也都单独或者共同影响着FAS的发生。

【临床表型特征】

1. 宫内生长和发育迟缓，出生后体重、身高、头围明显低于正常标准。

2. 颅面畸形，包括小头畸形、小眼球症、眼睑下垂、内眼角赘皮、面部中区和上颌骨发育不全、小下颌、面部成形不全、唇裂或腭裂等。

3. 中枢神经系统功能障碍，此为产前酒精接触损害最严重的一个方面，主要表现在结构和功能的损害，如小头畸形、脑积水、精神障碍、智力低下等。

4. 其他多器官系统畸形，心血管系统常出现房间隔缺损、室间隔缺损、大血管异位等；泌尿生殖系统可有肾畸形、肾盂积水、尿道下裂等；骨骼、四肢、皮肤、肌肉也常出现如椎体融合、脊柱裂、多指（趾）、并指（趾）、甲床发育不全、血管瘤等畸形表现。

前3项为鉴别胎儿酒精综合征的主要标准，如缺少其中的某些特征，可视为部分胎儿酒精中毒综合征。

精神运动性障碍和智力发育迟缓是出生后FAS的最突出特征，主要特点是酒精持续作用于中枢神经系统；由于孕期酒精暴露导致神经发育受损会有青少年犯罪率升高的远期影响[15]。

【实验室与辅助检查】

结合孕妇怀孕期喝酒史，按孕周不同做胎儿相关影像检查（见上）。

【诊断标准】

主要根据母亲孕期酒精摄入史，胎儿或新生儿具有一项或多项FAS相关的畸形、发育异常及出生缺陷表现，并排除其他可能导致已有异常表现的致病因素。

【治疗和预防】

由于酒精综合征造成的中枢神经系统损害是永久性的，有些治疗可以减缓症状，但无法根治FAS，因此预防措施非常重要。

酒精是致畸物，孕期饮酒与胚胎和新生儿的危害有关。美国科学和健康理事会推荐孕妇的酒精摄入量为每天不超过2杯酒（约为31g酒精）。但有些作者认为每天饮酒超过20mL的孕妇，即可生出头围显著减小的婴儿。另一报道称妇女在受孕前后每周摄入100g以上的酒精，会大大增加娩出生长迟缓胎儿的概率，且概率为每周摄入酒精50g的两倍。因此尽管较高的产前酒精暴露与胎儿酒精谱系障碍的发病率和严重程度有关，但没有研究提供怀孕期间可以饮用酒精的相对安全的摄入量，也没有研究哪个孕周饮酒对胎儿是相对安全的，重要的是即使在孕晚期戒酒，也不能减少胎儿生长迟缓的危险性。由此可见，在怀孕期间任何时候摄入的酒精都有可能导致不可逆转的损害，从而导致胎儿酒精谱系障碍。最安全的措施是孕妇和打算怀孕的妇女应戒酒，并使育龄妇女接受保护下一代的健康教育。

【遗传咨询与产前诊断】

1. 首先告知前来就诊的所有孕妇酒精是非常明确的致畸因子，准备受孕的夫妻要戒酒；而孕妇在任何孕周都要戒酒。

2. 对有酒精暴露史的可疑人群，主要通过超声检查进行产前诊断，明确胎儿是否合并面部畸形、中枢神经系统异常及胎儿生长受限。

3. 来自波士顿儿童医院的研究显示在对疑似产前酒精综合征的患儿进行CMA检测发现，14.3%的患儿检测到致病性拷贝数变异，如2q37del、22q11.22dup和4q31.21del，该研究强烈建议对于可疑酒精综合征的胎儿有必要进行CMA检测排除致病性拷贝数变异[16]。

（陈敦金　李志华）

## 第四节　苯妥英钠综合征

胎儿苯妥英钠综合征（fetal hydantoin syndrome，FHS）是指孕妇于孕期服用抗癫痫药物苯妥英钠所致的胎儿畸形，以头面部畸形、心血管异常、泌尿生殖畸形、智力及生长发育不足、凝血障碍等为主的一系列表现。苯妥英钠用于治疗癫痫、神经疼痛综合征、心律失常等疾病。妊娠合并癫痫或者其他疾病致使孕期内暴露于苯妥英钠，大多数胎儿生长发育正常，但胎儿发生出生缺陷和其他健康问题的风险升高。

【致病机制和特点】

苯妥英钠在人体肝脏代谢，孕妇妊娠期服用该类药物，可通过胎盘屏障进入胎儿。进入胎儿的苯妥英钠浓度高于母体血药浓度。

妊娠期间服用苯妥英钠的重要先天畸形发生率为5%～10%[17]，妊娠期抗惊厥药的使用与普通人群相比致畸的风险增加2～3倍[18]。致畸机制与药物导致叶酸缺乏、抑制神经元发育有关。叶酸为核酸及蛋白质合成重要物质，叶酸的缺乏易导致胎儿生长发育缺陷，特别是神经管缺陷畸形。因大脑、神经管、心脏、面部、骨骼、生殖器等器官发育都在妊娠前3个月，故此时暴露于苯妥英钠，致畸率更大。

临床表现及致畸危害呈剂量依赖性，特别是剂量超过300mg/d，患病风险加大。苯妥英钠与其他抗癫痫药物联合治疗比苯妥英钠单药治疗致畸率更高。

【临床表型特征】

FHS临床表现多样，患儿可有一种或多种异常，主要表现为头面部、肢体畸形、内脏缺损、生长及智力障碍等。完全典型症状发生率为5%～10%，约1/3患者仅表现出部分临床症状[17]。

1. 先天畸形[19]

（1）特殊面部畸形　小头畸形，高而宽的额头、发迹线低，可出现唇裂或腭裂、宽牙槽、上颚拱起、上唇薄、低鼻梁、鼻翼扁平宽阔、短小朝天鼻、人中浅长、眼距过宽、斜视、眼睑下垂、内眦赘皮，间断流泪性湿眼等。

（2）神经系统发育障碍　神经管缺陷、先天性脊柱裂、脑发育缺陷等。

（3）先天性心脏畸形　如室间隔缺损、主动脉弓闭锁、肺动脉瓣或者主动脉瓣闭锁、动脉导管未闭、心率不齐。

（4）泌尿生殖器畸形　隐睾、尿道下裂等。

（5）骨骼及四肢畸形　假性多节指最常见，还有远端指骨发育不良并小指甲，拇指对指，臀外翻、跛行、小头畸形、关节僵直、胸腔肋骨畸形等。

（6）其他畸形　胃肠道畸形、腹股沟疝、脐疝、气管软化等。

2. 胎儿生长　受限、流产、早产、死胎。

3. 出生后表现　有新生儿低血糖症、凝血功能异常、新生儿出血、中毒性肝病等。

4. 精神行为发育异常　语言发育及交流障碍、学习障碍、认知障碍、智力问题、自闭症、注意力缺陷等[20]。

【实验室与辅助检查】

1. 母体血清AFP值测定　在开放性神经管缺陷中，母体血清AFP值会升高。

2. 母体血清苯妥英钠浓度测定　致畸作用的危害与血药浓度相关，血药浓度越高，致畸风险越大。

出生后随访患儿肝功能及凝血功能、维生素D、血清钙离子、镁离子浓度。

【诊断标准】

主要根据母亲孕期服用苯妥英钠药物的用药史，胎儿或新生儿具有一项或多项FHS相关的畸形、发育异常及出生缺陷表现，并排除其他能导致已有异常表现的致病因素。

1. 产前超声检查。可发现脊柱裂、小头畸形、骨骼发育，以及生殖器异常、唇腭裂、特殊颜面等畸形表现；超声心动图可发现室间隔缺损、心律异常等心血管畸形。

2. 母体血清AFP值测定。在开放性神经管缺陷中，母体血清AFP值会升高。

3. 母体血清苯妥英钠浓度测定。致畸作用的危害与血药浓度相关，浓度越高，致畸风险越大。

4. 出生后随访患儿肝功能及凝血功能、维生素D、血清钙离子、镁离子、体格发育评估、神经系统发育评估、精神运动系统相关检查[21]。

【治疗与预后】

FHS无殊治疗，以对症处理为主，产前早期干预和管理尤为重要。

1. 妊娠合并癫痫孕妇应避免使用苯妥英钠，在专业医生指导下改为替代药物治疗。若苯妥英钠类药物为必需治疗时，应在医生的指导下调整至控制发作的最小剂量，尽可能单药治疗。剂量<300mg/d，3~4次/天，分次服用为宜。

2. 补充高剂量叶酸。孕前6周至妊娠3个月补充，4~5mg/d，孕期监测叶酸水平。

3. 外科治疗。脊柱裂、神经管缺陷、唇腭裂、先天性心脏畸形等可在出生后尽早进行手术治疗。

4. 出生后长期随访患儿的体格发育、智力、语言能力、学习能力、精神行为等情况，出现异常可进行相应的治疗管理，如早期语言锻炼、特殊教育、行为疗法、心理治疗等。

5. 加强婚检和优生优育知识宣教工作。

6. FHS患儿预后不一，与苯妥英钠暴露时间和暴露剂量有关。若出现多发先天畸形或智力发育障碍，则预后不佳。

【遗传咨询与产前诊断】

胎儿苯妥英钠综合征对患儿的危害严重，目前无有效的治疗方法，故应该对有苯妥英钠用药史的育龄女性开展遗传咨询，对孕期有苯妥英钠暴露史的胎儿进行产前诊断是减少FHS患儿发生的有效手段。

1. 遗传咨询  对于患有癫痫的育龄女性，应告知妊娠合并癫痫的疾病风险，可能会发生孕期癫痫发作、胎儿缺血缺氧导致死胎、新生儿癫痫等。育龄妇女服用苯妥英钠药物应尽量避孕，一般停药并病情控制3个月后计划怀孕较安全。

告知孕期服用苯妥英钠药物的风险。妊娠合并癫痫的孕妇不应自行停用药物，中止药物治疗可能会使孕妇在孕期发生不可控制的癫痫发作和胎儿缺氧，产生严重的致死性威胁。孕妇应告知产科医生和神经内科医生予以调整治疗方案。

FDA将苯妥英钠归为D类药物，孕期尽量避免苯妥英钠的药物治疗。苯妥英钠应用于妊娠合并癫痫时，仅用于其他抗癫痫药物无效或者更不安全的情况，调整药物剂量至控制癫痫发作的最小用药量，尽可能控制在300mg/d以下。

询问家族中是否有神经管缺陷、先天畸形或者智力障碍的患儿，若有，则尽可能避免使用苯妥英钠药物，孕期建议服用高剂量叶酸降低神经管缺陷风险。

2. 产前诊断　妊娠期服用苯妥英钠药物，应每个月监测母体血清血药浓度和叶酸水平，妊娠15～16周查母体血清AFP值筛查胎儿神经管缺陷。

有妊娠期苯妥英钠暴露史，且超声检查有畸形表现或胎儿生长发育异常，可行产前诊断排除遗传因素等病因。视胎儿畸形严重程度，考虑是否继续妊娠。

可疑FHS的新生儿，出生后要完善语言功能、精神行为发育、智力发育等检查，并随访监测。产前诊断具有很大的局限性，仅能检查出部分明显的畸形表现，也不能判断胎儿出生后神经系统发育情况，应充分告知孕妇相关风险。

（陈敦金　曹定娅）

## 第五节　胎儿丙戊酸盐综合征

胎儿丙戊酸盐综合征（fetal valproate syndrome，FVS）是指母亲妊娠期服用丙戊酸盐药物（valproate，VPA）导致胎儿出现特殊外貌、先天畸形、出生缺陷等一系列表现。丙戊酸盐类药物是常用的传统抗癫痫药物，包括丙戊酸钠、丙戊酸和双丙戊酸钠等，用于治疗癫痫、情感障碍、偏头痛等疾病。妊娠合并癫痫或者其他疾病孕期内暴露于丙戊酸盐，大多数胎儿生长发育正常，但胎儿发生出生缺陷和其他健康问题的风险升高。

【致病机制和特点】

丙戊酸盐在人体肝脏代谢，孕妇妊娠期服用该类药物，可通过胎盘屏障进入胎儿。进入胎儿的丙戊酸钠浓度高于母体血药浓度。妊娠期间服用丙戊酸钠的重要先天畸形发生率为11%[22]，丙戊酸钠比其他抗癫痫药物的致畸率高，比普通人群致畸率高2～4倍。致畸机制与药物导致叶酸代谢障碍、抑制神经元发育有关。叶酸为核酸及蛋白质合成重要物质，叶酸的缺乏易导致胎儿生长发育缺陷，特别是神经管缺陷。因大脑、神经管、心脏、面部、骨骼、生殖器等器官发育都在妊娠前3个月，故此时暴露于丙戊酸盐，致畸率更大。

临床表现及致畸危害呈剂量依赖性，特别是剂量超过1 500mg/d，患病风险更大[23]。高剂量丙戊酸钠单药治疗比低剂量丙戊酸钠与其他抗癫痫药物联合治疗致畸率更高[24]。

【临床表型特征】

FVS临床表现多样，患儿可有一种或多种异常[25]。主要表现如下。

1. 先天畸形

（1）特殊面部畸形　可出现唇裂或腭裂、高而宽的额头、内眦赘皮、眼距过宽、低鼻梁、鼻上翻、人中浅长、厚下唇、指甲发育不良等，但往往比较难观察到，有的随着年龄的增长才逐渐表现。

（2）神经系统发育障碍　神经管缺陷、先天性脊柱裂、脑发育缺陷等。据FDA统计，美国孕期前3个月胎儿暴露于丙戊酸盐导致神经管缺陷的比例比普通人群高30～80倍。

（3）心脏畸形　如室间隔缺损、主动脉弓闭锁、大动脉转位等。

（4）生殖器畸形　隐睾、尿道下裂等。

（5）骨骼及四肢畸形　并指最常见，还有长指、畸形足、颅缝早闭、关节僵直、胸腔肋骨畸形等。

（6）其他畸形　腹股沟疝、脐疝、气管软化等。

2. 胎儿生长　受限、流产、早产、死胎。

3. 出生后表现　有新生儿低血糖症、凝血功能异常、中毒性肝病等。

4. 精神行为发育异常　语言发育及交流障碍、学习障碍、认知障碍、行为问题、自闭症、注意力缺陷等。

【实验室与辅助检查】

1. 超声检查　可发现脊柱裂、大脑发育异常、骨骼发育，以及生殖器异常、唇腭裂等畸形表现；超声心动图可发现室间隔缺损、心房心室运动异常等心血管畸形。

2. 母体血清AFP值测定　在开放性神经管缺陷中，母体血清AFP值会升高。

3. 母体血清丙戊酸盐浓度测定　致畸作用的危害与血药浓度相关，血药浓度越高，致畸风险越大。

出生后随访患儿肝功能及凝血功能、体格发育评估、神经系统发育评估、精神运动系统相关检查。

【诊断标准】

主要根据母亲孕期服用丙戊酸盐药物的用药史，胎儿或新生儿具有一项或多项FVS相关的畸形、发育异常及出生缺陷表现，并排除其他能导致已有异常表现的致病因素。

【治疗与预后】

FVS无特殊治疗，以对症处理为主，产前早期干预和管理尤为重要[26]。

1. 妊娠合并癫痫孕妇应避免使用丙戊酸钠，在专业医生指导下改为替代药物治疗。若丙戊酸盐类药物为必需治疗时，应在医生的指导下调整至控制发作的最小剂量，尽可能单药治疗。剂量<1 000mg/d，3~4次/d，分次服用为宜。

2. 补充高剂量叶酸。孕前3个月至妊娠3个月补充，4mg/d，孕期监测叶酸水平。

3. 外科治疗。脊柱裂、神经管缺陷、唇腭裂、先天性心脏畸形等可在出生后尽早进行手术治疗。

4. 出生后长期随访患儿的体格发育、智力、语言能力、学习能力、精神行为等情况，出现异常可进行相应的治疗管理，如早期语言锻炼、特殊教育、行为疗法、心理治疗等。

5. 加强婚检和优生优育知识宣教工作。

6. FVS患儿预后不一，与丙戊酸盐药物暴露时间和暴露剂量有关。若出现多发先天畸形或智力发育障碍，则预后不佳。

【遗传咨询与产前诊断】

胎儿丙戊酸盐综合征对患儿危害严重，目前无有效的治疗方法，故应该对有丙戊酸盐用药史的育龄女性进行咨询和管理，对孕期有丙戊酸盐暴露史的胎儿进行严密监测。

1. 遗传咨询

（1）对于患有癫痫的育龄女性，应告知妊娠合并癫痫的疾病风险，可能会发生孕期癫痫发作、胎儿缺血缺氧导致死胎、新生儿癫痫等。育龄妇女服用丙戊酸盐药物应尽量避孕，改用其他相对安全的抗癫痫药物或服用最低有效剂量的丙戊酸盐，并且病情控制1年后计划怀孕较安全。

（2）告知孕期服用丙戊酸盐类药物的风险。妊娠合并癫痫的孕妇不应自行停用药物，终止药物治疗可能会使孕妇在孕期发生不可控制的癫痫发作和胎儿缺氧，产生严重的致死性威胁。孕妇应告知产科医生和神经内科医生予以调整治疗方案。

（3）孕期尽量避免丙戊酸盐的药物治疗。丙戊酸盐应用于妊娠合并癫痫时，仅用于其他抗癫痫药物无效或者更不安全的情况，调整药物剂量至控制癫痫发作的最小用药量，尽可能控制在500 ~ 600mg/d。

（4）询问家族中是否有神经管缺陷、先天畸形或者智力障碍的患儿，若有，则尽可能避免使用丙戊酸盐药物，孕期建议服用高剂量叶酸降低神经管缺陷风险。

2. 产前诊断

（1）妊娠期服用丙戊酸盐药物，应监测母体血清血药浓度和叶酸水平，可在妊娠15 ~ 20周查母体血清AFP值筛查胎儿神经管缺陷。

（2）有妊娠期丙戊酸盐暴露史，且超声检查有畸形表现或胎儿生长发育异常，可行产前诊断排除遗传因素等病因。视胎儿畸形严重程度，考虑是否继续妊娠。

（3）可疑丙戊酸盐综合征的新生儿，出生后要完善语言功能、精神行为发育、智力发育等检查，并随访监测。

（4）产前诊断具有很大的局限性，仅能检查出部分明显的畸形表现，也不能判断胎儿出生后神经系统发育情况，应充分告知孕妇相关风险。

（罗艳敏　刘家柳）

# 第六节　胎儿华法林综合征

胎儿华法林综合征（fetal warfarin syndrome，FWS）或Di Sala综合征或华法林胎儿病（fetal warfarin embryopathy）是一种罕见的疾病，是由于孕妇孕期服用华法林，通过胎盘导致胎儿出现先天性异常。

【致病机制和特点】

华法林为香豆素类衍生物，其抗凝治疗的作用机制是抵制维生素K在肝内合成凝血因子Ⅱ、凝血因子Ⅶ、凝血因子Ⅺ、凝血因子Ⅹ。孕妇服用华法林后，首先，它抑制了胚胎中维生素K的再循环，导致胎儿器官出血。其次，它干扰了维生素K还原酶的活性，导致维生素K依赖性矿物质的生成减少，从而抑制骨骺及鼻中隔软骨钙化，即点状骨骺。最后，生长板过早闭合和四肢缩短也可能发生。

Franco等学者认为，华法林可能抑制芳香基硫酸酯酶活性，这也是X-连锁的隐性点状软骨发育不良的原因，其表现与华法林综合征相似[27]。

此外，华法林的致畸作用看起来为剂量依赖性，华法林治疗剂量<5mg/d时，胎儿致畸率

<3%；华法林治疗剂量>5mg/d时，更易出现致畸作用，且胎儿易出现更为严重的畸形。

【临床表型特征】

胎儿华法林综合征主要临床表现为：鼻软骨发育不全、点状骨骺、四肢短小、短趾（指）、小头畸形、脑室扩大、智力低下等，少数病例报道胎儿膈疝。

华法林对胎儿的致畸作用主要发生在孕早期，在妊娠6～9周应用华法林最易导致胎儿畸形。在孕中晚期，孕妇接触华法林后，胎儿可能出现神经萎缩、失明、角膜混浊、耳聋、小头畸形、脑积水、癫痫、器官出血、Dandy-Walker综合征及精神发育迟缓等异常。

孕妇服用华法林后，胎儿发生自然流产、早产、宫内死亡及新生儿死亡的风险增高。但并不是所有孕期接触华法林的胎儿均有异常，Hall等[28]学者研究了418例孕期服用华法林的孕妇，其中2/3的胎儿为正常活产，1/6的胎儿为自然流产或胎儿宫内死亡，1/6为异常的活产胎儿；而孕妇孕期单独使用肝素并不能明显改善胎儿的预后，其1/8的胎儿为死产，1/5的胎儿为早产，2/3的胎儿为正常分娩。Bian等[29]对心脏瓣膜置换术后的58例孕妇进行研究，发现孕期应用低剂量及低强度的华法林能有效地降低母亲的并发症（栓塞、出血及心衰等），且胎儿的并发症（自然流产、早产、死胎、胎儿畸形如华法林综合征）和新生儿死亡发生率低。

【实验室与辅助检查】

胎儿特征性超声改变（见下）。

【诊断标准】

胎儿华法林综合征的诊断标准：①孕妇在孕期（特别是孕早期）有服用华法林病史。②胎儿特征性超声改变（鼻骨发育不良或点状骨骺）或者有其他症状，如额部包块、短颈、低出生体重、四肢短小、多指（趾）畸形及呼吸困难（由于鼻后孔闭锁导致）等。③孕妇孕中期或孕晚期接触华法林，胎儿表现为多种中枢神经系统畸形及颅内血肿等。

【治疗与预后】

对于心脏瓣膜置换术后的孕妇，孕期如何服用抗凝药物存在争议。华法林对胚胎有剂量依赖性致畸作用，低分子肝素对胎儿影响较小，但预防瓣膜血栓的作用较弱。常使用的抗凝方案如下：①孕期完全排除使用华法林，使用低分子肝素或肝素抗凝。②在妊娠12周内以低分子肝素或肝素替代华法林。③孕早期及孕中期使用华法林，孕晚期以低分子肝素或肝素取代。然而，这些方案只基于病例报告、病例系列、小队列研究和问卷，其临床应用疗效和母胎风险尚需进一步评价。抗凝治疗的选择和风险应与患者在妊娠前和诊断后立即进行讨论，也需要产科和心血管内外科等多学科合作。

孕妇整个孕期使用华法林所生的活产儿中，胎儿华法林综合征发生率为6.4%；在妊娠6～12周期间以肝素替代华法林，可以降低华法林综合征的发生率，但两种方法的胎儿丢失率无明显差异。使用肝素方法孕妇发生瓣膜血栓的概率低于第二种方法（3.9% vs 9.2%），而使用华法林导致胎儿出血的发生率为4.3%[28]。孕期单独应用肝素，虽然可以完全杜绝胎儿华法林综合征，但是同时也会增加孕妇发生血栓及死亡的风险。整个孕期应用华法林，孕妇发生血管栓塞的风险为2.9%，发生死亡的风险为1.1%；而孕期转换为肝素，孕妇发生血管栓塞和死亡的风险分别为7.1%和1.7%；整个孕期一直应用肝素，孕妇发生血管栓塞和死亡的风险分别为13.4%和4.7%。

美国心脏协会（American Heart Association）[30]和欧洲心脏病学会（European Society of Cardiology）[31]对机械瓣膜置换术后的孕妇建议：基础华法林用量<5mg/d者，妊娠期可继续服用华法林；基础华法林用量>5mg/d者，妊娠6～12周改为低分子肝素或肝素；孕中晚期继续用华法林，可加用阿司匹林；计划分娩前停用华法林，改为低分子肝素或肝素。

胎儿华法林综合征的预后取决于胎儿宫内畸形的严重性，对于有上呼吸道梗阻的胎儿，出生后可予气管插管；对于存在中枢神经系统畸形的胎儿，预后较差。

【遗传咨询与产前诊断】

1. 遗传咨询

（1）对于正在服用华法林抗凝的需要备孕的妇女，充分告知服用华法林或改为高分子且不易通过胎盘的抗凝药物如低分子肝素对胎儿的致畸和流产风险及对母亲栓塞、死亡等风险，权衡利弊，决定孕期的抗凝方案。

（2）孕前与孕期需要产科、心血管内外科等多学科合作，密切监护胎儿发育和母亲凝血功能、心脏情况。

（3）对于孕期服用华法林，需在胎儿分娩后注意有无颅内出血等表现，对新生儿进行随访。

2. 产前诊断　妊娠期服用华法林，超声检查有畸形表现或胎儿生长发育异常，可行产前诊断排除遗传因素等病因。视胎儿畸形严重程度，考虑是否继续妊娠。

（罗艳敏　邹志勇）

## 第七节　胎儿甲氨蝶呤综合征

胎儿甲氨蝶呤综合征是指孕前或孕期服用大量甲氨蝶呤（methotrexate）类药物，导致体内叶酸代谢障碍，从而引起胎儿先天性畸形的一类疾病。甲氨蝶呤是最常用的抗肿瘤药物，主要通过抑制二氢叶酸还原酶而阻碍肿瘤细胞的生长与繁殖。其副作用是使二氢叶酸不能还原成有生理活性的四氢叶酸。四氢叶酸作为一碳单位的载体，直接影响细胞分裂和增殖，同时催化氨基酸之间的相互代谢转化，并参与血红蛋白和其他甲基化合物的合成。孕妇如在孕前或孕期大量服用这类药物，可使胎儿发生神经管缺陷、唇腭裂、先天性心脏病及泌尿系统畸形等一系列结构畸形[32]。

【致病机制和特点】[33, 34]

孕妇服用甲氨蝶呤等抗叶酸代谢药物可导致叶酸缺乏，叶酸缺乏可影响DNA的甲基化与DNA甲基转移酶，并在DNA合成过程中导致水解产物dUMP掺入DNA。如果在互补DNA双链上同时掺入dUMP，掺入的dUMP被损伤修复系统识别并被切除后，将导致DNA双链断裂，进而使染色体离断。如果dUMP未被切除，则在以后复制DNA的过程中会产生G-C替换，从而引起基因变异。叶酸代谢障碍还会导致体内同型半胱氨酸（Hcy）水平升高，研究发现MTHFR基因的c.677C>T、c.1298A>C变异和MTRR基因的c.66A>G变异与血浆内Hcy的水平升高相关。这些位点的变异可造成叶酸代谢障碍。叶酸缺乏还可以影响人类基因组的稳定性，据报道可导致人类21号染色体发生异常而使Down综合征的发生风险增加。

【临床表型特征】[35, 36]

1. 先天性神经管缺陷　是一种严重的畸形疾病，主要表现为无脑儿、脑膨出、脑脊膜膨出、脊柱裂/隐性脊柱裂。

2. 唇腭裂　孕妇在妊娠期间服用甲氨蝶呤会导致胎儿发生唇腭裂，属于环境致畸，可以出现软腭裂、不完全性腭裂、单侧完全性腭裂、双侧完全性唇腭裂。

3. 心血管畸形　孕早期叶酸的缺乏会增加先天性心脏病发生的风险，特别是圆锥动脉干畸形和室间隔缺损。圆锥动脉干发育异常造成的畸形主要包括：法洛氏四联征、大动脉转位、右心室双出口、肺动脉闭锁及永存动脉干。

4. 输尿管畸形　主要为梗阻性泌尿畸形及肾发育不全。

【实验室与辅助检查】

1. 超声检查　先天性神经管缺陷、心血管系统异常（如法洛氏四联症、大动脉转位、右室双出口、肺动脉闭锁及永存动脉干等）、输尿管畸形、面部异常（如上述）。

2. 磁共振检查　脑膨出、脑脊膜膨出、脊柱裂等（如上述）。

3. 侵入性产前检测　排除染色体异常，如21三体综合征。

【诊断标准】

1. 孕妇孕期摄入叶酸不足或使用拮抗叶酸药物的病史。

2. 排除其他染色体异常等原因，超声检查发现胎儿存在上述的异常。

【治疗与预后】

胎儿甲氨蝶呤综合征的治疗需针对不同的特殊症状，联合不同专科医生进行。儿科、外科、心血管科等专科医生需共同系统评估预后，并共同制定治疗方案。

【遗传咨询与产前诊断】

胎儿甲氨蝶呤综合征影响男女的风险是相等的，但导致胎儿甲氨蝶呤综合征的原因多样，没有明确的发病机制，而且诊断主要依靠影像学，因此无法统计实际的发病率。

对于孕前长期服用甲氨蝶呤等拮抗叶酸代谢类药物或可疑叶酸缺乏的人群，可行*MTHFR*基因和*MTRR*基因检测进行遗传性叶酸代谢分析。正常怀孕人群推荐怀孕早期补充叶酸，推荐剂量400μg/d；对于可能存在叶酸代谢障碍的高危母亲，推荐补充剂量为4mg/d。

（陈敦金　刘维瑜）

## ❧❧ 第八节　视黄酸胚胎病 ❧❧

视黄酸胚胎病（retinoic acid embryopathy）也称异维甲酸胚胎病（isotretinoin embryopathy），是指妊娠期使用类维生素A而引起胎儿智力和结构异常的一类疾病。视黄酸是维生素A的类似物，其在建立和维持上皮的分化和很多胚胎基因程序中起着活性维生素的作用。最常用的视黄酸是异维甲酸，其用于治疗严重的囊性痤疮。异维甲酸作为青春痘特效药，首次于1982年面世。但1985年，发现口服异维甲酸治疗严重痤疮和阿维酸A脂治疗银屑病可导致大量出生缺陷，其中包括出生前和出生后的生长迟缓、头颅和面部畸形、中枢神经系统异常和/或其他身体异常[37]。

【致病机制和特点】

目前，视黄酸胚胎病的具体致病机制仍不清楚。

【临床表型特征】[38, 39]

1. 颅面部异常 轻度面部不对称、两边小耳畸形或伴有外耳道狭窄性无耳、畸形耳郭、同侧面部神经麻痹、狭窄的额头、小颌畸形、发际异常、扁平鼻梁、眼距增宽和异常斑牙。

2. 心血管系统异常 圆锥动脉干畸形，包括大动脉转位、法洛氏四联症、右室双出口、共同动脉干、室间隔缺陷、主动脉弓离断（B型）、右锁骨下动脉迷走、主动脉弓发育不良、左心发育不良。

3. 中枢神经系统异常 脑积水、小头畸形、皮质和灰质移位结构异常和严重的后颅窝结构异常，包括小脑发育不全、小脑蚓部发育不全、小脑微小发育不良和巨大枕池。

4. 智力 智力低于正常范围。

5. 其他 胸腺和副甲状腺异常。

6. 偶然出现的异常 腭裂、前庭功能障碍、先天性动眼神经瘫痪、外耳道胆脂瘤。

【实验室与辅助检查】

1. 超声检查 心血管系统异常（如大动脉转位、法洛氏四联症等）、神经系统异常、头颅及面部异常（如上述）。

2. 头颅MRI 小脑发育不全、小脑蚓部发育不全等（如上述）。

【诊断标准】

1. 孕期使用异维甲酸类药物的病史。

2. 排除其他染色体异常等原因，超声检查发现胎儿存在上述异常。

【治疗与预后】

视黄酸胚胎病的治疗需针对不同的特殊症状，联合不同专科医生进行。儿科、外科、心血管科等专科医生需共同系统评估预后，并共同制定治疗方案。

【遗传咨询与产前诊断】

视黄酸胚胎病影响男女的风险是相等的，但精确发生率尚不清楚，这是因为导致视黄酸胚胎病的原因多样，并且具体发病机制仍不清楚，部分疾病仍不能全面准确诊断，因此无法统计真实的发病率。

妊娠期使用异维甲酸，约19.7%孕妇发生流产[40]。胎盘代谢能力有个体差异，孕期使用异维甲酸，胎儿发生畸形的风险较高，但精确风险很难明确。相关研究显示受孕后15天停止使用异维甲酸，胎儿未受影响，但在受孕第15天以后持续使用异维甲酸的孕妇，35%胎儿有发生异常的风险。研究认为，每天使用0.5～1.5mg/kg的异维甲酸会导致胎儿畸形。因此，相关文献建议，对于准备使用异维甲酸的患者，必须在用药前2周到1个月，进行妊娠试验检测。正在使用异维甲酸患者，建议避孕[41]。对于曾经生育过受累婴儿的女性，如采用相同的药物、相同的剂量，再发风险高。再次妊娠时需考虑改变用药。没有研究支持在孕前使用异维甲酸导致胎儿畸形。

（陈敦金　陈兢思）

## 第九节　体温过高畸形谱

体温过高畸形谱是指母亲孕期高热干扰胎儿的发育从而引起一系列的结构和功能异常，近期影响如生长发育受限、胎儿畸形、死胎；远期影响如行为改变及认知功能受损。孕期高热并不少见，荟萃分析显示孕早期发热暴露使胎儿畸形发生的风险较正常人群增加1.5～3倍。而高热导致的可能结局与体温升高的程度、持续时间、发生的孕周相关[42]。

【致病机制和特点】

几十年来，高热一直被认为是引起胎儿异常的致畸源，动物实验研究发现高热可能通过热休克蛋白干扰了蛋白合成，从而导致细胞膜的破坏、细胞死亡、血管破裂及胎盘梗死，而所有这些机制都可以诱发严重的胎儿畸形甚至胎儿死亡。

【临床表型特征】[43-45]

1. 中枢神经系统异常　动物研究发现颅脑对高热特别敏感，容易引起发育异常，包括脊柱裂、脑膨出和无脑儿。胎儿脑部异常中，小头畸形被认为是较常见的。而最新也有研究发现孕期高热与后代的小头畸形并无相关性。

2. 先天性心脏病　孕妇孕早期发热是后代先天性心脏病的危险因素，与室间隔缺损和右室流出道梗阻性缺陷相关。

3. 其他异常　如颜面异常包括唇裂、中线裂、牙齿异常，小眼畸形，白内障，体蒂异常及泌尿系统异常。

4. 远期影响　有研究认为高热与出生后功能和行为的异常相关，如智力发育迟缓、认知障碍、癫痫、自闭症和脑瘫。

【实验室与辅助检查】

1. 孕妇感染相关检查　以明确发热原因。

2. 胎儿超声检查　详细的超声检查或胎儿超声心动图检查，排除胎儿各个系统畸形，特别是颅内及心血管系统异常。

3. MRI　必要时进行胎儿头颅、泌尿系统等行MRI检查。

【诊断标准】

1. 有妊娠期发热的病史。

2. 超声检查发现胎儿存在排除其他染色体异常所致畸形。

【治疗与预防】

1. 严重高热时，应咨询医生并酌情服用解热药。

2. 研究发现，围孕期每天口服超过400μg的叶酸可以部分拮抗高热导致的神经管畸形。

3. 研究发现母体温度比基础体温升高2℃，就会使胚胎或胎儿暴露于危险中；生育年龄的妇女有怀孕的可能或备孕期时应限制热水浴或水疗，在39℃水中＜15min，在40℃水中＜10min[46]。

【遗传咨询与产前诊断】

1. 详细病史询问，孕期发热孕周、持续时间及可能诱因。

2. 由于目前尚无确切有效的干预方法，对高风险胎儿进行产前超声检查是发现胎儿异常的有效手段。

（陈敦金　李志华）

## 第十节　孕期自身免疫性疾病与先天缺陷

自身免疫性疾病（autoimmune diseases，AID）共同特征是存在一种或多种自身免疫抗体（autoimmune antibody，AAB），通过免疫反应或致敏的淋巴细胞损伤和破坏自身正常的细胞和组织。妊娠合并AID时，由于激素水平升高，使原发疾病病情加重或复发，并可导致反复自然流产、早产、胎儿生长受限（fetal growth restriction，FGR）、羊水过少、胎死宫内、子痫前期-子痫（preeclampsia eclampsia）、HELLP综合征（hemolysis, elevated liver enzymes, low platelets syndrome）等各种并发症的风险增加。

【致病机制和特点】

孕期血液处于高凝状态，AID大量自身抗体造成强凝血活性，或通过免疫复合物沉积血管壁、损伤血管内皮细胞，抑制合成前列环素，减低纤溶活性或触发血小板黏附、聚集因子和凝血因子活化，引起血栓形成，进而导致胎盘栓塞，影响胚胎滋养细胞功能，最终导致流产、死胎等不良妊娠结局。系统性红斑狼疮（systemic lupus erythematosus，SLE）孕妇胎盘绒毛面积和数量明显低于正常孕妇，绒毛发育不良，分支少，存在免疫顿挫，而这种免疫损伤导致胎盘血管阻力增加，胎盘及脐动脉血流量下降。自身免疫性抗体与胎盘发生交叉反应，影响胎盘的发育，导致胎盘浅着床、体积减小，从而导致一系列胎盘功能相关性并发症，如胎死宫内、FGR。SLE活动期受孕患者其肾脏损害的发生率要远远高于缓解期受孕的SLE患者，两者妊娠丢失率有显著性差异。此外，抗SSA/Ro和抗SSB/La抗体可通过胎盘，破坏胎儿的房室结，引起胎儿房室传导阻滞。

【临床表型特征】

根据自身抗原的分布范围，自身免疫性疾病可分为以下几种。

1. 器官特异性自身免疫病　根据抗体或致敏的淋巴细胞所靶向攻击的常见器官可分为以下5种。

（1）甲状腺　弥漫性毒性甲状腺肿（Graves病）、桥本甲状腺炎。

（2）胰腺　1型糖尿病、自身免疫性胰腺炎。

（3）消化道　慢性萎缩性胃体炎伴恶性贫血（抗壁细胞抗体）、炎症性肠病（inflammatory bowel disease）等。

（4）神经肌肉　重症肌无力、急性特发性多神经炎等。

（5）皮肤组织　硬皮病、疱疮、皮肌炎等。

2. 系统性自身免疫病　由于抗原抗体复合物广泛沉积于血管壁，导致血管壁及间质纤维素样坏死性炎症及随后出现多器官的胶原纤维增生，从而导致全身多器官损害性疾病，称系统性自身免疫病。常见的系统性自身免疫病有以下几种。

（1）系统性红斑狼疮（systemic lupus erythematosus，SLE）　孕妇主要表现为肾脏、关节、血管等部位的炎症，在妊娠早期可能导致胎儿丢失，在妊娠中晚期可能表现为胎儿生长受限、低出生体重儿及早产等。此外，抗SSA/Ro和抗SSB/La抗体阳性可能导致妊娠期间胎儿发生完全性心脏传导阻滞或累及肝脏、神经系统的表现，出生婴儿发生新生儿狼疮可能增加[47]。

（2）抗磷脂综合征（antiphospholipid syndrome，APS）　表现为动静脉血栓形成、反复流产、血小板减少、FGR、死胎、子痫前期或子痫及神经精神症状等[48]。

（3）类风湿关节炎（rheumatoid arthritis，RA）　表现外周关节非特异性炎症，患病关节及周围组织进行性破坏，关节功能进行性障碍。妊娠期间母胎合并症风险增加，常表现为自发性流产、早产、子痫前期、FGR等[49]。

（4）系统性血管炎（systemic vasculitis）　是一组以血管的炎症与坏死为主要病理改变的炎性疾病。孕妇能够成功受孕，但妊娠晚期早产的风险增加。

（5）未分化结缔组织病（undifferentiated connective tissue disease）　具有某些结缔组织病的临床表现，但又不符合任何一种特定疾病的诊断标准，伴有一项以上高滴度抗体。抗体的存在严重影响胎盘功能，导致早产、FGR、子痫前期及胎儿先天性房室传导阻滞的出现[50]。

（6）干燥综合征（Sjogren's syndrome，SS）　累及外分泌腺体的慢性炎症性自身免疫病。临床除有唾液腺和泪腺受损功能下降而出现口干、眼干外，尚有其他外分泌腺及腺体外其他器官如肺、肾脏等受累而出现多系统损害的症状。由于抗SSA/Ro和抗SSB/La抗体存在，可能导致妊娠中期胎儿出现不可逆的房室传导阻滞，新生儿红斑狼疮发生率达2%，可出现典型红斑样皮疹，并可伴有肝脏及血液系统的病变[51]。

（7）特发性血小板减少症（idiopathic thrombocytopenic，ITP）　孕妇常表现为无症状性血小板减少，少数伴有皮肤表面瘀斑、青紫等现象，妊娠期间出现流产、早产，胎儿及围产儿出现死亡风险增加。

综上所述，妊娠合并自身免疫性疾病引起的胎婴儿先天性缺陷主要表现为流产、早产、FGR、死胎、胎儿房室传导阻滞和新生儿狼疮等。

【实验室与辅助检查】

1. 自身免疫性抗体阳性　抗核抗体能与多种细胞核抗原反应，在SLE、RA及自身免疫性甲状腺病等自身免疫病的绝大多数患者均可检出，未经治疗的SLE患者体内抗核抗体可作为自身免疫病的筛选试验。此外，还有一些自身免疫病特异性自身免疫抗体可作为检测指标，如抗ds-DNA抗体是SLE的标志性抗体之一，活动期70%~90%的SLE患者的抗ds-DNA抗体呈阳性；而在抗磷脂综合征患者中，抗心磷脂抗体的IgG型与血栓形成、血小板减少和复发性自然流产有关，狼疮抗凝物及抗β2-糖蛋白-1抗体也可作为抗磷脂综合征的检测指标；在SS患者中抗SSA常与抗SSB抗体同时存在；抗血小板相关抗体（PAIgA、PAIgG、PAIgM）是诊断ITP的指标之一。

2. 自身免疫病相关血生物化学指标　遗传、感染及自身免疫调节等都是导致自身免疫病发生的影响因素，其往往伴有血糖、血脂代谢和血液系统的异常。Ⅰ型糖尿病作为一种异质性自身免疫病，常与自身免疫性甲状腺病相伴随。胰岛素也可加强促甲状腺激素对血脂的影响，甲状腺功能异常可与代谢综合征相互影响并促进病情发展。此外，自身免疫抗体导致的血管内皮损伤的炎症和凝血机制变化的指标是临床常用监测项目，血小板减少往往是临床易见的首发征象，是SLE患者血液系统受累及ITP的重要表现，也是抗磷脂综合征重要表现之一[48]。

【诊断标准】

妊娠合并自身免疫性疾病的诊断标准与非孕期相同。

【治疗与预后】

1. 糖皮质激素　是治疗自身免疫性疾病重要的选择药物之一，也是降低妊娠丢失率、控制疾病活动最重要的治疗措施。有文献提及凡妊娠前已停用泼尼松者，妊娠后可根据SLE病情予5～10mg/d，并可作为维持量持续至分娩。若孕前已使用泼尼松控制病情，妊娠后若病情稳定，可适当增加剂量；若病情有活动迹象，则可根据病情变化调整剂量，最大用量可达60mg/d。而针对如抗磷脂综合征患者，除了抗凝以外，当抗磷脂抗体滴度明显升高或抗磷脂综合征伴发血小板明显减少、溶血性贫血时，应考虑予以低剂量泼尼松5～15mg/d。但当病情加重或合并SLE等自身免疫病时，则需要加大剂量或予激素冲击治疗。对于RA患者，小剂量泼尼松（7.5mg/d）联合抗风湿药物显示良好的疗效和安全性。胎儿出现心脏Ⅰ度、Ⅱ度房室传导阻滞，可使用地塞米松4mg/d或倍他米松4mg/d至终止妊娠，但对于心脏Ⅲ度房室传导阻滞，激素治疗不可逆转。

2. 抗凝方案　关于抗凝药在妊娠期的启用及停用时间和剂量主要依据母体AID病情和胎儿胎盘的受累临床表现。常选择药物有以下几种。

（1）抗血小板药物　小剂量阿司匹林（50～75mg/d）在整个孕期均可安全地应用，尤其适用于那些有反复自然流产病史、妊娠期出现抗磷脂抗体或其效价增高及实验室检查提示凝血功能亢进的患者。但在使用阿司匹林时，可导致胃肠道溃疡出血、血小板减少，应同时监测血小板聚集功能，一旦血小板聚集率≤60%要慎用，血小板聚集率≤45%或临床有明显出血倾向时必须停药。

（2）抗血栓性药物　低分子肝素对胎儿影响较小，使用时依据孕前体重调整剂量。

（3）华法林　在妊娠3～10周期间使用有致畸作用，可致胎儿华法林综合征，应在孕早期避免使用。

（4）Ⅹa因子抑制剂　从内外途径阻断凝血机制，预防血栓形成。

3. 非甾体抗炎药物　是治疗类风湿关节炎合并妊娠患者的第一线药物，主要代表药物为阿司匹林、布洛芬。在妊娠中期使用相对安全，不建议妊娠早期和晚期使用。

4. 羟氯喹（HCQ）-抗疟药　妊娠期间继续使用羟氯喹（HCQ）能显著降低疾病的活动性，同时胎儿丢失率明显降低，并且无致畸的报道。建议剂量为200～400mg/d。

5. 免疫抑制剂　细胞毒性药物能在孕期安全应用的品种非常有限，除非病情严重程度可能致命或出现激素抵抗，否则一般不予使用。最适宜药物为硫唑嘌呤，对生育无不良反应，目前暂未发现致畸性，妊娠服用相对安全。

6. 孕前和孕期AID筛查和识别尤为重要　在孕前和孕期筛查和识别AID，有益于早期启动防范措施。监察要点有以下几点。

（1）对妊娠前已确诊的AID患者在备孕期间及妊娠期间应进行定期自身免疫抗体监测并于专科随诊，行多学科管理和病情评估，如产科、儿科、风湿病科等。

（2）对妊娠丢失尤其有反复妊娠丢失史、早产、早发FGR或子痫前期病史的高危人群需行孕前咨询或在孕早期初诊时进行相关的AAB筛查，尽可能在孕前或孕早期明确是否与AID相关，以便行下一步诊疗，降低不良妊娠结局的发生率。

（3）本次妊娠出现绒毛膜下出血、早发FGR或羊水过少，以及早发子痫或HELLP综合征等高危人群警惕AID，必要时筛查自身免疫抗体。

（4）对存在糖代谢、脂代谢异常或甲状腺自身抗体阳性及既往血栓史等高危人群进行必要的筛查。

（5）对临床首发不明原因的血小板降低者，除完善血液科检查外，不能忽视AID致病可能。

（6）门诊产检时，应注意孕妇是否有皮肤和黏膜等干燥及面部皮肤的斑性损害，以提高警惕。

【遗传咨询与产前诊断】

1. 由于自身免疫性疾病多为多基因遗传性疾病，且基因型与表型并非密切相关，可能有其他遗传因素或环境因素参与其中。

2. 对于自身免疫性疾病患者生育时有意愿进行产前诊断者，向其告知产前基因诊断仅适用于有明确致病基因存在的情况。易感基因检测，如对自身免疫性甲状腺疾病高危患者进行HLA分型可判断发病风险。易感基因阳性者发病风险高，但确诊仍需要结合临床表现，再决定是否予以干预，从而降低胎儿不良妊娠结局的发生[52]。

3. 自身免疫性疾病在临床实践中主要依赖临床表现、体征及自身免疫抗体等进行诊断，早期合理的治疗可改善母胎预后。

4. 孕期加强患者管理与超声检测，明确有无合并胎儿异常，如FGR、死胎、胎儿房室传导阻滞等。

（罗艳敏　陈金珠）

**参考文献**

[1] Zhao Z, Reece EA. New concepts in diabetic embryopathy [J]. Clin Lab Med, 2013, 33: 207–233.

[2] Ornoy A, Reece EA, Pavlinkova G, et al. Effect of maternal diabetes on the embryo, fetus, and children: Congenital anomalies, genetic and epigenetic changes and developmental outcomes [J]. Birth Defects Res C Embryo Today, 2015, 105: 53–72.

[3] Lowe WL Jr, Lowe LP, Kuang A, et al. Maternal glucose levels during pregnancy and childhood adiposity in the hyperglycemia and adverse pregnancy outcome follow-up study [J]. Diabetologia, 2019, 62: 598–610.

[4] American Diabetes Association. Diagnosis and classification of diabetes mellitus [J]. Diabetes Care, 2014, 37: S81–S90.

[5] 中华医学会妇产科学分会产科学组, 中华医学会围产医学分会妊娠合并糖尿病协作组. 妊娠合并糖尿病诊治指南(2014) [J]. 中华妇产科杂志, 2014, 49: 561–569.

[6] Metzger BE, Gabbe SG, Persson B, et al. International Association of Diabetes and Pregnancy Study Groups recommendations on the diagnosis and classification of hyperglycemia in pregnancy [J]. Diabetes Care, 2010, 33: 676–682.

[7] Didycz BL, Domagala, Pietrzyk JJ. The maternal phenylketonuria syndrom—still current problem [J]. Przegl Lek, 2009, 66: 4−10.

[8] Grange DK, Hillman RE, Burton BK, et al. Sapropterin dihydroehloride use in pregnant women with phenylketonuria: an interim report of the PKU MOMS sub−registry [J]. Mol Genet Metab, 2014, 112: 9−16.

[9] Singh RH, Rohr F, Frazier D, et al. Recommendations for the nutrition management of phenylalanine hydroxylase deficiency [J]. Genet Med, 2014, 16: 121−131.

[10] American College of Obstetricians and Gynecologists. Committee opinion No. 636: management of women with phenylketonuria [J]. Obstet Gyneol, 2015, 125: 1548−1550.

[11] Hanley WB, Platt LD, Bachman RP, et al. Undiagnosed maternal phenyketonuria: the need for prenatal selective screening or case finding [J]. Am J Obstet Gynecol, 1999, 180: 986−994.

[12] Astley SJ, Clarren SK. Diagnosing the full spectrum of fetal alcoholexposed individuals: introducing the 4−digit diagnostic code [J]. Alcohol Alcohol, 2000, 35: 400−410.

[13] Hill AJ, Drever N, Yin H, et al. The role of NADPH oxidase in a mouse model of fetal alcohol syndrome [J]. Am J Obstet Gynecol, 2014, 210: 466. e1−e5.

[14] EI Fatimy R, Miozzo F, Le Mouël A, et al. Heat shock factor 2 is a stress−responsive mediator of neuronal migration defects in models of fetal alcohol syndrome [J]. EMBO Mol Med, 2014, 6: 1043−1061.

[15] Bower C, Watkins RE, Mutch RC, et al. Fetal alcohol spectrum disorder and youth justice: aprevalence study among young people sentenced to detention in Western Australia [J]. BMJ Open, 2018, 59: 44−52.

[16] Jamuar SS, Picker JD, Stoler JM. Utility of genetic testing in fetal alcohol spectrum disorder [J]. J Pediatr, 2018, 196: 270−274.

[17] Singh R, Kumar N, Arora S, et al. Fetal hydantoin syndrome and its anaesthetic implications: a case report [J]. Case Rep Anesthesiol, 2012, 2012: 370−472.

[18] Dolk H, McElhatton P. Assessing epidemiological evidence for the teratogenic effects of anticonvulsant medications [J]. J Med Genet, 2002, 39: 243−244.

[19] Hanson JW. Teratogen update: fetal hydantoin effects [J]. Teratology, 1986, 33: 349−353.

[20] Mowery TM, McDowell AL, Garraghty PE. Chronic developmental exposure to phenytoin has long−term behavioral consequences [J]. Int J Dev Neurosci, 2008, 26: 401−407.

[21] Oguni M, Osawa M. Epilepsy and pregnancy [J]. Epilepsia, 2004, 45 Suppl 8: 37−41.

[22] Seidahmed MZ, Miqdad AM, Al−Dohami HS, et al. A case of fetal valproate syndrome with new features expanding the phenotype [J]. Saudi Med J, 2009, 30: 288−291.

[23] Tomson T, Battino D. Teratogenic effects of antiepileptic drugs [J]. Lancet Neurol, 2012, 11: 803−813.

[24] Tomson T, Battino D, Bonizzoni E, et al. Dose−dependent teratogenicity of valproate in mono−and polytherapy [J]. Neurology, 2015, 85: 866−872.

[25] Hegde A, Kaur A, Sood A, et al. Fetal hydantoin syndrome [J]. J Pediatr, 2017, 188: 304.

[26] Bjørk HM, Veiby G, Engelsen AB, et al. Depression and anxiety during pregnancy and the postpartum period in women with epilepsy: a review of frequency, risks and recommendations for treatment. Seizure.

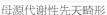

2015,28:39-45.

[27] Franco B, Meroni G, Parenti G, et al. A cluster of sulfatase genes on Xp22. 3: mutations in chondrodysplasia punctata (CDPX) and implications for warfarin embryopathy [J]. Cell, 1995, 81: 15.

[28] Hall JG, Pauli RM, Wilson KM. Maternal and fetal sequelae of anticoagulation during pregnancy [J]. Am J Med, 1980, 68: 122.

[29] Bian C, Wei Q, Liu X. Influence of heart-valve replacement of warfarin anticoagulant therapy on perinatal outcomes [J]. Arch gynecol Obstet, 2012, 285: 347-351.

[30] Nishimura RA, Otto CM, Bonow RO, et al. 2017 AHA/ACC focused update of the 2014 AHA/ACC guideline for the management of patients with valvular heart disease: a report of the American College of Cardiology/American Heart Association Task Force on clinical practice guidelines[J]. Circulation. 2017,135:e1159-e1195.

[31] Regitz-Zagrosek V, Roos-Hesselink JW, Bauersachs J, et al. 2018 ESC guidelines for the management of cardiovascular diseases during pregnancy [J]. Eur Heart J, 2018, 39: 3165-3241.

[32] Greenberg JA, Bell SJ, Guan Y, et al. Folic acid supplementation and pregnancy: more than just neural tube defect prevention [J]. Rev Obstet Gynecol, 2011, 4: 52-59.

[33] Eck LK, Jensen TB, Mastrogiannis D, et al. Risk of adverse pregnancy outcome after paternal exposure to methotrexate within 90 days before pregnancy [J]. Obstet Gynecol, 2017, 129: 707.

[34] Hekmatdoost A, Vahid F, Yari Z, et al. Methyltetrahydrofolate vs folic acid supplementation in idiopathic recurrent miscarriage with respect to methylenetetrahydrofolate reductase C677T and A1298C polymorphisms: a randomized controlled trial [J]. Plos One, 2015, 10: e0143569.

[35] Wilde JJ, Petersen JR, Niswander L. Genetic, epigenetic, and environmental contributions to neural tube closure [J]. Annu Rev Genet, 2014, 48: 583-611.

[36] Czeizel AE, Istvan D, Attila V, et al. Folate deficiency and folic acid supplementation: the prevention of neural-tube defects and congenital heart defects [J]. Nutrients, 2013, 5: 4760-4775.

[37] Rosa FW. Teratogenicity of isotretinoin [J]. Lancet, 1983, 2: 513.

[38] Claudia P, Albina S, Angela P, et al. Isotretionoin embryopathy: report of one case [J]. JPNIM, 2016, 5: e050108.

[39] Pachajoa H, Ordonez A. Isotretinoin embryopathy with microtia-anotia and conggenital heart disease: case report [J]. Arch Argent Pediatr, 2012, 110: e47-e49.

[40] Herry D, Dormuth C, Winquist B, et al. Occurrence of pregnancy and pregnancy outcomes during isotretinoin therapy [J]. CMAJ, 2016, 188: 723-730.

[41] Yook JH, Han JY, Chor JS, et al. Pregnancy outcomes and factors associated with voluntary pregnancy termination in women who had been treated for acne with isotrtinoin [J]. Clin Toxicol(Phila), 2012, 50: 896-901.

[42] Dreier JW, Andersen AM, Berg-Beckhoff G. Systematic review and meta analyses: fever in pregnancy and health impacts in the offspring [J]. Pediatrics, 2014, 133: e674-e688.

[43] Auger N, Fraser WD, Arbour L, et al. Elevated ambient temperatures and risk of neural tube defects [J]. Occup Environ Med, 2017, 74: 315−320.

[44] Sass L, Urhoj SK, Kjaergaard J, et al. Fever in pregnancy and the risk of congenital malformations: acohort study [J]. BMC Pregnancy Childbirth, 2017, 17: 413−421.

[45] Kerr SM, Parker SE, Mitchell AA, et al. Periconceptional maternal fever, folic acid intake, and the risk for neural tube defects [J]. Ann Epidemiol, 2017, 27: 777−782.

[46] Chambers CD. Risks of hyperthermia associated with hot tub or spa use by pregnant women [J]. Birth Defects Res A Clin Mol Terato, 2006, 76: 569−573.

[47] Hwang JK, Park HK, Sung YK, et al. Maternal outcomes and follow−up of preterm and term neonates born to mothers with systemic lupus erythematosus [J]. J Matern Fetal Neonatal Med, 2018, 31: 7−13.

[48] 陈曼绮, 张建平. 抗凝治疗在妊娠合并自身免疫性疾病治疗中的应用 [J]. 中国实用妇科与产科杂志, 2016, 10: 1012−1015.

[49] Davutoğlu EA, Ozel A, Yılmaz N, et al. Pregnancy outcome in 162 women with rheumatic diseases: experience of a university hospital in Turkey [J]. Arch Gynecol Obstet, 2017, 296: 1079−1084.

[50] Spinillo A, Beneventi F, Caporali R, et al. Undifferentiated connective tissue diseases and adverse pregnancy outcomes. An undervalued association? [J]. Am J Reprod Immunol, 2017, 78. doi: 10. 1111/aji. 12762.

[51] Vanoni F, Lava SAG, Fossali EF, et al. Neonatal systemic lupus erythematosus syndrome: a comprehensive review [J]. Clin Rev Allergy Immunol, 2017, 53: 469−476.

[52] 陆国辉, 徐湘民. 临床遗传咨询 [M]. 北京: 北京大学医学出版社, 2007: 394−396.

责任编委：孙路明

# 第四十章
## CHAPTER 40
# 胎儿宫内治疗

随着 "The fetus as a patient" 这个理念的日益深入，以胎儿作为主体的宫内治疗在全世界范围迅速发展，从最开始的简单药物治疗，到后来复杂的手术治疗，从创伤较大的开放性手术治疗到现在微创介入治疗，每一次治疗理念及技术的进步都挽救了无数胎儿的生命[1, 2]。下面这一章节，我们将介绍当前胎儿宫内治疗领域的新技术及进展。

## 第一节　胎儿宫内治疗分类

### 一、根据治疗方法分类

1. 药物治疗　如地塞米松治疗胎儿肺囊腺瘤，地高辛治疗胎儿心律失常等。
2. 手术治疗　包括微创性胎儿宫内介入手术及开放性胎儿手术。

### 二、根据手术部位分类

1. 针对胎儿的手术　如胎儿胸腔积液羊膜腔胸腔引流术、脊髓脊膜膨出的宫内修补、先天性膈疝的宫内治疗等。
2. 针对胎儿附属物的手术　如胎儿镜下胎盘吻合血管激光电凝术、羊膜索带分解术及胎盘绒毛膜血管瘤的激光治疗等。

### 三、根据循证证据级别分类

1. 有随机对照临床研究支持的宫内治疗　如胎儿镜下胎盘激光电凝治疗双胎输血综合征、开放性的胎儿宫内手术治疗胎儿脊髓脊膜膨出。
2. 宫内干预
（1）已积累了大量的临床经验，认知度较高，但尚缺乏临床多中心随机对照研究支持的宫内干预，如胎儿镜下气管球囊放置治疗先天性膈疝。

（2）由于病例数极少，仍处于临床经验摸索阶段的胎儿宫内干预技术，如巨大的肺部先天性肺囊腺病或隔离肺合并水肿的宫内干预（激素治疗、开放性的胎儿宫内手术、营养血管支硬化剂栓塞、射频消融治疗等），巨大胎儿骶尾部肿瘤合并心力衰竭的宫内治疗（胎儿镜下血管电凝、射频消融、开放性胎儿宫内手术等），采用膀胱羊膜腔引流术治疗先天性下泌尿道梗阻，产前球囊扩张主/肺动脉瓣预防因主/肺动脉瓣狭窄导致的左/右心发育不良等。临床上尝试上述技术时应十分慎重，要仔细权衡宫内干预对母胎可能带来的风险。

## 第二节　胎儿宫内治疗方法

### 一、胎儿呼吸系统结构异常的宫内治疗

#### （一）胎儿胸腔积液（pleural effusion）

胎儿胸腔积液是位于胸膜间隙内非特异性的液体蓄积，胸腔积液过多可以导致纵隔移位、异常静脉回流、继发性肺压缩，甚至导致胎儿水肿和死胎的发生。根据发生的原因可分为原发性和继发性。不同病因胎儿预后截然不同，所以在制定治疗方案前，需尽可能寻找病因，针对不同病因，选择相应的治疗策略。

对于原发性的胸腔积液，即乳糜胸，胎儿宫内治疗技术包括胎儿胸腔穿刺术（thoracocentesis）、胎儿胸腔-羊膜腔分流术（thoraco-amniotic shunting，TAS）、胎儿胸膜固定术（pleurodesis）等，不同治疗技术各有优缺点[3, 4]，需根据不同病例实施个性化选择。

1. 胎儿胸腔穿刺术　是目前宫内治疗胎儿胸腔积液的常用技术。手术操作简单，技术难度相对较低。在未合并胎儿水肿的病例中，可首选胎儿胸膜腔穿刺术，一方面，可抽取胸水用于产前诊断；另一方面，通过穿刺减少胎儿胸腔积液量，试探性治疗，术后严密观察，评估胎儿胸腔积液是否再次产生及产生速度，结合孕周，决定是否进一步行TAS。通常胸腔积液在术后1～10d内会再次出现。孕周大时，胸腔积液产生速度慢，可选择重复胎儿胸膜腔穿刺；孕周小时，胸腔积液产生速度急，很快复聚，宜选用TAS。

2. 胎儿胸腔-羊膜腔分流术　是目前宫内治疗胎儿胸腔积液的方案之一。其原理是通过放置分流管，将胸腔积液持续引流到羊膜腔内，以减少胎儿胸腔积液量，促使胎肺扩张，并减轻对心脏的压迫，减少肺发育不良、心功能不全、胎儿水肿的发生。TAS的手术指征目前尚不统一，主要应用于严重的胎儿胸腔积液，合并有胎儿水肿，或反复胸腔积液穿刺后体液快速复聚的病例（图40-1）。TAS本身也有一定的并发症，包括早产、流产、胎膜早破、感染、出血、分流管移位、分流管堵塞等。

3. 胎儿胸膜固定术　也称胸膜闭锁术，是通过往胎儿胸膜腔内注射硬化剂，使胸膜产生无菌性炎症反应而发生脏层和壁层胸膜粘连固定，使胎儿胸腔积液增长缓慢或不再增长，从而达到治疗目的。胎儿胸膜固定术相对于TAS，宫内操作简单，在不伴胎儿水肿的病例中可作为胎儿胸腔-羊膜腔分流术的辅助治疗方法，但需谨慎选择，因为在失败的情况下，可能妨碍后续放置胸腔分流管。在水肿胎儿中治疗效果不佳。

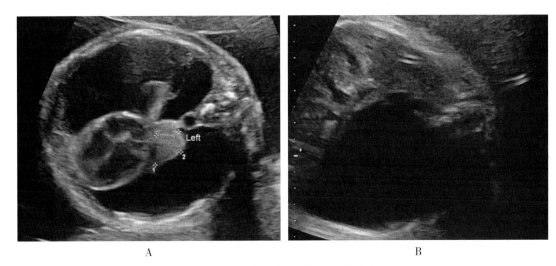

图40-1 胎儿胸腔-羊膜腔分流术

A. 超声显示胎儿双侧大量胸腔积液，胎儿双肺、心脏受压明显。B. 显示胎儿右侧胸腔-羊膜腔 double-pigtail分流管放置后，右侧胸腔未见明显积液，内可见分流管回声。左侧胸腔未置管，仍存在大量积液。

胎儿胸腔积液的预后取决于其原发病因。原发性胸腔积液不伴有胎儿水肿时，多数预后良好。宫内治疗可能改善原发性胸腔积液伴有水肿胎儿的围产结局，但宫内治疗的指征、各种干预技术的安全性及有效性尚需要大样本的临床研究来评估。

### （二）先天性肺囊腺瘤畸形

先天性肺囊腺瘤畸形（congenital cystic adenomatoid malformation，CCAM）是一种肺发育不良或错构的肿瘤，以终末细支气管过度增生和肺泡数量减少为特点。CCAM通常累及单个肺叶，部分CCAM可在孕期退化甚至消失，如发现大的CCAM，或继续增大的CCAM，应该警惕胎儿肺发育不良和胎儿水肿的风险。产前通常通过超声监测CCAM体积比（CCAM volume ratio，CVR），即CCAM体积与头围的比值来预测胎儿发展为水肿的风险，当CVR＞1.6或CCAM表现为大囊泡型，发生胎儿水肿的风险相对较高。如发展为水肿，期待治疗胎儿预后很差，可考虑胎儿宫内治疗。常见的宫内治疗的方法包括肾上腺皮质激素治疗、胎儿CCAM大囊穿刺抽吸术、胎儿CCAM大囊-羊膜腔分流术、病变局部热凝固术、开放的胎儿手术行肺叶切除术及胎儿分娩时子宫外产时治疗（ex utero intrapartum treatment）肺叶切除术。

## 二、胎儿心血管结构异常的宫内治疗

### （一）主动脉瓣狭窄

胎儿主动脉瓣狭窄伴室间隔完整可能在孕期导致左心发育不良综合征的发生，如果左心发育不良综合征出生后手术，会形成一个远离最优心脏结构的单心室Fontan式循环，明显增加患儿的死亡率和患病率。目前产前宫内治疗主要方法是球囊主动脉瓣成形术，利用球囊扩张狭窄的主动脉瓣膜，增加左侧心室血流量，改善冠状动脉血流灌注，减少胎儿心脏缺血性损伤，使得胎儿心室发育，避免引起心肌纤维化，从而为产后实现双心室功能修复提供机会。球囊主动脉瓣成形术常见围产手术期并发症包括心动过缓、心包积血、心室血栓形成、胎死宫内、胎膜早破等。

### （二）肺动脉瓣狭窄

和主动脉瓣狭窄一样，胎儿肺动脉瓣狭窄可能导致右心发育不良，如任其进展，严重的肺动脉瓣狭窄围产儿预后差。产前宫内治疗主要方法是球囊肺动脉瓣成形术，利用球囊扩张狭窄的肺动脉瓣膜，增加右心室血流量，使得心室生长，阻止或延缓心室发育不全，从而为产后修复双心室功能做准备。

## 三、胎儿神经系统结构异常的宫内治疗

神经管缺陷是最常见的先天性中枢神经系统异常之一。脊髓脊膜膨出（myelomeningocele，MMC）是由神经管远端闭合缺陷引起的最常见异常，主要表现为脊膜和脊髓从皮肤和肌肉覆盖的缺陷处膨出。如果脊柱缺陷是开放性病变，会导致脊髓神经暴露于羊水中，羊水中的神经毒性物质会逐渐破坏神经系统的发育，从而发展成严重后遗症，如智力低下、运动障碍、膀胱/肛门括约肌功能障碍、性功能障碍及Chiari Ⅱ畸形等，多为不可逆性损伤，且出生后手术修复的效果往往不佳，因此MMC的宫内治疗成为目前胎儿医学研究领域的热点。MMC的开放性手术是目前少数经过随机对照研究证实其确有疗效的治疗方法。Adzick等[5]对有脊髓脊膜膨出的胎儿进行了一项随机对照研究，比较了妊娠26周前进行宫内手术和胎儿出生后再进行外科治疗的胎儿近、远期结局，发现产前治疗组出生后脑脊液分流术的实施率（68%）显著低于产后手术组（98%）（$P \leq 0.001$）；出生后30个月幼儿的精神认知功能和运动功能的发育情况显著优于产后治疗组（$P \leq 0.007$）。产前开放性手术对于孕妇和胎儿均有很大风险，目前已有胎儿医学中心采用胎儿镜下脊髓脊膜修补术，该方法与开放性手术相比，胎儿近、远期预后无明显差异，但手术相关的母胎并发症却明显降低。

## 四、胎儿消化系统结构异常的宫内治疗

先天性膈疝（congenital diaphragmatic hernia，CDH）的发生率为1/3 300。膈疝的患儿可能因为严重肺发育不全而导致出生后无法存活。研究发现闭塞胎儿气管有利于胎儿肺发育。对于重度膈疝胎儿目前可行的治疗方法是在胎儿镜下行气管球囊放置闭塞术（fetal endoscopic tracheal occlusion，FETO），该方法是通过胎儿镜将一个球囊放置到声带下方的气管内阻止肺泡液外排，肺组织不断被膨胀和拉伸，促使胎肺发育。欧洲3个胎儿医学中心总共实施了200多例FETO手术，95%的病例一次手术成功，平均手术时间为10min。与期待治疗相比，FETO手术将严重的孤立性左侧膈疝的新生儿存活率从25%以下提高到50%左右，并大大降低了新生儿病死率。FETO术后新生儿长期的神经系统和肺部并发症的随访结果尚未有报道。FETO的手术适应证需要同时满足以下几项：①孤立性CDH单胎妊娠，胎儿无其他畸形，染色体核型正常。②存在肝膈疝，至少1/3肝脏疝入胸腔。③LHR≤1.0。影像学指征还包括o/e LHR<25%或o/e TotFLV<35%等。FETO的手术时机暂无定论，Deprest在欧洲进行的一项临床试验显示，实施FETO的孕周宜为妊娠27～30周。为了避免长期气管堵塞对肺表面活性物质的抑制，临床上通常在妊娠34周左右开放气道，解除气道梗阻。开放气道的方法有胎儿镜手术和子宫外产时处理[6]。

### 五、胎儿泌尿系统结构异常的宫内治疗

下尿路梗阻（lower urinary tract obstruction，LUTO）是包括后尿道瓣膜、前尿道瓣膜、尿道狭窄及闭锁等的一组疾病，以后尿道瓣膜最为常见。LUTO可导致巨膀胱、输尿管扩张、肾积水压迫肾皮质，导致肾功能不全，羊水量减少，引起胎儿肺发育不全。如果不经治疗，LUTO的围产期死亡率较高，存活儿中有着较高的慢性肾功能不全发生率。目前采用的宫内治疗方法是膀胱-羊膜腔引流。该手术通过微创途径将"猪尾巴管"的一端放置到胎儿膀胱内，另一侧放置到羊膜腔，使胎儿尿液绕过尿道梗阻，直接到羊膜腔，防止肾功能衰竭、肺发育不良和因羊水少导致的胎儿肢体压迫变形。目前还没有循证医学证据支持如何选择合适的病例进行该手术。大多数中心手术的标准为：胎儿出现严重的羊水过少但尚存在一些肾功能。即使膀胱-羊膜腔分流术产前能达到较好的尿液分流，高达一半的存活者在儿童期仍有慢性肾功能不全。对于后尿道瓣膜，亦有学者采用胎儿膀胱镜产前激光消融后尿道瓣膜以防止肾功能恶化和改善产后结局。目前它仍处在试验阶段，将它用于常规临床实践仍为时尚早[7]。

### 六、胎儿贫血的宫内治疗

胎儿宫内输血术（intrauterine transfusion）主要用于纠正胎儿贫血。胎儿贫血的病因主要包括两方面：①胎儿红细胞破坏或丢失增加，如母儿血型不合、胎母输血、双胎贫血多血质序列征、胎盘血管瘤等。②胎儿红细胞生成减少，如地中海贫血等。产前可以通过超声测量大脑中动脉收缩期峰值流速（MCA-PSV）来评估胎儿贫血的严重程度。当MCA-PSV≥1.5MoM值时，提示胎儿贫血可能，需要综合评估胎儿宫内状况，监测是否有心功能改变或胎儿水肿，根据孕周决定是否需要宫内输血。

宫内输血的输血途径包括脐静脉输血、肝内静脉输血和腹腔输血，三种途径各有利弊。如胎盘为前壁，首选胎盘插入点处脐静脉输血；如脐静脉输血困难，可选择肝内静脉输血，其优点在于即使血液漏入胎儿腹腔，腹膜也可以二次吸收，提高输血效果；腹腔输血已不单独使用，可用作辅助途径。宫内输血术供血血型多为O型Rh阴性血型，供血须经过γ射线照射，且巨细胞病毒检测阴性，血细胞比容（Hct）达到75%～85%。输血量要根据供血Hct、胎儿初始Hct、预期Hct、胎儿体重用特定公式计算确定[8]。

胎儿宫内输血后，MCA-PSV会迅速下降，但由于仅是对症治疗，病因仍存在，需要动态监测胎儿MCA-PSV情况，必要时行多次输血，尽量延长孕周。宫内输血术的常见并发症包括早产、胎膜早破、感染、胎心率异常及胎死宫内等，尤其是伴有胎儿水肿时，宫内输血过程中发生胎死宫内风险会明显增加。

### 七、双胎相关的宫内治疗

双胎输血综合征（twin-to-twin transfusion syndrome，TTTS）是单绒毛膜双羊膜囊双胎妊娠的严重并发症。胎盘之间存在血管吻合包括动脉-动脉（A-A）、静脉-静脉（V-V）及动脉-静脉吻合（A-V）3种。TTTS是单绒毛膜双胎特殊并发症的一种。如果不适时进行干预，严重TTTS的

病死率高达90%～100%。目前胎儿镜激光凝固胎盘吻合血管治疗双胎输血综合征是胎儿镜技术使用最广泛的适应证，也是针对TTTS的首选治疗方式（图40-2）。术后至少一胎存活率可达80%以上。手术指征为Quintero分期Ⅱ～Ⅳ期及部分QuinteroⅠ期的病例。手术禁忌证包括一胎已发现结构异常者、先兆流产者、孕妇存在各器官系统感染特别是怀疑宫内感染者、完全前壁胎盘无穿刺途径及母体有严重内外科合并症或产科并发症不适合手术者。手术相关的母体并发症包括：出血、羊水渗漏、感染、胎膜早破、流产和早产等。胎儿近期相关的并发症主要包括：一胎或两胎的宫内死亡、假性羊膜索带综合征、胎儿躯（肢）体灼伤；远期并发症包括新生儿神经系统受损、心肾功能损伤，其与手术并无相关，而是TTTS疾病自身病理生理机制导致。胎儿镜激光术治疗TTTS的最佳孕周为妊娠16～26周。也有少数医疗中心进行了妊娠16周前及妊娠26周后的胎儿镜激光术治疗。胎儿镜激光术治疗TTTS在全世界范围内已被广泛认可。近年来国内学者报道的胎儿镜激光术治疗的TTTS术后至少一胎存活率为60.0%～87.9%，两胎存活率为51.5%，平均分娩孕周为妊娠33～34周[9, 10]。

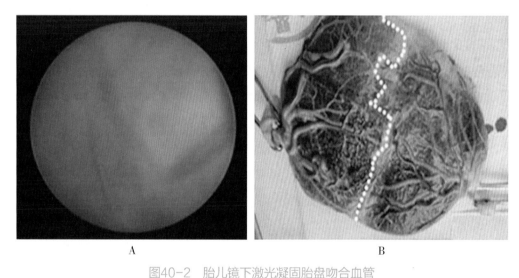

图40-2　胎儿镜下激光凝固胎盘吻合血管

A. 胎儿镜下激光凝固胎盘动-静吻合；B. 胎儿镜下激光凝固吻合血管术后的胎盘。

## 第三节　胎儿宫内治疗须遵循的原则

　　宫内治疗为"生病的胎儿"带来了福音，但同时又是把双刃剑，它既可以治疗胎儿疾病，也可导致母体及胎儿并发症的发生。因此，早在1982年国际胎儿医学及治疗协会（IFMSS）就提出了胎儿宫内治疗必须遵循的原则[11]。目前我国胎儿宫内治疗尚处在起步阶段，临床应用中尚存在很多问题，亟需建立胎儿宫内治疗相应的原则规范，以促进我国胎儿医学的健康发展，下面是胎儿宫内治疗的常见基本原则。

　　1. 有利原则　宫内治疗前必须评估治疗对母体和胎儿的利弊风险，宫内治疗必须在利大于弊，且与孕妇及家属充分沟通，并在知情选择的情况下才能实施。

2. 必要原则　每一位合格的胎儿医学医生需充分评估胎儿疾病情况，熟悉胎儿疾病发展的自然病程，评估宫内治疗是否必要，宫内治疗与出生后治疗，哪个带来的益处更大。目前主要针对出生后无有效治疗手段的疾病。

3. 有效原则　宫内治疗需有循证医学证据表明对胎儿疾病有效，或动物模型证实治疗确为可行，能够改善不良结局。

4. 非倾向性咨询原则　治疗前与孕妇及家属咨询，需遵循非倾向性咨询原则，需无倾向性的告知目前该胎儿宫内治疗技术的国内外真实开展现状，以及对母胎可能带来的近、远期风险。

5. 自愿原则　宫内治疗必须在孕妇及家属知情自愿的情况下实施。

6. 伦理原则　宫内治疗应符合伦理、道德标准，建议在胎儿医学中心进行，并经过伦理讨论。

（孙路明　刘　勇）

## 参考文献

[1] Harrison MR. Fetal surgery: trial, tribulations and turf [J]. J Pediatr Surg, 2003, 38: 275–280.

[2] Evans ML, Harrison MR, Flake AW, et al. Fetal therapy [J]. Best Pract Res Clin Obstet Gyneecol, 2003, 16: 671–677.

[3] Deurloo KL, Devlieger R, Lopriore E, et al. Isolated fetal hydrothorax with hydrops: a systematic review of prenatal treatment options [J]. Prenat Diagn, 2007, 27: 893–899.

[4] Peranteau WH, Adzick NS, Boelig MM, et al. Thoracoamniotic shunts for the management of fetal lung lesions and pleural effusions: a single-institution review and predictors of survival in 75 cases [J]. J Pediatr Surg, 2015, 50: 301–305.

[5] Adzick NS, Thom EA, Spong CY, et al. A randomized trial of prenatal versus postnatal repair of myelomeningocele [J]. N Engl J Med, 2011, 364: 993–1004.

[6] 邹刚, 孙路明. 先天性膈疝胎儿的产前评估及宫内治疗 [J]. 中华围产医学杂志, 2013, 16: 519–522.

[7] Morris RK, Khan KS, Kilby MD. Vesicoamniotic shunting for fetal lower urinary tract obstruction: an overview [J]. Arch Dis Child Fetal Neonatal Ed, 2007, 92: F166–F168.

[8] Lindenburg IT, van Kamp IL, Oepkes D. Intrauterine blood transfusion: current indications and associated risks [J]. Fetal Diagn Ther, 2014, 36: 263–271.

[9] 孙路明, 邹刚, 杨颖俊, 等. 选择性胎儿镜下激光凝固术治疗双胎输血综合征的临床效果和围产儿结局 [J]. 中华妇产科杂志, 2014, 49: 404–409.

[10] 孙路明, 赵扬玉, 段涛, 等. 双胎妊娠临床处理指南(第二部分)双胎妊娠并发症的诊治 [J]. 中华妇产科杂志, 2015, 50: 641–648.

[11] Diemert A, Diehl W, Glosemeyer P, et al. Intrauterine surgery choices and limitations [J]. Dtsch Arztebl Int, 2012, 109: 603–608.

# 英中词汇索引

说明：

1. 此索引只纳入正文主要的英文词汇。

2. 部分词汇还标上与之有关的插图或插表序号，并分别以F、T代表图和表。例如"F1–6"表示第一章里的"图1–6"，"T1–6"表示第一章里的"表1–6"。

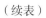

（续表）



| 英文 | 中文 | 章-页 |
|---|---|---|
| acute megakaryocytic leukemia | 急性巨核细胞性白血病 | T18-1 |
| addition rule | 加法法则 | 7-224 |
| adenine, A | 腺嘌呤 | 1-5，1-22，21-855，33-1372 |
| adeno-associated viral vectors, AAVV | 腺相关病毒载体 | 9-259，9-261，9-262，9-270，9-271，21-842，23-994，36-1442 |
| adenosine deaminase | 腺苷脱氨酶 | 9-258，9-272，21-859，28-1185 |
| adenosine monophosphate, AMP | 单磷酸腺苷 | 20-769 |
| adenoviral vectors | 腺病毒载体 | 9-259，9-260，9-261，9-272 |
| adjacent segregation | 相邻分离 | 4-138 |
| adrenal hypoplasia congenita, AHC | 先天性肾上腺发育不良 | 19-664 |
| adrenocorticotropic hormone, ACTH | 促肾上腺皮质激素 | 19-651，19-657，19-658，19-714，23-917，37-1503 |
| adrenomyeloneuropathy, AMN | 肾上腺脊髓神经病型 | 23-944，23-945 |
| agenesis of the corpus callosum, ACC | 胼胝体发育不全 | 16-470，T18-7，T18-19，T18-20，18-592，T22-9，26-1125，27-1155，28-1194，34-1381 |
| adult-onset vitelliform macular dystrophy, AVMD | 成年型卵黄样黄斑营养不良 | 24-1074 |
| albinism | 白化病 | T2-5，4-144，11-327，T18-25，24-1070，24-1084，28-1171，34-1389，34-1390，T34-6 |
| Alexander disease | 亚历山大病 | 23-952，23-955 |
| allele | 等位基因 | 1-24，2-44，4-142，7-225，7-234，9-265，11-331，T11-2，13-391，T37-3 |
| allele drop out, ADO | 等位基因脱扣 | 15-421，15-425，T15-1，15-427，15-432，T15-3 |
| allelic heterogeneity | 等位基因遗传异质性 | 2-47 |
| allele-specific oligonucleotide, ASO | 等位基因特异性寡核苷酸 | 6-222，21-827，21-831 |
| allogeneic hematopoietic stem cell transplantation | 异基因造血干细胞移植 | 21-832 |
| alpha-1 antitrypsin, AAT | α1抗胰蛋白酶 | T1-2，T2-2，30-1266 |
| alpha fetoprotein, AFP | 甲胎蛋白 | 10-282，T10-1，12-340，13-374，16-438，18-548，20-749，31-1283，34-1411，36-1454 |
| alpha-galactosidase A, α-GalA | α-半乳糖苷酶A | T2-3，29-1007 |
| α-L-iduronidase | α-L-艾杜糖苷酶 | 2-47 |

（续表）

| 英文 | 中文 | 章-页 |
|---|---|---|
| α-satellite DNA | α卫星DNA | 1-9、13-398 |
| α-thalassemia | α-地中海贫血 | 21-823 |
| Alport syndrome | Alport综合征 | 33-1353，33-1354，33-1355，33-1356，33-1359，33-1360 |
| alternate segregation | 相间分离 | 4-138，4-139 |
| aminoglycoside antibiotics induced deafness, AAID | 氨基糖苷类抗生素致聋 | 25-1108，25-1109 |
| AMN-cerebral, AMNc | 脑-肾上腺脊髓神经病型 | 23-944 |
| AMN-pure, AMNp | 单纯肾上腺脊髓神经病型 | 23-944，23-945 |
| amniocentesis | 羊膜腔穿刺 | 4-131，5-194，5-200，5-202，5-205，10-283，F10-1，10-284，10-285，10-287 |
| amnion rupture sequence | 羊膜破裂序列征 | T34-6，34-1412 |
| amniotic bands sequence | 羊膜带序列征 | 5-185，10-295，10-296，10-298，16-458，34-1412，34-1414，35-1426 |
| amniotic fluid AFP, AFAFP | 羊水甲胎蛋白 | 10-282，12-340 |
| amniotic fluid cell | 羊水细胞 | 3-101，4-107，4-116，4-128，4-150，F4-25，4-151，10-282，13-374，13-379 |
| amphotericin B | 两性霉素B | 13-373 |
| amplification refraction mutation system, ARMS | 扩增阻滞变异系统 | 21-831 |
| amyotrophic lateral sclerosis, ALS | 肌萎缩侧索硬化症 | 23-990，34-1390 |
| anaphase | 后期 | 1-34 |
| anaphase lag | 后期迟滞 | 4-134 |
| anaphase inhibitor | 后期抑制因子 | 1-32 |
| anaphase-promoting complex | 后期启动复合体 | 1-32 |
| androgen insensitivity syndrome | 雄激素不敏感综合征 | 19-668，19-660，19-670，19-671，19-672，23-996，23-997，T32-1 |
| androgen receptor | 雄激素受体 | 19-669，19-670，23-996 |
| aneuploid | 非整倍体 | 4-133，T4-11，F4-12，4-152，5-186，7-239，12-339，12-353，T15-1，12-358 |
| Angelman syndrome, AS | Angelman综合征 | 2-67，F2-15，T2-6，11-324，F13-12，16-472，18-621，T18-38，18-625，T22-1 |

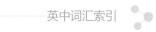

（续表）

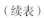

（续表）

（续表）

（续表）

| 英文 | 中文 | 章-页 |
| --- | --- | --- |
| blastocyst | 囊胚 | 5-156，5-157，5-158，5-187，F5-1，11-311，T15-1，15-426，15-434，21-828 |
| blepharophimosis-ptosis-epicanthus inversus syndrome | 小睑裂综合征 | T5-3，32-1325 |
| body stalk anomaly | 体蒂异常 | 34-1414，39-1553 |
| bone marrow transplantation | 骨髓移植 | 2-63，13-402，20-787，20-789，20-790，21-832，21-854，21-859，28-1167，28-1188 |
| bone morphogenetic protein, BMP | 骨形成蛋白 | 30-1254，34-1408 |
| bone morphogenetic protein receptor 2 | 骨形成蛋白受体2 | 30-1254 |
| bottleneck effect | 瓶颈效应 | 3-90，3-92，3-101，36-1437，36-1438，36-1443，36-1445，36-1448，36-1461，36-1464 |
| bouble-hit | 双重打击 | 37-1480，37-1482，F37-7 |
| brachydactyly | 短指症 | 26-1142 |
| brain natriutrtic peptide, BNP | 脑钠肽 | 5-194，F5-7，30-1255 |
| branch point | 分叉点 | 1-25 |
| buffy coat | 浅黄层 | 13-373 |
| C | | |
| CAAT box | CAAT盒 | F1-6，1-11，1-12，F1-7 |
| CAAT box/enhancer-binding protein, C/EBP | CAAT盒/增强子结合蛋白 | 1-12，F1-7 |
| campomelic dysplasia | 屈肢骨发育不良 | 26-1130，26-1131，26-1132 |
| Canavan disease | Canavan病 | T14-2，20-753，T20-8，23-949，23-950 |
| cancer susceptibility | 癌易感性 | 1-29 |
| carbamyl phosphate synthase 1, CPS1 | 氨甲酰磷酸合成酶1 | 20-744，20-745 |
| carbamoyl phosphate synthetase 1 deficiency | 氨甲酰磷酸合成酶1缺乏症 | T20-5，T20-6，20-744，20-745 |
| carcinogen | 致癌物 | 13-399，37-1478 |
| carnitine acylcarnitine translocase deficiency | 肉碱酰基肉碱移位酶缺乏症 | T14-1 |
| carnitine palmitoyl transferase 1, CPT1 | 肉碱棕榈酰转移酶1 | 20-763，20-770 |
| carrier | 携带者 | 2-44，F2-1，F2-2，F2-3 |
| caudal dysplasia sequence, CDS | 尾发育不良序列征 | T34-6，34-1409，34-1410 |
| C-bands using barium hydroxide and Giemsa | CBG显带 | 13-387 |
| cell cycle | 细胞周期 | 1-28 |
| cell cycle checkpoint | 细胞周期监测点 | F1-19，1-29，F1-20，1-32 |

（续表）

| 英文 | 中文 | 章-页 |
|---|---|---|
| cell cycle restriction point | 细胞周期限制点 | F1–19，1–29，F1–21，1–32 |
| cell division cycle, CDC | 细胞分裂周期 | 1–31 |
| cell-free fetal DNA, cffDNA | 胎儿游离DNA | 5–189，8–251，8–253，10–279，10–280，11–314，11–323，12–349，12–350，15–419 |
| cell-penetrating peptides | 细胞穿透肽 | 9–273 |
| central dogma | 中心法则 | 1–14，F1–8 |
| central precocious puberty | 中枢性性早熟 | 19–696，32–1317，32–1318 |
| centric fusion | 着丝粒融合 | 18–544，18–605，18–609 |
| centriole | 中心体 | 1–34，33–1362 |
| centromere | 着丝粒 | T1–3，1–9，1–34，1–36，4–118，F4–4，F4–5，T4–6，4–121，21–837 |
| centromeric heterochromtin banding | C显带 | 4–121，4–123，13–387，F13–6，18–610，18–612 |
| Charcot–Marie–Tooth, CMT | 腓骨肌萎缩症 | 2–74，23–998，23–999，36–1443 |
| CHARGE syndrome | CHARGE综合征 | 16–479，16–484，19–695，35–1431 |
| chiasma | 交叉 | F1–23，1–36 |
| chimera rate | 嵌合率 | 15–426，T15–1，T15–3 |
| chimeric antigen receptors, CAR | 嵌合抗原受体 | 9–259，9–268，9–269 |
| chimerism | 嵌合体 | 2–63，2–64，2–65，2–79，T4–4，4–132，4–149，5–187，10–288，18–545 |
| chorion | 绒毛膜 | 5–158 |
| chorionic villus sampling, CVS | 绒毛活检 | 10–284 |
| choroide remia | 无脉络膜症 | 24–1078 |
| chromatid | 染色单体 | 4–118 |
| chromatin | 染色质 | 1–7，1–8，1–36，4–116 |
| chromatin fiber | 染色质纤维 | 1–8，4–118 |
| chromatin loop | 染色质环 | 1–8 |
| chromosome | 染色体 | 1–8 |
| chromosome banding technique | 染色体显带技术 | 4–107，4–123，13–337，13–385 |
| chromosome analysis | 染色体分析 | 13–368，13–377 |
| chromosome bridge | 染色体桥 | 4–140，18–610 |
| chromosomal microarray, CMA | 染色体微阵列 | F4–1，T4–4，4–126，11–313，11–319，12–360，13–368，13–390，15–394 |

（续表）

| 英文 | 中文 | 章-页 |
|---|---|---|
| chromosome polymorphism | 染色体多态性 | 4-121，4-122，F4-6，4-123 |
| chronic pneumonitis of infancy, CPI | 婴儿期慢性肺炎 | 30-1269 |
| chronic progressive chorea | 慢性进行性舞蹈病 | 23-930 |
| chronic progressive external ophthalmoplgia, CPEO | 慢性进行性眼外肌麻痹 | 3-97、T3-3，36-1455，36-1464 |
| chylomicrons | 乳糜微粒 | 20-805 |
| ciliopathy | 纤毛病 | 16-479 |
| citrin deficiency | 希特林蛋白缺乏症 | 20-737，20-748，20-749 |
| citrullinemia type I | 瓜氨酸血症 I 型 | T14-1、T20-5，T20-6，20-746，20-747 |
| classic inversion loop crossover | 经典倒位环交叉 | F4-14 |
| cleft lip, CL | 唇裂 | 5-173，6-214，7-240，T7-16，F16-27，16-501，18-552，18-554，T18-33，24-1092 |
| cleft lip and palate, CLP | 唇腭裂 | T1-2，F4-24，T5-4，16-501，18-548，18-553，T18-33，19-697，24-1091，T35-1 |
| cleft palate, CP | 腭裂 | T5-1，5-159，5-173，5-177，5-188，16-500，16-501，16-502，18-552，19-697 |
| clinical exome | 临床外显子组 | 11-313，11-324 |
| clinical exome sequencing, CES | 临床外显子组测序 | 17-527，26-1123，26-1124 |
| clinical modifier | 临床调节因素 | 17-514 |
| clinical otosclerosis | 临床耳硬化症 | 25-1116，25-1117 |
| cloacal exstrophy sequence | 泄殖腔外翻序列征 | T34-6，34-1404，34-1405 |
| closed spinal dysraphism | 闭合型神经管闭合不全 | 34-1396 |
| co-activator | 辅助激活因子 | 1-12 |
| coagulation factor IX | 凝血因子IX | 21-840 |
| coarctation of aorta, COA | 主动脉缩窄 | 12-359，16-493，16-494 |
| cochlear otosclerosis | 耳蜗性耳硬化症 | 25-1116，25-1117 |
| co-dominance | 共显性 | 2-55，2-56 |
| codon | 密码子 | 1-13 |
| coefficient of inbreeding | 近交系数 | 7-237 |
| coefficient of relationship | 亲缘系数 | 7-237，T7-14 |
| coefficient of variation | 变异系数 | T15-3 |

（续表）

（续表）

（续表）

| 英文 | 中文 | 章-页 |
| --- | --- | --- |
| contingency screening, CS | 酌情筛查 | 12-345，T12-5，T12-6，12-346 |
| copy neutral variation | 拷贝中性变异 | 13-391 |
| copy number variation, CNV | 拷贝数变异 | 1-24，2-73，11-320，11-329，12-356，F18-17，18-612，18-614，22-883，23-1033 |
| cordocentesis | 脐静脉穿刺术 | 10-288，10-300 |
| Cornelia de Lange syndrome, CdLS | 德朗热综合征 | 18-578 |
| co-repressor | 辅助阻抑蛋白 | 1-12 |
| Cowden syndrome, CS | Cowden综合征 | 37-1485、37-1491、37-1501、T37-1510 |
| CpG island | CpG岛 | 1-22，2-74，2-78，18-625，22-890，37-1482，F37-6 |
| craniosynostosis | 颅缝早闭 | T5-3，5-165，16-498，T18-19，T18-25，T18-29，19-660，T22-9，27-1154，39-1547 |
| creatine kinase, CK | 肌酸激酶 | 7-234，T7-11，20-764，20-765，20-772，20-776，20-777，20-779，20-781，20-782 |
| Creutzfeldt-Jacob disease, CJD | 克雅病 | 23-924 |
| cri du chat syndrome | 猫叫综合征 | 16-478，18-572 |
| crista depression | 鼻嵴凹陷 | 17-532 |
| cross hybridization | 交叉杂交 | 13-400 |
| crossing over | 互换 | 1-24，1-36 |
| cross-species color banding | 交叉核素色带分析 | 4-126 |
| crouching gait | 蹲伏步态 | 23-910 |
| crown-rump length, CRL | 头臀长 | 12-341，F16-1，16-439，F16-2 |
| crytic splice site | 隐蔽剪切位 | 1-18，1-25 |
| cumulative incidence | 累积发生率 | 7-244，7-245 |
| cut off value | 切割值 | 8-253，12-341，12-345，12-346，18-548，32-1318 |
| cyclin-dependent kinase-like 5, CDKL5 | 细胞周期蛋白依赖激酶样5 | 22-893 |
| cylindromatosis | 家族性圆柱瘤 | 28-1201 |
| cytogenomics | 细胞基因组学 | 4-107，11-322，13-368，13-390，13-395 |
| cytomegalovirus, CMV | 巨细胞病毒 | 5-169，10-279，16-438，16-505，31-1288，31-1290，34-1392，38-1521，40-1565 |

（续表）

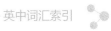
（续表）

（续表）

| 英文 | 中文 | 章-页 |
| --- | --- | --- |
| dilated cardiomyopathy, DCM | 扩张型心肌病 | 15-422，20-764，20-776，20-778，T23-24，23-1046，29-1214，29-1215，29-1218 |
| diminished ovarian reserve | 卵巢储备功能减退 | 32-1325 |
| diplotene | 双线期 | F1-23，1-36，32-1331 |
| diploid | 二倍体 | 1-30，1-34，1-35，1-37，1-39，1-40，T4-4，4-117，4-132，4-133 |
| diploid/triploid mixoploidy syndrome, DTMS | 二倍体/三倍体混合综合征 | 18-569，18-570，18-571 |
| direct duplication | 正向重复 | 4-140 |
| direct harvest | 直接收获 | 13-369，T13-1，13-382 |
| direct insertion | 正向插入 | 4-141，F4-21 |
| directive | 指向性的 | 8-255 |
| discordant fetal growth | 双胎生长不一致 | 5-184 |
| disorders of sex development, DSD | 性发育异常 | 19-651，19-657，19-658，19-662，19-668，19-672，T23-7，32-1315，34-1396，34-1412 |
| dispersed repetitive DNA | 分散性重复DNA | 1-9，F1-5，T1-3，1-10 |
| disomy | 二体 | 2-66 |
| disruption sequence | 阻断序列征 | 34-1380 |
| disseminated superficialactinic form of porokeratosis | 播散浅表性光化性汗孔角化症 | 28-1176，28-1177 |
| disseminated superficial form of porokeratosis | 浅表播散型汗孔角化症 | 28-1176 |
| distal myopathy with rimmed vacuoles | 伴镶边空泡的远端肌病 | 23-1050 |
| distraction osteogenesis | 牵引成骨术 | 34-1386 |
| dizygotic twins, DZ | 双合子双胎 | 5-180，5-181，5-184，5-185，5-186，5-189，5-190，10-297，10-299 |
| dominant negative effect | 显性负效应 | 2-70，27-1150 |
| DNA double-strand-break repair | DNA双链断裂修复 | 1-29，T1-7 |
| DNA fiber-FISH | DNA纤维荧光原位杂交 | 4-126 |
| DNA nanoball sequencing | DNA纳米球测序技术 | 11-320 |
| DNA polymerase | DNA聚合酶 | 1-15，1-29，11-316，15-431，15-432，T23-10，38-1529 |
| DNA repair | DNA修复 | 1-21，1-27，1-29，1-30，1-32，1-33，2-74，37-1498 |

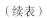

（续表）

| 英文 | 中文 | 章-页 |
| --- | --- | --- |
| DNase I hypersensitive sites | DNA酶I高敏位点 | 21-825 |
| donor site | 供位 | 1-11，2-25，F1-17 |
| dopa-responsive dystonia, DRD | 多巴反应性肌张力障碍 | 23-969 |
| dosage compensation | 剂量补偿作用 | 2-78 |
| dosage effect | 剂量效应 | 2-73，4-146，18-544，18-559，18-612，18-615，18-616 |
| double aortic arches, DAA | 双主动脉弓 | 16-496，F16-46，T35-2 |
| double heterozygote | 双重杂合子 | 2-58，F2-8，21-831 |
| double outlet of right ventricle, DORV | 右室双出口 | 16-456，16-478，F486，F16-37，T18-36，35-1424，39-1552 |
| Down syndrome | 唐氏综合征 | 5-167，5-189，10-281，16-479，18-542，19-685 |
| Down syndrome critical region, DSCR | 唐氏综合征关键区域 | F18-1，18-546 |
| Dravet syndrome | Dravet综合征 | T22-1，23-908 |
| dual specificity tyrosine-phosphorylation-regulated kinase 1A, DYRK1A | 双底物特异性酪氨酸磷酸化调节激酶1A | 18-635 |
| Duchenne muscular dystrophy, DMD | 杜兴型肌营养不良症 | T1-2，T2-1，T2-2，10-296，19-665，19-667，23-1016 |
| duplication | 重复 | 4-127，4-140 |
| dynamic variant/dynamic mutation | 动态变异 | 2-72，7-241，7-243，11-319，11-323，11-324，11-325，17-527，22-887，23-975 |
| dyschondrosteosis（Leri-Weill） | 软骨骨生成障碍 | 26-1140 |
| dyschromatosis symmetrica hereditaria | 遗传性对称性色素异常症 | 28-1185，28-1186 |
| dyschromatosis universalis hereditaria | 遗传性泛发性色素异常症 | 28-1196 |
| dyskeratosis congenita | 先天性角化不良 | 28-1186 |
| dysplasia | 发育不良 | 5-167 |
| dystrophia myotonia protein kinase, DMPK | 强直性肌营养不良蛋白激酶 | 2-71，23-1044，23-1045，23-1046，23-1047 |
| dystrophin | 肌营养不良蛋白 | 23-1044，29-1215 |
| E | | |
| early myoclonic encephalopathies, EME | 早期肌阵挛脑病 | 23-913，23-914 |
| early-onset epileptic encephalopathies | 早发性癫痫性脑病 | 23-913，23-914，T23-2，23-917 |
| early onset seizure variant of Rett syndrome | 早发癫痫型Rett综合征 | 22-892 |
| early urethral obstruction sequence | 早期尿路梗阻序列征 | 34-1400，34-1402 |
| Ebstein | 艾勃斯坦 | 16-491 |

（续表）

| 英文 | 中文 | 章-页 |
|---|---|---|
| echogenic bowel | 肠管回声增强 | 6-220，16-460，F16-11，18-548，38-1522 |
| ectoderm | 外胚层 | 5-158，T5-2，5-167，16-502，23-1004，31-1285，34-1402 |
| ectodermal dysplasias | 外胚层发育不良 | 28-1138，28-1178，28-1179，28-1188 |
| Edwards syndrome | Edwards综合征 | 18-554 |
| Ehlers-Danlos syndrome, EDS | Ehlers-Danlos综合征 | T2-1，27-1151，27-1156，T27-2 |
| 11-beta hydroxylase deficiency | 11β-羟化酶缺乏症 | 19-649，19-650，T19-1，19-673，19-675，19-676 |
| 11q deletion syndrome | 11q缺失综合征 | 18-591，18-592，T18-28，18-593，T18-29，18-594，F18-25 |
| electroretinogram, ERG | 视网膜电流图 | 24-1069，24-1087，24-1088 |
| electron transfer flavoprotein, ETF | 电子转运黄素蛋白 | 20-769，23-1051，23-1052 |
| electron transfer flavoprotein dehydrogenase, ETFDH | 电子转运黄素蛋白脱氢酶 | 20-769，23-1051，23-1052 |
| electronystagmography, ENG | 眼震电图 | 25-1111 |
| electrooculography, EOG | 眼电图 | 24-1073，24-1074 |
| Ellis-van Creveld syndrome, EVC | Ellis-van Creveld综合征 | 16-479，26-1138 |
| elongation factor | 延长因子 | 1-20，T23-9 |
| 5'-end cap structure | 5'末端帽子结构 | 1-18 |
| embryo | 胚胎 | 2-64 |
| embryonic | 胚胎期 | 5-156、T5-1，5-167，19-653，19-695，24-1085，34-1387，37-1482 |
| Emery-Dreifuss muscular dystrophy, EDMD | 埃德肌营养不良症 | 23-1028 |
| empiric risk | 经验风险率 | 7-240 |
| empty follicle syndrome | 空卵泡综合征 | 32-1320，32-1324，32-1329，32-1330，F32-5，32-1331 |
| endoderm | 内胚层 | 5-158，T5-2，34-1402 |
| endoglin | 黏附分子 | 30-1254 |
| endoscopic retrograde cholangio-pancreaticography, ERCP | 内镜下逆行胰胆管成像 | 31-1293，31-1294 |
| endoscopic ultrasonography, EUS | 内镜超声检查术 | 31-1294 |
| end-stage renal disease | 终末期肾病 | 33-1347，33-1348，33-1349，33-1350，33-1351，33-1358，33-1359，33-1360，33-1361，33-1363 |

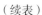

（续表）

（续表）

| 英文 | 中文 | 章-页 |
|---|---|---|
| **F** | | |
| Fabry disease | 法布里病 | T2-2，T2-3，22-785，23-1007 |
| facioscapulohumeral muscular dystrophy, FSHD | 面肩肱型肌营养不良症 | T2-5，23-1019 |
| factor Ⅷ deficiency | Ⅷ因子缺乏症 | 21-836，21-838 |
| facultative heterochromatin | 兼性异染色质 | 1-8 |
| false empty follicle syndrome | 假性空卵泡综合征 | 32-1329 |
| false negative, FN | 假阴性 | 3-99，4-152，8-253，10-287，11-323，12-337，T12-1，12-354，12-355，12-356 |
| false positive, FP | 假阳性 | 3-99，4-152，5-189，8-253，10-281，10-287，10-302，11-315，12-337，12-338 |
| familial adenomatous polyposis, FAP | 家族腺瘤性息肉病 | 37-1491 |
| familial amyotrophic lateral sclerosis, FALS | 家族性肌萎缩侧索硬化症 | 23-990，23-991，T23-15，T23-16 |
| familial chylomicronemia syndrome, FCS | 家族性乳糜微粒血症 | 20-805 |
| familial hypercholesterolemia, FH | 家族性高胆固醇血症 | T1-2，T2-2，14-415，29-1243 |
| familial hypertrophic cardiomyopathy, FHCM | 家族性肥厚型心肌病 | 29-1210 |
| familial idiopathic basal ganglia calcification, FIBGC | 家族性特发性基底节钙化 | 23-972 |
| familial male-limited precocious puberty | 家族性男性性早熟 | 32-1317，32-1319 |
| fasting plasma glucose, FPG | 空腹血糖 | T19-11，19-716，19-717，19-718，23-981，36-1460，37-1508，39-1538 |
| familial testotoxicosis | 家族性睾丸中毒症 | 2-52，F2-4 |
| febrile seizures plus | 热性惊厥附加症 | 23-910 |
| fetal alcohol spectrum disorder, FASD | 胎儿酒精谱系障碍 | 39-1542 |
| fetal alcohol syndrome, FAS | 胎儿酒精综合征 | 5-171，5-173，16-500，T34-6，39-1542 |
| fetal blood sampling | 胎血取样 | 10-288 |
| fetal bovine serum, FBS | 小牛血清 | 13-373，13-382 |
| fetal endoscopic tracheal occlusion, FETO | 胎儿镜下行气管球囊放置闭塞术 | 40-1564 |
| fetal growth restriction, FGR | 胎儿生长受限 | 5-171，5-174，5-184，5-191，12-363，16-477，16-478，18-571，26-1133，39-1538 |

（续表）

| 英文 | 中文 | 章-页 |
|------|------|-------|
| fetal hepatic tumor | 先天性肝脏肿瘤 | 31-1291 |
| fetal hydantoin syndrome, FHS | 胎儿苯妥英钠综合征 | 39-1543，39-1545 |
| fetal valproate syndrome, FVS | 胎儿丙戊酸盐综合征 | T34-6，39-1546 |
| fetal warfarin syndrome, FWS | 胎儿华法林综合征 | 39-1548，39-1549，39-1550，39-1556 |
| fibrillin | 原纤维素 | 2-70 |
| fibroblast | 成纤维细胞 | 13-379，14-406，18-557，18-571，20-739，20-741，20-753，20-759，20-760，20-761 |
| fibroblast growth factor, FGF | 成纤维细胞生长因子 | 5-164，5-165，T23-2，26-1126，27-1162，T29-11，34-1414 |
| fibroblast growth factor receptor 3, FGFR3 | 成纤维细胞生长因子受体3 | 1-23，T5-3，16-499，26-1123，26-1125，26-1126，26-1127，26-1129，26-1134，26-1135 |
| fibrocystin | 纤囊素蛋白 | 33-1351 |
| fibrodysplasia ossificans progressiva, FOP | 进行性骨化纤维发育不良综合征 | 27-1161，27-1162 |
| fifth digit syndrome | 第5指综合征 | 34-1381 |
| filaggrin | 丝聚合蛋白 | 28-1170 |
| filamin A | 细丝蛋白A | 34-1386 |
| first degree | 一级亲属 | 2-47，T7-16，7-245，7-246，18-541，23-1006，24-1084，29-1216，29-1224，T32-5 |
| first polar body | 第一极体 | 1-39，15-425，15-426，32-1331，F32-6，32-1332 |
| 5-α reductase 2 deficiency | 5-α还原酶2缺乏症 | 19-672 |
| 5-methyltetrahydrofolate-homocysteine methyltransferase, MTR | 5-甲基四氢叶酸-同型半胱氨酸甲基转位酶 | 34-1394 |
| methionine synthase reductase, MTRR | 甲硫氨酸合成酶还原酶 | 34-1394，34-1397 |
| fitness | 适合度 | 2-54 |
| flanking sequence | 侧翼序列 | 1-11，2-72，18-634，30-1259，30-1273 |
| flavin adenine dinucleotide, FAD | 黄素腺嘌呤二核苷酸 | 20-769 |
| flowcytometry | 流式细胞计数法 | 12-363 |
| fluorescence activated cell sorting, FACS | 荧光激活的细胞分选法 | 12-363 |
| fluorescence in situ hybridization, FISH | 荧光原位杂交 | F4-1，4-107，4-108，4-109，4-125，13-397，F13-11，F13-12，15-427，32-1340 |

（续表）

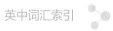

（续表）

| 英文 | 中文 | 章-页 |
|------|------|-------|
| γ–crystallin | γ-晶体蛋白 | 24-1065 |
| Gap–PCR | 跨越断裂点PCR | 21-827 |
| gas chromatography mass spectrometry, GC–MS | 气相色谱质谱联用法 | 14-407，14-412 |
| gastroschisis | 腹裂 | 5-173，5-178，31-1283，31-1284，31-1285，31-1286，34-1412，35-1426，35-1427 |
| Gaucher disease | 戈谢病 | 16-504，20-791，23-920，23-921，23-922，23-923 |
| gene | 基因 | 1-3 |
| gene expression | 基因表达 | 1-16 |
| gene pool | 基因库 | 2-57，9-272，9-273，11-330 |
| gene replacement therapy | 基因替代治疗 | 9-258，9-259，23-994，24-1070，24-1079 |
| general mosaicism | 普遍性嵌合型 | 10-287 |
| general transcription complex | 通用性转录复合物 | 1-12 |
| genetic anticipation | 遗传早现 | 2-72，T17-3，23-930，23-975，23-977，23-996，23-1045 |
| genetic code | 遗传密码 | 1-13，T1-4，1-14，1-18，1-21，1-22，1-23 |
| genetic discrimination | 基因歧视 | 8-254，37-1476，37-1478 |
| genetic heterogeneity | 遗传异质性 | 2-47，T2-1，11-324，16-475，17-513，19-675，22-883，23-967，29-1214，33-1364 |
| genetic leukoencephalopathy | 遗传性白质脑病 | 23-943 |
| genetic screening | 遗传筛查 | 8-254，9-273，11-310，11-324，12-336，T12-1 |
| genetic variant | 基因变异 | 1-21 |
| genital hypoplasia | 性发育不全 | 4-144，18-562，19-657，19-697，T19-7，32-1321，34-1389 |
| genomic disorder | 基因组病 | 2-73，4-108，18-614 |
| genomic imprinting | 基因组印记 | 2-49，2-65，2-66，2-67，2-68，T2-6，4-143，11-325，18-569，18-622 |
| genomic imbalance | 基因组不平衡 | 13-390，13-394，13-396 |
| genomic profiling | 基因组解析 | 11-311，11-313 |

（续表）

| 英文 | 中文 | 章-页 |
|---|---|---|
| genotype | 基因型 | 2-44 |
| genuine empty follicle syndrome | 真性空卵泡综合征 | 32-1329 |
| germline cell | 生殖细胞 | 1-21 |
| germline variant | 生殖细胞变异 | 1-21，11-330，19-695，23-1038，37-1481，37-1482，37-1484，37-1485，37-1486，37-1489 |
| gestational diabetes mellitus, GDM | 妊娠期糖尿病 | 34-1400，34-1410，39-1537，39-1538，39-1539 |
| Giemsa banding | G显带 | 1-29，4-122，4-123，F4-7，13-386，13-395，13-398，16-502 |
| glial fibrillary acidic protein, GFAP | 胶质纤维酸性蛋白 | 23-953，23-954 |
| global developmental delay | 整体发育迟缓 | 19-682，22-885 |
| globoid cell leukodystrophy, GLD | 球形细胞脑白质营养不良 | 23-951 |
| globozoospermia | 圆头精子症 | 32-1340，T32-11，32-1342，32-1343 |
| glomerular basement membrane, GBM | 肾小球基底膜 | 33-1353，33-1355，33-1357，33-1358，33-1359，33-1360，33-1365 |
| glucose-6-phosphatase | 葡萄糖-6-磷酸酶 | T20-11，20-774，20-775 |
| glucose-6-phosphate dehydrogenase deficiency | 葡萄糖-6-磷酸脱氢酶缺乏症 | 21-833 |
| glucose transporter type 1 deficiency syndrome, GLUT1-DS | 葡萄糖转运体1缺陷综合征 | 23-911，23-912 |
| glucose transporter type 2, GLUT2 | 葡萄糖转运体2 | T20-11，20-783 |
| glucocerebrosidase | 葡萄糖脑苷脂酶 | 20-792，T23-4 |
| glutaric acidemia type I | 戊二酸血症 I 型 | 14-410，T14-1，T20-7，T20-8，20-761 |
| glutaryl-CoA dehydrogenase, GCDH | 戊二酰辅酶A脱氢酶 | 20-761，20-762 |
| glycogen branching enzyme | 糖原分支酶 | T20-11，20-778，20-779 |
| glycogen debrancher enzyme | 糖原脱支酶 | T20-11，20-777 |
| glycogen storage disease, GSD | 糖原累积病 | 20-773 |
| glycogen synthase | 糖原合成酶 | T20-11，20-774 |
| glycophorin A | 血型糖蛋白A | 21-864 |
| glycosylated hemoglobin | 糖化血红蛋白 | 19-717，19-718，36-1449，36-1465，39-1538 |
| glycuronidase | 葡萄糖醛酸酶 | T20-12，20-790，20-791 |

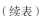

（续表）

（续表）

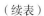

（续表）

| 英文 | 中文 | 章-页 |
|------|------|-------|
| hereditary neuropathy with liability to pressure palsy, HNPP | 遗传性压迫易感性神经病 | 23-1001 |
| hereditary non-polyposis colorectal cancer syndrome, HNPCC | 遗传性非息肉结/直肠癌综合征 | 37-1491 |
| hereditary porphyria | 遗传性卟啉症 | 21-843，21-846 |
| hereditary sideroblastic anemia | 遗传性铁粒幼细胞性贫血 | 21-853，21-854 |
| hereditary spastic paraplegia, HSP | 遗传性痉挛性截瘫 | 23-985 |
| hereditary spherocytosis | 遗传性球形红细胞增多症 | 21-849 |
| hereditary stomatocytosis | 遗传性口形红细胞增多症 | 21-852 |
| heritable pulmonary arterial hypertension, HPAH | 遗传性肺动脉高压 | 30-1253，30-1254，30-1255，30-1256，30-1257 |
| hermaphroditism | 真两性畸形 | 32-1315，T32-1 |
| herpes simplex virus, HSV | 单纯疱疹病毒 | 9-259，9-268，16-505，31-1289，38-1524 |
| heterochromatin | 异染色质 | 1-8、T4-4，4-121，4-122，4-123，4-146，4-148，13-387，13-388 |
| heterodisomy | 异二体 | 4-142，T18-38 |
| heteroplasmy | 杂质性 | 3-90，3-91，3-92，3-93，3-97，3-98，3-99，3-101，3-102，36-1445 |
| heterotetrameric complex | 异源四聚体 | 30-1254 |
| heterotopia periventricular | 脑室周围灰质异位 | 34-1386 |
| heterozygote | 杂合子 | 2-44，T4-4 |
| high resolution banding | 高分辨显带 | 4-120，4-125 |
| high throughput sequencing | 高通量测序技术 | 4-127 |
| hirschsprung disease | 先天性巨结肠 | T18-2，T22-9，24-1083，31-1295，31-1296 |
| histidinemia | 高组氨酸血症 | T14-1 |
| histological otosclerosis | 组织学耳硬化症 | 25-1117 |
| histone | 组蛋白 | 1-7，1-8，1-12，2-72，2-78，3-95，4-118，4-147，4-149，5-162，5-185 |
| histone core | 组蛋白核心 | 1-7，F1-4 |
| holandric gene | 雄性基因 | 2-83 |
| holocarboxylase synthetase deficiency | 全羧化酶合成酶缺乏症 | 14-410，T14-1，20-752，T20-7 |

（续表）

| 英文 | 中文 | 章-页 |
| --- | --- | --- |
| holoprosencephaly | 前脑无裂畸形 | T5-3，5-165，16-454，T16-2，16-456，T16-3，16-472，18-553，T18-32，34-1391 |
| holoprosencephaly sequence, HS | 前脑无裂序列征 | 34-1391 |
| homeobox, HOX | 同源框 | 5-164 |
| homocystinemia | 同型半胱氨酸血症 | T14-1、T20-1，20-740，T20-4，20-743，T20-7，T20-9，20-757，20-758，30-1255 |
| homocystinuria | 同型胱氨酸尿症 | 20-740 |
| homologous chromosome | 同源染色体 | T1-8，1-40，1-66，F2-15，4-117，F4-3，4-121，4-133，4-135，4-139 |
| homoplasmy | 同质性 | 3-90，3-91，3-92，3-93，3-98，3-99，3-102 |
| homozygote | 纯合子 | 2-44，2-47，2-48，2-49，2-53，2-54，2-56，2-57，2-58，2-60 |
| house-keeping gene | 看家基因 | 1-17，2-84 |
| human chorionic gonadotrophin, hCG | 人绒毛膜促性腺激素 | 5-171，12-342，16-438，19-654，32-1329 |
| human immunodeficiency virus, HIV | 人免疫缺陷病毒 | 38-1527 |
| human leukocyte antigen, HLA | 人类白细胞抗原 | 15-422，19-719 |
| human phenotype ontology, HPO | 人类表型标准用语 | 17-513，17-519，17-520 |
| Huntington disease, HD | 亨廷顿病 | 2-49，T2-2，T2-6，2-68，6-219，7-232，T7-7，11-324，15-420，23-930 |
| hydrops fetalis | 胎儿水肿 | T5-9，T16-3，16-503，18-569，20-778，20-790，21-868，26-1132，40-1562，40-1565 |
| hyperammonemia type 1 | 高氨血症Ⅰ型 | T20-6，20-745 |
| hyperandrogenism | 雄激素过多症 | 19-663 |
| hyperglycemia and adverse pregnancy outcomes, HAPO | 高血糖与不良妊娠结局 | 39-1538 |
| hypergonadotropic hypogonadism | 高促性腺激素性性腺功能减退症 | 32-1321 |
| hyperparathyroidism | 甲状旁腺功能亢进 | 19-687，19-696，37-1502，37-1504，37-1505，37-1506，37-1508 |

（续表）

（续表）

| 英文 | 中文 | 章-页 |
|---|---|---|
| immunomagnetic beads | 免疫磁珠分选法 | 12-363 |
| imperforate anus | 肛门闭锁 | 18-555，18-592，18-596，19-721，T22-9，34-1404，34-1405，F34-8，35-1430，39-1538 |
| imprinting | 印记 | 2-65，2-66，2-67，2-68，4-143，5-162，5-185，5-188，11-325，18-622 |
| imprinting center, IC | 印记中心 | 2-67，18-623，18-626，18-628，18-630 |
| incomplete medium | 非完全培养液 | 13-373 |
| incontinentia pigmenti | 色素失禁症 | 2-78，2-82，28-1192 |
| increased nuchal fold | 颈后皮肤皱褶增厚 | 16-459 |
| infantile haemangioma | 婴儿血管瘤 | 35-1428，35-1429 |
| infantile neuroaxonal dystrophy, INAD | 婴儿神经轴索营养不良 | 23-940 |
| inflammatory bowel disease | 炎症性肠病 | 30-1276，39-1554 |
| informed choice | 知情选择 | 6-210，6-214，6-220，6-222，6-249，6-250，6-251，6-254，6-255，6-256 |
| informed consent | 知情同意 | 10-281，10-300，10-307，11-314，11-321，11-322，11-328，15-424，F18-6，21-828 |
| inhibin A | 抑制素A | 12-342，12-343，18-548 |
| initiation | 启动 | 1-18 |
| initiation factor, IF | 启动因子 | 1-12，1-19，1-20，T2-10，F3-1，F37-6 |
| initiator | 起始子 | 1-12，F1-7 |
| inner cell mass | 内细胞团 | 4-143，F5-1，5-158，5-187，5-188，15-426 |
| innerdynein arms | 内动力臂 | 30-1263，30-1264 |
| insertion | 插入 | 1-23，F1-15，1-24，T4-5，4-141，21-836，T23-6，28-1177，28-1192，32-1337 |
| in situ culture | 原位培养法 | 13-374，13-375，13-377，13-381 |
| insulin-like growth factor 1, IGF-1 | 胰岛素样生长因子1 | 18-591，22-896，32-1323 |
| integrated screening | 整合筛查 | 12-345，12-346 |
| inter kinase domain | 内在激酶功能域 | 26-1126 |

（续表）

（续表）

| 英文 | 中文 | 章-页 |
|---|---|---|
| isovaleric acidemia | 异戊酸血症 | T14-1，14-412，T14-2，14-414，20-752，T20-7，T20-8，20-760，20-762，20-768 |
| isovaleryl-CoA dehydrogenase | 异戊酰辅酶A脱氢酶 | 20-759，20-760 |
| **J** | | |
| Jacobsen syndrome, JBS | 雅各布森综合征 | 18-591 |
| joint probability | 联合概率 | 7-224，T7-1，7-228，7-229，T7-2，T7-3，T7-4，T7-5，T7-6，T7-7 |
| Joubert syndrome | Joubert综合征 | T2-5，16-459，22-900，24-1070 |
| junctional epidermolysis bullosa | 交界型大疱性表皮松解症 | T5-3，5-166，28-1166 |
| justice | 公正 | 8-248，8-249，8-250，8-252 |
| juvenile pernicious anemia syndrome | 幼年型恶性贫血综合征 | 21-847 |
| Juvenile polyposis syndrome | 幼年性息肉病综合征 | T37-3 |
| J-Wave syndrome, JWS | J波综合征 | 29-1238 |
| **K** | | |
| Kallmann syndrome | Kallmann综合征 | 2-78，F4-24，19-700，32-1321 |
| Kartagener syndrome | 卡塔格内综合征 | 30-1261，30-1262 |
| karyotype analysis | 核型分析 | 13-377，T13-1，13-378，F13-8，13-395，13-401，15-426，16-454，18-553，18-571 |
| Kearns-Sayre syndrome, KSS | Kearns-Sayre综合征 | T3-3，36-1443，36-1448，36-1449，36-1450，36-1451，36-1464，36-1465，36-1466 |
| kinetochore | 动粒 | 4-118 |
| Klinefelter syndrome, KS | Klinefelter综合征 | T1-2，T4-4，6-212，12-363，18-559，32-1321 |
| kyphoscoliosis | 脊柱后凸 | T18-17，T18-24，20-790，T22-6，23-938，26-1134，24-1136，26-1142，27-1153，23-1154 |
| **L** | | |
| lamellar body | 板层小体 | 30-1269 |
| landmark | 界标 | 4-120 |
| Langhans cell | 朗汉斯细胞 | 13-382 |
| late motor deterioration | 晚期运动恶化期 | 22-893 |
| lateral mesoderm | 侧板中胚层 | 5-158 |

（续表）

（续表）

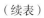

（续表）

| 英文 | 中文 | 章-页 |
|------|------|-------|
| maternally inherited diabetes and deafness, MIDD | 母系遗传糖尿病伴耳聋 | 36-1437 |
| maternal phenylketonuria, MPKU | 母源性苯丙酮尿症 | 39-1539，39-1540 |
| maternal red-cell alloimmunization | 母源红细胞同种免疫 | 21-861 |
| maternal serum AFP, MSAFP | 母体血清甲胎蛋白 | 12-340 |
| maternal transmission | 母系传递 | 3-88，F3-2，3-92，F3-3，3-93，3-97，36-1437 |
| mature primary oocyte | 成熟初级卵母细胞 | 1-39 |
| maturity-onset diabetes of the young, MODY | 青少年发病的成人型糖尿病 | 19-715 |
| measles virus | 麻疹病毒 | 9-262，9-268 |
| measles-mumps-rubella | 麻疹、腮腺炎和风疹 | 38-1520 |
| medium chain acyl-CoA dehydrogenase deficiency | 中链酰基辅酶A脱氢酶缺乏症 | T14-1，20-752，T20-10，20-766，20-772，20-773 |
| megaloblastic change | 巨幼样变 | 21-847，21-850 |
| meiosis | 减数分裂 | 1-34，1-38，F1-24，2-45，4-133，F4-12，4-142，15-425，18-544，T18-8 |
| Melnick-Needles syndrome, MNS | Melnick-Needles综合征 | 34-1385 |
| membrane-associated transporter protein | 膜相关转运蛋白 | 28-1172 |
| Mendelian ratio | 孟德尔遗传比率 | 7-225，7-230，7-231，7-232，7-237 |
| Menkes disease | Menkes病 | 20-800 |
| meningomyelocele, anencephaly, iniencephaly sequences | 脊髓脊膜膨出、无脑畸形、枕骨裂露脑畸形序列征 | 34-1393 |
| mental retardation | 智力低下 | 18-615，18-616，T18-35，18-617，T18-36，18-622，T20-3，23-918，T34-1，39-1540 |
| merosin-deficient congenital muscular dystrophy type 1A, MDC1A | 先天性肌营养不良1A型 | 23-1032 |
| mesenchymal cell | 间充质细胞 | 13-382，13-383，24-1084 |
| mesenchymal core | 间充质核心 | 4-152，13-383 |
| mesenchymal hamartoma | 间叶性错构瘤 | 31-1291，31-1292 |
| mesoderm | 中胚层 | 5-158，5-159，5-167，23-1004，26-1126，26-1284，26-1285，31-1300，34-1396，34-1402 |
| mesomelic dysplasia | 肢中型骨发育不良 | 26-1140 |

（续表）

| 英文 | 中文 | 章-页 |
|---|---|---|
| mesomelic and rhizo-mesomelic dysplasias | 肢中部与肢根发育不良 | 26-1140 |
| mesonephros duct | 中肾管 | 19-693，32-1311，32-1336，35-1434 |
| metacentric chromosome | 中央着丝粒染色体 | 4-119 |
| metachromatic leukodystrophy, MLD | 异染性脑白质营养不良 | 23-946 |
| metaphase | 中期 | 1-8，F1-20，1-33，1-34，F1-23，1-36，1-37，4-118，T4-7，4-125 |
| methionine synthase, MS | 蛋氨酸合成酶 | T20-1，T20-4，20-741 |
| methotrexate | 甲氨蝶呤 | 5-168，5-178，21-847，39-1550 |
| methylation | 甲基化 | 1-5，1-27，2-72，2-74，2-78，4-147，5-162，5-188，11-318，11-325 |
| methylmalonic acidemia | 甲基丙二酸血症 | T2-2，14-407，14-408，14-410，T20-7，20-753，T20-8，20-754，T20-10，23-914 |
| methylmalonic aciduria | 甲基丙二酸尿症 | 14-414，T20-4，20-755，20-756 |
| methylmalonyl coenzyme A mutase, MCM | 甲基丙二酰辅酶A变位酶 | 20-755，T20-9，20-756 |
| mevalonate kinase | 甲羟戊酸激酶 | 28-1177 |
| microangiopathic haemolytic anaemia | 微血管病性溶血性贫血 | 21-853，21-872 |
| microarray analysis | 微阵列分析 | 13-368 |
| microcephaly | 小头畸形 | T5-4，5-173，5-174，T5-5，5-188，T16-3，16-474，18-553，18-568，18-572 |
| microdeletion and microduplication syndrome | 微缺失和微重复综合征 | 11-313 |
| microgastria-limb reduction defects | 先天性小胃-肢缩小畸形 | 35-1431 |
| micrognathia | 小下颌骨 | 16-500 |
| micrognathia syndrome | 小颌畸形综合征 | 16-500，16-501 |
| microsatellite | 微卫星 | 15-431，18-625，23-995，37-1493， |
| microsatellite DNA | 微卫星DNA | 1-9，23-1018，23-1019 |
| microsatellite instability, MSI | 微卫星不稳定性 | 37-1492，37-1494，37-1495，37-1496 |
| middle cerebral artery peak systolic velocity, MCA-PSV | 大脑中动脉收缩期峰值流速 | 5-186，5-197，5-198，5-200，T5-10，16-503，21-864，21-868，T21-6，21-870，40-1565 |

（续表）

| 英文 | 中文 | 章-页 |
|---|---|---|
| middle inter-hemispheric variant | 中间变异型前脑无裂畸形 | 34-1391 |
| midface retrusion | 面中部后缩 | 17-532 |
| mild renal pelvic dilatation | 轻度肾盂扩张 | 16-454，T16-3，16-461，18-548 |
| minimal residual disease | 微残留疾病 | 13-402 |
| minisatellite DNA | 小卫星DNA | 1-9 |
| minor allele frequency, MAF | 最小等位基因频率 | 11-329 |
| miRNA | 微小核糖核酸 | 1-10 |
| mismatch repair, MMR | 错配修复 | T1-7，T37-3，37-1492，37-1493，37-1494，37-1496 |
| missense variant | 错义变异 | 1-22，F1-4，1-23，T1-6，3-99，11-330，T11-1，19-665，19-719，20-734 |
| mitochondrial disorder with ataxia | 线粒体遗传共济失调 | 23-974 |
| mitochondrial DNA, mtDNA | 线粒体DNA | 3-89，11-314，15-422，T20-9，23-924，24-1086，25-1105，36-1437，36-1455 |
| mitochondrial DNA depletion syndrome, MTDPS | 线粒体DNA耗竭综合征 | T20-9，20-756，36-1452，36-1454，36-1455 |
| mitochondrial limb girdle myopathy, MLGM | 线粒体肢带型肌病 | 36-1457 |
| mitochondrialmyopathy, encephalopathy, lactic acidosis, and stroke-like episodes, MELAS | 线粒体脑肌病伴乳酸酸中毒及卒中样发作 | F3-1，T3-1，3-92，T3-3，3-101，T23-9，23-966，36-1437，36-1443，36-1445 |
| mitochondrial leukoencephalopathy | 线粒体脑白质病 | 23-963，23-966，23-967，23-968 |
| mitochondrial neurogastrointestinal encephalopathy disease, MNGIE | 线粒体神经胃肠型脑肌病 | 36-1459，36-1460，36-1461，36-1462 |
| mitochondrial transcription factor A, mtTFA | 线粒体转录因子A | 3-90，3-93 |
| mitogen | 分裂原 | 13-368 |
| mitosis | 有丝分裂 | 1-28，1-29，1-30，1-32，1-33，1-34，1-35，4-141，5-156，5-187 |
| mitotic duplication | 有丝分裂复制 | 4-142，F4-23 |
| mitotic inhibitor | 有丝分裂抑制素 | 13-376 |
| mitotic stimulant | 有丝分裂刺激剂 | 13-373，13-388 |
| mode of inheritance | 遗传方式 | 2-48，2-49，2-60，2-61，2-63，2-71，3-93，T11-2，17-514，T19-4 |
| modifier gene | 修饰基因 | 2-70，3-99，23-992，T34-3 |

（续表）

| 英文 | 中文 | 章-页 |
| --- | --- | --- |
| molar tooth sign | 磨牙征 | 22-900，22-901，22-902 |
| monoallelic expression | 单等位基因表达 | 2-66 |
| monochorionic diamnionic, MCDA | 单绒毛膜双羊膜囊 | 5-181，F5-2，F5-3，T5-7，5-193，5-194，5-195，5-202，5-206，40-1565 |
| monochorionic monoamnionic, MCMA | 单绒毛膜单羊膜囊 | 5-181，F5-2，F5-3，T5-7，5-193，5-194，5-202，5-204，5-206，34-1407 |
| monolayer | 单细胞层 | 13-375 |
| monosomy | 单体 | 4-133 |
| monozygotic twins, MZ | 单合子双胎 | 5-180，5-181，5-184，5-185，5-186，5-187，5-188，5-189，5-190，10-299 |
| morula | 桑葚胚 | 2-75、5-157 |
| mucopolysaccharidosis type Ⅰ, MPS Ⅰ | 黏多糖贮积症I型 | T2-1，T2-3，20-784，T20-12，20-785，20-786，20-787，20-788 |
| Müllerian duct | 苗勒管 | 19-686，19-692，19-694，32-1311，F32-2，T32-2，T32-3，35-1433 |
| Müllerian duct aplasia–renal agenesis–cervicothoracic somite dysplasia, MURCS | 苗勒管、肾和颈椎缺陷联合征 | T34-6，35-1431，35-1433 |
| Müllerian–inhibitor substance, MIS | 苗勒管抑制因子 | 19-692 |
| multiallelism | 复等位基因性 | 2-55 |
| multiple acyl–CoA dehydrogenase | 多种酰基辅酶A脱氢酶 | 14-410，14-415，20-768，20-769 |
| multiple acyl–CoA dehydrogenase deficiency | 多种酰基辅酶A脱氢酶缺乏症 | 14-410，T14-1，20-768，20-769，20-772 |
| multiplex amplifiable probe hybridization, MAPH | 多重扩增探针杂交技术 | 21-838 |
| multiple annealing and looping-based amplification cycles, MALBAC | 多重退火环状循环扩增 | 12-363，15-430，15-432，T15-3 |
| multiple displacement amplification, MDA | 多重置换扩增 | 12-363，15-430，15-431，14-432，T15-3 |
| multiple familial trichoepithelioma | 多发性家族性毛发上皮瘤 | 28-1201 |
| multiple morphological abnormalities of the sperm flagella | 多形态鞭毛异常精子症 | 32-1340，32-1341，T32-11，32-1342，32-1343 |
| multiplex FISH, M–FISH | 多色FISH | 4-126，F13-10 |

（续表）

| 英文 | 中文 | 章-页 |
| --- | --- | --- |
| multiplex ligation dependent probe amplification, MLPA | 多重连接依赖式探针扩增 | 6-222，11-318，11-324，12-360，13-390，18-556，21-827，21-831，23-1016，30-1255 |
| multiplication rule | 乘法法则 | 7-224，7-231 |
| multiples of the median, MoM | 中位值倍数 | 5-188，5-198，5-200，12-341，12-343，18-548，18-556，18-565，21-868，T21-6 |
| myelomeningocele | 脊髓脊膜膨出 | 34-1393，34-1394，34-1395，34-1396，34-1404，34-1405，34-1410，40-1561，40-1564 |
| myoclonic epilepsy associated with ragged red fibers, MERRF | 肌阵挛性癫痫伴破碎红纤维 | F3-1，T3-1，T3-3，23-920，23-921，23-922，23-923，23-924，36-1443 |
| myophosphorylase | 肌磷酸化酶 | 20-779 |
| myotonia congenita | 先天性肌强直症 | 23-1048 |
| myotonic dystrophy, DM | 强直性肌营养不良症 | T1-2，T2-2，T2-6，2-71，11-324，23-1044 |
| **N** | | |
| N-Acetylgalactosamine 6-Sulfatase, GALNS | N-乙酰半乳糖胺-6-硫酸酯酶 | T20-12，20-788，20-789 |
| nail-patella syndrome | 指甲-髌骨综合征 | 33-1356 |
| nanopore DNA sequencing | 纳米孔测序技术 | 11-320 |
| negative predictive value | 阴性预测值 | 12-337，12-338，12-339，12-354，12-355，12-357，12-359 |
| neonatal intrahepatic cholestasis caused by citrin deficiency, NICCD | 新生儿肝内胆汁淤积症 | 20-748 |
| nephrocalcinosis | 肾钙质沉着症 | 18-634，33-1369 |
| nephrogenic diabetes insipidus | 肾性尿崩症 | 20-804，20-805，33-1347，33-1362，33-1367 |
| nephronophthisis-medullary cystic kidney disease, NPHP-MCKD | 肾消耗病-髓质囊性病综合征 | 33-1360 |
| nephrotic syndrome | 肾病综合征 | T2-5，19-686，33-1359，33-1360，33-1364，33-1365，33-1366，36-1451 |
| neural tube defects, NTDs | 神经管缺陷 | T5-4，5-170，5-174，12-339，12-340，12-341，12-343，12-344，T12-3，34-1394 |

（续表）

（续表）

（续表）

| 英文 | 中文 | 章-页 |
|---|---|---|
| onychoosteodysplasia | 遗传性指甲骨关节发育不全 | 33-1356 |
| oocyte maturation failure | 卵母细胞成熟障碍 | 32-1324，32-1331 |
| oogenesis | 卵子发生 | 1-38，1-39，1-40，18-570 |
| oogonia | 卵原细胞 | 1-39，1-40，2-64，2-77，F32-2 |
| operative fetoscopy | 手术性胎儿镜 | 10-292 |
| optical coherence mography, OCT | 光学相干断层扫描 | 24-1066，24-1070，24-1071，24-1072，24-1073，24-1074，24-1075，24-1076，24-1077，36-1441 |
| oral glucose tolerance test, OGTT | 口服葡萄糖耐量试验 | 18-633，T19-11，19-716，19-717，19-718，39-1538，39-1539 |
| ornithine transcarbamylase, OTC | 鸟氨酸氨甲酰转移酶 | 9-267，T14-1，T20-6，20-746 |
| oromandibular limb hypogenesis spectrum, OLHS | 口与下颌-四肢发育不良畸形谱 | 35-1426，35-1427 |
| osteogenesis imperfecta, OI | 成骨不全症 | 1-20，2-65，2-71，T5-3，5-165，5-167，T23-7，26-1124，26-1127，26-1133，26-1135 |
| otoferlin | 耳畸蛋白 | 25-1113，25-1114 |
| otopalatodigital syndrome, type Ⅰ | otopalatodigital综合征Ⅰ型 | 34-1386 |
| otopalatodigital syndrome, type Ⅱ | otopalatodigital综合征Ⅱ型 | 34-1386 |
| otosclerosis | 耳硬化症 | T2-2，25-1105，25-1116 |
| ovarian teratoma | 卵巢畸胎瘤 | 4-143 |
| overgrowth with intellectual disability, OGID | 过度生长伴智力障碍 | 22-897，22-898 |
| P | | |
| pachyonychia congenita | 先天性厚甲综合征 | 28-1189 |
| pachytene | 粗线期 | F1-23，1-36，1-40，4-136 |
| painting | 涂染 | 4-125，13-398 |
| paired-end mapping, PEM | 末端配对作图 | 4-127 |
| palmoplantar keratoderma | 掌跖角化症 | 28-1173，28-1174，28-1175，28-1176，28-1200 |
| pantothenate kinase-association neurodegeneration, PKAN | 泛酸激酶相关神经变性 | 23-936 |
| paracentric inversion | 臂内倒位 | T4-5，4-135，F4-14，4-144，4-145，18-606，32-1338 |
| paramesonephric duct | 副中肾管 | 32-1311 |
| paroxysmal kinesigenic choreoathetosis, PKC | 发作性运动诱发性舞蹈手足徐动症 | 23-971 |

（续表）

| 英文 | 中文 | 章-页 |
|------|------|-------|
| paroxysmal kinesigenic dyskinesia | 发作性运动诱发性运动障碍 | 23-970 |
| Patau syndrome | Patau综合征 | 18-486，18-551 |
| paternal | 父源的 | T4-4，22-894 |
| paternal descent | 父系遗传 | 23-930，23-975，23-979，23-980 |
| paternity | 父亲身份 | 4-121 |
| pathogenic | 致病 | 11-331，17-527 |
| pedigree | 系谱 | 2-45，2-51，2-52，2-53，2-56，2-57，2-60，2-65，F2-18，F2-19 |
| pedigree analysis | 系谱分析 | 2-46，2-47，2-48，2-81 |
| Pelizaeus-Merzbacher disease, PMD | 佩梅病 | 2-74，23-958，T23-7，23-961，23-962 |
| penetrance | 外显 | 2-69 |
| peptidyl site | P位 | F1-12，1-20 |
| percutaneous transhepatic cholangiography, PTC | 经皮肝穿胆管造影 | 31-1294，T37-10 |
| percutaneous umbilical blood sampling, PUBS | 经皮脐血取样 | 10-288 |
| pericentric inversion | 臂间倒位 | T4-1，T4-4，4-122，4-135，4-136，4-144，18-573，18-578，18-606，32-1338 |
| pericentric inversion | 周着丝粒倒位 | T4-1 |
| periodic paralysis, PP | 周期性麻痹 | 23-1040 |
| peripheral blood stem cell transplantation | 外周血干细胞移植 | 21-832 |
| peroxisome | 过氧化物酶体 | 14-415，20-794，20-795，20-796，20-798 |
| persistent Müllerian duct syndrome, PMDS | Müllerian管（苗勒管）永存综合征 | 19-692 |
| Peutz Jehgers syndrome, PJS | Peutz Jehgers综合征 | 37-1491 |
| phenotype | 表现型 | 1-23，2-44，2-47，F2-2，2-55，2-57，2-65，2-67，2-69，F2-18 |
| phenotypic variability | 表型差异 | 3-93，12-359，18-614，22-902，23-979 |
| phenylalanine hydroxylase, PAH | 苯丙氨酸羟化酶 | T20-1，20-730，20-731，20-732，20-733，39-1540，39-1541 |
| phenylalaninine, Phe | 苯丙氨酸 | T1-4，T2-3，20-730，T20-2，20-731，20-732，20-733，20-734，20-735，39-1540 |

（续表）

| 英文 | 中文 | 章-页 |
|---|---|---|
| phenylketonuria | 苯丙酮尿症 | T1-2，T2-2，2-57，T5-4，T14-1、T14-2，T20-1，20-731，T20-2，20-732 |
| phosphodiester bond | 磷酸二酯键 | 1-5 |
| phosphofructokinase, PFK | 磷酸果糖激酶 | T20-11，20-781 |
| phosphorylase kinase | 磷酸化酶激酶 | 20-782，20-783 |
| phytanic acid storage disease | 植烷酸贮积症 | 20-794，20-796 |
| phytohemagglutinin, PHA | 植物凝血素 | 13-373 |
| piebaldism | 斑驳病 | T5-3，24-1084，28-1194，28-1195，28-1196 |
| Pierre-Robin syndrome | Pierre-Robin综合征 | 15-500 |
| pituitary stalk interruption syndrome | 垂体柄阻断综合征 | 19-703，19-704，19-705 |
| placenta | 胎盘 | 5-158 |
| placental biopsy | 胎盘活检 | 10-284 |
| placental mesenchymal dysplasia | 胎盘间叶发育不良 | 31-1292 |
| PLA2G6-associated neurodegeneration | PLA2G6基因相关神经退行性疾病 | 23-940 |
| plaque type of Mibelli | Mibelli斑块型汗孔角化症 | 28-1176 |
| pleiotropy | 多效性 | 2-70，2-71，5-164，10-304 |
| pleural effusion | 胸腔积液 | 16-503，21-824，21-865，40-1561，40-1562，40-1563 |
| pleurodesis | 胸膜固定术 | 40-1562 |
| point variant | 点变异 | 1-21，1-22，3-93，3-99，4-148，7-241，11-319，18-634，19-665，19-695 |
| poly A tail | 多聚腺苷酸尾 | 1-18 |
| polycystic ovary syndrome 1 | 多囊卵巢综合征1型 | T19-2 |
| polycystin-2, PC-2 | 多囊蛋白2 | 33-1348，33-1351 |
| polymorphism | 多态性 | 2-44，2-73，3-90，4-121，4-122，F4-6，4-135，5-181，10-301，22-889 |
| porokeratosis | 汗孔角化症 | 28-1176 |
| porokeratosis palmaris plantariset disseminated | 掌跖合并播散性汗孔角化症 | 28-1176 |
| porphyria hepatica syndrome | 肝性血卟啉病综合征 | 21-844 |
| porphyric neuropathy | 血卟啉病性周围神经病 | 23-1010 |

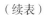

（续表）

（续表）

| 英文 | 中文 | 章-页 |
|------|------|-------|
| primary ovarian insufficiency, POI | 原发性卵巢功能不全 | 22-888 |
| primary primitive neuroectodermal tumor, PNET | 原发性原始神经外胚层肿瘤 | 37-1481 |
| primary spermatocyte | 初级精母细胞 | 1-35，1-39，T32-20 |
| primary yolk sac | 初级卵黄囊 | 5-158 |
| primer extension preamplification | 引物延伸预扩增 | 15-430 |
| primitive streak | 原条 | T5-1、5-158，5-159 |
| primordial germ cell | 原始生殖细胞 | F1-24，1-39，2-55，2-64，7-242 |
| prion disaese | 朊蛋白病 | 23-924，23-925，23-926 |
| prior probability | 先验概率 | 7-224，7-228，T7-1，T7-2，7-229，T7-3，7-230，T7-4，7-231，T7-5 |
| proband | 先证者 | F2-1，2-46，2-47，2-55，6-215，6-216，6-222，7-228，7-229，8-251 |
| probability, P | 概率 | 1-27，2-52，2-55，2-57，2-60，2-80，3-101，3-102，4-142，4-145，5-178 |
| procollagen type Ⅰ | Ⅰ型原纤维蛋白 | 2-65 |
| product of concept, POC | 妊娠产物 | 13-395 |
| progressive external ophthalmoplegia, PEO | 进行性眼外肌麻痹 | 3-96，36-1443，36-1448，36-1449，36-1450，36-1457，36-1464 |
| progressive myoclonic-epilepsy, PME | 进行性肌阵挛癫痫 | 23-920，23-922 |
| progressive symmetric erythrokeratodermia | 进行性对称性红斑角化症 | 28-1202，28-1203，28-1204 |
| promotor | 启动子 | 1-11，1-12，1-16，1-18，1-24，1-25，1-26，2-73，3-90，4-148 |
| promotor variant | 启动子变异 | 1-24，1-25，T1-6 |
| prometaphase | 早中前期 | 1-34 |
| prophase | 前期 | 1-33，1-34 |
| propionic acidemia | 丙酸血症 | T2-3，14-410，T14-1，20-752，20-754，20-758，20-759，20-762，T20-10，23-914 |
| propoinyl-CoA carboxylase, PCC | 丙酰辅酶A羧化酶 | 20-758，20-759 |
| propylthiourac | 丙硫氧嘧啶 | 5-178 |
| protocadherin | 原钙黏蛋白 | 23-909，23-915，23-918，23-919 |

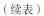

（续表）

（续表）

| 英文 | 中文 | 章-页 |
|------|------|-------|
| reciprocal translocation | 相互易位 | 2-77，T4-1，T4-5，T4-12，4-136，T4-13，4-138，4-140，15-419，15-420 |
| recombination | 重组 | 1-10，1-26，1-36，1-38，3-99，7-235，7-236，12-352，18-545，18-573 |
| reduced penetrance | 外显不全 | 2-48，2-63，2-69，7-231，7-241，7-242，18-615，18-620，22-898，23-918 |
| relative risk | 相对风险 | 7-244，7-245，T11-1 |
| relaxation of imprinting | 印记解除 | F2-4，2-66，2-67 |
| renal malformations | 肾畸形 | T5-3，T18-30，T22-9，34-1405，39-1542 |
| renal pelvic dilatation | 肾盂扩张 | 16-454，16-457，16-461，18-548，19-661 |
| repeat expansion | 重复扩增 | 1-21，1-26，T1-6，2-63，2-71，22-887，22-889，22-891，23-980，23-981 |
| replicon | 复制子 | 1-15，1-16，18-634 |
| repetitive DNA | 重复DNA | 1-8，1-9，F1-5，1-10 |
| replication | 复制 | 1-14 |
| replication bubbles | 复制泡 | 1-15，F1-9 |
| replication origin | 复制子起点 | 1-15 |
| repressor | 抑制子 | 1-12，1-13，1-25，1-26 |
| repressor protein | 阻抑蛋白 | 1-12 |
| resistance to thyroid hormone syndrome | 甲状腺激素抵抗综合征 | 19-680，19-681 |
| resorption of fetus | 胎儿吸收 | 4-151 |
| retarded growth and development | 生长发育迟缓 | 4-130，4-135，5-180，12-353，18-541，T18-7，F18-14，18-567，T18-16 |
| reti-lipidemia | 视网膜脂血症 | 20-806 |
| retinitis pigmentosa, RP | 视网膜色素变性 | T2-1，2-61，T2-5，3-96，3-98，F4-24，15-420，19-667，20-796，24-1076 |
| retinoblastoma, RB | 视网膜母细胞瘤 | T1-2，T1-7，2-69，7-245，15-422，T18-30，18-596，24-1066，37-1480 |

（续表）

（续表）

| 英文 | 中文 | 章-页 |
|------|------|-------|
| satellite DNA | 卫星DNA | 1-8，1-9，F4-8，13-398，23-1019，23-1020 |
| satellite sequence probe | 卫星序列探针 | 13-398 |
| Scheuermann | 休门征样 | 34-1384 |
| schilling test | 吸收试验 | 21-847，21-848，38-1533 |
| Schwann cell | 施万细胞 | 23-999，23-1004，23-1005，23-1006，23-1033，23-1112，T25-2，23-1115 |
| schwannomin | 神经膜蛋白 | 23-1005 |
| second degree | 二级亲属 | 2-47，T7-16，7-245，7-246，29-1224，T29-10，31-1292，37-1487，37-1494 |
| secondary constriction | 次缢痕 | 4-119，4-121，13-387，13-388，13-389 |
| secondary oocyte | 次级卵母细胞 | 1-39 |
| second polar body | 第二极体 | 1-39，15-425，T15-1，18-570，F32-6 |
| secondary spermatocyte | 次级精母细胞 | 1-39 |
| secondary yolk sac | 次级卵黄囊 | 5-158 |
| segment deletion | 片段缺失 | 1-24，2-66，2-77，3-97，T3-3，3-99，10-305，11-319，11-320，11-325 |
| segment duplication | 片段重复 | 1-24，4-135，15-428，18-577，18-587，18-589，18-597，T23-19，36-1449 |
| Seitelberger disease | Seitelberger病 | 23-940 |
| selection | 选择 | 2-54，2-68，2-80，4-128 |
| selective intrauterine growth restriction | 选择性宫内生长受限 | 5-192，5-194，5-198，5-199，10-296 |
| semaphorin | 脑信号蛋白 | T29-11 |
| semi-amplicon | 半扩增子 | 15-432 |
| semi-conservation | 半保留性 | 1-15 |
| sensery ataxia neuropathy with dysarthria and ophthalmoplegia, SANDO | 感觉性共济失调伴构音障碍及眼外肌麻痹 | 36-1459 |
| sensitivity | 灵敏度 | 3-100，4-126，4-152，11-315，11-317，11-324，12-336，12-337，12-338 |

（续表）

（续表）

（续表）

| 英文 | 中文 | 章-页 |
| --- | --- | --- |
| skipped generation | 隔代 | F2-25, 2-81, T2-9, 8-250, 21-842, 24-1079, 32-1319, 32-1339 |
| Smith-Magenis syndrome, SMS | Smith-Magenis综合征 | 16-459, 18-637 |
| snRNA | 核内小核糖核酸 | 1-10 |
| snoRNA | 微核仁小核糖核酸 | 1-10 |
| sodium citrate | 枸橼酸钠 | 13-376, 13-381, 13-382, 13-383, 13-388 |
| sodium heparin | 肝素钠 | 13-369, 13-370 |
| sodium/iodide symporter, NIS | 钠碘转运体 | 19-683 |
| sodium valproate, VPA | 丙戊酸钠 | 5-177, 20-771, 36-1444, 36-1448, 39-1546, 39-1547 |
| solenoid | 螺线管 | 1-7, 1-8, 4-118 |
| somatic cell | 体细胞 | 1-7, 1-13, 1-14, 1-15, 1-21, 1-28, 1-30, 1-33, 1-36, 1-37 |
| somatic variant | 体细胞变异 | 1-21, 2-64, 3-97, 5-165, 11-330, 19-695, 19-696, T22-7, 28-1177, 37-1480 |
| specificity | 特异度 | 5-189, 11-324, 12-336, 12-337, 12-338, 12-339, 12-348, 19-654, 37-1488 |
| specific transcription factor | 特异性转录因子 | 1-12 |
| spectral karyotyping, SKY | 频谱染色体核型分析 | 4-126 |
| spectrum | 畸形谱 | 16-489, 34-1380, T34-6, 34-1396, 35-1423, 35-1425, 35-1426, 39-1553 |
| spermatogenesis | 精子发生 | 1-38, 1-39, 1-40, 2-74, 4-122, 4-145, 4-147, 4-148, T32-10 |
| spermatogonium | 精原细胞 | 1-39, 1-40, 2-64, 4-147, 4-148, 7-242, T32-10 |
| spinal and bulbar muscular atrophy, SBMA | 脊髓延髓肌萎缩 | 11-324, 23-996 |
| spinal defects | 脊柱畸形 | 18-557, 19-708, 20-790, 23-1004, 23-1005, 23-1033, 23-1039, 26-1136, 27-1160, 34-1404 |
| spinal muscular atrophy, SMA | 脊髓性肌萎缩症 | 9-267, 11-324, 15-427, 23-993, 36-1455 |
| spindle fiber | 纺锤体纤维 | 1-34 |

（续表）

（续表）

（续表）

（续表）

（续表）

（续表）

| 英文 | 中文 | 章-页 |
| --- | --- | --- |
| triplet | 三联体 | 1-13，1-14，1-19，1-22，1-23，21-825 |
| triplet repeat disease | 三核苷酸重复疾病 | 23-975 |
| triploidy syndrome | 三倍体综合征 | T4-4，18-569，18-570，18-571 |
| tripronucleate | 三原核胚胎 | 15-423 |
| trisomy | 三体 | 4-133 |
| trisomy 18 syndrome | 18三体综合征 | T1-2，T4-4，12-339，12-343，12-343，12-344，12-345，T12-3，18-554，T34-6 |
| trisomy 21 syndrome | 21三体综合征 | T1-2，1-27，4-107，4-108，4-110，11-311，12-338，T12-2，18-542，T18-2 |
| trisomy rescue | 三体营救 | 4-142，4-143 |
| trivalent | 三价体 | 4-139 |
| trophoblast | 滋养层 | 4-152，5-158，5-187，10-287，12-349，12-355，12-362，13-382，13-383，15-426 |
| true positive | 真阳性 | 12-337，T12-1，T12-2，12-341 |
| true negative | 真阴性 | 12-337，T12-1，T12-2，21-866 |
| truncated polypeptide | 截短多肽 | 1-23 |
| truncusarteriosus | 共同动脉干 | 16-487，F16-38，16-495，T18-36 |
| tuberous sclerosis complex, TSC | 结节性硬化症 | 7-242，T22-1，22-883，22-884，23-913，23-927，23-928，23-929 |
| tubulin | 管蛋白 | 13-376 |
| Turner syndrome | Turner综合征 | T1-2，2-78，T4-1，T4-4，4-130，4-141，4-144，4-145，5-185，18-562 |
| 21-hydroxylase deficiency | 21-羟化酶缺乏症 | 19-649，19-650，19-651，19-652，T19-2 |
| 22q11.2 microduplication syndrome | 22q11.2微重复综合征 | 16-488，18-620，18-621 |
| twin anemia-polycythemia sequence, TAPS | 双胎贫血-多血序列征 | 5-183，5-194，5-195，5-197，5-199，5-200，F5-10，10-296，10-297，16-505 |
| twin reversed arterial perfusion sequence, TRAPS | 双胎反向动脉灌注序列征 | 5-194，5-202 |
| twin-to-twin transfusion syndrome, TTTS | 双胎输血综合征 | 5-183，5-189，5-193，5-194，5-195，F5-8，T5-9，10-293，10-296，10-297 |

（续表）

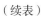

（续表）

（续表）

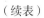

（续表）

（续表）